Sommaire abrégé

Dans la même collection

Atlas de poche d'anatomie :
— tome 2. Viscères, par H. Fritsch, W. Kühnel et H. Leonhardt
— tome 3. Système nerveux et organes des sens, par M. Frotscher et W. Kahle
Atlas de poche d'anatomie en coupes sériées TDM-IRM, par T.B. Möller et E. Reif
— tome 1. Tête, cou, rachis et articulations
— tome 2. Thorax, abdomen et pelvis
Atlas de poche de biochimie, par J. Koolman et K.H. Röhm
Sémiologie médicale, par L. Guillevin
Atlas de poche de physiologie, par S. Silbernagl et A. Despopoulos
Atlas de poche d'embryologie, par A. Drews
Atlas de poche de génétique, par E. Passarge
Atlas de poche d'histologie, par W. Künhel
Atlas de poche d'immunologie, par G.-R. Burmester et A. Pezzutto
Atlas de poche de pharmacologie, par H. Lüllmann, K. Mohr et A. Ziegler
Atlas de poche d'allergologie, par G. Grevers et M. Röcken
Atlas de poche d'anesthésie, par N. Roewer et H. Thiel
Atlas de poche de biotechnologie et de génie génétique, par R. Schmid
Atlas de poche de cardiologie, par A. Timmis et S. Brecker
Atlas de poche d'échographie, par B. Block
Atlas de poche d'échographie cardiaque, par T. Böhmeke et R. Doliva
Atlas de poche d'hématologie, par H. Theml
Atlas de poche des méthodes d'analyse, par G. Schwedt
Atlas de poche des maladies sexuellement transmissibles, par A. Wisdom et D.A. Hawkins
Atlas de poche de microbiologie, par T. Hart et P. Shears
Atlas de poche de mycologie, par G. Midgley, Y. Clayton et R.J. Hay
Atlas de poche de neurologie, par R. Rohkamm
Atlas de poche d'obstétrique, par K. Goerke et J. Wirth
Atlas de poche d'ophtalmologie, par S. Mandava, T. Sweenay et D. Guyer
Atlas de poche de physiopathologie, par S. Silbernagl et F. Lang
Atlas de poche de radiologie dentaire, par F.A. Pasler et H. Visser
Atlas de poche en couleurs de pathologie infectieuse, par N.J. Beeching et F.J. Nye
Guide de poche des affections de l'oreille, par A.L. Menner

Chez le même éditeur

Anatomie :
— tome 1. Tronc, par J.-M. Chevallier
— tome 2. Appareil locomoteur, par J.-M. Chevallier
— tome 3. ORL, par P. Bonfils et J.-M. Chevallier
— tome 4. Neuro-anatomie, par É. Vitte et J.-M. Chevallier
Atlas en couleurs d'anatomie humaine McMinn, par P.H. Abrahams

L'anglais médical, par C. Coudé et X. Coudé
Dictionnaire français-anglais/anglais-français des termes médicaux et biologiques et des médicaments, par G.S. Hill
Guide du bon usage du médicament, par G. Bouvenot et C. Caulin
La petite encyclopédie médicale Hamburger, par M. Leporrier
Principes de médecine interne, par T.R. Harrison
QCM d'anatomie, par J.-M. Chevallier
Traité de médecine, par P. Godeau, S. Herson et J.-C. Piette
Traité de médecine hospitalière, par J.-P. Grünfeld
Traité de médecine interne Cecil, par J.C. Bennett et F. Plum

Atlas de poche d'anatomie

1. Appareil locomoteur

4e édition

Werner Platzer

Traduit de l'allemand par :

Pierre Bourjat
Professeur de radiologie, Strasbourg

822 dessins en 215 planches couleur

Illustrations de Gerhard Spitzer

Médecine-Sciences
Flammarion

87, quai Panhard et Levassor, 75013 Paris

http://www.medecine.flammarion.com

Em. o. Univ.-Prof. Dr. med. univ.
Dr. h. c. Werner Platzer
Ancien chef de l'Institut d'Anatomie de l'Université d'Innsbruck

Illustrations :
Prof. Gerhard Spitzer, Frankfurt/Main
avec la collaboration de Stefanie Gay,
Lothar Schnellbächer et Stefan Spitzer

L'édition originale de cet ouvrage a été publiée en allemand sous le titre :
Taschenatlas der Anatomie. 1. Bewegungsapparat, 9e édition

Direction éditoriale : Andrée Piekarski
Secrétariat d'édition : Cécile Foullon
Fabrication : Michel Perrin et Carine Weber
Couverture : Studio Flammarion

Pour recevoir le catalogue Flammarion Médecine-Sciences,
il suffit d'envoyer vos noms et adresse à :
Flammarion Médecine-Sciences
87, quai Panhard et Levassor
75647 Paris Cedex 13

Vous pouvez également consulter notre site Internet :
http://www.medecine.flammarion.com

1re édition, 1978
1re édition, 2e tirage, 1979
2e édition, 1981
2e édition, 2e tirage, 1982
2e édition, 3e tirage, 1984
2e édition, 4e tirage, 1986
2e édition, 5e tirage, 1987
2e édition, 6e tirage, 1988
2e édition, 7e tirage, 1989
2e édition, 8e tirage, 1990
2e édition, 9e tirage, 1991
2e édition, 10e tirage, 1992
2e édition, 11e tirage, 1993
2e édition, 12e tirage, 1994
2e édition, 13e tirage, 1995
2e édition, 14e tirage, 1996
2e édition, 15e tirage, 1997
2e édition, 16e tirage, 1998
2e édition, 17e tirage, 1999
3e édition, 2001
3e édition, 2e tirage, 2004
4e édition, 2007

ISBN : 978-2-2571-4251-1

Préface à la neuvième édition allemande

La première édition de cet ouvrage a paru il y a 30 ans. 1975 fut pour tous, auteur et éditeur, une grande incertitude à savoir comment les paragraphes « Variations » et « Remarques pratiques », ainsi que les dessins au trait en impression couleur, présentés pour la première fois dans ce livre, seraient acceptés. Tout aussi risquée apparut la représentation sur des dessins schématiques de la synthèse de groupes musculaires, différenciés par des représentations colorées en fonction de leurs forces respectives.

L'écho fut au-delà de l'attente ; la voie choisie fut reconnue bonne par les utilisateurs, de sorte qu'il fut possible de procéder à des améliorations et extensions successives. En outre, il faut noter que les frais de fabrication furent inhabituellement élevés pour un livre de poche, et ont dû être répercutés sur plusieurs éditions. Enfin le travail d'illustration d'après des préparations originales eut un notable impact sur les frais.

Je fus particulièrement reconnaissant aux lecteurs pour les multiples suggestions, qui furent aussitôt élaborées, dans la mesure où elles étaient justifiées et représentaient un réel progrès. Enfin, à l'occasion de la septième édition allemande, l'ensemble du livre put être retravaillé à l'ordinateur et sa typographie modernisée. En plus, à cette occasion, son contenu fut significativement étendu.

La présente neuvième édition allemande se caractérise essentiellement par une augmentation notable des « Remarques cliniques » (antérieurement qualifiées de « Remarques pratiques »). Cela s'inscrit aussi dans le curriculum actuel des études médicales et d'autres formations, où une signification particulière est attribuée aux interconnexions. Je me réjouis qu'aujourd'hui – enfin – il soit reconnu que l'anatomie et la clinique sont liées de façon inséparable. Dans divers pays, l'anatomie macroscopique clinique est déjà intégrée comme branche de la clinique.

Il faut souligner qu'il importe de s'entraîner sur le cadavre pour divers gestes cliniques, par exemple la ponction sous-occipitale ou la trachéotomie.

Dans certains pays, on s'expose même à des poursuites judiciaires si cela n'est pas effectué. On assiste toujours encore à des cas mortels résultant uniquement de connaissances insuffisantes de l'anatomie. Certes l'anatomie, considérée purement sur le plan de l'apprentissage, est la matière la plus ardue de la médecine, et nécessite une dépense d'énergie inhabituelle. Quoi qu'il en soit, la règle élémentaire demeure : « sans anatomie toute action sur l'homme est potentiellement dangereuse ».

Pour cette édition, je remercie comme d'habitude mon épouse Madame le docteur Liselotte Platzer pour la pénible lecture des épreuves. Je remercie à nouveau l'éditeur pour la présentation de l'ouvrage, et l'acceptation de mes souhaits. Que soient remerciés Monsieur Albrecht Hauff, Madame Marianne Mauch et son équipe, ainsi que Monsieur Rainer Zepf.

Avec grand plaisir, je voudrais dédier cette édition à mes deux petits-enfants médecins, Ulrike et Sebastian, qui perpétuent la longue lignée de leurs ancêtres médecins.

Innsbruck et Leutasch W. PLATZER
Juin 2005

Avant-propos à la troisième édition française

Il n'est plus nécessaire de présenter cet ouvrage dont le succès est illustré par trois rééditions et plus de quatorze tirages de 1975 à 1998. Traduit de l'allemand dans les éditions précédentes par le professeur Cabrol et son équipe, il doit son succès à sa parfaite adaptation au changement qu'a rencontré l'enseignement de l'anatomie depuis ces dernières années. Autrefois matière principale du premier cycle des études médicales, l'anatomie a dû s'adapter au développement spectaculaire récent de la biologie cellulaire et moléculaire et les enseignants ont dû condenser leur message pédagogique.

Cet ouvrage répond à ces exigences par toutes ses qualités : un texte simple, clair mais complet où l'important est toujours décrit; une iconographie de grande qualité et d'une irréprochable exactitude qui a fait sa réputation auprès des étudiants; et une pagination favorable à l'apprentissage en groupe, à la révision et à la répétition si nécessaires à la mémorisation.

Cette troisième édition a été actualisée dans le sens d'une simplification vers l'essentiel et du développement des applications cliniques et fonctionnelles, des références aux pathologies apportant ainsi à l'étudiant un message direct adapté à l'étude de l'homme malade. Il ne remplacera pas les ouvrages anatomiques de référence mais il devrait les compléter en aidant tous les étudiants en sciences morphologiques, qu'ils soient en médecine générale ou spécialisée ou en spécialités paramédicales.

Souhaitons-lui le même succès qu'aux éditions antérieures auprès de ceux-ci.

E. Vitte J.-M. Chevallier

Préface à la troisième édition française

Je me réjouis de voir paraître la troisième édition de l'ouvrage de Werner Platzer, réédition qui traduit bien le caractère remarquable de ce traité d'anatomie. Personnellement, nourri de nos grands ouvrages classiques, Poirier, Testut et surtout Rouvière qui restent des références de base, j'ai été d'emblée séduit par les particularités originales de ce nouveau livre et j'ai été immédiatement d'accord pour en assurer la traduction française avec tous mes collaborateurs du service d'anatomie de la Pitié-Salpêtrière, collaborateurs dont beaucoup sont actuellement professeurs d'anatomie dans d'autres CHU parisiens ou de notre pays et qui m'ont signalé le grand succès remporté par ces livres auprès de leurs élèves.

Ce succès tient à trois qualités principales qui font tout l'attrait de cet ouvrage.

La première est la simplification qu'il apporte à l'étude de l'anatomie en allant toujours à l'essentiel, évitant un surplus de détails morphologiques souvent inutiles et en y apportant au contraire des notions d'anatomie générale, d'histologie, d'embryologie et de physiologie qui facilitent la compréhension des formes et de leurs fonctions.

Cette clarification bien conçue permet ainsi de garder à l'anatomie, au moment où le grand développement des autres matières médicales réduit ses horaires d'enseignement, la place qui lui est indispensable dans les connaissances que doit avoir l'étudiant en médecine d'aujourd'hui.

En deuxième lieu, cet ouvrage montre à l'étudiant à quoi sert ce qu'il apprend à chaque pas en anatomie, et ceci non seulement pour la pratique chirurgicale, ce qui reste toujours évident, mais également pour l'interprétation et la compréhension des images et des symptômes normaux et anormaux dans toutes les disciplines de l'imagerie et dans tous les domaines de la pratique médicale.

Et enfin, et ceci n'est pas la moindre qualité, le texte est illustré par une iconographie exceptionnellement remarquable. On est ici bien loin de certains recueils de schémas qui sont à la limite de la caricature anatomique. Dans cet ouvrage qui se veut simple, pratique, aisément lisible, l'iconographie allie à la simplicité du trait la plus rigoureuse exactitude. Cette association de sobriété et de vérité reste, comme je l'ai souvent dit, la clé de voûte de l'enseignement anatomique.

Cette troisième édition garde ces qualités princeps et de plus sans s'encombrer inutilement, elle s'enrichit des nouvelles applications anatomiques aux innovations médicales. Ceci joint au format très pratique de l'ouvrage et à sa pagination intelligente en fait un outil pédagogique de premier ordre. Je félicite les éditions Flammarion du soin qu'elles ont apporté comme toujours à cette troisième édition à laquelle je prédis un grand succès à la fois auprès des étudiants et de leurs professeurs.

Christian CABROL

Professeur d'Anatomie honoraire
Université Pierre-et-Marie-Curie, Paris.

Abréviations

A. = artère
Aa. = artères
Lig. = ligament
Ligg. = ligaments
M. = muscle
Mm. = muscles
N. = nerf
Nn. = nerfs
R. = rameaux
V. = veine
Vv. = veines

Index des noms propres

Sommaire

Membre supérieur 109

Membre inférieur 185

Anatomie générale

Structure du corps

Parties du corps (A, B)

Le corps se divise en tronc (*truncus*) au sens large et en membres thoraciques et pelviens. Le tronc se compose de la tête (*caput*), du cou (*collum*) et du tronc proprement dit. Dans le tronc, on différencie le *thorax*, l'*abdomen* et le petit bassin (*pelvis*).

Le membre thoracique est séparé du tronc par la ceinture scapulaire et le membre pelvien par la ceinture pelvienne. La ceinture scapulaire, composée des deux clavicules (**1**) et des deux scapulas (**2**), est reliée au tronc et mobile au-dessus de lui. La ceinture pelvienne, formée par les deux os coxaux (**3**) et par le sacrum (**4**), est incluse dans le tronc.

Désignations générales (A-G)

Axes principaux

L'*axe longitudinal* (*vertical*) du corps (**5**) est perpendiculaire au sol dans la position debout au garde-à-vous.

L'*axe transversal* (*horizontal*) (**6**) est perpendiculaire à l'axe longitudinal et s'étend de gauche à droite.

L'*axe sagittal* (**7**) traverse le corps depuis sa face dorsale jusqu'à sa face ventrale à la manière d'une flèche, il est perpendiculaire aux deux autres axes.

Plans principaux

Le *plan médian*, tracé à travers les axes longitudinal et sagittal, est également appelé *plan sagittal médian* (**8**) et partage le corps en deux moitiés sensiblement égales (*antimères*). C'est le plan de symétrie. Il contient les axes longitudinal et sagittal. Tout plan vertical parallèle à ce plan est appelé *plan sagittal* ou *paramédian* (**9**).

Le *plan frontal* ou *coronal* (**10**) est un plan contenant les axes transversal et longitudinal ; il est parallèle au front et perpendiculaire au plan sagittal.

Le *plan transversal* (**11**) est perpendiculaire aux plans sagittal et frontal. En position debout, il est horizontal et contient l'axe transversal.

Directions dans l'espace

Cranial, *cranialis*, *-e* = en direction du crâne (**12**)
Supérieur, *superior*, *-ius* = vers le haut, le corps en position debout (**12**)
Caudal, *caudalis*, *-e* = en direction du coccyx (**13**)
Inférieur, *inferior*, *-ius* = vers le bas, le corps en position debout (**13**)
Médial, *medialis*, *-e* = vers le milieu, dans le plan sagittal (**14**)
Latéral, *lateralis*, *-e* = en s'éloignant du milieu, du plan médian (**15**)
Médian, *medius*, *-a*, *-um* = au milieu (**16**)
Médialement, *medianus*, *-a*, *-um* = dans le plan sagittal
Profond, *profundus*, *-a*, *-um* = dans l'intérieur du corps (**17**)
Superficiel, *superficialis*, *-e* = à la surface du corps (**18**)
Rostral, *rostralis*, *-e* = vers l'avant
Antérieur, *anterior*, *-ius* = vers l'avant (**19**)
Ventral, *ventralis*, *-e* = vers la partie antérieure de l'abdomen (**19**)
Postérieur, *posterior*, *-ius* = vers l'arrière (**20**)
Dorsal, *dorsalis*, *-e* = vers le dos (**20**)
Proximal, *proximalis*, *-e* = vers l'insertion du membre sur le tronc (**21**)
Distal, *distalis*, *-e* = en s'éloignant du tronc (**22**)
Ulnaire, *ulnaris*, *-e* = vers l'ulna (**23**)
Radial, *radialis*, *-e* = vers le radius (**24**)
Tibial, *tibialis*, *-e* = vers le tibia (**25**)
Fibulaire, *fibularis*, *-e* = vers la fibula (**26**)
Palmaire, *palmaris*, *-e* = vers la paume de la main (**27**)
Plantaire, *plantaris*, *-e* = vers la plante du pied (**28**)

Directions des mouvements

Flexion, *flexio*
Extension, *extensio*
Abduction, *abductio* = en s'éloignant du corps
Adduction, *adductio* = en se rapprochant du corps
Rotation, *rotatio*
Circumduction, *circumductio* = en décrivant une circonférence

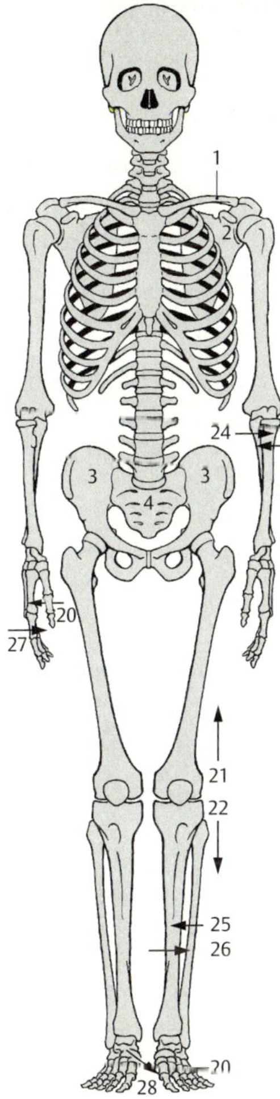

A Squelette en vue antérieure

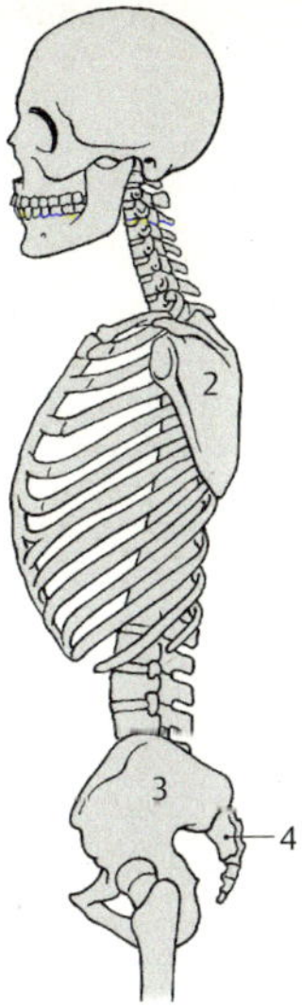

B Squelette en vue latérale

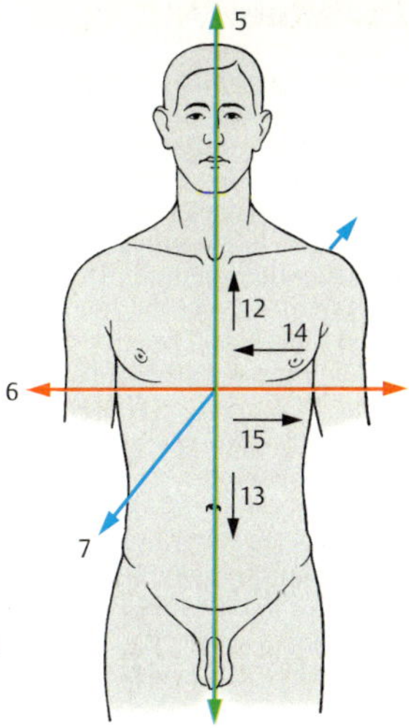

C Axes principaux

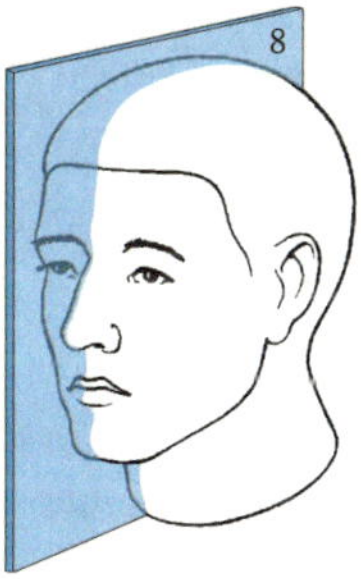

D Plan sagittal médian

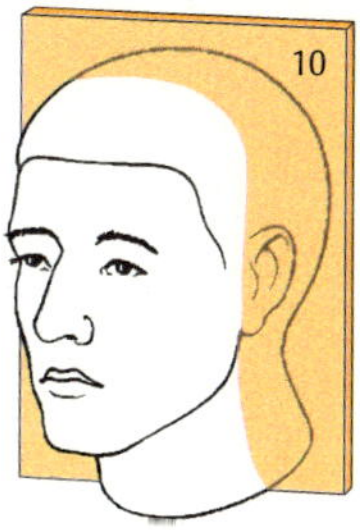

F Plan frontal

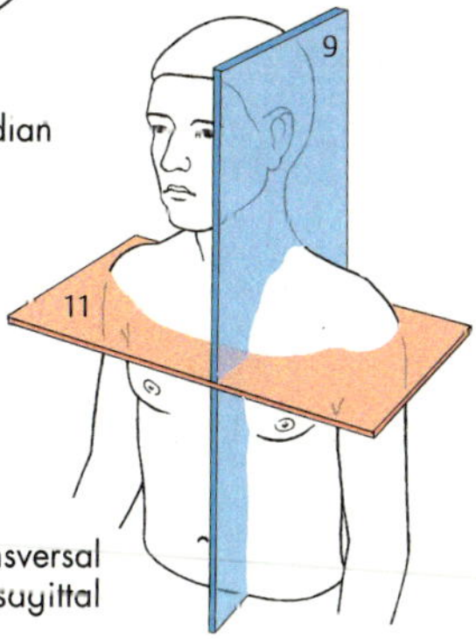

E Plan transversal
et plan sagittal

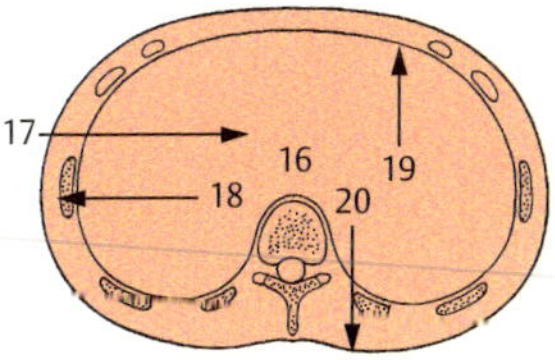

G Plan transversal

La cellule (A)

La cellule (*cellula*) est la plus petite unité vivante. On distingue les organismes unicellulaires — les *protozoaires* — et pluricellulaires — les *métazoaires*. La taille des cellules humaines varie entre 5 et 200 µm. Leur durée de vie est variable. Ainsi existe-t-il des cellules qui ne vivent que quelques jours (par exemple, les granulocytes) et des cellules qui vivent pendant toute la vie d'un individu (les cellules nerveuses).

Les cellules présentent différentes formes en relation étroite avec leurs fonctions (par exemple, les cellules musculaires allongées).

Toutes les cellules sont composées d'un cytoplasme (*cytoplasma*) (**1**) et d'un noyau (*nucleus* ou *karyoplasma*) (**2**) avec les nucléoles (*nucleoli*) (**3**). Le noyau est entouré par la membrane nucléaire (*nucleolemna*) (**4**).

Cytoplasme

Le cytoplasme est divisé en **organites cellulaires**, en **squelette cellulaire** et en **inclusions cellulaires**. Ils siègent dans la matrice (*matrix*), le hyaloplasme (*hyaloplasma*).

En microscopie électronique, on voit que chaque cellule est entourée d'une membrane cellulaire (*plasmalemna*) (**5**), formée de trois couches. Elle a surtout une face externe irrégulière qui peut aussi contenir des microvillosités (*microvilli*). La membrane cellulaire est recouverte d'un revêtement, le *glycocalyx*, d'une épaisseur d'environ 20 nm. Celui-ci est en quelque sorte spécifique de la cellule et permet de reconnaître les cellules de même nature.

Organites cellulaires

Le *réticulum endoplasmique* (**6**) se compose de plats, de colonnes et de tuyaux, et peut être agranulaire ou granulaire (**6**). Les faces externes des doubles membranes des réticulums granulaires sont parsemées de *ribosomes*. Ils mesurent entre 15 et 25 nm et se composent d'acide ribonucléique et de molécules protéiques. Le réticulum endoplasmique granulaire se trouve dans les cellules formatrices de protéines, tandis que le réticulum endoplasmique non granulaire remplit diverses fonctions. Ainsi est-il important, par exemple, dans les hépatocytes pour les échanges de substance lipidique.

Les *mitochondries* (**7**) sont particulièrement importantes pour les fournitures énergétiques de la cellule. Longues de 6 µm, elles peuvent être animées de mouvements de reptation ou de toupie. Leur nombre et leur taille dépendent du type cellulaire et de la fonction.

L'*appareil de Golgi* (**8**) se compose de nombreux dictyosomes (champs de Golgi). Chaque dictyosome se divise en 5 à 10 poches en forme de cuvette. L'appareil de Golgi est plutôt dévolu au développement. Le réticulum endoplasmique permet aussi la synthèse et la modification de la matière première, et il est responsable de l'ajout du glycocalyx.

Les *lysosomes* (**9**) et les *peroxysomes* sont d'autres organites cellulaires.

Squelette cellulaire

Les *microtubules*, les *centrioles* (**10**) et les *cinétosomes* ainsi que différents *filaments* spécifiques de la cellule appartiennent au squelette cellulaire. Les centrioles, en général au nombre de deux, sont situés au voisinage du noyau et forment, avec le plasma autour, le *centroplasme* ou *centrosome*. Le squelette cellulaire est impliqué dans les mouvements cellulaires et intracellulaires (*voir* p. 6).

Inclusions cellulaires

Elles comprennent les *ribosomes*, les *lipides* (**11**), le *glycogène* (**12**), le *pigment* (**13**), les *triglycérides* ainsi que les différents éléments du squelette cellulaire. Elles se trouvent dans une matrice contenant de l'eau.

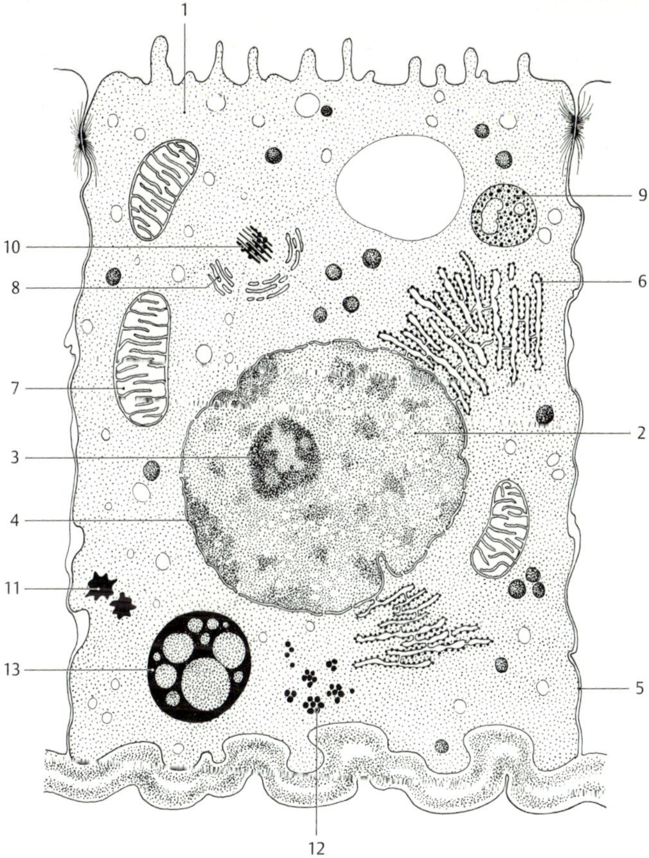

A Schéma d'une cellule en microscopie électronique (d'après FALLER A. Der Körper des Menschen, 11e éd. Stuttgart, Thieme, 1988)

Le noyau (A, B)

Le noyau (*nucleus* ou *karyoplasma*) (**A**) est essentiel à la vie. Sa taille dépend de celle de la cellule. Normalement, chaque cellule possède un ou plusieurs noyaux. Le noyau est visible aux réfractions élevées dans les cellules vivantes. Il est séparé du cytoplasme par une double membrane fine (**1**). Ce n'est que sur une préparation fixée que l'on voit la **charpente nucléaire** dont les composants contenant des acides nucléiques constituent la *chromatine* à l'interphase (état du noyau entre deux télophases). La *chromatine* (**2**) est le support de l'hérédité et donne naissance aux *chromosomes* lors de la *division nucléaire*.

Un des composants du noyau, le *nucléole* (*nucleolus*) (**3**), est constitué de protéines et contient une très forte proportion d'acide ribonucléique (ARN). Le nombre et la taille des nucléoles sont très différents pour chaque cellule. Dans le noyau en mitose, on trouve chez les individus de sexe féminin un caryosome particulier : le corpuscule de Barr ou chromatine sexuelle (**4**), accolé soit à la membrane nucléaire soit au nucléole. Grâce à lui, on peut ainsi préciser à quel sexe appartient la cellule. Il est important pour les déterminations sexuelles et particulièrement bien visible dans les globules blancs (granulocytes) où il prend une forme de baguette de tambour. On doit au moins trouver 6 corpuscules de Barr parmi 500 granulocytes pour établir avec certitude le diagnostic de sexe féminin.

Phénomènes de la vie cellulaire (C-H)

Chaque cellule a un **métabolisme** dans lequel on peut distinguer l'*anabolisme* et le *catabolisme*. L'anabolisme permet à la cellule d'intégrer des substances et de les utiliser pour sa composition, tandis que le catabolisme assure les fonctions cellulaires.

L'absorption de ces substances est connue sous le nom de *phagocytose* ou *pinocytose*. Les cellules glandulaires peuvent fournir des substances, on parle alors de sécrétion. L'ensemble des processus d'oxydation cellulaire constitue la *respiration cellulaire*.

Parmi les phénomènes de **mouvements cellulaires**, il existe un *mouvement plasmatique* très important à l'intérieur de la cellule. Il comprend les mouvements des mitochondries et des inclusions cellulaires. Des mouvements plus importants sont réalisés par les divisions cellulaires.

Les mouvements de la cellule elle-même sont les mouvements *amiboïdes* qui s'effectuent par des expansions plasmatiques, les *pseudopodes*. Ces mouvements amiboïdes existent surtout pour les globules blancs, dont les *granulocytes* et les *monocytes*.

Enfin, pour certaines cellules, il existe des mouvements cellulaires exécutés par de fins prolongements de la surface cellulaire, les *kinocils*. Ils se constituent à partir des *cinétosomes*. Par la juxtaposition des cellules ciliées (**épithélium cilié**) se produit un « courant ciliaire ». Quand une cellule ne possède qu'un seul cil souvent plus volumineux, on parle de *cellule flagellée*.

Reproduction par division cellulaire. On distingue la *mitose*, la *méiose* et l'*amitose*. Chaque division cellulaire s'accompagne d'une division du noyau pendant laquelle le noyau interphasique se transforme en noyau en cours de division. Les chromosomes sont alors visibles et animés d'un mouvement typique (*caryocinèse*).

La **mitose** se compose de différentes phases : la *prophase* (**C**), la *prométaphase* (**D**), l'*anaphase* (**F**, **G**), la *télophase* (**H**) et la phase de reconstruction pendant laquelle le noyau des deux cellules filles se trouve en interphase.
La **méiose** est une *division réductionnelle* durant laquelle les chromosomes sont réduits de moitié (cellule haploïde). Elle survient au cours des première et deuxième divisions de maturation des cellules sexuelles mâle et femelle, préparant ainsi la fécondation.

L'**amitose** s'effectue par étranglement du noyau sans que les chromosomes soient visibles. La façon dont les chromosomes se divisent n'est donc pas claire ; la division cellulaire peut succéder à la division nucléaire.

Pour de plus amples détails, *voir* LEONHARDT H. Histologie, Zytologie und Mikroanatomie des Menschen, 8e éd. Stuttgart, Thieme, 1990 ; KÜHNEL W. Atlas de poche d'histologie, 2e éd. Paris, Flammarion Médecine-Sciences, 1997.

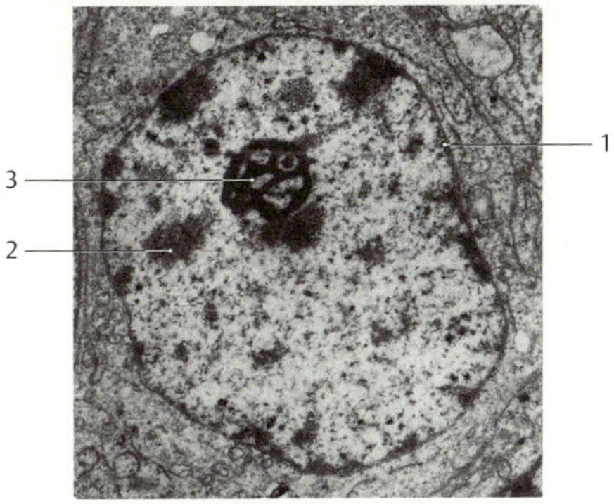

A Noyau cellulaire vu au microscope électronique (grossissement x 12 000)

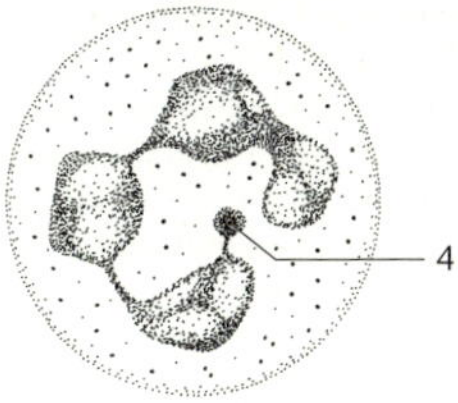

B Globule blanc contenant la chromatine sexuelle appendue au noyau segmenté (grossissement x 1 000 environ) (A et B d'après LEONHARDT H. Histologie, Zytologie und Mikroanatomie des Menschen, 8e éd. Stuttgart, Thieme, 1990)

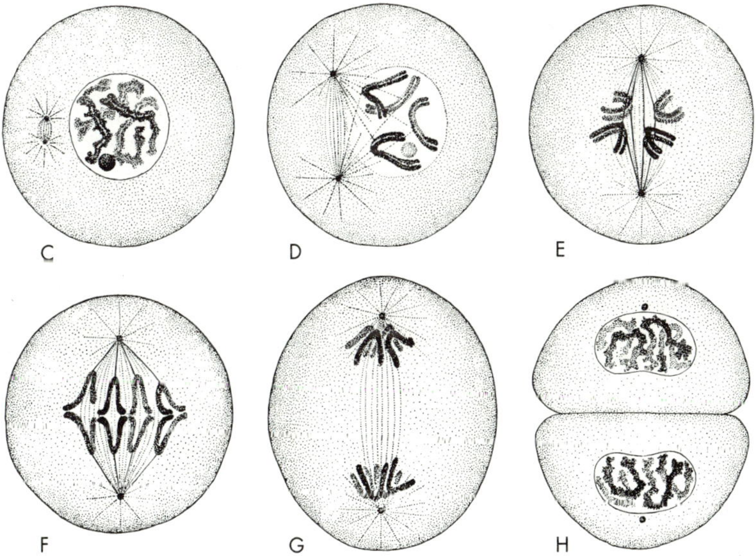

C-H Schéma de la mitose (d'après LEONHARDT H. Histologie, Zytologie und Mikroanatomie des Menschen, 8e éd. Stuttgart, Thieme, 1990)

Les tissus

Les tissus sont des formations de cellules différenciées de même type ainsi que leur descendance. Plusieurs tissus sont réunis en un **organe**. En fonction des relations des cellules entre elles, on distingue plusieurs types de tissus. Une classification plus fréquente est indépendante des rapports cellulaires et repose sur la composition histologique et la fonction cellulaire. Dans ce volume, on parlera du **tissu épithélial**, du **tissu de soutien** et du **tissu musculaire**. Le tissu nerveux sera décrit dans le tome 3.

Tissu épithélial (A-G)

Les tissus épithéliaux sont formés de groupements cellulaires et peuvent être différenciés par leurs **fonctions**, la **disposition** et la **forme** des cellules épithéliales.

D'après leurs **fonctions**, on distingue les épithéliums de revêtement, les épithéliums glandulaires et les épithéliums sensoriels. L'**épithélium de revêtement** est avant tout un *épithélium de protection* qui tapisse et forme les surfaces extérieure et intérieure du corps, et qui empêche les bactéries d'y pénétrer ou le corps de se déshydrater. Par ailleurs, des épithéliums permettent des échanges, par exemple les *épithéliums de sécrétion* et de *résorption*. Ils peuvent, d'une part, intégrer les substances (résorption) et, d'autre part, expulser différentes substances (sécrétion). Le tissu épithélial peut aussi recevoir des stimulations. Celles-ci ont lieu sur l'épithélium de revêtement où des cellules spécialisées sont stimulées.

L'**épithélium glandulaire** comprend toutes les cellules épithéliales sécrétantes, qui sont drainées à la surface externe ou interne à travers un canal excréteur (**glandes exocrines**) ou bien directement dans le système vasculaire (**glandes endocrines**).

La situation des glandes exocrines par rapport à l'épithélium de revêtement permet de distinguer des glandes *endo-* ou *exo-épithéliales*. De même, les glandes sont divisées en *eccrines*, *apocrines* et *holocrines* suivant la quantité et la nature de leurs sécrétions. Les glandes eccrines ont une activité sécrétoire continue et se rencontrent dans les tractus respiratoire, digestif et génital (*voir* Tome 2). Les glandes apocrines sont, par exemple, les glandes mammaires et les glandes de l'épithélium olfactif. Les glandes sébacées sont des glandes holocrines.

L'**épithélium sensoriel** est un épithélium spécialisé et sera traité avec les organes des sens.

Tous les épithéliums reposent sur une membrane basale (*membrana basalis*) qui les séparent des tissus sous-jacents.

La **disposition** cellulaire permet de distinguer des **épithéliums simples** (**A-C**) ou **stratifiés** (**D, E**). Par ailleurs, il existe des **épithéliums pseudo-stratifiés** (**F**). Dans les épithéliums stratifiés, seule la couche la plus inférieure est en contact avec la membrane basale, de même que seules quelques cellules atteignent la surface.

D'après la **forme** des cellules épithéliales, on peut parler d'**épithélium pavimenteux** (**A**), **cubique** (**B**) ou **cylindrique** (**C**).

L'épithélium pavimenteux est un épithélium de protection et peut être *kératinisé* ou *non kératinisé*. L'épithélium de la peau est un épithélium pavimenteux kératinisé tandis que l'on trouve, dans certaines parties de la surface interne du corps soumises à des agressions mécaniques telles que la cavité buccale, un épithélium pavimenteux non kératinisé (**E**). L'épithélium pavimenteux est formé de cellules disposées à la manière d'un puzzle et constitue l'épithélium des séreuses (**mésothélium**) ou des vaisseaux sanguins et des conduits lymphatiques (**endothélium**). Les cellules des épithéliums cylindriques peuvent posséder des prolongements, des cils, et l'on parle alors d'**épithélium cilié** (**F**) comme dans le tractus respiratoire.

Les épithéliums cubique et cylindrique ont des capacités de sécrétion et de résorption. On les trouve par exemple dans les tubes rénaux (épithélium cubique) et dans le tube digestif (épithélium cylindrique). Une forme intermédiaire est l'**épithélium mixte** (**G**) dont les cellules peuvent s'adapter à différents états de tension. Cet épithélium recouvre les voies excrétrices urinaires.

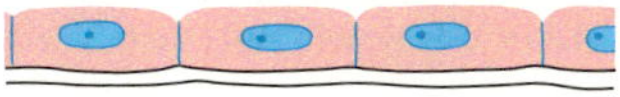

A Épithélium pavimenteux simple

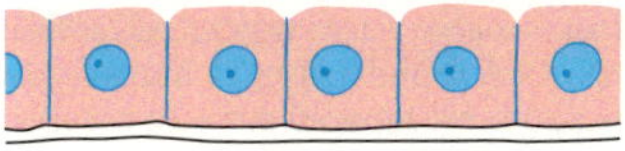

B Épithélium cubique simple

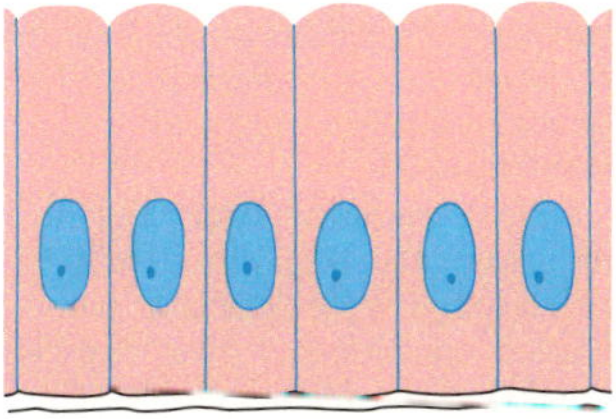

C Épithélium cylindrique simple

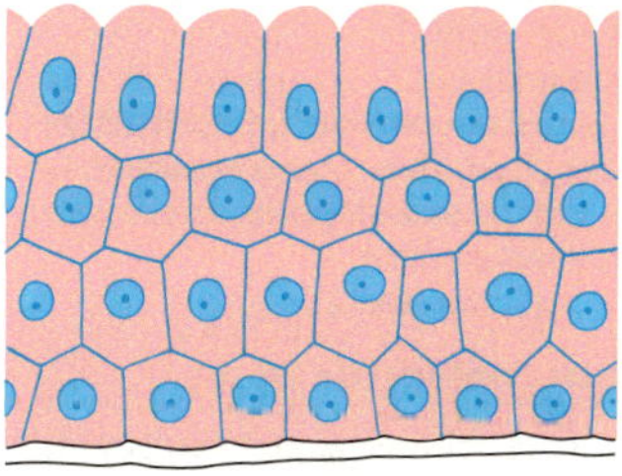

D Épithélium cylindrique stratifié

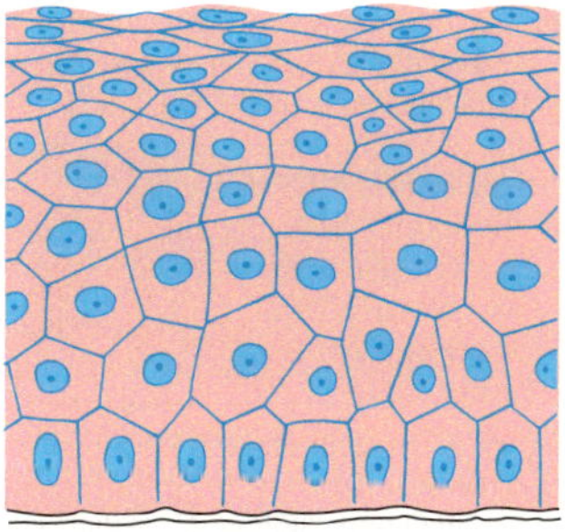

E Épithélium pavimenteux (non kératinisé) stratifié

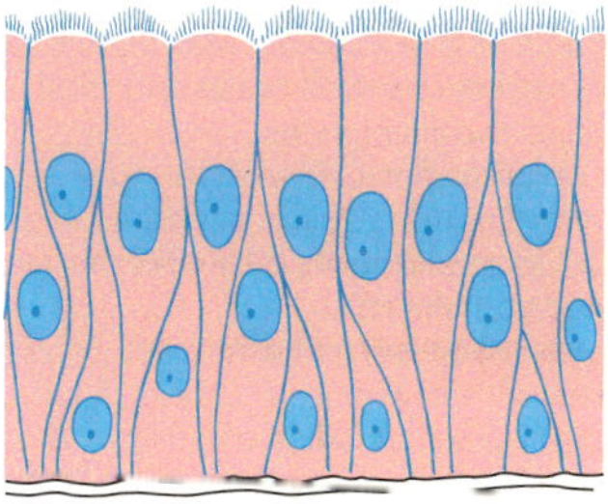

F Épithélium cilié pseudo-stratifié

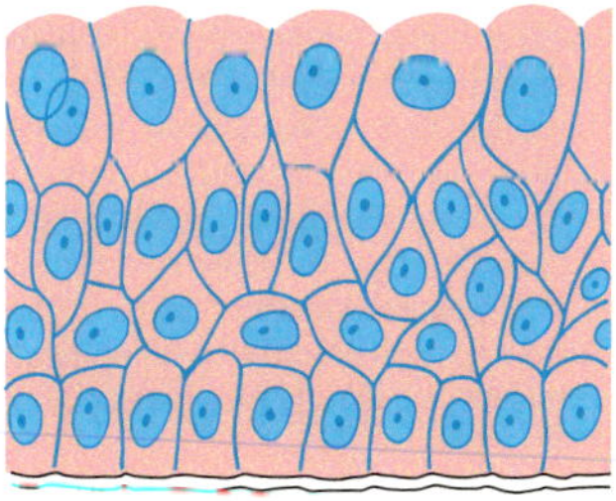

G Épithélium mixte

Tissus conjonctifs et de soutien

Ces tissus sont de grands groupements cellulaires, composés de **cellules fixes** et **libres** ainsi que d'une **substance intercellulaire**. Le nom des cellules fixes dépend du tissu qu'elles constituent; on parle de cellules conjonctives, cartilagineuses, osseuses, etc. La substance intercellulaire est composée d'une *substance fondamentale* et de *fibres différenciées*.

On distingue :

— les **tissus conjonctifs** : embryonnaires, réticulaires, interstitiels, fibreux et adipeux;

— les **tissus cartilagineux** : hyalins, élastiques et fibro-cartilagineux;

— les **tissus osseux**.

Tissus conjonctifs (A, B)

À côté des cellules fixes et des cellules libres, on trouve dans la substance intercellulaire des fibres réticulaires, collagènes et élastiques, et une substance fondamentale (protéoglycane et glycoprotéine).

Les cellules fixes : **fibrocytes** (cellules fortement ramifiées; leurs précurseurs, les fibroblastes, peuvent former la substance intercellulaire ou les fibres), **cellules mésenchymateuses**, **réticulaires**, **pigmentaires** et **adipeuses**.

Les cellules libres : **histiocytes** (cellules polymorphes), **mastocytes** (animés de mouvements amiboïdes) et plus rarement **lymphocytes**, **monocytes** et **granulocytes**.

La **substance intercellulaire** contient des fibres telles que les *fibres réticulées* (fibres en grillage), qui ont la même structure que les fibres collagènes (*voir* ci-dessous). On les rencontre sous forme de réseau fibreux autour des capillaires dans les membranes basales, autour des canaux urinaires, etc. Le deuxième groupe de fibres est représenté par les *fibres collagènes* qui sont groupées en fibrilles. Elles sont maintenues dans une substance à type de ciment amorphe. On les trouve dans tous les types de tissu de soutien. Elles sont ondulées, très peu extensibles et groupées en faisceaux dans les tissus. On distingue différents types de collagène (I + III) dans les tissus de soutien, qui dépendent de la construction de la molécule de collagène. Elles se trouvent dans les tendons, la membrane tympanique, etc. Enfin, il existe des *fibres élastiques* (jaunâtres), qui sont ordonnées en réseaux. Elles se rencontrent dans les artères proches du cœur, certains ligaments (ligaments jaunes [*lig. flava*]; *voir* p. 56), etc. La substance intercellulaire contient aussi la **substance fondamentale**, qui est en partie produite par les cellules des tissus et par l'intermédiaire de laquelle s'effectuent les échanges métaboliques entre les cellules et le sang.

Le **tissu conjonctif embryonnaire** est formé de cellules mésenchymateuses et d'une substance fondamentale muco-gélatineuse. Dans sa forme principale, il se présente comme le mésenchyme.

Le **tissu conjonctif réticulaire** (**A**) se compose de fibres réticulaires et de *cellules réticulaires* qui possèdent des facultés de phagocytose et de stockage. Ces cellules ont un métabolisme particulièrement intense. On distingue le *tissu lymphoïde* (nœuds lymphatiques, etc.) et le *tissu myéloïde* (moelle osseuse).

Le **tissu conjonctif interstitiel** est un tissu lâche, sans forme particulière. Sa principale fonction est de combler les intervalles entre certaines structures (muscles, etc.). Aussi, de par ses fonctions, joue-t-il un rôle dans le métabolisme général et la régénération. À côté des cellules (fibrocytes, adipocytes), il contient surtout des fibres collagènes, des fibres élastiques en réseau, des fibres réticulées et de la substance fondamentale.

Le **tissu fibreux** (**B**) se caractérise par une forte proportion de fibres collagènes. Les cellules et la substance fondamentale sont réduites par rapport au tissu interstitiel. On trouve des tissus conjonctifs fibreux entrelacés (par exemple, le derme, la sclère et la dure-mère) et des tissus conjonctifs formés de fibres parallèles (par exemple, les tendons et les aponévroses).

Le **tissu adipeux** contient de grandes cellules avec un noyau aplati et marginal. On distingue le *tissu adipeux blanc monovacuolaire* et le *tissu adipeux brun plurivacuolaire*. Ce dernier est abondant chez le nourrisson, ponctuel chez l'adulte (par exemple, dans la capsule adipeuse du rein). En dehors des adipocytes, il contient aussi du tissu interstitiel (divisé en lobules). On distingue le **tissu adipeux de réserve** (dépendant de l'état nutritionnel) et le **tissu adipeux de construction** (qui en est indépendant). Ce dernier se rencontre dans les articulations, la moelle osseuse, le corps graisseux de la joue, etc. Le premier, surtout présent dans les coussinets adipeux sous-cutanés, est utilisé en cas de besoin, les cellules prennent alors un aspect de cellules réticulaires. En cas d'amaigrissement important (cachexie), on remarque une accumulation de sérosité dans le cytoplasme (adipocytes séreux).

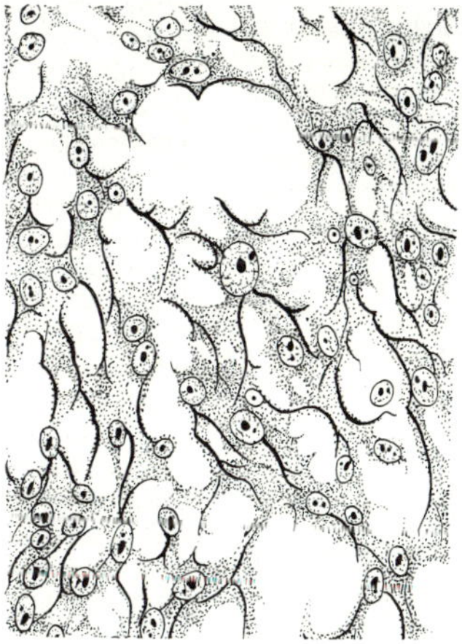

A Tissu conjonctif réticulaire (grossissement × 300 environ)

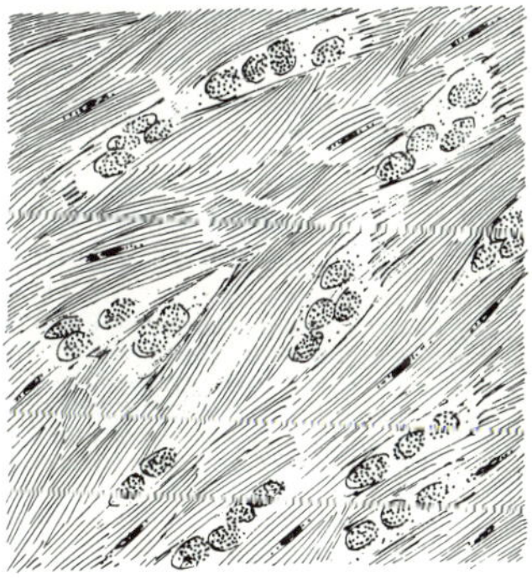

B Tissu conjonctif fibreux du derme (grossissement × 300 environ)
(A et B d'après LEONHARDT H. Histologie, Zytologie und Mikroanatomie des Menschen, 8e éd. Stuttgart, Thieme, 1990)

Tissu cartilagineux (A-C)

Le tissu cartilagineux est **élastique** à la **pression** et à la **flexion**. Il est découpable et se compose de cellules et de substance intercellulaire. La nature de la substance intercellulaire détermine le type de tissu cartilagineux et l'on différencie ainsi les **cartilages hyalin**, **élastique** et le **fibrocartilage**.

Les cellules cartilagineuses, ou *chondrocytes*, sont des cellules fixes et riches en eau, en glycogène et en graisse. Elles ont un aspect bulleux et une forme sphérique de même que leur noyau. La *substance intercellulaire* contenant beaucoup d'eau (jusqu'à 70 p. 100) est à la base de la fonction de soutien du cartilage. Elle est presque dépourvue de vaisseaux et de nerfs, et elle se compose respectivement de fibrilles, de fibres et de substance fondamentale amorphe avec des protéoglycanes, des glycoprotéines, des lipides et des électrolytes.

Cartilage hyalin (A)

Le cartilage hyalin, légèrement **bleuâtre** et laiteux, contient dans la substance intercellulaire de nombreuses fibrilles de collagène et des réseaux isolés de fibres élastiques. Les fibrilles collagènes longent les cartilages articulaires toujours dans la direction de la plus forte sollicitation. Les cellules situées dans les cavités du cartilage sont entourées d'une capsule isolée du reste de la substance intercellulaire par les *fibrilles*. Les cellules, plus ou moins ordonnées en rangées ou en colonnes (*voir* p. 16), forment avec les fibrilles un *chondron* ou *territoire*. À côté d'une cellule agit toujours une cellule fille. À la périphérie, le cartilage est recouvert du périchondre, et est plus ou moins en continuité avec lui.

Le cartilage hyalin soumis à des contraintes (surfaces articulaires des extrémités inférieures) est composé de plus de glycosaminoglycane (sulfate de chondroïtine) que le cartilage hyalin peu sollicité (par exemple les surfaces articulaires des extrémités supérieures).

Les processus dégénératifs du cartilage peuvent être favorisés par l'absence, totale ou plutôt partielle, de vaisseaux. Ils conduisent à la mise à nu des fibres collagènes, de sorte que les fibrilles collagènes deviennent visibles au microscope. Chez le sujet âgé, la teneur en eau et en sulfate de chondroïtine se réduit, diminuant ainsi la capacité de charge du cartilage hyalin (articulaire).

Par ailleurs, on peut trouver très tôt des calcifications dans le cartilage hyalin.

Le cartilage hyalin est situé dans les cartilages articulaires, les cartilages costaux, le tractus respiratoire, les cartilages de conjugaison et les ébauches cartilagineuses du squelette. Dans le **cartilage de conjugaison**, on peut voir des cellules en *colonnes* ou en *rangées*. Cette disposition permet, d'une part, le développement du cartilage et, d'autre part, celui de l'os aux dépens du cartilage (*voir* p. 16).

Cartilage élastique (B)

À la différence du cartilage hyalin de couleur bleuâtre et laiteuse, le cartilage élastique est **jaunâtre**. La substance intercellulaire se compose surtout de *réseaux de fibres élastiques* et de quelques fibres collagènes. Du fait des nombreux réseaux de fibres élastiques, ce cartilage est flexible et élastique. Il n'a pas d'inclusions calcaires. On le trouve dans l'auricule, le cartilage épiglottique, etc.

Fibrocartilage (C)

Le fibrocartilage, ou cartilage fibreux, contient moins de cellules que les deux autres types de cartilage, mais davantage de *faisceaux de fibres collagènes*. On le trouve surtout dans les disques intervertébraux (*voir* p. 54), en partie dans le cartilage de la symphyse pubienne (*voir* p. 22).

A Cartilage hyalin costal (grossissement × 180 environ)

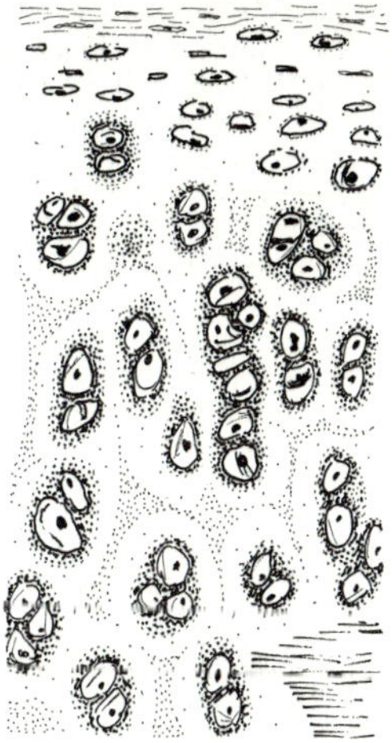

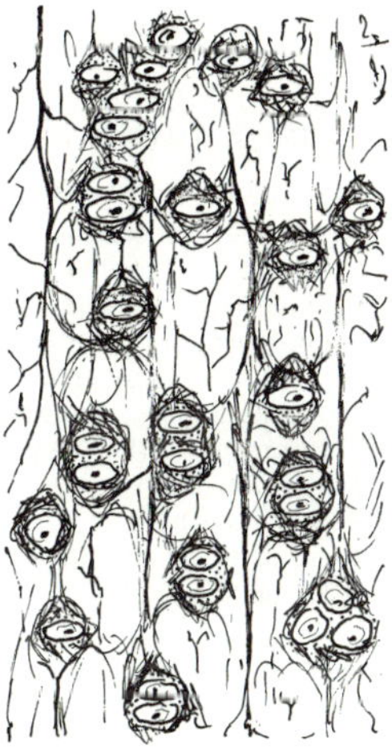

B Cartilage élastique de l'auricule (grossissement × 180 environ)

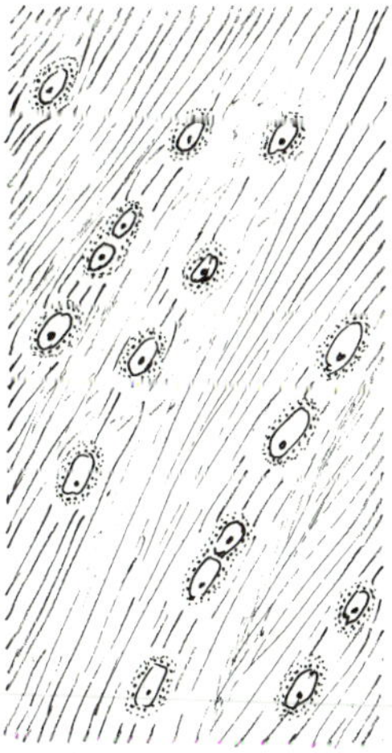

C Fibrocartilage du disque intervertébral (grossissement × 180 environ) (A-C d'après LEONHARDT H. Histologie, Zytologie und Mikroanatomie des Menschen, 8e éd. Stuttgart, Thieme, 1990)

Tissu osseux (A, B)

Le tissu osseux est composé de cellules osseuses (*ostéocytes*), d'une *substance fondamentale*, de *fibrilles collagènes*, d'un *ciment* et de différents *sels minéraux*. La substance fondamentale et les fibrilles collagènes forment la substance intercellulaire : l'*ostéoïde*. Les fibrilles appartiennent à la partie organique de l'os et les sels à la partie minérale. Les sels les plus importants sont les phosphates de calcium et de magnésium, et les carbonates de calcium. Il existe aussi des combinaisons du calcium, du potassium, du sodium avec le chlore et le fluor.

Les sels constituent la dureté et la résistance de l'os. Un os dépourvu de sels, c'est-à-dire décalcifié, devient flexible. Une calcification insuffisante peut, par exemple, résulter d'un déficit en vitamines ou de troubles hormonaux. La carence en vitamines peut être due à une exposition insuffisante aux rayons ultraviolets, ce qui entrave la transformation des provitamines en vitamines. Une mauvaise calcification entraîne le ramollissement des os, comme dans le rachitisme.

La résistance d'un os ne tient pas uniquement aux sels minéraux, mais aussi à d'autres constituants organiques. L'os peut perdre de son élasticité quand ses différents constituants ne sont pas en quantité suffisante. Ainsi ne peut-il plus être soumis à des charges, et il devient cassant. La proportion entre les sels minéraux et les fibrilles collagènes se modifie au cours de la vie. La proportion de sels minéraux est environ de 50 p. 100 chez le nouveau-né et de 70 p. 100 chez le sujet âgé. L'os perd de son élasticité, c'est-à-dire de sa flexibilité, et de sa résistance aux chocs. Une destruction des composants organiques peut aussi être obtenue artificiellement par combustion.

En fonction de l'organisation des fibrilles, on distingue deux types de tissu osseux : l'**os réticulaire** et l'**os lamellaire** ou **haversien**. L'os réticulaire naît de la transformation du tissu conjonctif en os et ne se rencontre que durant le développement. Chez l'adulte, on le trouve dans la capsule labyrinthique et près des sutures dans les os du crâne.

L'**os lamellaire** (**A**, **B**), plus fréquent et plus résistant, présente une vraie stratification avec des couches composées de fibrilles collagènes concentriques, appelées lamelles (**1**). Ces lamelles alternent avec des couches d'ostéocytes (**2**). Les lamelles sont disposées de façon concentrique autour d'un *canal central* ou vasculaire, ou canal de Havers (**3**). Un canal vasculaire entouré de ses lamelles est appelé *ostéon* (*osteonum*) ou *système de Havers* (**A**). Les faisceaux collagènes ont une épaisseur d'environ 2-3 µm et sont disposés en spirales, relayés toutefois par une lamelle épaisse de 5 à 10 µm et enroulée vers la droite (**4**) ou vers la gauche (**5**). On aboutit ainsi à une augmentation de la résistance.

Entre les ostéons, on trouve des *lamelles interstitielles* (**6**), formées par les restes d'ostéons antérieurs. Les canaux vasculaires (de Havers) des ostéons sont reliés entre eux par de fins canaux obliques : les *canaux de Volkmann* ou *perforants* (*canales perforantes*) (**7**). La structure et l'arrangement des ostéons dépendent de la charge imposée à l'os. Les ostéons sont remaniés en cas de modification de cette sollicitation. Ces remaniements sont visibles à l'examen macroscopique. Il est important de noter le comportement des trajectoires, des lignes de tension dans le fémur, qui se modifient en fonction des contraintes mécaniques.

La nutrition de l'os vient du périoste (*voir* p. 20), celle de la moelle osseuse des foramens nourriciers (*foramina nutricia*) (artères nourricières [*A. nutritiae*]).

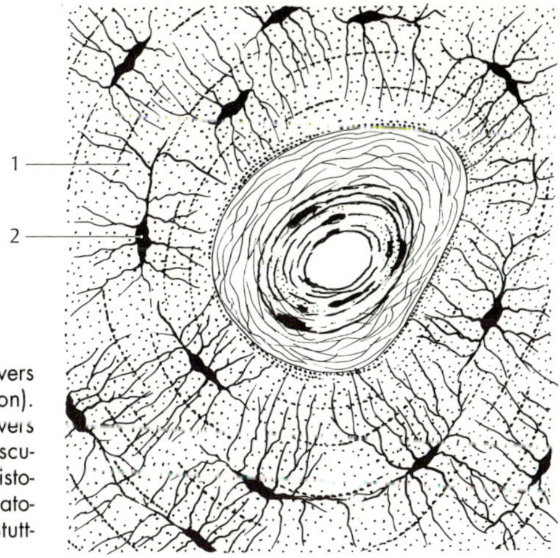

A Os lamellaire, système de Havers (grossissement × 400 environ). Au centre, un vaisseau de Havers avec tissu conjonctif périvasculaire (d'après LEONHARDT H. Histologie, Zytologie und Mikroanatomie des Menschen, 8e éd. Stuttgart, Thieme, 1990)

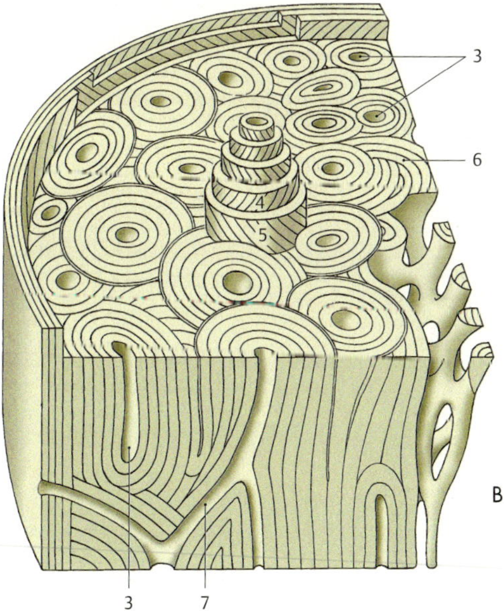

B Schéma de la partie compacte de la diaphyse d'un os long

Développement du tissu osseux (A-C)

La construction du tissu osseux est le fait des *ostéoblastes* (**1**), qui sont des cellules mésenchymateuses spécialisées. Les ostéoblastes sécrètent une substance intercellulaire (l'*ostéoïde*) qui, à l'origine, se compose de substance fondamentale et de fibrilles collagènes. À partir des ostéoblastes se développent les *ostéocytes* (cellules osseuses) et les *ostéoclastes* (cellules ostéolytiques) (**2**), participant à toutes les transformations osseuses.

On distingue l'*ossification directe* ou *endoconjonctive* (**A**) et l'*ossification indirecte* ou *enchondrale* (ossification par remplacement du cartilage ; **B**, **C**).

L'**ossification endoconjonctive** (*ostéogenèse membraneuse* [*osteogenesis membranacea*]) (**A**) est le développement d'un os à partir du tissu conjonctif. Il contient de nombreuses cellules mésenchymateuses qui se transforment en ostéoblastes (**1**) puis en ostéocytes. En même temps se forment des cellules ostéolytiques, les ostéoclastes (**2**). Par ailleurs apparaissent des fibrilles collagènes. L'os initial est un os fibreux qui se transforme ultérieurement en os lamellaire. Ces os sont les os de la calvaria, de la face et la clavicule.

L'**ossification enchondrale** (*ostéogenèse cartilagineuse* [*osteogenesis cartilaginea*]) (**B**, **C**) nécessite la présence de pièces squelettiques cartilagineuses qui seront remplacées par de l'os. La croissance n'est possible que tant qu'il persiste du tissu cartilagineux. La condition préalable à l'ossification enchondrale est la présence des *chondroclastes*, cellules conjonctives différenciées qui détruisent la substance cartilagineuse et permettent la formation de l'os par les ostéoblastes. Deux sortes d'ossification enchondrale sont connues : l'*ossification endochondrale* (**C**) et l'*ossification périchondrale*.

L'*ossification endochondrale* (**3**) commence à l'intérieur d'un cartilage dans la région des épiphyses. Les épiphyses sont situées au niveau des extrémités des os longs (*voir* p. 20), tandis que la partie intermédiaire de l'os est appelée *diaphyse*. L'*ossification périchondrale* (**4**), qui prend son origine au niveau du périchondre (*perichondrium*) (**5**) est limitée à la diaphyse.

À la frontière entre l'épiphyse et la diaphyse, on trouve le *cartilage de conjugaison* (**6**) qui est nécessaire à la croissance de l'os. La partie adjacente au cartilage de conjugaison est la *métaphyse* et se développe selon un processus enchondral (*voir* plus loin).

À l'intérieur du cartilage de conjugaison, les processus d'ossification se déroulent en différentes zones. On trouve d'abord, dans l'épiphyse, la *zone du haut cartilage*, formé de cartilage hyalin qui n'est pas sous l'influence des processus d'ossification du cartilage de conjugaison. À côté de ce cartilage « quiescent » se trouve la *zone du cartilage en colonnes* (**7**) ou *zone de croissance*. Dans celle-ci, les cellules cartilagineuses se divisent et se multiplient. La zone suivante, plus proche de la diaphyse, est la *zone du cartilage hypertrophique* (**8**) dans laquelle se produit la calcification. On trouve ensuite la *zone de destruction du cartilage* dans laquelle le tissu cartilagineux est détruit par les chondroclastes, remplacés par les ostéoblastes qui construisent l'os. Il subsiste pourtant des restes de cartilage qui permettent de différencier au niveau de la diaphyse, l'os provenant de l'ossification enchondrale (**9**) de l'os périchondral. Il est remplacé secondairement par de l'os périchondral. La destruction du tissu osseux enchondral est effectuée par les ostéoclastes.

La croissance en épaisseur dans la région de la diaphyse a lieu à la périphérie par dépôt de nouveau matériel osseux au-dessous du stratum ostéogénique du périoste. La *cavité médullaire* (**10**) est agrandie par la destruction osseuse. Tous les processus de croissance se font sous influences hormonales.

Dans les épiphyses, les points d'ossification n'apparaissent qu'après la naissance sauf pour l'épiphyse distale du fémur et l'épiphyse proximale du tibia. Dans ces deux épiphyses (de même que dans le cuboïde) l'ossification commence immédiatement avant la naissance, au neuvième mois de vie intra-utérine (signe de maturité).

Remarques cliniques. Sur les radiographies persiste une ligne discrète, visible après disparition du cartilage de conjugaison et que l'on appelle la ligne *épiphysaire*.

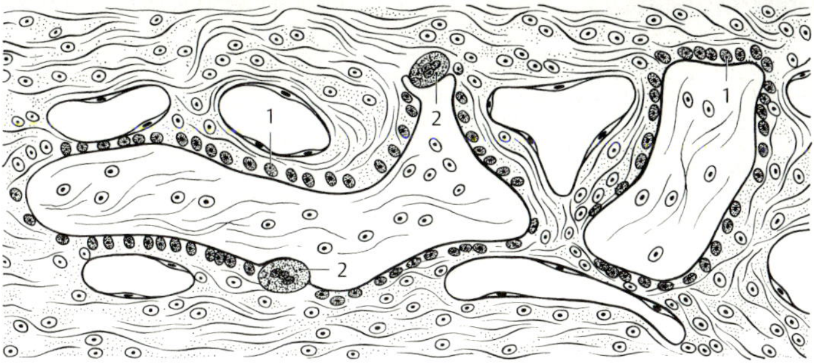

A Ossification endoconjonctive

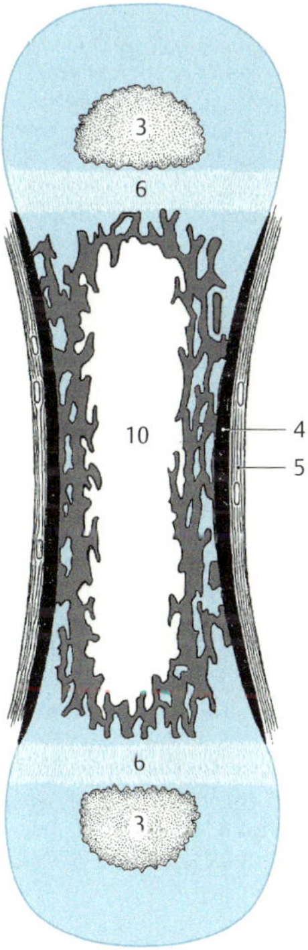

B Ossification enchondrale d'un os long (en partie schématique). L'ossification est endochondrale dans les épiphyses et périchondrale dans la diaphyse

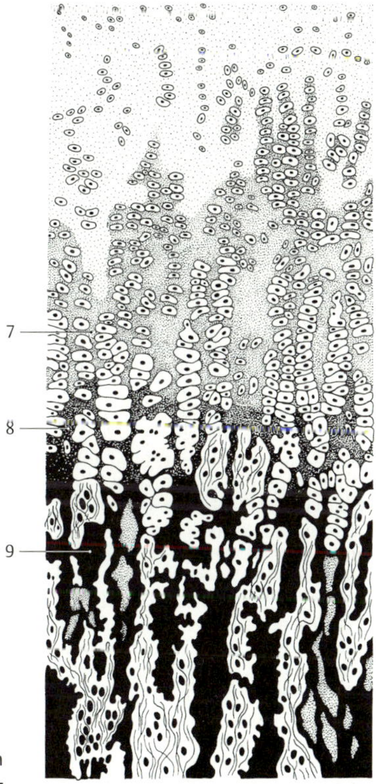

C Ossification dans la région du cartilage de conjugaison

Tissu musculaire (A-D)

Le tissu musculaire est formé de cellules allongées composées de myofibrilles, dans lesquelles courent des myofilaments. Les myofibrilles sont à l'origine de la capacité de contraction des cellules musculaires. On distingue, en raison de la constitution et du comportement physiologique, trois types de tissu musculaire : la musculature lisse (**A**), la musculature striée (**B**, **D**) et la musculature cardiaque (**C**).

Musculature lisse (A)

Elle se compose de cellules allongées épaisses, en forme de fuseau de 40 à 200 µm de long et de 4 à 20 µm d'épaisseur, qui possèdent un noyau central. Les lourdes myofibrilles ne présentent pas de striation transversale. Des fibres réticulées transversales réunissent deux cellules musculaires en une unité fonctionnelle. La musculature lisse est involontaire, l'axone fait une synapse avec la cellule musculaire (*voir* Tome 3).

La musculature lisse peut s'allonger et grossir sous l'influence des hormones. Il n'y pas seulement augmentation de volume mais aussi nouvelle formation de cellules musculaires. À titre exemple, les fibres musculaires de l'utérus peuvent atteindre une longueur de 800 µm.

Musculature striée (B, D)

Elle se compose de cellules musculaires (faisceaux musculaires) qui peuvent avoir une épaisseur de 10 à 100 µm et jusqu'à 15 cm de longueur. Le grand axe des noyaux est allongé dans la direction des faisceaux musculaires et immédiatement sous la surface cellulaire. Leurs myofibrilles sont bien visibles et dessinent une striation longitudinale. La striation transversale est due à l'alternance périodique de bandes étroites claires uniréfringentes (isotropes) « I » et de bandes larges sombres et biréfringentes (anisotropes) « A » (ou Q). Dans les bandes A, on trouve une zone claire (H) avec une bande médiane sombre (M), et dans les bandes I une bande intermédiaire anisotrope (Z). Le segment myofibrillaire compris entre deux bandes Z est appelé **sarcomère** (**D**).

Chaque cellule du tissu musculaire strié possède plusieurs noyaux. Le sarcoplasme contient un nombre variable de mitochondries (sarcosomes). On distingue des fibres musculaires *phasiques* (convulsion) et des fibres musculaires *toniques*, d'après leurs fonctions. Dans les fibres phasiques, on trouve une myoglobine « rouge », de nombreuses mitochondries (travail permanent) et de nombreuses myofibrilles « blanches » (travail rapide et important).

La couleur d'un muscle est due au sang et à la myoglobine dissoute dans le sarcoplasme. Elle dépend aussi de la teneur en eau et en myoglobine, ce qui explique les différentes couleurs des muscles. Les fibres minces avec peu d'eau et de myofibrilles ont une couleur claire tandis que les fibres épaisses ont une couleur plus sombre.

Le *sarcolemme* est l'enveloppe conjonctive de chaque fibre musculaire. Entre ces fibres, on trouve un fin tissu conjonctif, l'*endomysium*. Plusieurs fibres musculaires sont entourées par le *périmysium interne* (*perimysium internum*) et constituent ensemble le faisceau primitif.

Le *périmysium externe* (*perimysium externum*) est une couche de tissu conjonctif qui réunit de nombreux faisceaux primitifs en une fibre charnue.

La musculature striée est volontaire et son innervation s'effectue par l'intermédiaire de la plaque neuromusculaire (*voir* Tome 3).

Musculature striée du cœur (C)

Les fibres musculaires sont riches en sarcoplasme et forment des réseaux. La striation transversale existe, mais les sarcomères sont plus courts. La bande I est plus étroite que dans le muscle squelettique. Les noyaux sont centraux. Les sarcosomes sont beaucoup plus nombreux que dans les muscles squelettiques. Par ailleurs, le tissu musculaire cardiaque est très strié par les *disques intercalaires* (*disci intercalares*) situés entre deux bandes Z (*voir* Tome 2).

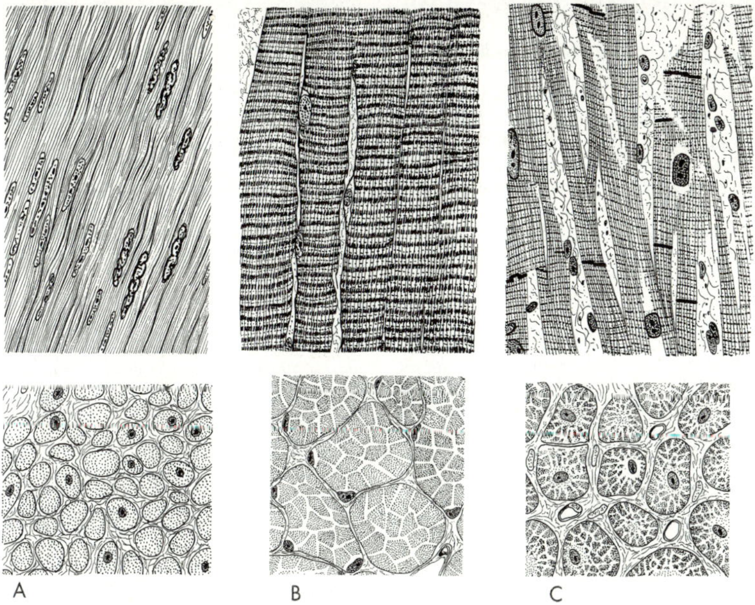

Coupes longitudinale et transversale d'un muscle lisse (A), d'un muscle strié (B) et d'un muscle strié cardiaque (C) (grossissement × 400 environ) (d'après LEONHARDT H. Histologie, Zytologie und Mikroanatomie des Menschen, 8e éd. Stuttgart, Thieme, 1990)

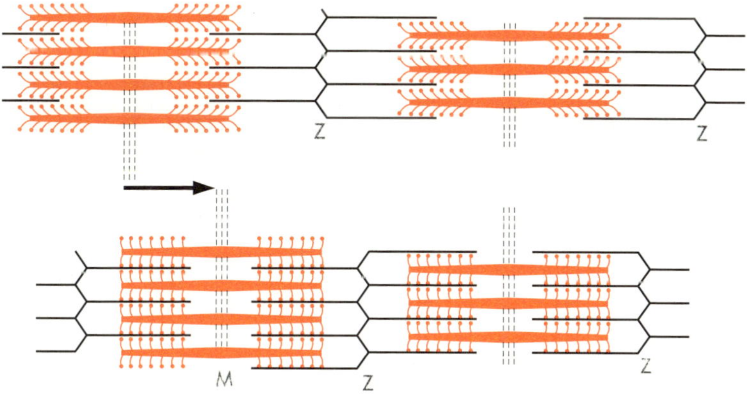

D Schéma des myofibrilles au repos et pendant la contraction

Étude générale du squelette

Organisation des os (A-F)

L'ensemble des **os** (*ossa*) forment le **squelette** qui, avec les articulations, représentent les éléments passifs de l'appareil locomoteur mis en mouvement par la musculature (élément actif). Un os peut avoir différentes formes dépendant de sa fonction et de sa situation dans le corps. Macroscopiquement, on distingue deux parties différentes quant à leur structure. À sa partie périphérique, on trouve une substance massive, le *tissu compact* ou *corticale* (*substantia compacta, corticalis*) (**1**). Dans les os courts et les os plats, et dans les épiphyses et métaphyses des os longs, on voit un réseau d'apparence spongieuse, formé de travées osseuses séparées, l'*os spongieux* (*substantia spongiosa*) (**2**). Entre les mailles de ce réseau se trouve la moelle osseuse. Pour les os plats, l'os compact est appelé *lame externe* (*lamina externa*) (**3**) et *lame interne* (*lamina interna*) (**4**). Entre les deux se trouve le *diploé* (**5**) formé d'os spongieux.

Os longs (ossa longa) (A-C)

Un os long tel que l'humérus (**A**) se compose d'un *corps* (*corpus*) (**6**) et des *extrémités* (*extremitates*) (**7**). Dans le corps d'un os long se trouve la *cavité médullaire* (*cavitas medullaris*) (**8**) qui contient de la moelle rouge ou de la moelle jaune. La croissance d'un os long s'effectue essentiellement dans une direction principale.

Os plats (ossa plana) (D)

Les os plats sont formés de deux lames d'os compact entre lesquelles se trouve habituellement l'os spongieux. La scapula et différents os du crâne tels que l'os pariétal (**D**) sont des os plats. Ils se développent essentiellement dans deux directions.

Os courts (ossa brevia) (E)

Les os courts auxquels appartiennent les os du carpe (par exemple, l'*os capitatum*; **E**) sont aussi recouverts d'os compact et contiennent toujours de l'os spongieux à l'intérieur.

Os irréguliers (ossa irregularia)

On appelle os irréguliers tous les os qui ne peuvent pas être classés parmi les autres, comme les vertèbres.

Os pneumatiques (ossa pneumatica) (F)

Ces os contiennent des cavités tapissées d'une muqueuse et remplies d'air (**9**). On les trouvent dans le crâne (ethmoïde, maxillaire [**F**], etc.).

Os sésamoïdes (ossa sesamoidea)

Les os sésamoïdes se rencontrent régulièrement au niveau du squelette de la main et du pied. Ils peuvent aussi être situés dans les tendons comme, par exemple, la *patella* qui est le plus volumineux.

Périoste

Le **périoste** recouvre la surface de l'os sauf au niveau des surfaces articulaires. Il se compose d'un stratum fibreux (*stratum fibrosum*) et d'un stratum ostéogénique (*stratum osteogenicum*). Le périoste contient de nombreux vaisseaux sanguins et lymphatiques ainsi que des nerfs. Ces derniers sont responsables de la douleur lors des contusions osseuses. Les vaisseaux sanguins du stratum externe sont de calibre important alors que le stratum interne, riche en cellules, contient de nombreux capillaires. Dans ce stratum naissent les ostéoblastes qui construisent l'os. Après contusion ou fracture osseuse commence un cal osseux à partir du périoste.

Les vaisseaux sanguins et les nerfs pénètrent dans l'os par les foramens nourriciers (foramina nutricia). Dans certains os, on trouve des canaux permettant le passage des vaisseaux sanguins; il s'agit le plus souvent de veines et l'on parle alors de veines émissaires. De telles veines se rencontrent, par exemple, au niveau de la calvaria.

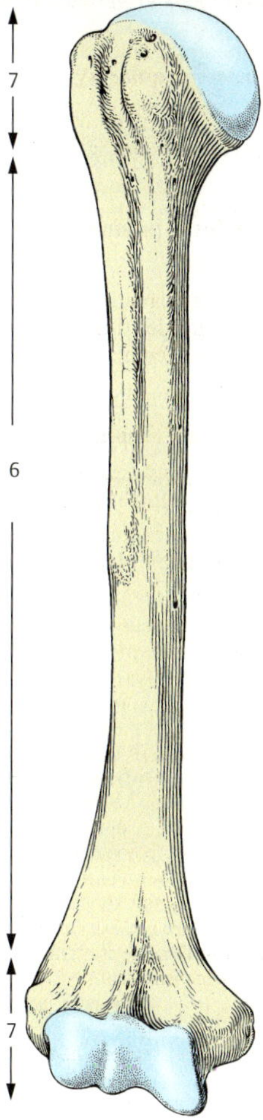

A Os long

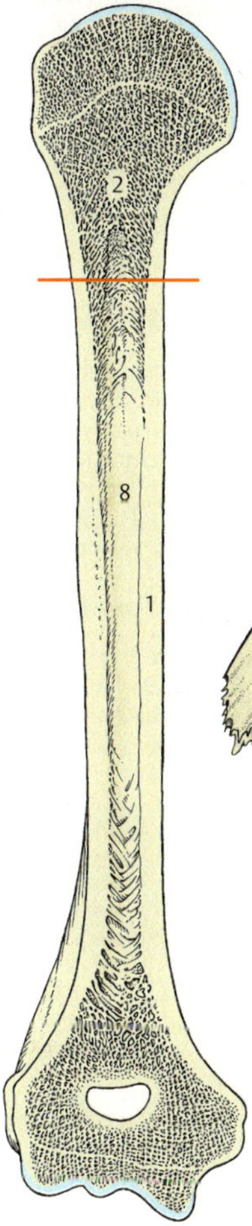

B Os long : coupe longitudinale

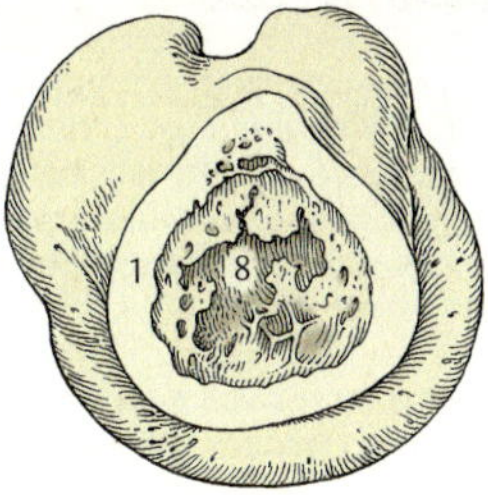

C Os long : coupe transversale au niveau du tiers proximal (B), vue du segment proximal

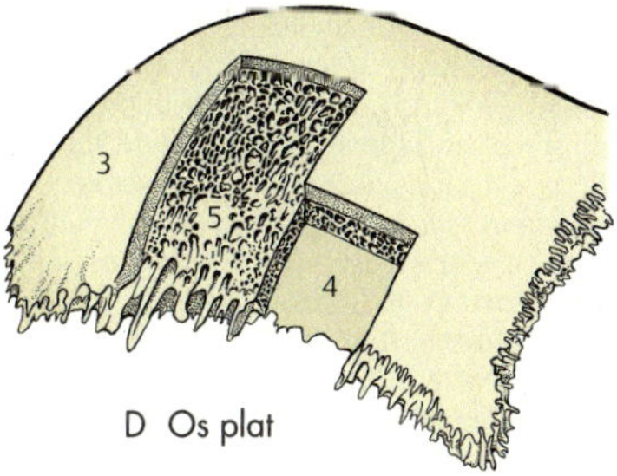

D Os plat

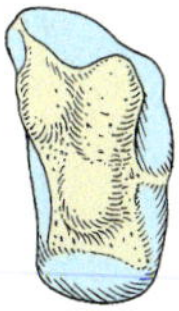

E Os court

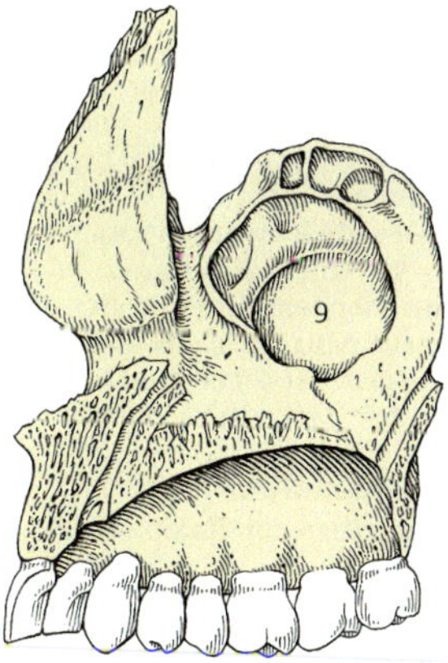

F Os pneumatique

Unions osseuses

Les os du squelette sont unis entre eux de manière *discontinue* ou *continue*. Le grand groupe des **synarthroses** correspond aux unions osseuses continues par lesquelles deux os sont réunis directement par différents tissus.

Unions osseuses continues ou synarthroses (A-H)

Syndesmoses (junctura fibrosa) (A-E)

Dans une syndesmose, l'union entre deux os s'effectue par l'intermédiaire d'un tissu conjonctif à fibres collagènes ou élastiques tendues et parallèles. Cette union peut se faire sur une surface plus ou moins étendue. La *membrane interosseuse* (*membrana interossea*) (**A1**), essentiellement constituée de fibres collagènes au niveau de l'avant-bras, est une syndesmose très solide ; les *ligaments jaunes* (*lig. flava*) au niveau des arcs vertébraux sont des syndesmoses formées surtout de fibres élastiques.

Un type particulier de syndesmose est représenté par les **sutures crâniennes**. Il existe des **sutures** entre les os du crâne (**B**, **C**, **D**, **E**), constituées de tissu conjonctif provenant de celui à partir duquel se sont formés les os. Quand ce tissu conjonctif est entièrement transformé, la croissance des os s'arrête et les sutures disparaissent. En fonction de la forme des sutures, on distingue : la *suture dentée* (*sutura serrata*) (**B**) telle que la suture sagittale (*sutura sagittalis*) ; la *suture squameuse* (*sutura squamosa*) (**C**, **D**) entre l'os pariétal et l'os temporal ; la *suture plane* (*sutura plana*) (**E**) entre les deux os nasaux.

Comme autre forme de syndesmose, mentionnons l'implantation des dents dans les maxillaires ou **gomphose** (*gomphosis*). Le matériel dentaire est uni à l'os de façon souple par du tissu conjonctif.

Synchondroses (junctura cartilaginea) (F)

Le deuxième grand groupe d'unions osseuses continues est représenté par les synchondroses (**F2**), dans lesquelles l'union entre deux os est effectuée par du cartilage hyalin. Celui-ci est trouvé régulièrement pendant l'adolescence dans le *cartilage de conjugaison*. De même, il en existe entre les première, sixième et septième côtes, et le sternum. Les unions cartilagineuses disparaissent quand elles n'interviennent plus dans le développement. Les cartilages de conjugaison, qui sont formés de tissu cartilagineux, sont entièrement remplacés par du tissu osseux.

Symphyses (G)

Les symphyses correspondent à la réunion de deux os par un cartilage fibreux et par du tissu conjonctif. On trouve une symphyse entre les deux os pubiens, constituant la *symphyse pubienne* (*symphysis pubica*) (**G**). Elles peuvent être comptées comme un sous-groupe des synchondroses.

Synostoses (junctura ossea) (H)

Cette union osseuse constitue la plus solide des unions osseuses et elle réunit des pièces osseuses telles que celles constituant l'os coxal (*os coxae*), les épiphyses ou la diaphyse quand la croissance est terminée.

Remarques cliniques. Les articulations peuvent se synostoser, on ne parle alors pas de synostose mais de raideur de l'articulation, une **ankylose.** Une telle ankylose implique la présence antérieure d'une articulation fonctionnelle. Normalement, elle résulte d'un processus pathologique. La fusion des processus articulaires du sacrum est un exemple d'ankylose physiologique.

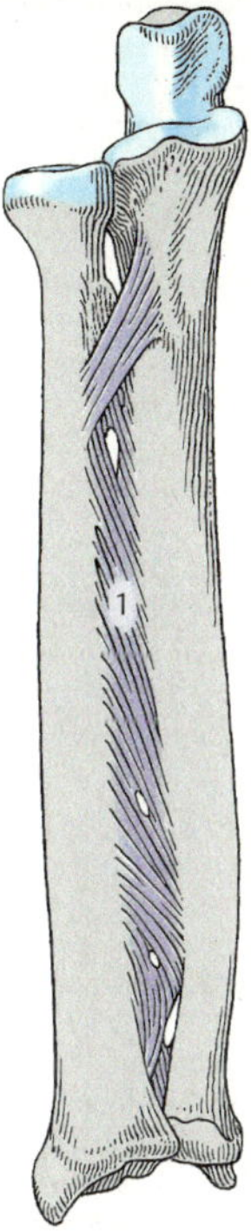

A Membrane interosseuse

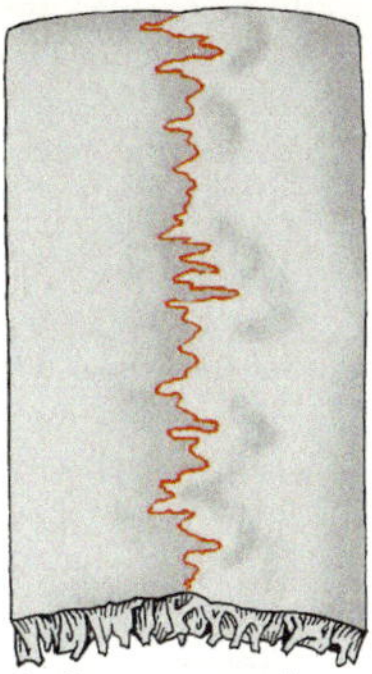

B Suture sagittale

C Suture squameuse

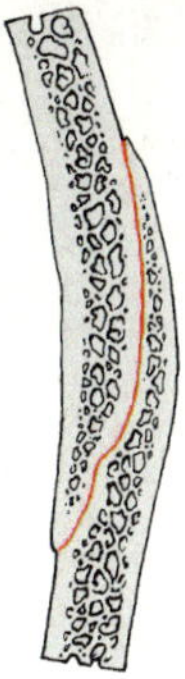

D Suture squameuse en coupe

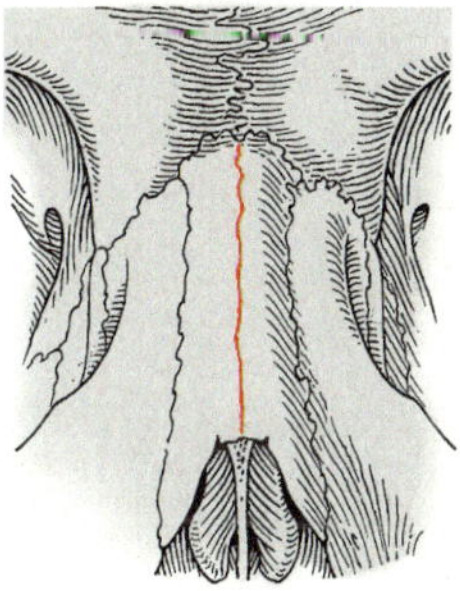

E Suture nasale

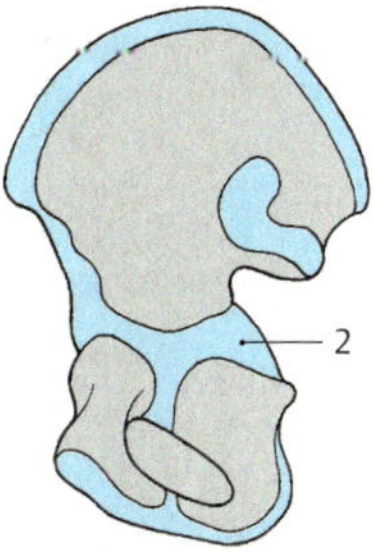

F Os coxal avec les ébauches cartilagineuses, vue médiale

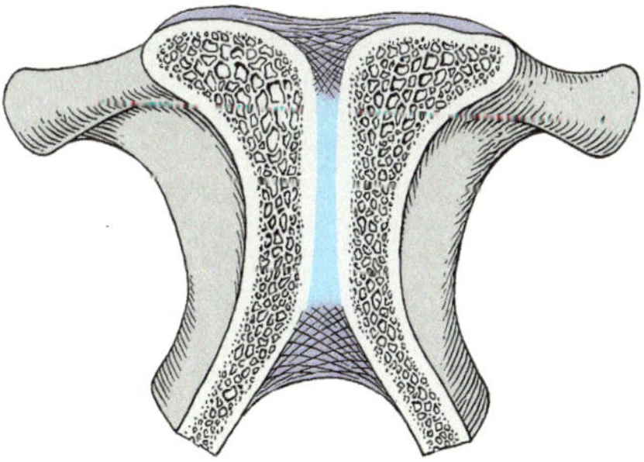

G Symphyse

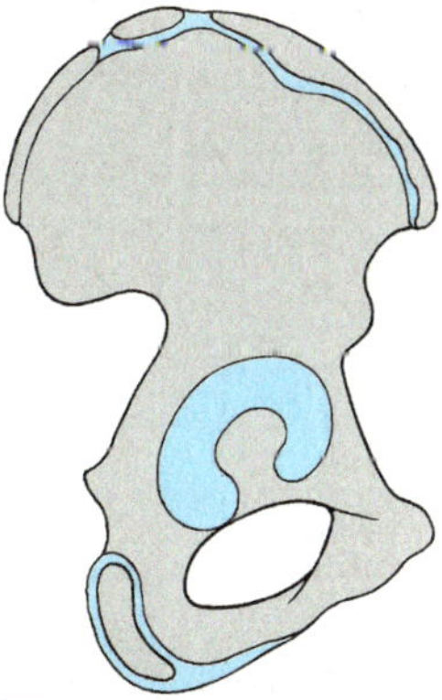

H Os coxal avec ébauches cartilagineuses, vue latérale

Unions osseuses discontinues ou diarthroses (A-C)

Les **diarthroses** (*juncturae synoviales*) se composent de surfaces articulaires (*facies articulares*) (**1**), d'une *capsule articulaire* (*capsula articularis*) (**2**) et, entre les surfaces articulaires, d'une *cavité articulaire* (*cavitas articularis*) (**3**) ainsi que, le cas échéant, de *divers éléments* (ligaments de renforcement, disque et bourrelet articulaires, bourses synoviales).

Dans une articulation avec deux pièces osseuses, il y a toujours un élément qui bouge (*élément mobile*), tandis que l'autre élément (*élément de base*) est relativement au repos.

Pour pouvoir établir l'amplitude du mouvement d'une articulation, il faut connaître l'*angle de déplacement* ou d'*excursion* (**4**), c'est-à-dire l'angle entre la *position de départ* et la *position extrême* du déplacement. L'angle de déplacement d'une articulation peut être réduit par différentes forces telles que la tension de la capsule articulaire, mais aussi par les ligaments qui entravent le mouvement (*inhibition ligamentaire* ; *voir* p. 26), et enfin par les apophyses ou saillies des os (*inhibition osseuse*) et les parties molles avoisinantes (*inhibition des parties molles*). On entend par *position moyenne* (**5**) une position entre la position de départ et la position extrême dans laquelle toutes les parties de la capsule articulaire sont uniformément tendues ou détendues.

Remarques cliniques. L'amplitude des mouvements d'une articulation est actuellement exprimée à partir d'une position neutre 0, selon la méthode SFTR de *Russe* et *Gerhardt* (**C**). La position neutre 0 de toutes les articulations est en position debout, bras pendants et paumes des mains tournées vers l'avant. Il existe donc une différence entre les méthodes de mesures anatomiques et anthropologiques. Les mouvements sont mesurés dans les plans **S**agittal, **F**rontal, **T**ransversal et lors de la **R**otation (SFTR). Le premier chiffre représente une extension, rétroversion, abduction, rotation latérale, supination ou un mouvement vers la gauche suivant la fonction de l'articulation. Le deuxième chiffre correspond à la position neutre 0 et le troisième à la position finale opposée au premier mouvement.

Surfaces articulaires

Une articulation doit comporter au moins deux surfaces articulaires, qui sont généralement recouvertes de cartilage hyalin (**6**), rarement de fibrocartilage ou de tissu conjonctif avec des éléments de fibrocartilage.

Le cartilage est étroitement uni à l'os, sa surface externe est lisse et brillante. L'épaisseur du cartilage est variable, en moyenne de 2 à 5 mm, l'épaisseur extrême étant située au niveau de la patella avec 6 mm. La nutrition de la couche cartilagineuse s'effectue d'un côté par le liquide synovial et de l'autre par diffusion à partir des capillaires de la membrane synoviale.

Capsule articulaire

Elle peut être rigide ou lâche et est attachée aux surfaces articulaires près de la surface recouverte de cartilage. Elle est constituée de deux couches, une couche interne ou *membrane synoviale* (*membrana synovialis*) (**7**) et une couche externe ou *membrane fibreuse* (*membrana fibrosa*) (**8**). La membrane synoviale contient des fibres élastiques, des vaisseaux sanguins et des nerfs. La richesse vasculaire est étroitement liée à l'activité articulaire ; les articulations qui travaillent beaucoup sont ainsi beaucoup plus riches en vaisseaux que celles qui travaillent moins. La membrane synoviale possède sur sa face interne des replis graisseux saillants, les *plis synoviaux* (*plicae synoviales*) (**9**) et les *villosités synoviales* (*villi synoviales*). L'épaisse membrane fibreuse se compose de quelques fibres élastiques et de nombreuses fibres collagènes. L'épaisseur irrégulière de la membrane fibreuse peut conduire à une évagination de la membrane synoviale dans les régions de faiblesse. Ces évaginations sont appelées « kystes synoviaux » par les chirurgiens et « ganglions » en langage courant.

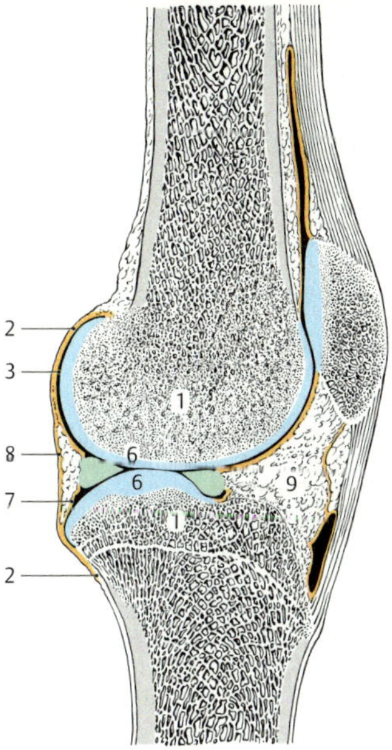

A Articulation du genou en coupe

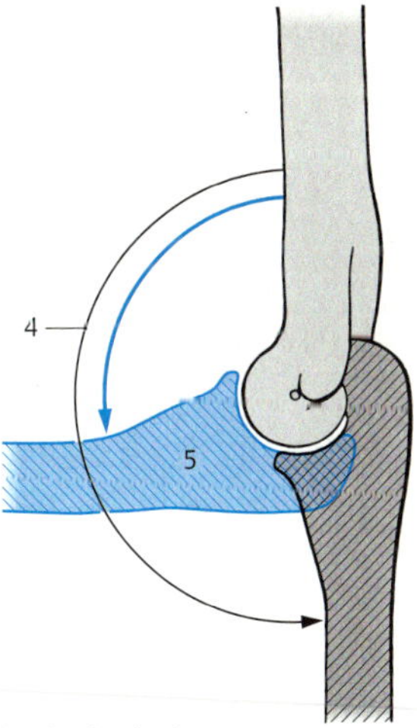

B Angle de déplacement et position moyenne d'une articulation

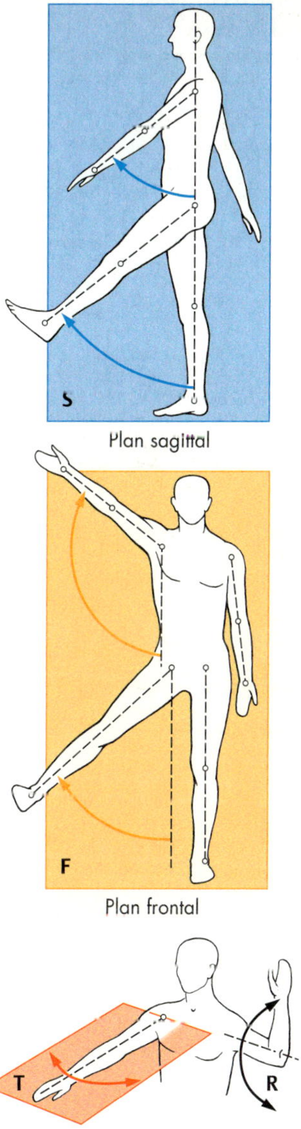

C Méthode de la position neutre 0 et cotation SFTR

Unions osseuses discontinues ou diarthroses (suite)

Cavité articulaire (A, C)

La *cavité articulaire* (*cavitas articularis*) (**1**) est un espace capillaire en forme de fente qui contient un lubrifiant, le *liquide articulaire* ou *synovial* (*synovia*). C'est un liquide clair, filant, contenant de la mucine à caractère protéique. À côté de son rôle de lubrifiant de l'articulation, il possède une fonction de nutrition pour le cartilage articulaire. Sa viscosité qui tient à sa teneur en acide hyaluronique dépend aussi de la température ; plus elle est basse et plus le liquide est visqueux. Sachant que le liquide synovial peut être considéré comme un dialysat du plasma sanguin, sa composition physique et chimique est une aide pour le diagnostic de différentes maladies.

Éléments particuliers (A-D)

Les **ligaments** (*ligamenta*) (**2**) sont, selon leur fonction, des *ligaments de renforcement* (pour la capsule articulaire), des *ligaments directeurs* (pour les mouvements) ou des *ligaments frénateurs* (restriction des mouvements). Selon leur position, on parle de *ligaments extracapsulaires* (*lig. extracapsularia*), de *ligaments capsulaires* (*lig. capsularia*) et de *ligaments intracapsulaires* (*lig. intracapsularia*).

Les **disques** (*disci*) ou **ménisques articulaires** (*menisci articulares*) (**3**) se composent de tissu conjonctif avec des fibres collagènes et des éléments fibrocartilagineux. Un disque divise totalement la cavité articulaire, un ménisque partiellement. Leur fonction commune est d'améliorer les contacts articulaires et ils peuvent parfois déterminer deux cavités articulaires, comme pour les articulations temporo-mandibulaires et sterno-claviculaires. En cas de maladie ou après ablation, des néoformations sont possibles.

Les **bourrelets articulaires** (*labra articularia*) (**4**) sont formés de tissu conjonctif avec des fibres collagènes entremêlées de cellules cartilagineuses, et servent à accroître la surface articulaire.

Les **bourses synoviales** (*bursae synoviales*) peuvent communiquer avec la cavité articulaire (**5**). Ce sont des sacs petits ou grands, minces, tapissés intérieurement par la membrane synoviale (**6**) et qui, bien que constituant un point faible dans une articulation, contribuent à en augmenter la surface.

Préservation des contacts articulaires

Les forces qui s'exercent sur les deux surfaces articulaires et qui maintiennent ainsi les contacts entre elles sont de nature différente. Il y a, tout d'abord, les muscles tendus sur l'articulation qui maintiennent un certain contact. Par ailleurs, les ligaments renforçateurs de la capsule peuvent aussi y participer. L'une des forces importantes est la pression atmosphérique pour la fonction d'adhésion. La pression atmosphérique maintient réunies les surfaces articulaires, avec une force qui est le produit de l'aire de la plus petite des surfaces articulaires par la pression atmosphérique.

Remarques cliniques. Les articulations sont soumises à des altérations ; avec l'âge, la diminution des surfaces entraîne la perte d'élasticité du cartilage articulaire (**7**).

On trouve, chez le sujet âgé, des lésions (**8**) et une régression des surfaces articulaires recouvertes de cartilage. Des excroissances peuvent aussi se produire sur les bords du cartilage. Celles-ci, par l'introduction d'ostéoblastes, peuvent se transformer en os et entraver la mobilité de l'articulation. De tels processus se déroulent notamment dans les articulations vertébrales. Des altérations des articulations peuvent aussi survenir chez l'enfant quand les articulations sont soumises à des efforts trop importants.

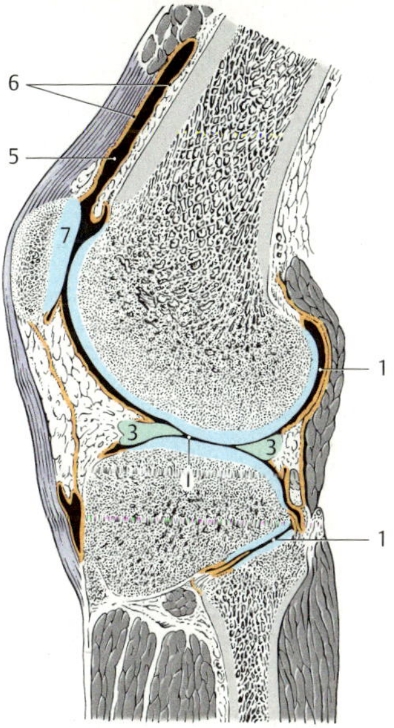

A Articulation du genou en coupe

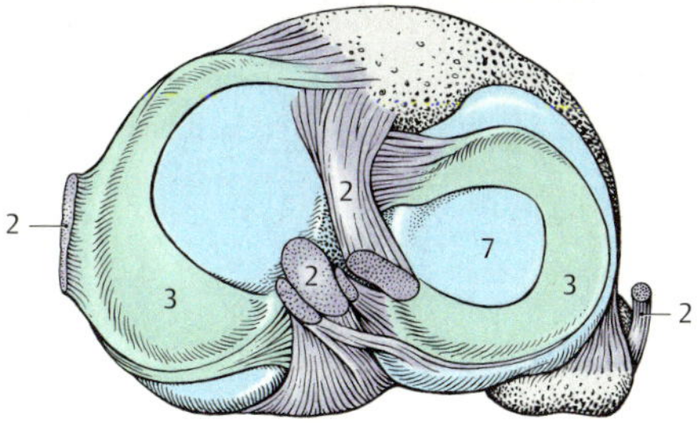

B Ménisque

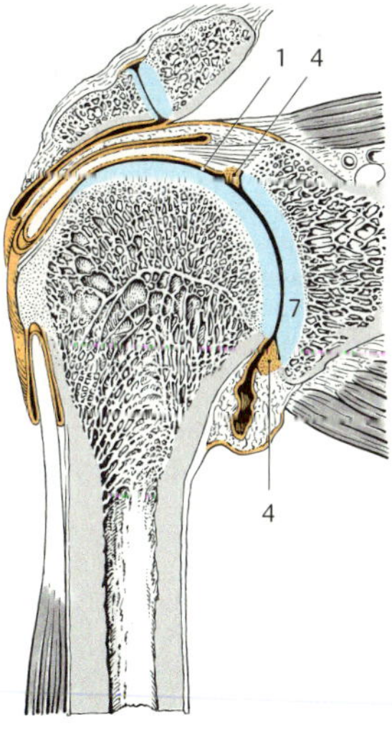

C Articulation de l'épaule en coupe

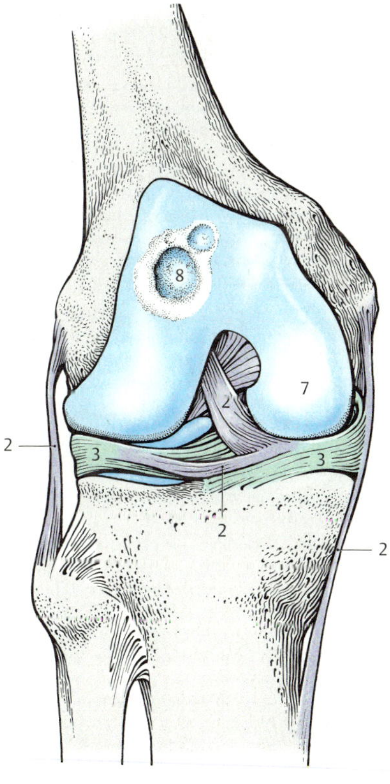

D Articulation du genou, vue antérieure

Classification des articulations (A-F)

Les articulations peuvent être classées de différentes manières. L'une des classifications repose sur les **axes** et l'on distingue des articulations à un, deux, trois ou quatre axes. Une seconde classification est fondée sur les **degrés de liberté** qui indiquent les mouvements possibles entre deux surfaces articulaires. On divise ainsi les articulations en articulations à un, deux ou trois (translation) degrés de liberté. Une autre classification prend en compte le **nombre de surfaces articulaires**, de sorte que l'on distingue des articulations simples et composées. Une *articulation simple* (*articulatio simplex*) est composée de deux surfaces articulaires dans une capsule articulaire. Une *articulation composée* (*articulatio composita*) (par exemple, l'articulation du coude ; **B**) comprend plus de deux surfaces articulaires dans une capsule articulaire.

Différentes articulations peuvent se combiner. Les *articulations obligatoirement combinées* sont celles qui se situent en des points différents de deux os (par exemple, les articulations proximales et distales radio-ulnaires). Les *articulations mécaniquement combinées* sont celles qui sont actionnées par un ou plusieurs muscles tendus sur plusieurs articulations (par exemple, les articulations de la main et des doigts par l'intermédiaire des muscles fléchisseurs ; *voir* p. 173).

Enfin, on peut classer les articulations d'après la **forme des surfaces articulaires** :

L'*arthrodie* (*articulatio plana*) est une articulation avec deux surfaces articulaires pratiquement planes et qui comporte deux degrés de liberté : mouvements de glissement (par exemple, les différentes articulations des corps vertébraux entre eux).

L'*articulation trochléenne* (*ginglymus*) (**A**) se compose d'une surface convexe et d'une surface concave. Le plus souvent, la surface articulaire concave comporte une saillie en forme de crête qui coulisse dans une rainure de la surface articulaire convexe. Des ligaments latéraux rigides (*lig. collateralia*) (**1**) renforcent la fixation. Ces articulations trochléennes n'ont qu'un degré de liberté (par exemple, l'articulation huméro-ulnaire [*articulatio humero-ulnaris*] ; **B**). Les articulations trochléennes et trochoïdes sont regroupées sous le nom d'*articulation cylindrique* (*articulatio cylindrica*).

L'*articulation trochoïde* (*articulatio trochoidea*) se subdivise en deux articulations, l'une à pivot et l'autre à roulement ; les deux ont un axe et un degré de liberté. Ces deux articulations possèdent deux surfaces articulaires, l'une en segment de cylindre convexe et l'autre concave. L'axe de l'articulation est celui du segment de cylindre. Dans l'articulation à pivot, le cylindre convexe bouge à l'intérieur de la portion concave agrandie par des masses ligamentaires (ligament annulaire [*lig. anulare*] ; **2**) (par exemple, l'articulation radio-ulnaire proximale ; **B**). Dans l'articulation à roulement, c'est le segment concave qui se déplace autour du segment convexe (par exemple, l'articulation radio-ulnaire distale).

L'*articulation condylienne* (*articulatio ellipsoidea*) se compose de deux surfaces articulaires en segment d'ellipsoïde, l'une convexe et l'autre concave. Elle possède deux degrés de liberté et est multi-axiale avec deux axes principaux. Elle permet des mouvements circulaires complexes (par exemple, l'articulation radio-carpienne).

L'*articulation en selle* (par emboîtement réciproque) (*articulatio sellaris*) (**C**) est formée de deux surfaces articulaires en forme de selle, c'est-à-dire ayant chacune à la fois une courbure convexe et une courbure concave. Elle a deux degrés de liberté et deux axes principaux, tout en étant multi-axiale (par exemple, l'articulation carpo-métacarpienne du pouce [*articulatio carpometacarpalis pollicis*] ; **D**).

L'*énarthrose* (*articulatio sphaeroidea*) (**D**) est multi-axiale et comporte des surfaces articulaires en segment de sphère, l'une convexe (tête) et l'autre concave (glène). Cette articulation a trois degrés de liberté et trois axes principaux (par exemple, l'articulation scapulo-humérale [*articulatio humeri*] ; **F**). Une forme particulière d'énarthrose est celle où la cavité glénoïde s'étend au-delà de l'équateur de la tête articulaire. Cela est en particulier le cas de l'articulation de la hanche, où l'agrandissement de la cavité articulaire n'est cependant obtenue que par le bourrelet articulaire.

Une forme particulière d'articulation est l'*amphiarthrose*. Elle n'a qu'une très faible mobilité car ses ligaments et sa capsule sont rigides et les surfaces articulaires sont le plus souvent irrégulières (par exemple, l'articulation sacro-iliaque [*articulatio sacro-iliaca*]).

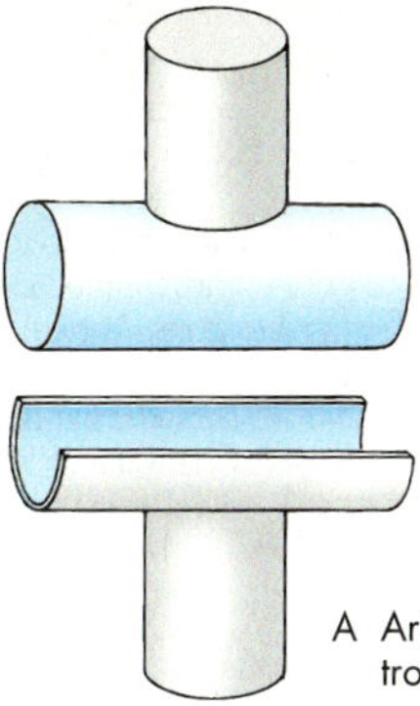

A Articulation trochléenne (schéma)

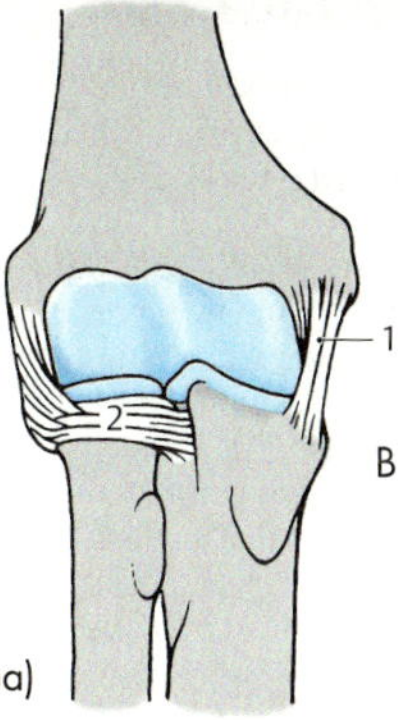

B Articulation du coude avec les articulations huméro-ulnaire, radio-ulnaire proximale et huméro-radiale

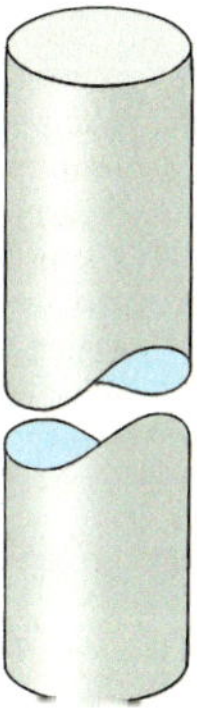

C Articulation en selle (schéma)

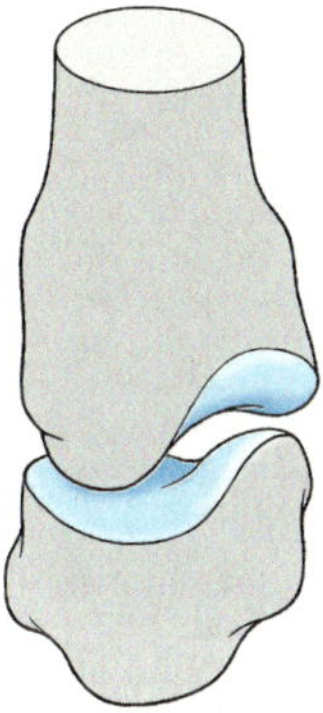

D Articulation carpo-métacarpienne du pouce

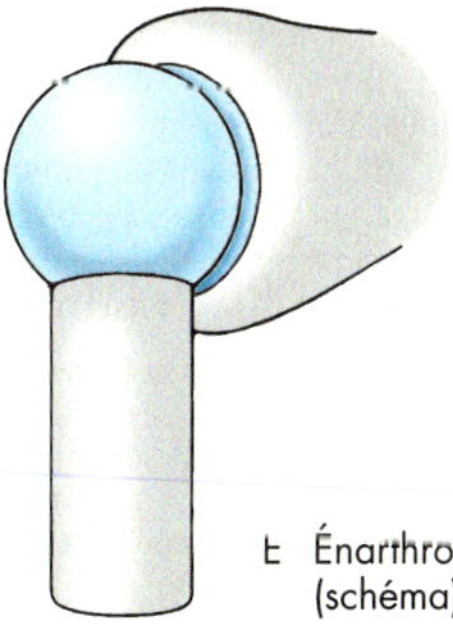

E Énarthrose (schéma)

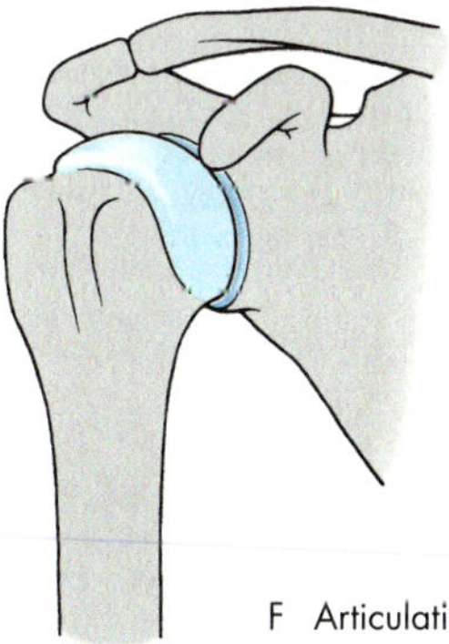

F Articulation de l'épaule

Étude générale des muscles

Classification des muscles squelettiques (A-F)

On décrit, pour les muscles squelettiques, une *insertion d'origine* (*origo*) et une *insertion terminale* (*insertio*). L'origine est toujours située sur l'os qui ne bouge pas (fixe) et la terminaison sur l'os mobile. Au niveau des membres, l'origine est toujours proximale et la terminaison distale. À l'origine, on trouve généralement un *chef musculaire* (*caput*), qui se poursuit par un corps ou *ventre musculaire* (*venter*) (**1**), pour se terminer par un *tendon* (*tendo*) (**2**). La force musculaire est dépendante physiologiquement de la taille de la section transversale du corps musculaire, qui est la somme des sections transversales de toutes les fibres. On peut ainsi estimer la force absolue du muscle.

La disposition du corps musculaire dépend de la place disponible. Pour l'action musculaire, l'élément le plus important est la longueur effective. Le tendon d'un muscle peut, par exemple, être enroulé autour d'une pièce squelettique servant de point d'appui : la *trochlée musculaire* (*trochlea muscularis*). Un tendon long peut présenter des avantages quand, sur l'organe lui-même, la place fait défaut. Le meilleur exemple est fourni par les muscles longs des doigts dont les corps musculaires sont situés sur l'avant-bras alors que leur action ne s'exerce que sur les doigts.

On distingue différentes formes de muscles selon la disposition des fibres musculaires sur les tendons. Le **muscle fusiforme** (*M. fusiformis*) (**A**) est composé de longues fibres qui permettent des mouvements nombreux mais peu puissants ; son tendon est relativement court. Une autre forme est représentée par le **muscle unipenniforme** (*M. unipennatus*) (**B**) qui est traversé par un long tendon sur lequel s'insèrent les courtes fibres musculaires. Cela aboutit à un plus grand diamètre physiologique et, ainsi, à une plus grande force musculaire. Le **muscle penniforme** (*M. bipennatus*) (**C**) a la même structure que le muscle unipenniforme, mais ses fibres musculaires s'insèrent des deux côtés du tendon. Les **muscles multipenniformes** (*M. multipennatus*) présentent une structure penniforme multiple.

On peut aussi décrire plusieurs origines à un muscle, on distingue alors deux, trois ou quatre chefs musculaires. Ces différents chefs se prolongent par un corps musculaire qui se termine par un tendon commun. Les muscles de ce type sont représentés par le muscle biceps brachial (*M. biceps brachii*) (**D**) ou le muscle triceps brachial (*M. triceps brachii*).

Quand un muscle n'a qu'un chef, mais un ou plusieurs *tendons intermédiaires* (*intersectio tendinea*) (**3**), on parle de muscle di- ou polygastrique (**E**). Un **muscle digastrique** (*M. biventer*) possède deux corps musculaires consécutifs de grosseur sensiblement égale. Parmi les différentes formes des **muscles plats** (*M. planus*) (**F**), on distingue un *muscle triangulaire* (*M. triangularis*) avec un *tendon plat* ou *aponévrose* (**4**) et un *muscle carré* (*M. quadratus*).

Les muscles peuvent franchir une ou plusieurs articulations, on parle alors de *muscles uni-*, *bi-* ou *pluri-articulaires*. Ceux-ci peuvent déterminer des mouvements différents ou opposés dans les articulations. Les muscles interosseux de la main, par exemple, sont des fléchisseurs de l'articulation proximale des doigts et des extenseurs au niveau des articulations moyenne et distale des doigts.

Les muscles qui agissent ensemble pour un mouvement sont **synergistes** et ceux dont les actions sont opposées **antagonistes**. La combinaison entre synergistes et antagonistes peut changer pour des mouvements différents. Les nombreux muscles synergistes pour la flexion du poignet deviennent antagonistes pour l'abduction radiale.

Pour la fonction musculaire de même qu'au repos, il est important que les muscles aient une certaine tension : c'est le *tonus musculaire*. On peut identifier une *insuffisance active* ou *passive* du muscle. Le muscle s'épuise quand il a atteint sa contraction maximale, c'est l'insuffisance active. L'insuffisance passive représente la position finale déjà atteinte (par exemple, l'impossibilité de terminer la flexion de la main sur le poignet). On distingue, dans le travail des muscles, un *mouvement actif* et une *fonction passive de soutien*. Un muscle peut être actif dans le mouvement et passif en tant que muscle de soutien.

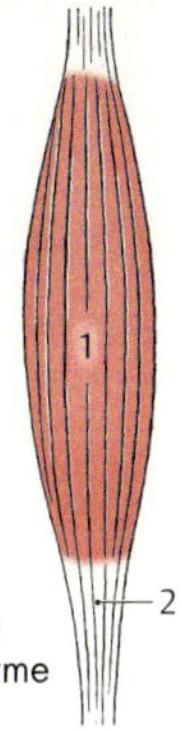

A Exemple d'un muscle fusiforme

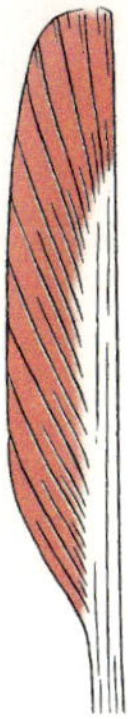

B Exemple d'un muscle unipenniforme

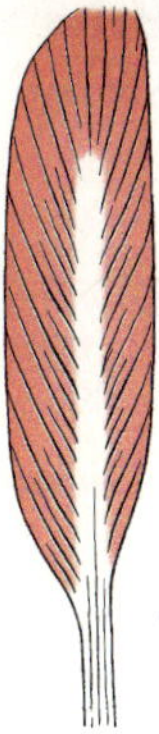

C Exemple d'un muscle penniforme

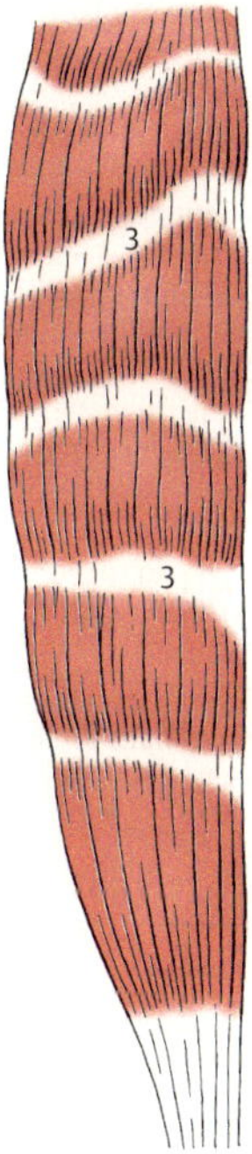

E Exemple d'un muscle polygastrique

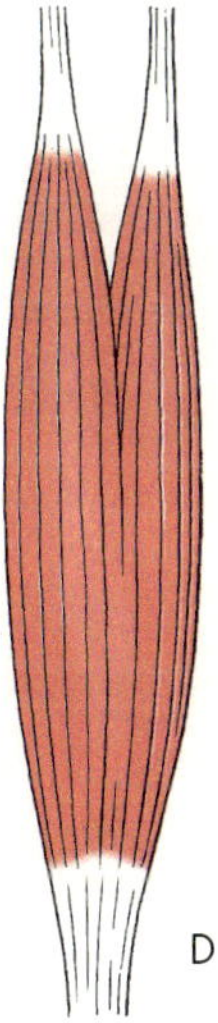

D Exemple d'un muscle biceps

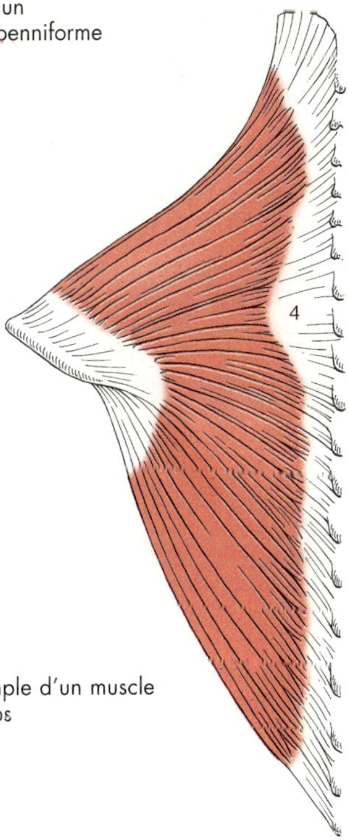

F Exemple d'un muscle plat

Annexes des muscles squelettiques (A-D)

Pour le fonctionnement des muscles, divers éléments annexes sont indispensables. Ce sont :

a) des **enveloppes conjonctives** (*fascias*) qui gainent des muscles isolés ou des groupes musculaires et permettent ainsi leur glissement les uns par rapport aux autres.

b) des **gaines séreuses** (*vaginae tendinum*) (**A**, **B**) qui améliorent la capacité de glissement d'un tendon. La *couche interne* (*stratum synoviale*) comprend un feuillet interne viscéral (**1**) qui entoure étroitement le tendon (**2**) et qui est relié au feuillet pariétal (**3**) par le *mésotendon* (*mesotendineum*) (**4**). Entre le feuillet viscéral et le feuillet pariétal circule le liquide synovial qui joue le rôle de lubrifiant. Plus en dehors, la *couche fibreuse* (*stratum fibrosum*) (**5**) enveloppe la couche synoviale.

c) des **bourses séreuses** (*bursae synoviales*) (**C**, **6**) dont le rôle est de protéger le muscle qui se déplace autour d'un os.

d) des **cartilages** et des **os sésamoïdes** (*ossa sesamoidea*) (**D**), qui se situent aux endroits où les tendons sont soumis à une pression. La patella (**7**) est l'os sésamoïde le plus volumineux qui, d'un côté, appartient à l'articulation du genou et, de l'autre, permet l'insertion du tendon quadricipital (**9**) sur le tibia par l'intermédiaire du ligament patellaire (**8**).

e) des **corps adipeux** (*corpora adiposa*) qui sont situés entre les muscles et qui améliorent la capacité de glissement. De tels corps adipeux (par exemple, les corps adipeux de la fosse axillaire) existent en nombre variable dans tout le corps à des endroits précis.

Étude de la fonction musculaire

La fonction musculaire peut être étudiée par différentes méthodes. Les plus simples sont la *palpation* et l'*inspection*. La forme d'un muscle peut être précisée par des mouvements déterminés.

La *méthode anatomique* permet, par des préparations, de se représenter un muscle. On peut préciser son origine, son trajet et sa terminaison. Toutefois, aucune précision sur la fonction ne peut être donnée par l'étude sur le cadavre. Il s'agit d'une méthode indirecte qui permet des déductions, mais qui ne peut préciser l'ensemble des activités d'un muscle.

Une autre méthode utilise la *stimulation électrique*, qui est délivrée à l'endroit où le nerf entre dans le muscle. Cette méthode présente deux inconvénients : d'une part, elle n'est possible que sur des muscles superficiels et, d'autre part, elle provoque une contraction musculaire maximale sans tenir compte que d'autres muscles peuvent empêcher ou limiter cette contraction maximale.

L'*électromyographie* est la méthode la plus moderne pour mesurer des potentiels d'action par l'intermédiaire d'électrodes implantées directement dans le muscle. Avec l'électromyographie, on peut voir que l'augmentation des efforts musculaires active toujours plus d'unités motrices (fibres musculaires avec leurs plaques neuromusculaires; *voir* Tome 3). L'électromyographie a montré que toutes les fibres musculaires ne sont pas en activité simultanément. Tandis qu'une partie est au repos, une autre partie se contracte de sorte qu'un équilibre se produit entre l'augmentation ou la diminution de la tension.

Il est difficile de définir, par cette méthode, qu'elle est la part du muscle qui intervient lors d'un mouvement précis.

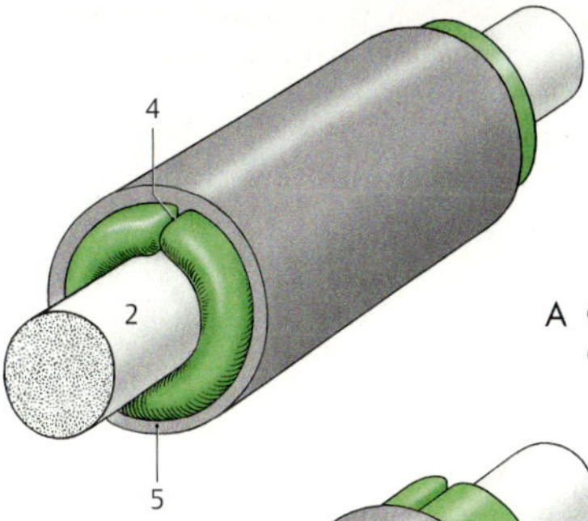

A Gaine synoviale d'un tendon avec une gaine fibreuse entière

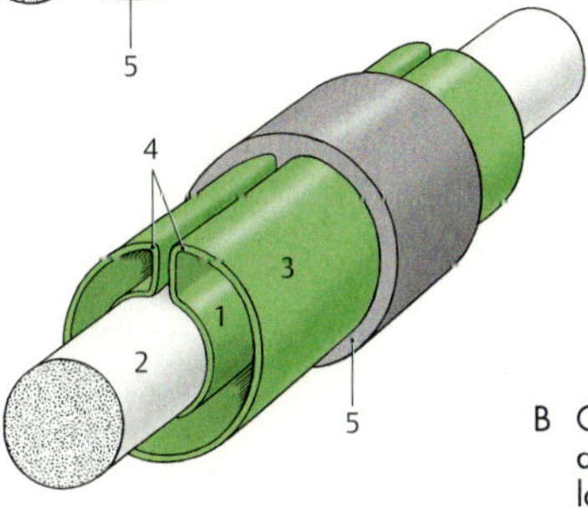

B Gaine synoviale d'un tendon avec une gaine fibreuse annulaire

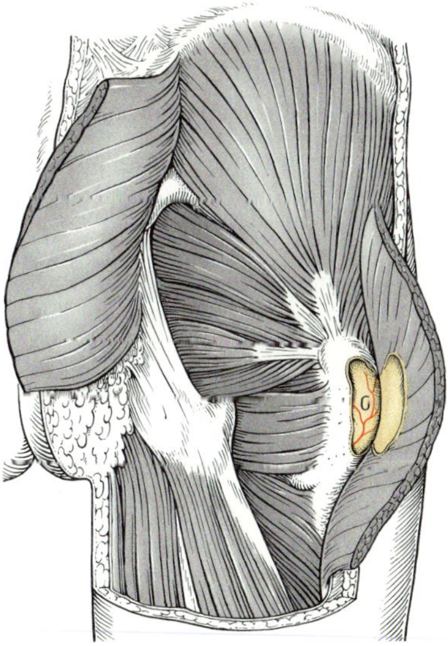

C Bourse synoviale

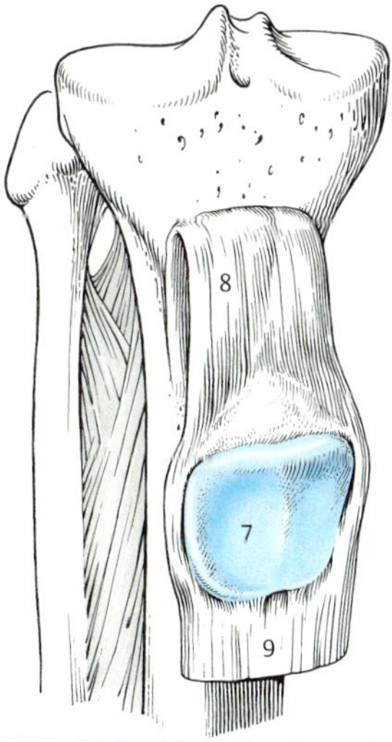

D Os sésamoïde (patella)

Anatomie descriptive de l'appareil locomoteur

Tronc

Colonne vertébrale

La **colonne vertébrale** (*columna vertebralis*) constitue l'armature du tronc. Elle est formée de 33 à 34 *vertèbres* (*vertebrae*) et de *disques intervertébraux* (*disci intervertebrales*).

Les vertèbres se composent de :

— 7 vertèbres cervicales (*vertebrae cervicales*);

— 12 vertèbres thoraciques (*vertebrae thoracicae*);

— 5 vertèbres lombales (*vertebrae lumbales*);

— 5 vertèbres sacrales (*vertebrae sacrales*);

— 4 ou 5 vertèbres coccygiennes (*vertebrae coccygea*).

Les vertèbres sacrales se confondent pour former le *sacrum* (*os sacrum*) et les vertèbres coccygiennes le *coccyx* (*os coccygis*). Ainsi les vertèbres sacrales et coccygiennes sont-elles appelées fausses vertèbres et les autres vraies vertèbres.

Vertèbres cervicales (A-G)

On distingue la première (**atlas**), la deuxième (**axis**) et la septième (**vertèbre proéminente** [*vertebra prominens*]) des autres vertèbres cervicales. Il y a peu de différences entre les troisième, quatrième, cinquième et sixième vertèbres cervicales. Le corps vertébral (*corpus vertebrae*) (**1**) se prolonge en arrière par l'arc vertébral (*arcus vertebrae*) (**2**). Cet arc vertébral se divise en une partie antérieure — le pédicule (*pediculus arcus vertebrae*) (**3**) — et en une partie postérieure — la lame (*lamina arcus vertebrae*) (**4**). Le processus articulaire supérieur (*processus articularis superior*) (**5**) en haut et le processus articulaire inférieur (*processus articularis inferior*) (**6**) en bas font saillie à l'union de ces deux parties. Entre le corps vertébral et le processus articulaire supérieur, on peut voir un sillon, l'incisure vertébrale supérieure (*incisura vertebralis superior*) (**7**). Entre le corps vertébral et le processus articulaire inférieur se trouve une incisure plus large : l'incisure vertébrale inférieure (*incisura vertebralis inferior*) (**8**). Les processus articulaires portent deux surfaces articulaires (*facies articulares*) (**9**) qui sont dirigées dorsalement pour la supérieure et ventralement pour l'inférieure. L'arc vertébral se termine par le processus épineux (*processus spinosus*) (**10**) dirigé dorsalement et bifide de la troisième à la sixième vertèbre cervicale. Le foramen vertébral (*foramen vertebrale*) (**11**), relativement développé au niveau cervical, est circonscrit par le corps et l'arc vertébral. Le processus transverse (*processus transversus*) (**12**) se détache de chaque côté; il provient de deux points d'ossification, l'un vertébral et l'autre costal (*voir* p. 52). Le point d'ossification costal s'unit de façon incomplète au point d'ossification vertébral, formant le foramen transversaire (*foramen transversarium*) (**13**). Sur le processus transverse, on distingue un tubercule antérieur (*tuberculum anterius*) (**14**), un tubercule postérieur (*tuberculum posterius*) (**15**) et, entre les deux, la gouttière du nerf spinal (*sulcus n. spinalis*) (**16**).

Au niveau de la **troisième vertèbre cervicale**, les surfaces articulaires des processus articulaires supérieurs forment un angle ouvert en arrière de 142°, tandis que l'angle est d'environ 180° de la quatrième à la septième vertèbre.

Le tubercule antérieur (*tuberculum anterius*) de la **sixième vertèbre cervicale**, qui peut être très développé, est appelé tubercule carotidien (*tuberculum caroticum*) (**17**). Sur la face supérieure de la troisième à la septième vertèbre cervicale, on voit deux crêtes, les processus semi-lunaires ou uncus (*processus uncinati* [*unci corporis*]) (**18**; *voir* p. 58).

La **septième vertèbre cervicale** se caractérise par un volumineux processus épineux qui est le premier à être palpable sous la peau; c'est la *vertèbre proéminente*. Le tubercule antérieur de son processus transverse manque la plupart du temps (**E**).

■ **Variations.** Quand le processus transverse de la septième vertèbre cervicale (**G**) est incomplètement formé et incomplètement uni au point d'ossification costal (**19**), il constitue une partie distincte de la vertèbre. Si le point d'ossification costal reste individualisé, il apparaît une **côte cervicale** (**20**). Les côtes cervicales sont souvent bilatérales. Elles sont plus souvent à gauche qu'à droite quand elles sont unilatérales. Le foramen transversaire peut être divisé en deux sur plusieurs vertèbres.

Remarques cliniques. En cas de côte cervicale, on retrouve la « triade de la côte cervicale » :

1. Troubles vasculaires.
2. Troubles neurologiques par atteinte du plexus brachial (troubles de la sensibilité notamment dans le territoire du nerf ulnaire).
3. Perception de la côte dans la région supraclaviculaire.

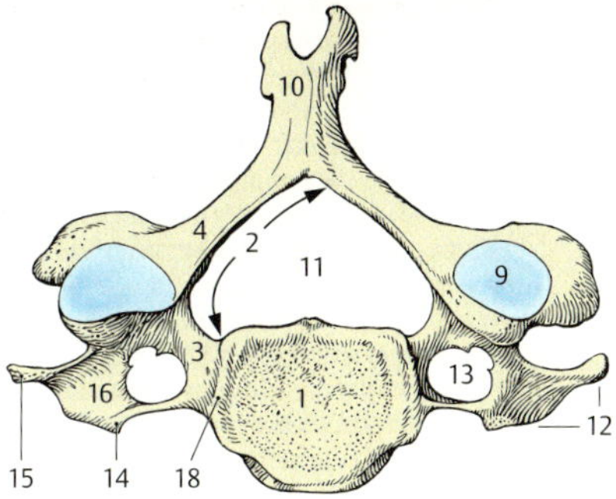

A Vertèbres cervicales IV et V, vue supérieure

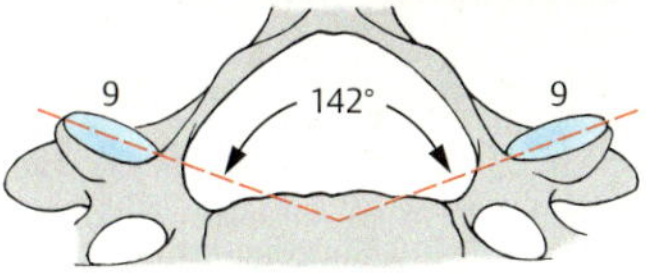

B Vertèbre cervicale III, vue supérieure (partielle)

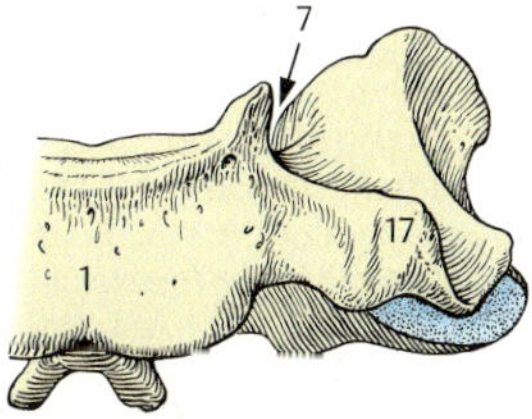

C Vertèbre cervicale VI, vue antérieure (partielle)

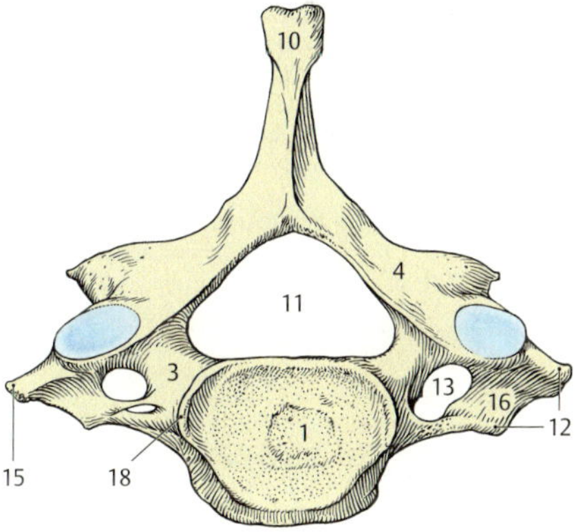

D Vertèbre proéminente, vue supérieure

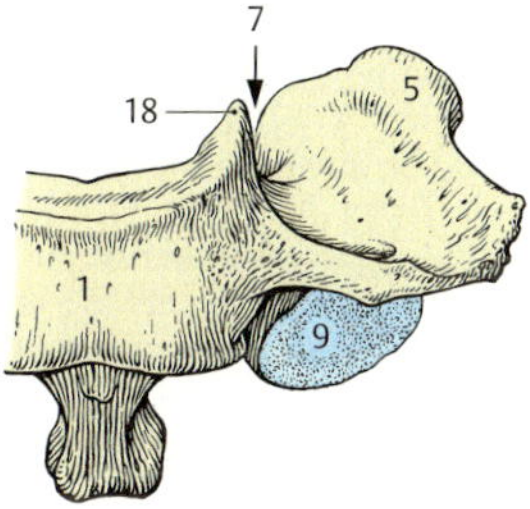

E Vertèbre proéminente, vue antérieure (partielle)

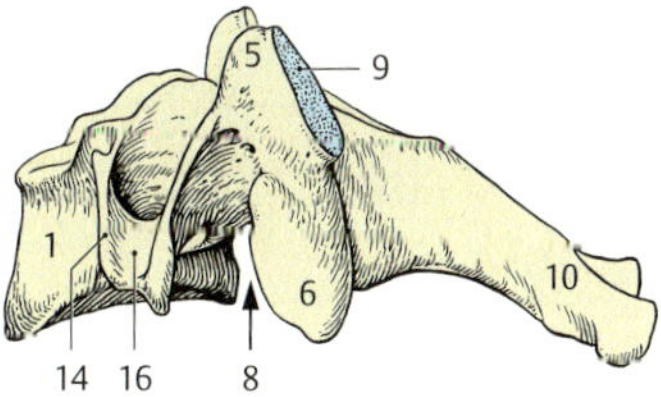

F Vertèbre cervicale, vue latérale

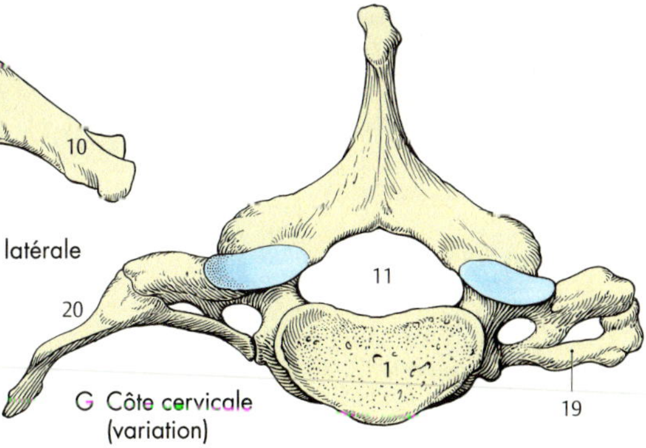

G Côte cervicale (variation)

Vertèbres cervicales (suite)

Première vertèbre cervicale (A-C)

L'**atlas** se distingue des autres vertèbres par l'absence de corps vertébral. On lui décrit un arc ventral ou antérieur (*arcus anterior*) (plus petit) (**1**) et un arc dorsal ou postérieur (*arcus posterior*) (plus grand) (**2**). Chaque arc présente médialement un petit tubercule, le tubercule ventral (*tuberculum anterior*) (**3**) et le tubercule dorsal (*tuberculum posterior*) (**4**). Le tubercule dorsal est souvent très peu développé. De chaque côté du grand foramen vertébral (**5**) se trouvent les masses latérales (*massae laterales*) (**6**) qui portent chacune une fossette articulaire craniale ou supérieure (*facies articularis superior*) (**7**) et une fossette articulaire caudale ou inférieure (*facies articularis inferior*) (**8**). La fossette craniale est concave (cavité glénoïde) et son bord médial est souvent encoché. Cette fossette est parfois divisée en deux. La fossette caudale est plane ou légèrement concave, et presque circulaire. À la face postérieure de l'arc ventral se trouve la fossette de la dent de l'axis (*fovea dentis*) (**9**) recouverte de cartilage. Le processus transverse (*processus transversus*) (**10**) contient le foramen transversaire (*foramen trasversarium*) (**11**) d'où part un sillon sur l'arc caudal qui reçoit l'artère vertébrale : le sillon de l'artère vertébrale (*sulcus arteriae vertebralis*) (**12**).

■ **Variations.** Le sillon de l'artère vertébrale peut être transformé en canal (*canalis a. vertebralis*) (**13**). Dans de très rares cas, les deux moitiés de l'atlas sont réunies par du cartilage. Tout aussi rarement, on peut observer une fusion osseuse uni- ou bilatérale de l'atlas avec le crâne.

Deuxième vertèbre cervicale (D-F)

L'**axis** se distingue des vertèbres cervicales de la troisième à la sixième par la présence de la dent de l'axis (*dens axis*) (**14**). Le corps de l'axis porte, à son extrémité craniale, un processus en forme de dent qui se termine par un sommet arrondi (*apex dentis*) (**15**). La facette articulaire antérieure (*facies articularis anterior*) (**16**) est bien définie et située sur la face antérieure de la dent de l'axis, tandis que la facette articulaire postérieure (*facies articularis posterior*) (**17**), plus petite, est sur la face postérieure.

Les processus articulaires de chaque côté sont inclinés latéralement. Le processus transverse (*processus transversus*) (**18**) contient un foramen transversaire (*foramen transversarium*). La forme des processus articulaires est assez compliquée. Ils apparaissent pratiquement plans sur l'os sec après macération et ont une forme convexe marquée quand ils sont recouverts de cartilage. Ce revêtement cartilagineux est important pour l'articulation entre l'atlas et l'axis (*voir* p. 60). Le processus épineux (*processus spinosus*) (**19**) est volumineux et souvent, mais pas toujours, bifide. Il provient de la jonction des deux parties de l'arc vertébral (*arcus vertebrae*) (**20**) qui limite, avec le corps vertébral (*corpus vertebrae*) (**21**), le foramen vertébral (*foramen vertebrale*) (**22**).

Remarques cliniques. Les fractures isolées des arcs de l'atlas après un accident de la circulation doivent être distinguées des variations anatomiques de l'atlas (*voir* p. 44). La fracture de la dent de l'axis est une fracture typique de l'axis. Il faut toutefois noter qu'il existe relativement souvent des fragments libres du pro-atlas tels que l'ossiculum terminale dans la membrane atlanto-occipitale antérieure (*membrana atlanto-occipitalis anterior*) (*voir* p. 52). Un ossiculum terminale libre peut être pris radiologiquement pour une fracture de l'apex de la dent de l'axis.

La position de la dent de l'axis sur le corps de la deuxième vertèbre cervicale dépend de la courbure de la colonne vertébrale cervicale. Ainsi peut-elle être dirigée légèrement en arrière en cas de défaut de la lordose cervicale (*voir* p. 62), formant par son axe longitudinal un angle entre le corps de la deuxième vertèbre cervicale et la verticale.

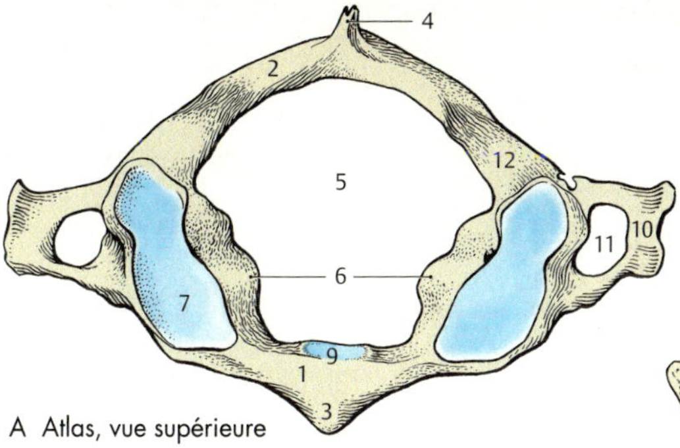

A Atlas, vue supérieure

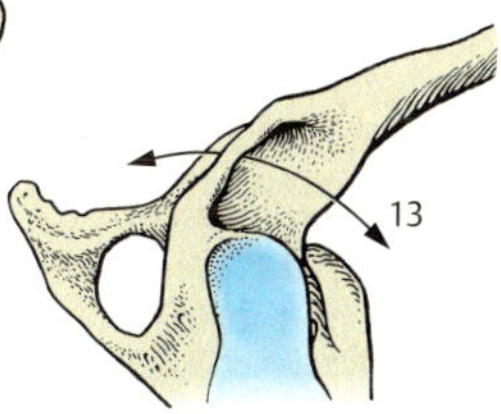

C Atlas, canal de l'artère vertébrale (variation)

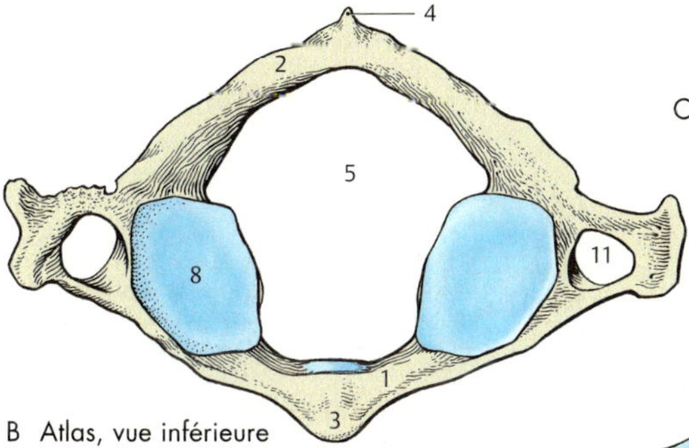

B Atlas, vue inférieure

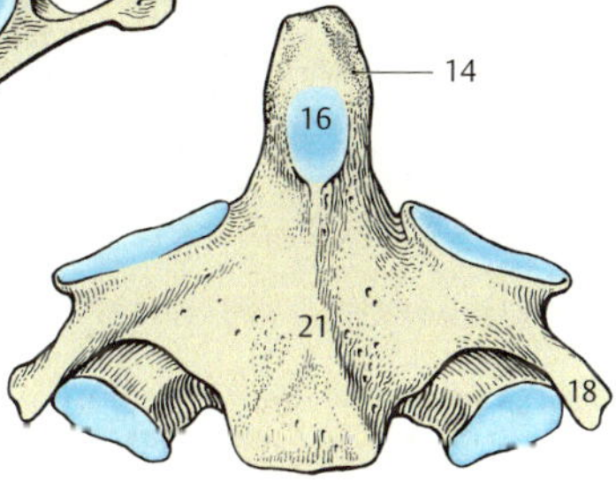

E Axis, vue inférieure

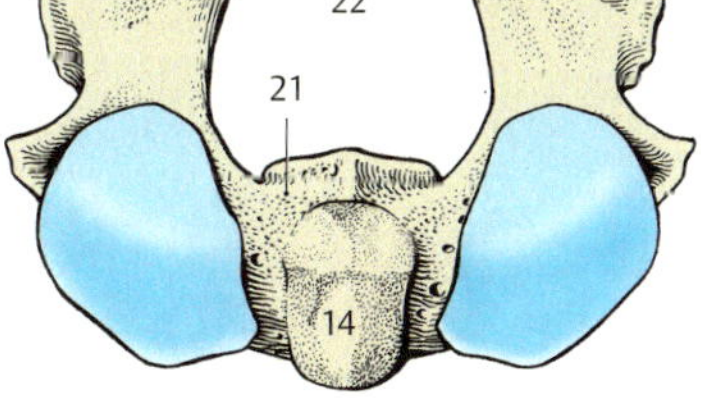

D Axis, vue supérieure

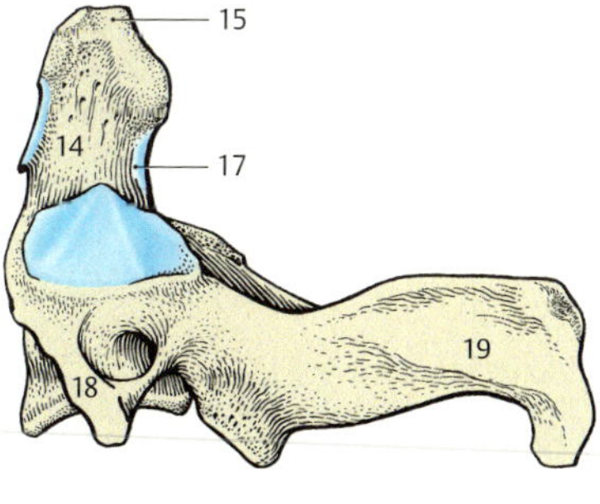

F Axis, vue latérale

Vertèbres thoraciques (A-D)

Pour les douze **vertèbres thoraciques** (*vertebrae thoracicae*), le corps vertébral (*corpus vertebrae*) (**1**) présente une face craniale et une face caudale non complètement formées d'os compact. Sur sa face postérieure, on trouve des orifices pour l'émergence des veines basi-vertébrales (*V. basivertebralis*). Latéralement, la plupart des corps vertébraux présentent deux fovéas costales (*foveae costales*) (**2**) qui forment chacune une moitié de la fovéa articulaire pour la tête de la côte. Les première, dixième, onzième et douzième vertèbres font exception.

Au niveau de la première vertèbre thoracique (**D**), on trouve sur le bord cranial du corps une fovéa articulaire complète (**3**) et sur le bord caudal une demi-fovéa articulaire (**4**). La dixième vertèbre thoracique (**D**) possède uniquement une demi-fovéa articulaire à son bord cranial (**5**), tandis que la onzième vertèbre thoracique possède une fovéa entière (**6**). La douzième vertèbre thoracique (**D**) présente une fovéa articulaire pour la tête de la côte située au milieu de la face latérale du corps vertébral (**7**).

À la face postérieure du corps vertébral commence l'arc vertébral (*arcus vertebrae*) avec les pédicules (*pediculus arcus vertebrae*) (**8**) qui se poursuivent de chaque côté par les lames (*lamina arcus vertebrae*) (**9**). Les deux lames se réunissent pour former le processus épineux (*processus spinosus*) (**10**). Les processus épineux des neuf premières vertèbres thoraciques sont disposés les uns au-dessus des autres comme les tuiles d'un toit, de sorte que leurs extrémités sont situées plus bas que le corps vertébral correspondant, d'une vertèbre à une et demie. Ils apparaissent triangulaires à la coupe. En coupe, les processus épineux des trois dernières vertèbres thoraciques ressemblent à des plaques verticales. Celles-ci ne sont pas inclinées vers le bas mais se dirigent horizontalement vers l'arrière. Au bord supérieur des pédicules, l'incisure vertébrale supérieure (*incisura vertebralis superior*) (**11**) est peu marquée, alors que l'incisure vertébrale inférieure (*incisura vertebralis inferior*) (**12**) est très marquée au bord inférieur des pédicules. Entre la face postérieure du corps et l'arc vertébral se trouve le foramen vertébral (*foramen vertebrale*) (**13**).

Le processus articulaire (*processus articularis*) est situé à l'union des pédicules et des lames ; le processus supérieur (**14**) cranialement et le processus inférieur (**15**) caudalement. Le processus transverse (*processus transversus*) (**16**) est situé latéralement et un peu en arrière. Pour les dix premières vertèbres thoraciques, il porte une fovéa articulaire (*fovea costalis processus transversi*) (**17**) pour le tubercule costal. Cette fovéa n'est concave que de la deuxième à la cinquième vertèbre thoracique. Elle est plane pour la première et de la sixième à la dixième vertèbre thoracique. La forme de cette fovéa induit un mouvement différent des côtes (*voir* p. 68).

Particularités : on trouve souvent de chaque côté du corps vertébral de la première vertèbre thoracique un processus semi-lunaire (*uncus corporis*) (*Putz*) semblable à celui des vertèbres cervicales. Les processus transverses des onzième et douzième vertèbres thoraciques peuvent déjà être rudimentaires. Dans ce cas et comme pour les vertèbres lombales, on voit de chaque côté un processus accessoire (*processus accessorius*) et un processus mamillaire (*processus mamillaris*).

Remarques cliniques. Les incisures vertébrales délimitent deux à deux — une craniale et une caudale — un foramen intervertébral (*foramen intervertebrale*) (**18**) dans lequel passe le nerf spinal. Des processus anormaux d'ossification dans cette région peuvent entraîner des rétrécissements qui, à leur tour, peuvent générer des lésions nerveuses.

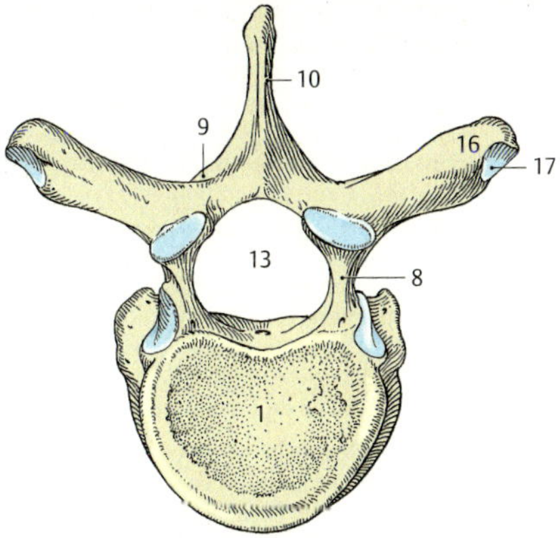

A Vertèbre thoracique, vue supérieure

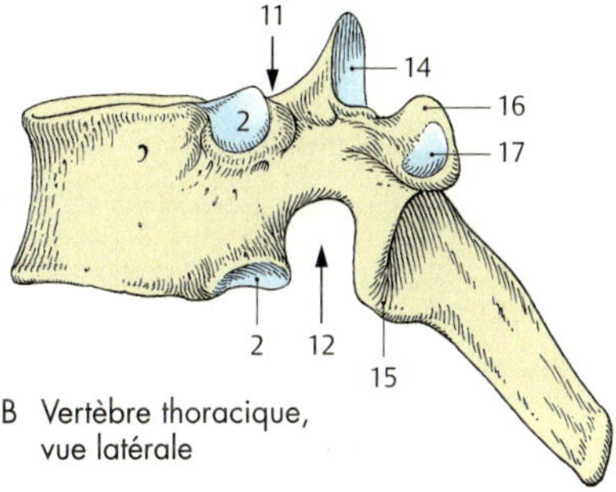

B Vertèbre thoracique, vue latérale

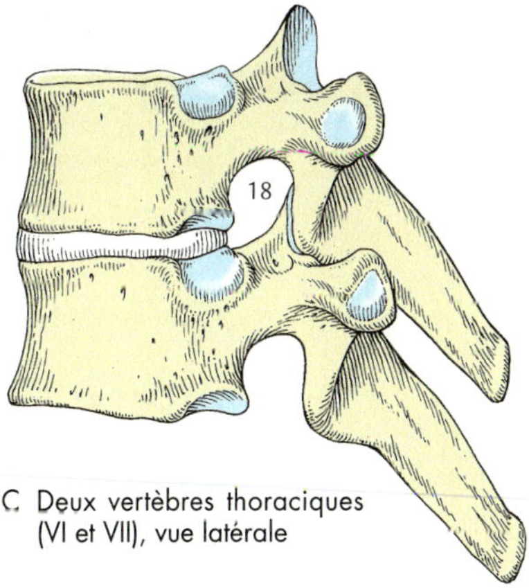

C Deux vertèbres thoraciques (VI et VII), vue latérale

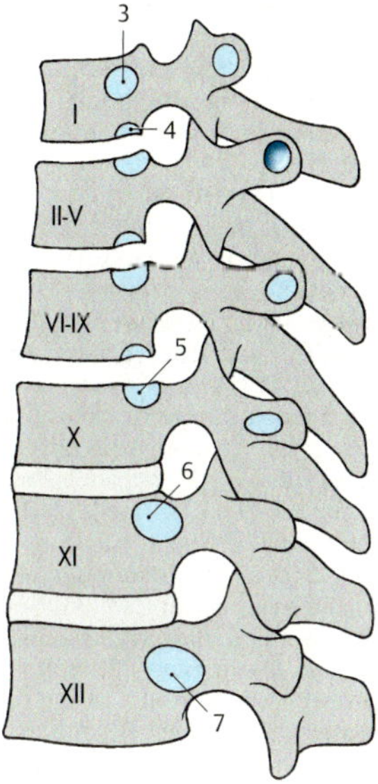

D Dessin schématique des fovéas articulaires pour les articulations costo-vertébrales

Vertèbres lombales (A-D)

Le corps (**1**) des cinq **vertèbres lombales** (*vertebrae lumbales*) est plus volumineux que celui des autres vertèbres. Le processus épineux (*processus spinosus*) (**2**) est plat et dirigé sagittalement. La lame (*lamina arcus vertebrae*) (**3**) est courte et massive ; le pédicule (*pediculus arcus vertebrae*) (**4**), très épais, est en rapport avec la taille de la vertèbre. Les processus transverses aplatis sont appelés processus costiformes (*processus costales*) (**5**) et proviennent d'ébauches costales qui se sont soudées aux vertèbres.

En arrière du processus costiforme se trouve un processus accessoire (*processus accessorius*) (**6**), variable en taille et qui, avec le processus mamillaire (*processus mamillaris*) (**8**) situé sur le processus articulaire supérieur (*processus articularis superior*) (**7**), représente les vestiges du processus transverse (*processus transversus*). Plus en arrière se détache le processus articulaire inférieur (*processus articularis inferior*) (**9**). Les surfaces articulaires des processus articulaires, les fovéas articulaires (*facies articulares*), sont dirigées médialement pour les processus articulaires supérieurs (**10**) et latéralement pour les processus articulaires inférieurs (**11**). Toutefois, on trouve toujours une courbure plus ou moins nette de ces surfaces articulaires.

Entre les processus articulaires supérieur et inférieur se trouve une région contenant peu d'os spongieux, que l'on appelle portion interarticulaire (**12**).

Comme pour toutes les vertèbres, on trouve aussi sur les vertèbres lombales, entre le corps vertébral et le processus articulaire supérieur, une petite incisure vertébrale supérieure (*incisura vertebralis superior*) (**13**). L'incisure vertébrale inférieure (*incisura vertebralis inferior*) (**14**), sensiblement plus grande, s'étend de la face postérieure du corps vertébral à la racine du processus articulaire inférieur. Ces incisures forment les foramens intervertébraux (*foramina intervertebralia*), relativement grands au niveau des vertèbres lombales. Le foramen vertébral (*foramen vertebrale*) (**15**) est relativement petit. À la face postérieure du corps vertébral s'ouvre, dans le foramen vertébral, une large ouverture pour une veine. Sur les faces supérieure et inférieure du corps vertébral, ou surfaces articulaires intervertébrales (*facies intervertebralis*), on voit nettement, comme sur les autres vertèbres, un bourrelet annulaire formé d'os compact, l'épiphyse annulaire (*epiphysis anularis*) (**16**) et, au centre, l'os spongieux du corps vertébral (**17**). Ce bourrelet annulaire provient de l'ossification de l'épiphyse du corps vertébral (*voir* p. 52). La cinquième vertèbre lombale se différencie des autres par la diminution de son corps vertébral en hauteur de l'avant vers l'arrière.

Variations. On peut trouver, le plus souvent sur la première ou la deuxième vertèbre lombale, une **côte lombale** (**18**) correspondant à un processus costiforme non fusionné. Ce phénomène est retrouvé chez 8 p. 100 des individus. Le plus souvent, il manque la tête costale. La forme et la taille des côtes lombales sont très variables. La dernière vertèbre lombale peut être fusionnée au sacrum. On parle alors de **sacralisation** de cette vertèbre.

Remarques cliniques. Les côtes lombales peuvent, de par leur voisinage avec les reins, être à l'origine de manifestations douloureuses.

Une spondylolyse peut apparaître dans la région de la partie interarticulaire (*voir* p. 44).

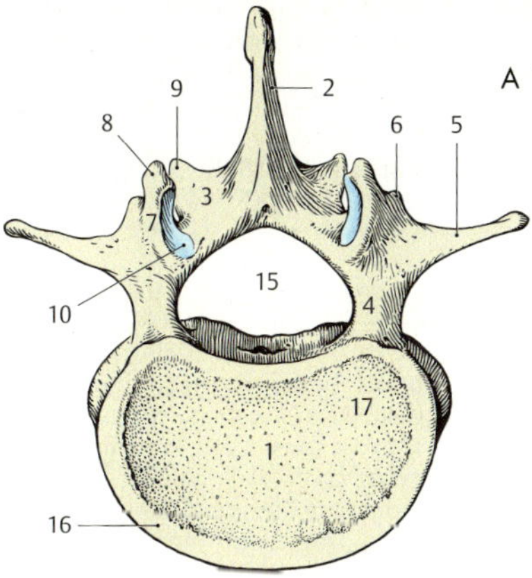

A Vertèbre lombale, vue supérieure

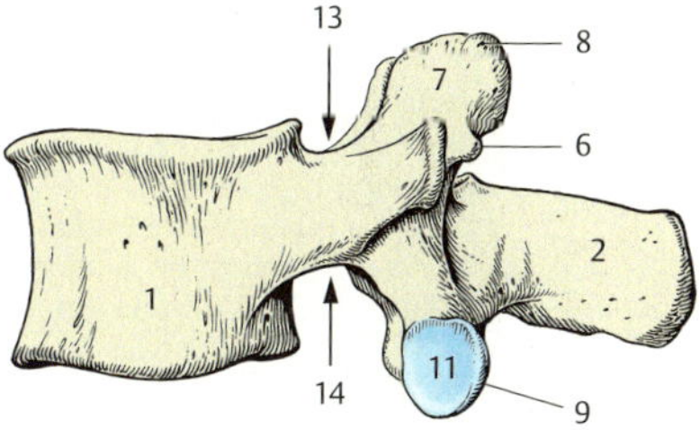

B Vertèbre lombale, vue latérale

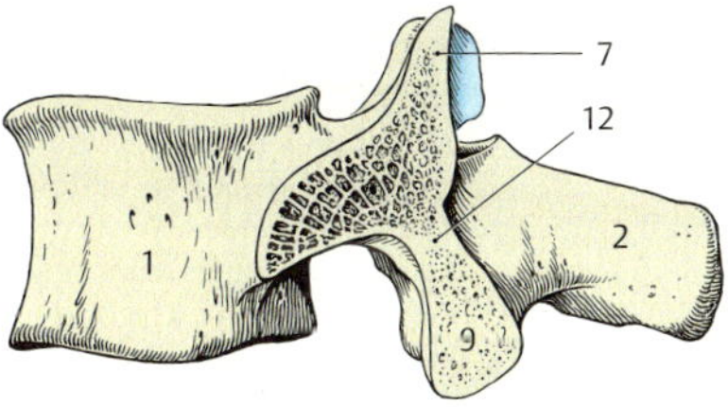

C Portion interarticulaire

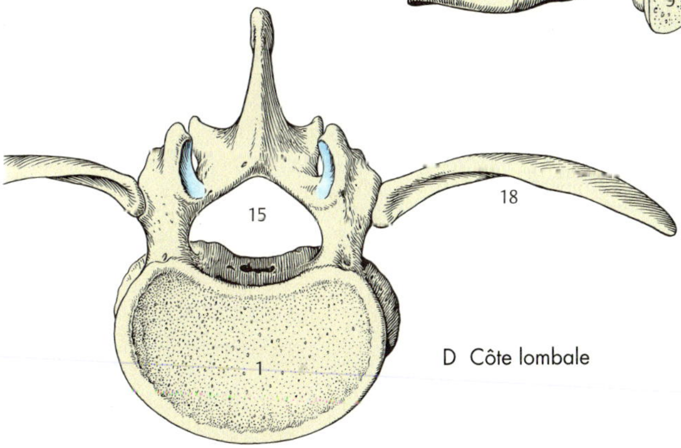

D Côte lombale

Malformations et variations (A-E)

Les malformations des vertèbres peuvent être plus ou moins associées à des altérations de la moelle spinale. Différentes fissures ou d'autres altérations peuvent être découvertes fortuitement, lors d'une exploration radiologique, ultrasonique, tomodensitométrique ou par résonance magnétique, sans qu'elles n'aient occasionné de troubles. Ce sont des malformations dues à des facteurs ontogéniques, dont certaines seront examinées ici. On ne décrira que celles affectant les vraies vertèbres; les variations de l'os sacral seront décrites p. 50. De même, on ne parlera ni des côtes cervicales (*voir* p. 36) ni des côtes lombales (*voir* p. 42).

À côté de variations telles que la présence d'un *canal de l'artère vertébrale* (*voir* p. 38) ou encore l'*occipitalisation de l'atlas* (fusion uni- ou bilatérale de l'atlas avec la base du crâne), on rencontre le plus souvent des **fissures des arcs vertébraux**. Selon *Töndury*, il faut distinguer les *fissures dorsales* (*postérieures*) et *latérales des arcs vertébraux*, les *fissures atteignant la racine de l'arc vertébral* et celles situées *entre le corps et l'arc vertébral*. Il faut encore ajouter la rare *fissure ventrale* (*antérieure*) du *corps de l'atlas*. Les fissures ventrales et dorsales des corps vertébraux devraient être appelées fissures médianes. Les fissures médianes dorsales des arcs vertébraux peuvent être associées à des malformations de la moelle spinale. D'après *Töndury*, leur origine correspond à la phase mésenchymateuse du développement des vertèbres.

On trouve souvent des **fissures dorsales** au niveau de l'atlas (**A**, **B**), rarement au niveau des vertèbres cervicales inférieures (**E**), très rarement au niveau des vertèbres thoraciques supérieures. Ces fissures sont assez souvent présentes au niveau des vertèbres thoraciques inférieures et des vertèbres lombales supérieures, mais c'est au niveau du sacrum (*spina bifida*; *voir* p. 50) qu'elles sont les plus fréquentes.

La **fissure médiane ventrale** de l'atlas est très rare, et elle est alors associée à une fissure dorsale médiane (**B**).

Les **fissures latérales** (**C**) sont situées immédiatement en arrière du processus articulaire supérieur (**1**), de sorte que le processus articulaire inférieur (**2**) avec l'arc et le processus épineux sont séparés de la vertèbre. Elles sont décrites comme des *spondylolyses* et peuvent entraîner un véritable glissement de la vertèbre (spondylolisthésis).

Une autre malformation est l'existence d'un **bloc vertébral** (**D**), c'est-à-dire la fusion entre deux ou plusieurs corps vertébraux, que l'on rencontre physiologiquement dans le sacrum. On les observe le plus souvent dans le cou, la partie haute du thorax et la région lombale. L'illustration (**D**) montre un bloc vertébral entre la deuxième et la troisième vertèbre cervicale. Les causes des blocs vertébraux peuvent être diverses, telles que des incidents pouvant survenir durant la phase mésenchymateuse du développement de la colonne vertébrale.

Remarques cliniques. Attention ! Des blocs vertébraux se forment aussi au cours de l'évolution de diverses affections, et se distinguent de ceux précédemment cités par des formations exophytiques ou des modifications nettement pathologiques. Des blocs vertébraux peuvent aussi se former après des traumatismes.

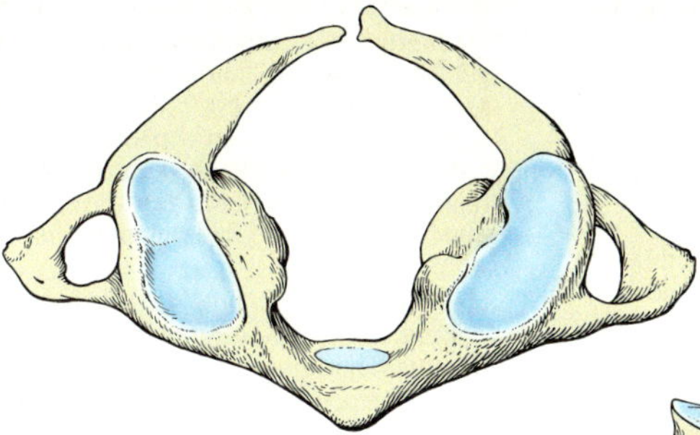

A Fissure médiane
de l'arc dorsal de l'atlas

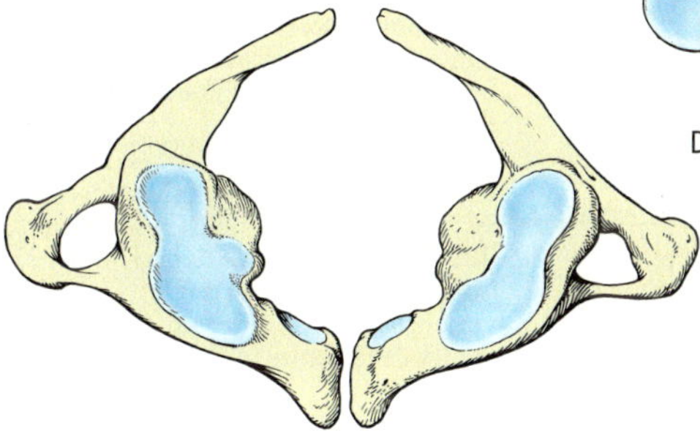

B Fissures médianes des arcs
ventral et dorsal de l'atlas

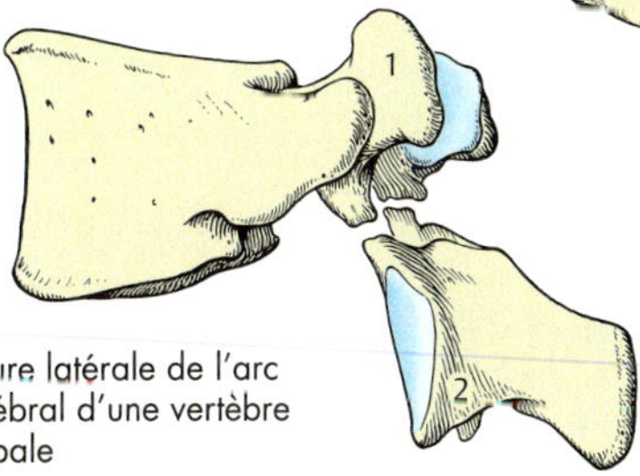

C Fissure latérale de l'arc
vertébral d'une vertèbre
lombale

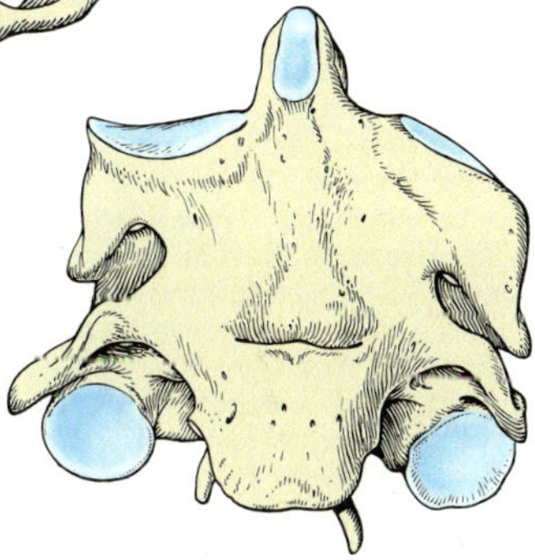

D Bloc vertébral

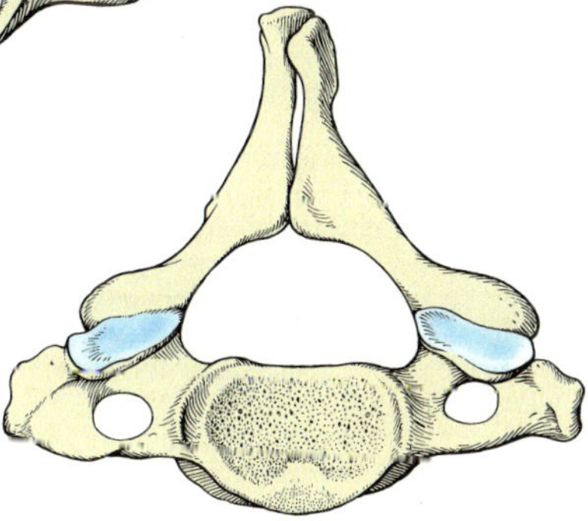

E Fissure médiane dorsale
de la septième vertèbre
cervicale

Sacrum (A, B)

Le **sacrum** (*os sacrum*) résulte de l'union des cinq vertèbres sacrales et des disques qui les séparent. On lui décrit une face antérieure concave, la **face pelvienne** (*facies pelvina*) (**A**) et une face postérieure convexe, la **face dorsale** (*facies dorsalis*) (**B**). La face supérieure orientée vers la dernière vertèbre lombale est décrite sous le nom de base du sacrum (*basis ossis sacri*) (**1**). Le sommet inférieur (*apex ossis sacri*) (**2**) est en relation avec le coccyx.

À la **face pelvienne** (**A**), la courbure n'est en général pas régulière, mais plus marquée à la hauteur de la troisième vertèbre sacrale. À ce niveau, le sacrum peut apparaître coudé. Sur la face pelvienne, on voit les quatre paires de foramens sacraux antérieurs ou pelviens (*foramina sacralia anteriora*) (**3**) qui constituent les orifices de sortie des branches ventrales des nerfs spinaux (*voir* Tome 3). Ces orifices ne sont pas les équivalents des foramens intervertébraux des autres vertèbres (qui ici sont situés immédiatement à côté du canal sacral [*canal sacralis*]), mais ils sont entourés par des structures osseuses provenant aussi bien d'ébauches vertébrales que costales (*voir* p. 52). Ils correspondent aux orifices qui sont formés par les vertèbres, les côtes ainsi que les ébauches costales et les ligaments costo-transversaires supérieurs. Entre les deux foramens sacraux pelviens droit et gauche de chaque paire se trouve la ligne transverse (*linea transversae*) (**4**) formée par la fusion des corps vertébraux et des disques inter-vertébraux superposés. La partie du sacrum située latéralement aux foramens sacraux antérieurs est décrite sous le nom de partie latérale (*pars lateralis*) (**5**; *voir* p. 48).

Sur sa **face dorsale**, le sacrum présente une courbure convexe harmonieuse. Cinq crêtes longitudinales, pas toujours très bien marquées, résultent de la fusion des processus des vertèbres sacrales. On trouve au centre, la crête sacrale médiane (*crista sacralis mediana*) (**6**), formée par la fusion des processus épineux (*processus spinosi*) des vertèbres sacrales. De part et d'autre et médialement aux foramens sacraux postérieurs ou dorsaux (*foramina sacralia posteriora*) (**7**) se trouve la crête sacrale intermédiaire (*crista sacralis intermedia*) (**8**), généralement faiblement marquée. Elle résulte de la fusion des processus articulaires rudimentaires des vertèbres sacrales. Latéralement aux foramens sacraux postérieurs, on peut observer la crête sacrale latérale (*crista sacralis lateralis*) (**9**) qui résulte de la fusion des vestiges des processus transverses des vertèbres sacrales.

Dans le prolongement de la crête sacrale intermédiaire, plus cranialement, se trouvent les processus articulaires supérieurs (*processus articulares superiores*) (**10**) qui s'articulent avec la dernière vertèbre lombale. De même que les foramens sacraux pelviens, les huit foramens sacraux dorsaux ne sont pas équivalents aux foramens intervertébraux des autres vertèbres. Ils correspondent aux orifices qui sont formés par les vertèbres, les côtes ainsi que par les ébauches costales et les ligaments costo-transversaires supérieurs. Au travers de ces foramens sortent les rameaux dorsaux des nerfs spinaux.

La crête sacrale médiale se termine en bas au-dessus du hiatus sacral (*hiatus sacralis*) (**11**), qui constitue l'ouverture inférieure du canal vertébral. Il est situé à peu près à la hauteur de la quatrième vertèbre sacrale et est bordé latéralement par les deux cornes sacrales (*cornua sacralia*) (**12**).

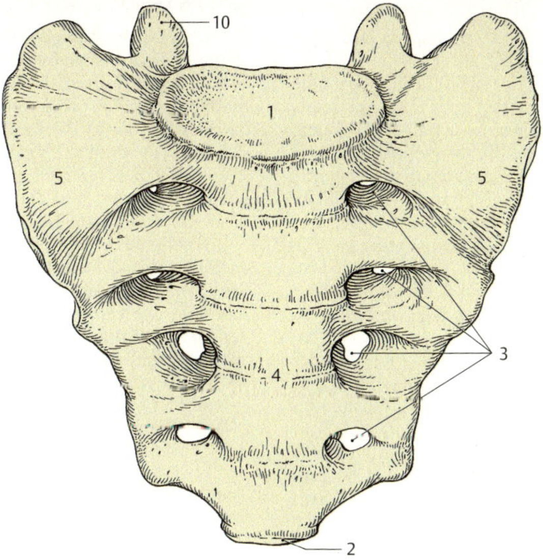

A Sacrum, vue antérieure ou ventrale

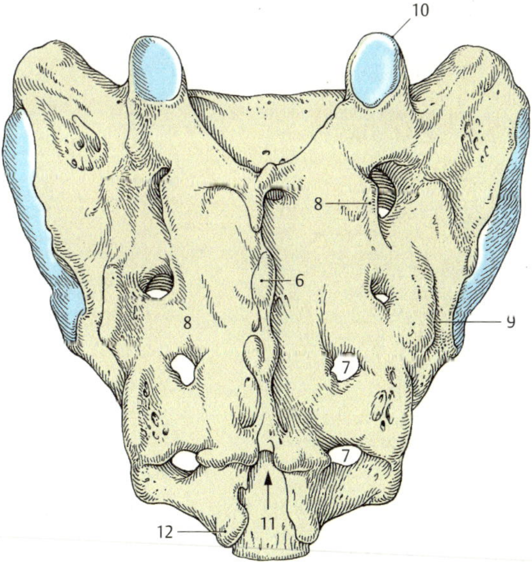

B Sacrum, vue postérieure ou dorsale

Sacrum (suite) (A-D)

Si l'on observe le **sacrum par sa face supérieure** (**A**), on voit au centre la base du sacrum (*basis ossis sacri*) (**1**) qui constitue la surface de contact pour le disque intervertébral situé entre le sacrum et la dernière vertèbre lombale. Ce disque intervertébral a la position la plus antérieure par rapport à toute la colonne vertébrale et au bassin en dedans, et il est le plus souvent appelé promontoire (*promontorium*) (*voir* p. 62). Cependant, on appelle actuellement **promontoire** le point le plus antérieur de la base du sacrum. De part et d'autre de la base du sacrum se trouvent les ailes du sacrum (*alae ossis sacri*) (**2**). Elles composent les parties latérales (*partes laterales*) de la face supérieure et proviennent de la fusion des processus costiformes. En arrière de la base du sacrum se trouvent l'orifice d'entrée du canal sacral et, de part et d'autre, les processus articulaires supérieurs (*processus articulares superiores*) (**3**) qui s'articulent avec la dernière vertèbre lombale.

Latéralement (**B**), on voit la surface auriculaire du sacrum (*facies auricularis*) (**4**) qui s'articule avec l'os coxal (*os coxae*). En arrière de cette surface auriculaire se trouve la tubérosité sacrale (*tuberositas ossi sacri*) (**5**) dont la surface rugueuse permet l'insertion des ligaments.

Dans l'**épaisseur du sacrum** chemine le **canal sacral** (*canalis sacralis*) qui est en rapport avec la forme du sacrum quant à sa courbure et à sa largeur. Ce canal présente un rétrécissement approximativement à la hauteur de la troisième vertèbre sacrale. Du canal sacral s'ouvrent des canaux, qui correspondent aux foramens intervertébraux et qui résultent de la fusion des incisures vertébrales supérieures et inférieures. Ces canaux courts se poursuivent par les foramens sacraux sur la face pelvienne et dorsale (*voir* p. 46).

Différences sexuelles : le sacrum de l'homme (**D**) est plus allongé et présente une courbure plus accentuée. Chez la femme (**C**), le sacrum est plus court, souvent plus large, et sa courbure est moins prononcée. En outre, la surface auriculaire est plus développée chez l'homme que chez la femme.

Coccyx (E, F)

Le **coccyx** (*os coccygis*) est en général composé de trois à quatre vertèbres fusionnées et n'existe normalement qu'à l'état rudimentaire. Les cornes coccygiennes (*cornua coccygea*) (**6**), orientées vers le sacrum, sont constituées par les processus articulaires de la première vertèbre coccygienne et ne sont que deux petites éminences osseuses arrondies.

Les vertèbres coccygiennes sont de plus en plus petites dans le sens cranio-caudal. Seule la première vertèbre coccygienne ressemble à une vertèbre typique. Sur cette vertèbre, on distingue de chaque côté deux apophyses qui sont les vestiges des processus transverses.

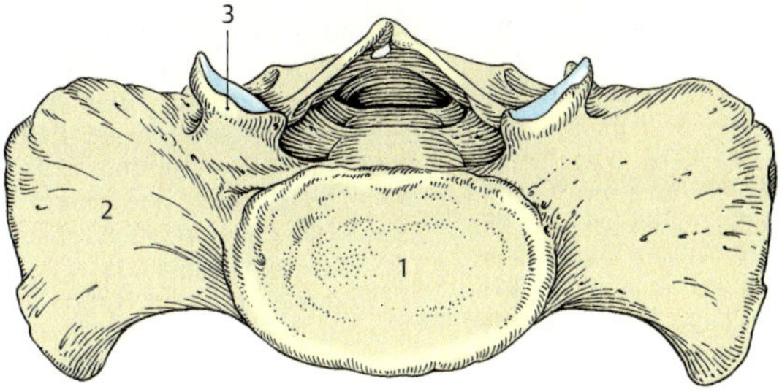

A Sacrum, vue supérieure

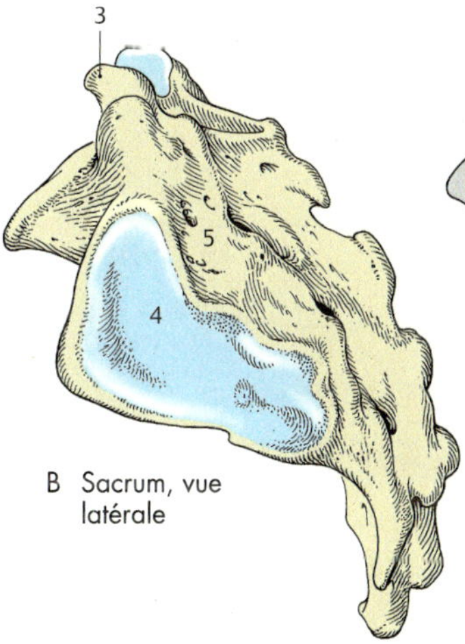

B Sacrum, vue latérale

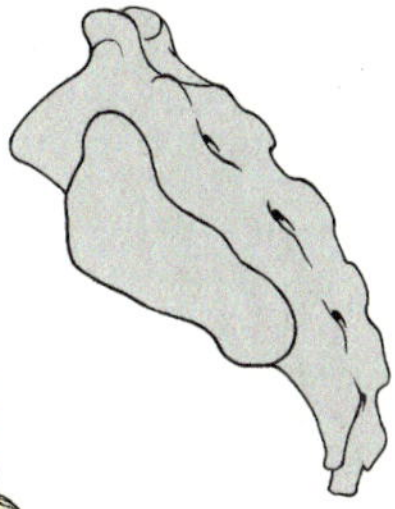

C Sacrum de la femme, vue latérale

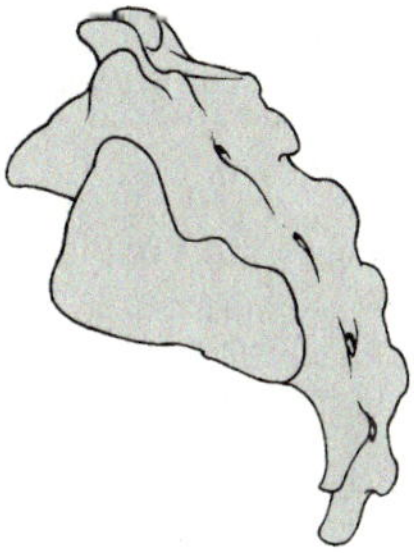

D Sacrum de l'homme, vue latérale

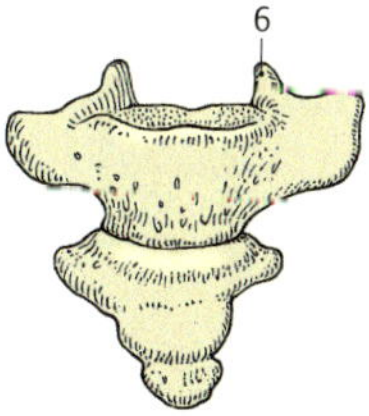

E Coccyx, vue antérieure

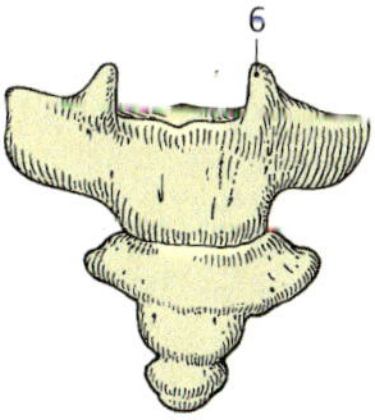

F Coccyx, vue postérieure

Variations du sacrum (A-D)

La colonne vertébrale se compose habituellement de **24 vertèbres présacrales**, les vertèbres restantes se divisant en cinq vertèbres sacrales fusionnées et trois ou quatre vertèbres coccygiennes également fusionnées. Environ un tiers des individus ont une vertèbre sacrale supplémentaire et ainsi un sacrum composé de six vertèbres. Par ailleurs, une vertèbre lombale peut être soudée au sacrum (**A**) et la première vertèbre coccygienne fusionnée avec le sacrum (**B**). En cas de fusion de la dernière vertèbre lombale au sacrum, on parle de **sacralisation** d'une vertèbre lombale. Par analogie, on parle de sacralisation du coccyx ou d'une vertèbre coccygienne. Quand une vertèbre lombale ou coccygienne est soudée au sacrum, celui-ci présente de chaque côté cinq foramens sacraux, et il est plus long que dans le type normal.

La fusion de la dernière vertèbre lombale peut ne survenir que d'un côté, on parle alors de **vertèbre de transition lombo-sacrale**, qui peut être à l'origine d'une scoliose de la colonne vertébrale (*voir* p. 62). Une vertèbre de transition lombo-sacrale peut exister en cas de **lombalisation** de la première vertèbre sacrale. Il y a alors une fusion incomplète de la première vertèbre sacrale avec les autres du côté dorsal, mais aussi de l'union osseuse au niveau des parties latérales, c'est-à-dire dans les régions provenant des vestiges costaux.

Il faut aussi remarquer que le sacrum peut tout de même être formé de cinq vertèbres sacrales en cas de lombalisation d'une vertèbre sacrale quand il y a fusion de la première vertèbre coccygienne avec le sacrum. L'augmentation du nombre des vertèbres qui constituent le sacrum, c'est-à-dire la sacralisation d'une vertèbre lombale ou d'une vertèbre coccygienne, est plus fréquente chez l'homme que chez la femme.

Une autre variation retrouvée relativement souvent sur le sacrum (44 p. 100 des sujets âgés de 15 ans et 10 p. 100 des individus de 50 ans pour *Hintze*) est l'existence d'une crête sacrale médiane incomplètement formée. La partie postérieure du canal sacral apparaît lacunaire (**C**). Par ailleurs, il faut aussi mentionner la fusion incomplète de la première vertèbre sacrale au niveau de son processus épineux avec les processus épineux des autres ; la première vertèbre sacrale comporte un arc vertébral et la crête sacrale médiane ne commence qu'à la deuxième vertèbre sacrale. L'absence de fusion des arcs vertébraux entraîne l'absence de la paroi postérieure du canal sacral. Cette malformation est connue sous le nom de **spina bifida** (**D**).

On parle de spina bifida « occulta » quand la moelle et la peau de cette région sont intactes, ce qui est retrouvé chez environ 2 p. 100 des hommes et 0,3 p. 100 des femmes. Il est le plus souvent sans retentissement clinique.

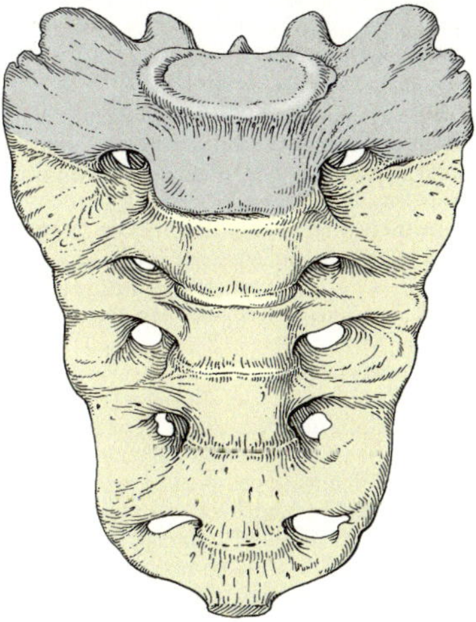

A Sacralisation de la cinquième vertèbre lombale

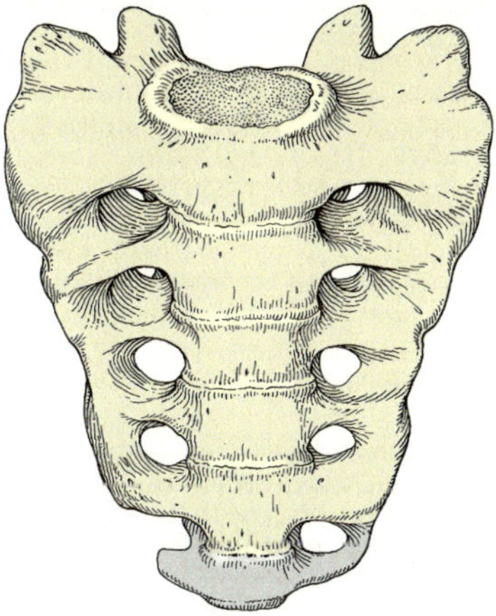

B Sacralisation de la première vertèbre coccygienne

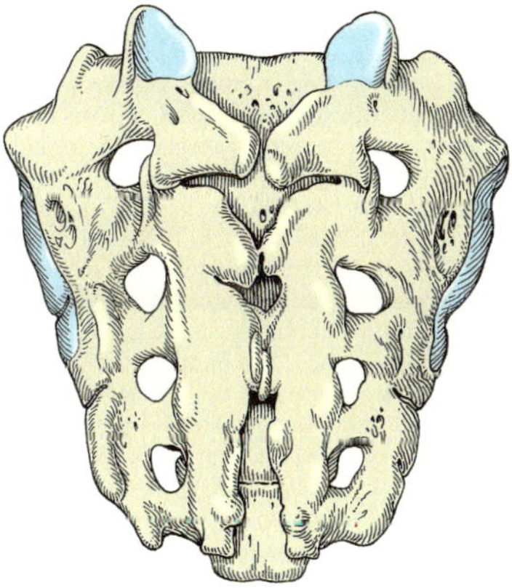

C Crête sacrale médiane incomplète

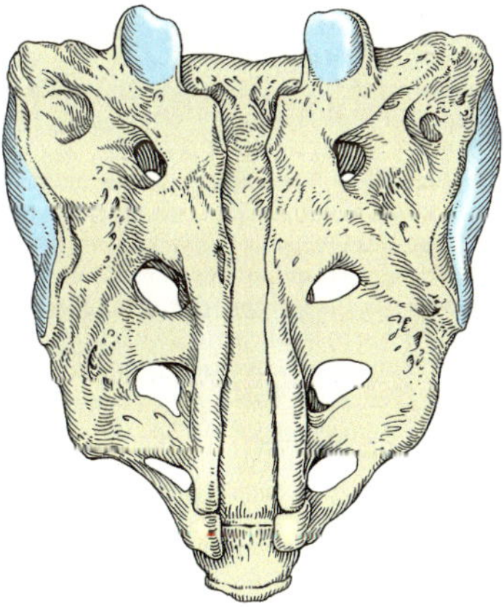

D Spina bifida

Développement des vertèbres (A-I)

Toutes les vertèbres sont formées à partir de trois *points d'ossification* dont l'un est d'origine *endochondrale* et les deux autres d'origine *périchondrale*. Les ébauches périchondrales (**1**) sont situées dans les racines de l'arc vertébral, tandis que le noyau osseux se trouve dans le corps vertébral (**2**). En dehors de ces centres d'ossification, il existe des *points d'ossification épiphysaires secondaires* qui apparaissent sur la face supérieure des corps vertébraux, sur les processus transverses et sur les processus épineux.

L'**atlas** (**A**) se développe à partir de deux points d'ossification latéraux (**1**). Un point d'ossification peut apparaître au cours de la première année dans l'arc ventral qui fusionne avec les deux autres entre la cinquième et la neuvième année. Les processus transverses de l'atlas et de l'axis proviennent d'ébauches costales rudimentaires (**3**).

En dehors des trois points d'ossification et des points secondaires épiphysaires, on trouve au niveau de l'**axis** d'autres points d'ossification (**B**, **C**). Ainsi admet-on généralement que le processus odontoïde (**4**) est formé à partir du noyau d'ossification du corps de l'atlas (*Ludwig*). Relativement tardivement apparaît un point d'ossification (*ossiculum terminale*) à l'apex de la dent (*apex dentis*) (**5**), qui vient du pro-atlas et qui se soude au corps de la dent de l'axis.

Dans les **autres vertèbres cervicales** (**D**), les trois points d'ossification typiques apparaissent vers la fin du deuxième mois de vie embryonnaire. Dans les processus transverses, les points d'ossification (**6**) qui se développent à partir d'ébauches costales vont former le tubercule ventral (antérieur) et une partie du tubercule dorsal (postérieur). Les arcs osseux s'unissent lors de la première année. La fusion entre le corps et l'arc (*junctio neurocentralis*) a lieu entre la troisième et la sixième année. Les *points d'ossification épiphysaires secondaires* apparaissent aux extrémités des processus transverses et du processus épineux entre la douzième et la quatorzième année, et fusionnent avec eux aux alentours de la vingtième année. Les *épiphyses du corps vertébral*, composées d'une lamelle cartilagineuse craniale et une caudale, s'ossifient uniquement à leur périphérie (épiphyse annulaire [*epiphysis anularis*]) à partir de la huitième année et fusionnent avec le corps vertébral à partir de la dix-huitième année.

Dans la **région dorsale** (**E**), les points d'ossification des pédicules (**1**) apparaissent d'abord dans les vertèbres thoraciques supérieures. Le noyau enchondral du corps vertébral (**2**), qui se développe au cours de la dixième semaine de la vie fœtale, apparaît d'abord dans les vertèbres thoraciques inférieures. L'union des deux moitiés osseuses de l'arc vertébral a lieu au cours de la première année, et la fusion entre le corps vertébral et l'arc vertébral entre la troisième et la sixième année. Les *épiphyses du corps vertébral* s'ossifient à leur périphérie en formant un anneau.

La **vertèbre lombale** (**F**, **G**, **K**) se développe à partir de trois points d'ossification. Les noyaux d'ossification dans les corps vertébraux (**2**) apparaissent en premier dans les vertèbres lombales supérieures (à peu près en même temps que dans les corps vertébraux des vertèbres thoraciques inférieures) et les points d'ossification des arcs vertébraux (**1**) un peu plus tard. Les processus costiformes (**7**) proviennent des *points d'ossification costaux*, de sorte que chaque vertèbre lombale provient de cinq points d'ossification.

Les *points épiphysaires secondaires* comprennent un point d'ossification dans le processus épineux mais aussi les *épiphyses des corps vertébraux* (*epiphysis anularis*) (**8**) situées sur les faces craniale et caudale des corps vertébraux.

L'**os sacral** (**H**, **I**) se développe dans chacun de ses segments comme les autres vertèbres (trois points d'ossification) et, de plus, à partir d'un point costal pour les parties latérales (*partes laterales*) droite et gauche (**9**), de sorte que *chaque segment* de l'os sacral provient de *cinq points d'ossification*. Dans la région de la ligne transverse, il y a fusion des bourrelets marginaux des corps vertébraux avec les disques intervertébraux ; cette ossification commence entre la quinzième et la seizième année. Les points d'ossification rudimentaires provenant d'ébauches costales apparaissent entre le cinquième et le septième mois de vie fœtale. Ils fusionnent avec les autres entre la cinquième et la septième année. Les vertèbres sacrales se soudent de bas en haut jusqu'à la vingt-cinquième et parfois la trente-cinquième année.

Les **vertèbres coccygiennes** proviennent de points d'ossification apparaissant pendant la première année et qui se soudent entre la vingtième et la trentième année.

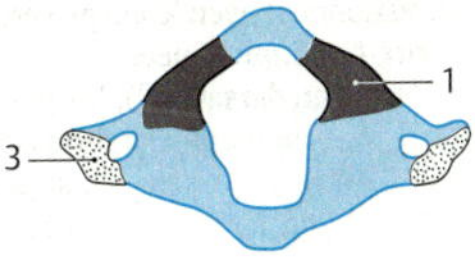

A Atlas

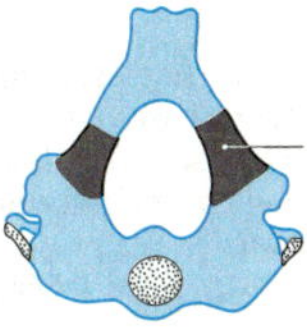

B Axis,
vue craniale

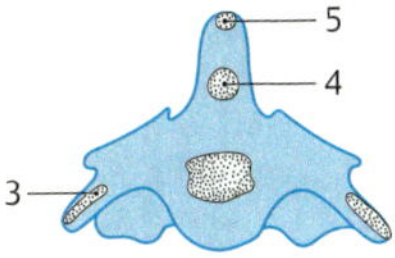

C Axis, vue antérieure

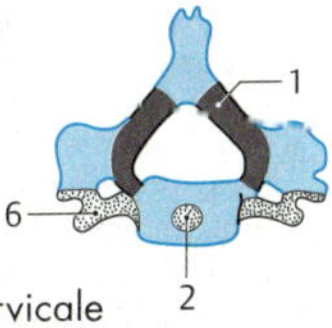

D Vertèbre cervicale

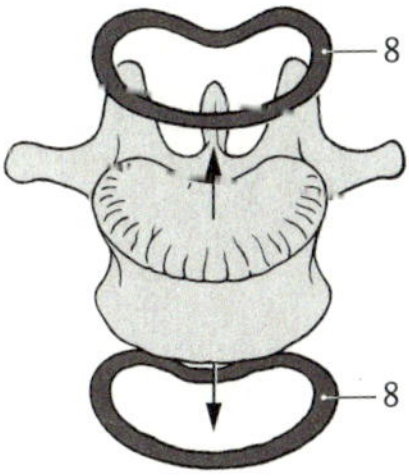

K Vertèbre lombale
avec épiphyse annulaire

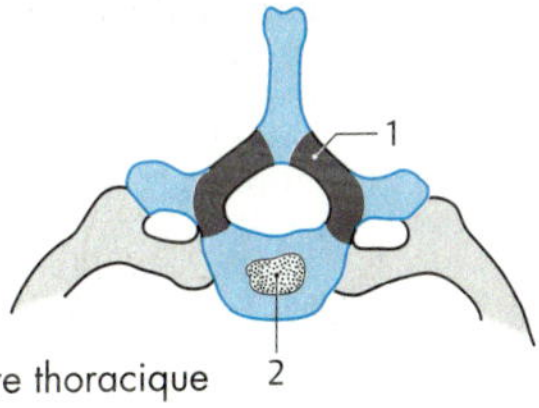

E Vertèbre thoracique

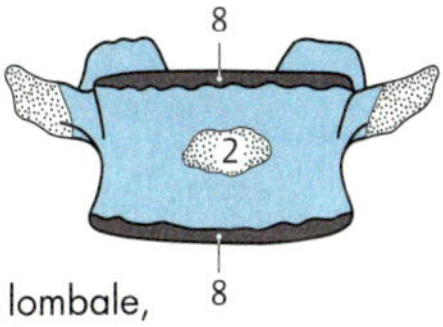

G Vertèbre lombale,
vue antérieure

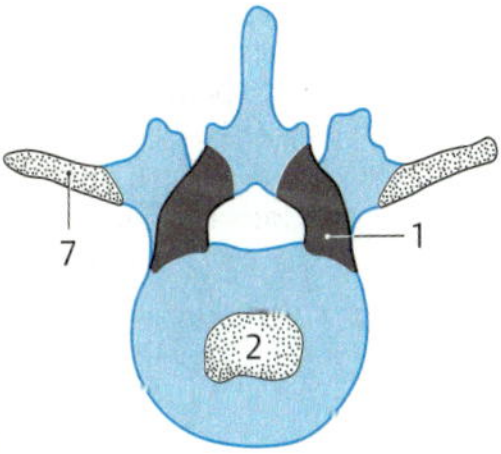

F Vertèbre
lombale,
vue craniale

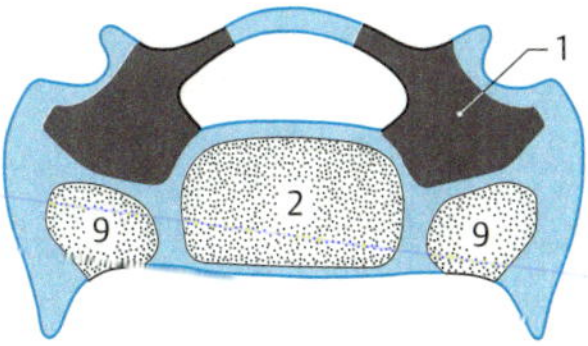

H Sacrum : vue craniale

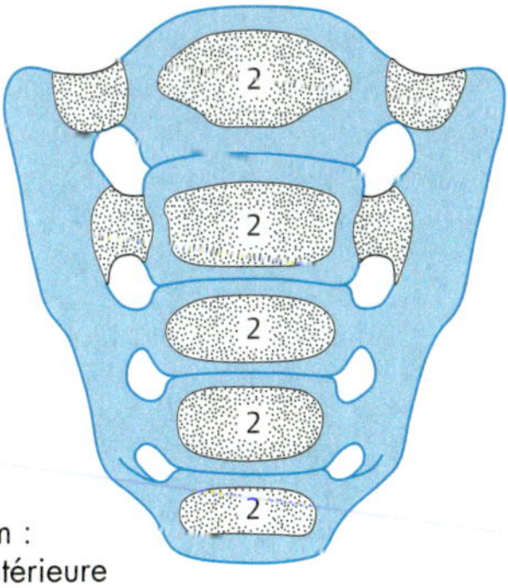

I Sacrum :
vue antérieure

Disques intervertébraux (A-D)

Le **disque intervertébral** (*discus intervertebralis*) se compose d'une partie externe dure, l'*anneau fibreux* (*anulus fibrosus*) (**1**) et d'une partie centrale molle, le *noyau gélatineux* (*nucleus pulposus*) (**2**), contenant les vestiges de la chorde dorsale (chorda dorsalis). L'anneau fibreux est formé de fibres collagènes et de fibrocartilage en couches concentriques, qui maintiennent le noyau gélatineux sous tension. Les disques intervertébraux sont placés entre les corps vertébraux, leur forme est conique dans le plan sagittal. Dans le cou et dans la région lombale, ils sont plus hauts en avant qu'en arrière ; c'est l'inverse dans la région thoracique où les disques sont plus hauts en arrière qu'en avant. Dans l'ensemble, l'épaisseur des disques intervertébraux augmente dans la direction cranio-caudale.

Fonctionnellement, les disques intervertébraux recouverts de cartilage hyalin ou lames cartilagineuses (*laminae cartilaginea*) (**3**), dérivant des épiphyses des corps vertébraux, sont unis aux corps vertébraux. Cette unité fonctionnelle constitue une importante partie de la stabilité du segment mobile (*voir* p. 62). Les disques intervertébraux sont maintenus en place par les ligaments longitudinaux (*lig. longitudinalia*) (**4**). Le ligament longitudinal dorsal (postérieur) (*lig. longitudinale posterius*) adhère fortement aux disques intervertébraux (p. 56), tandis que le ligament longitudinal ventral (antérieur) (*lig. longitudinale anterius*) n'a qu'une relation lâche avec les disques intervertébraux.

Un disque intervertébral s'unit avec deux corps vertébraux voisins par l'intermédiaire d'une **symphyse intervertébrale** (*symphysis intervertebralis*). Cette union est renforcée par les ligaments longitudinaux.

Fonction : les disques intervertébraux agissent comme des matelas élastiques. Le noyau gélatineux répartit les pressions. Ensemble, ils sont comprimés lors des charges et reprennent leur forme initiale en l'absence de charge durable. Durant les mouvements de la colonne vertébrale (**C**, **D**), les disques intervertébraux en tant qu'éléments élastiques sont tantôt pressés tantôt étirés d'un côté.

Remarques cliniques. Chez le sujet âgé, le noyau peut s'atrophier par diminution de la pression. L'anneau fibreux perd de sa tension et peut se déchirer plus facilement. En principe, chaque fissure débute au voisinage du noyau gélatineux (*Schülter*), mais on doit distinguer les déchirures radiaires (même chez l'adolescent, sous l'action de charges exagérées) des déchirures concentriques. Celles-ci sont en rapport avec des processus dégénératifs et entraînent des déplacements des parties constitutives des disques intervertébraux. Ces déplacements, de même que la pénétration dans le corps vertébral par atteinte du cartilage hyalin des faces des corps vertébraux (**3**), sont appelés **nodules de Schmorl** et sont visibles radiologiquement (hernie discale intraspongieuse). Les **hernies discales** se produisent quand, après rupture de l'anneau fibreux, le noyau gélatineux est pressé dorsalement et latéralement dans le canal vertébral. Elles peuvent léser la moelle spinale, une racine nerveuse spinale ou un nerf spinal.

Les hernies discales se rencontrent surtout entre la troisième et la quatrième et entre la quatrième et la cinquième vertèbre lombale. Elles sont également fréquentes dans les deux derniers disques intervertébraux de la colonne cervicale, entre la cinquième et la sixième et entre la sixième et la septième vertèbre cervicale. Un prolapsus du noyau gélatineux peut se produire à partir d'une hernie après rupture de l'anneau fibreux. Le relâchement de la tension de l'anneau fibreux peut être à l'origine d'une perte de son élasticité. Les ostéoblastes peuvent alors pénétrer dans le disque et induire son ossification partielle.

A Disque intervertébral, vue craniale

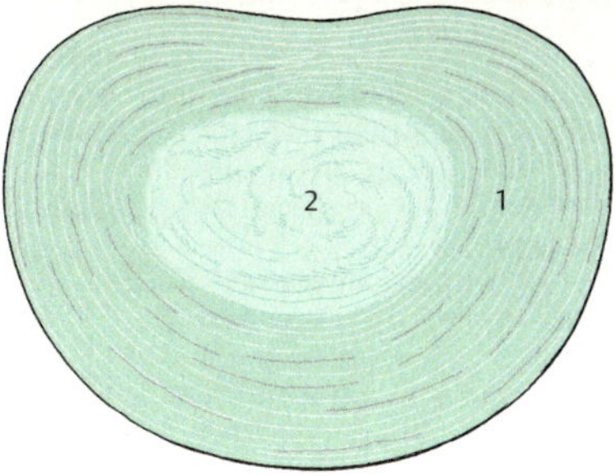

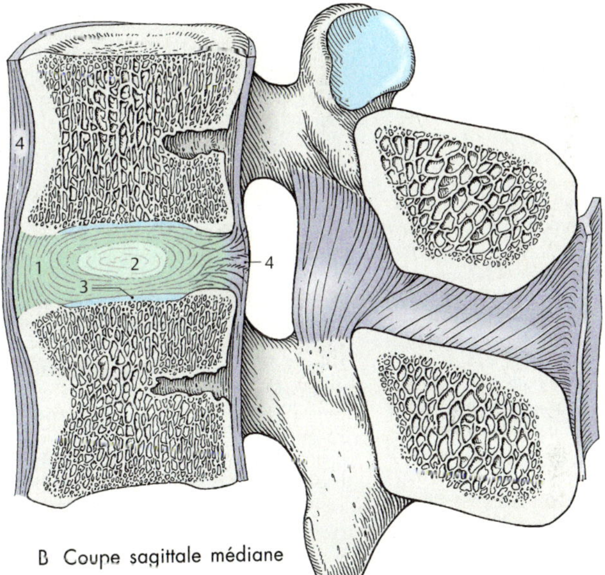

B Coupe sagittale médiane

C Coupe schématique de la colonne vertébrale en position debout

D Coupe schématique de la colonne vertébrale en inclinaison latérale

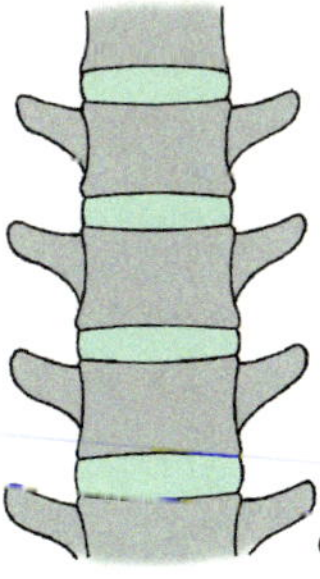

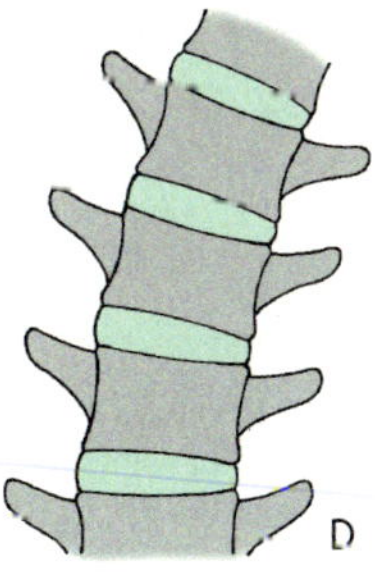

Ligaments de la colonne vertébrale (A-D)

Les **ligaments longitudinaux antérieur** ou ventral et **postérieur** ou dorsal (*ligamentum longitudinale anterius* et *posterius*) s'étendent en avant et en arrière des corps vertébraux.

Le **ligament longitudinal antérieur** (**1**) commence sur le tubercule ventral de l'atlas (*tuberculum anterius atlantis*) et descend le long des faces ventrales des corps vertébraux jusqu'au sacrum. Il est plus large dans sa partie caudale et **adhère fortement aux corps vertébraux, mais peu aux disques intervertébraux.**

Le **ligament longitudinal postérieur** (**2**) se divise en un feuillet superficiel et un feuillet profond, et s'étend sur la face dorsale des corps vertébraux. La partie superficielle fait suite à la membrana tectoria (*voir* p. 60) sur le corps de l'axis et se termine sur le disque intervertébral L3/L4 (*Prestar* et *Putz*). La partie profonde fait suite au ligament cruciforme de l'atlas (ligament cruciformis atlantis) et se termine dans le canal sacré (canalis sacralis). Dans la région cervicale, la partie superficielle est large, plus petite dans les régions thoracique et lombale, et s'unit à la partie profonde au-dessous de L3/L4. La partie profonde est très mince dans la région cervicale tandis que, au niveau thoracique et lombal, elle présente un élargissement de forme rhomboïde (**3**) sur les disques intervertébraux (**4**) et sur les bords supérieurs des corps vertébraux. Dans ces régions, elle **adhère fortement aux disques intervertébraux** en formant une protection étendue des disques intervertébraux. Entre les corps vertébraux et la partie profonde, il existe un espace interstitiel pour les veines qui sortent des corps vertébraux.

Les ligaments longitudinaux renforcent la solidité de la colonne vertébrale, notamment lors des mouvements d'inclinaison en avant ou en arrière. Ils ont deux fonctions : d'une part limiter les mouvements et, d'autre part, protéger les disques intervertébraux.

Les **ligaments jaunes** (*lig. flava*) (**5**) sont tendus segmentairement entre les arcs vertébraux (**6**). Ils ferment les foramens intervertébraux (*foramina intervertebralia*) médialement et dorsalement. Leur couleur jaune est due à la présence de fibres élastiques qui constituent la majeure partie de ces ligaments. Même au repos, ces ligaments sont tendus. Pendant la flexion, ils sont fortement étirés et **participent au redressement de la colonne vertébrale**.

Le **ligament nuchal** (*ligamentum nuchae*) (non dessiné) s'étend de la protubérance occipitale externe (*protuberantia occipitalis externa*) aux processus épineux des vertèbres cervicales. Il est dans un plan sagittal et se poursuit par les ligaments interspinaux et par les ligaments supraspinaux.

Les **ligaments intertransversaires** (*ligamenta intertransversaria*) (**7**) sont des ligaments courts, tendus entre les processus transverses.

Les **ligaments interspinaux** (*ligamenta interspinalia*) (**8**) sont aussi des ligaments courts, tendus entre les processus épineux (**9**).

Le **ligament supraspinal** (*ligamentum supraspinale*) (**10**) commence sur le processus épineux de la septième vertèbre cervicale et descend jusqu'au sacrum, en établissant une liaison continue entre les vertèbres et le sacrum.

En dehors du ligament longitudinal antérieur, on trouve surtout, dans les régions lombale et thoracique, des *ligaments prévertébraux* longs et courts. Les ligaments courts (**11**) unissent les disques intervertébraux voisins et sont tendus parallèlement au ligament longitudinal antérieur; les ligaments longs peuvent enjamber un disque intervertébral.

12 Ligament costo-transversaire supérieur (*voir* p. 68).
13 Ligament costo-transversaire latéral (*voir* p. 68).
14 Ligament radié de la tête costale (*voir* p. 68).

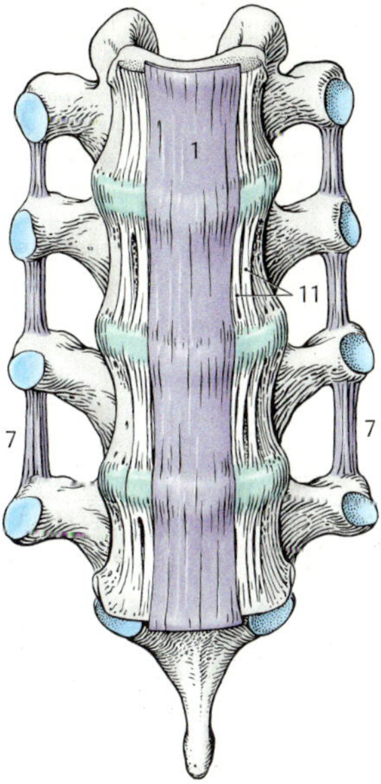

A Ligament longitudinal antérieur

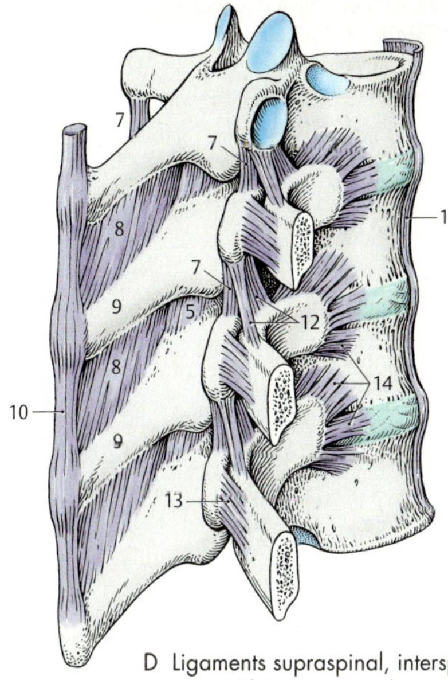

D Ligaments supraspinal, interspinaux et intertransversaires

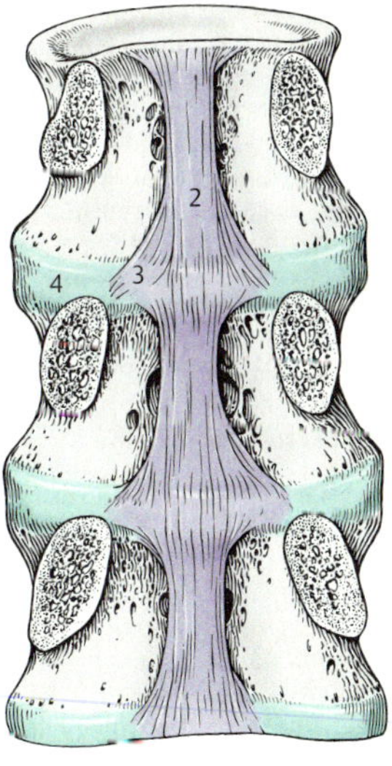

B Ligament longitudinal postérieur

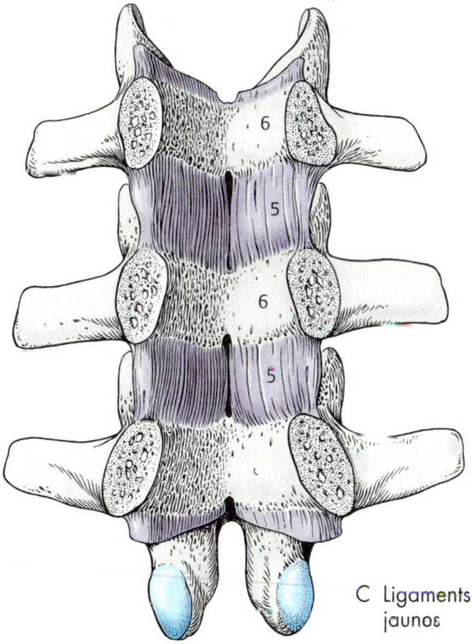

C Ligaments jaunes

Articulations de la colonne vertébrale (A-E)

Articulations zygapophysaires (A-B)

Ce sont les articulations situées entre les processus articulaires (**A**). Elles sont cliniquement appelées articulations de l'arc vertébral ou petites articulations vertébrales. Les capsules articulaires (*capsulae articulares*) deviennent plus rigides en descendant vers l'extrémité caudale de la colonne vertébrale. Dans la partie cervicale, ces capsules sont amples et lâches et contiennent des incrustations méniscoïdes. Les plis de ces structures, les plis synoviaux (*plicae synoviales*) (**B**), sont à l'origine d'une augmentation des aptitudes. Toutefois, les mouvements entre deux vertèbres sont relativement faibles. Un mouvement adapté est la conséquence des mouvements de l'ensemble des structures (vertèbres et articulations entre les vertèbres). Au niveau de la **colonne vertébrale cervicale**, les mouvements sont *latéraux* : *inclinaisons antérieure* et *postérieure* et *rotation* à plus faible degré. Au niveau de la **colonne vertébrale thoracique**, ce sont principalement les mouvements de *rotation* et, de façon plus réduite, des mouvements de *flexion* et d'*extension*; dans la région de la **colonne vertébrale lombale**, ce sont surtout des *flexions* et des *extensions*. De petits mouvements de rotation sont également possibles.

Le mouvement dans les différents segments de la colonne vertébrale dépend de l'orientation des surfaces articulaires. Au niveau cervical, les articulations sont dans un plan frontal. Toutefois, la troisième vertèbre cervicale possède une orientation différente des surfaces articulaires, qui font entre elles un angle de 142° (*voir* p. 37) (*Putz*). Au niveau thoracique, elles ont une forme cylindrique et, au niveau lombal où se trouvent les plus grosses articulations, elles sont presque parallèles au plan sagittal. Néanmoins, l'orientation des articulations des vertèbres lombales est sujette à de nombreuses variations.

Articulations unco-vertébrales (C-E)

On les trouvent au niveau cervical. Les processus semi-lunaires (*processus ucinati* [*unci corporis*]), à l'origine plats, commencent à s'ériger dans l'enfance. Entre 5 et 10 ans, des fissures se forment dans le cartilage et prennent les caractéristiques d'une articulation (**C**, **D**). Ces articulations unco-vertébrales ne sont pas primitives mais se développent secondairement. Chez l'enfant de 9-10 ans, les fissures prennent la forme de déchirures à l'intérieur des disques. Elles présentent au départ des avantages fonctionnels, mais peuvent ultérieurement conduire à une section totale du disque intervertébral (**E**) et au danger d'une **hernie discale** (*voir* p. 54). Les articulations unco-vertébrales sont physiologiques à leur stade initial et la rupture des disques peut conduire à des formes pathologiques.

Remarques cliniques. Il existe un problème de diagnostic différentiel au niveau des articulations unco-vertébrales entre les modifications traumatiques ou pathologiques. L'atteinte discale se produit le plus souvent en C5 et se traduit radiologiquement par ce que l'on appelle le **coude de la lordose**.

Articulations lombo-sacrales

Les articulations lombo-sacrales correspondent aux articulations entre la dernière vertèbre lombale et le sacrum. La position des surfaces articulaires des processus articulaires du sacrum est très variable. Soixante pour cent des individus peuvent être asymétriques. Le ligament ilio-lombal (*voir* p. 188) unit les processus costiformes des quatrième et cinquième vertèbres lombales avec la crête iliaque (*crista iliaca*) et protège l'articulation lombo-sacrale d'une sollicitation excessive lors de la flexion et de la rotation (*Niethard*).

Articulation sacro-coccygienne

L'articulation sacro-coccygienne est souvent une vraie articulation. Cette articulation est renforcée par des ligaments (ligament sacro-coccygien dorsal superficiel et profond [*lig. sacrococcygeum dorsale superficiale profundum*], ligament sacro-coccygien ventral [*lig. sacrococcygeum ventrale*], ligament sacro-coccygien latéral [*lig. sacrococcygeum laterale*]).

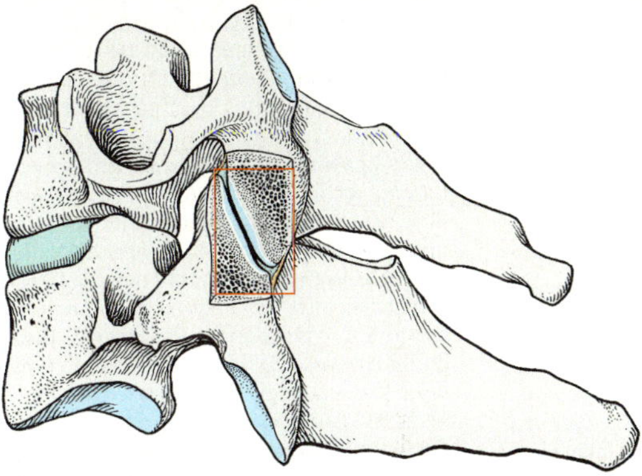

A Articulation zygapophysaire (coupe sagittale)

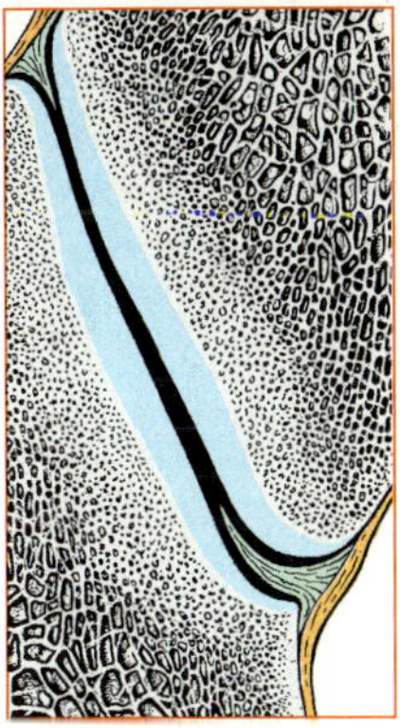

B Pli méniscoïde dans une articulation zygapophysaire (grossissement)

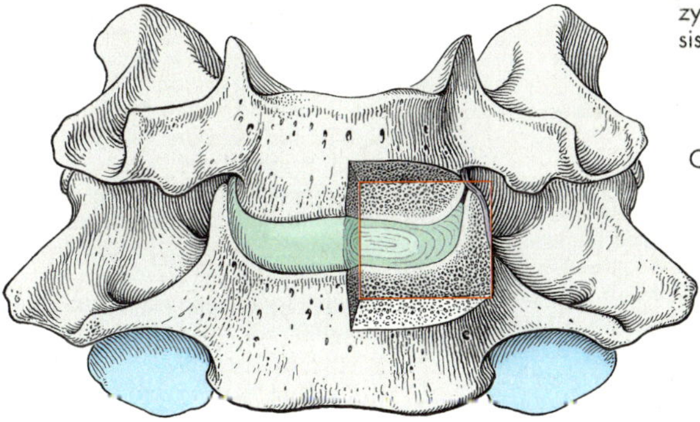

C Articulation unco-vertébrale entre C6 et C7 (coupe frontale)

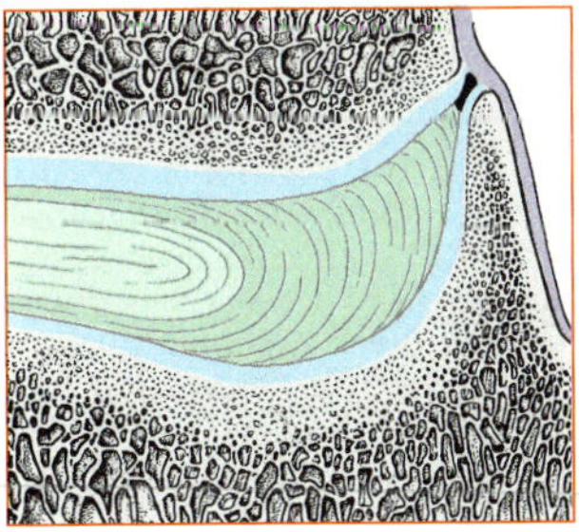

D Articulation unco-vertébrale (grossissement)

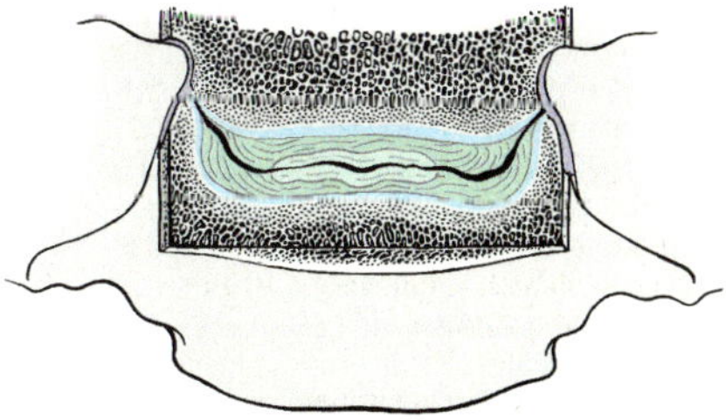

E Coupe frontale de la colonne vertébrale cervicale, section du disque intervertébral

Articulations de la colonne vertébrale (suite)

Articulation atlanto-occipitale (articulatio atlanto-occipitalis) (A, D, E)

Les **articulations atlanto-occipitales** (**A**, **D**) droite et gauche sont des articulations combinées entre l'atlas et l'occipital qui, dans leur ensemble, sont des condyliennes. Les surfaces articulaires sont, d'une part, les fovéas articulaires supérieures de l'atlas (*facies articulares superiores atlantis*) et, d'autre part, les condyles de l'os occipital (*condyli occipitales*) (**1**). Les capsules articulaires de ces articulations sont lâches. Les mouvements possibles sont l'*inclinaison latérale*, mais aussi les *mouvements en avant* et *en arrière*. Cette **charnière occipito-atloïdienne** ou **cervico-occipitale** est renforcée par des ligaments, de même que l'*articulation atloïdo-axoïdienne*.

Articulations atlanto-axoïdiennes (B-E)

Ces articulations sont composées de deux **articulations atlanto-axoïdiennes latérales** et d'une **articulation atlanto-axoïdienne médiane** (*articulatio atlanto-axialis mediana*), qui sont obligatoirement combinées. Cette dernière est une articulation trochoïde qui permet des mouvements de rotation d'environ 26° de chaque côté. Les surfaces articulaires des articulations latérales sont représentées par les fovéas articulaires inférieures de l'atlas (*facies articulares inferiores atlantis*) (**2**) et par les processus articulaires supérieurs de l'axis (*processus articulares superiores axis*) (**3**). L'incongruence des surfaces articulaires est corrigée, d'une part, par le revêtement cartilagineux et, de l'autre, par des *franges synoviales méniscoïdes* (**4**). Sur une coupe sagittale (**C**), les franges apparaissent triangulaires. Dans l'articulation atlanto-axoïdienne médiane, les surfaces articulaires sont, d'une part, la facette articulaire antérieure de la dent de l'axis (*facies articularis anterior dentis*) (**5**) et, de l'autre, la fossette de la dent de l'axis (*fovea dentis*) à la face postérieure de l'arc ventral de l'atlas (**6**). Par ailleurs, il existe une autre surface articulaire à la face postérieure de la dent de l'axis pour le ligament transverse de l'atlas (*lig. transversum atlantis*) (**7**) qui passe en arrière de la dent de l'axis. Cette articulation est aussi renforcée par des ligaments.

Les ligaments sont le ligament de l'apex de la dent (*lig. apicis dentis*) (**8**) qui va de l'apex de la dent au bord antérieur du foramen magnum. Le ligament transverse de l'atlas (*lig. transversum atlantis*) (**7**) unit les deux masses latérales de l'atlas (*massae laterales atlantis*). Il passe en arrière de la dent de l'axis qu'il maintient. Ce ligament est renforcé par des faisceaux longitudinaux (*fasciculi longitudinales*) (**9**) qui s'étendent du bord antérieur du foramen magnum à la face dorsale du corps de la deuxième vertèbre cervicale. Les faisceaux longitudinaux et le ligament transverse constituent le ligament cruciforme de l'atlas (*lig. cruciforme atlantis*).

Les ligaments alaires (*lig. alaria*) (**10**) sont des ligaments pairs, tendus de la dent de l'axis aux bords latéraux du foramen magnum. Ils ont une fonction de protection en réduisant les mouvements de rotation trop grands entre l'axis et l'atlas. La *membrana tectoria* (**11**) est un ligament large et plat qui commence au clivus et descend dans le ligament longitudinal postérieur, où elle se termine.

Les membranes atlanto-occipitales antérieure et postérieure (*membrana atlanto-occipitalis anterior* [**12**] et *posterior* [**13**]) sont formées par des lames de tissu conjonctif et s'étendent respectivement des arcs antérieur et postérieur de l'atlas à l'os occipital.

14 Ligaments jaunes.
15 Ligament nuchal.
16 Articulation zygapophysaire.
17 Dure-mère (en coupe).
18 Canal du nerf hypoglosse.

I-III Première à troisième vertèbres cervicales.

Remarques cliniques. Environ 55 p. 100 des **lésions traumatiques** de la colonne cervicale comportent des atteintes neurologiques. Il faut y distinguer les lésions de l'atlas et de l'axis de celles de la 3e à la 7e vertèbre cervicale.

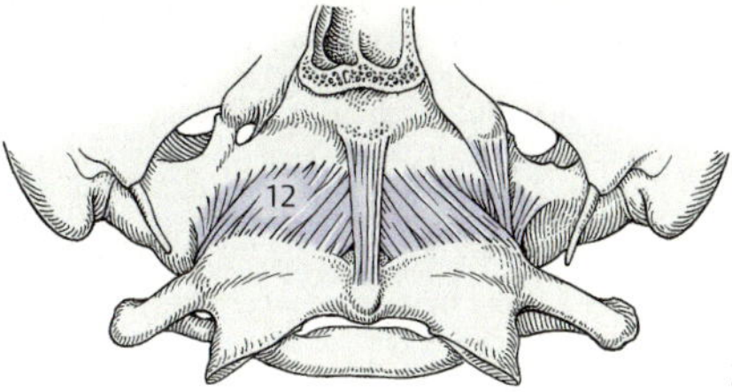

A Articulation atlanto-occipitale, vue antérieure

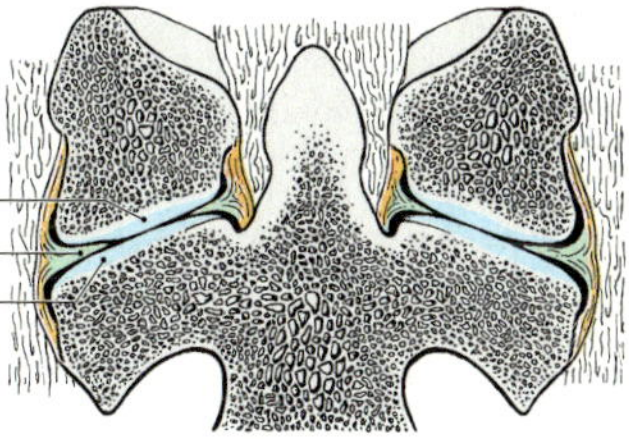

B Articulations atlanto-axoïdiennes, coupe frontale

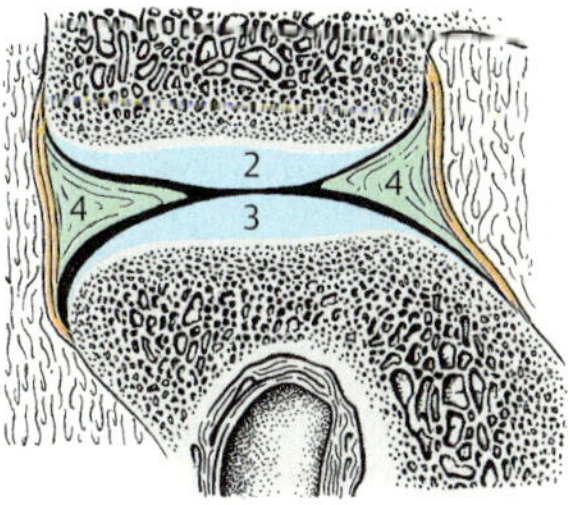

C Articulation atlanto-axoïdienne, coupe sagittale

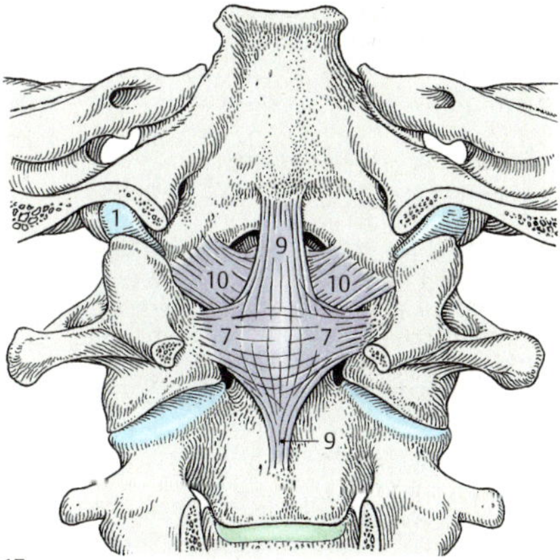

D Ligaments des articulations de la tête avec la colonne vertébrale

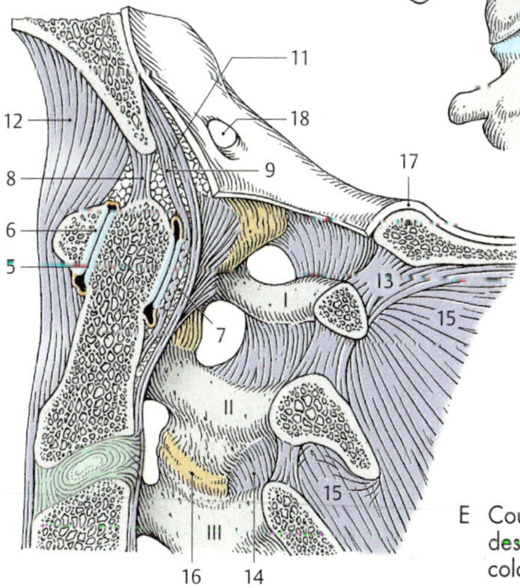

E Coupe sagittale médiane de la région des articulations de la tête avec la colonne vertébrale

Colonne vertébrale dans son ensemble (A-H)

Courbures de la colonne vertébrale

La colonne vertébrale de l'adulte présente, dans le plan sagittal, deux courbures à convexité antérieure (**lordoses**) et deux courbures à convexité postérieure (**cyphoses**).

On distingue une lordose cervicale et lombale (**1**) et une cyphose thoracique et sacrale (**2**). Le disque intervertébral situé entre la cinquième vertèbre lombale et le sacrum est souvent appelé promontoire (*promontorium*) (*voir* p. 48).

Remarques cliniques. La courbure cervicale peut se présenter de différentes façons. On en distingue trois types chez les sujets de 20 à 30 ans. La courbure habituellement décrite comme étant la **vraie lordose** (**A**) est la plus rare. Une **double lordose** (**B**) (*voir* p. 58) est plus fréquente et typique de l'adulte de la trentaine. La lordose peut faire défaut et l'on parle alors de **raideur**. D'après *Drexler*, la vraie lordose est plus rare chez les femmes ; la double lordose est retrouvée avec la même fréquence dans les deux sexes, et la forme raide est plus rare chez les hommes.

Une courbure latérale est appelée **scoliose**. Des scolioses minimes sont souvent observées radiologiquement, et les déviations par rapport à la ligne médiane sont plus fréquentes à droite qu'à gauche. La déformation la plus fréquemment observée est l'accentuation de la cyphose (cyphose de l'adolescent et du vieillard).

Les courbures de la colonne vertébrale se développent, au départ, en raison des charges entraînées par les positions debout et assise. La capacité de résistance de la colonne vertébrale dépend du degré d'ossification des vertèbres, de sorte que sa forme définitive (**D**) n'est atteinte qu'après la puberté. Chez l'enfant de 10 mois (**E**), les courbures sont présentes mais le centre de gravité (**3**) est encore situé en arrière de la colonne vertébrale. Chez le nourrisson de 3 mois (**F**), les courbures ne sont qu'ébauchées.

La colonne vertébrale de l'adulte est une tige élastique dont la mobilité est limitée par les ligaments. Chez le sujet âgé, la colonne vertébrale se modifie encore, de sorte qu'il apparaît une cyphose régulière chez le vieillard par diminution de l'épaisseur des disques intervertébraux, ce qui entraîne une réduction de la mobilité.

Mouvements de la colonne vertébrale

Les mouvements de *flexion en avant* ou *en arrière* se produisent principalement au niveau de la colonne cervicale et de la colonne lombale. La flexion en arrière est particulièrement marquée entre les vertèbres cervicales inférieures, entre la onzième vertèbre thoracique et la deuxième vertèbre lombale et entre les vertèbres lombales inférieures. En raison de la mobilité particulière de ces segments, les blessures et les lésions de la colonne vertébrale à la suite d'efforts excessifs y sont plus fréquentes. Durant la flexion en avant (bleu) ou en arrière (jaune) de la colonne cervicale (**G**) et de la colonne lombale (**H**), on peut aussi observer des modifications des disques intervertébraux car ils supportent une charge particulière. L'amplitude de la *flexion latérale* est à peu près la même dans la colonne cervicale et lombale et plus importante dans la région thoracique.

Les mouvements de *rotation* sont possibles dans la colonne thoracique et cervicale, en particulier au niveau de l'articulation atlanto-axoïdienne. La rotation de la tête s'accompagne toujours d'un mouvement dans l'articulation atlanto-axoïdienne mais aussi de la colonne cervicale et, à un moindre degré, de la colonne thoracique. Des recherches récentes (*Putz*) ont montré que des mouvements de rotation sont aussi possibles dans la colonne lombale et peuvent atteindre 3 à 7° entre deux vertèbres.

Les mouvements produits, *mouvements segmentaires* (*Junghanns*), se poursuivent par des *mouvements régionaux*. Par mouvement segmentaire, on entend l'espace de mouvement entre deux vertèbres. Le disque intervertébral avec les faces supérieure et inférieure du corps vertébral, les articulations vertébrales et leurs ligaments appartiennent à cet espace.

Les régions de mouvement sont divisées *fonctionnellement* en :

— articulations des deux premières vertèbres cervicales avec l'os occipital – 3e vertèbre cervicale ;

— 3e vertèbre cervicale – 1re et/ou 2e vertèbre thoracique ;

— 1re et/ou 2e vertèbre thoracique – 12e et/ou 11e vertèbre thoracique ;

— 12e et/ou 11e vertèbre thoracique – sacrum.

Remarques cliniques. Des limitations de mouvements, ou **blocages**, se font souvent à la 3e vertèbre cervicale (disposition des surfaces articulaires), ainsi qu'à la partie inférieure de la colonne cervicale et à la colonne lombale. Les blocages très douloureux (irritations des nerfs concernés), entraînant également la musculature, irradient souvent dans les membres. Ils peuvent être levés par des manipulations. En l'absence de traitement, des atteintes irréversibles des cartilages articulaires peuvent se produire au bout d'un certain temps.

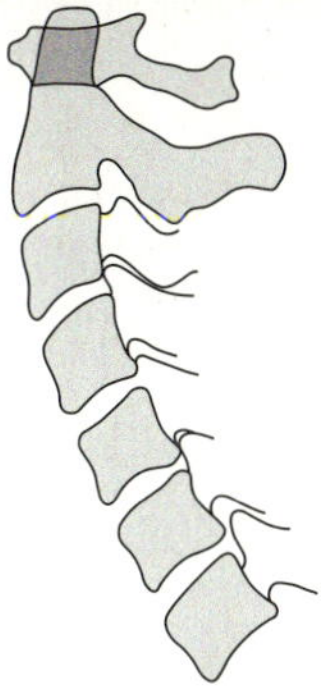

A Lordose cervicale typique (d'après une radiographie)

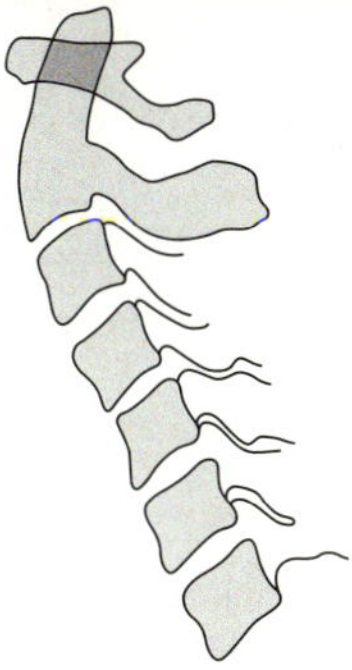

B Double lordose cervicale (d'après une radiographie)

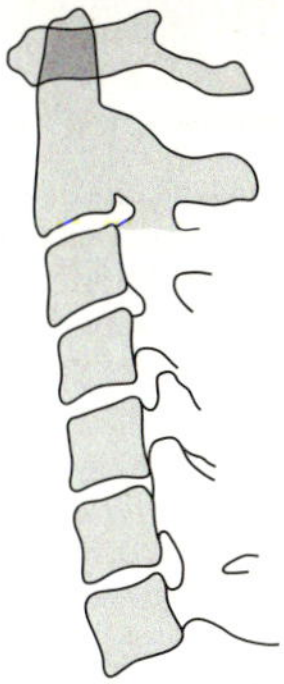

C Lordose atténuée de la colonne cervicale (d'après une radiographie)

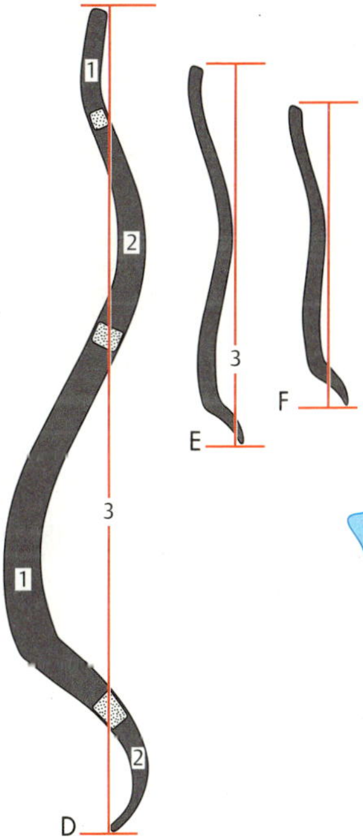

D-F Schémas des courbures à 18 ans (D), chez un enfant de 10 mois (E) et chez un nourrisson de 3 mois (F) (d'après des radiographies)

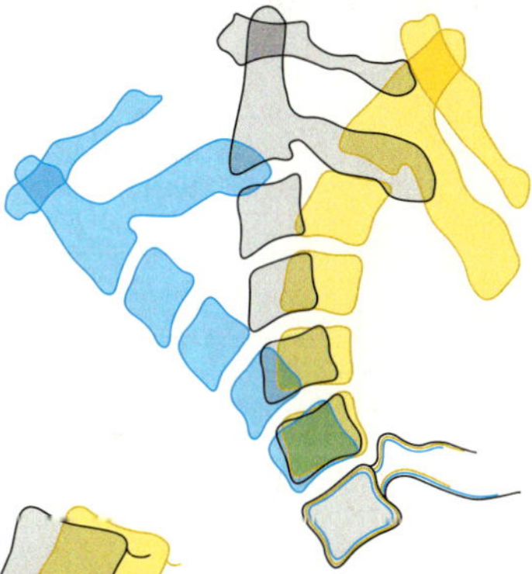

G Flexion vers l'avant et vers l'arrière de la colonne cervicale (d'après une radiographie)

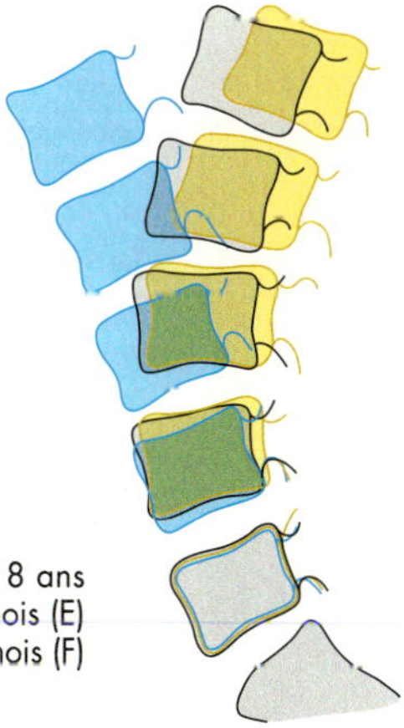

H Flexion vers l'avant et vers l'arrière de la colonne lombale (d'après une radiographie)

Cage thoracique

Côtes (A-F)

Sur chaque **côte** (*costa*), on distingue un segment osseux, l'**os costal** (*os costale*), et une extrémité antérieure cartilagineuse, le **cartilage costal** (*cartilago costalis*).

Parmi les douze paires de côtes, les sept paires supérieures sont en relation directe avec le sternum et sont appelées **vraies côtes** (*costa verae*). Les cinq paires de côtes inférieures ou **fausses côtes** (*costa spuriae*) s'articulent indirectement avec le sternum (de la huitième à la dixième) ou n'ont pas de relation avec le sternum (onzième et douzième). Les onzième et douzième côtes ou **côtes flottantes** (*costa fluctuantes*) peuvent ainsi être différenciées des autres.

Le **segment osseux** de la côte se compose d'une tête (*caput*) (**1**), d'un col (*collum*) (**2**) et d'un corps (*corpus costae*) (**3**). La limite entre le col et le corps est marquée par le tubercule de la côte (*tuberculum costae*) (**4**). Il existe une surface articulaire sur la tête et sur le tubercule costal (*facies articularis tuberculi costae*) (**5**). De la deuxième à la dixième côte, la surface articulaire de la tête de la côte (*fascies articularis capitis costae*) (**6**), est divisée en deux parties par la crête de la tête costale (*crista capitis costae*) (**7**). Le col de la plupart des côtes présente, sur son bord supérieur, la crête du col de la côte (*crista colli costae*) (**8**). L'angle de la côte (*angulus costae*) est situé latéralement et ventralement au tubercule costal. En dehors des première, onzième et douzième côtes, chaque côte présente, sur sa face inférieure, un sillon costal (*sulcus costae*).

Courbures : on distingue une courbure suivant les bords, les faces et l'axe (torsion). Pour la première côte, la courbure de ses bords est très marquée, alors que celle de ses faces n'est visible qu'avec un examen attentif. Quand on examine la face supérieure d'une côte à partir de son extrémité antérieure et qu'on la suit vers l'arrière, on constate que cette face s'oriente graduellement vers l'arrière. En plus de cette courbure, on observe une torsion dans le sens de la longueur. Cette torsion est surtout marquée au niveau des côtes moyennes. Elle manque pour les première, onzième et douzième côtes.

Le **cartilage costal hyalin** se calcifie avec l'âge, davantage chez l'homme que chez la femme (*voir* p. 70).

Particularités de certaines côtes

La **première côte** (**A**) est petite et aplatie. Au bord médial de sa face craniale, on trouve une rugosité, le tubercule du muscle scalène ventral (*tuberculum m. scaleni anterioris*) (**9**), sur lequel s'insère le muscle scalène ventral. En arrière de ce tubercule se trouve le sillon de l'artère subclavière (*sulcus a. subclaviae*) (**10**) et, en avant, pas toujours aussi bien visible, le sillon de la veine subclavière (*sulcus v. subclaviae*) (**11**).

La **deuxième côte** (**B**) possède une rugosité sur sa face supérieure, la tubérosité du muscle dentelé antérieur (*tuberositas m. serrati anterioris*) (**12**) pour l'une des digitations du muscle dentelé antérieur.

Sur les **onzième** et **douzième côtes** (**D**), le tubercule et le sillon costaux manquent. L'angle costal est peu marqué.

Dans deux tiers des cas, la dixième côte est libre, c'est-à-dire qu'elle n'a aucune relation avec la neuvième côte et, par conséquent, avec le sternum. Les sept premières côtes sont habituellement unies au sternum, quelquefois ce sont les huit premières, rarement les six premières.

■ **Variations.** Le nombre de paires de côtes est variable. Normalement, il y en a douze, mais quelquefois onze ou treize. Quand il y a treize paires, il faut penser soit à une côte cervicale (*voir* p. 36), soit à une côte lombale (*voir* p. 42).

Des anomalies de développement peuvent conduire à des **côtes fenestrées** ou en **fourchette** (**E**). Cela se rencontre surtout au niveau de la quatrième côte.

Développement (F)

Les ébauches cartilagineuses commencent à s'ossifier vers la fin du deuxième mois de vie embryonnaire suivant une direction dorso-ventrale. À la fin du quatrième mois de vie fœtale se produit un arrêt de l'ossification, et la portion ventrale de la côte reste à l'état de cartilage.

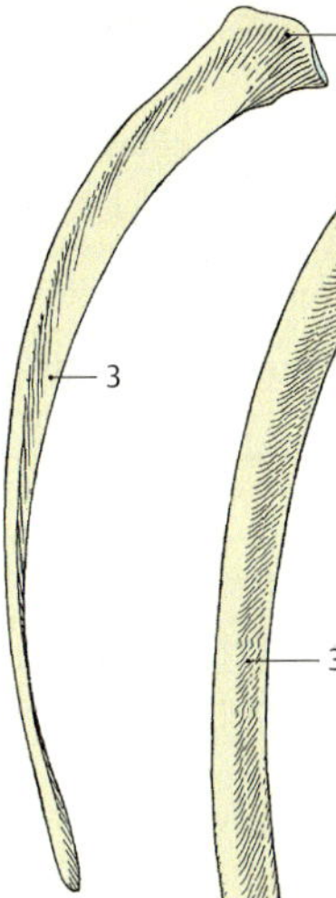

D
Douzième
côte droite,
vue supérieure

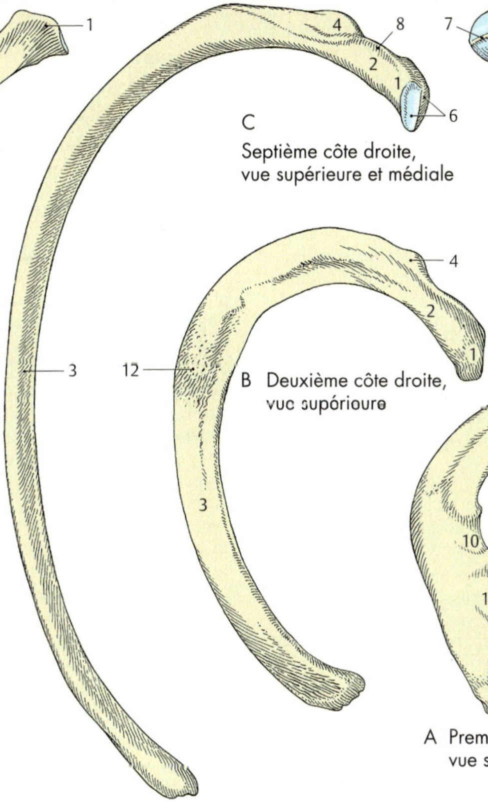

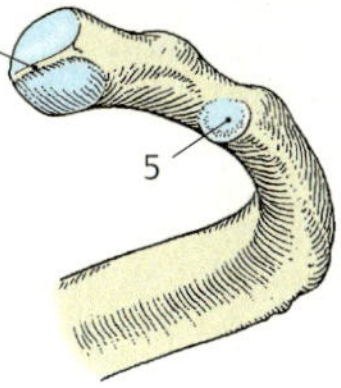

C
Septième côte droite,
vue supérieure et médiale

B Deuxième côte droite,
vue supérieure

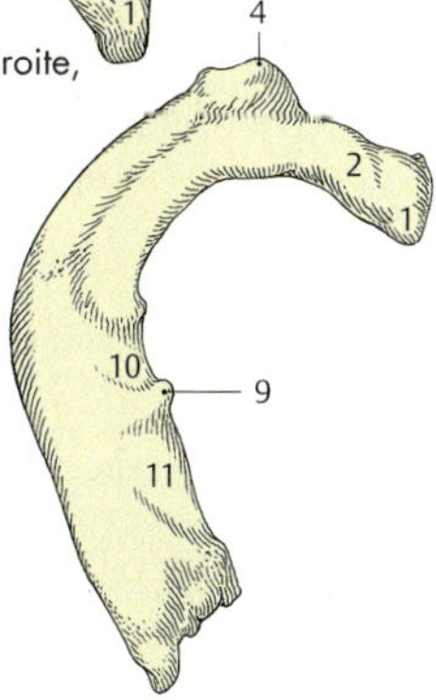

A Première côte droite,
vue supérieure

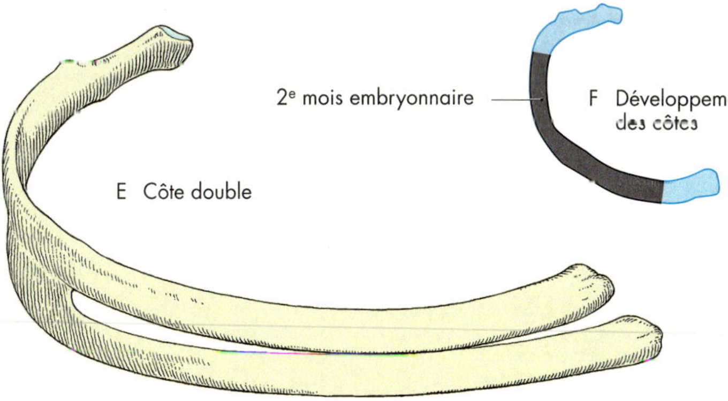

E Côte double

F Développement
des côtes

Sternum (A-F)

Le **sternum** se compose du manubrium sternal (*manubrium sterni*) (**1**), du corps (*corpus sterni*) (**2**) et du processus xiphoïde (*processus xiphoideus*) (**3**). Entre le manubrium et le corps se trouve l'angle sternal (*angulus sterni*) (**4**) ouvert en arrière. Le processus xiphoïde est cartilagineux jusqu'à la maturité et, ultérieurement, peut rester partiellement cartilagineux ou s'ossifier complètement. L'incisure jugulaire (*incisura jugularis*) (**5**) et, latéralement, les incisures claviculaires (*incisurae claviculares*) (**6**) sont situées à l'extrémité craniale du manubrium sternal. L'incisure claviculaire s'articule avec la clavicule et, un peu au-dessous de l'incisure claviculaire, l'incisure de la première côte (*incisura costalis prima*) (**7**) s'unit au cartilage de la première côte. L'incisure costale pour la deuxième côte (*incisura costalis secunda*) (**8**), pour l'articulation avec la deuxième côte, est située au niveau de l'angle sternal. Sur les bords latéraux du corps du sternum sont situées les incisures costales pour les articulations avec les côtes, de la troisième à la septième. L'incisure costale pour la septième côte est située à la jonction du corps du sternum avec le processus xiphoïde. Le manubrium sternal et le corps du sternum sont le plus souvent unis par la symphyse (synchondrose) manubrio-sternale (*symphysis* [*synchondrosis*] *manubriosternalis*) (*voir* p. 68). Il existe plus rarement une synchondrose xipho-sternale (*synchondrosis xiphosternalis*) entre le corps du sternum et le processus xiphoïde.

La forme du processus xiphoïde est variable ; il peut être uniforme, en forme de fourchette, percé d'un foramen et courbé en avant ou en arrière.

Différences sexuelles : le corps du sternum est plus long chez l'homme que chez la femme. Pour une même longueur, le corps du sternum est plus mince et plus étroit chez l'homme que chez la femme.

■ **Variations.** Très rarement, on trouve un **os suprasternal** (*ossa suprasternalia*) (**9**), aussi appelé épisternum, qui se trouve au bord cranial au niveau de l'incisure jugulaire. Une autre variation est la **fissure sternale congénitale** (*fissura sterni congenita*) (**10**), un trou dans le sternum qui correspond à une anomalie de développement.

Développement (F)

Le sternum se développe à partir de deux lames qui résultent d'une fusion longitudinale des *extrémités des ébauches costales*. Ces deux lames s'unissent ensuite. Au niveau de l'incisure jugulaire, deux *corps suprasternaux* se forment et régressent habituellement.

Dans l'ébauche cartilagineuse du sternum, l'ossification commence à partir de plusieurs noyaux d'ossification. Le premier noyau d'ossification apparaît habituellement dans le manubrium entre le troisième et le sixième mois de vie fœtale. Les autres, impairs dans la moitié supérieure du corps, sinon pairs, sont au nombre de 5 à 7 ; ils apparaissent dans la partie caudale au cours de la première année. La fusion des noyaux s'opère entre la sixième et la vingtième ou vingt-cinquième année. Des points épiphysaires secondaires peuvent apparaître dans la région de l'incisure jugulaire, qui ne fusionneront avec le manubrium que vers la fin de la troisième décennie, entre 25 et 30 ans. Dans la région du processus xiphoïde, un point d'ossification peut appaître entre la cinquième et la dixième année.

Remarques cliniques. La **ponction sternale** doit être effectuée sur la ligne médiane dans le corps du sternum, entre les deuxième et troisième côtes. Il ne faut pas ponctionner à la hauteur des articulations costo-sternales, là où sont les synchondroses. De même, il ne faut **jamais** ponctionner dans les deux tiers inférieurs du corps du sternum, où peut exister une fissure sternale entre les deux ébauches cartilagineuses (*voir* plus haut).

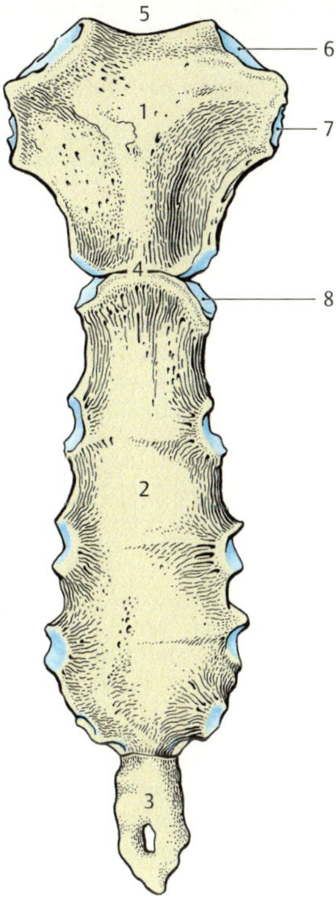

A Sternum, vue antérieure

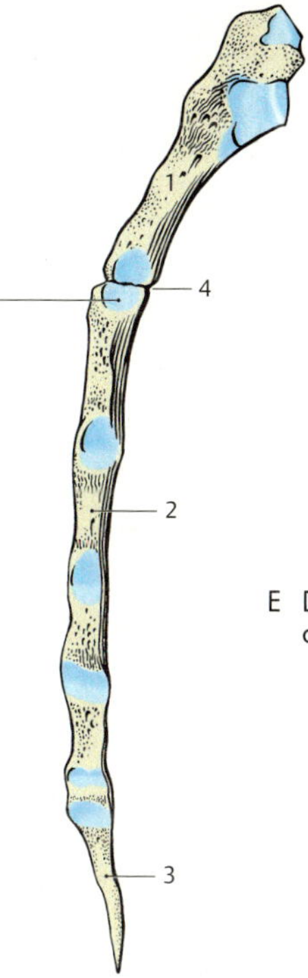

B Sternum, vue latérale

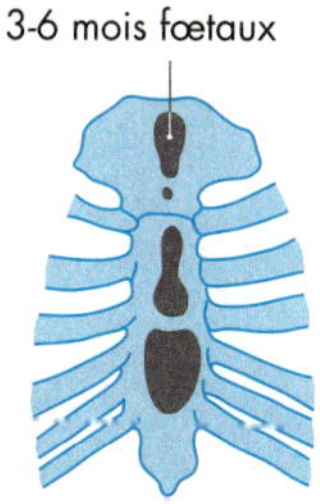

E Développement du sternum avant la naissance

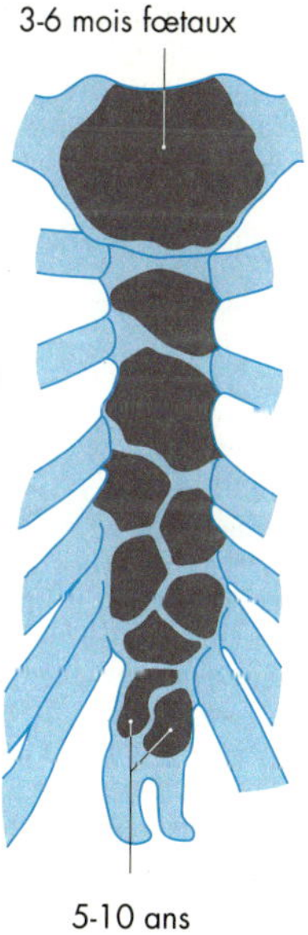

F Développement du sternum entre la cinquième et la dizième année

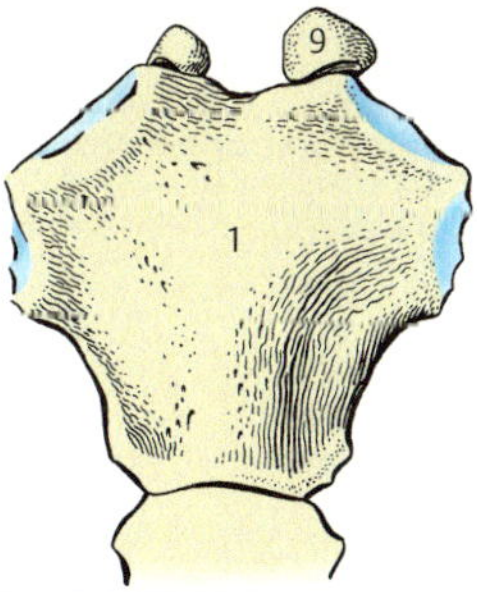

C Os suprasternal

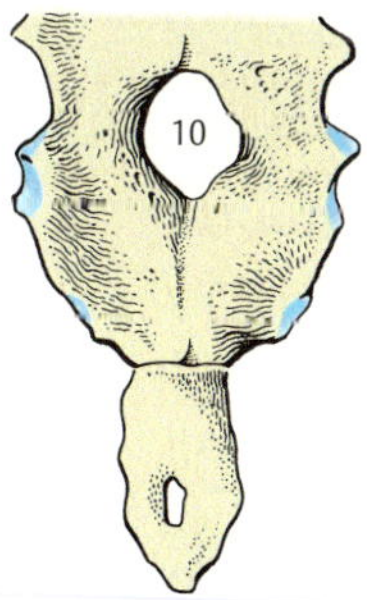

D Fissure sternale congénitale

Articulations des côtes (A-C)

La mobilité des côtes est une condition nécessaire à la respiration. Elle implique les articulations des côtes avec la colonne vertébrale et avec le sternum (diarthroses et synchondroses).

Articulations costo-vertébrales (A, B)

Articulation de la tête costale (*articulatio capitis costae*) (**1**). L'union des têtes costales avec la colonne vertébrale s'effectue par des arthrodies doubles, à l'exception des première, onzième et douzième côtes. Les côtes s'articulent respectivement avec le bord supérieur et le bord inférieur de deux vertèbres voisines, et le disque intervertébral correspondant est uni à la crête de la tête costale par le ligament intra-articulaire de la tête costale (*lig. capitis costae intra-articulare*). Le ligament radié de la tête costale (*lig. capitis costae radiatum*) (**2**) renforce la capsule articulaire.

Articulation costo-transversaire (*articulatio costotransversaria*) (**3**). En dehors des onzième et douzième côtes, les autres côtes s'articulent avec les processus transverses des vertèbres, de sorte que l'on se trouve en présence d'articulations combinées (articulation costo-vertébrale et articulation costo-transversaire). Les surfaces articulaires de l'articulation costo-transversaire sont la facette articulaire du tubercule costal (*facies articularis tuberculi costae*) et la fovea costale du processus transverse (*fovea costalis processus transversi*). Les capsules de ces articulations sont fragiles et sont renforcées par différents ligaments tels que le ligament costo-transversaire (*lig. costotransversarium*) (**4**), le ligament costo-transversaire latéral (*lig. costotransversarium laterale*) (**5**) et le ligament costo-transversaire supérieur (*lig. costotransversarium superius*) (**6**).

Au niveau de la douzième côte, il existe en plus le ligament lombo-costal (*lig. lumbocostale*) qui s'étend du processus costiforme de la première vertèbre lombale à la douzième côte.

Mouvements : au niveau de la première côte et de la sixième à la neuvième côte, il existe surtout des mouvements de glissement ; des mouvements de rotation sont possibles autour de l'axe du col de la deuxième à la cinquième côte.

Articulations sterno-costales (C)

Les articulations sterno-costales ne sont qu'en partie des diarthroses. Elles existent habituellement entre le sternum et les côtes de la deuxième à la cinquième. Des *synchondroses* (**7**) unissent la première, la sixième et la septième côte au sternum. Les articulations sterno-costales sont renforcées par des ligaments qui se terminent dans la membrane sternale (*membrana sterni*) (**8**). Parmi ces ligaments, le ligament intra-articulaire (*lig. sternocostale intra-articulare*) (**9**) est régulièrement présent dans la deuxième articulation sterno-costale. Les autres ligaments sont les ligaments radiés sterno-costaux (*lig. sternocostalia radiata*) (**10**).

Au sujet des articulations sterno-costales, notons que la côte (*voir* p. 64) se compose d'un os et d'un cartilage. L'articulation entre le sternum et la côte est située entre la partie cartilagineuse de la côte et le sternum. Cette extrémité cartilagineuse de la côte est très tôt diminuée dans son élasticité par des dépôts calcaires.

Les **articulations interchondrales** représentent une forme particulière d'articulation entre les cartilages de la sixième à la neuvième côte.

11 Symphyse manubrio-sternale.
12 Clavicule.
13 Processus xiphoïde.

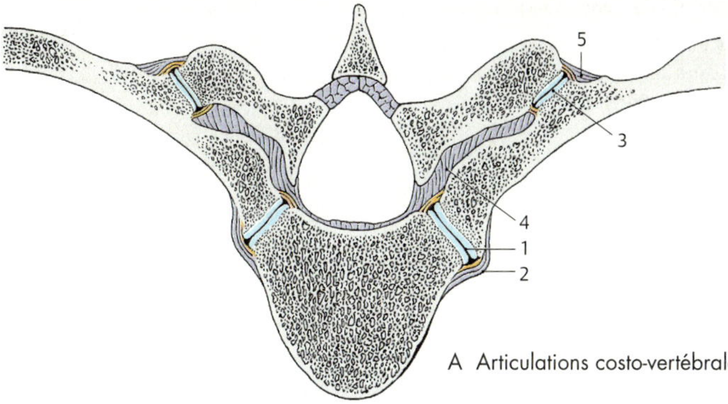

A Articulations costo-vertébrales

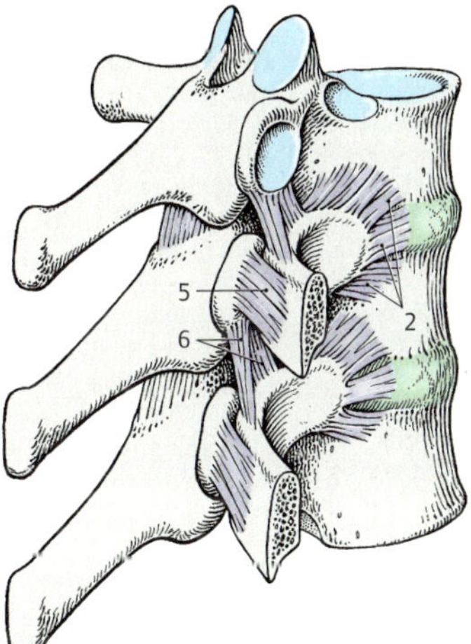

B Ligaments costo-vertébraux

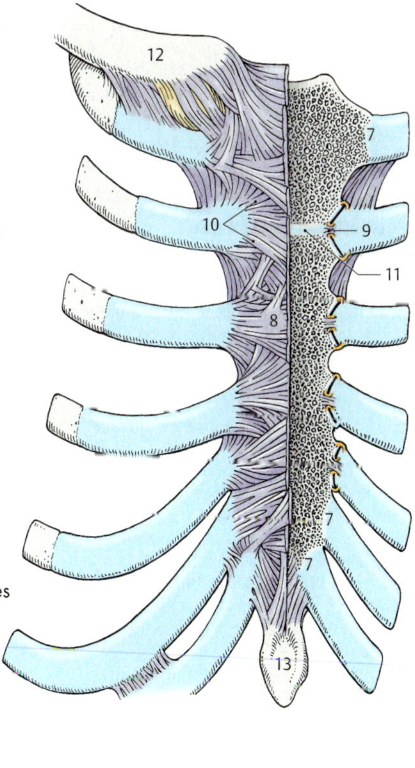

C Articulations chondro-sternales

Limites de la cage thoracique (A-D)

La **cage thoracique** (*thorax*) se compose de douze vertèbres thoraciques avec leurs disques intervertébraux, de douze paires de côtes et du sternum. La cage thoracique circonscrit la **cavité thoracique** (*cavitas thoracis*), présente une ouverture supérieure du thorax (*apertura thoracis superior*) (**1**) et une ouverture inférieure du thorax (*apertura thoracis inferior*) (**2**). Alors que l'ouverture supérieure est relativement étroite, l'ouverture inférieure est plus large. Elle est limitée par l'arc costal (*arcus costalis*) (**3**) et par le processus xiphoïde (*processus xiphoideus*) du sternum (**4**) ; l'ouverture supérieure est limitée par les deux premières côtes. L'angle entre les deux arcs costaux droit et gauche (**5**) est appelé angle infrasternal (*angulus infrasternalis*).

La coubure marquée des côtes dans la région dorsale et leur direction dorsale entre les processus transverses des vertèbres thoraciques et l'angle costal (*anguli costae*) font que la paroi thoracique postérieure est dirigée dorsalement. L'espace thoracique situé latéralement et en arrière de la colonne vertébrale est appelé sulcus ou gouttière pulmonaire (*sulcus pulmonalis*) du thorax.

Mouvements de la cage thoracique (A-D)

La cage thoracique est résistante de par son élasticité. Les mouvements de la cage thoracique résultent de la sommation de différents mouvements individuels. On distingue comme position limite ou maximale, d'une part, la **position d'expiration maximale** (**A**, **B**) et, d'autre part, la **position d'inspiration maximale** (**C**, **D**).

Lors de l'**inspiration**, il y a expansion de la cage thoracique aussi bien en direction dorso-ventrale que latérale. Cette expansion est rendue possible par : 1) la mobilité des articulations costo-vertébrales ; 2) la plasticité des cartilages costaux qui subissent une torsion ; 3) à un moindre degré, une augmentation de la cyphose de la colonne vertébrale.

Au cours de l'**expiration**, il y a affaissement des côtes et ainsi rétrécissement dans les directions dorso-ventrale et latérale. De même, la cyphose thoracique diminue. L'angle infrasternal augmente avec l'inspiration, tendant vers un angle obtu, tandis qu'il diminue avec l'expiration et devient un angle aigu.

La mobilité de la cage thoracique est réduite par l'existence de calcifications dans les cartilages costaux. La forme de la cage thoracique n'est pas déterminante pour la capacité respiratoire. La mobilité, c'est-à-dire la différence entre la position d'expiration maximale et la position d'inspiration maximale, est capitale. Les perturbations, non seulement dans le cartilage mais aussi dans les articulations, provoquent une gêne de l'ensemble de la fonction.

Les **forces de mobilité de la cage thoracique** sont dues, d'une part, aux *muscles intercostaux* (*voir* p. 82) et, d'autre part, aux muscles scalènes (*M. scaleni*) (*voir* p. 80). Les muscles intercostaux remplissent les espaces intercostaux. Il s'agit de muscles métamériques primitifs qui font partie de la musculature autonome du thorax (à laquelle appartiennent aussi le muscle transverse du thorax [*M. transversus thoracis*] et les muscles subcostaux [*M. subcostales*]). Ces muscles sont innervés par les racines ventrales des nerfs spinaux et par les nerfs intercostaux.

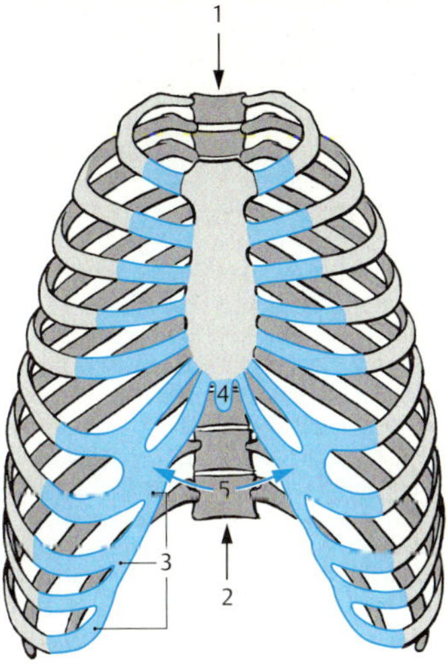

A Cage thoracique en position d'expiration, vue antérieure

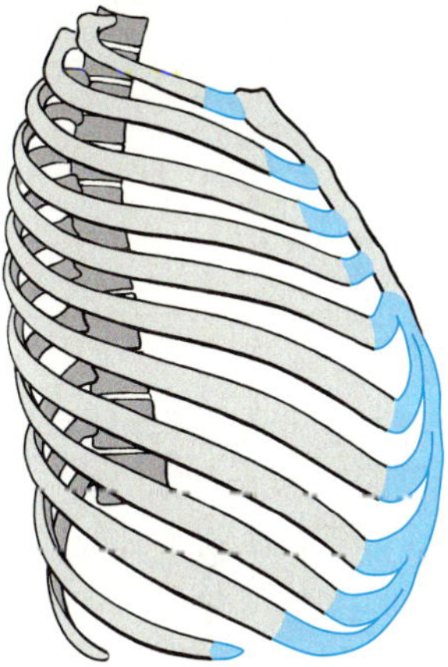

B Cage thoracique en position d'expiration, vue latérale

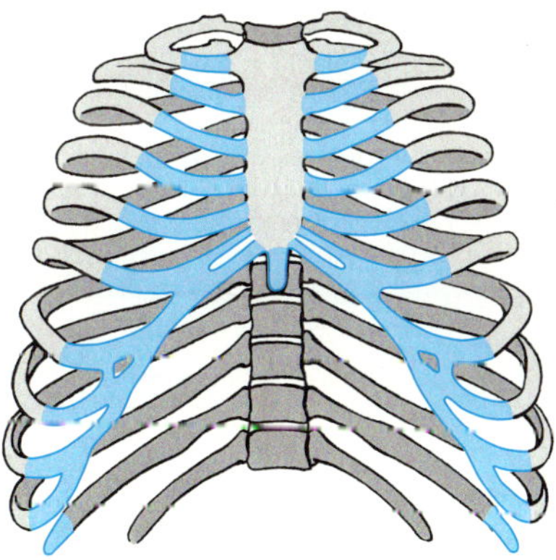

C Cage thoracique en position d'inspiration, vue antérieure

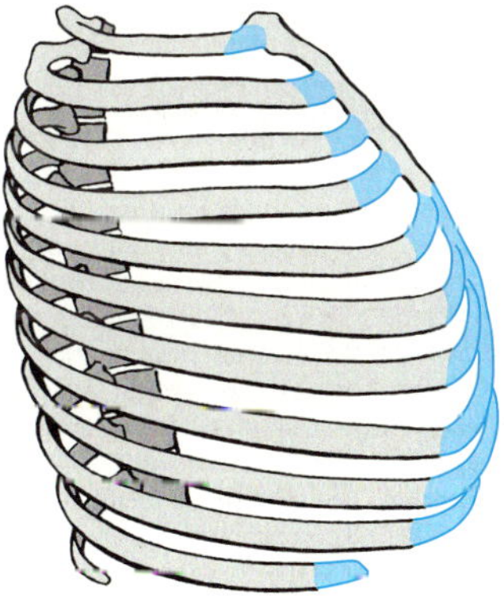

D Cage thoracique en position d'inspiration, vue latérale

Musculature propre du dos

Par musculature propre du dos, on entend *tous les muscles innervés par les rameaux dorsaux (R. dorsales) des nerfs spinaux*. Ce sont les muscles **érecteurs de la colonne vertébrale** ou **du rachis** (*erector spinae*). Chez le vivant, on voit, de chaque côté des processus épineux, deux renflements longitudinaux plus marqués dans la région lombale. Les muscles sont situés dans un canal ostéo-fibreux formé, au plan osseux, par les arcs vertébraux, les processus costiformes et les processus épineux des vertèbres. Le fascia thoraco-lombaire en constitue la paroi fibreuse postérieure et latérale (*voir* p. 78). On divise les muscles érecteurs de la colonne vertébrale en **tractus latéral superficiel** et **tractus médial profond**. Le tractus latéral s'étend du bassin jusqu'au crâne, il se compose de muscles longs. Le tractus médial (et de façon similaire le tractus latéral), est formé par un *système longitudinal* et un *système oblique*. Le système longitudinal comprend des muscles dirigés verticalement entre les processus épineux (*interspinaux*) ou les processus transverses (*intertransversaires*). Le système oblique est formé de muscles courts obliques (*transverso-spinaux*).

Tractus latéral (A, B)

Le tractus latéral (et de façon similaire le tractus médial) est divisé en muscles *intertransversaires* et *transverso-spinaux*.

Muscles intertransversaires

Le **muscle ilio-costal** (*M. iliocostalis*) (**1-3**) se compose du muscle ilio-costal des lombes (*M. iliocostalis lumborum*), du muscle ilio-costal du thorax (*M. iliocostalis thoracis*) et du muscle ilio-costal du cou (*M. iliocostalis cervicis*). Le **muscle ilio-costal des lombes** (**1**) s'étend du sacrum, de la lèvre externe de la crête iliaque (*labium externum cristae iliacae*) et du fascia thoraco-lombal jusqu'aux processus costiformes des vertèbres lombales supérieures et aux côtes inférieures (de la neuvième à la sixième). Le **muscle ilio-costal du thorax** (**2**) s'étend des côtes inférieures (de la neuvième à la sixième) aux six côtes supérieures, tandis que le **muscle ilio-costal du cou** (*M. iliocostalis cervicis*) (**3**) naît de la sixième à la troisième côte et se termine sur les processus transverses des vertèbres cervicales (de la sixième à la quatrième).

Innervation : rameaux dorsaux (*R. dorsales*) (C4-L3).

Le **muscle longissimus** (**4**, **5**, **6**) se divise en un muscle longissimus du thorax (*M. longissimus thoracis*) (**4**), un muscle longissimus du cou (*M. longissimus cervicis*) (**5**) et un muscle longissimus de la tête (*M. longissimus capitis*) (**6**). Le **muscle longissimus du thorax** naît de l'os sacrum, des processus épineux des vertèbres lombales et des processus transverses des vertèbres thoraciques inférieures jusqu'à la première ou deuxième côte. Il possède des insertions médiales et latérales. Médialement, il s'insère sur les processus accessoires (*processus accessorii*) (**7**) des vertèbres lombales et sur les processus transverses (*processus transversi*) (**8**) des vertèbres thoraciques. Latéralement, il s'insère sur les côtes, sur les processus costiformes (*processus costales*) (**9**) des vertèbres lombales ainsi que sur la lame profonde du fascia thoraco-lombaire. Le **muscle longissimus du cou** prend son origine sur les processus transverses des six vertèbres thoraciques supérieures et se termine sur les tubercules postérieurs des processus transverses des vertèbres cervicales (de la cinquième à la deuxième). Le **muscle longissimus de la tête** naît des processus transverses des vertèbres thoraciques supérieures, de la cinquième à la troisième, et des trois vertèbres cervicales inférieures, et il s'insère sur le processus mastoïde (*processus mastoideus*) (**10**).

Innervation : rameaux dorsaux (C2-L5).

Muscles transverso-spinaux

Le **muscle splénius du cou** (*M. splenius cervicis*) (**11**) naît des processus épineux des vertèbres thoraciques (de la sixième à la quatrième, parfois de la cinquième et/ou de la troisième) et se termine sur les processus transverses de la première et de la deuxième vertèbre cervicale.

Le **muscle splénius de la tête** (*M. splenius capitis*) (**12**) naît des processus épineux des trois vertèbres cervicales thoraciques supérieures et des quatre vertèbres cervicales inférieures. Il se termine sur le processus mastoïde (*processus mastoideus*) (**10**).

Innervation : rameaux dorsaux (C1-C8).

Les actions de tous ces muscles se complètent. Alors que les deux premiers sont essentiellement responsables du redressement du corps, une contraction unilatérale des muscles splénius induit une rotation ipsi-latérale de la tête ; ils ont aussi une fonction de coopération avec les autres muscles. Au niveau du thorax et de la région lombale, la musculature est maintenue par le fascia thoraco-lombaire.

■ **Variations.** On note fréquemment une augmentation ou une diminution du nombre des insertions musculaires.

I-XII : côtes 1 à 12.
13 Aponévrose des muscles érecteurs spinaux.

Pour les **muscles élévateurs des côtes**, *voir* p. 78.

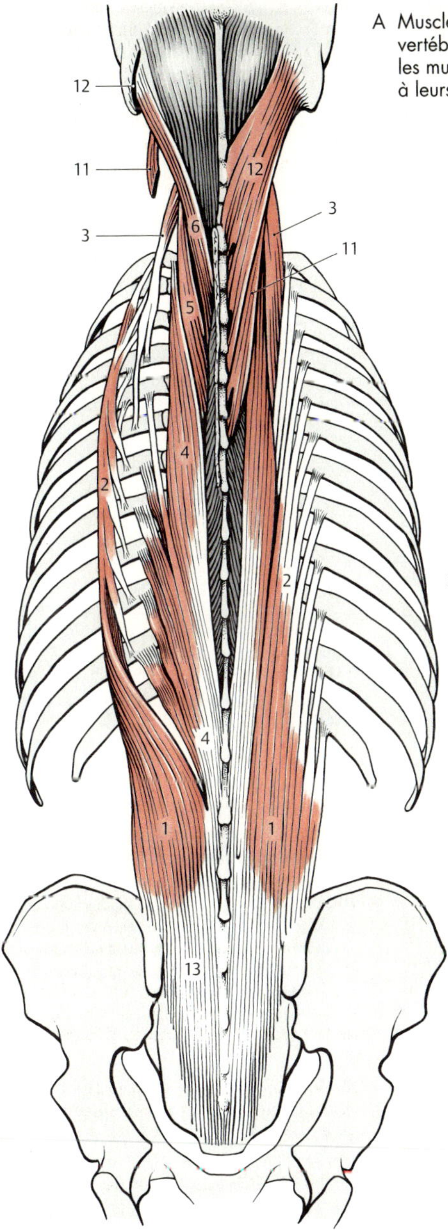

A Muscles érecteurs de la colonne vertébrale, tractus latéral (à gauche, les muscles splénius ont été sectionnés à leurs extrémités)

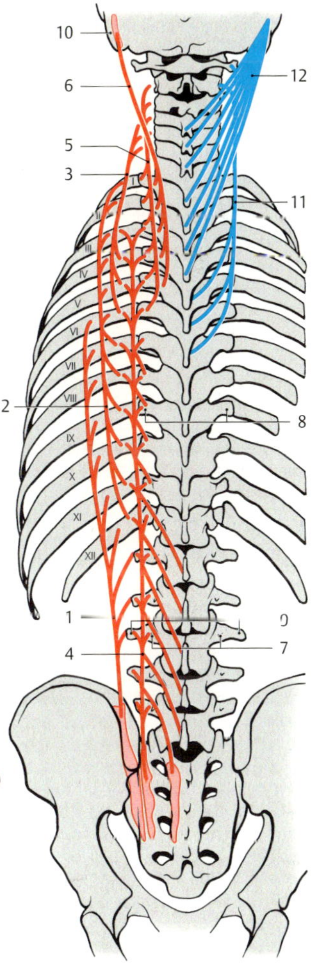

B Schéma (origine, trajet et terminaison des muscles)

Musculature propre du dos (suite)

Tractus médial (A-C)

Système longitudinal

Les **muscles interépineux** (*M. interspinales*) sont segmentaires et se situent au voisinage des vertèbres cervicales et lombales. Au niveau du thorax, ils manquent, sauf entre la première et la deuxième ainsi qu'entre la deuxième et la troisième, la onzième et la douzième, de même qu'entre la douzième vertèbre thoracique et la première vertèbre lombale. Ils relient les processus épineux de deux vertèbres voisines. On trouve de chaque côté : six **muscles interépineux du cou** *(M. interspinales cervicis)* (**1**) ; quatre **muscles interépineux du thorax** (*M. interspinales thoracis*) (**2**) ; cinq **muscles interépineux des lombes** (*M. interspinales lumborum*) (**3**).

Innervation : rameaux dorsaux (C1-T3 et T11-L5).

Latéralement aux muscles interépineux se trouvent les **muscles intertransversaires** (*M. intertransversarii*). Les **muscles intertransversaires postérieurs du cou** (*M. intertransversarii posteriores cervicis*) (**4**) unissent les tubercules postérieurs des processus transverses de deux vertèbres cervicales voisines (de la deuxième à la septième).

Innervation : rameaux dorsaux (C1-C6).

Les quatre **muscles intertransversaires médiaux des lombes** *(M. intertransversarii mediales lumborum)* (**5**) unissent les tubercules mamillaires des processus transverses, mais aussi accessoires, de deux vertèbres lombales voisines.

Innervation : rameaux dorsaux (L1-L4).

Le **muscle épineux** (*M. spinalis*) se divise en un muscle épineux du thorax (*M. spinalis thoracis*), du cou (*cervicis*) et de la tête (*capitis*). Le muscle épineux de la tête n'existe que rarement. Les fibres du **muscle épineux du thorax** (*M. spinalis thoracis*) (**6**) naissent des processus épineux de la troisième vertèbre lombale à la dixième vertèbre thoracique. Elles se terminent sur les processus épineux des vertèbres thoraciques (de la huitième à la deuxième) ; les fibres les plus internes provenant des vertèbres thoraciques (de la dixième à la huitième) sont les plus courtes. Le **muscle épineux du cou** (*M. spinalis cervicis*) (**7**) naît par des fibres des processus épineux de la deuxième vertèbre thoracique à la sixième vertèbre cervicale. Il se termine sur les processus épineux des vertèbres cervicales, de la quatrième à la deuxième.

Innervation : rameaux dorsaux (C2-T10).

Système oblique

Les **muscles courts rotateurs** (*M. rotatores brevi*) (**8**) et **longs rotateurs** (*rotatores longi*) du **cou** (*cervicis*), du **thorax** (*thoracis*) (**9**) et des **lombes** (*lumborum*) sont surtout rencontrés dans la région thoracique. Ils naissent des processus transverses et se rendent au processus épineux de la vertèbre sus-jacente ou de la vertèbre supérieure et s'insèrent à leur base.

Innervation : rameaux dorsaux (T1-T11).

Les **muscles multifides** (*M. multifidi*) (**10**) se divisent en un **muscle multifide des lombes** (*M. multifidus lumborum*), du **thorax** (*thoracis*) et du **cou** (*cervicis*). Ils s'étendent depuis le sacrum jusqu'à la deuxième vertèbre cervicale ; le muscle multifide des lombes étant le plus volumineux. Les faisceaux musculaires naissent du fascia de recouvrement du muscle longissimus, de la face dorsale de l'os sacrum, des processus mamillaires des vertèbres lombales, des processus transverses des vertèbres thoraciques et des processus articulaires des vertèbres cervicales (de la septième à la quatrième). Les corps musculaires enjambent deux à quatre vertèbres et se terminent sur les processus épineux des vertèbres sus-jacentes.

Innervation : rameaux dorsaux (C3-S4).

Latéralement au muscle multifide, le **muscle semi-épineux** (*M. semispinalis*) se divise en une partie thoracique, cervicale et pour la tête. Les faisceaux musculaires enjambent cinq vertèbres ou plus. Les fibres du **muscle semi-épineux du thorax** (*M. semispinalis thoracis*) et du **cou** (*cervicis*) (**11**) naissent des processus transverses de toutes les vertèbres thoraciques. Elles s'insèrent sur les processus épineux des six vertèbres thoraciques supérieures et des quatre vertèbres cervicales inférieures. Le **muscle semi-épineux de la tête** (*M. semispinalis capitis*) (**12**), qui est le plus puissant des muscles de la nuque, naît des processus transverses des vertèbres thoraciques supérieures (de la septième à la quatrième) et des processus articulaires des cinq vertèbres cervicales inférieures. Il s'insère entre la ligne nuchale inférieure et la ligne nuchale supérieure.

Innervation : rameaux dorsaux (T4-T6, C3-C6 et C1-C5).

Les muscles qui appartiennent au système longitudinal sont extenseurs quand ils sont stimulés bilatéralement et fléchisseurs latéraux quand ils sont stimulés unilatéralement. Les muscles du système oblique sont rotateurs en cas de stimulation unilatérale et extenseurs en cas de stimulation bilatérale.

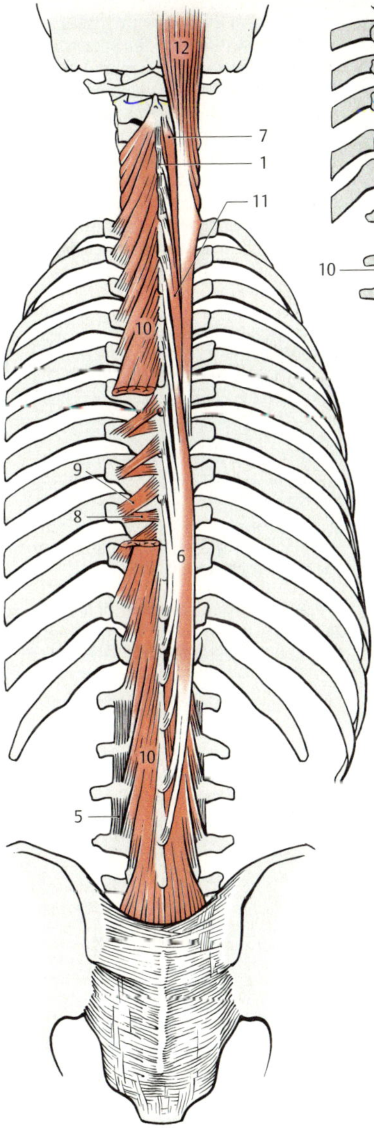

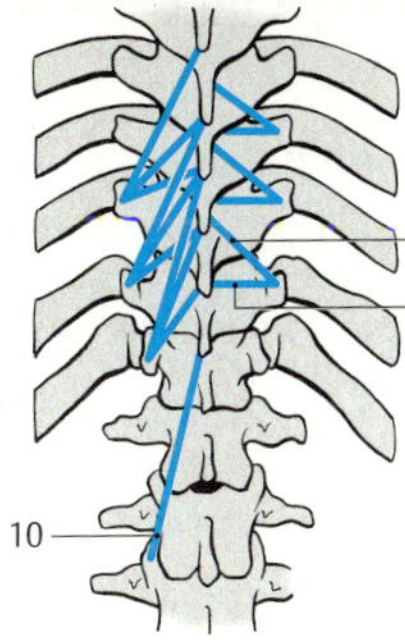

C Schéma (origine, trajet et terminaison des muscles du système oblique)

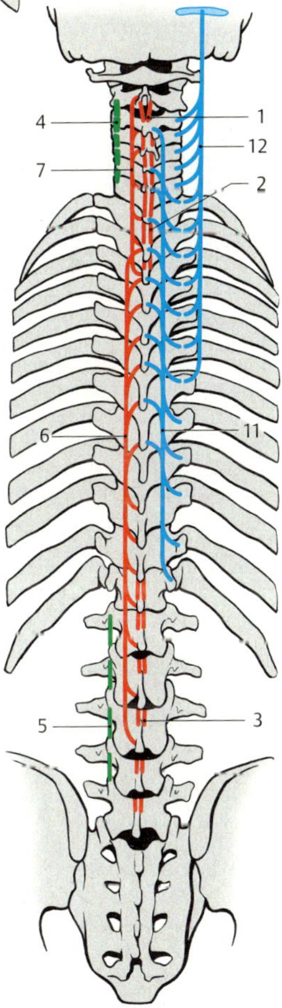

A Muscles érecteurs de la colonne vertébrale, tractus médial (à gauche est représenté le système oblique et le muscle multifide est écarté pour montrer les muscles rotateurs)

B Schéma (origine, trajet et terminaison des muscles du système longitudinal)

Musculature propre du dos (suite)

Muscles courts de la nuque (A-B)

Les muscles courts et pairs de la nuque — le muscle petit droit dorsal de la tête (*M. rectus capitis posterior minor*), le muscle grand droit dorsal de la tête (*M. rectus capitis posterior major*), le muscle oblique cranial de la tête (*M. obliquus capitis superior*) et le muscle oblique caudal de la tête (*M. obliquus capitis inferior*) — appartiennent à la musculature longitudinale du dos. En dehors du muscle oblique caudal de la tête, ils appartiennent au système longitudinal. Les deux muscles droits dérivent des muscles interspinaux et le muscle oblique caudal d'un muscle intertransversaire.

Les deux autres muscles courts — le muscle droit latéral de la tête (*M. rectus capitis lateralis*) et le muscle droit antérieur de la tête (*M. rectus capitis anterior*) — n'appartiennent pas à la musculature propre du dos. Le muscle droit latéral de la tête fait partie de la musculature ventro-latérale (*voir* p. 78). Le muscle droit antérieur de la tête est un muscle prévertébral (*voir* p. 80).

Le **muscle petit droit dorsal de la tête** (**1**) naît du tubercule caudal de l'atlas (*tuberculum posterius atlantis*) et se dirige cranialement en prenant une forme d'éventail. Il se termine sur la partie médiale de la ligne nuchale inférieure (*linea nuchae inferior*). La partie latérale de son insertion est recouverte par le muscle grand droit dorsal de la tête.

Le **muscle grand droit dorsal de la tête** (**2**) naît du processus épineux de la deuxième vertèbre cervicale et s'insère latéralement au muscle petit droit dorsal de la tête sur la ligne nuchale inférieure. Ce muscle suit la direction du muscle petit droit dorsal de la tête.

Le **muscle oblique cranial de la tête** (**3**) prend son origine sur le processus transverse de l'atlas (*processus transversus atlantis*). Il s'insère sur l'os occipital un peu au-dessus et latéralement au muscle grand droit dorsal de la tête.

Le **muscle oblique caudal de la tête** (**4**) s'étend du processus épineux (*processus spinosus*) de la deuxième vertèbre cervicale au processus transverse de l'atlas.

Fonction : tous ces muscles courts de la nuque agissent sur les articulations de la tête. La stimulation bilatérale des muscles droits et des muscles obliques entraîne une inclinaison de la tête en arrière. La contraction unilatérale du muscle oblique cranial de la tête fléchit la tête latéralement. Une rotation latérale de la tête est due à l'action combinée des muscles grand droit dorsal de la tête et oblique caudal de la tête.

Innervation : nerf suboccipital (*N. suboccipitalis*) (C1).

Remarques cliniques. Le **trigone de l'artère vertébrale** (*trigonum a. vertebralis*) est limité par les muscles grand droit dorsal de la tête, oblique cranial et oblique caudal de la tête. C'est là que l'on recherche l'artère vertébrale cheminant sur l'arc dorsal de l'atlas (*voir* p. 346). Entre l'artère et l'arc dorsal de l'atlas se trouve le premier nerf cervical dont le rameau dorsal, le nerf suboccipital (*voir* p. 346 et Tome 3), se rend aux muscles précédemment décrits. À propos de la **ponction sous-occipitale**, *voir* p. 346.

Variations. Le muscle petit droit dorsal de la tête peut ne pas exister ou être très petit d'un côté. Le muscle grand droit dorsal de la tête peut aussi manquer ; parfois, il est divisé en deux.

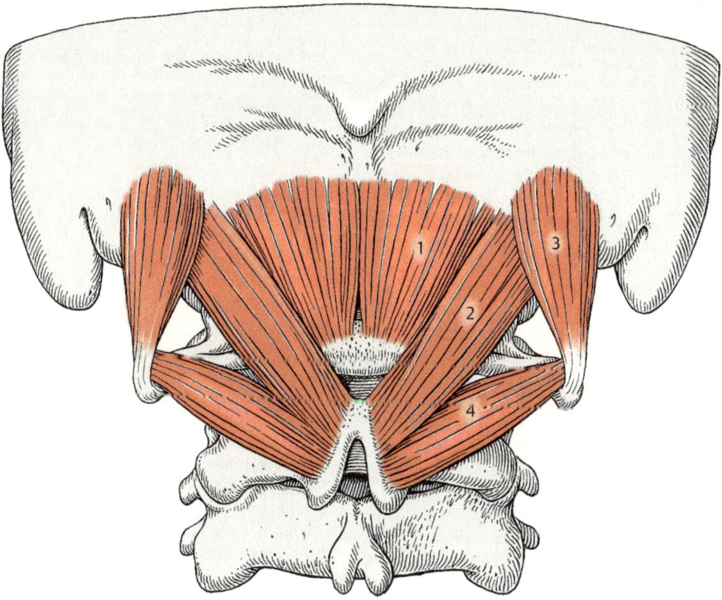

A Muscles courts de la nuque

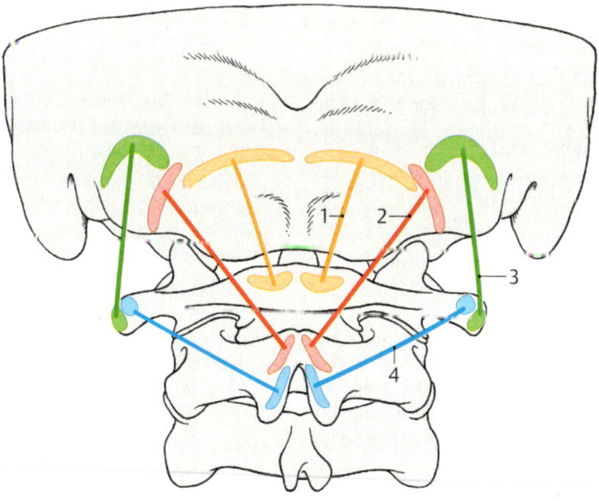

B Schéma (origine, trajet et terminaison des muscles)

Parois du corps

Fascia thoraco-lombaire (A, B)

Le **fascia thoraco-lombaire** (*fascia thoracolumbalis*) (**1**), fibreux, complète le canal ostéo-fibreux formé par la colonne vertébrale et les faces postérieures des côtes. *Il enveloppe l'ensemble de la musculature propre du dos* (**2**) *et se compose de trois feuillets*. La **lame superficielle** (= **postérieure**) (*lamina superficialis* [= *posterior*]) (**3**) est unie dans la région sacrale, au tendon du muscle érecteur du rachis (*M. erector spinae*). En s'élevant, il devient plus mince et sert d'origine au muscle grand dorsal (*M. latissimus dorsi*) (**4**) et au muscle dentelé postérieur et inférieur (*M. serratus posterior inferior*) (**5**). Dans la région du cou, où il devient très mince, il sépare les muscles splénius de la tête (*M. splenius capitis*) et splénius du cou (*M. splenius cervicis*) des muscles trapèze (*M. trapezius*) (**6**) et rhomboïdes (*M. rhomboidei*) et se poursuit, plus haut, par le fascia nuchal (*fascia nuchae*) (**7**).

La **lame profonde** (= **antérieure**) (*lamina profunda* [= *anterior*]) (**8**), qui vient des processus costiformes des vertèbres lombales (**9**), sépare dans la région lombale la musculature du dos (**2**) de la musculature de la paroi ventro-latérale du tronc.

Du feuillet profond, qui s'étend jusqu'à la crête iliaque (crista iliaca), naissent le muscle oblique interne de l'abdomen (*M. obliquus internus abdominis*) (**10**) et le muscle transverse de l'abdomen (*M. transversus abdominis*) (**11**). La **lame moyenne** (*lamina media*) est située dans la musculature propre du dos.

Le fascia nuchal (7) se continue latéralement et en avant par le fascia cervical superficiel (*fascia cervicalis superficialis*) (*voir* p. 331). Au milieu du fascia nuchal se trouve le ligament nuchal (*lig. nuchae*).

Musculature ventro-latérale (A)

Les muscles décrits ici sont innervés par les rameaux ventraux des nerfs spinaux et ont migré au cours du développement dans la région dorsale.

Le **muscle droit latéral de la tête** (*M. rectus capitis lateralis*) s'étend du processus transverse de l'atlas au processus jugulaire de l'os occipital et correspond ontogénétiquement à un muscle intertransversaire ventral (*M. intertransversarius anterior*). Il participe à l'inclinaison latérale de la tête.

Innervation : C1.

Les **muscles intertransversaires ventraux du cou** (*M. intertransversarii anteriores cervicis*) sont formés de six petits faisceaux tendus entre les tubercules ventraux des processus transverses des vertèbres cervicales.

Innervation : C2-C6.

Les **muscles intertransversaires latéraux des lombes** (*M. intertransversarii laterales lumborum*) se composent de 5 ou 6 muscles, tendus entre les processus transverses (costiformes) des vertèbres lombales.

Innervation : L1-L4.

Les **muscles élévateurs des côtes** (*M. levatores costarum*) naissent des processus transverses de la septième vertèbre cervicale et des onze premières thoraciques. Ils atteignent l'angle de la côte (*anguli costarum*) sous-jacente (**muscles courts élévateurs des côtes** [*M. levatores costarum breves*]) ou de la côte sous-jacente suivante (**muscles longs élévateurs des côtes** [*M. levatores costarum longi*]). Ils participent à la rotation de la colonne vertébrale.

D'après *Streubl*, ils sont innervés par les rameaux dorsaux des nerfs spinaux et doivent être classés dans le tractus latéral des muscles propres du dos.

Innervation : rameaux dorsaux des nerfs spinaux.

Le **muscle dentelé postérieur et supérieur** (*M. serratus posterior superior*) (**12**) naît du processus épineux des deux dernières vertèbres cervicales et des deux premières vertèbres thoraciques ; il se termine sur les côtes de la deuxième à la cinquième. Il relève les côtes.

Innervation : nerfs intercostaux (T1-T4).

Le **muscle dentelé postérieur et inférieur** (*M. serratus posterior inferior*) (**5**) naît du fascia thoraco-lombal au niveau de la douzième vertèbre thoracique et des trois premières vertèbres lombales ; il atteint le plus souvent, par quatre digitations, les côtes de la douzième à la neuvième. Il abaisse les côtes.

Innervation : nerfs intercostaux (*N. intercostales*) (T9-T12).

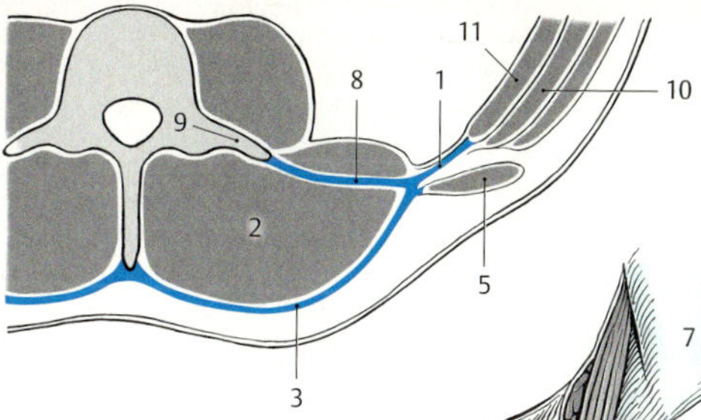

B Fascia thoraco-lombaire en coupe

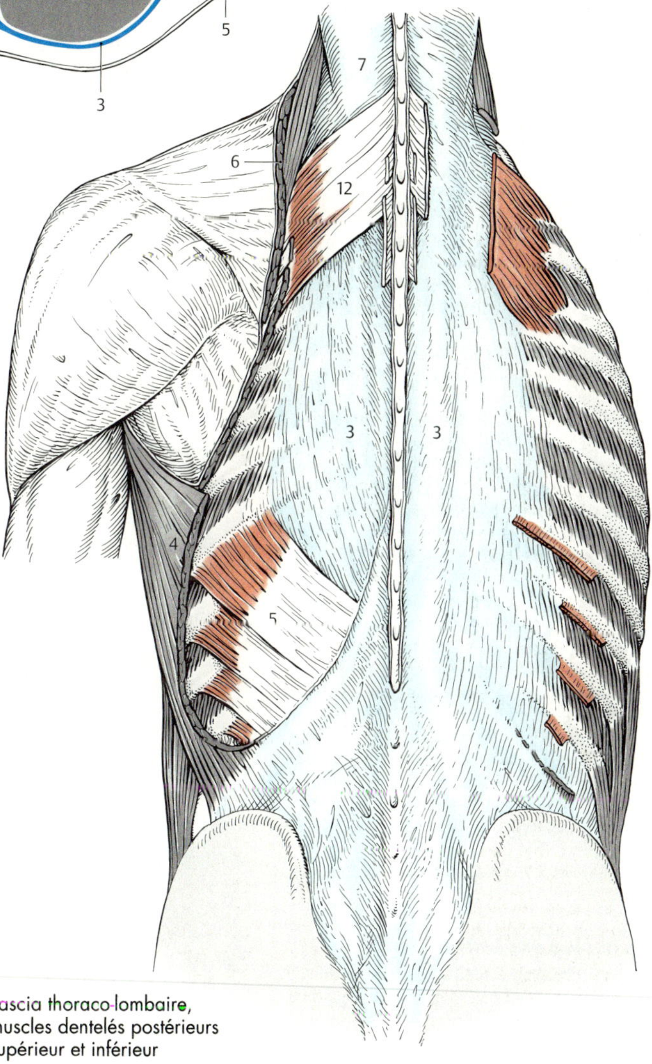

A Fascia thoraco-lombaire, muscles dentelés postérieurs supérieur et inférieur

Muscles prévertébraux (A, B)

Les muscles droit ventral de la tête (*M. rectus capitis anterior*), long de la tête (*M. longus capitis*) et long du cou (*M. longus colli*) appartiennent aux muscles prévertébraux.

Le **muscle droit ventral de la tête** (*M. rectus capitis anterior*) (**1**) naît de la masse latérale de l'atlas (*massa lateralis atlantis*) (**2**) et se termine sur la partie basilaire de l'os occipital (*pars basilaris ossis occipitalis*) (**3**). Il participe à la flexion de la tête.

Innervation : plexus cervical (*plexus cervicalis*) (C1).

Le **muscle long de la tête** (*M. longus capitis*) (**4**) naît du tubercule antérieur des processus transverses des vertèbres cervicales de C3 à C6 (**5**), se dirige vers le haut et se termine sur la partie basilaire de l'os occipital (**6**). Les deux muscles longs de la tête fléchissent la tête. La contraction unilatérale induit une inclinaison latérale de la tête.

Innervation : plexus cervical (C1-C4).

Le **muscle long du cou** (*M. longus colli*) (**7**) se compose de trois parties qui lui donnent une forme triangulaire. Ses **faisceaux latéraux et supérieurs** (**8**) naissent des tubercules antérieurs des processus transverses des vertèbres cervicales de C5 à C2 (**9**) et se terminent sur le tubercule antérieur de l'atlas (**10**). Ses **faisceaux latéraux et inférieurs** (**11**) naissent des corps vertébraux des vertèbres thoraciques de T1 à T3 (**12**) et se terminent sur le tubercule antérieur du processus transverse de la sixième vertèbre cervicale (**13**). Les **faisceaux médiaux** (**14**) s'étendent des corps vertébraux des vertèbres thoraciques supérieures et cervicales inférieures (**15**) aux corps vertébraux des vertèbres cervicales supérieures (**16**). La contraction unilatérale du muscle fléchit et tourne la colonne vertébrale cervicale. La contraction des deux muscles longs du cou fléchit la colonne cervicale. Les études électromyographiques ont montré que le muscle homolatéral participe à l'inclinaison latérale et aussi à la rotation de la colonne vertébrale cervicale.

Innervation : plexus cervical et brachial (C2-C8).

Muscles scalènes (A, B)

Les **muscles scalènes** (*M. scaleni*) prolongent la musculature intercostale cranialement et naissent des vestiges costaux des vertèbres cervicales. Ils sont, pour la respiration calme, les muscles les plus importants car ils élèvent la première et la deuxième côte et, ainsi, la partie supérieure du thorax. Leur action est renforcée par la courbure postérieure du cou. Leur contraction unilatérale entraîne une inclinaison latérale de la colonne vertébrale cervicale. La variation la plus fréquente est l'existence d'un muscle petit scalène (*M. scalenus minimus*), qui s'insère sur la septième vertèbre cervicale avec le muscle scalène moyen et se termine sur le dôme pleural.

Le **muscle scalène ventral** (**antérieur**) (*M. scalenus anterior*) (**17**) s'insère sur les tubercules antérieurs des processus transverses des vertèbres cervicales (C3) C4 à C6 (**18**) et se termine sur le tubercule du muscle scalène antérieur (*tuberculum m. scaleni anterioris*) (**19**) de la première côte.

Innervation : plexus brachial (plexus brachialis) (C5-C7).

Le **muscle scalène moyen** (*M. scalenus medius*) (**20**) naît des tubercules postérieurs des processus transverses des vertèbres cervicales (C1) C2 à C7 (**21**). Il s'insère sur la première côte et sur la membrane intercostale externe (*membrana intercostalis externa*) du premier espace intercostal (**22**). Il peut parfois atteindre la deuxième côte. L'insertion sur la première côte est située en arrière du sillon de l'artère subclavière (*sulcus a. subclaviae*).

Innervation : plexus cervical et brachial (C4-C8).

Le **muscle scalène dorsal** (**postérieur**) (*M. scalenus posterior*) (**23**) s'insère sur les tubercules postérieurs des processus transverses des vertèbres cervicales de C5 à C7 (**24**) et se termine sur la deuxième côte, parfois sur la troisième (**25**). Il peut ne pas exister.

Innervation : plexus brachial (C7-C8).

Le **muscle petit scalène** (*M. scalenus minimus*) peut exister dans un tiers des cas. Il naît du tubercule antérieur de la septième vertèbre cervicale et se termine sur le dôme pleural et la première côte. Quand ces muscles manquent, ils sont remplacés par une membrane suprapleurale (*lig. transverso-cupulare*) (*Hayek*).

Innervation : plexus brachial (C8).

Remarques cliniques. Entre les muscles scalènes ventral et moyen se trouve le **défilé des scalènes** (**26**) ou « triangle inter-scalénique ». Au travers de ce défilé passent le plexus brachial (*voir* p. 360 et Tome 3) et l'artère subclavière. Ils peuvent être comprimés entre la côte et la clavicule lors de la rétroversion du bras.

Le **trigone scaléno-vertébral** (*trigonum scalenovertebrale*) (**27**) est situé entre le muscle long du cou et le muscle scalène antérieur (*voir* p. 366).

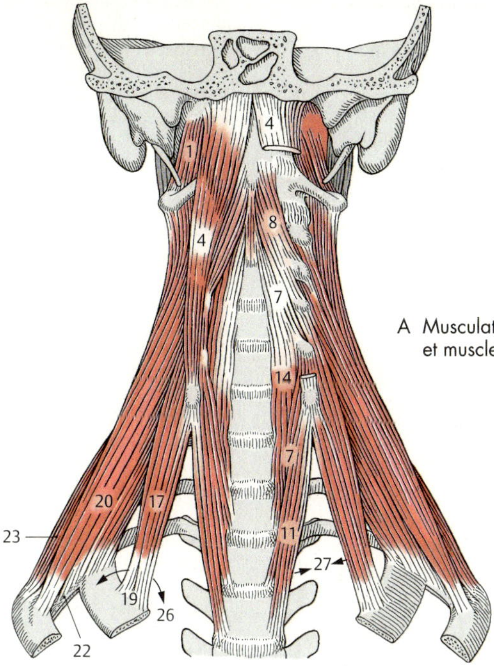

A Musculature prévertébrale et muscles scalènes

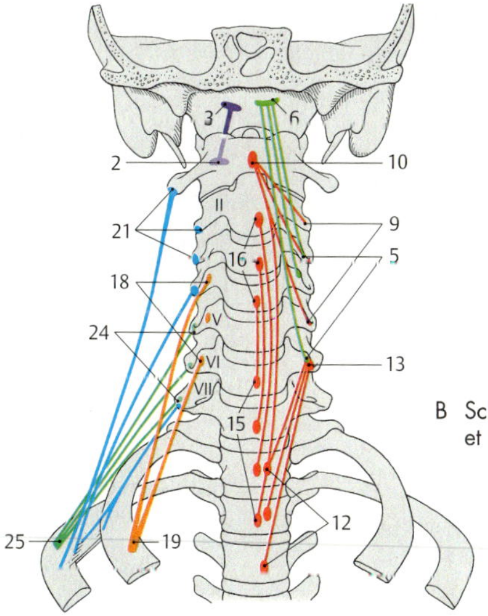

B Schéma (origine, trajet et insertions des muscles)

Muscles du thorax

Muscles intercostaux (A-D)

En dehors des muscles scalènes (*M. scaleni*), la musculature intercostale est nécessaire aux mouvements de la cage thoracique.

On distingue :

— les muscles intercostaux externes (*M. intercostales externi*) ;

— les muscles intercostaux internes (*M. intercostales interni*) ;

— les muscles subcostaux (*M. subcostales*) ;

— le muscle transverse du thorax (*M. transversus thoracis*).

Les **muscles intercostaux externes** (*M. intercostalis externi*) (**1**) sont tendus des tubercules des côtes (*tubercula costarum*) jusqu'au début des cartilages costaux. Au niveau de l'union de la côte avec le cartilage costal, le muscle intercostal externe se prolonge dans chaque espace intercostal par la **membrane intercostale externe** (*membrana intercostalis externa*). Ces muscles naissent de la lèvre externe du sillon de la côte et se terminent sur le bord supérieur de la côte sous-jacente. Les muscles intercostaux externes se dirigent de haut en bas et d'arrière en avant. D'après leur fonction, ils sont décrits comme des muscles inspirateurs (*Fick*). L'électromyographie récente a cependant montré que ces muscles n'ont un rôle actif dans l'inspiration que lors des efforts et que les muscles scalènes suffisent lors de l'inspiration normale (*voir* p. 80).

Innervation : 1er-11e nerfs intercostaux (N. intercostales).

Les **muscles intercostaux internes** (*M. intercostalis interni*) (**2**) s'étendent de l'angle de la côte (*angulus costae*) au sternum dans chaque espace intercostal. L'origine s'effectue au bord supérieur de la face interne de la côte et la terminaison sur le sillon de la côte. De l'angle de la côte aux vertèbres, les muscles intercostaux internes sont remplacés par des fibres tendineuses. Celles-ci constituent dans leur ensemble la **membrane intercostale interne** (*membrana intercostalis interna*).

Au voisinage du cartilage costal, on parle des **muscles intercartilagineux** (*M. intercartilaginei*) (**3**).

Une partie des muscles intercostaux internes se détache pour former les **muscles intercostaux intimes** (*M. intercostales intimi*). Entre ces muscles intercostaux internes et les muscles intercostaux intimes, il y a des vaisseaux intercostaux et le nerf intercostal (*N. intercostalis*).

L'orientation des muscles intercostaux internes est inverse par rapport aux muscles intercostaux externes, c'est-à-dire obliques de bas en haut et d'arrière en avant.

D'après *Fick*, les muscles intercostaux internes sont des muscles expirateurs dont l'action est déclenchée par l'abaissement des côtes. Les muscles intercartilagineux, en particulier dans les espaces intercostaux (du quatrième au sixième), sont considérés comme des muscles inspirateurs en raison de leur proximité avec le sternum.

Innervation : 1er-11e nerfs intercostaux.

Les **muscles subcostaux** (*M. subcostales*) (**4**) sont situés au niveau des angles des côtes, s'étendent sur plusieurs segments et agissent principalement comme les muscles intercostaux internes.

Innervation : 4e-11e nerfs intercostaux.

Le **muscle transverse du thorax** (*M. transversus thoracis*) (**5**) naît du bord latéral du processus xiphoïde (*processus xiphoideus*) et du corps du sternum (*corpus sterni*). Il prend une direction cranio-latérale et se termine sur le bord inférieur des cartilages costaux (du deuxième au sixième).

Ce muscle a une forme d'éventail. La digitation supérieure est dirigée vers l'extérieur tandis que la digitation inférieure est parallèle au muscle transverse de l'abdomen (*M. transversus abdominis*). La limite entre le muscle transverse du thorax et le muscle transverse de l'abdomen est nette quand la partie costale du diaphragme (*voir* p. 102) s'insère sur la septième côte. Le muscle transverse du thorax est un muscle expiratoire.

Innervation : 2e-6e nerfs intercostaux.

■ **Variations.** De nombreuses variations sont connues. Souvent, il existe une asymétrie entre les muscles droit et gauche. Ils peuvent parfois manquer. Le nombre de digitations peut varier.

Remarques cliniques. La veine et l'artère thoraciques internes courent ventralement au muscle transverse du thorax. Lorsque ce muscle est fortement développé, le dégagement de l'artère est difficile lors des pontages coronariens.

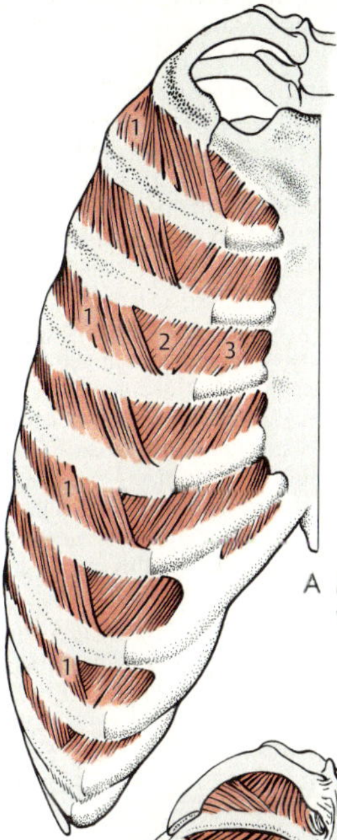

A Muscles intercostaux, vue antérieure

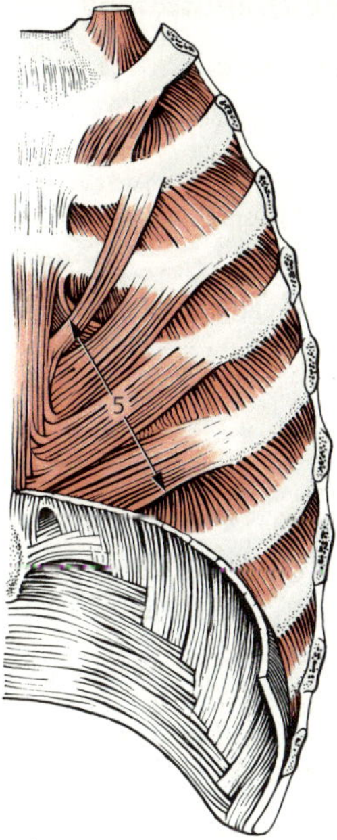

B Muscle transverse du thorax, vue de la face dorsale de la paroi thoracique antérieure

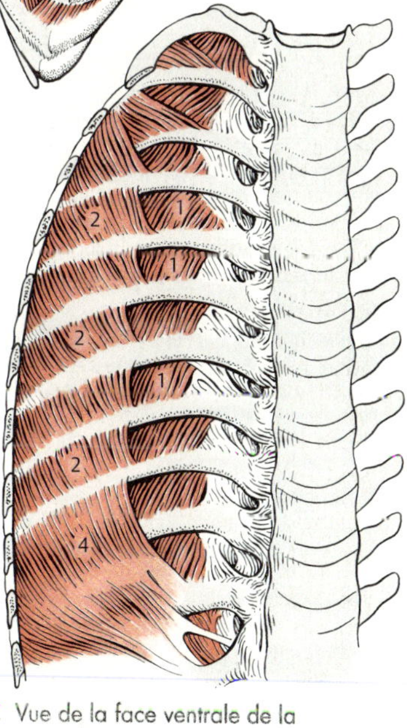

C Vue de la face ventrale de la paroi thoracique postérieure

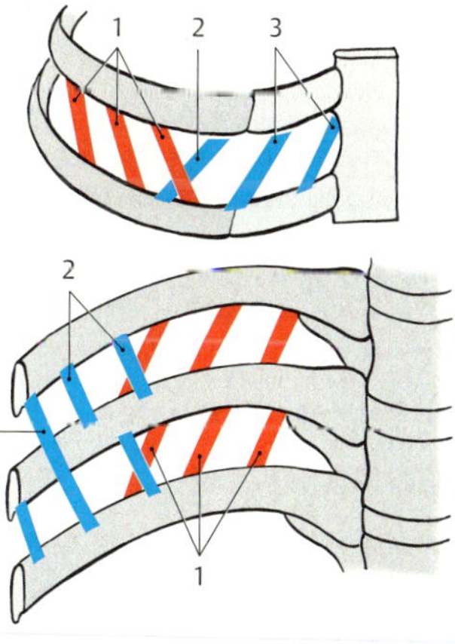

D Schéma (origine, trajet et terminaison des muscles)

Paroi abdominale

La paroi abdominale est limitée en haut par l'angle infrasternal (*angulus infrasternalis*), en bas par la crête iliaque (*crista iliaca*), le sillon inguinal (*sulcus inguinalis*) et le sillon pubien (*sulcus pubis*). Sous la peau de la paroi abdominale, on trouve une couche plus ou moins étendue de tissu adipeux qui est séparée des muscles par le fascia superficiel de l'abdomen (*fascia abdominis superficialis*). L'armature de la paroi abdominale est constituée par la musculature abdominale. Les muscles superficiels sont unis par un système qui assure le plus grand degré d'efficacité possible. Les muscles de l'abdomen proviennent de différents myotomes et sont ainsi innervés par plusieurs nerfs segmentaires. Cela permet une contraction sectorielle des muscles.

Muscles superficiels de l'abdomen :

Groupe latéral :
- **muscle oblique externe de l'abdomen** (*M. obliquus externus abdominis*) ;
- **muscle oblique interne de l'abdomen** (*M. obliquus internus abdominis*) ;
- **muscle transverse de l'abdomen** (*M. transversus abdominis*).

Groupe médial :
- **muscle droit de l'abdomen** (*M. rectus abdominis*) ;
- **muscle pyramidal** (*M. pyramidalis*).

Muscles profonds de l'abdomen :

- **muscle carré des lombes** (*M. quadratus lumborum*) ;
- **muscle grand psoas** (*M. psoas major*).

Les muscles latéraux de l'abdomen enveloppent, avec leurs fascias de recouvrement, le muscle grand droit de l'abdomen de chaque côté et construisent la **gaine du muscle grand droit** (*voir* p. 88).

Muscles superficiels de l'abdomen

Groupe latéral (A-C)

Le **muscle oblique externe de l'abdomen** (**1**) naît par huit digitations de la face externe des côtes (de la cinquième à la douzième) (**2**). Ses origines interfèrent avec les digitations du muscle dentelé antérieur (*M. serratus anterior*) (**3**) de la cinquième à la huitième ou neuvième côte et avec les digitations du muscle grand dorsal (*M. latissimus dorsi*) (**4**) entre la dixième et la douzième côte.

La direction principale de ses fibres va de latéral, en haut et en arrière à médial, en bas et en avant. Les fibres provenant des trois dernières côtes descendent presque verticalement sur la lèvre externe de la crête iliaque (*labium externum crista iliaca*) (**5**) ; les autres, plus obliques de dehors (latéral) en dedans (médial) et de haut en bas, se terminent dans l'aponévrose de recouvrement (**6**). La terminaison des fibres musculaires dans cette aponévrose suit une ligne pratiquement verticale qui commence à la jonction chondro-costale de la sixième côte. Au-dessus de l'épine iliaque antérieure et supérieure (*spina iliaca anterior et superior*), la transition des fibres musculaires avec l'aponévrose a lieu dans un plan transversal. On parle ici d'un angle musculaire. La partie la plus inférieure se continue avec le ligament inguinal (*lig. inguinale*).

Immédiatement au-dessus du **ligament inguinal** et médialement se trouve la région de l'**anneau inguinal superficiel** (*anulus inguinalis superficialis*) qui est bordée par le pilier médial (*crus mediale*) (**7**) et le pilier latéral (*crus laterale*) (**8**) ainsi que par les fibres intercrurales (*fibrae intercrurales*) (**9**) (*voir* p. 96). L'insertion du muscle oblique externe de l'abdomen a lieu sur la ligne médiane. À ce niveau, les fascias des deux muscles droit et gauche fusionnent entre eux et avec celui des autres muscles latéraux de l'abdomen en une bande fibreuse : la **ligne blanche** (*linea alba*) (**10**).

Innervation : nerfs intercostaux (T5-T12).

Variations. Le muscle peut comporter un nombre plus ou moins important de digitations. On peut observer des tendons intermédiaires et des intersections tendineuses. De même, il existe des unions avec les muscles voisins, ainsi qu'avec le muscle grand dorsal et le muscle dentelé antérieur.

Remarques cliniques. Il y a diverses descriptions du ligament inguinal, souvent obsolètes ; on en compte jusqu'à quinze différentes selon les pays ou les écoles chirurgicales. Aux États-Unis en particulier, sont en usage des descriptions qui furent utilisées en Europe au tournant du XIXe au XXe siècle. De même, il faut signaler qu'il y a sept descriptions qui n'ont strictement rien à voir avec le véritable ligament inguinal (*voir* Kremer et al. Chirurgische Operationslehre, vol. 7/1 : pp. 62-63).

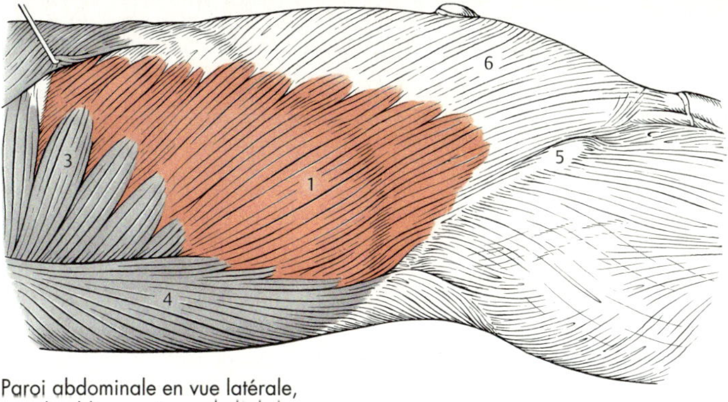

A Paroi abdominale en vue latérale, muscle oblique externe de l'abdomen

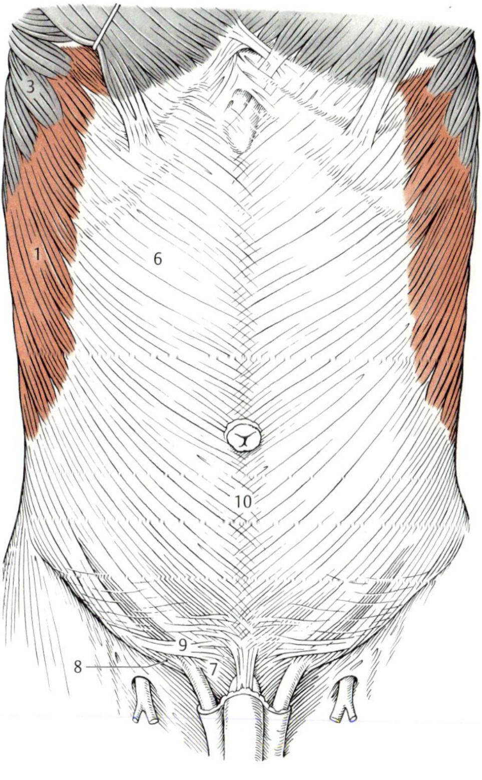

B Paroi abdominale en vue ventrale, muscles obliques externes de l'abdomen

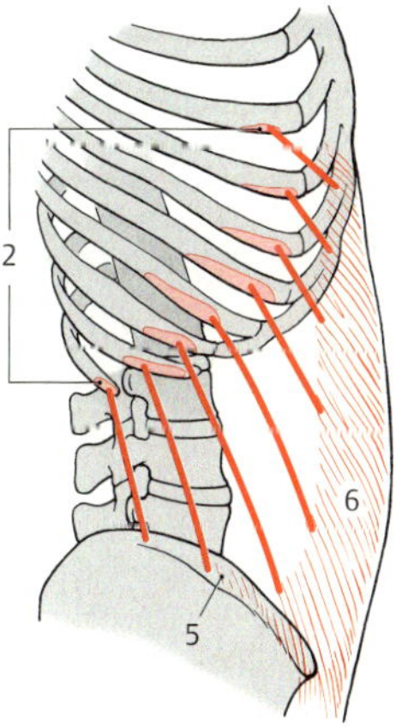

C Schéma (origine, trajet et terminaison des muscles)

Muscles superficiels de l'abdomen

Groupe latéral (A, B) (suite)

L'*origine* du **muscle oblique interne de l'abdomen** (*M. obliquus internus abdominis*) (**A1**) a lieu au niveau de la ligne intermédiaire de la crête iliaque (*linea intermedia crista iliaca*) (**2**), de la lame profonde du fascia thoraco-lombaire (*fascia thoraco-lumbalis*) et de l'épine iliaque antérieure et supérieure (*spina iliaca anterior superior*) (**3**). Des fibres peuvent aussi naître du ligament inguinal (*lig. inguinale*) (**4**).

Le muscle a un trajet en éventail vers le haut. En fonction de ses insertions, on distingue **trois parties.**

Sa **partie craniale** s'insère sur le bord inférieur des trois dernières côtes (**5**).

La **partie moyenne** (**6**) se continue médialement en une *aponévrose* qui se divise en deux lames : antérieure et postérieure. Ces lames forment la base de la gaine des muscles droits de l'abdomen (*vagina m. recti abdominis*) (*voir* p. 88) et se réunissent dans la ligne blanche. La lame antérieure recouvre entièrement le muscle droit de l'abdomen, tandis que la lame postérieure se termine environ 5 cm sous l'ombilic en une ligne convexe vers le haut : la ligne arquée (*linea arcuata*). Ce bord n'étant en général pas bien délimité, il conviendrait de parler d'aire arquée (*area arcuata*) (*Lanz*).

Sa **partie caudale** se termine, chez l'homme, le long du cordon spermatique en un muscle crémaster (*M. cremaster*) (**7**), qui est soumis à de nombreuses variations. Chez la femme, les faisceaux musculaires sont plus faibles et se terminent dans le ligament rond de l'utérus (*lig. teres uteri*) et sont décrits comme la partie ligamentaire ronde du muscle oblique interne (*pars lig. teretis m. obliqui interni*).

Innervation : pour le muscle oblique interne, nerfs intercostaux (T10-T12) et L1 ; pour le muscle crémaster, rameau génital du nerf génito-fémoral (L1-L2).

■ **Variations.** On peut observer une diminution ou une augmentation du nombre des insertions costales ainsi que des intersections tendineuses.

Le **muscle transverse de l'abdomen** (*M. transversus abdominis*) (**8**) naît par six digitations de la face interne des cartilages costaux des côtes (de la septième à la douzième) (**9**). Ces digitations s'engrènent avec celles de la partie costale du diaphragme. Elles sont situées immédiatement contre les origines du muscle transverse du thorax. Enfin, il naît de la *lame profonde du fascia thoraco-lombaire*, de la lèvre interne de la crête iliaque (*labium internum crista iliaca*) (**10**), de l'*épine iliaque antérieure* et *supérieure* (**11**) et du *ligament inguinal* (**12**). Ses fibres se dirigent transversalement vers une ligne concave médialement, qui est aussi appelée ligne semi-lunaire (*linea semilunaris*). Sur cette ligne commence l'aponévrose qui, au-dessus de la ligne arquée, forme la lame postérieure de la gaine des muscles droits de l'abdomen.

En arrière de cette aire arquée (*voir* plus haut), l'aponévrose forme uniquement la lame antérieure de la gaine des muscles droits de l'abdomen. Le muscle transverse de l'abdomen participe par son aponévrose à la constitution de la ligne blanche. Son aponévrose envoie une expansion concave latéralement, la **faux inguinale** (*falx inguinalis*) (*voir* p. 92) vers le bord latéral de l'origine du muscle droit de l'abdomen.

Innervation : nerfs intercostaux (T7-T12) et L1.

■ **Variations.** Le muscle transverse de l'abdomen peut être entièrement fusionné avec le muscle oblique interne de l'abdomen, dans sa partie inférieure ; celle-ci est alors appelée *muscle complexus*. Dans la littérature, il est noté qu'il peut faire entièrement défaut. Le nombre des digitations d'origine peut être plus ou moins grand.

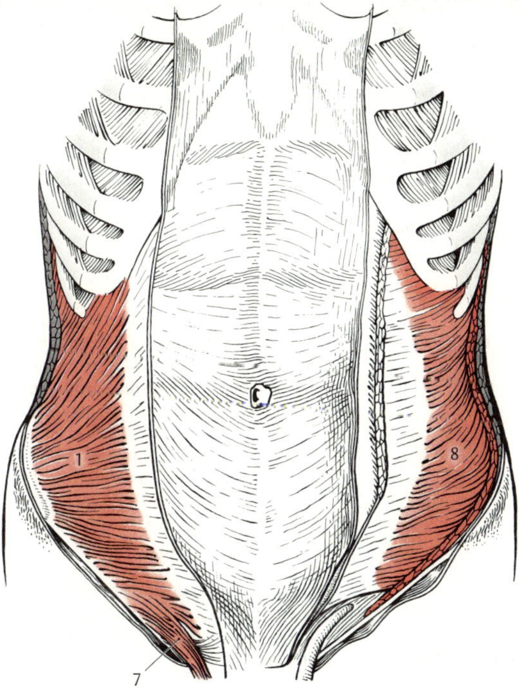

A Paroi abdominale en vue ventrale, muscle oblique interne de l'abdomen et muscle transverse de l'abdomen

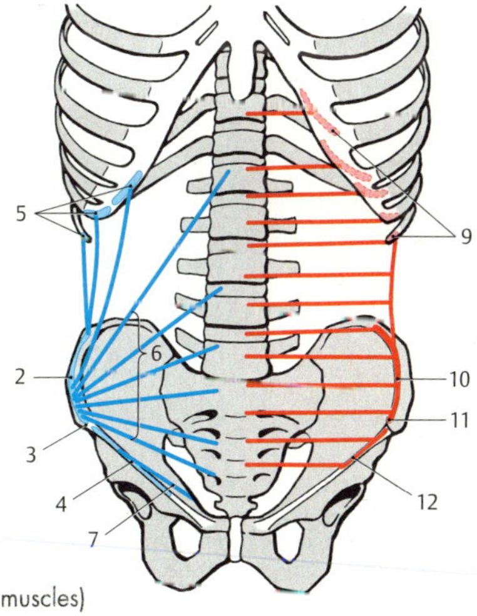

B Schéma (origine, trajet et terminaison des muscles)

Muscles superficiels de l'abdomen (suite)

Groupe médial (A-C)

Le **muscle droit de l'abdomen** (*M. rectus abdominis*) (**1**) naît par trois digitations de la face externe du cinquième au septième cartilage costal (**2**), du processus xiphoïde (*processus xiphoideus*) (**3**) et des ligaments chondro-xiphoïdiens. Il se dirige vers le bas jusqu'à la crête pubienne (*crista pubica*) (*voir* p. 186). Sur le trajet du muscle jusqu'à l'ombilic, on trouve environ trois intersections tendineuses et une à deux autres sous l'ombilic.

Innervation : nerfs intercostaux (T5-T12).

Variations. Le muscle peut naître d'un nombre plus élevé de côtes et peut rarement manquer.

Le muscle droit de l'abdomen est contenu dans la **gaine du muscle droit de l'abdomen** (*vagina m. recti abdominis*). Celle-ci est formée par les aponévroses des trois muscles latéraux de l'abdomen. Au-dessus de la ligne arquée (*linea arcuata*) (**4**), l'aponévrose du muscle oblique interne de l'abdomen (**5**) se divise en une lame antérieure (*lamina anterior*) (**6**) et une lame postérieure (*lamina posterior*) (**7**). La lame antérieure est renforcée par l'aponévrose du muscle oblique externe de l'abdomen (**8**) et la lame postérieure par celle du muscle transverse de l'abdomen (**9**). Au niveau de la **ligne blanche** (*linea alba*) (**10**) se produit un entrecroisement partiel des fibres (**B**).

Entre les fibres aponévrotiques se trouvent des inclusions graisseuses. La ligne blanche s'étend jusqu'à la symphyse et est renforcée au bord supérieur du bassin (**11**). Au-dessous de la ligne arquée, la gaine des muscles droits de l'abdomen est incomplète. Les aponévroses de tous les muscles de l'abdomen passent devant les muscles droits, et leur face interne n'est tapissée que par le *fascia transversalis* (**12** ; *voir* p. 92) et par le péritoine (*peritoneum*) (**C**). Au voisinage de l'origine du muscle droit de l'abdomen, la gaine des muscles droits de l'abdomen est une formation aponévrotique lâche, qui est un prolongement du fascia pectoral (*fascia pectoralis*).

Remarques cliniques. Un écartement réciproque des deux muscles droits et un élargissement de la ligne blanche (**diastasis des droits** ; *voir* p. 96) ont une grande importance clinique. Il en résulte des hernies plus ou moins grandes de la paroi abdominale (*voir* p. 96).

Le muscle droit de l'abdomen est seulement adhérent à sa gaine, à sa face antérieure et au voisinage de ses insertions tendineuses. C'est pourquoi les abcès ou les collections purulentes ne peuvent diffuser à sa face antérieure qu'entre deux intersections tendineuses tandis que, à sa face postérieure, ils peuvent se répandre sur toute la hauteur du muscle.

Le petit muscle triangulaire, le **muscle pyramidal** (*M. pyramidalis*) (**13**) naît de l'os pubien et irradie dans la ligne blanche. Il est situé sous l'aponévrose des trois muscles latéraux de l'abdomen et manque dans environ 16 à 25 p. 100 des cas.

Des recherches soigneuses ont montré que le muscle pyramidal est présent dans la majorité des cas aux différents stades de développement. D'après nos études, le muscle pyramidal est présent dans 90 p. 100 des cas ; ce n'est que dans 10 p. 100 des cas qu'aucune trace de fibre musculaire n'a été retrouvée. L'action du muscle pyramidal consiste uniquement en la tension de la ligne blanche.

Innervation : T12 et L1.

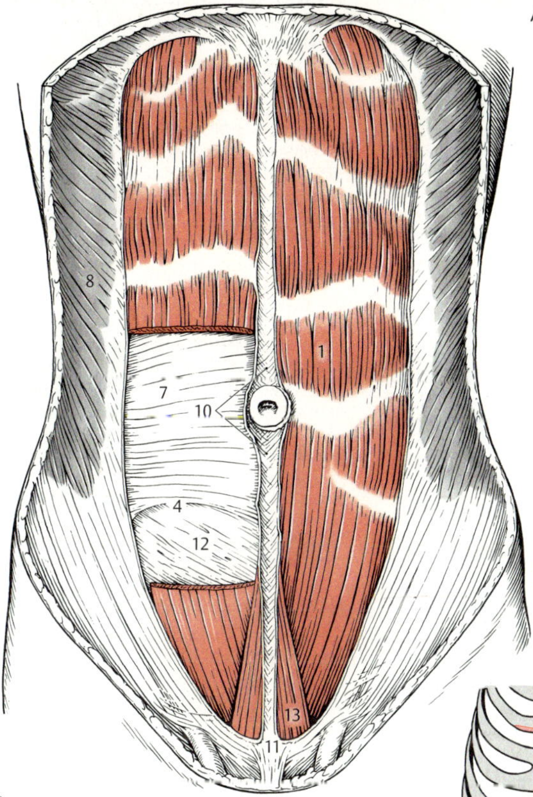

A Muscle droit de l'abdomen (partiellement sectionné et enlevé à droite) et muscle pyramidal de l'abdomen

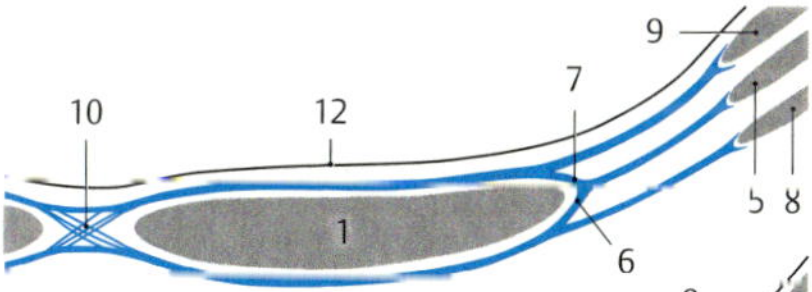

B Au-dessus de la ligne arquée

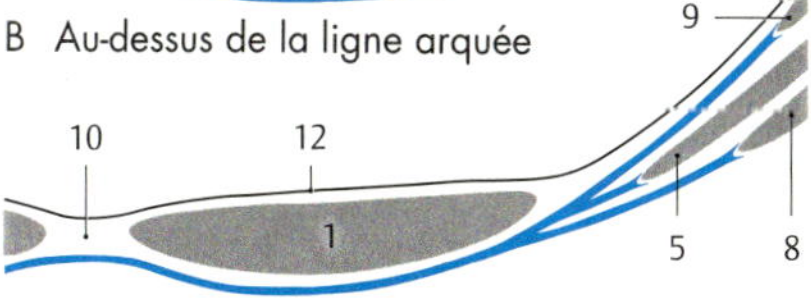

C Au-dessous de la ligne arquée

B, C Coupes transversales de la paroi abdominale

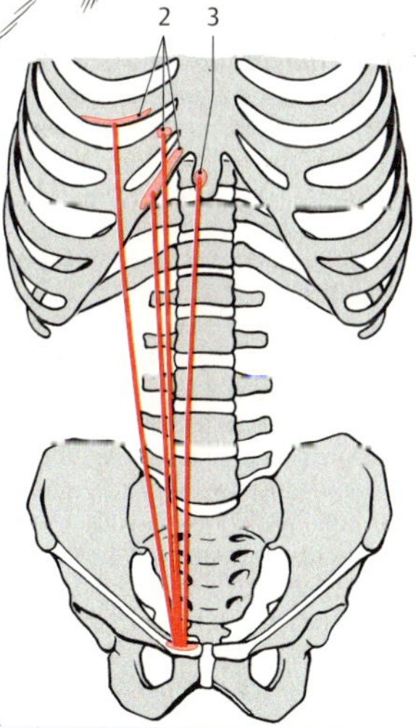

D Schéma (origine, trajet et terminaison des muscles)

Fonction des muscles superficiels de l'abdomen (A-D)

Les muscles superficiels de l'abdomen et leurs aponévroses constituent la trame de la paroi abdominale antérieure et latérale.

Ensemble, avec les muscles profonds, muscle grand psoas (*M. psoas major*) et muscle carré des lombes (*M. quadratus lumborum*), ils sont indispensables aux mouvements du tronc. Par ailleurs, les muscles de la paroi abdominale agissent sur la cavité abdominale. Ils augmentent la pression intra-abdominale par leur contraction; toutefois, le diaphragme et les muscles du plancher pelvien doivent soutenir leur action, notamment lors de la défécation et aussi de la respiration. Lors de l'expiration forcée, c'est surtout le muscle droit de l'abdomen qui se contracte.

Les muscles superficiels travaillent, en principe, tous ensemble dans les différents mouvements grâce au système de tension des aponévroses dans la ligne blanche. Les directions d'action (**A**) des différents faisceaux musculaires se complètent.

Le muscle droit de l'abdomen (vert) a une direction cranio-caudale et est subdivisé en plusieurs segments. Le muscle oblique externe de l'abdomen (rouge) est oblique de haut en bas et de dehors en dedans, tandis que la majorité des fibres du muscle oblique interne de l'abdomen (bleu) est dirigée de dehors en dedans et de bas en haut. Le muscle transverse de l'abdomen (violet) est transversal de dehors en dedans.

Pour les différents mouvements, ces muscles interviennent de façon différente.

La **flexion** (**B**) du tronc s'effectue essentiellement grâce aux muscles droits de l'abdomen (vert) soutenus par les quatre muscles obliques (non dessinés).

L'**inclinaison latérale** (**C**) du corps est due à l'action des muscles obliques externe (rouge) et interne de l'abdomen (bleu) ipsi-latéraux, ainsi que du muscle carré des lombes (non dessiné) et de la musculature du dos (non dessinée) ipsi-latéraux.

La **rotation** (**D**) s'effectue par l'action du muscle oblique externe de l'abdomen (bleu) ipsi-latéral (du côté de la rotation) et du muscle oblique externe de l'abdomen contralatéral.

Notons que le muscle oblique externe de l'abdomen (rouge) et le muscle oblique interne de l'abdomen (bleu) ipsi-latéraux agissent soit comme synergistes (pour l'inclinaison latérale) (**C**), soit comme antagonistes (**D**).

Le muscle transverse de l'abdomen (violet) est essentiellement activé par la pression abdominale; l'action des deux muscles transverses peut diminuer le volume abdominal. Par ailleurs, la contraction de ces muscles chasse le diaphragme vers le haut lors de l'expiration.

Remarques cliniques. La contraction de tous les muscles de la paroi abdominale se voit lors du passage de la position allongée à la position assise durant lequel le muscle grand psoas a un rôle essentiel (*voir* p. 94). Les intersections tendineuses des muscles droits de l'abdomen (*voir* p. 88) ainsi que les digitations des muscles obliques externes sont visibles chez les sujets maigres. De même on peut voir une lésion des muscles droits telle qu'un **diastasis des droits** (*voir* p. 96). On peut observer une contraction réflexe des muscles superficiels de la paroi abdominale en cas d'inflammation intrapéritonéale (contracture réflexe).

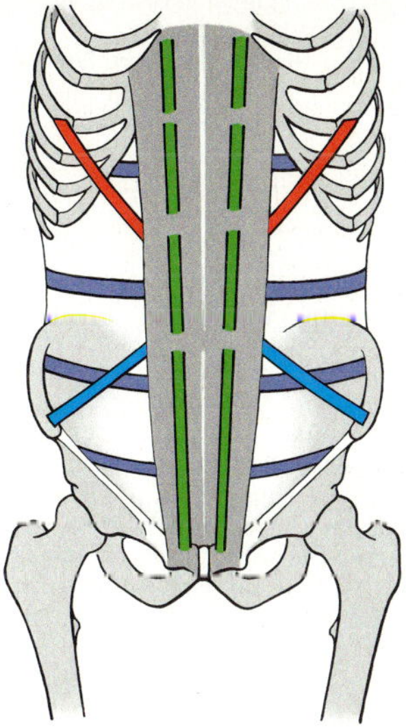

A Sens d'action des fibres musculaires

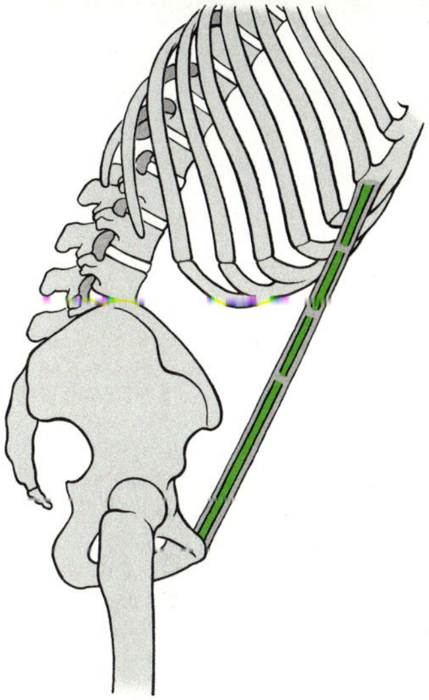

B Flexion

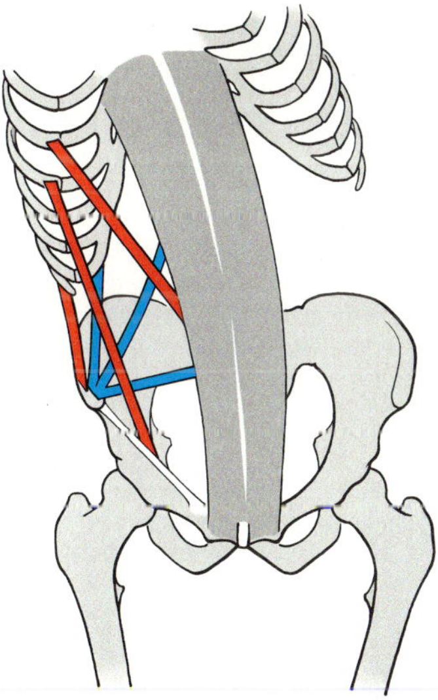

C Inclinaison latérale

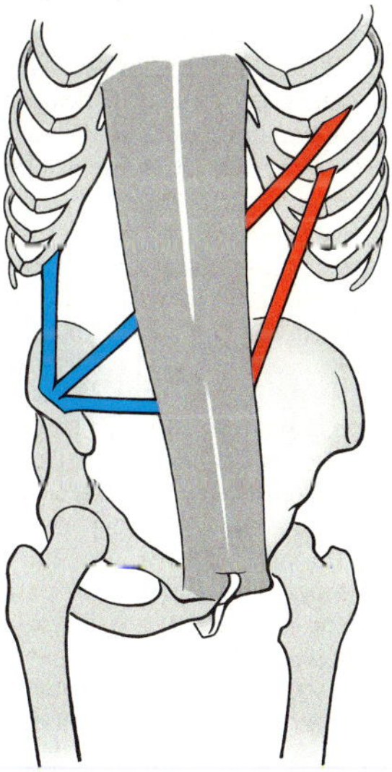

D Rotation

Fascias de la paroi abdominale (A, B)

La paroi abdominale est composée de :
- — la peau ;
- — le pannicule adipeux de l'abdomen (tissu graisseux sous-cutané) ;
- — la couche membraneuse abdominale (*stratum membranosum abdominis*) (lamelles de tissu conjonctif = fascia de Scarpa) ;
- — le fascia abdominal superficiel ;
- — les muscles ;
- — le fascia transversalis ;
- — le péritoine.

Les lamelles de tissu conjonctif qui parsèment le tissu graisseux sous-cutané — le **stratum membraneux abdominal** ou **fascia de Scarpa (1)** — sont localisées dans la partie caudale de la paroi abdominale, dans la région inguinale et dans la région pubienne. Le tissu adipeux de ces régions est appelé **pannicule adipeux de l'abdomen** (*panniculus adiposus abdominis*). Les deux forment ensemble la **toile sous-cutanée de l'abdomen** (*tela subcutanea abdominis*) (**A**). Pour le chirurgien, le stratum membraneux abdominal qui se prolonge jusque dans la cuisse est important car c'est entre lui et le véritable fascia superficialis que se trouvent les plus gros vaisseaux sous-cutanés. Une partie des lamelles de tissu conjonctif sont aussi appelées **ligament fundiforme du pénis** (*lig. fundiforme penis*) (**2**) ou du **clitoris** (*clitoridis*).

Le **fascia superficialis** (**3**) recouvre sous forme d'une fine lame, uniquement renforcée au niveau de la ligne blanche, l'ensemble de la musculature antérieure de l'abdomen et de leurs aponévroses. La partie médiane du fascia superficialis se prolonge par un fascia élastique : le **ligament suspenseur du pénis** (*lig. supensorium penis*) (**4**) ou du **clitoris** (*clitoridis*). Ces ligaments entourent par deux feuillets le corps caverneux du pénis (*corpus cavernosum penis*) ou le corps du clitoris (*corpus clitoridis*).

Au niveau de l'anneau inguinal superficiel (*anulus inguinalis superficialis*), le fascia superficialis s'unit à l'aponévrose du muscle oblique externe de l'abdomen en formant le **fascia spermatique externe** (*fascia spermatica externa*) (**5**) qui constitue l'enveloppe externe du cordon spermatique. Le fascia superficialis est solidement uni à l'aponévrose du muscle oblique externe au voisinage du ligament inguinal et se confond ensuite avec le fascia lata (**6**).

Le fascia le plus interne ou **fascia transversalis** (**7**) est lâche et recouvre la face interne des muscles de l'abdomen. Au niveau de l'ombilic, il est plus rigide et est appelé **fascia ombilical** (*fascia umbilicalis*) (**8**).

Ces fascias contiennent aussi des lamelles de tissu conjonctif avec des cellules graisseuses qui se dirigent vers la vessie. Elles forment le pli de l'ouraque (*chorda urachi*) et des artères ombilicales (*chorda a. umbilicalium*) et sont appelées fascia ombilico-vésical (*septum fibrosum vesico-umbilicale*). Ce septum renforce le fascia transversalis.

Caudalement, le fascia transversalis s'unit au ligament inguinal pour former le **tractus ilio-pubien** (*tractus iliopubicus*) (**9**) et forme la paroi postérieure du canal inguinal (*voir* p. 96). À partir du ligament inguinal, il se continue par la **partie iliaque** (*pars iliaca*) du fascia ilio-psoas (**10**) qui recouvre le muscle iliaque (*M. iliacus*). En haut, le fascia transversalis recouvre le diaphragme, en arrière le muscle carré des lombes et le muscle grand psoas ; il est alors appelé **fascia ilio-psoas** (= *fascia iliaca*).

Dans la région du canal inguinal, le fascia transversalis est renforcé par les fibres aponévrotiques du muscle transverse de l'abdomen et forme le **ligament interfovéolaire** (*lig. interfoveolare*) (**11** ; *voir* p. 98). Médialement, uni intimement au muscle droit de l'abdomen (**12**), le fascia transversalis se continue par une lame qui recouvre une expansion de l'aponévrose du muscle transverse. Cette lame, concave latéralement, passe en arrière du ligament réfléchi (*ligamentum reflexum*) (*voir* p. 96) et atteint le ligament lacunaire (*ligamentum lacunare*) (*voir* p. 100) qui est uni au ligament inguinal. Il est appelé **faux inguinale** (*falx inguinalis*) (**13**) ou tendon conjoint (*tendo conjunctivus*).

Latéralement au ligament interfovéolaire, le fascia transversalis s'éverse en anneau inguinal profond (*anulus inguinalis profundus*) (**14**) en formant le **fascia spermatique interne** (*fascia spermatica interna*). Au-dessous du ligament inguinal se trouve le canal fémoral (*canalis femoralis*) (**15**).

16 Pli de l'artère ombilicale.
17 Pli de l'ouraque.

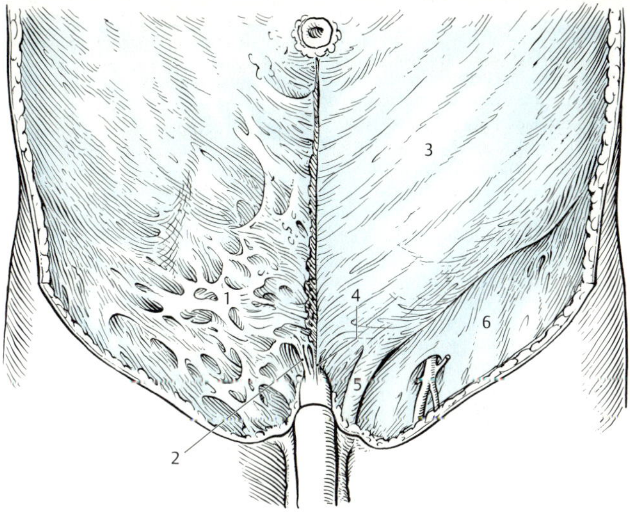

A Toile sous-cutanée de l'abdomen (côté droit), fascia superficiel de l'abdomen (côté gauche)

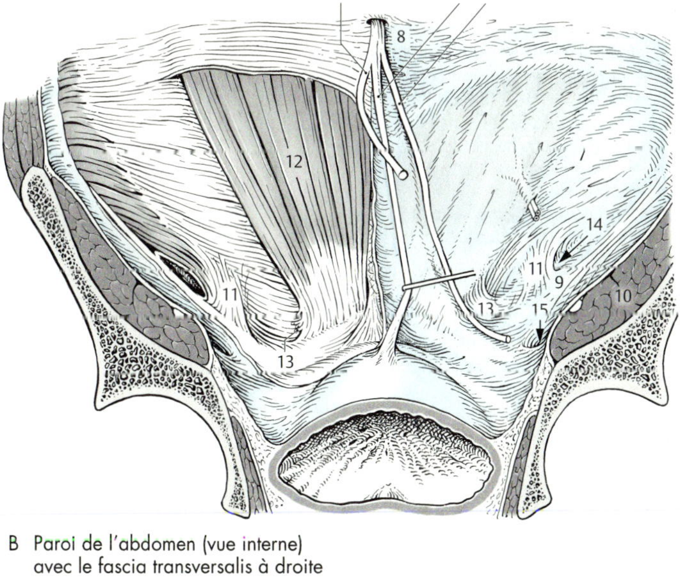

B Paroi de l'abdomen (vue interne) avec le fascia transversalis à droite

Muscles profonds de l'abdomen (A, B)

Le **muscle grand psoas** (*M. psoas major*) (**1**) se divise en une **partie superficielle** et une **partie profonde**. La partie superficielle naît de la face latérale de la douzième vertèbre thoracique et des vertèbres lombales de la première à la quatrième (**2**) ainsi que des disques intervertébraux correspondants. La partie profonde naît des processus costiformes des vertèbres lombales de la première à la cinquième (**3**).

Le muscle grand psoas, uni au muscle iliaque, forme le **muscle ilio-psoas** (*M. iliopsoas*) (**4**) enveloppé du fascia ilio-psoas, et il se dirige vers le petit trochanter (*trochanter minor*) (**5**) en traversant la lacune musculaire (*lacuna musculorum*). Le plexus lombal (*plexus lumbalis*) est situé entre les deux parties du muscle grand psoas (*voir aussi* p. 234).

Innervation : branches directes du plexus lombal et du nerf fémoral (*N. femoralis*) (L1-L3).

Le muscle grand psoas est un muscle pluri-articulaire, ce qui permet une plus grande amplitude d'élévation. Le muscle iliaque (*voir* p. 234) avec lequel il s'unit pour former le muscle psoas-iliaque est un puissant fléchisseur et complète l'action du muscle grand psoas. Les deux muscles psoas agissent, dans la position couchée, pour relever soit la moitié supérieure, soit la moitié inférieure du corps. Par ailleurs, le muscle grand psoas peut participer à un faible degré à la flexion latérale de la colonne vertébrale.

Une variation consiste en un **muscle petit psoas** (*M. psoas minor*) qui se détache du muscle grand psoas, se libère du fascia ilio-psoas et se termine sur l'éminence ilio-pubienne (*eminentia iliopubica*). Il agit comme tenseur de l'aponévrose (*voir* p. 234).

Innervation : branche directe du plexus lombaire (L1-L3).

Remarques cliniques. Le fascia ilio-psoas (*pars psoatica*) enveloppe le muscle grand psoas comme un tuyau tendu du ligament arqué médial (*lig. arcuatum mediale, arcus lumbocostalis medialis*) (*voir* p. 102) jusqu'à la cuisse. Les processus purulents tels que les abcès de la région des vertèbres thoraciques peuvent ainsi se propager dans les feuillets aponévrotiques jusqu'à la cuisse.

Le **muscle carré des lombes** (*M. quadratus lumborum*) (**6**) atteint, d'une part, la face interne de la douzième côte (**7**) et, d'autre part, les processus costiformes des vertèbres lombales de la première à la troisième ou quatrième (**8**). Il naît de la lèvre interne de la crête iliaque (*labium internum crista iliaca*) (**9**). On peut distinguer deux couches incomplètement séparées dans ce muscle. La couche ventrale atteint la douzième côte tandis que la couche dorsale se termine sur les processus costiformes.

Le muscle carré des lombes peut abaisser la douzième côte et participer, par ailleurs, à la flexion latérale du tronc.

Innervation : T12, L1-L3.

10 Ligament arqué médian.
11 Ligament arqué médial.
12 Ligament arqué latéral.
13 Diaphragme (partie costale).
14 Muscle oblique externe de l'abdomen.
15 Muscle pectiné.

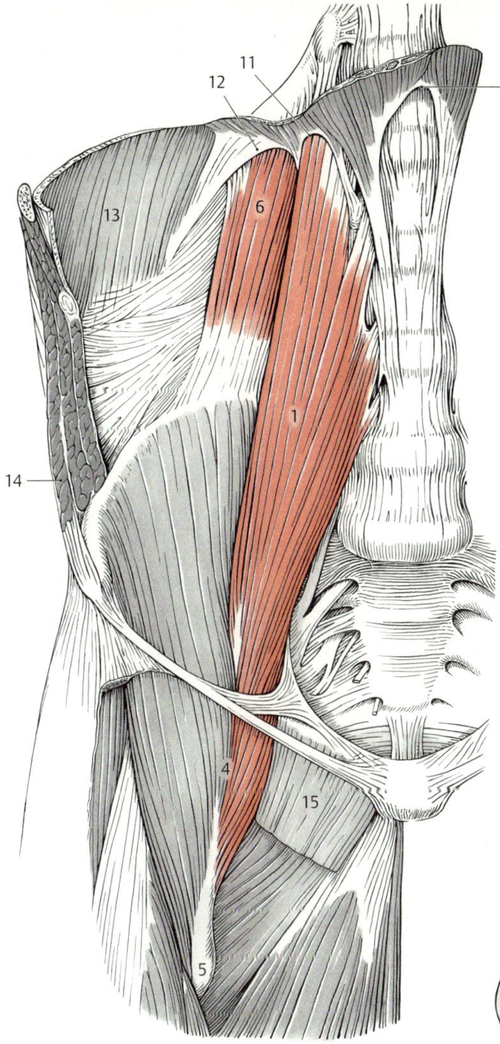

A Muscles profonds de l'abdomen,
muscle grand psoas et muscle carré des lombes

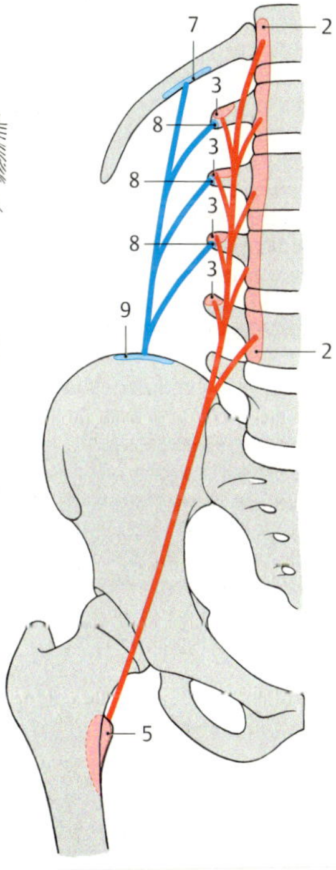

B Schéma (origine,
trajet et terminaison des muscles)

Points de moindre résistance de la paroi abdominale (A-D)

Par points de moindre résistance de la paroi abdominale musculo-aponévrotique, on entend les endroits où peuvent facilement se produire les **hernies**. Une hernie est la protrusion de viscères abdominaux à travers un orifice de la paroi abdominale. Ces viscères sont contenus dans un *sac herniaire*, évagination secondaire du péritoine qui fait saillie en dehors à travers l'*orifice herniaire*. Les **points faibles de la paroi abdominale** sont la ligne blanche (*linea alba*), l'ombilic (*umbilicus*), la région inguinale, le canal fémoral (*canalis femoralis*), le trigone lombal (*trigonum lumbale*) et les cicatrices post-opératoires constituées.

Ligne blanche

La ligne blanche (**1**) résulte de l'interpénétration des aponévroses des muscles latéraux de l'abdomen; c'est une bande fibreuse située entre les deux muscles droits de l'abdomen. Elle se termine au bord supérieur de la symphyse. Sa face dorsale est élargie au voisinage de sa terminaison et s'achève en une lame triangulaire, l'**adminiculum linae albae**. Au-dessus de l'ombilic, cette bande est large d'environ 1 à 2 cm. Au-dessous de l'ombilic (**2**), les deux muscles droits de l'abdomen (**3**) sont plus rapprochés et la ligne blanche est plus étroite. Dans certaines conditions pathologiques, en relation avec un ventre en besace ou avec une grossesse, il peut survenir un écartement réciproque des deux muscles droits, un **diastasis des droits**. Une **hernie épigastrique** (**4**) relativement petite peut aussi survenir dans la ligne blanche. Elle apparaît par élargissement d'une fissure de la ligne blanche et peut se poursuivre par une éventration abdominale.

Ombilic (2)

L'ombilic résulte de l'union des formations reliant le fœtus à la mère avec les tissus environnants et il est renforcé par du tissu conjonctif. Si l'anneau ombilical est distendu, comme c'est parfois le cas au cours de la grossesse, il peut alors apparaître une **hernie ombilicale** (*hernia umbilicalis*) (**5**).

Cicatrices

Au niveau des cicatrices, des hernies postopératoires (**6**) peuvent survenir.

Canal inguinal

Le canal inguinal provient de la juxtaposition des muscles latéraux et traverse obliquement la paroi abdominale. Sa **paroi antérieure** est formée par l'aponévrose (**7**) du muscle oblique externe de l'abdomen, son **plancher** par le ligament inguinal. Sa **paroi postérieure** est constituée par le fascia transversalis, tandis que le **toit** l'est par le bord caudal du muscle transverse de l'abdomen. L'**anneau inguinal profond** (*anulus inguinalis profundus*) (*voir* p. 98) est l'ouverture interne tandis que l'**anneau inguinal superficiel** (*anulus inguinalis superficialis*) (**8**) est un orifice en forme de fissure dans l'aponévrose du muscle oblique externe de l'abdomen. L'anneau inguinal superficiel (**8**) n'est visible qu'en écartant le fascia spermatique externe (*fascia spermatica externa*) (**9**) dans l'aponévrose des muscles superficiels de l'abdomen. Il est limité par des faisceaux renforcés de cette aponévrose tels que le pilier médial (*crus mediale*) (**10**), le pilier latéral (*crus laterale*) (**11**) et les fibres intercrurales (*fibrae intercrurales*) (**12**). Vers l'arrière, l'anneau inguinal superficiel est renforcé par le ligament réfléchi (*lig. inguinale reflexum*) (**13**) qui vient du ligament inguinal.

Chez l'homme, le canal inguinal livre passage au cordon spermatique (*funiculus spermaticus*) qui est enveloppé par le fascia crémastérique et le muscle crémaster (*fascia cremacterica cum m. cremastere*) (**14**). Chez la femme, le canal inguinal contient le ligament rond de l'utérus (*lig. teres uteri*) et les vaisseaux lymphatiques (*voir* Tome 2). Ces vaisseaux viennent du fond utérin et atteignent les nœuds lymphatiques inguinaux superficiels supérieurs (*nodi lymphoidei inguinales superficiales superiores*) (*voir* p. 414).

15 Hernie fémorale (*voir* p. 100).
16 Hernie inguinale indirecte (*voir* p. 100).

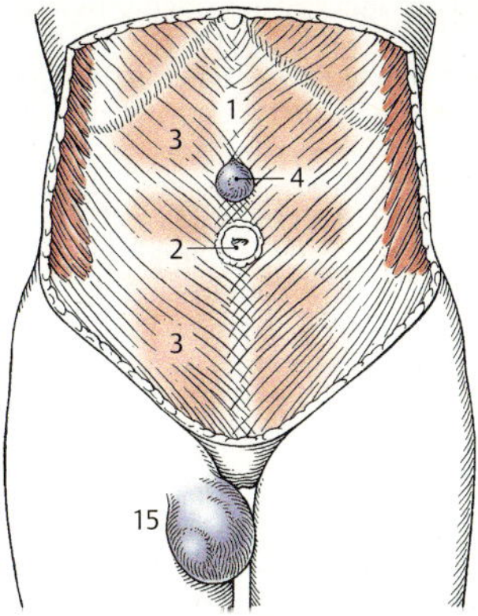

A Hernies de la paroi antérieure
de l'abdomen et de la région fémorale

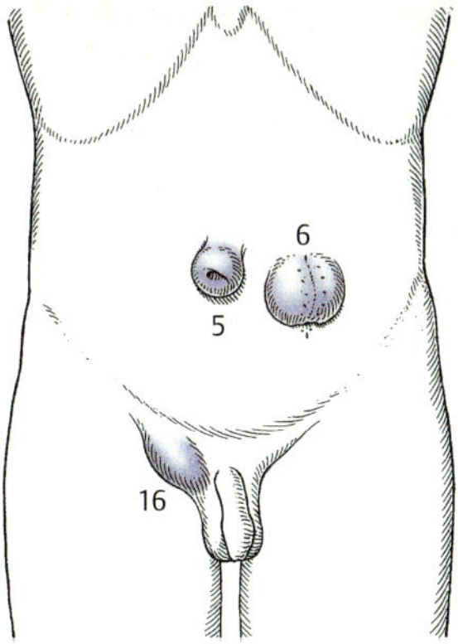

B Hernies de la paroi antérieure
de l'abdomen

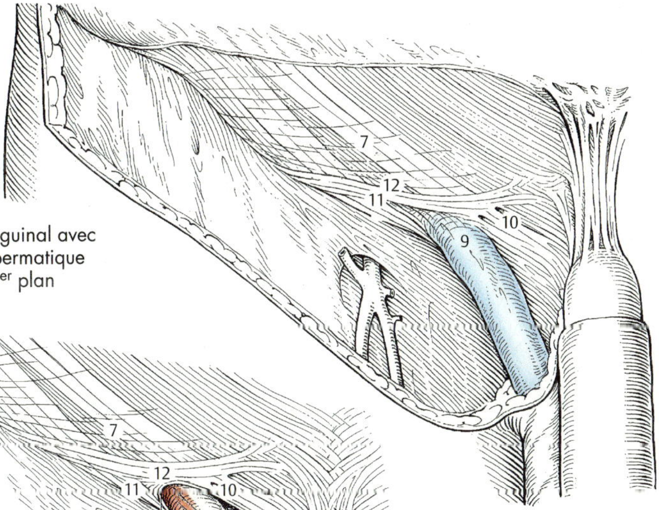

C Canal inguinal avec
fascia spermatique
externe Ier plan

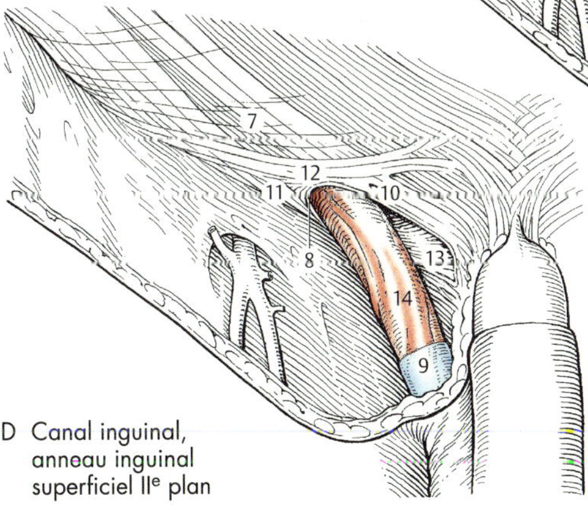

D Canal inguinal,
anneau inguinal
superficiel IIe plan

Points de moindre résistance de la paroi abdominale (suite)

Canal inguinal (A, B) (suite)

Après écartement de l'aponévrose (**1**) du muscle oblique externe de l'abdomen, on voit le muscle oblique interne de l'abdomen (*M. obliquus internus abdominis*) (**2**). Quelques-unes de ses fibres se prolongent chez l'homme au-dessus du cordon spermatique dans le muscle crémaster (*M. cremaster*) (**3**). Une autre partie (**4**) des fibres du muscle crémaster naît du ligament inguinal (*lig. inguinale*). Sachant que les fibres musculaires ont une structure très différenciée, l'ensemble de la tunique moyenne du cordon spermatique devrait être appelée fascia crémastérique avec le muscle crémaster (*fascia cremasterica cum m. cremaster*) (**5**). Chez la femme, les fibres musculaires sont connues sous le nom de partie ligamentaire ronde du muscle oblique interne (*pars lig. teretis m. obliqui interni*).

Après section du muscle oblique interne de l'abdomen (**2**) et du fascia crémastérique (**5**), on voit le muscle transverse de l'abdomen (*M. transversus abdominis*) (**6**) qui forme le toit du canal inguinal. L'**anneau inguinal profond** (*anulus inguinalis profundus*) (**7**) est formé par une évagination du *fascia transversalis* (**8**) qui se prolonge en fascia spermatique interne (*fascia spermatica interna*) (**9**) ou tunique la plus interne du cordon spermatique.

Paroi abdominale en vue interne (C)

Les deux ouvertures du canal inguinal, l'anneau interne et l'anneau externe, représentent des points de faiblesse de la paroi abdominale. L'examen de la face interne de la paroi abdominale de l'intérieur (**C**) montre que le plan est constitué par le péritoine, déprimé en deux endroits : la **fosse inguinale latérale** (*fossa inguinalis lateralis*) (**10**; correspondant à l'anneau inguinal profond, sous-jacent); la **fosse inguinale médiale** (*fossa inguinalis medialis*) (**11**; répondant à l'anneau inguinal superficiel).

Après avoir enlevé le péritoine, on voit le fascia transversalis (**8**) avec ses différents renforcements. Ainsi trouve-t-on, le long du ligament inguinal, le tractus ilio-pubien (*tractus iliopubicus*) (**12**) et, entre la fosse inguinale médiale et latérale, le ligament interfovéolaire (*lig. interfoveolare*) (**13**). Ce ligament peut être diversement développé. Caudalement, il est intriqué avec le tractus ilio-pubien et, cranialement, il irradie en éventail et peut alors former le pli semi-lunaire (*plica semilunaris*) au bord médial de l'anneau inguinal profond (*anulus inguinalis profondus*) (**7**).

Souvent, le ligament interfovéolaire contient des fibres musculaires et est décrit comme muscle interfovéolaire (*M. interfoveolare*). Dans la région du ligament interfovéolaire, on trouve l'artère et la veine épigastriques inférieures (*A.* et *V. epigastrica inferior*) (**14**) qui forment un pli péritonéal ou pli épigastrique (*plica epigastrica*) (**15**). Il est parfois appelé, de façon erronée, pli ombilical médial (*plica umbilicalis medialis*) alors qu'il n'atteint pas l'ombilic.

En examinant la paroi abdominale par sa face interne, on trouve la **fosse supravésicale** (*fossa supravesicalis*) (**16**) en situation médiale par rapport à la fosse inguinale profonde et à la fosse inguinale superficielle et, partant de cette fosse, le pli de l'artère ombilicale (*chorda a. umbilicalis*) (**17**). Des hernies peuvent se produire au niveau de ces trois fosses (*voir* p. 100).

Remarques cliniques. Le trigone inguinal (*trigonum inguinale*) est limité *médialement* par le bord latéral du muscle droit de l'abdomen, *caudalement* par le ligament pectiné (*lig. pectineale*) (*voir* p. 100) et *latéralement* par l'artère et la veine iliaques externes (*A.* et *V. iliaca externa*) et par l'artère et la veine épigastriques inférieures (*A.* et *V. epigastrica inferior*). Il contient trois points de faiblesse de la paroi abdominale : la fosse inguinale médiale (*fossa inguinalis medialis*) (**11**), la fosse supravésicale (*fossa supravesicalis*) (**16**) et le canal fémoral (*canalis femoralis*) (**18**; *voir* p. 100). Dans le cadre de la chirurgie mini-invasive, cela a de nouveau de l'importance.

19 Ligament réfléchi.
20 Fascia spermatique externe.
21 Limite de résection du péritoine.

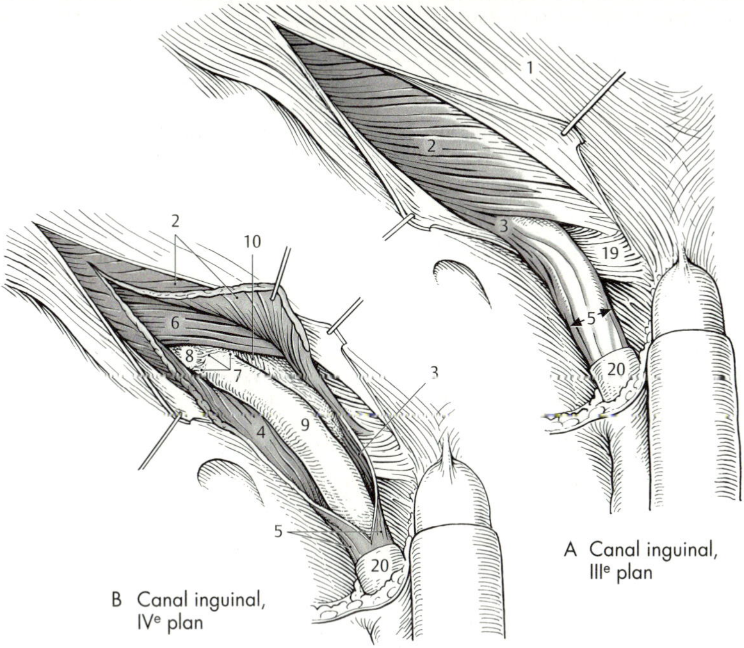

A Canal inguinal, IIIe plan

B Canal inguinal, IVe plan

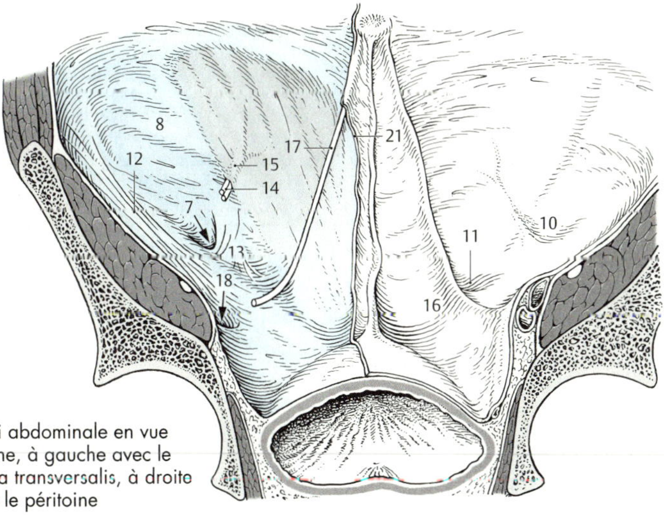

C Paroi abdominale en vue interne, à gauche avec le fascia transversalis, à droite avec le péritoine

Points de moindre résistance de la paroi abdominale (suite)

Hernies de la région inguinale (A)

Les fosses inguinales latérale, médiale et supravésicale sont des points de moindre résistance de la paroi abdominale. Elles peuvent, dans certaines circonstances, se distendre, faire saillie, et des **hernies inguinales** peuvent se développer au travers des brèches inguinales. On distingue des hernies inguinales directes et indirectes qui font saillie toutes deux à travers l'anneau inguinal superficiel. La **hernie inguinale directe** (*hernia inguinalis directa*) (**1**) ou hernie inguinale médiale a son orifice herniaire à travers la fosse inguinale médiale (*fossa inguinalis medialis*). La **hernie inguinale indirecte** (*hernia inguinalis indirecta*) (**2**) ou hernie inguinale latérale se produit à travers le canal inguinal (cliniquement : *hernie du canal*). Ses orifices herniaires sont dans la fosse inguinale latérale (*fossa inguinalis lateralis*) et l'anneau inguinal profond (*anulus inguinalis profundus*). Par ailleurs, on peut décrire une autre hernie qui traverse la paroi abdominale à travers la fosse supravésicale (*fossa supravesicalis*), la **hernie supravésicale** (*hernia supravesicalis*) (**3**) et dont l'orifice herniaire est médial au pli de l'artère ombilicale (*chorda a. umbilicalis*) (**4**). Le point de passage de cette hernie à travers la paroi abdominale peut aussi être l'anneau inguinal superficiel (*anulus inguinalis superficialis*). Le diagnostic différenciel entre la hernie directe et la hernie supravésicale est difficile à faire à l'examen. Les deux hernies sont toujours des hernies **acquises**, tandis que la hernie inguinale indirecte peut être acquise ou **congénitale**. Chez l'homme, lors de la descente des testicules, le processus vaginal du péritoine (*processus vaginalis*), diverticule du péritoine, est entraîné jusqu'au scrotum. Ce processus vaginal s'oblitère et n'est plus en rapport avec la cavité péritonéale. Il ne reste qu'une cavité séreuse scrotale (*cavum serosum scroti*). Dans certains cas persiste une communication, ce qui donne lieu à une hernie inguinale congénitale à travers le processus vaginal.

Canal fémoral (B)

Le canal fémoral (**5**) constitue un autre orifice herniaire possible. Le canal fémoral est situé au-dessous du ligament inguinal (**6**), à l'intérieur de la lacune vasculaire (*lacuna vasorum*) (**7**), à la partie interne de la racine de la cuisse. Il est séparé de la lacune musculaire (*lacuna musculorum*) (**8**) par l'arcade ilio-pectinée (*arcus iliopectineus*) (**9**). Le canal fémoral (*canal femoralis*) (**5**) est situé dans la **région médiale de la lacune vasculaire**, médialement aux gros vaisseaux fémoraux. Il est limité médialement par le **ligament lacunaire** (*lig. lacunare*) (**10**) qui est uni avec sa limite dorsale — le **ligament pectiné** (*lig. pectineum*) — sur le pecten du pubis (*processus falciformis lacunaris*). Il est obturé par du tissu conjonctif, le **septum fémoral** (**11**).

À travers le canal fémoral passent des vaisseaux lymphatiques. En outre, il contient le nœud lymphatique inguinal profond (*nodus lymphoideus inguinalis profundus*) (**12**), aussi appelé ganglion de Rosenmüller. En cas d'hyper-pression intra-abdominale et de faible résistance du tissu conjonctif, une **hernie fémorale** (*hernia femoralis*) peut survenir.

Remarques cliniques. Le diagnostic différentiel entre la hernie fémorale et la hernie inguinale est effectué d'après la situation de la hernie par rapport au ligament inguinal ou au scrotum ou à la grande lèvre (*labium majus*). Seule une hernie inguinale peut atteindre le scrotum ou les grandes lèvres ; une hernie fémorale est visible sur la cuisse et elle est trois fois plus fréquente chez la femme que chez l'homme.

Trigone lombal (trigonum lumbale)

Entre la crête iliaque, le bord dorsal du muscle oblique externe de l'abdomen (*M. obliquus externus abdominis*) et le bord latéral du muscle grand dorsal (*M. latissimus dorsi*) (*voir* p. 140), on voit souvent une fente triangulaire, le trigone lombal. On y trouve du tissu adipeux et le muscle oblique interne de l'abdomen (*M. obliquus interni abdominis*). La **hernie lombale** (*hernia lumbalis*) est relativement rare et survient plus souvent chez l'homme que chez la femme.

13 Veine fémorale.
14 Artère fémorale.
15 Nerf fémoral.
16 Muscle ilio-psoas.
17 Bourse ilio-pectinée.
18 Nerf cutané fémoral latéral.
19 Muscle pectiné.

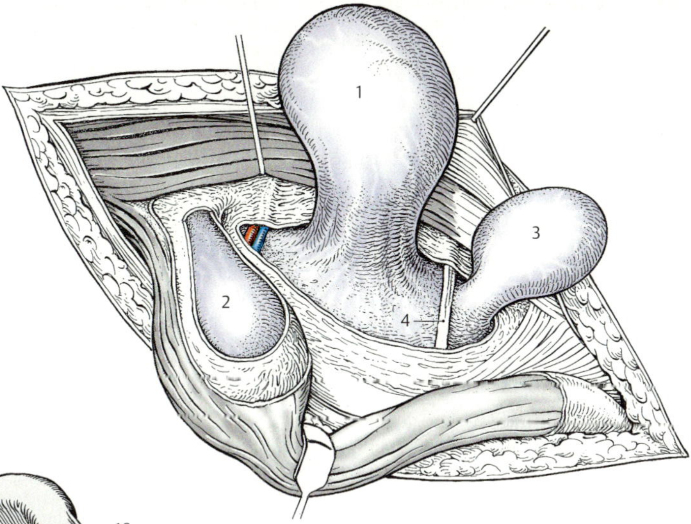

A Hernies de la région inguinale, après ablation de la paroi superficielle de l'abdomen

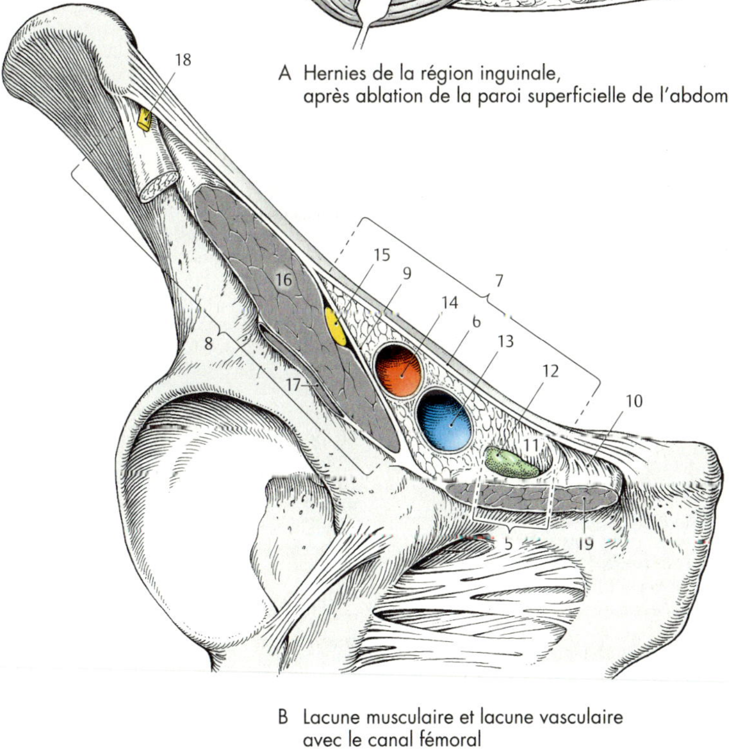

B Lacune musculaire et lacune vasculaire avec le canal fémoral

Diaphragme (A, B)

Le **diaphragme** (*diaphragma*) sépare les cavités thoracique et abdominale. Il se compose d'une partie centrale tendineuse, le **centre tendineux** (*centrum tendineum*) (**1**) et d'une partie musculaire divisée en plusieurs portions. On distingue de chaque côté une **partie sternale** (*pars sternalis*) (**2**), une **partie costale** (*pars costalis*) (**3**) et une **partie lombale** (*pars lumbalis*) (**4**).

D'après la nouvelle nomenclature, on parle d'une partie diaphragmatique lombale. Celle-ci se divise en **pilier droit** (*crus dextrum*) et **pilier gauche** (*crus sinistrum*) avec, de chaque côté, trois origines provenant des corps vertébraux des vertèbres lombales et des ligaments arqués latéral et médial (*lig. arcuatum mediale, laterale*).

La **partie sternale** (*pars sternalis*) (**2**) naît de la face interne du processus xiphoïde (*processus xiphoideus*) (**5**), elle est moins charnue que les autres parties et se termine dans le centre tendineux.

La **partie costale** (*pars costalis*) (**3**) naît de la face interne des cartilages costaux de la septième à la douzième côte par des digitations qui s'imbriquent avec celles du muscle transverse de l'abdomen (*M. transversus abdominis*).

La **partie lombale** (*pars lumbalis*) (**4**) se compose d'un **pilier médial** (*crus mediale*) et d'un **pilier latéral** (*crus laterale*) avec, parfois, une division du pilier médial en **pilier intermédiaire** (*crus intermedium*). Le **pilier droit médial** (*crus mediale dextrum*) (**6**) prend son origine sur les corps vertébraux des vertèbres lombales de 1 à 4, le **pilier gauche médial** (*crus mediale sinistrum*) (**7**) sur les corps vertébraux des vertèbres lombales de 1 à 3. Le **pilier latéral** (**8**) naît de deux arcades, de l'arc lombo-costal médial — arcade du psoas ou ligament arqué médial (*arcus lumbo-costalis medialis* ou *lig. arcuatum medialis*) (**9**) — et de l'arc lombo-costal latéral — arcade du carré des lombes, ligament arqué latéral (*arcus lumbo-costalis lateralis* ou *lig. arcuatum lateralis*) (**10**). L'arcade du psoas s'étend des faces latérales des corps vertébraux de la première et/ou de la deuxième vertèbre lombale au processus costiforme de la première vertèbre lombale (**11**). L'arcade du carré des lombes s'étend de ce processus au sommet de la douzième côte.

Sous ces origines, on peut voir le muscle grand psoas (*M. psoas major*) (**12**) et le muscle carré des lombes (*M. quadratus lumborum*) (**13**). Entre la partie lombale, la partie costale et la partie sternale, on peut observer des intervalles qui sont aussi des points de moindre résistance. Le **trigone lombo-costal** (*trigonum lumbocostale*) (**14**) est situé entre la partie lombale et la partie costale, et le **trigone sterno-costal** (*trigonum sternocostale*) entre la partie sternale et la partie costale (**15**).

Le diaphragme présente deux coupoles, un centre sur lequel repose le cœur et des ouvertures livrant passage à différentes structures. Le **hiatus aortique** (*hiatus aorticus*) (**16**) est situé entre les deux piliers médiaux et bordé par une arcade tendineuse. Entre les deux passent l'aorte et, derrière elle, le conduit thoracique (*ductus thoracicus*). Le pilier médial droit (**6**) est en réalité formé de trois faisceaux musculaires dont le plus gros est celui qui s'étend des vertèbres lombales directement au centre tendineux (**1**). Un autre faisceau (**17**) prend son origine du ligament arqué médial (**18**) ou bord fibreux du hiatus aortique (**16**) et forme le bord droit du **hiatus œsophagien** (*hiatus oesophageus*) (**19**). La troisième partie (**20**) naît aussi du ligament arqué médial, plus dorsalement, et forme la limite gauche du hiatus œsophagien. Exceptionnellement, le pilier médial gauche (**7**) peut participer à la limite du hiatus œsophagien. L'œsophage et les troncs des nerfs vagues antérieur et postérieur traversent le hiatus musculaire.

Dans le centre tendineux se trouve le **foramen de la veine cave inférieure** (*foramen venae cavae*) (**21**) à travers lequel passent la veine cave inférieure et une branche du nerf phrénique droit (*N. phrenicus*). D'autres orifices dans le pilier médial, ou entre le pilier médial et un éventuel pilier intermédiaire, livrent passage aux nerfs grand et petit splanchniques (*N. splanchnicus major* et *minor*) ainsi qu'à la veine azygos (*V. azygos*) à droite et à la veine hémi-azygos (*V. hemiazygos*) à gauche. Le tronc sympathique (*truncus sympathicus*) traverse entre le pilier intermédiaire et le pilier latéral.

Innervation : nerfs phréniques (*N. phrenicus*) ([C3] C4 [C5]).

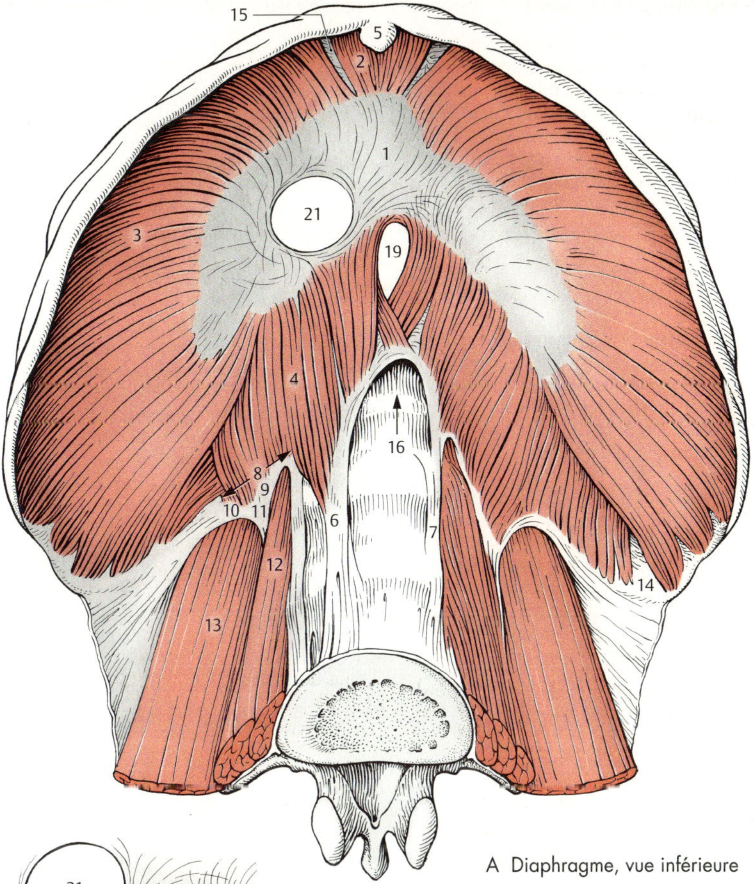

A Diaphragme, vue inférieure

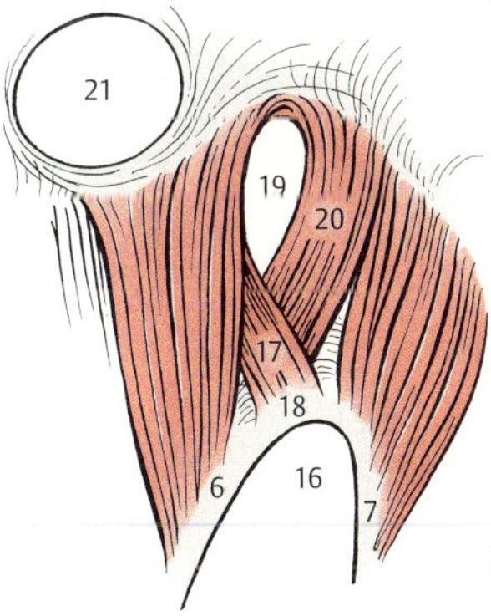

B Hiatus œsophagien

Position et fonction du diaphragme (A)

Chez le vivant, la situation et la forme du diaphragme dépendent de la respiration, de la position du corps et, pour l'état de remplissage, des viscères.

En tant que muscle respiratoire le plus important, le diaphragme se modifie considérablement au cours des phases de la respiration. Dans la position de repos et en station debout, entre l'expiration et l'inspiration maximales, la coupole diaphragmatique droite se projette au niveau du quatrième espace intercostal et la coupole diaphragmatique gauche au niveau du cinquième espace intercostal. Au cours de l'*expiration maximale* (bleu), la projection sur la paroi thoracique antérieure a lieu au niveau du bord supérieur de la quatrième côte à droite et du quatrième espace intercostal à gauche. Au cours de l'*inspiration maximale* (rouge), le diaphragme s'abaisse d'environ un à deux espaces intercostaux. La partie sternale agit par ses insertions comme un point fixe (*punctum fixum*). Pendant l'expiration, les fibres s'élèvent tandis qu'elles s'abaissent au cours de l'inspiration maximale vers le centre tendineux.

Le **récessus costo-diaphragmatique** (*recessus costodiaphragmaticus*), entre la face supérieure du diaphragme et les côtes, s'efface lors de l'inspiration maximale.

Dans la position couchée, le volume des viscères repousse le diaphragme vers le haut et l'arrière.

Remarques cliniques. Les patients atteints de dyspnée préfèrent la position assise à la position couchée, ce qui permet de décharger la cage thoracique.

Points de passage des hernies diaphragmatiques (B)

Les hernies diaphragmatiques représentent un déplacement de viscères abdominaux dans la cavité thoracique. Elles peuvent être congénitales ou acquises. Il faut distinguer les vraies anomalies du diaphragme (bleu) des élargissements des points faibles (rouge) tels que le hiatus œsophagien (*hiatus oesophageus*) (**1**), le triangle lombocostal (*trigonum lumbocostale*) (**2**) et le triangle sterno-costal (*trigonum sternocostale*) (**3**). Les vrais défauts du diaphragme se rencontrent surtout dans le centre tendineux (**4**) et dans la partie costale (**5**). La plupart des hernies diaphragmatiques sont des prolapsus car elles ne comportent pas de sac herniaire. Elles sont appelées **fausses hernies diaphragmatiques** (*herniae diaphragmaticae spuriae*). Les **vraies hernies diaphragmatiques** (*herniae diaphragmaticae verae*) possédant un sac herniaire sont rares et surviennent uniquement comme hernies para-œsophagiennes.

La hernie congénitale la plus fréquente s'effectue à travers un triangle lombo-costal élargi (**2**). Une autre hernie congénitale est la **hernie para-œsophagienne** qui se situe sur le flanc droit de l'œsophage. Elle fait partie des **hernies hiatales** qui sont, dans la majorité des cas, des hernies acquises par glissement. Celles-ci n'ont pas de sac herniaire et se produisent à travers un hiatus œsophagien élargi (**1**).

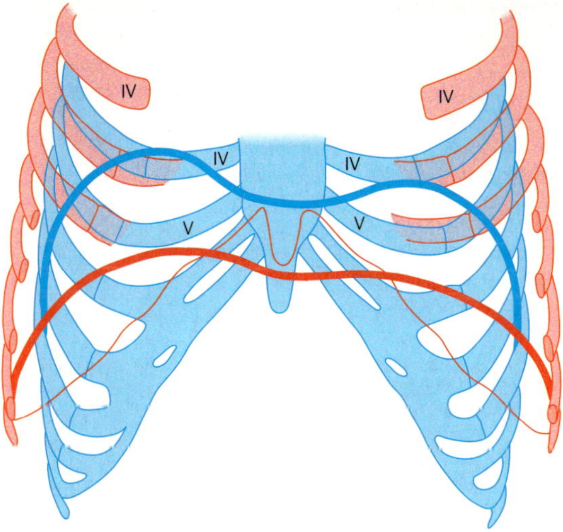

A Positions du diaphragme lors de l'inspiration et de l'expiration maximales

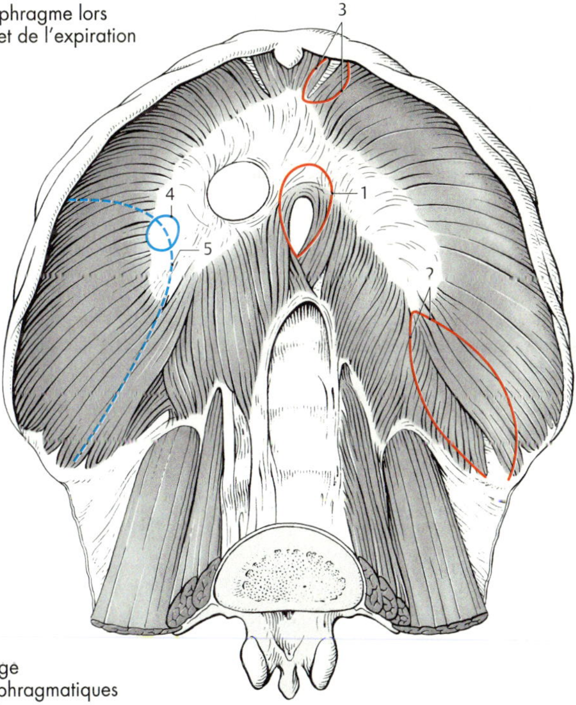

B Points de passage des hernies diaphragmatiques

Plancher pelvien (A, B)

Le plancher pelvien ferme le tronc en bas et en arrière. Il est constitué du **diaphragme pelvien** (*diaphragma pelvis*) et du **diaphragme uro-génital** (*diaphragma urogenitale*).

Diaphragme pelvien

Il est constitué du **muscle élévateur de l'anus** (*M. levator ani*) et du **muscle coccygien** (*M. coccygeus*).

Le **muscle élévateur de l'anus** (*M. levator ani*) (**1**) naît de l'os pubien (**2**) sur l'arcade tendineuse du muscle élévateur de l'anus (*arcus tendineus m. levatoris ani*) (**3**) et sur l'épine sciatique (*spina ischiadica*) (**4**). Ses fibres se divisent en un **muscle pubo-rectal** (*M. puborectalis*) (**5**), un **muscle pubo-périnéal** (*M. puboperinealis*, = fibres prérectales [*fibrae praerectalis*]) (**6**), un **muscle pubo-coccygien** (*M. pubococcygeus*) (**7**) et un **muscle ilio-coccygien** (*M. iliococcygeus*) (**8**). Les faisceaux médiaux des muscles pubo-périnéaux (*M. puboperineales*) forment la *fente uro-génitale* située entre les *faisceaux élévateurs* (*levatortor*). Les faisceaux du muscle pubo-rectal se terminent en pararectal dans le muscle sphincter externe de l'anus (*M. sphincter ani externus*) (**9**) ; quelques-uns forment un arc en arrière du rectum. Le muscle pubo-périnéal appartient au périnée et sépare le tractus uro-génital du canal anal. Le hiatus uro-génital est bordé latéralement par les fibres médiales des faisceaux élévateurs et en arrière par le muscle pubo-périnéal. Il livre passage à l'urètre (*urethra*) ou plutôt au tractus génital, tandis que seul le rectum passe en arrière des fibres prérectales. Les fibres du muscle pubo-coccygien (*M. pubococcygeus*) et du muscle ilio-coccygien (*M. iliococcygeus*) se dirigent latéralement jusqu'au ligament anococcygien (*lig. anococcygeum*) (**10**) et s'insèrent soit sur ce dernier soit sur le coccyx (*os coccygis*) (**11**).

Le hiatus uro-génital de l'homme est étroit, celui de la femme plus large. À cause de la largeur de son ouverture, un deuxième sphincter (diaphragme uro-génital) est nécessaire.

Le **muscle coccygien** (*M. coccygeus*) (**12**) naît de l'épine sciatique et se termine sur le coccyx. Il manque parfois.

Fonction : le muscle élévateur de l'anus lutte contre la pression abdominale. Il porte la charge du bassin et remplit une fonction de protection. Il contribue à la fermeture dynamique du rectum.

Diaphragme uro-génital (diaphragma urogenitale)

Il est principalement constitué par le **muscle transverse profond du périnée** (*M. transversus perinei profundus*) (**13**). Il naît de la branche ischio-pubienne (*ramus inferior ossis pubis*) et se dirige vers le hiatus uro-génital (*hiatus urogenitalis*). La partie postérieure du diaphragme est constituée par le **muscle transverse superficiel du périnée** (*M. transversus perinei superficialis*) (**14**). Il naît de la tubérosité ischiatique (*tuber ischiadicum*) (**15**) et irradie dans le centre tendineux du périnée. En avant, le diaphragme uro-génital est complété par le **ligament transverse du périnée** (*lig. transversum perinei*) (**16**).

Le diaphragme uro-génital et le diaphragme pelvien sont recouverts sur leurs faces supérieure et inférieure par des fascias. Ce sont les fascias supérieur et inférieur du diaphragme uro-génital (*fascia diaphragmatis urogenitalis superior* et *inferior*) ainsi que les fascias supérieur et inférieur du diaphragme pelvien (*fascia diaphragmatis pelvis superior* et *inferior*). Entre le diaphragme pelvien et le diaphragme uro-génital s'ouvre en arrière la fosse ischio-rectale (*fossa ischiorectalis* [*ischio-analis*]).

Innervation : le diaphragme pelvien est normalement innervé par un long rameau du plexus sacral (*plexus sacralis*) et le diaphragme uro-génital par des rameaux du nerf pudendal (*N. pudendus*).

Le concept judicieux de diaphragme uro-génital est aujourd'hui plutôt désuet et remplacé par le concept de membrane périnéale (*membrana perinei*) avec le ligament transverse du périnée (*lig. transversum perinei*) ainsi que le muscle transverse profond du périnée (*M. transversus perinei profundus*).

Remarques cliniques. Les distensions du diaphragme pelvien conduisent chez la femme à une descente des organes génitaux internes. Ces distensions peuvent survenir en particulier après un accouchement. Il faut toujours penser que, au cours de l'accouchement, des déchirures du muscle élévateur de l'anus et, par là, des lésions du diaphragme pelvien peuvent survenir.

Les **hernies périnéales** sont rares (plus fréquentes chez la femme) au niveau des points de faiblesse des muscles du plancher pelvien.

Pour d'autres détails sur le plancher pelvien, *voir* Tome 2.

17 Ligament sacro-épineux.
18 Ligament sacro-tubéral.

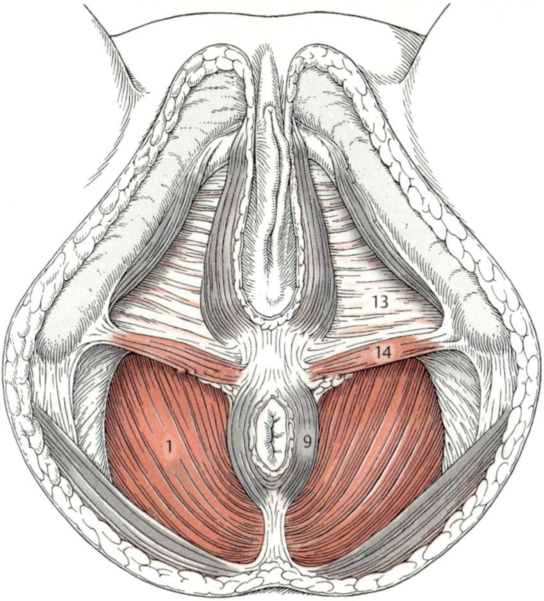

A Plancher pelvien de la femme, diaphragme pelvien et diaphragme uro-génital

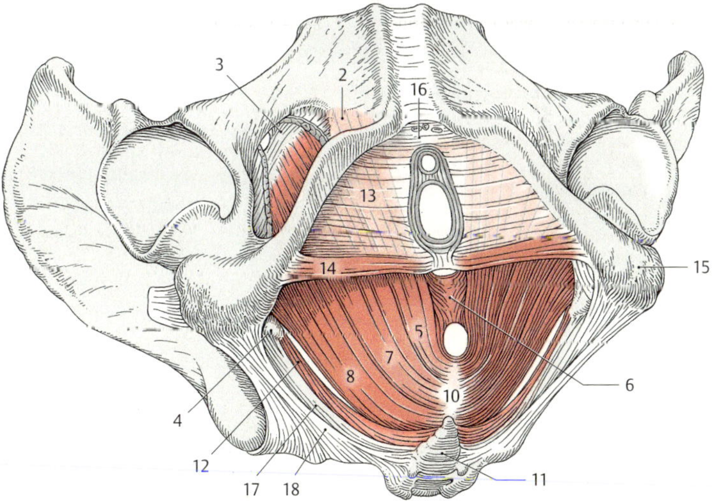

B Plancher pelvien de la femme, schéma des muscles

Anatomie descriptive de l'appareil locomoteur

Membre supérieur

Os, ligaments et articulations

Au niveau du membre thoracique, on distingue la **ceinture scapulaire** et le **membre supérieur (= thoracique)** proprement dit. La ceinture scapulaire est constituée par la scapula et la clavicule.

Ceinture scapulaire

Scapula (A-E)

La **scapula** (**A-E**) est un os plat, triangulaire, dont les bords médial (*margo medialis*) (**1**), latéral (*margo lateralis*) (**2**) et supérieur (*margo superior*) (**3**) sont unis par des angles : supérieur (*angulus superior*) (**4**), inférieur (*angulus inferior*) (**5**) ou pointe et latéral (*angulus lateralis*) (**6**) taillé en biseau. La face ventrale (antérieure) ou face costale (*facies costalis*) est plate et légèrement excavée (fosse subscapulaire [*fossa subscapularis*]). On y voit souvent des crêtes musculaires (*linea musculares*). La face postérieure (*facies posterior*) est divisée par l'épine de la scapula (*spina scapulae*) (**7**) en une petite fosse supraspinale (*fossa supraspinata*) (**8**) et une fosse infraspinale (*fossa infraspinata*) (**9**) plus grande. L'épine de la scapula se détache du bord médial par une surface triangulaire, le trigone spinal (*trigonum spinae*), se poursuit latéralement par une saillie et se termine par un processus aplati, l'*acromion* (**10**). Près de son extrémité latérale se trouve une surface articulaire ovale pour la clavicule (*facies articularis clavicularis*) (**11**).

L'angle de l'acromion (*angulus acromii*) (**12**) est un point osseux facilement palpable, marquant l'endroit où le bord latéral de l'acromion se poursuit par l'épine de la scapula. À l'angle latéral de la scapula se trouve la cavité glénoïde (*cavitas glenoidalis*) (**13**) avec, à son bord supérieur, une petite éminence, le tubercule supraglénoïdien (*tuberculum supraglenoidale*) (**14**) et, au-dessous de la cavité, le tubercule infraglénoïdien (*tuberculum infraglenoidale*) (**15**). Le col de la scapula (*collum scapulae*) (**16**) est situé immédiatement médialement à la cavité glénoïde.

Au-dessus de la cavité glénoïde s'élève le *processus coracoïde* (**17**). Il est recourbé à angle droit dans une direction latéro-ventrale et aplati à son extrémité distale. Avec l'acromion, il constitue une voûte pour l'articulation scapulo-humérale sous-jacente. Médialement à la base du processus coracoïde, le bord supérieur présente une indentation : l'incisure scapulaire (*incisura scapulae*) (**18**).

La scapula est située sur le thorax. L'épine de la scapula se projette à la hauteur de la troisième vertèbre thoracique, l'angle inférieur de la scapula entre les septième et huitième côtes ; le bord médial doit être parallèle aux processus épineux quand le bras est pendant. Le **plan de la scapula** est le plan dans lequel se trouve la scapula et fait un angle de 60° avec le plan de symétrie. La cavité glénoïde est située latéralement et en avant.

Variations. L'incisure scapulaire peut être remplacée par un foramen scapulaire (*foramen scapulae*) (**19**). Le bord médial est parfois concave et l'on parle alors de **scapula scaphoïde** (*scapula scaphoidea*).

Développement : la scapula se développe (**E**) à partir de plusieurs points d'ossification. Au troisième mois de la vie fœtale apparaît un gros point d'ossification au niveau des fosses supra- et infraspinales et de l'épine de la scapula. Dans le processus coracoïde, un point d'ossification se forme au cours de la première année, tandis que des points plus petits, répartis sur toute la scapula, peuvent apparaître entre la onzième et la dix-huitième année. Tous les points fusionnent entre la seizième et la vingt-deuxième année. Le point de l'acromion, apparu entre la quinzième et la dix-huitième année, peut rester isolé et former un **os acromial** (*os acromiale*).

Ligaments de la scapula

Le **ligament coraco-acromial** (*lig. coracoacromiale*) est tendu en pont au-dessus de l'articulation scapulo-humérale entre le processus coracoïde et l'acromion. Il forme la voûte de l'articulation scapulo-humérale (*fornix humeri*). Le **ligament transverse supérieur de la scapula** (*lig. transversum scapulae superius*) enjambe l'incisure scapulaire. (Un ligament transverse inférieur de la scapula [*lig. transversum scapulae inferius*], tendu entre le bord de l'épine de la scapula et la cavité glénoïde, n'existe que dans des cas isolés.)

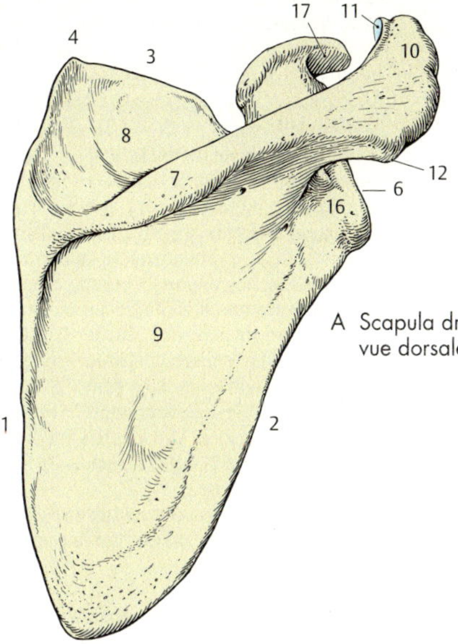

A Scapula droite, vue dorsale

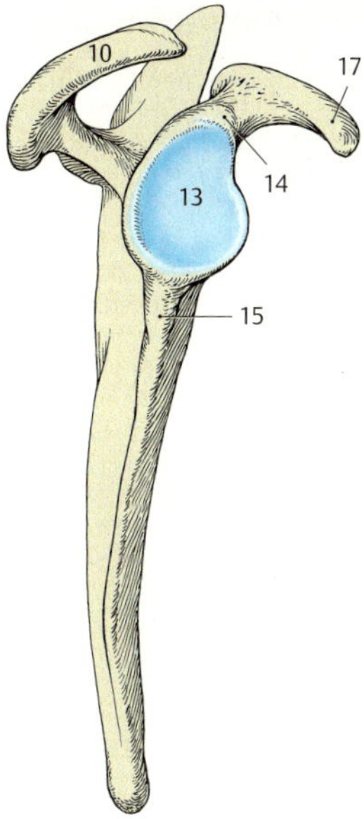

B Scapula droite, vue latérale

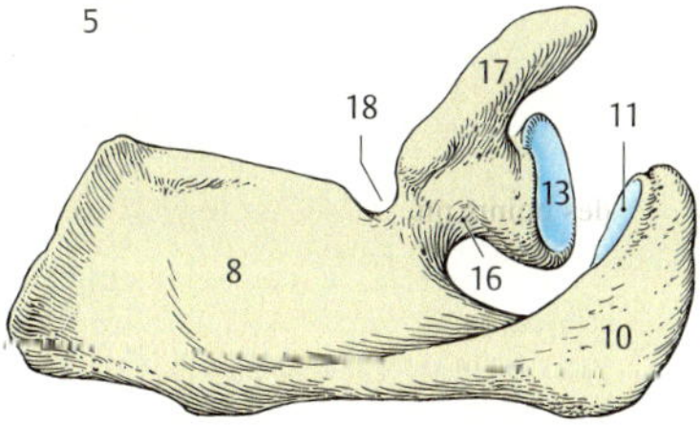

C Scapula droite, vue craniale

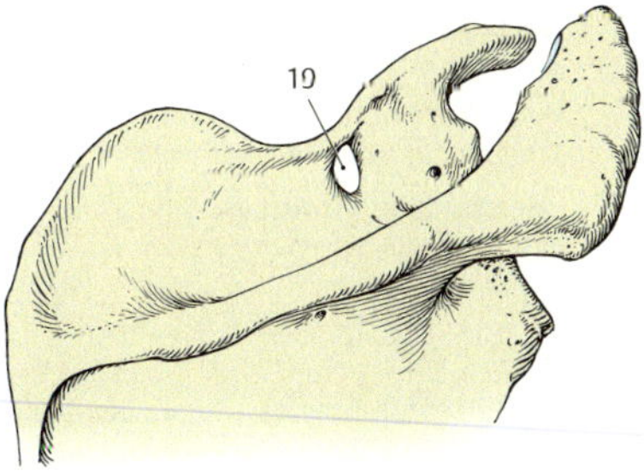

D Foramen scapulaire (variation)

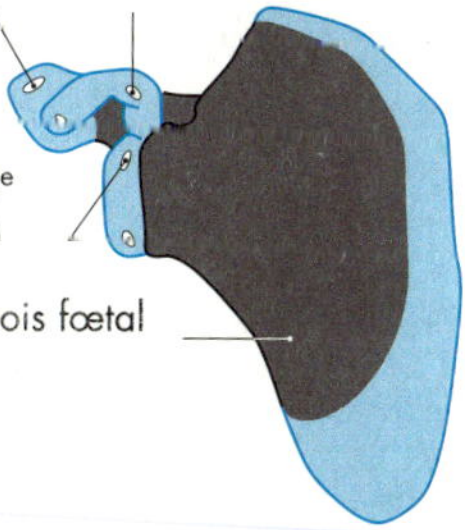

E Développement de la scapula

Clavicule (A, B, F)

La **clavicule** (*clavicula*) est un os en forme de « S ». Médialement, elle est convexe vers l'avant sur environ la moitié de sa longueur tandis qu'elle est concave latéralement et vers l'avant. Elle a une **extrémité sternale** (*extremitas sternalis*) (**1**) arrondie et une **extrémité acromiale** (*extremitas acromialis*) (**2**) aplatie ; entre les deux se trouve le **corps de la clavicule** (*corpus claviculae*). Sur l'extrémité sternale est située une facette articulaire triangulaire, la facette articulaire sternale (*facies articularis sternalis*) (**3**). La facette articulaire acromiale (*facies articularis acromialis*) (**4**) est pratiquement ovale. La tubérosité du ligament costo-claviculaire (*tuberositas lig. costoclavicularis*) (**5**) se situe à la face inférieure de la clavicule, proche de l'extrémité sternale. À la face supérieure du corps de la clavicule se trouve le sillon du muscle subclavier (*sulcus m. subclavii*). À la face inférieure, proche de l'extrémité acromiale, le tubercule conoïde (*tuberculum conoideum*) (**6**) est une saillie qui se poursuit en avant et latéralement par la ligne trapézoïde (*linea trapezoidea*) (**7**).

Développement : la clavicule se développe à partir d'une ébauche de tissu conjonctif. Son ossification débute à la sixième semaine de la vie embryonnaire. Les extrémités sont formées à partir d'ébauches cartilagineuses, alors qu'un point d'ossification apparaît en premier dans l'extrémité sternale entre la seizième et la vingtième année. Il se synostose avec le reste de la clavicule entre la vingt et unième et la vingt-quatrième année.

Remarques cliniques. La **dysostose cléido-craniale** (*dysostosis cleidocranialis*) est une malformation provenant d'un arrêt ou d'une insuffisance de développement des parties cartilagineuses de la clavicule, associé à un défaut de développement des os du crâne.

Articulations de la ceinture scapulaire (C-E)

Les articulations avec le tronc s'effectuent à travers des unions osseuses continue (ligament costo-claviculaire [*lig. costoclaviculare*] ; **8**) et discontinue (articulation sterno-claviculaire [*articulatio sternoclavicularis*]). De même, les deux os de la ceinture scapulaire sont reliés entre eux par des unions osseuses continue (ligament coraco-claviculaire [*lig. coracoclaviculare*]) et discontinue (articulation acromio-claviculaire [*articulatio acromioclavicularis*]).

Articulation sterno-claviculaire (C)

C'est une articulation avec un disque articulaire (*discus articularis*) (**9**), qui divise la cavité articulaire en deux parties. La cavité glénoïde est une échancrure légèrement concave du sternum, la tête est constituée par l'extrémité sternale de la clavicule. L'incongruence est compensée par le tissu fibrocartilagineux qui recouvre les surfaces articulaires et par le disque qui est fixé cranialement à la clavicule et caudalement au sternum. La capsule est lâche et épaisse, et renforcée par le ligament sterno-claviculaire antérieur (*lig. sternoclaviculare anterius*) (**10**) et par le ligament sterno-claviculaire postérieur (*lig. sternoclaviculare posterius*). Les deux clavicules sont réunies par le ligament interclaviculaire (*lig. interclaviculare*) (**11**). L'articulation possède trois degrés de liberté et remplit la fonction d'une énarthrose.

Le **ligament costo-claviculaire** (*lig. costoclaviculare*) (**8**) est tendu entre la première côte et la clavicule.

Articulation acromio-claviculaire (D, E)

Dans cette articulation s'opposent deux surfaces articulaires planes. Elles sont recouvertes de fibrocartilage (**12**). La capsule est renforcée sur sa face supérieure par le ligament acromio-claviculaire (*lig. acromioclaviculare*) (**13**).

Le **ligament coraco-claviculaire** (*lig. coracoclaviculare*) est tendu entre le processus coracoïde et la clavicule. Il se divise en une partie latérale et antérieure et une partie médiale et postérieure. La partie latérale (**ligament trapézoïde** [*lig. trapezoideum*] ; **14**) naît sur le bord médial du processus coracoïde et se termine sur la tubérosité coracoïdienne. La partie médiale (**ligament conoïde** [*lig. conoideum*] ; **15**) naît de la base du processus coracoïde et se termine en éventail sur le tubercule conoïde (*tuberculum conoideum*).

Remarques cliniques. Quand la clavicule est fortement poussée en arrière et en bas, elle induit une compression de l'artère subclavière que l'on peut tester par une diminution du pouls radial.

16 Ligament transverse supérieur de la scapula.
17 Ligament coraco-acromial.
18 Muscle subclavier.

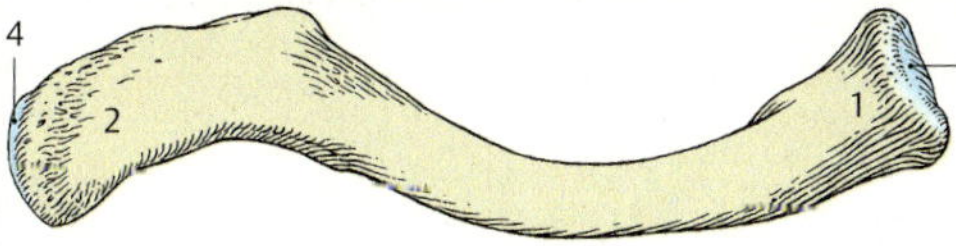

A Clavicule droite, vue craniale

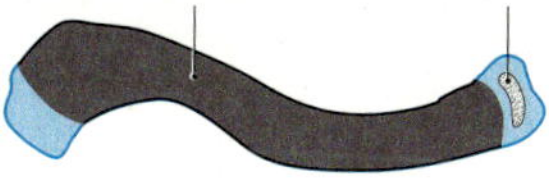

F Développement

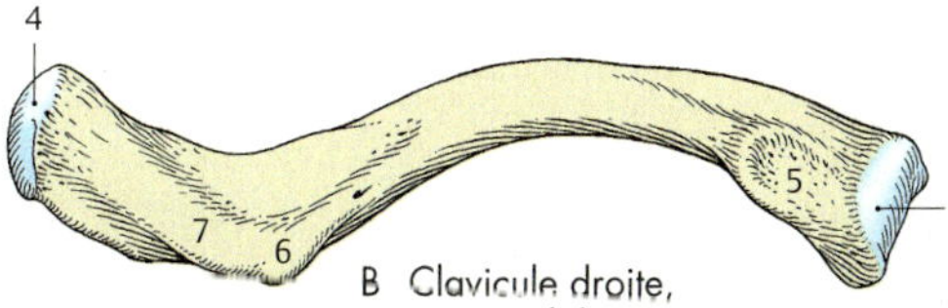

B Clavicule droite, vue caudale

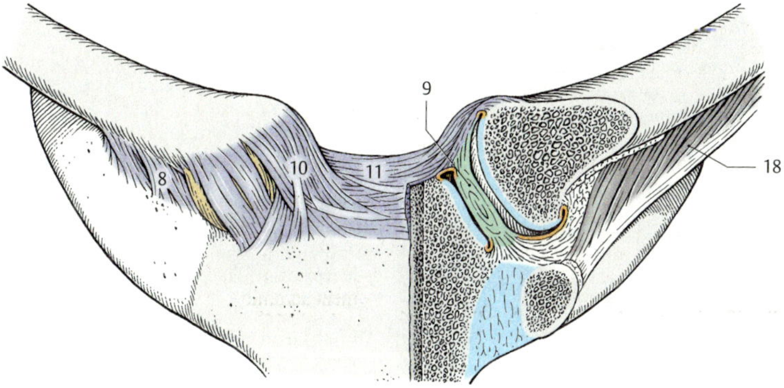

C Articulation sterno-claviculaire

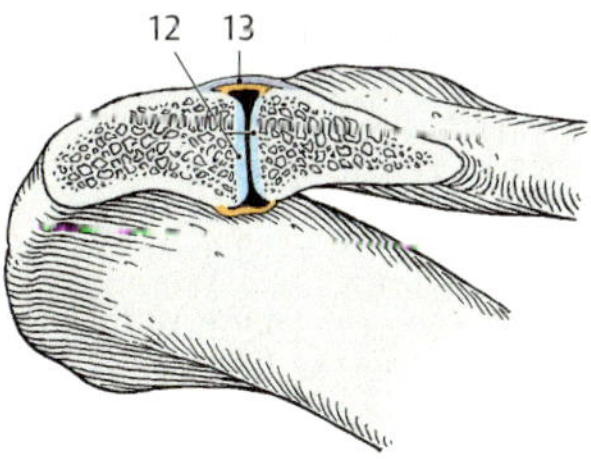

E Articulation acromio-claviculaire, en coupe

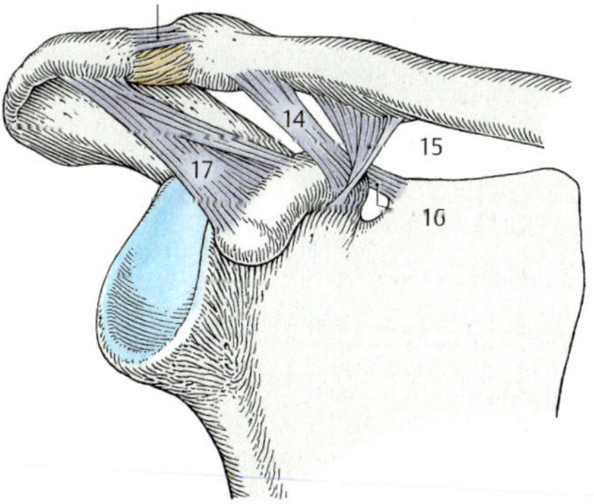

D Articulation acromio-claviculaire

Membre supérieur

Les os du membre thoracique sont :
- l'humérus (*humerus*) ;
- le radius (*radius*) et l'ulna (*ulna*) ;
- les os du carpe (*ossa carpi*) ;
- les os du métacarpe (*ossa metacarpi*) ;
- les os des doigts de la main (*ossa digitorum mani*).

Os du bras

Humérus (A-H)

L'**humérus** est en relation avec la scapula, l'ulna et le radius. Il comprend un **corps** (*corpus*), une **extrémité proximale** et une **extrémité distale**. L'extrémité proximale est constituée par la tête humérale (*caput humeri*) (**1**) qui est bordée par le col anatomique (*collum anatomicum*) (**2**). À la face antérieure de l'extrémité proximale se trouvent, latéralement, le tubercule majeur (*tuberculum majus*) (**3**) et, médialement, le tubercule mineur (*tuberculum minus*) (**4**). Entre les deux, le sillon intertuberculaire (*sulcus intertubercularis*) (**5**) est bordé vers le bas par la crête du tubercule mineur (*crista tuberculi minoris*) (**6**) et la crête du tubercule majeur (*crista tuberculi majoris*) (**7**). Le col chirurgical (*collum chirurgicum*) (**8**) est situé à l'extrémité proximale du corps. Environ au milieu du corps, on voit la tubérosité deltoïdienne (*tuberositas deltoidea*) (**9**). Le corps de l'humérus se divise en une face antéro-médiale (*facies antero-medialis*) (**10**) avec un bord médial (*margo medialis*) (**11**), et une face antéro-latérale (*facies antero-lateralis*) (**12**) avec un bord latéral (*margo lateralis*) (**13**). Les deux bords deviennent saillants vers le bas et sont appelés crête supracondylienne médiale (*crista supracondylaris medialis*) et crête supracondylienne latérale (*crista supracondylaris lateralis*). La face postérieure du corps de l'humérus est parcourue par le sillon du nerf radial (*sulcus n. radialis*) (**14**). L'extrémité distale de l'humérus présente, médialement, la grosse saillie de l'épicondyle médial (*epicondylus medialis*) (**15**) et, latéralement, la plus petite saillie de l'épicondyle latéral (*epicondylus lateralis*) (**16**).

La trochlée humérale (*trochlea humeri*) (**17**) et le capitulum de l'humérus (*capitulum humeri*) (**18**) forment le condyle de l'humérus (*condylus humeri*) et s'articulent avec les os de l'avant-bras. La fosse radiale (*fossa radialis*) (**19**) est située au-dessus du capitulum de l'humérus, et la fosse coronoïde (*fossa coronoidea*) (**20**) au-dessus de la trochlée.

Le sillon du nerf ulnaire (*sulcus n. ulnaris*) (**21**), peu profond, court médialement à la trochlée humérale (*trochlea humeri*) (**D**). À la face postérieure et au-dessus de la trochlée se situe une profonde dépression : la fosse olécrânienne (*fossa olecrani*) (**22**).

L'extrémité proximale de l'humérus est soumise à une torsion telle, que la tête est rejetée d'environ 20° vers l'arrière par rapport à l'axe traversant l'épicondyle huméral (**angle de torsion**). L'axe longitudinal de l'humérus et la tête humérale forment un angle d'environ 130°, tandis qu'à l'extrémité distale existe un angle de 76° à 89° entre l'axe longitudinal de l'humérus et l'axe transversal de l'articulation.

La **ligne épiphysaire proximale** (**23**) traverse le tubercule mineur et passe sous le tubercule majeur en croisant l'insertion de la capsule articulaire (*voir* p. 117), de sorte que seule une petite partie du corps de l'humérus est contenue dans la capsule. À l'**extrémité distale**, il existe deux épiphyses et deux **lignes épiphysaires** (**24**). L'une des épiphyses comprend l'épicondyle médial et l'autre la surface articulaire ainsi que l'épicondyle latéral.

Développement : en général, l'apparition des points d'ossification et la soudure des épiphyses sont plus précoces chez la femme que chez l'homme. Le point d'ossification périchondral du corps apparaît au cours des deuxième ou troisième mois de vie intra-utérine, le noyau d'ossification enchondral épiphysaire entre la deuxième semaine et la douzième année. Peu après la naissance, trois points d'ossification apparaissent à l'extrémité proximale, tandis que les quatre points d'ossification de l'extrémité distale n'apparaissent que plus tard. La soudure épiphysaire a lieu durant la puberté dans l'extrémité distale et à la fin de la puberté dans l'extrémité proximale.

Variations. On trouve rarement un processus supracondylien (*processus supracondylaris*) au-dessus de l'épicondyle médial (**25**) et souvent un foramen supratrochléaire (*foramen supratrochleare*) (**26**) au-dessus de la trochlée.

Remarques cliniques. La moitié des fractures de l'humérus se produisent au niveau de son corps. Il y a alors risque de lésion du nerf radial.

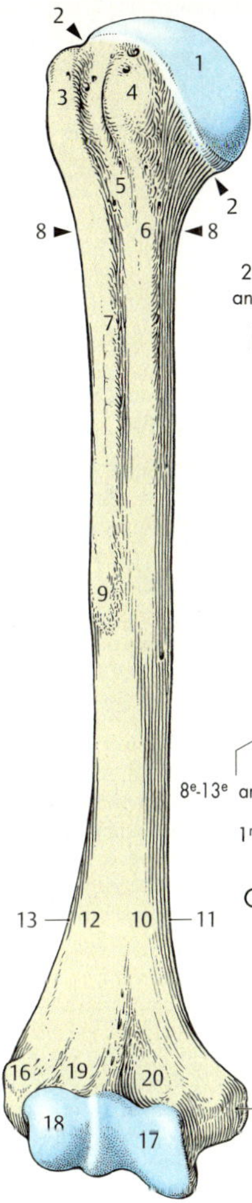

A Humérus droit, vue antérieure

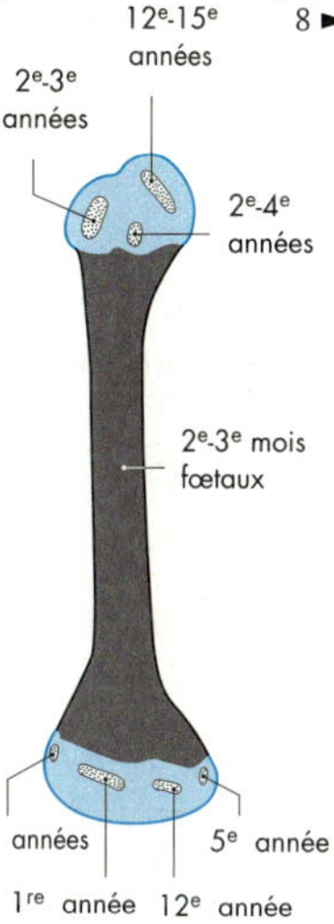

C Développement

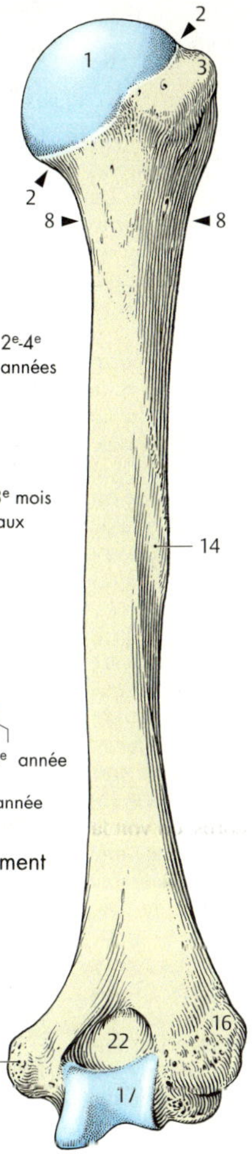

B Humérus droit, vue postérieure

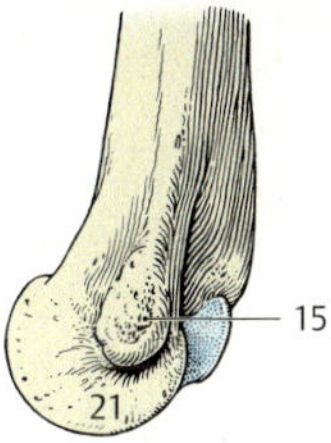

D Extrémité distale de l'humérus, vue médiale

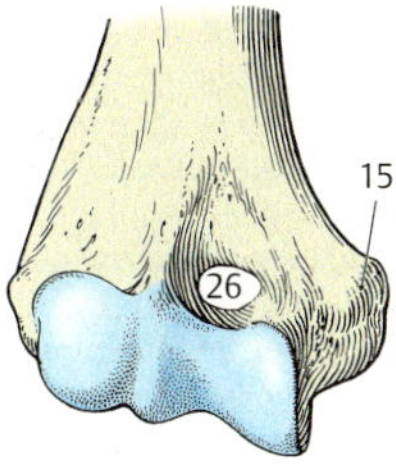

E Foramen supratrochléaire

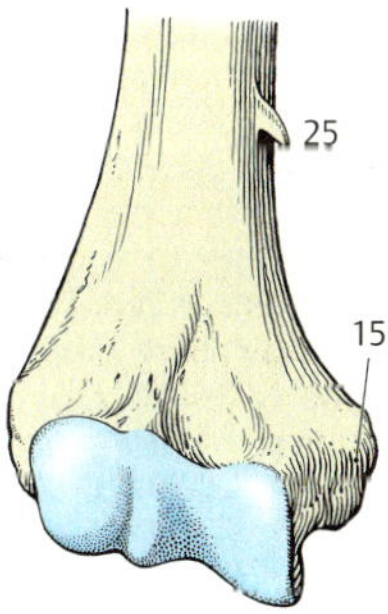

F Processus supracondylaire

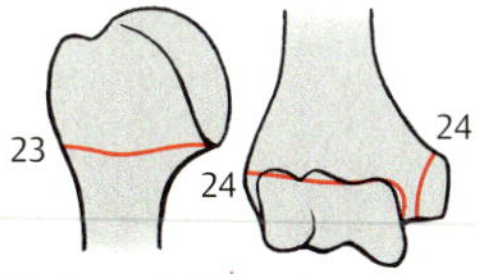

G Ligne épiphysaire, vue antérieure

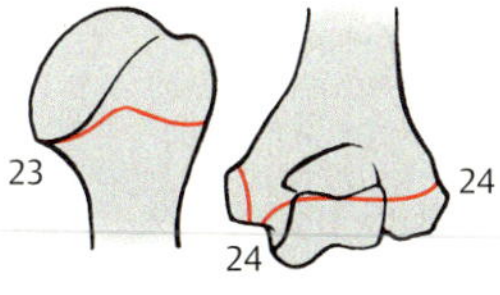

H Ligne épiphysaire, vue postérieure

Articulation de l'épaule : articulation scapulo-humérale (A-G)

La **cavité glénoïde** (*cavitas glenoidalis*) de l'**articulation scapulo-humérale** (*articulatio humeri*), une énarthrose, est sensiblement plus petite que la **tête humérale**. Le cartilage hyalin (**1**) qui recouvre la cavité glénoïde est plus épais sur les bords qu'au centre. La cavité glénoïde est agrandie par un anneau fibro-cartilagineux : le **bourrelet glénoïdien** (*labrum glenoidale*) (**2**).

La cavité glénoïde est située dans un plan perpendiculaire au plan de la scapula et la position de la scapula conditionne celle de toute l'articulation. La surface de la cavité glénoïde est de 6 cm^2 et reçoit une pression de 6 kg. Le poids du membre thoracique est d'environ 4 kg. Comme il n'existe pas de ligaments puissants, les muscles doivent maintenir l'articulation. On parle alors d'**articulation à fixation musculaire**.

La tête de l'humérus (*caput humeri*) (**3**) a une forme sphérique. Elle est revêtue de cartilage qui commence au col anatomique et descend un peu plus bas que le sillon intertuberculaire (*sulcus intertubercularis*). Ce revêtement cartilagineux donne une forme ovale à la tête de l'humérus. La **synoviale de la capsule articulaire** est attachée au bourrelet glénoïdien. Elle envoie une expansion en forme de sac (**C**) qui engaine la partie intracapsulaire du tendon du chef long du biceps (**4**), constituant la gaine synoviale du tendon du chef long du biceps (*vagina synovialis intertubercularis*) (**5**). La **capsule fibreuse** transforme le sillon intertuberculaire en canal ostéo-fibreux. La **capsule articulaire** (*capsula articularis*) est lâche et forme médialement le récessus axillaire (*recessus axillaris*) (**6**) quand le bras est pendant. Elle est renforcée partiellement à sa partie supérieure par le ligament coraco-huméral (*lig. coracohumerale*) (**7**) et par trois ligaments plus faibles : les ligaments gléno-huméraux (*lig. glenohumeralia*). Le ligament coraco-huméral naît de la base du processus coracoïde (**8**), irradie dans la capsule et se termine sur les tubercules majeur et mineur (*tubercula majus* et *minus*). Quand le bras est pendant, la tête humérale est en contact par sa moitié supérieure avec la capsule articulaire et par sa moitié inférieure avec la cavité glénoïde.

L'articulation scapulo-humérale est en relation avec différentes bourses séreuses. Elle communique, en règle, avec la bourse subcoracoïdienne (*bursa subcoracoidea*), la bourse subtendineuse du muscle subscapulaire (*bursa subtendinea m. subscapularis*) (sous le tendon du muscle subscapulaire; **9**), la gaine synoviale du tendon du chef long du biceps et la bourse du muscle coraco-brachial (*bursa m. coracobrachialis*).

Mouvements de l'articulation scapulo-humérale (D-F)

Des **mouvements à trois degrés de liberté** sont possibles. On parle d'**abduction** et d'**adduction** pour désigner les mouvements de la tête humérale dans le plan de la scapula à partir de la position de repos (**D**) (*voir* p. 110). Une abduction latérale pure (**E**) entraîne une **rétroversion** et une légère **rotation**, tandis que l'abduction dans le plan de la scapula s'effectue légèrement en avant (abduction frontale).

On connaît l'**antéversion** qui élève le bras en avant. L'adjonction d'une composante rotatoire à la combinaison des mouvements précédents entraîne un mouvement composé, la **circumduction**, dans lequel le bras décrit un mouvement conique. Dans les mouvements d'abduction (**E**), il y a toujours un déplacement simultané de la scapula; lors d'une abduction supérieure à 90° (élévation) (**F**), il se produit un déplacement excessif de la scapula car l'articulation est bloquée par le ligament coraco-acromial (*lig. coracoacromiale*) (**10**) (*voir* p. 110).

Remarques cliniques. Les **luxations** de l'épaule sont plus fréquentes que celles des autres articulations. Quand une luxation entraîne une déchirure de la capsule, celle-ci se produit le plus souvent en avant et en bas.

La **convexité** de l'épaule, palpable et visible extérieurement, est due au tubercule majeur. À partir de cette convexité, on peut en déduire la position de la tête humérale. La luxation fait disparaître cette convexité, la tête sort de la cavité glénoïde et, à la palpation, le doigt rencontre un creux sous l'acromion (**G**).

Parmi les fractures de l'humérus, la très rare fracture du col anatomique est intracapsulaire et son pronostic est très mauvais.

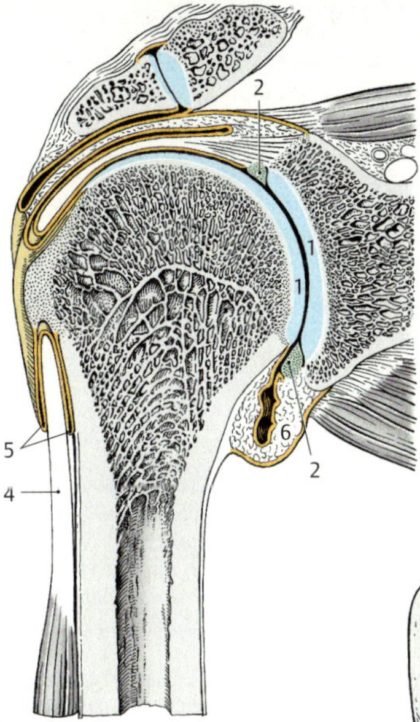

A Articulation scapulo-humérale, en coupe

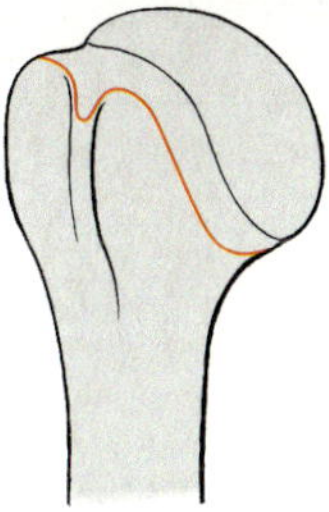

C Insertions humérales de la capsule

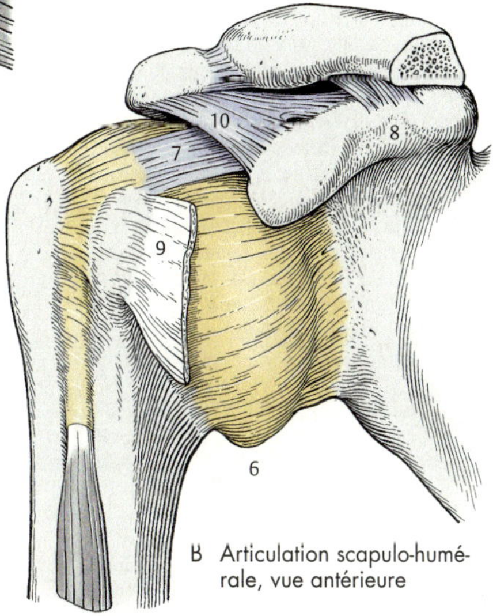

B Articulation scapulo-humérale, vue antérieure

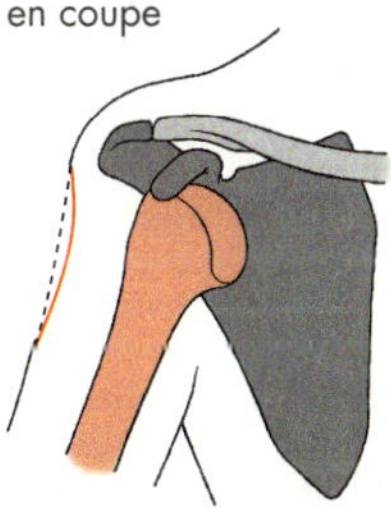

G Luxation antérieure

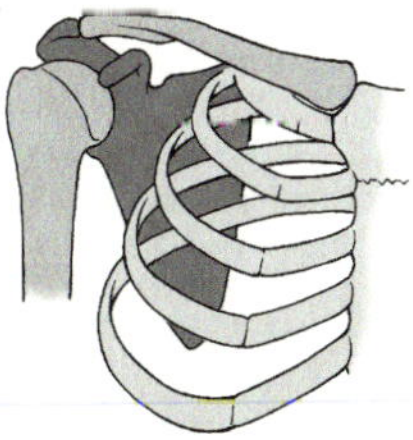

D Position de repos

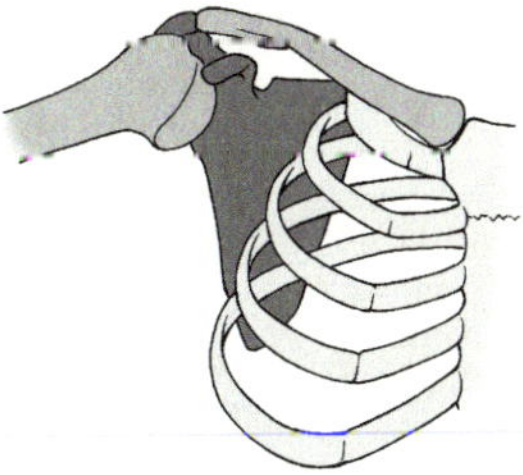

E Abduction

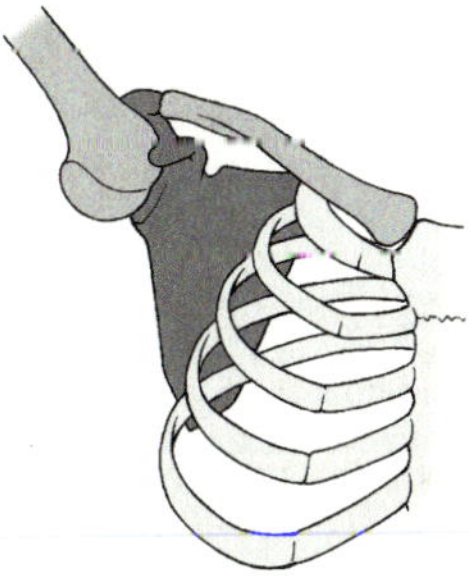

F Élévation

Os de l'avant-bras

Dans l'**avant-bras** (*antebrachium*), on trouve latéralement le **radius**, l'os le plus court, et médialement, l'**ulna**, l'os le plus long.

Radius (A-E)

On distingue sur le **radius** un **corps** (*corpus radii*) (**1**), une **extrémité proximale** (*extremitas proximalis*) et une **extrémité distale** (*extremitas distalis*). L'extrémité proximale porte la tête du radius (*caput radii*) (**2**) avec la fovéa articulaire (*fovea articularis*) (**3**) qui se continue par la circonférence articulaire (*circumferentia articularis*) (**4**). Entre le col du radius (*collum radii*) (**5**) et le corps du radius s'élève médialement la tubérosité radiale (*tuberositas radii*) (**6**). Le corps du radius a une forme triangulaire à la coupe avec un bord interosseux (*margo interosseus*) (**7**) dirigé en dedans, une face antérieure (*facies anterior*) (**8**), un bord antérieur (*margo anterior*) (**9**), une face latérale (*facies lateralis*) (**10**) et un bord postérieur (*margo posterior*) (**11**) qui forme la limite entre la face latérale et la face postérieure (*facies posterior*) (**12**). Environ au tiers de la face latérale se trouve une rugosité : la tubérosité pronatrice (*tuberositas pronatoria*) (**13**). À l'extrémité distale, on voit la crête suprastyloïdienne (*crista suprastyloidea*) avec le processus styloïde (*processus styloideus*) (**14**) et médialement l'incisure ulnaire (*incisura ulnaris*) (**15**). La surface articulaire avec le carpe (*facies articularis carpalis*) (**16**) regarde en bas.

Dorsalement, on voit différentes gouttières dans lesquelles passe le tendon du muscle long extenseur. Sur le processus styloïde de dehors (latéral : radial) en dedans (médial : ulnaire), le *premier sillon* (**17**) contient le tendon du muscle long abducteur du pouce (*M. abductor pollicis longus*) et du muscle court extenseur du pouce (*M. extensor pollicis brevis*) ; le *deuxième sillon* (**18**) comprend les tendons des muscles long et court extenseurs radiaux du carpe (*M. extensor carpi radialis longus, brevis*). Le *troisième sillon* (**19**) est oblique et reçoit le tendon du muscle long extenseur du pouce (*M. extensor pollicis longus*). Le quatrième sillon (**20**) naît du muscle extenseur des doigts (*M. extensor digitorum*) et du muscle extenseur de l'index (*M. extensor indicis*). Latéralement au troisième sillon, se trouve une crête osseuse qui est souvent palpable et que l'on appelle **tubercule dorsal** (*tuberculum dorsale*) (**21**).

Remarques cliniques. Le processus styloïde du radius descend environ 1 cm plus bas que l'ulna. Il faut donc y penser lors des réductions de fractures.

Développement : à la septième semaine de vie embryonnaire débute l'ossification périchondrale du corps du radius. Les épiphyses se forment par ossification enchondrale, l'épiphyse distale entre la première et la deuxième année, le processus styloïde entre la dixième et la douzième année, et l'épiphyse proximale entre la quatrième et la septième année. La soudure des épiphyses a lieu, pour l'épiphyse proximale, entre la quatorzième et la dix-septième année et, pour l'épiphyse distale, entre la vingtième et la vingt-cinquième année.

Ulna (F-L)

L'**ulna** est composé d'un **corps** (**22**) et de **deux extrémités proximale** et **distale**. Sur l'extrémité proximale, on trouve un processus rugueux en forme de crochet, l'olécrâne (*olecranon*) (**23**). En avant, l'incisure trochléaire (*incisura trochlearis*) (**24**) s'étend jusqu'au processus coronoïde (*processus coronoideus*) (**25**).

Latéralement, l'incisure radiale (*incisura radialis*) (**26**) reçoit la circonférence articulaire radiale. La tubérosité ulnaire (*tuberositas ulnae*) (**27**) est située à la jonction avec le corps. La crête du muscle supinateur (*crista m. supinatoris*) (**28**) est dans le prolongement de l'incisure radiale et dirigée latéralement. Le corps de l'ulna est triangulaire avec, latéralement, le bord interosseux (*margo interossea*) (**29**), en avant la face antérieure (*facies anterior*) (**30**) qui est séparée de la face médiale (*facies medialis*) (**32**) par le bord antérieur (*margo anterior*) (**31**) et de la face postérieure (*facies posterior*) (**33**) par le bord postérieur (**34**). Environ au milieu de la face antérieure de l'ulna, on trouve un foramen nourricier (*foramen nutricium*) (**35**). La circonférence articulaire (*circumferentia articularis*) (**37**) est située sur la tête de l'ulna (**36**). Le processus styloïde (*processus styloideus*) (**38**) est une petite saillie de l'extrémité distale de l'ulna.

Développement : l'ossification périchondrale du corps commence à la septième semaine de la vie embryonnaire. Les points d'ossification enchondraux des épiphyses apparaissent entre la quatrième et la septième année pour l'extrémité distale, entre la septième et la huitième année pour le processus styloïde et entre la neuvième et la onzième année pour l'extrémité proximale. Les soudures des épiphyses apparaissent d'abord à l'extrémité proximale et plus tard à l'extrémité distale.

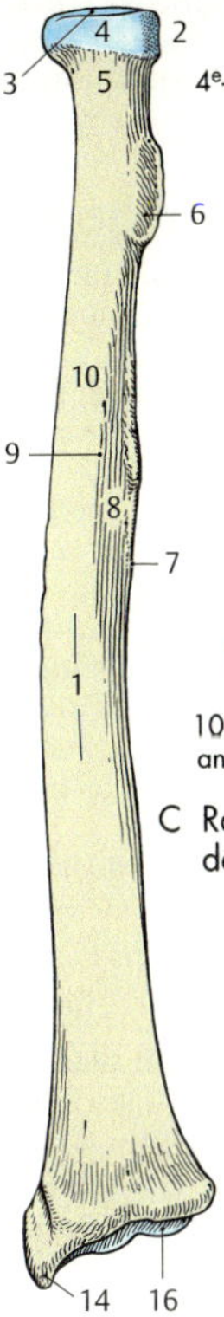

A Radius, vue antérieure

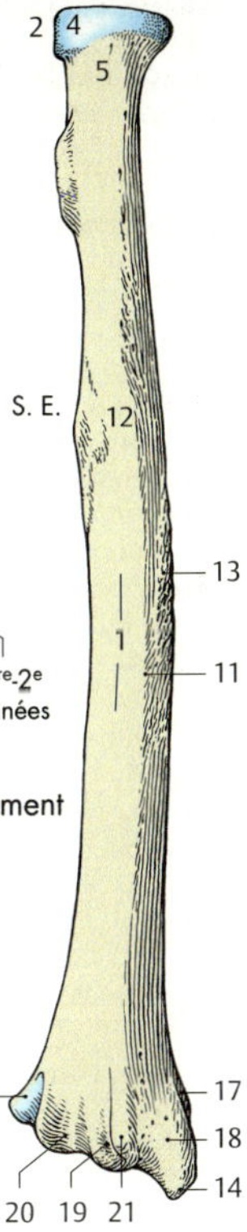

B Radius, vue postérieure

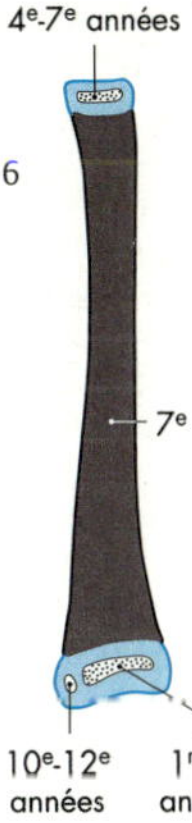

C Radius, développement

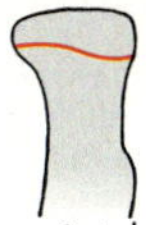

D Lignes épiphysaires du radius, vue antérieure

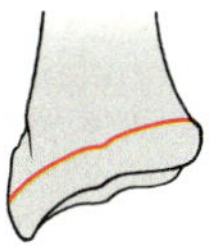

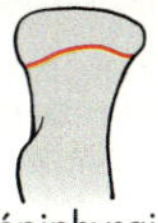

E Lignes épiphysaires du radius, vue postérieure

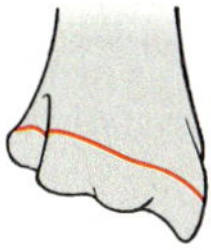

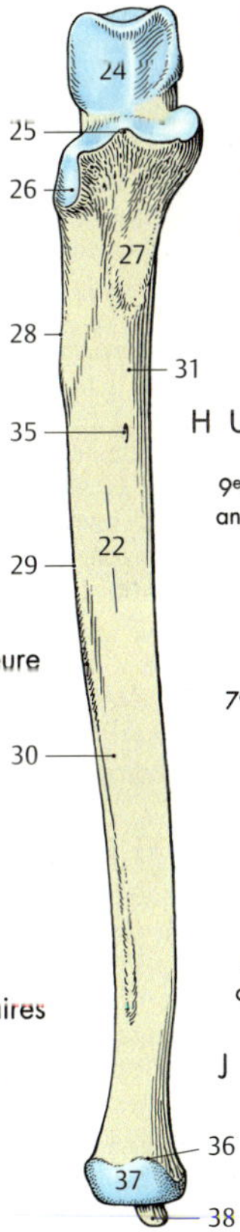

F Ulna, vue antérieure

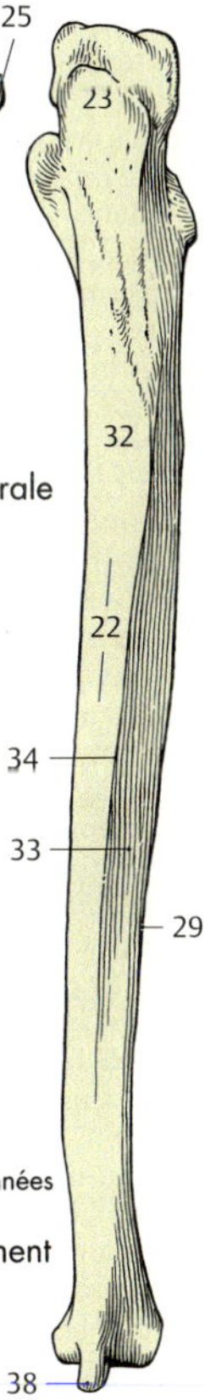

G Ulna, vue postérieure

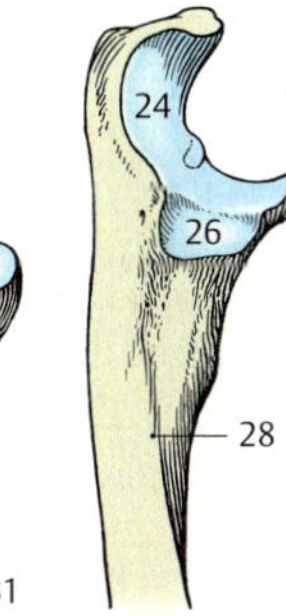

H Ulna, vue latérale

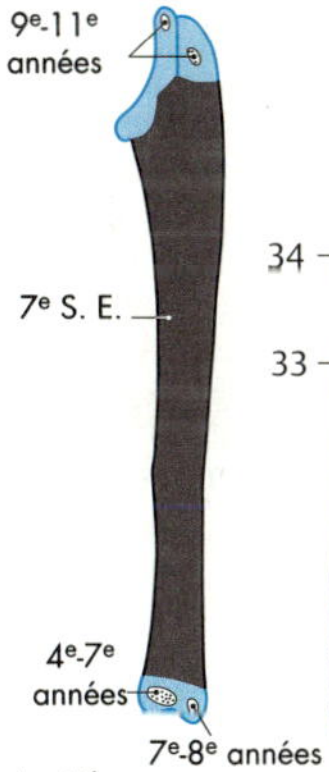

J Ulna, développement

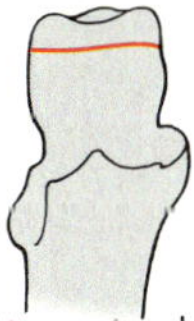

K Lignes épiphysaires de l'ulna, vue antérieure

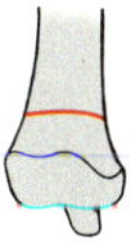

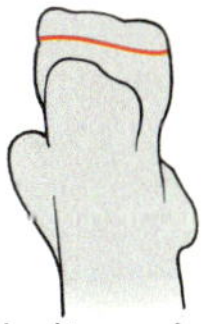

L Lignes épiphysaires de l'ulna, vue postérieure

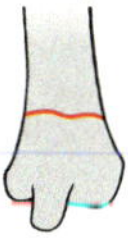

Articulation du coude (A-D)

L'**articulation du coude** (*articulatio cubiti*) est une **articulation composée** avec trois os au sein de la capsule articulaire. Elle se compose de trois articulations :

— l'**articulation huméro-radiale** (*articulatio humeroradialis*) ;

— l'**articulation huméro-ulnaire** (*articulatio humeroulnaris*) ;

— l'**articulation radio-ulnaire proximale** (*articulatio radioulnaris proximalis*).

L'articulation du coude est composée d'*os* et de *ligaments*. Elle est stable grâce à la congruence entre la trochlée humérale (*trochlea humeri*) et l'incisure trochléaire de l'ulna (*incisura trochlearis ulnae*). Elle est maintenue par le ligament annulaire du radius (*lig. anulare radii*) et par les ligaments collatéraux (*lig. collateralia*).

La **capsule articulaire** (**1**), mince et lâche, englobe toutes les surfaces articulaires. Durant les mouvements, pour éviter un blocage capsulaire entre les extrémités articulaires, les fortes fibres musculaires du muscle brachial (*M. brachialis*) et du muscle triceps brachial (*M. triceps brachii*) se comportent comme des muscles articulaires (*M. articulares*) en irradiant dans la capsule et en la maintenant tendue. Les deux *épicondyles* de l'humérus (**2**) ne sont pas inclus dans la capsule (**D**). La membrane synoviale englobe la fosse olécrânienne et les deux fossettes de la face antérieure de l'humérus (**D**).

Entre la **membrane synoviale** (*membrana synovialis*) (**3**) et la **membrane fibreuse** (*membrana fibrosa*) (**4**), la capsule présente du tissu adipeux au voisinage de ces fossettes (**5**) exerçant une fonction de freinage lors des mouvements extrêmes. Au voisinage de l'ulna, l'insertion de la capsule (**D**) suit le bord de l'incisure trochléaire ; la pointe de l'olécrâne (*olecranon*) (**6**) et le *processus coronoïde* (**7**) sont inclus dans la capsule. Sur le radius, la capsule se continue au-dessous du ligament annulaire du radius (*lig. anulare radii*) (**8**) en formant le récessus sacciforme supérieur (*recessus sacciformis superior*) (**9**). Cette expansion facilite la rotation du radius.

Dans la capsule sont engagés de très puissants ligaments : les ligaments collatéraux (*lig. collateralia*). Le **ligament collatéral ulnaire** (*lig. collaterale ulnare*) (**10**) naît de l'épicondyle médial de l'humérus (*epicondylus medialis humeri*) et se compose habituellement de *deux forts faisceaux*, un *antérieur* (**11**), qui se dirige vers le processus coronoïde, et un *postérieur* (**12**), qui se termine sur le bord latéral de l'olécrâne. Le nerf ulnaire (*N. ulnaris*) est recouvert par ce dernier faisceau. Entre les deux se trouve une zone de tissu très lâche, bordée sur l'ulna par des fibres transversales (*ligament de Cooper*) (**13**).

Le **ligament collatéral radial** (*lig. collaterale radiale*) (**14**) va de l'épicondyle latéral de l'humérus au ligament annulaire du radius. Grâce à ce dernier ligament, il s'étend sur l'ulna. Le ligament collatéral radial est solidaire du muscle extenseur superficiel. Un **ligament carré** (*lig. quadratum*) relie le col du radius à l'incisure radiale de l'ulna.

Enfin, on trouve aussi le **ligament annulaire radial** (*lig. anulare radii*) (**8**) qui prend son origine et se termine sur l'ulna, en entourant la tête du radius. À sa face interne, il existe souvent du tissu cartilagineux qui sert de contrefort mobile au radius lors de la prono-supination (*voir* p. 122).

Par le jeu combiné des trois articulations, les mouvements de rotation du radius autour de l'ulna sont possibles dans chaque position de flexion, aussi bien que d'extension.

Les mouvements de **flexion** et d'**extension**, de **supination** et de **pronation** sont possibles dans cette articulation (*voir* p. 122).

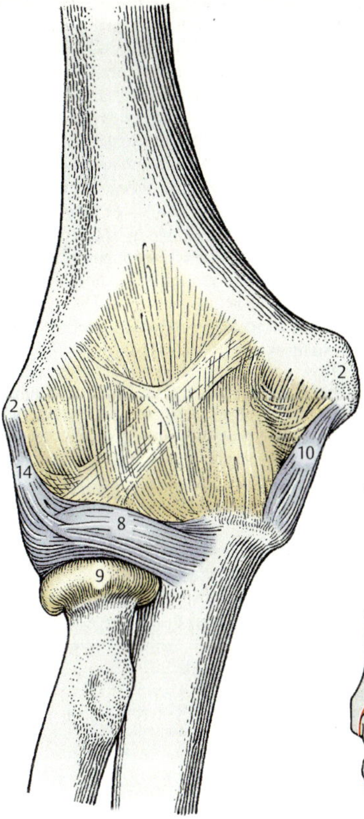

A Articulation du coude, vue antérieure

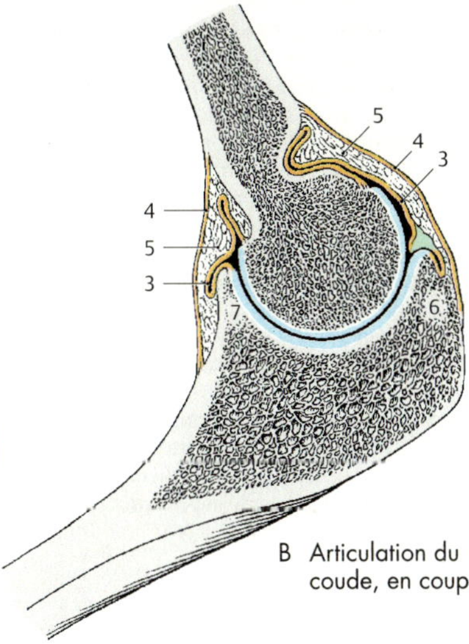

B Articulation du coude, en coupe

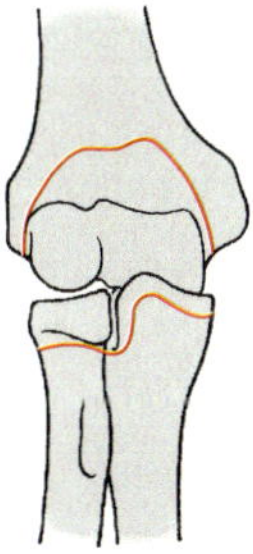

D Lignes d'insertion de la capsule

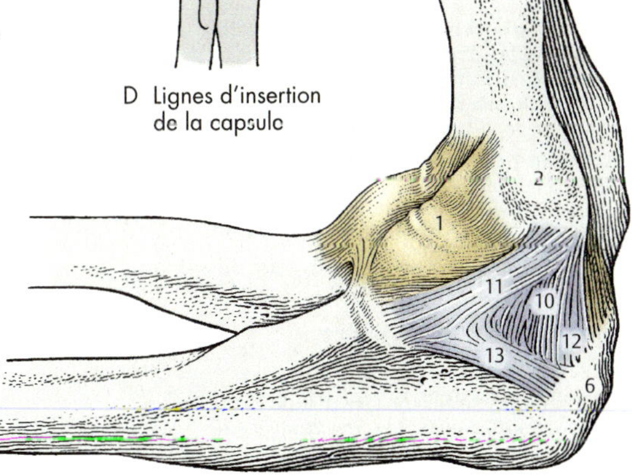

C Articulation du coude, vue médiale

Articulation du coude (A-C) (suite)

L'**articulation huméro-radiale** (*articulatio humeroradialis*) (**1**) est composée du **capitulum de l'humérus** (*capitulum humeri*) et de la **fossette radiale** (*fovea articularis capitis radii*). Elle correspond de par sa forme à une condylienne. L'**articulation huméro-ulnaire** (*articulatio humero-ulnaris*) (**2**) est une articulation trochléenne et se compose de la **trochlée humérale** (*trochlea humeri*) et de l'**incisure trochléaire de l'ulna** (*incisura trochlearis* [*ulnae*]). La trochlée possède une *gorge* (**3**) à laquelle répond une crête de l'incisure trochléaire. L'articulation huméro-radiale et l'articulation huméro-ulnaire permettent des mouvements de flexion et d'extension entre le bras et l'avant-bras. L'axe du mouvement traverse la trochlée humérale et le capitulum de l'humérus.

L'**articulation radio-ulnaire proximale** (*articulatio radio-ulnaris proximalis*) (**4**) est formée, d'un côté, par la **circonférence articulaire radiale** (*circumferentia articularis radialis*) et, de l'autre côté, par la réunion de l'**incisure radiale de l'ulna** (*incisura radialis ulnae*) et du **ligament annulaire** (*lig. anulare*) (**5**). Cette articulation est une trochoïde et permet, avec l'articulation radio-ulnaire distale, les mouvements de rotation du radius autour de l'ulna. Ces mouvements sont appelés **pronation** (**B** ; les os se croisent) et **supination** (**C** ; les os sont parallèles). L'axe du mouvement va du centre de la fossette radiale au processus styloïde.

L'**angle d'ouverture**, c'est-à-dire l'angle entre le bras et l'avant-bras lors de l'extension maximale, est légèrement plus grand chez la femme que chez l'homme (175° pour l'homme et 180° pour la femme). Chez l'enfant, l'hyperextension est possible. La flexion maximale correspond à un angle d'environ 35° entre le bras et l'avant-bras. L'**angle ouvert du côté radial** (par extension du membre thoracique) entre le bras et l'avant-bras (angle d'abduction) est situé entre 158° et 180° avec une moyenne de 168,5°.

Articulation radio-ulnaire distale (D)

L'**articulation radio-ulnaire distale** (*articulatio radio-ulnaris distalis*) (**6**) est une trochoïde formée par la **tête de l'ulna** (*caput ulnae*) et par l'**incisure ulnaire du radius** (*incisura ulnaris radii*). Entre le radius et le processus styloïde de l'ulna s'interpose le disque articulaire (*discus articularis*) qui sépare l'articulation radio-ulnaire distale de l'articulation radio-carpienne. La **capsule articulaire**, lâche, est prolongée par le récessus sacciforme inférieur (*recessus sacciformis inferior*) (**7**) qui s'étend vers le haut jusqu'au corps de l'ulna. Les **articulations radio-ulnaires proximale** et **distale** sont des **articulations obligatoirement combinées** qui permettent la pronation et la supination.

Articulations continues entre le radius et l'ulna (D)

Entre le radius et l'ulna est tendue la **membrane interosseuse** (*membrana interossea*) (**8**). Ses fibres se dirigent de la partie proximale et latérale du radius à la partie distale et médiale de l'ulna. La corde oblique (*chorda obliqua*) (**9**) est une bandelette oblique dont les fibres ont une direction inverse de celles de la membrane interosseuse. Elle renforce la membrane interosseuse à sa partie proximale. Elle s'attache près de la tubérosité ulnaire et atteint le bord interosseux du radius distalement par rapport à la tubérosité radiale.

Remarques cliniques. La membrane interosseuse ne sert pas seulement à éviter un déplacement parallèle du radius et de l'ulna, mais elle supporte aussi les tractions et les surcharges réciproques des deux os. Elle est si solidement constituée que, en cas de charge excessive sur l'avant-bras, ses fibres ne se déchirent pas mais ce sont les os qui se fracturent.

La fracture la plus fréquente (déjà décrite en 1814 par Colles) est la **fracture classique du radius** lors d'une chute sur la face palmaire de la main, le bras étant tendu. Le poids du corps est alors transféré de l'humérus à l'ulna et par la membrane interosseuse au radius. L'extrémité distale du radius a aussi à faire face au choc de retour, supportant une charge maximale qui entraîne la fracture. Le fragment distal est déplacé latéralement et dorsalement car les fibres de la membrane interosseuse fixent le corps du radius à l'ulna (déplacement en baïonnette).

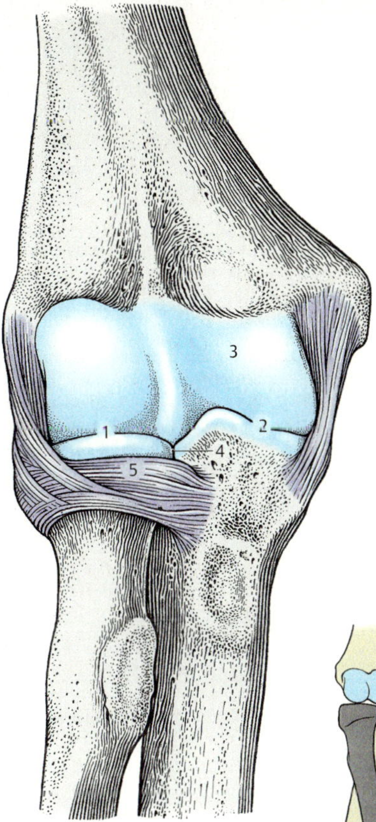

A Articulation du coude, vue antérieure après ablation de la capsule

D Membrane interosseuse

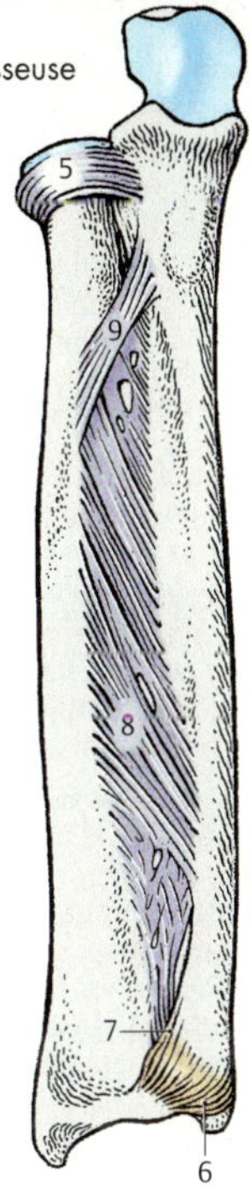

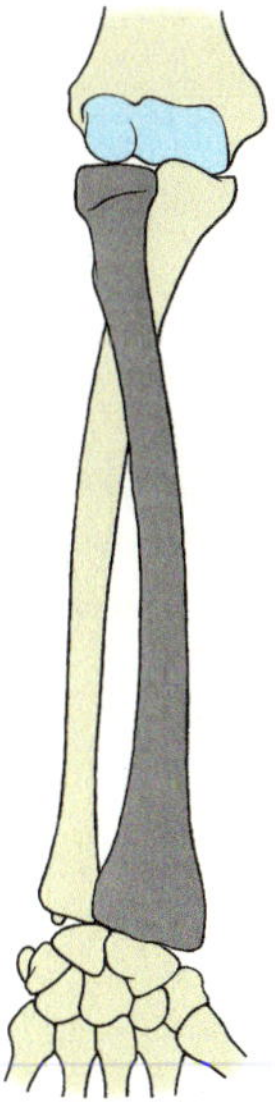

B Pronation

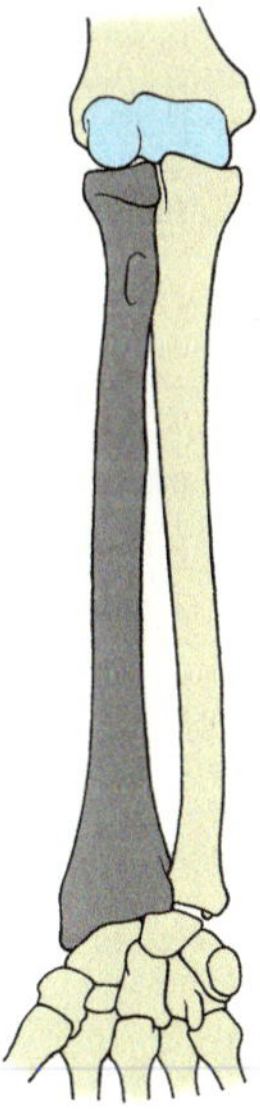

C Supination

Articulation du poignet (A-C)

Le **carpe** (*carpus*) se compose de huit **os du carpe** (*ossa carpi*) qui sont disposés en deux rangées de quatre os.

La *rangée proximale* des os du carpe est formée de dehors (latéral) en dedans (médial) par :

— l'**os scaphoïde** (*os scaphoideum*) (**1**) ;
— l'**os lunatum** (*os lunatum*) (**2**) ;
— l'**os triquetrum** (*os triquetrum*) (**3**) ;
— l'**os pisiforme** (*os pisiforme*) situé sur l'os triquetrum (**4**).

La *rangée distale* des os du carpe est composée de dehors (latéralement) en dedans (médialement) par :

— le grand **os trapèze** (*os trapezium*) (**5**) ;
— le petit **os trapézoïde** (*os trapezoideum*) (**6**) ;
— l'**os capitatum** (*os capitatum*) (**7**) ;
— l'**os hamatum** (*os hamatum*) (**8**).

Les différentes facettes de chacun de ces os du carpe s'articulent entre elles.

Le carpe dans son ensemble, les deux rangées des os du carpe forment un massif osseux, convexe dans sa partie proximale et concave dans sa partie distale. Le carpe est concave à sa face palmaire et transformé en canal ostéo-fibreux — le **canal carpien** (*canal carpi*) — par le rétinaculum des fléchisseurs (*retinaculum m. flexorum*).

Le rétinaculum prend son origine sur l'os scaphoïde et l'os trapèze, et se termine sur l'os hamatum et l'os triquetrum. Les saillies de ces os sont palpables sous la peau. Quand le bras pend le long du corps, l'os pisiforme est aisément perçu ainsi que le tendon du muscle fléchisseur ulnaire du carpe (*M. flexor carpi ulnaris*) qui s'insère sur l'os pisiforme. L'os scaphoïde et l'os trapèze forment le fond de la fovéa radiale (*fovea radialis* ; « tabatière anatomique ») (*voir* p. 392).

Remarques cliniques. L'os scaphoïde (**1**) est particulièrement important sur le plan clinique, car c'est l'os du carpe le plus souvent fracturé. Par une abduction ulnaire (*voir* p. 132) on aboutit à une séparation des fragments osseux ; lors d'une abduction radiale (*voir* p. 132) les fragments osseux s'impactent. Les flexions palmaire et dorsale (*voir* p. 132) ouvrent respectivement le foyer de fracture dorsalement ou en direction palmaire.

Si une fracture de l'os scaphoïde n'est pas convenablement traitée, il peut y avoir une pseudarthrose ou une nécrose d'un fragment osseux. Soixante-dix pour cent des fractures du scaphoïde se produisent au niveau du tiers moyen de l'os. Le canal carpien est aussi appelé **tunnel carpien** en clinique. Le **syndrome du canal carpien** est une forme très douloureuse de divers symptômes (*voir* p. 388).

Variations. Entre les os du carpe, on trouve parfois de petits os accessoires dont plus d'une vingtaine ont déjà été décrits. Toutefois, jusqu'à présent on a observé l'**os central** (*os centrale*) (**9**), l'**os styloïde** (*os styloideum*) (**10**), l'**os trapézoïde secondaire** (*os trapezoideum secundarium*) (**11**) ainsi que l'**os pisiforme secondaire** (*os pisiforme secundarium*) (**12**).

Il faut penser aux os accessoires quand on regarde un cliché radiographique. Le plus fréquent d'entre eux est l'os central (**9**) dont l'ébauche cartilagineuse serait constante chez l'homme mais se synostoserait à l'os scaphoïde (**1**). La fusion des os du carpe a été quelquefois décrite (le plus souvent, il s'agit de la fusion de l'os lunatum avec l'os triquetrum).

L'os scaphoïde, l'os triquetrum et l'os pisiforme peuvent aussi être en deux parties, ce qui peut alors simuler une fracture.

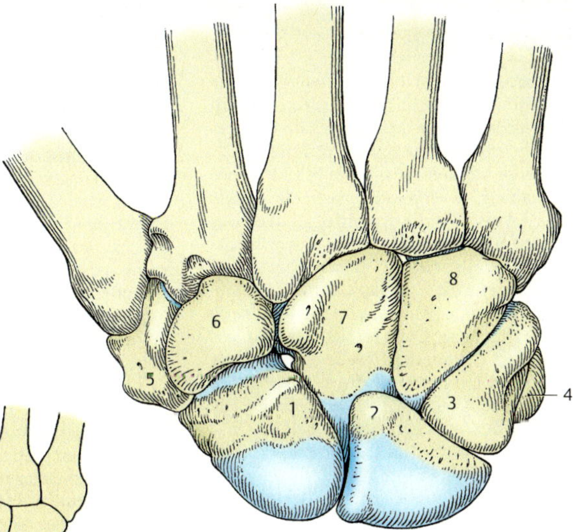

A Os du carpe de la main droite, vue dorsale

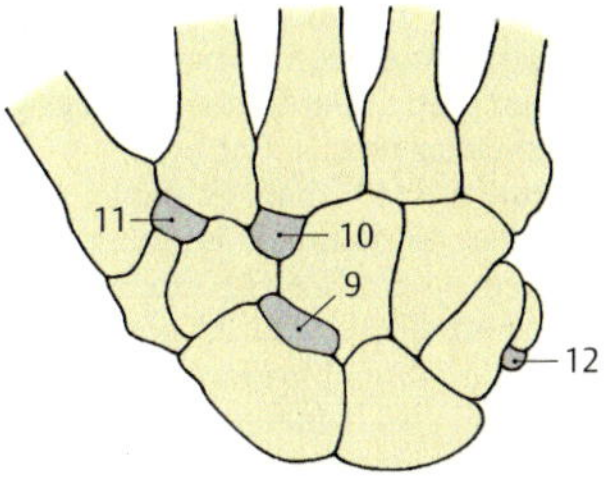

C Os accessoires du carpe

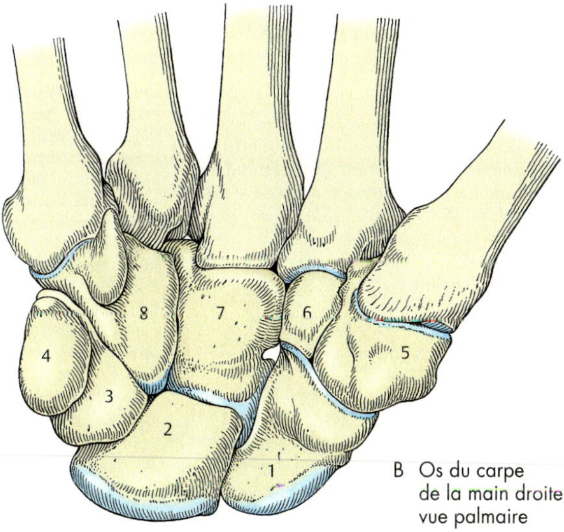

B Os du carpe de la main droite, vue palmaire

Différents os du carpe (A, B)

Rangée proximale

L'**os scaphoïde** (*os scaphoideum*) (**1**) est le plus grand os de la rangée proximale. Il présente une saillie, le tubercule de l'os scaphoïde (*tuberculum ossis scaphoidei*) (**2**), qui est perceptible à travers la peau à la face palmaire. L'os scaphoïde s'articule avec le radius dans sa partie proximale et avec l'os trapèze et l'os trapézoïde dans sa partie distale. Médialement, il s'articule avec l'os lunatum et avec l'os capitatum. Les vaisseaux sanguins pénètrent tout le long de la partie rugueuse. Dans un tiers des cas, les vaisseaux n'atteignent que la partie distale de l'os, ce qui peut conduire à une nécrose du fragment osseux proximal en cas de fracture de l'os scaphoïde (*voir* p. 124).

L'**os lunatum** (**3**) s'articule par sa partie proximale avec le radius et le disque articulaire, médialement avec l'os triquetrum, latéralement avec l'os scaphoïde et par sa partie distale avec l'os capitatum, parfois avec l'os hamatum.

L'**os triquetrum** (**4**) a la forme d'une pyramide quadrangulaire dont le sommet est dirigé médialement. Latéralement se trouve la base qui s'articule à l'os lunatum. Sa partie proximale s'articule avec le disque articulaire et sa partie distale avec l'os hamatum. Sa face palmaire présente une petite surface articulaire (**5**) pour l'os pisiforme.

L'**os pisiforme** (**6**), le plus petit os du carpe, est rond et présente dorsalement une surface articulaire pour l'os triquetrum. Facilement palpable, il est situé comme un os sésamoïde dans le tendon du muscle fléchisseur ulnaire du carpe (*M. flexor carpi ulnaris*).

Rangée distale

L'**os trapèze** (*os trapezium*) (**7**) possède une petite saillie, le tubercule de l'os trapèze (*tuberculum ossis trapezii*) (**8**), palpable lors de la flexion dorsale de la main. Médialement se trouve une gouttière (**9**) pour le tendon du muscle fléchisseur radial du carpe (*M. flexor carpi radialis*). Dans sa partie distale, l'os trapèze présente une surface articulaire en forme de selle (**10**) pour le premier métacarpien. Médialement, il existe une surface articulaire pour l'articulation avec l'os trapézoïde et, entre les deux surfaces articulaires, une autre plus petite pour le deuxième métacarpien. Sa partie proximale s'articule avec l'os scaphoïde.

L'**os trapézoïde** (*os trapezoideum*) (**11**) est plus large sur sa face dorsale que sur la face palmaire. Sa partie proximale s'articule avec le scaphoïde et sa partie distale avec le deuxième métacarpien. Latéralement, il est en relation avec l'os trapèze et, médialement, avec l'os capitatum.

L'**os capitatum** (**12**) est le plus grand des os du carpe. Il possède des surfaces articulaires proximale pour l'os scaphoïde et l'os lunatum, latérale pour l'os trapézoïde, médiale pour l'os hamatum et distale pour le troisième métacarpien principalement, mais aussi en partie pour le deuxième et le quatrième métacarpien.

L'**os hamatum** (**13**), bien palpable, possède sur sa face palmaire un *hamulus* (**14**), recourbé latéralement. Il est en rapport avec le muscle court fléchisseur du petit doigt (*M. flexor digiti minimi brevis*), mais aussi avec le **ligament piso-hamatum** (*lig. pisohamatum*). Sa partie distale s'articule avec les quatrième et cinquième métacarpiens, sa partie latérale avec l'os capitatum, sa partie proximale et médiale avec l'os triquetrum et sa partie proximale et latérale avec l'os lunatum.

Développement : les points d'ossification enchondraux apparaissent tous après la naissance durant la première année (le plus souvent au cours du troisième mois) pour l'os capitatum et l'os hamatum ; entre la deuxième et la troisième année pour l'os triquetrum. Chez les filles, le point d'ossification de l'os triquetrum apparaît au début de la deuxième année tandis que, chez les garçons, il n'est observable que vers 2,5 ans. Entre la troisième et la sixième année apparaît le point d'ossification dans l'os lunatum, entre la quatrième et la sixième année dans l'os scaphoïde et entre la troisième et la sixième année dans l'os trapèze et l'os trapézoïde. L'os pisiforme se forme entre la huitième et la douzième année.

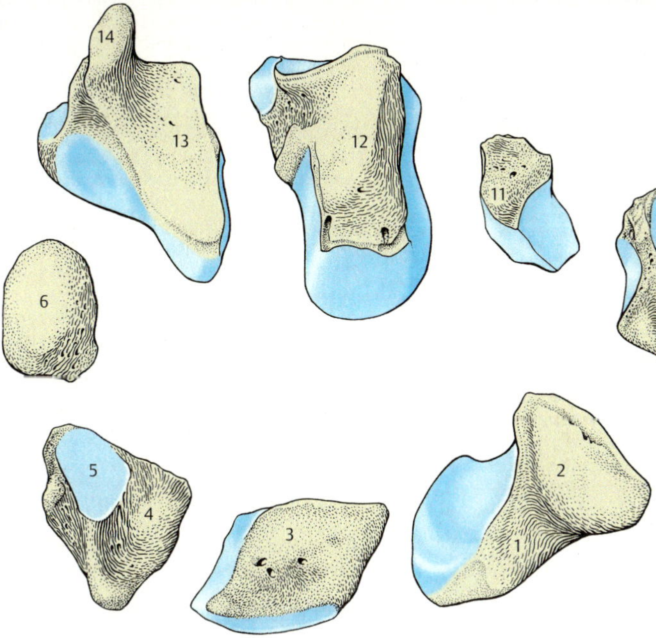

A Os du carpe de la main droite, vue palmaire

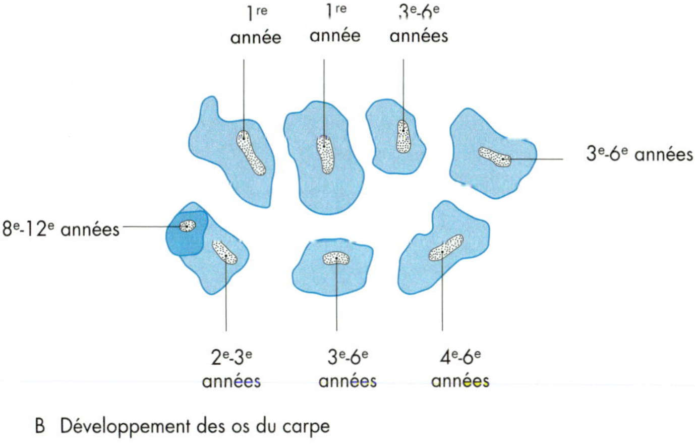

B Développement des os du carpe

Os du métacarpe et des doigts (A-C)

Les **cinq os métacarpiens** (*ossa metacarpi*) se composent chacuns d'une tête (*caput*) (**1**), d'un corps (corpus) (**2**) et d'une base (*basis*) (**3**). Chaque extrémité porte une surface articulaire pour l'articulation avec, d'une part, les os du carpe et, d'autre part, les phalanges. Les métacarpiens sont légèrement concaves sur leur face palmaire et légèrement convexes sur leur face dorsale. La face dorsale est triangulaire à sommet vers la tête. La surface articulaire proximale du **premier métacarpien** a la forme d'une selle ; le **deuxième métacarpien** possède à son extrémité proximale une surface articulaire encochée pour le carpe et, sur son côté médial, une surface articulaire pour le troisième métacarpien. Le **troisième métacarpien** possède dorsalement et latéralement sur son extrémité proximale un processus styloïde (*processus styloideus*) (**4**) et latéralement une surface articulaire pour le deuxième métacarpien. Sur son extrémité proximale, il existe une surface articulaire pour le carpe et, médialement, deux surfaces articulaires pour l'articulation avec le **quatrième métacarpien**. Celui-ci possède latéralement deux surfaces articulaires mais une seule surface articulaire médiale pour le **cinquième métacarpien**.

Les **os des doigts** (*ossa digitorum manus*) ou **phalanges**. Chaque doigt se compose de plusieurs phalanges, la **phalange proximale** (*phalanx proximalis*) (**5**), la **phalange moyenne** (*phalanx media*) (**6**) et la **phalange distale** (*phalanx distalis*) (**7**), sauf le pouce qui ne possède que deux phalanges.

La **phalange proximale** est plane sur sa face palmaire, convexe dorsalement et transversalement, et possède des bords rugueux et saillants pour l'insertion des gaines fibreuses des tendons fléchisseurs. Elle se compose d'un corps (*corpus phalangis*) (**8**), d'une extrémité distale ou tête (*caput phalangis*) (**9**), aussi appelée trochlée (*trochlea*), et d'une extrémité proximale ou base (*basis phalangis*) (**10**). La base présente une cavité glénoïde ovale transversalement qui s'articule avec le métacarpien.

La **phalange moyenne** (*phalanx media*) présente à sa base une crête qui assure la congruence avec la tête de la phalange proximale.

La **phalange distale** (*distale phalanx*) présente également une crête à sa base. À son extrémité distale, on trouve sur la face palmaire une rugosité pour l'insertion du tendon du muscle fléchisseur profond des doigts (*M. flexor digitorum profundus*) ainsi qu'une saillie en forme de fer à cheval — la tubérosité de la phalange distale (*tuberositas phalangis distalis*) (**11**) — qui est située sur la tête de la phalange.

Les **os sésamoïdes** (*ossa sesamoidea*) sont régulièrement présents au niveau de l'articulation entre le métacarpien et la phalange proximale du pouce, l'un médial et l'autre latéral. Différents os sésamoïdes peuvent être observés en nombre variable sur les autres doigts.

Développement : aussi bien les métacarpiens que les phalanges se développent à partir d'un point d'ossification enchondral diaphysaire (troisième mois de vie fœtale) et d'un **seul** point épiphysaire. Pour les métacarpiens, les points d'ossification épiphysaires apparaissent au niveau distal au cours de la deuxième année, sauf pour le premier métacarpien où un tel point apparaît à l'extrémité proximale au cours de la deuxième ou de la troisième année. Pour toutes les phalanges, les points d'ossification épiphysaires sont uniquement proximaux.

Remarques cliniques. Les métacarpiens peuvent présenter des **pseudo-épiphyses**. Elles se distinguent radiologiquement des vraies épiphyses par un pont osseux qui les unit à la diaphyse. Le premier métacarpien possède une pseudo-épiphyse au niveau de son extrémité distale, tous les autres métacarpiens à leurs extrémités proximales. Ces pseudo-épiphyses doivent être distinguées des fractures. Elles peuvent aussi survenir dans différentes maladies.

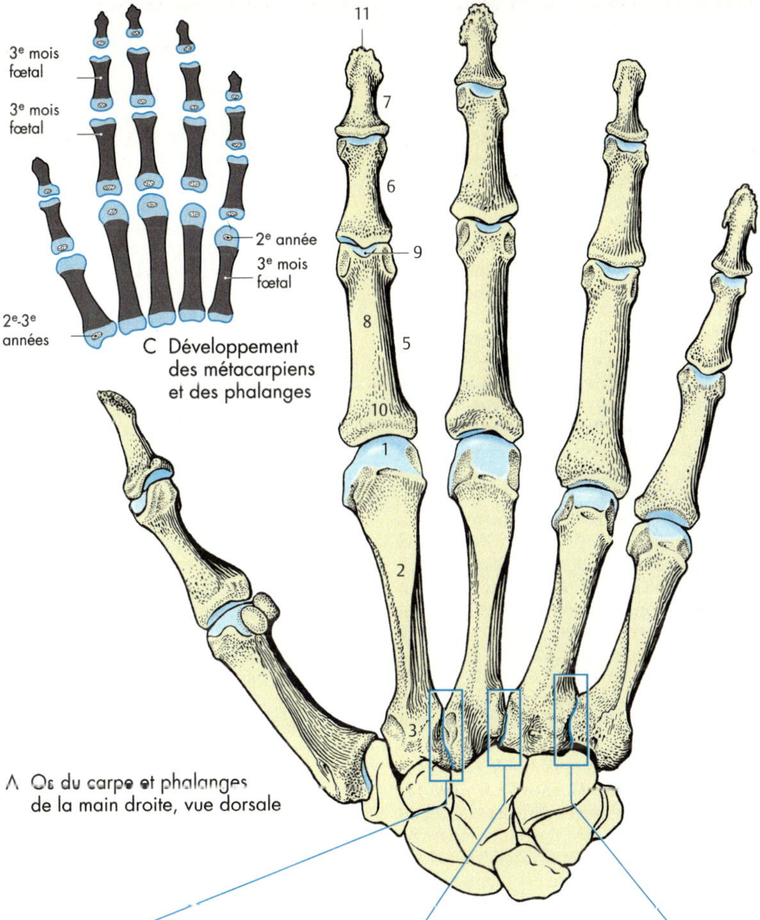

C Développement des métacarpiens et des phalanges

A Os du carpe et phalanges de la main droite, vue dorsale

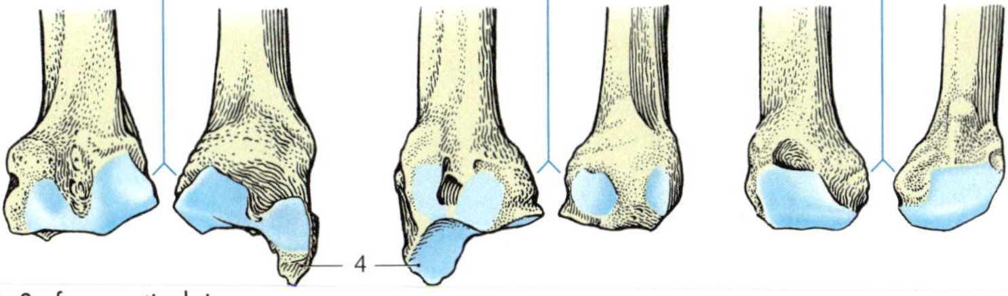

B Surfaces articulaires métacarpiennes réciproques

Articulation du poignet et articulations de la main (A-E)

L'**articulation radio-carpienne** (*articulatio radiocarpalis*) est une articulation ellipsoïde, constituée d'un côté par le **radius** (**1**) et le **disque articulaire** (**2**) et de l'autre côté par la **rangée proximale** des os du carpe. Tous les os de cette rangée proximale ne sont pas en contact permanent avec la surface articulaire en forme de cavité glénoïde composée du radius et du disque articulaire. L'*os triquetrum* (**3**) n'entre en contact étroit avec le disque qu'en abduction ulnaire et le perd en abduction radiale. La **capsule** de l'articulation radio-carpienne est lâche, relativement mince dorsalement et renforcée par de nombreux ligaments. La cavité articulaire n'est pas ramifiée et contient parfois des plis synoviaux (*plicae synoviales*). Souvent, cette articulation est en communication avec l'articulation médio-carpienne entre les os du carpe.

L'**articulation médio-carpienne** (*articulatio mediocarpalis*) est située entre la **rangée proximale** et la **rangée distale** des os du carpe, et sa cavité articulaire forme un « S ». Les deux structures articulaires (si l'on considère chaque rangée du carpe comme une surface articulaire) s'emboîtent l'une dans l'autre. Les os de la rangée proximale ont une certaine mobilité les uns par rapport aux autres, ce qui n'est pas le cas pour les os de la rangée distale. Les os de cette rangée sont unis par de forts ligaments les uns aux autres (**4**) et avec les métacarpiens. La rangée distale et les métacarpiens forment ainsi une unité fonctionnelle.

La **capsule articulaire** est tendue sur la face palmaire et lâche sur la face dorsale. La cavité articulaire est ramifiée et communique parfois avec l'articulation radio-carpienne. De plus, il existe des communications au niveau de l'os trapèze (*os trapezium*) (**5**) et de l'os trapézoïde (*os trapezoideum*) (**6**) avec les articulations carpo-métacarpiennes correspondantes.

De nombreux *plis synoviaux* (**7**) sont parfois présents dans la cavité articulaire. L'espace entre l'os lunatum et l'os triquetrum, et entre l'os capitatum et l'os hamatum est rempli par un pli synovial qui peut être visible radiologiquement.

Ligaments du carpe (A-E)

Il faut distinguer quatre groupes de ligaments.

Les **ligaments qui unissent les os de l'avant-bras avec les os du carpe** (violet) sont le ligament collatéral ulnaire du carpe (*lig. collaterale carpi ulnare*) (**8**), le ligament collatéral radial du carpe (*lig. collaterale carpi radiale*) (**9**), le ligament radio-carpien palmaire (*lig. radiocarpale palmare*) (**10**), le ligament radio-carpien dorsal (*lig. radiocarpale dorsale*) (**11**) et le ligament ulno-carpien palmaire (*lig. ulnocarpale palmare*) (**12**).

Les ligaments qui unissent les os du carpe entre eux — **ligaments intercarpiens** (*lig. intercarpalia*) (rouge) — sont le ligament radié du carpe (*lig. carpi radiatum*) (**13**), le ligament piso-hamatum (*lig. pisohamatum*) (**14**) et les ligaments intercarpiens palmaires (*lig. intercarpalia palmaria*) (**15**), intercarpiens dorsaux (*lig. intercarpalia dorsali*) (**16**) et intercarpiens interosseux (*lig. intercarpalia interossea*) (**4**).

Les **ligaments entre le carpe et les métacarpiens** (*lig. carpometacarpalia*) (bleu) se composent du ligament piso-métacarpien (*lig. pisometacarpale*) (**17**), des ligaments carpo-métacarpien palmaire (*lig. carpometacarpalia palmaria*) (**18**) et dorsal (*dorsalia*) (**19**).

Les ligaments entre les métacarpiens — les **ligaments métacarpiens** (*lig. metacarpalia*) (jaune) — se divisent en ligaments métacarpiens dorsal (*lig. metacarpalia dorsalia*) (**20**), interosseux (*interossea*) (**21**) et palmaire (*palmaria*) (**22**).

Presque tous ces ligaments renforcent les capsules articulaires et sont, en partie, des ligaments vecteurs pour les mouvements dans les articulations du carpe.

Les articulations entre les os d'une rangée du carpe sont appelées **articulations intercarpiennes** (*articulatio intercarpales*). L'articulation entre l'os triquetrum et l'*os pisiforme* est souvent nommée **articulation de l'os pisiforme** (*articulatio ossis pisiformis*).

Remarques cliniques. Il existe d'autres ligaments que ceux décrits qui ont une importance dans la chirurgie de la main.

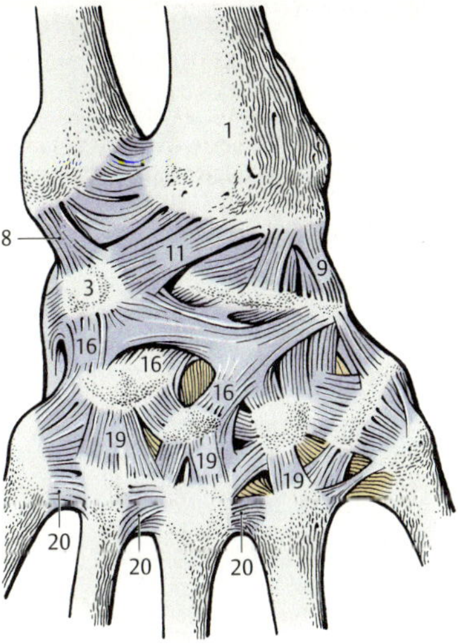

A Ligaments du carpe droit, vue dorsale

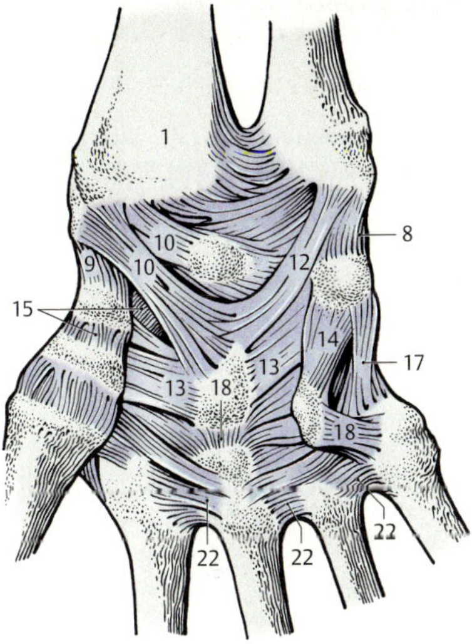

B Ligaments du carpe droit, vue palmaire

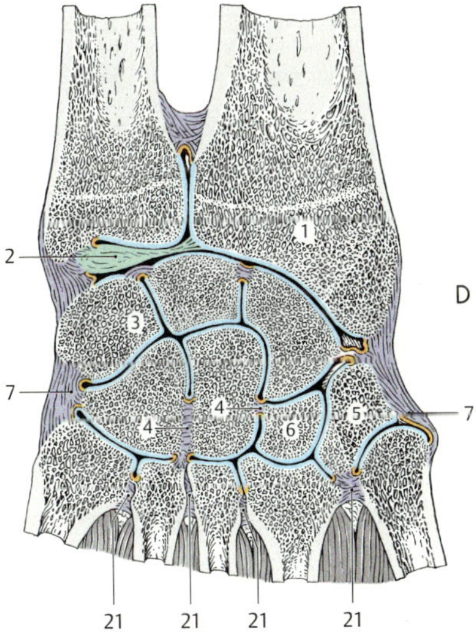

C Coupe du carpe droit, vue dorsale

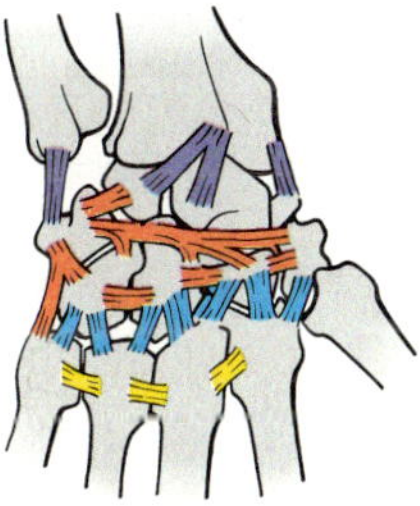

D Schéma des ligaments du carpe droit, vue dorsale

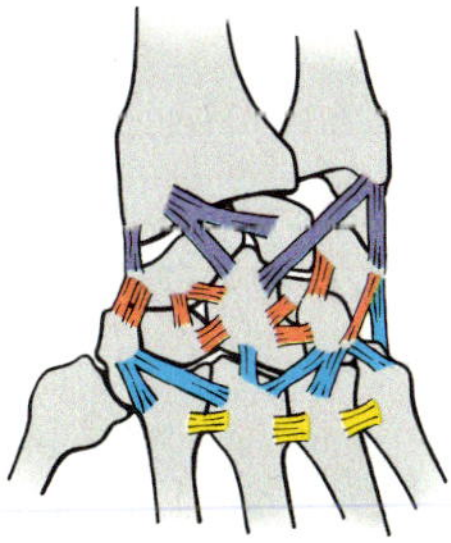

E Schéma des ligaments du carpe droit, vue palmaire

Mouvements dans les articulations du carpe (A-C)

On distingue, à partir de la position de repos (**A**) :
- des **mouvements de latéralité** : *abductions radiale* (**B**) et *ulnaire* (**C**) ;
- des **mouvements de flexion** (*flexion palmaire*) et d'**extension** (*flexion dorsale*) ;
- des **mouvements intermédiaires** et **combinés**.

Mouvements de latéralité

L'**abduction radiale pure** : l'abduction radiale est possible grâce à la coopération du muscle long extenseur radial du carpe (*M. extensor carpi radialis longus*), du muscle long extenseur du pouce (*M. extensor pollicis longus*), du muscle fléchisseur radial du carpe (*M. flexor carpi radialis*) et du muscle long fléchisseur du pouce (*M. flexor pollicis longus*). L'*os scaphoïde* (rouge) est basculé du côté palmaire et palpable sous la peau. Le basculement de cet os permet le rapprochement de l'*os trapèze* (bleu) et de l'*os trapézoïde* (vert) vers le radius. Puisque l'*os trapézoïde* et le *deuxième métacarpien* sont solidement unis, et que le muscle fléchisseur radial du carpe et le muscle long extenseur radial du carpe s'insèrent sur le deuxième métacarpien, l'abduction radiale induit une traction de cette unité fonctionnelle. L'os trapézoïde glisse le long de l'os scaphoïde ; celui-ci n'étant pas fixé, il peut se déplacer, mais il est retenu par ses autres unions articulaires et bascule donc.

Ces mouvements de bascule s'effectuent autour d'un axe transversal radio-ulnaire. À côté du basculement de l'os scaphoïde, les os de la rangée proximale du carpe sont déplacés en direction palmaire. L'**abduction radiale** s'effectue autour d'un axe dorso-palmaire passant par la tête de l'*os capitatum* (violet). Au cours de ces mouvements, c'est l'*os pisiforme* (en pointillés) qui effectue le plus grand déplacement, comme on peut le voir radiologiquement.

L'**abduction ulnaire pure** : l'abduction ulnaire induit un basculement dorsal ou plutôt un déplacement des os de la rangée proximale du carpe. Les muscles extenseur ulnaire du carpe (*M. extensor carpi ulnaris*) et fléchisseur ulnaire du carpe (*M. flexor carpi ulnaris*), mais aussi les muscles extenseur commun des doigts (*M. extensor digitorum*) et extenseur du petit doigt (*M. extensor digiti minimi*) participent à ce mouvement. Les **mouvements en direction palmaire** s'effectuent aussi autour d'un axe dorso-palmaire traversant la tête de l'os capitatum ; le basculement des os du carpe a lieu autour d'un axe radio-ulnaire.

Amplitude des mouvements d'abduction

À partir de la position de repos, l'amplitude des mouvements d'abduction vers chaque côté est à peu près équivalente. La **position de repos** correspond à une abduction ulnaire de 12° et ne doit pas être confondue avec la position anatomique.

On définit la **position anatomique** comme la position où l'axe longitudinal du troisième doigt passant par l'os capitatum et l'axe longitudinal de l'avant-bras sont alignés. A partir de cette position anatomique, l'abduction radiale est faible (environ 15°) tandis que l'abduction ulnaire est d'environ 40°. Toutefois, ces chiffres ne sont valables que pour la position de supination ou avec un écart légèrement plus grand pour la position de pronation. L'angle de déplacement est plus grand en position pure de pronation quand l'humérus est en rotation dans l'articulation du coude. Il est probable que les muscles concernés sont alors plus efficaces.

Les illustrations A-C proviennent de radiographies prises en pronation.

Os hamatum (orange), os lunatum (noir), os triquetrum (jaune).

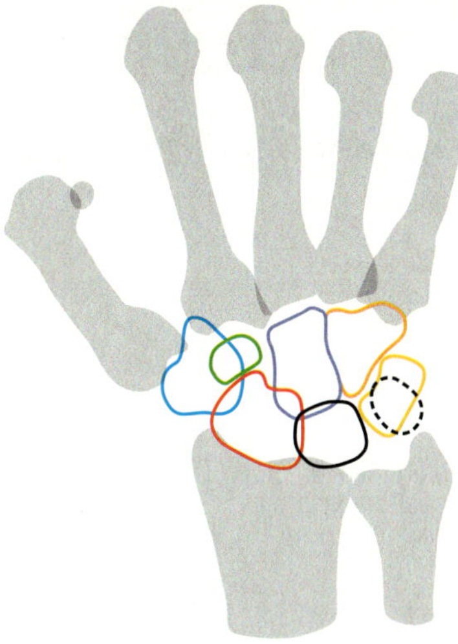

A Main droite en position normale
(d'après une radiographie)

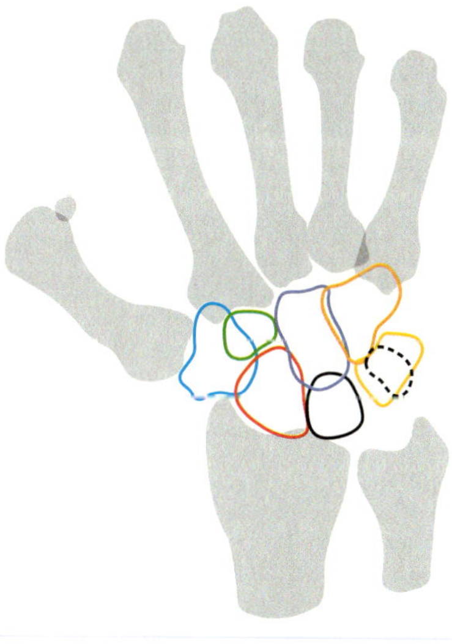

B Main droite en abduction radiale
(d'après une radiographie)

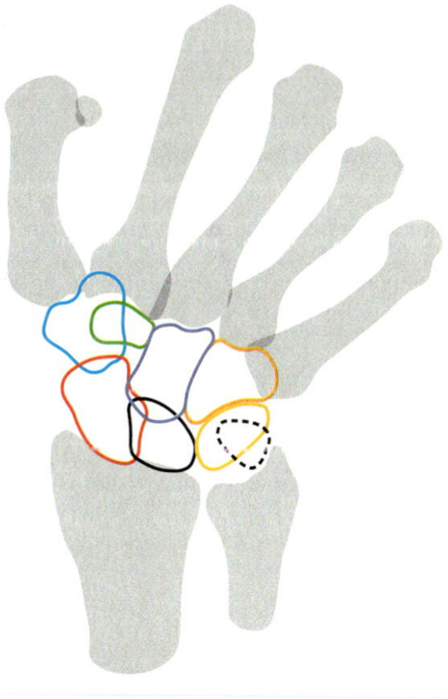

C Main droite en abduction ulnaire
(d'après une radiographie)

Mouvements dans les articulations du carpe (A-C) (suite)

Mouvements de flexion-extension

La **flexion palmaire** et **dorsale** : les os de la rangée proximale du carpe se déplacent en direction palmaire au cours de la flexion dorsale et en direction dorsale lors de la flexion palmaire. Cela est particulièrement visible pour l'os scaphoïde (rouge) qui, lors de la flexion dorsale, fait saillie et est palpable sous la peau. Ces axes de mouvements sont transversaux et passent par l'*os lunatum* (noir) pour la rangée proximale et, pour la rangée distale, par l'*os capitatum* (violet). Les **mouvements dans un plan sagittal** sont des mouvements combinés autour de ces deux axes. L'amplitude du déplacement entre la flexion dorsale maximale et la flexion palmaire maximale est d'environ 170°. La **flexion palmaire** a lieu principalement dans l'*articulation radio-carpienne* et la **flexion dorsale** dans l'*articulation médio-carpienne*. La flexion palmaire se produit grâce au fléchisseur du carpe ainsi qu'au muscle long abducteur du pouce. La flexion dorsale est assurée par l'extenseur radial du carpe et par l'extenseur des doigts (*voir* p. 172).

Mouvements intermédiaires

Ils résultent des directions d'attaque des muscles correspondants. Par leur intermédiaire et celui des différentes articulations, y compris celles du coude et de l'épaule, il est possible d'obtenir des déplacements équivalents à ceux d'une énarthrose. Pour toutes les articulations, les axes des mouvements passent par l'os capitatum. La structure du carpe est à l'origine de certaines limitations des mouvements. Ainsi un mouvement d'abduction n'est-il pas possible lors de la flexion palmaire maximale car la rangée proximale des os du carpe ne peut ni se déplacer ni basculer.

Articulations de la main

Articulation carpo-métacarpienne du pouce

Cette articulation est une articulation en selle et permet l'*abduction* et l'*adduction* du pouce ainsi que son *opposition* et sa *reposition*. La *circumduction* est également possible.

Articulations carpo-métacarpiennes

Toutes les articulations entre le carpe et les métacarpiens en dehors de celle du pouce sont des **amphi-arthroses**. Elles sont fixées par des ligaments puissants, les ligaments carpo-métacarpiens palmaire et dorsal (*lig. carpometacarpalia palmaria* et *dorsalia*).

Articulations intermétacarpiennes

Il s'agit d'**articulations rigides** qui sont maintenues par les ligaments métacarpiens : dorsal, palmaire et interosseux (*lig. metacarpalia dorsalia, palmaria* et *interossea*).

Articulations des doigts (D, E)

Les **articulations métacarpo-phalangiennes** (*articulationes metacarpophalangeae*) sont des **énarthroses** avec des capsules articulaires lâches, renforcées du côté palmaire par les ligaments palmaires (*lig. palmaria*) et par des fibro-cartilages. Les structures articulaires sont les têtes des métacarpiens (**1**) et les bases des phalanges proximales (**2**). Les ligaments collatéraux (*lig. collateralia*) (**3**) prennent leur origine (**4**) dorsalement par rapport au centre de rotation de l'articulation, sur les têtes des métacarpiens, et en limitent la mobilité. Plus la flexion est grande et plus ces ligaments sont tendus. Les mouvements d'abduction sont pratiquement impossibles lors de la flexion. Une rotation passive de 50° peut avoir lieu dans ces articulations. Les **articulations interphalangiennes des doigts** (*articulationes interphalangeae manus*) sont des **trochléennes** qui permettent la flexion et l'extension. Il existe également des ligaments collatéraux (**5**) et palmaires.

Os trapézoïde (vert).
Os triquetrum (jaune).
Os trapèze (bleu foncé).
Os hamatum (orange).
Os pisiforme (pointillés noirs).

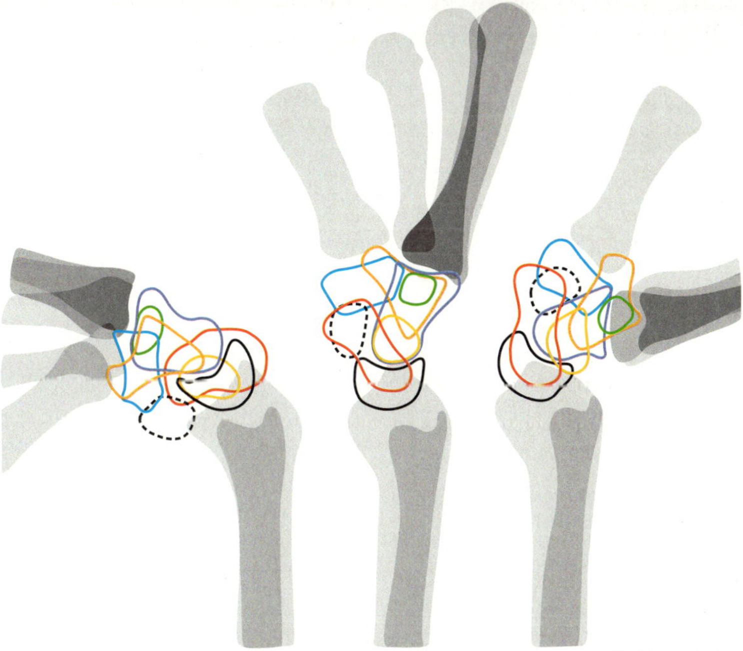

B Main droite en flexion palmaire (d'après une radiographie)

A Main droite en position de repos, vue latérale (d'après une radiographie)

C Main droite en flexion dorsale (d'après une radiographie)

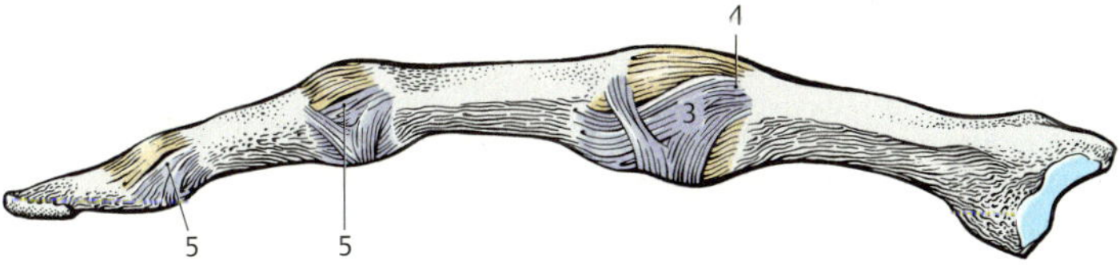

D Articulation des doigts, vue latérale

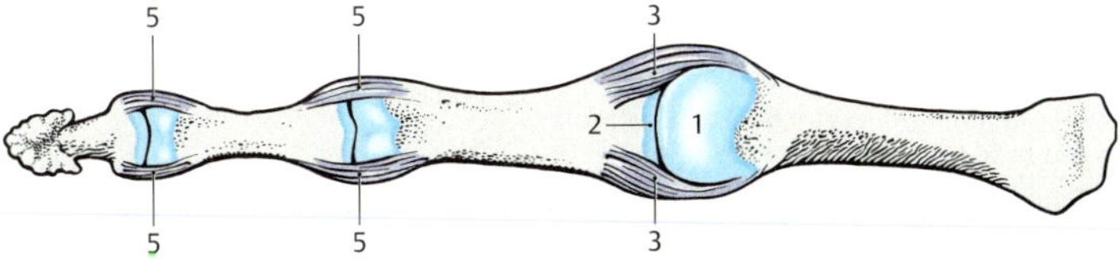

E Articulation des doigts après ablation de la capsule, vue palmaire

Musculature, aponévroses et dispositions particulières

Ceinture scapulaire et muscles du bras

Répartition des muscles (A-C)

La musculature des membres dérive embryologiquement de la muculature ventrale pariétale. Sa répartition en groupes musculaires ventral et dorsal résulte de considérations topographiques et prend en compte leur innervation. Les nerfs proviennent des plexus ventraux et dorsaux (*voir* Tome 3). En raison de la migration vers la racine du membre de différents muscles provenant génétiquement d'autres régions, par exemple les muscles branchiaux, leur classification dans la ceinture scapulaire n'apparaît pas évidente. Il faut alors se référer aux ouvrages correspondants d'embryologie. Pour classer cette musculature, l'évolution génétique doit être prise en compte afin de classifier chaque muscle en respectant cette cohésion.

Il est également possible de les classer en fonction de leur rôle; il faut alors rassembler ces muscles en fonction de leur action sur chaque articulation.

Muscles de la ceinture scapulaire

Les muscles de la ceinture scapulaire peuvent être séparés génétiquement en plusieurs groupes : ceux qui, du tronc, ont migré vers l'extrémité supérieure du bras; ceux qui, du bras, se sont insérés secondairement sur le tronc; et ceux qui, en tant que muscles cranio-thoraciques, s'étendent de la tête vers la ceinture scapulaire.

Muscles de la ceinture scapulaire se terminant sur l'humérus :

Groupe musculaire dorsal (*voir* p. 138) :
M. supra-épineux (*M. supraspinatus*) (**1**),
M. infra-épineux (*M. infraspinatus*) (**2**),
M. petit rond (*M. teres minor*) (**3**),
M. deltoïde (*M. deltoideus*) (**4**),
M. sub-scapulaire (*M. subscapularis*) (**5**),
M. grand rond (*M. teres major*) (**6**),
M. grand dorsal (*M. latissimus major*) (**7**).

Groupe musculaire ventral (*voir* p. 142) :
M. coraco-brachial (*M. coracobrachialis*) (**8**),
M. petit pectoral (*M. pectoralis minor*) (exception : insertion sur la scapula),
M. grand pectoral (*M. pectoralis major*) (**9**).

Muscles du tronc se terminant sur la ceinture scapulaire :

Groupe musculaire dorsal (*voir* p. 144) :
M. grand rhomboïde (*M. rhomboideus major*),
M. petit rhomboïde (*M. rhomboideus minor*),
M. élévateur de la scapula (*M. levator scapulae*),
M. dentelé antérieur (*M. serratus anterior*).

Groupe musculaire ventral (*voir* p. 146) :
M. subclavier (*M. subclavius*),
M. omo-hyoïdien (*M. omohyoideus*).

Muscles de la tête se terminant sur la ceinture scapulaire (*voir* p. 146) :

M. trapèze (*M. trapezius*),
M. sterno-cléido-mastoïdien (*M. sternocleidomastoideus*).

Muscles du bras

Parmi les muscles du bras, on sépare les muscles du bras et de l'avant-bras (*voir* p. 158). Parmi les muscles du bras, le groupe ventral est séparé du groupe dorsal par des septa intermusculaires.

Groupe ventral (*voir* p. 154) :

M. brachial (*M. brachialis*) (**10**),
M. biceps brachial (*M. biceps brachii*) (**11**), comportant un chef long (*caput longum*) (**12**) et un chef court (*caput breve*) (**13**).

Groupe dorsal (*voir* p. 156) :

M. triceps brachial (*M. triceps brachii*), comportant un chef long (*caput longum*) (**14**), un chef médial (*caput mediale*) (**15**) et un chef latéral (*caput laterale*) (**16**),
M. anconé (*M. anconaeus*).

17 A. et V. axillaires.
18 A. brachiale.
19 V. brachiales.
20 V. basilique.
21 V. céphalique.
22 N. radial.
23 N. médian.
24 N. ulnaire.
25 N. cutané antébrachial médial.
26 N. musculo-cutané.
27 N. axillaire.

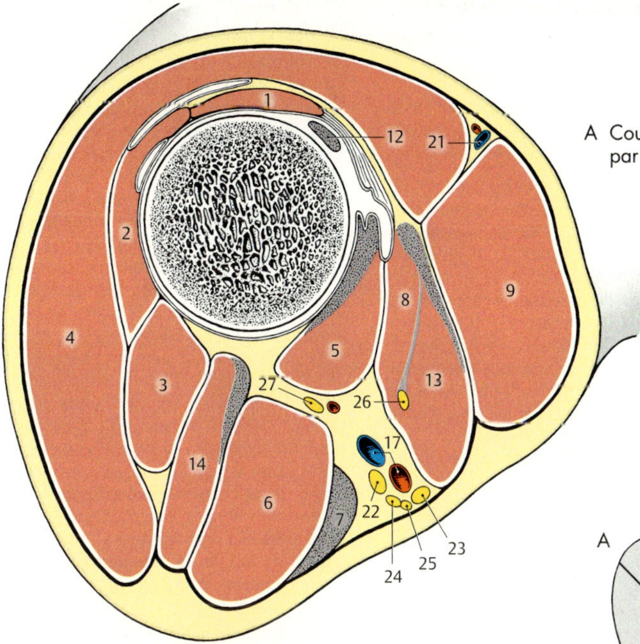

A Coupe passant par l'épaule

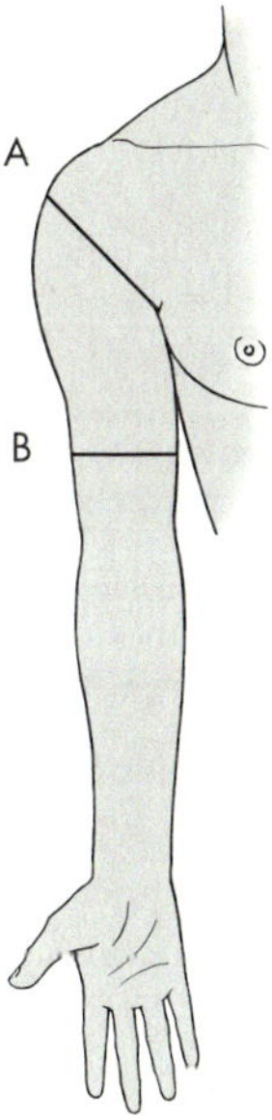

C Niveau des coupes

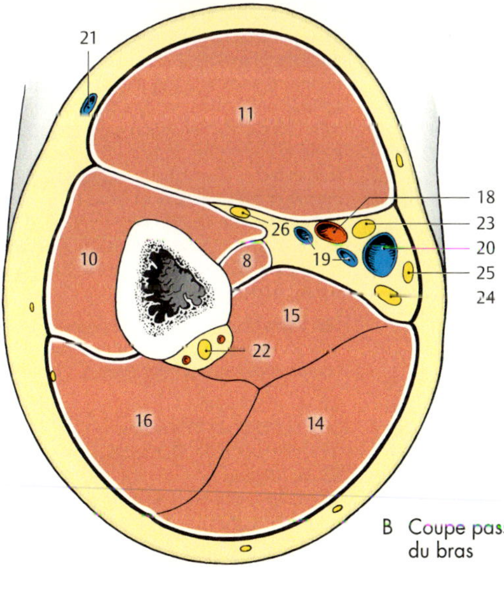

B Coupe passant par le milieu du bras

Muscles de l'épaule s'insérant sur l'humérus

Groupe musculaire dorsal (A-C)

Terminaison sur le tubercule majeur et sur la crête du tubercule majeur (M. supra-épineux, M. infra-épineux, M. petit rond et M. deltoïde).

Le **M. supra-épineux** (*M. supraspinatus*) (**1**) prend naissance dans le fascia supra-épineux (*fascia supraspinata*) et la fosse supra-épineuse (*fossa supraspinata*) (**2**). Il glisse au-dessus de la capsule articulaire à laquelle il est relié, vers la facette supérieure du tubercule majeur (*tuberculum majus*) (**3**). Il maintient l'humérus dans l'articulation, agit comme tenseur articulaire et intervient dans l'abduction du bras. Il existe parfois une bourse synoviale (bursa synovialis), proche de la cavité glénoïdale (*cavitas glenoidalis*).

Innervation : N. suprascapulaire (*N. suprascapularis*) (C4-C6).

Remarques cliniques. La tendinite du M. supra-épineux est une affection fréquente, secondaire à une charge trop lourde ou à un choc.

Elle conduit à des dépôts calcaires dans le tendon proche du tubercule majeur. Elle déclenche de violentes douleurs à l'abduction. Elle peut même conduire, après 40 ans, à une rupture du tendon.

Le **M. infra-épineux** (*M. infraspinatus*) (**4**) prend naissance de la fosse infra-épineuse (*fossa infraspinata*) (**5**), de l'épine de la scapula (*spina scapulae*) (**6**) et du fascia infra-épineux (*fascia infraspinata*) et s'étend vers le tubercule majeur (**7**; facette moyenne). Le M. infra-épineux renforce la capsule de l'articulation de l'épaule. Sa fonction principale est la rotation externe. Près de la surface articulaire s'étend souvent une bourse subtendineuse (*bursa subtendinea*) du M. infra-épineux.

Innervation : N. suprascapulaire (C4-C6).

■ **Variations.** Il est souvent commun avec le M. petit rond.

La naissance du **M. petit rond** (*M. teres minor*) (**8**) se trouve sur le bord latéral de la scapula (**9**) au-dessus de la naissance du M. grand rond (*M. teres major*). Sa terminaison se fait sur la facette inférieure du tubercule majeur (**10**). Il agit comme un faible rotateur externe.

Innervation : N. axillaire (*N. axillaris*) (C5-C6).

■ **Variations.** Il peut être commun avec le M. infra-épineux.

On distingue trois parties au **M. deltoïde** (*M. deltoideus*) (**11**) : une **partie claviculaire** (*pars clavicularis*) (**12**), une **partie acromiale** (*pars acromialis*) (**13**) et une **partie spinale** (*pars spinalis*) (**14**). La partie claviculaire naît du tiers latéral de la clavicule (*clavicula*) (**15**), la partie acromiale de l'*acromion* (**16**) et la partie spinale du bord inférieur de l'épine de la scapula (*spina scapulae*) (**17**). Ces trois parties se terminent sur le tubercule deltoïdien (*tuberositas deltoidea*) (**18**). Dans la région du tubercule majeur s'étend la bourse sous-deltoïdienne (*bursa subdeltoidea*).

Les trois parties du muscle agissent parfois de façon synergique, parfois de façon antagoniste. Il constitue le principal **abducteur** de l'épaule. Jusqu'à environ 90°, c'est lui qui conduit l'abduction, agissant essentiellement par la partie acromiale. Lorsqu'à peu près un tiers de l'abduction est réalisée, les deux autres parties interviennent, la partie claviculaire et la partie spinale. Lorsque le bras s'est abaissé du tiers de son amplitude, la partie claviculaire et la partie spinale peuvent provoquer une **adduction** du bras. La partie claviculaire provoque une **antéversion**, aidée par quelques fibres de la partie acromiale; la partie spinale entraîne une **rétroversion**, soutenue par d'autres fibres de la partie acromiale. Ces mouvements d'oscillation complètent les mouvements de base du bras (balancier). Les parties claviculaire et spinale ont également une composante rotatoire. La partie claviculaire peut entraîner une rotation interne sur un bras en adduction-rotation externe, alors que la partie spinale peut entraîner une rotation externe d'un bras en rotation interne.

Innervation : N. axillaire (C4-C6), rameaux pectoraux (*R. pectorales*) (C4-C5) pour la partie claviculaire

■ **Variations.** Faisceaux communs avec les muscles voisins; absence de partie acromiale; faisceaux musculaires supplémentaires.

19 M. grand rond.
20 Chef long du M. triceps.
21 Chef latéral du M. triceps.
22 M. trapèze.
23 M. élévateur de la scapula.

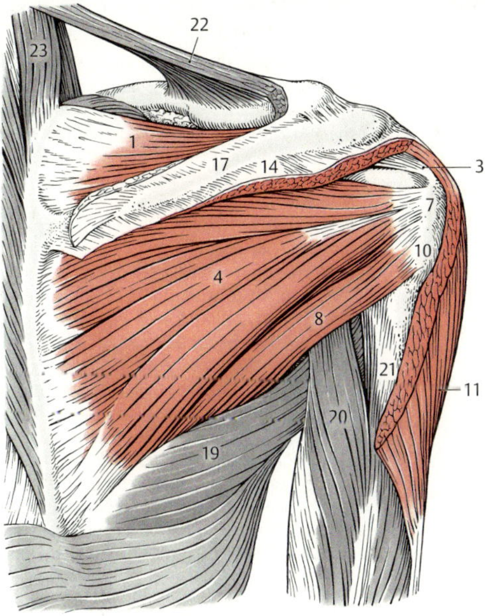

A Muscles dorsaux de l'épaule se terminant sur le tubercule majeur et sur la crête du tubercule majeur, vue dorsale

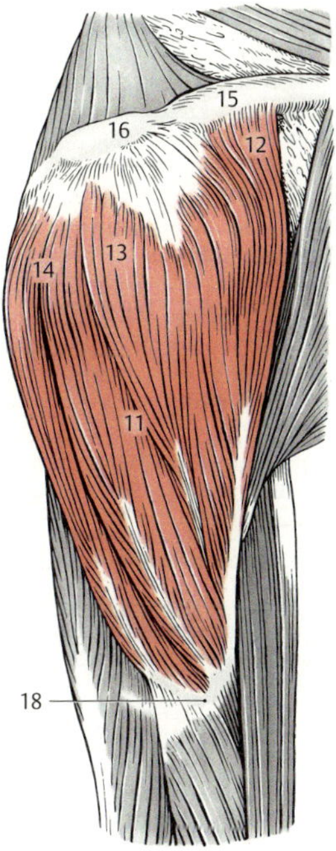

B M. deltoïde, vue latérale

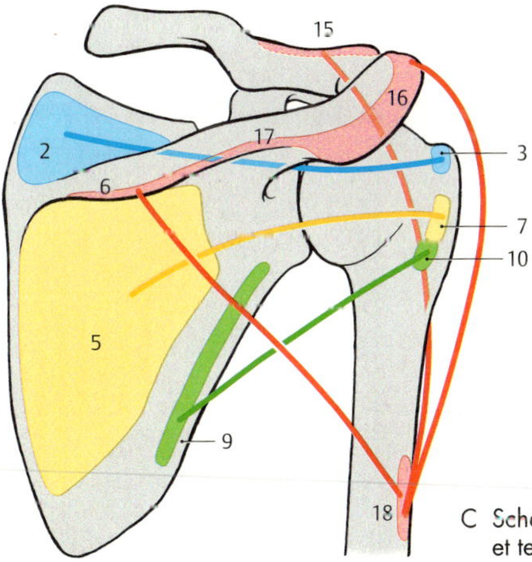

C Schéma (origine, trajet et terminaison des muscles)

Muscles de l'épaule s'insérant sur l'humérus

Groupe musculaire dorsal (A-D) (suite)

Terminaison sur le tubercule mineur et sur la crête du tubercule mineur (M. sub-scapulaire, M. grand rond et M. grand dorsal).

Le **M. sub-scapulaire** (*M. subscapularis*) (**1**) prend naissance de la fosse sub-scapulaire (*fossa subscapularis*) (**2**) et se termine sur le tubercule mineur (*tuberculum minus*) (**3**) et la partie voisine de la crête du tubercule mineur (*crista tuberculi minoris*). Près de sa terminaison se trouve, entre lui et la capsule articulaire, la bourse subtendineuse (*bursa subtendinea*) du M. sub-scapulaire (**4**) et, entre lui et la base du processus coracoïde, la bourse subcoracoïdienne (*bursa subcoracoidea*) (**5**). Ces deux bourses communiquent avec l'articulation. Il agit comme rotateur interne.

Innervation : N. sub-scapulaire (*N. subscapularis*) (C5-C8).

Variations. Faisceaux accessoires supplémentaires.

Remarques cliniques. Une paralysie de ce muscle conduit à placer le bras en position de rotation externe maximale, ce qui rend compte que la fonction de rotateur interne de ce muscle est puissante. On rassemble souvent par erreur le M. sub-scapulaire, le M. supra-épineux (**6**), le M. infra-épineux (**7**) et le M. petit rond (**8**) sous le nom de « manchette des rotateurs ». Il conviendrait plutôt d'employer l'expression de « coiffe tendineuse des rotateurs ».

Le **M. grand rond** (*M. teres major*) (**9**) prend son origine sur le bord latéral de la scapula, près de l'angle inférieur (**10**), et se dirige vers la crête du tubercule mineur (**11**), où il se termine près de la bourse sous-tendineuse du M. grand rond. Sa fonction principale est la rétroversion du bras vers le dedans. Ce mouvement correspond à une rétroversion accompagnée d'une rotation interne limitée. Ce mouvement est d'autant mieux conduit par ce muscle que le bras se trouve déjà en antéversion avec une légère abduction. Il est également adducteur.

Innervation : N. thoraco-dorsal (*N. thoracodorsalis*) (C6-C7).

Variations. Fusion avec le M. grand dorsal ou absence totale.

Le **M. grand dorsal** (*M. latissimus dorsi*) (**12**) est un large muscle plat (le plus grand muscle de l'homme). Il prend son origine des processus épineux des vertèbres thoraciques 7 à 12 (**partie vertébrale** ; **13**), du fascia thoraco-lombaire (*fascia thoracolumbalis*) (**14**) et du tiers postérieur de la crête iliaque (*crista iliaca*) (**15** ; **partie iliaque**), des côtes 10 à 12 (**16** ; **partie costale**) et, très souvent, également de l'angle inférieur de la scapula (**17** ; **partie scapulaire**). Le M. grand dorsal se compose donc le plus souvent de quatre parties dont les rôles sont différents. Embryologiquement, ce muscle se développe de façon commune avec le M. grand rond, avec lequel il se termine sur la crête du tubercule mineur (*crista tuberculi minoris*) (**18**). Juste avant la réunion des deux muscles se trouve la bourse sous-tendineuse du M. grand dorsal. Le M. grand dorsal forme le plan musculaire de la paroi postérieure de la fosse axillaire. Il abaisse le bras érigé et le met en adduction. Lorsque le bras est déjà en adduction, il l'attire en arrière et en dedans, réalisant ainsi une rotation interne jusqu'à ce que le dos de la main touche les fesses. Le M. grand dorsal est donc souvent décrit comme le muscle de la poche d'habit. Les deux muscles grands dorsaux peuvent agir ensemble et attirer les épaules en arrière et en bas. Ils agissent lors de l'expiration forcée et de la toux (muscles de la toux).

Innervation : N. thoraco-dorsal (C6-C8).

Variations. Faisceaux musculaires aberrants tendus vers le M. grand pectoral, comme des arcs musculaires axillaires.

19 Chef long du M. triceps.
20 Chef long du M. biceps.
21 Ligament coraco-acromial.
22 Cavité glénoïdale.
23 Surface glénoïdale.
24 Capsule articulaire.
25 Bourse du M. supra-épineux.
26 M. oblique externe de l'abdomen.
27 M. trapèze (en partie réséqué).

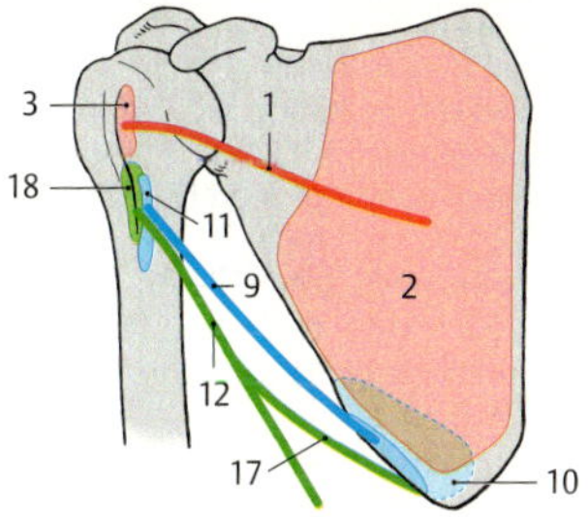

D Schéma (origine, trajet et terminaison des muscles)

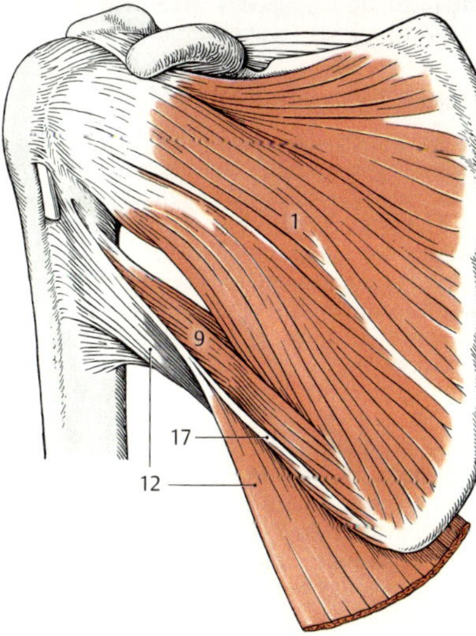

A Muscles dorsaux de l'épaule se terminant sur le tubercule mineur et sur la crête du tubercule mineur, vue ventrale

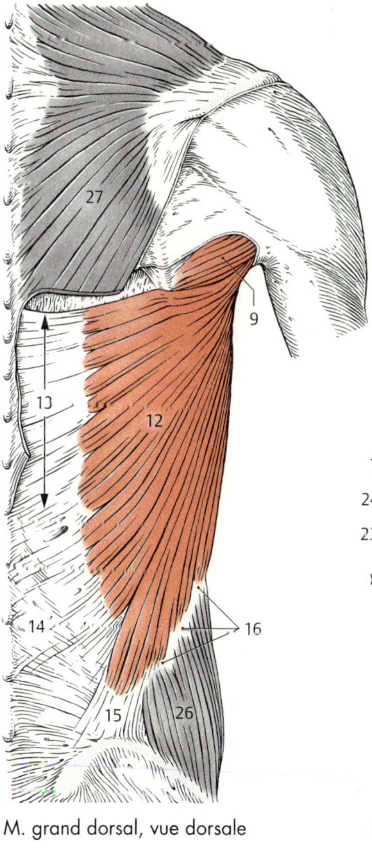

B M. grand dorsal, vue dorsale

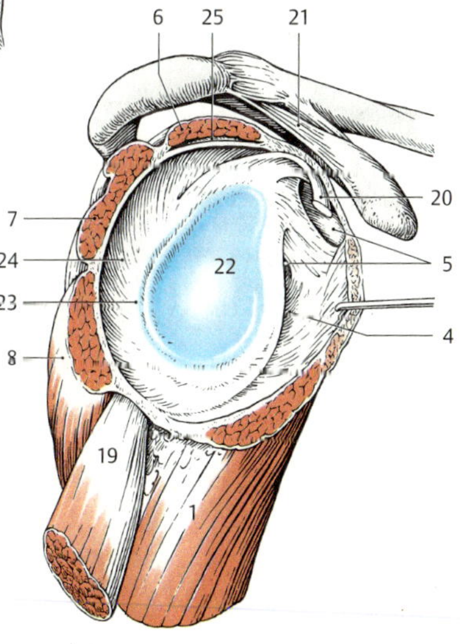

C Coiffe des rotateurs

Muscles de l'épaule s'insérant sur l'humérus (suite)

Groupe musculaire ventral (A, B)

Le **M. coraco-brachial** (*M. coracobrachialis*) (**1**) prend naissance du processus coracoïde (**2**) avec le chef court du M. biceps (*caput breve m. bicipitis*). Il se termine sur la face médiale de l'humérus dans le prolongement de la crête du tubercule mineur (**3**). Il réalise une antéversion du bras et maintient la tête humérale dans l'articulation.

Innervation : N. musculo-cutané (*N. musculocutaneus*) (C6-C7).

Le **M. petit pectoral** (*M. pectoralis minor*) (**4**) est le seul muscle de l'épaule qui ne prend pas d'insertion sur les os libres du membre supérieur; il naît des côtes 3 à 5 (**5**) et se termine sur le processus coracoïde (**6**). Il abaisse et tourne la scapula.

Innervation : N. pectoraux (*N. pectorales*) (C6-C8).

■ **Variations.** Plus ou moins de digitations d'origine.

Le **M. grand pectoral** (*M. pectoralis major*) (**7**) se divise en trois parties : **claviculaire, sterno-costale** et **abdominale**

La **partie claviculaire** (*pars clavicularis*) naît de la moitié médiale du bord antérieur de la clavicule (*clavicula*) (**8**) ; la **partie sterno-costale** (*pars sternocostalis*) prend son origine de la membrane du sternum (*membrana sterni*) et des cartilages des côtes 2 à 6 (**9**). À partir des cartilages 3 (4) et 5, il existe également des insertions profondes (**10**) de cette partie sterno-costale. La **partie abdominale** (*pars abdominalis*), plus faible, naît du feuillet antérieur de la gaine du muscle droit de l'abdomen dans sa portion la plus haute (**11**). Le muscle se termine sur la crête du tubercule majeur (*crista tuberculi majoris*) (**12**) où ses faisceaux s'entrecroisent. La partie abdominale est ainsi celle qui s'insère le plus loin en proximal, ce qui provoque une poche ouverte du côté proximal.

Il s'agit d'un muscle solide, de forme carrée lorsque le bras pend le long du corps et triangulaire lorsque le bras est levé. Il forme la paroi musculaire antérieure de la fosse axillaire.

Lorsque le bras est en abduction, la partie claviculaire et la partie sterno-costale peuvent déclencher un mouvement d'antéversion, bien connu pour la nage. Lorsque le bras est levé, il est conduit vers l'avant par toutes les parties du M. grand pectoral qui l'abaisse avec force et rapidité. En outre, l'ensemble du M. grand pectoral peut amener le bras en adduction et rotation interne. La partie sterno-costale et la partie abdominale peuvent ensemble abaisser l'épaule vers l'avant.

Enfin, ce muscle joue un rôle inspiratoire accessoire en prenant appui sur son insertion distale. Il suffit d'observer les sportifs épuisés qui, après la course, rapprochent les bras du corps et mettent ainsi en jeu les M. grands pectoraux comme aides au mouvement du thorax (muscles respiratoires accessoires).

Innervation : N. pectoraux (C5-T1).

■ **Variations.** Il peut manquer quelques éléments; la partie sterno-costale peut être séparée en une partie sternale et une partie costale. Parfois, la partie claviculaire se termine directement sur le M. deltoïde, de sorte qu'il n'y a pas de trigone clavipectoral (*voir* p. 370). On observe aussi la formation d'un arc axillaire musculaire qui peut entrer en relation avec le M. grand dorsal. On le retrouve dans environ 7 p. 100 des cas avec une importance variable.

13 Chef court du M. biceps.
14 Chef long du M. biceps.
15 M. deltoïde (en partie réséqué).

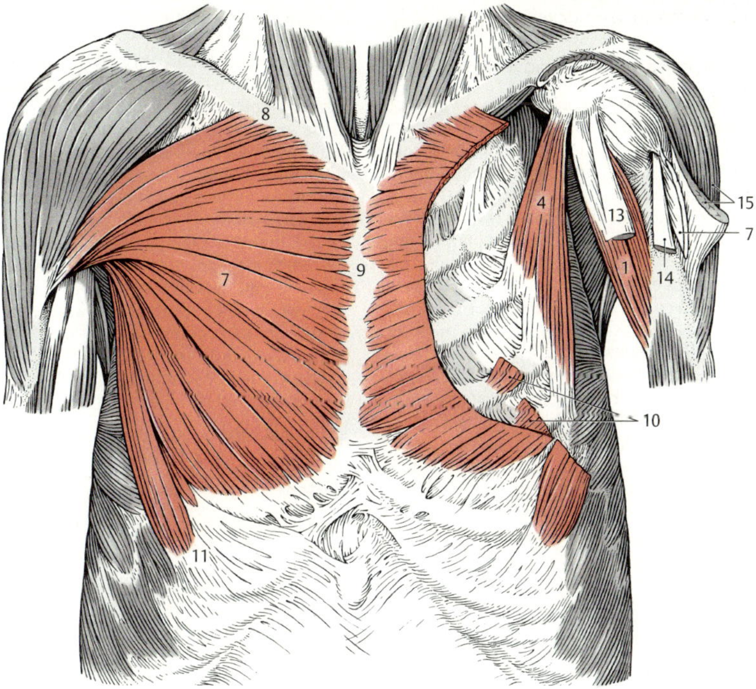

A Muscles ventraux de l'épaule, vue ventrale

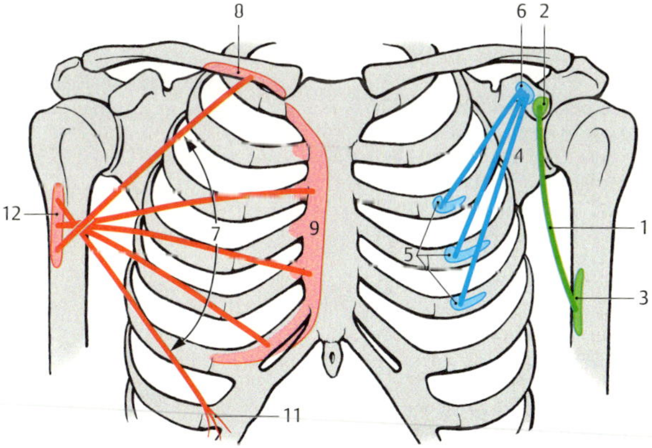

B Schéma (origine, trajet et terminaison des muscles)

Muscles du tronc se terminant sur la ceinture scapulaire

Groupe musculaire dorsal (A-D)

Le **M. petit rhomboïde** (*M. rhomboideus minor*) (**1**) prend naissance des processus épineux des vertèbres cervicales 6 et 7 (**2**) et s'insère sur le bord médial de la scapula (*margo medialis scapulae*) (**3**)

Le **M. grand rhomboïde** (*M. rhomboideus major*) (**4**), situé caudalement par rapport au M. petit rhomboïde, naît des processus épineux des vertèbres thoraciques 1 à 4 (**5**) et se termine également sur le bord médial de la scapula (**3**), caudalement au M. petit rhomboïde.

Ces deux muscles possèdent les mêmes fonctions; ils appliquent la scapula sur la cage thoracique et la rapprochent de la colonne vertébrale.

Parfois, ces deux muscles se rassemblent en un seul M. rhomboïde.

Innervation : N. dorsal de la scapula (*N. dorsalis scapulae*) (C4-C5).

Le **M. élévateur de la scapula** (*M. levator scapulae*) (**6**), qui prend son insertion sur les petites saillies des processus transverses des vertèbres cervicales 1 à 4 (**7**), se termine à l'angle supérieur de la scapula (*angulus superior scapulae*) et sur la partie adjacente du bord médial (*margo medialis*) (**8**). Il soulève la scapula en tournant l'angle inférieur vers le dedans.

Innervation : N. dorsal de la scapula (C4-C5).

Le **M. dentelé antérieur** (*M. serratus anterior*) (**9**) prend naissance le plus souvent de neuf (ou dix) digitations des côtes 1 à 9 (**10**), parfois des côtes 1 à 8. Le nombre de digitations est supérieur au nombre de côtes desquelles il naît, car il y a habituellement deux digitations naissant de la 2e côte. La terminaison du muscle s'étire depuis l'angle supérieur jusqu'à l'angle inférieur de la scapula, le long de son bord médial (**3**). En fonction des surfaces d'insertion, on divise le muscle en trois parties : une **partie supérieure** (*pars superior*) (**11**), qui s'insère près de l'angle supérieur de la scapula; une **partie intermédiaire** (*pars intermedia*) (**12**), qui s'insère le long du bord médial de la scapula ; une **partie inférieure** (*pars inferior*) (**13**), qui se fixe près de ou sur l'angle inférieur de la scapula.

L'ensemble de ces trois parties attire la scapula vers l'avant, mouvement qui conditionne l'antéversion du bras. Il possède ainsi une action antagoniste avec le M. rhomboïde. Les parties supérieure et inférieure agissent ensemble pour appliquer la scapula sur la cage thoracique. La partie inférieure tourne la scapula vers le dehors, attire l'angle inférieur en dehors et en avant. Ce mouvement autorise l'élévation du bras. Les trois parties peuvent élever les côtes en prenant appui sur les insertions scapulaires et agissent alors comme aides à la respiration.

Innervation : N. thoracique long (*N. thoracicus longus*) (C5-C7).

■ **Variations.** Le nombre de digitations peut être plus ou moins important.

Remarques cliniques. Une paralysie du M. dentelé antérieur conduit à une **scapula alata** du côté paralysé; en outre, l'élévation du bras au-dessus de 90° n'est plus possible. Un diagnostic différentiel peut être une blessure des M. rhomboïdes, dont la paralysie conduit également à une scapula alata, mais sans que l'élévation du bras soit entravée.

14 M. subscapulaire.
15 M. grand rond.
16 M. petit rond.
17 M. infra-épineux.
18 M. supra-épineux.
19 Clavicule.
20 M. subclavier.
21 M. oblique externe de l'abdomen.
22 Coupe par la scapula.

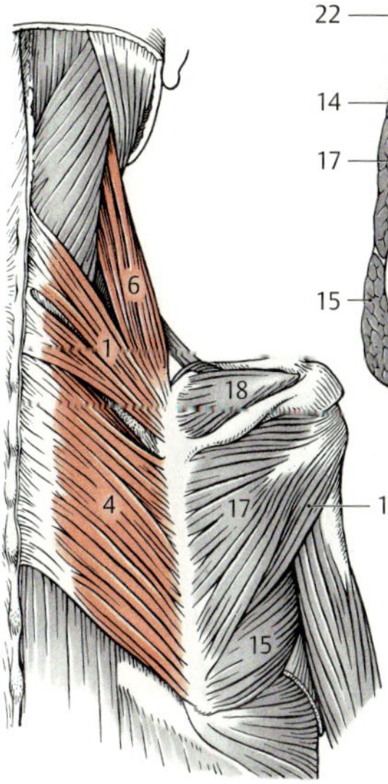

A M. rhomboïdes et M. élévateur de la scapula

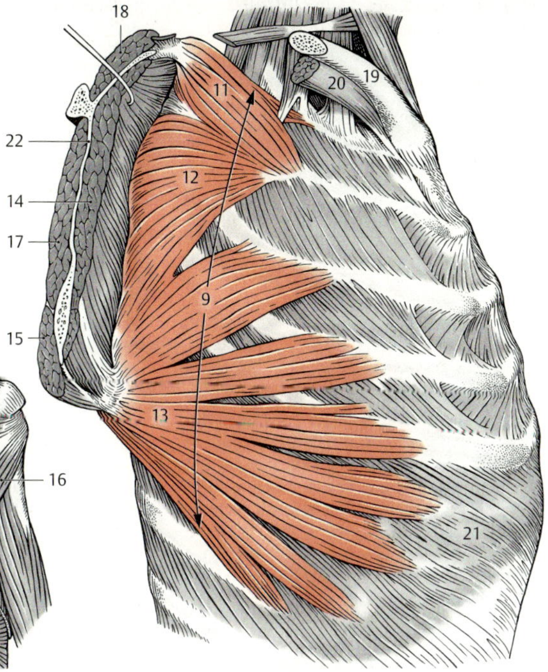

C M. dentelé antérieur

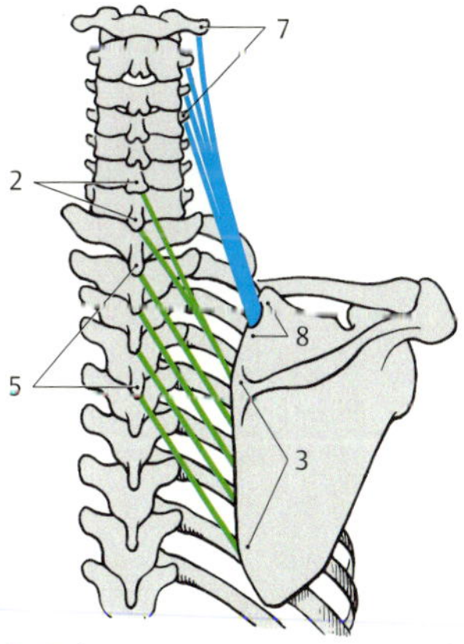

B Schéma (origine, trajet et terminaison des muscles)

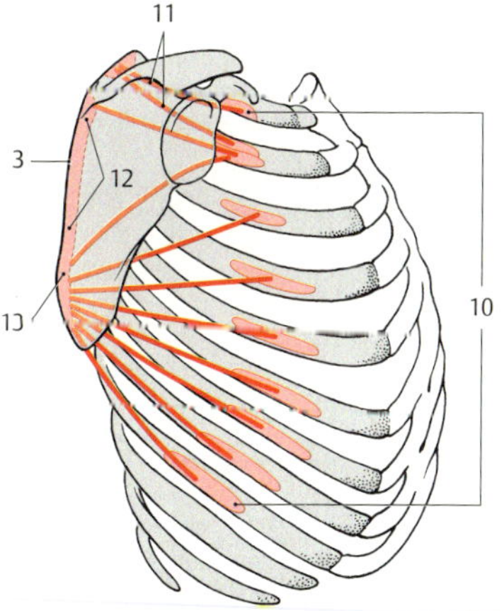

D Schéma (origine, trajet et terminaison du M. dentelé antérieur)

Muscles du tronc se terminant sur la ceinture scapulaire (suite)

Groupe musculaire ventral (A-C)

Le **M. subclavier** (*M. subclavius*) (**1**) s'insère à la jonction ostéo-chondrale de la première côte et se termine dans le sillon du muscle subclavier (*sulcus musculi subclavii*) à la face inférieure de la clavicule. Il rapproche la clavicule du sternum et renforce ainsi l'articulation sterno-claviculaire (*articulation sternoclavicularis*).

Innervation : N. subclavier (*N. subclavius*) (C5-C6).

■ **Variations.** Ce muscle peut manquer.

Le **M. omo-hyoïdien** (*M. omohyoideus*), muscle digastrique, naît par son **ventre inférieur** (*venter inferior*) (**2**) du bord supérieur de la scapula près de l'incisure scapulaire (*incisura scapulae*) (**3**) et se termine par son **ventre supérieur** (*venter superior*) (**4**) au tiers latéral du bord inférieur du corps de l'os hyoïde (*corpus o. hyoidei*) (**5**). Il agit notamment comme tenseur aponévrotique et dilate le calibre de la veine jugulaire interne placée au-dessous. (*Voir aussi* p. 326.)

Innervation : anse cervicale « profonde » (*ansa cervicalis « profunda »*) (C1-C3).

■ **Variations.** À la place de la scapula, il peut naître de la clavicule et prendre alors le nom de **M. cléido-hyoïdien** (*M. cleidohyoideus*).

Muscles de la tête se terminant sur la ceinture scapulaire (A-C)

Le **M. trapèze** (*M. trapezius*) (**6**) se divise en une **partie descendante**, une **partie transverse** et **une partie ascendante**.

La **partie descendante** (*pars descendens*) naît de la ligne nuchale supérieure (*linea nuchae superior*), de la protubérance occipitale externe (*protuberantia occipitalis externa*) et du ligament nuchal (*lig. nuchae*) et se termine au tiers latéral de la clavicule (**7**). La **partie transverse** prend naissance des vertèbres C7 à T3 (des processus épineux et des ligaments supra-épineux), et rejoint l'extrémité acromiale de la clavicule, l'*acromion* (**8**), et une partie de l'épine de la scapula (*spina scapulae*) (**9**). La **partie ascendante** prend naissance de la 2e ou 3e jusqu'à la 12e vertèbre thoracique (des processus épineux et du ligament supra-épineux) et se termine au trigone de l'épine (*trigonum spinae*), c'est-à-dire à la partie contiguë de l'épine de la scapula (**10**). (*Voir aussi* illustrations p. 329.)

Le M. trapèze a ainsi un rôle statique : il maintient la scapula et fixe la ceinture scapulaire. Il attire activement la scapula et la clavicule en arrière vers la colonne vertébrale. La partie descendante et la partie ascendante tournent la scapula. La partie descendante autorise, avec une adduction, une légère élévation de la scapula. Ainsi soutient-il le M. dentelé antérieur. Si celui-ci est paralysé, la partie descendante du M. trapèze déclenche une discrète élévation de la scapula au-dessus de l'horizontale.

Innervation : N. accessoire (*N. accessorius*) et rameau trapézien (*R. trapezius*) du plexus cervical (C2-C4).

■ **Variations.** La terminaison sur la clavicule peut s'élargir et rejoindre la naissance du M. sterno-cléido-mastoïdien. Dans ce cas, on observe un arc tendineux à travers lequel passe le nerf supraclaviculaire (*voir* p. 358).

Le **M. sterno-cléido-mastoïdien** (*M. sternocleidomastoideus*) (**11**) naît d'un chef sur le sternum (**12**) et d'un autre sur la clavicule (**13**). Il s'insère sur le processus mastoïde (*processus mastoideus*) (**14**) et sur la ligne nuchale supérieure (**15**). Il possède ici une étroite connexion avec la naissance du M. trapèze.

Son rôle sur l'épaule étant sans grande signification, le M. sterno-cléido-mastoïdien sera étudié avec les muscles de la tête (*voir* p. 328).

Innervation : N. accessoire et plexus cervical (*plexus cervicalis*) (C1-C2).

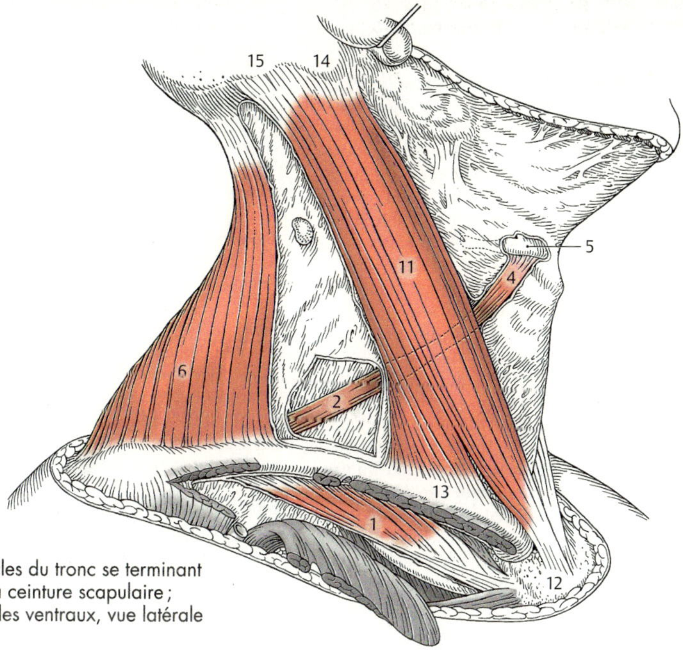

A Muscles du tronc se terminant sur la ceinture scapulaire ; muscles ventraux, vue latérale

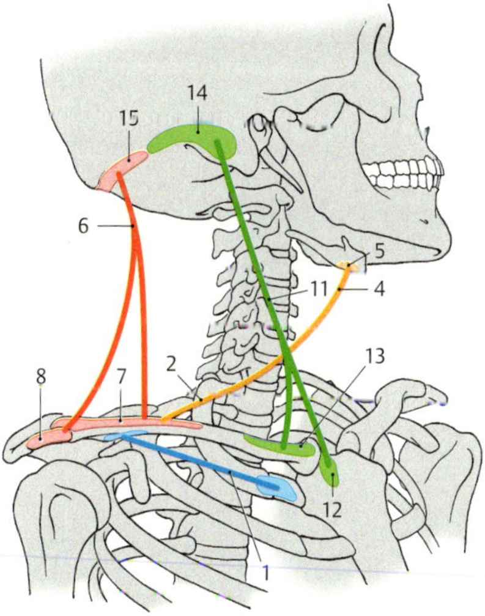

B Schéma (trajet et terminaison des muscles)

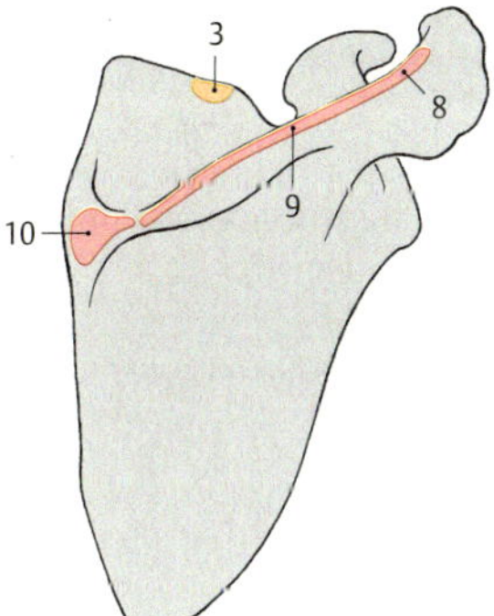

C Schéma détaillé : terminaison sur la scapula

Fonction des muscles de la ceinture scapulaire (A-C)

On distingue l'**adduction** qui rapproche le bras de la ligne médiane et l'**abduction** qui écarte le bras de 90° autour d'un **axe sagittal** passant par la tête humérale. L'**élévation**, qui peut suivre une abduction, n'est pas accomplie à partir d'un mouvement à l'intérieur de l'articulation de l'épaule, mais par une **rotation de la scapula**. L'angle inférieur de la scapula se déplace alors vers l'avant et latéralement.

Un deuxième mouvement est celui qui associe une **antéversion**, qui amène le bras vers l'avant, et une **rétroversion** où le bras part en arrière. Ces deux mouvements se font autour d'un **axe frontal** passant par la tête de l'humérus.

Enfin, il existe une **rotation** du bras. Ce mouvement consiste à tourner le bras pendant, autour d'un **axe unissant la tête humérale au processus styloïde de l'ulna**. Il correspond ainsi à l'axe autour duquel se fait la pronation-supination de l'avant-bras, ce qui permet de dire que cette rotation est un renforcement du mouvement de pronation-supination. On distingue une **rotation externe** et une **rotation interne**. Le mouvement combiné est un cercle du bras, la **circumduction**, qui peut se faire vers le dedans ou vers le dehors. L'humérus décrit ainsi la surface d'un cône. Analogiquement, les mêmes muscles qui sont rotateurs participeront à dessiner ce cercle du bras.

Les **muscles adducteurs** (**A**) sont :

— le M. grand pectoral (*M. pectoralis major*) (rouge);

— le long chef du M. triceps (*caput longum m. tricipitis*) (bleu; *voir* p. 156);

— le M. grand rond (*M. teres major*) (jaune);

— le M. grand dorsal (*M. latissimus dorsi*) (orange);

— le court chef du M. biceps (*caput breve m. bicipitis*) (vert);

— une portion du M. deltoïde (*M. deltoideus*) : sa partie claviculaire (*pars clavicularis*) (brun, pointillés) et sa partie spinale (*pars spinalis*) (brun, pointillés).

Les **muscles abducteurs** (**B**) sont :

— le M. deltoïde (*M. deltoideus*) (rouge);

— le M. supra-épineux (*M. supraspinatus*) (bleu);

— le long chef du M. biceps (*caput longum m. bicipitis*) (jaune).

Le M. dentelé antérieur (*M. serratus anterior*) et le M. trapèze (*M. trapezius*) peuvent également soutenir ce mouvement par une rotation limitée de la scapula.

L'**élévation** (**C**) du bras dépend du M. dentelé antérieur (rouge). Avant que cette élevation puisse être effectuée, le bras doit être porté en abduction par le M. deltoïde, le long chef du M. biceps et le M. supra-épineux (gris). Lors du passage de l'abduction vers l'élévation, le M. trapèze (bleu) soutient le M. dentelé antérieur. Ce muscle agit par l'intermédiaire de son influence sur les articulations acromio-claviculaire et sterno-claviculaire.

Remarques cliniques. Une paralysie du M. dentelé n'autorise plus qu'une faible élévation, de 15° environ, effectuée grâce au M. trapèze.

Lors d'une fracture de l'humérus, le niveau du trait de fracture a une importance dans le déplacement des fragments osseux. Si le trait est proximal par rapport à l'insertion du M. deltoïde, le fragment proximal est attiré en dedans par la prépondérance des adducteurs. Si le trait est distal par rapport à l'insertion du M. deltoïde, le fragment proximal est attiré latéralement et en avant par la prépondérance du M. deltoïde (*voir* p. 380).

La couleur de la flèche indique l'importance du rôle du muscle dans les mouvements élémentaires dans l'ordre décroissant suivant : rouge, bleu, jaune, orange, vert, brun.

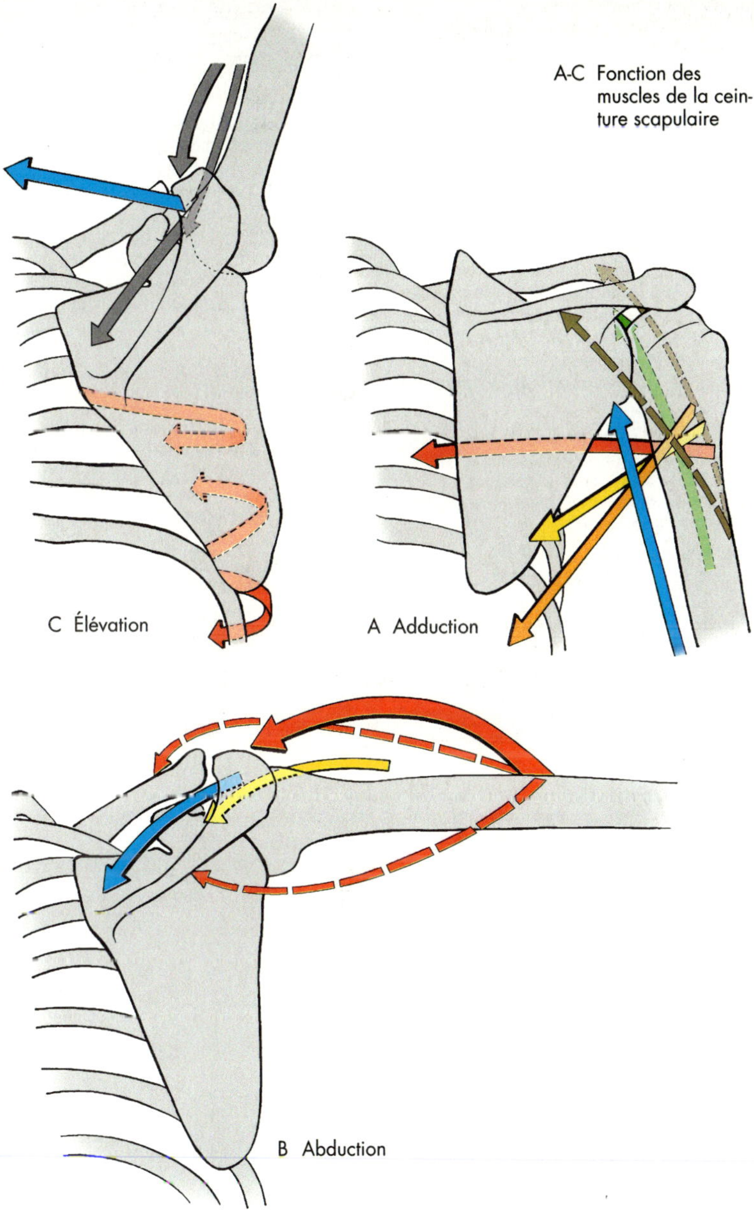

A-C Fonction des muscles de la ceinture scapulaire

C Élévation

A Adduction

B Abduction

Fonction des muscles de la ceinture scapulaire (A-D) (suite)

Les muscles participant à **l'antéversion** (**A**) du bras sont :

— la partie claviculaire (*pars clavicularis*) et une portion de la partie acromiale (*pars acromialis*) du M. deltoïde (rouge) ;
— le M. biceps brachial (*M. biceps brachii*) (bleu ; *voir* p. 154) ;
— le M. grand pectoral (*M. pectoralis major*) (jaune) par ses parties claviculaire et sterno-costale ;
— le M. coraco-brachial (*M. coracobrachialis*) (orange) ;
— le M. dentelé antérieur (*M. serratus anterior*) (vert).

Remarques cliniques. Lors d'une paralysie du M. dentelé antérieur, ce mouvement est possible, mais il conduit à écarter de façon significative la scapula du plan de la cage thoracique (*scapula alata*).

Pour la **rétroversion** (**B**) agissent :

— le M. grand rond (*M. teres major*) (rouge) ;
— le M. grand dorsal (*M. latissimus dorsi*) (bleu) ;
— le long chef du M. triceps (*caput longum m. tricipitis*) (jaune) ;
— le M. deltoïde (*M. deltoideus*) (orange) par sa partie spinale et une portion de sa partie acromiale.

L'articulation acromio-claviculaire participe également à cette rétroversion.

Les muscles essentiels à la **rotation externe** (**C**) sont :

— le M. infra-épineux (*M. infraspinatus*) (rouge) ;
— le M. petit rond (*M. teres minor*) (bleu) ;
— la partie spinale du M. deltoïde (*M. deltoideus*) (jaune).

Le plus puissant des rotateurs externes, le M. infra-épineux, est à lui seul aussi actif que tous les autres réunis. Lors de la rotation externe, la scapula et la clavicule sont attirées en arrière par le M. trapèze et les M. rhomboïdes. Ainsi sont mises en mouvement les articulations sterno-claviculaire et acromio-claviculaire.

Remarques cliniques. Lors d'une brutale rotation externe, le plus fort des rotateurs internes, le M. sub-scapulaire, peut, par son effet antagoniste, conduire à un arrachement du tubercule mineur.

La **rotation interne** (**D**) dépend :

— du M. sub-scapulaire (*M. subscapularis*) (rouge) ;
— du M. grand pectoral (*M. pectoralis major*) (bleu) ;
— du long chef du M. biceps (*caput longum m. bicipitis*) (jaune) ;
— de la partie claviculaire du M. deltoïde (*M. deltoideus*) (orange) ;
— du M. grand rond (*M. teres major*) (vert) ;
— du M. grand dorsal (*M. latissimus dorsi*) (brun).

L'action la plus puissante est de loin celle du M. sub-scapulaire. Le rôle le plus faible est celui du M. grand dorsal. Lors de l'extension du coude, le chef court du M. biceps (non représenté) intervient aussi faiblement.

Les mouvements ne se font pas exclusivement à partir de l'articulation de l'épaule. Chez le vivant, il y a toujours une participation de la ceinture scapulaire et aussi du tronc.

La couleur de la flèche indique l'importance du rôle du muscle lors des mouvements élémentaires dans l'ordre décroissant suivant : rouge, bleu, jaune, orange, vert, brun.

A-D Fonction des muscles de la ceinture scapulaire (suite)

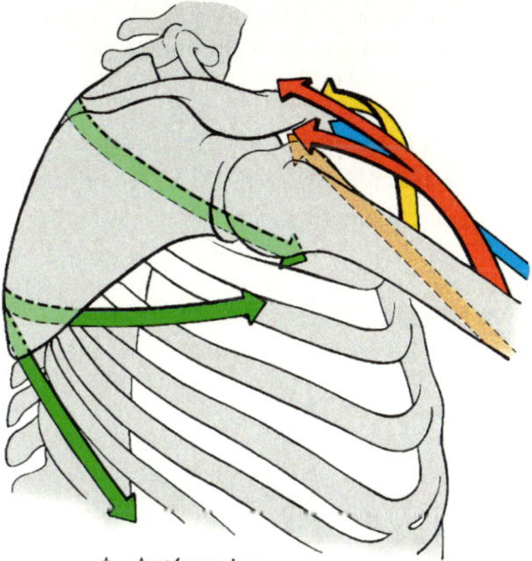

A Antéversion

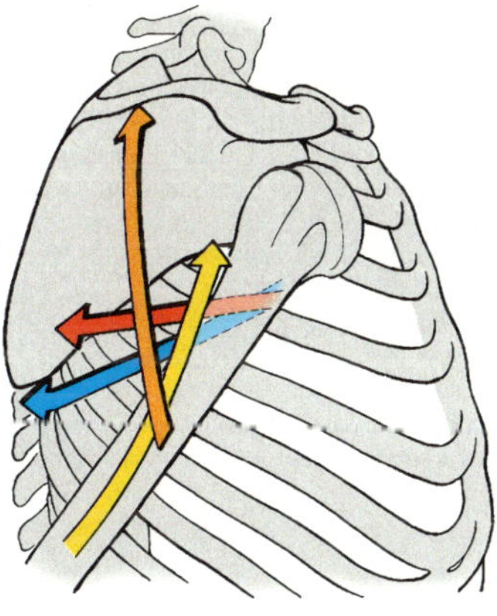

B Rétroversion

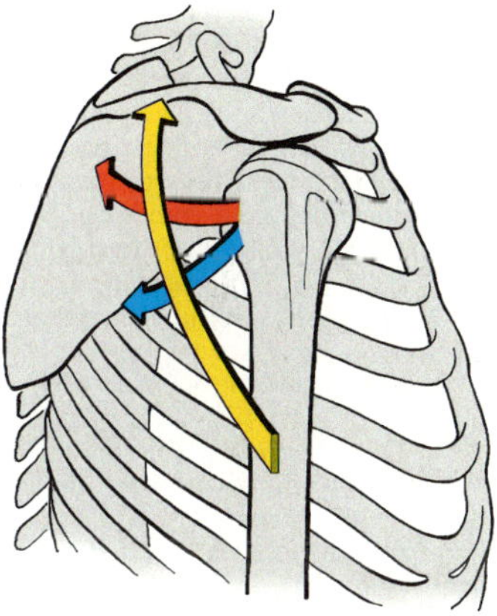

C Rotation externe

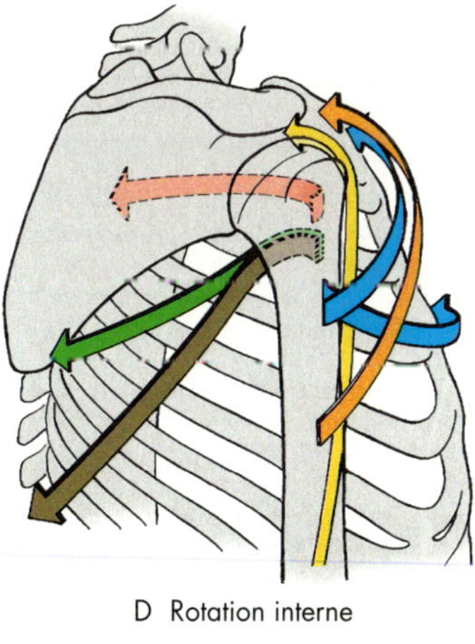

D Rotation interne

Fascias et espaces de la région de la ceinture scapulaire

Fascias (A, B)

Les muscles de la ceinture scapulaire sont engainés dans un fascia propre qui garantit le glissement de l'un par rapport à l'autre. Les fascia les plus puissants sont les **fascias deltoïdien** (*fascia deltoidea*) (**1**), **pectoral** (*fascia pectoralis*) (**2**) et **clavi-pectoral** (*fascia clavipectoralis*) (**3**).

Le *fascia deltoïdien* recouvre le M. deltoïde et envoie plusieurs cloisons qui séparent différents faisceaux dans la profondeur du muscle. Il est relié en avant au fascia pectoral. En arrière, où il est particulièrement puissant, il se prolonge par les fascia recouvrant le M. infra-épineux. En dehors, il se continue par le fascia brachial (*fascia brachii*) (*voir* p. 180). En outre, il s'insère sur l'épine de la scapula, l'acromion et la clavicule.

Le *fascia pectoral* recouvre le M. grand pectoral (*M. pectoralis major*) en superficie et s'étend depuis le M. grand pectoral au-dessus du sillon delto-pectoral (*sulcus deltoideopectoralis*) (**4**) jusqu'au M. deltoïde. Il est en relation avec le **fascia axillaire** (*fascia axillaris*) (**5**) qui recouvre l'aisselle, parfois épais, parfois lâche.

Le *fascia clavi-pectoral* entoure le M. subclavier (*M. subclavius*) et le M. petit pectoral (*M. pectoralis minor*). Il s'étend également parfois sur le M. coraco-brachial (*M. coracobrachialis*). Le fascia clavi-pectoral sépare le M. grand pectoral du M. petit pectoral. Au bord latéral du M. petit pectoral, il s'étend également dans le fascia axillaire.

Concernant les autres fascias musculaires, il est important de signaler que, dans la région du M. infra-épineux et du M. petit rond, le fascia peut prendre une valeur aponévrotique et donner naissance à des faisceaux musculaires.

Le *fascia axillaire* constitue le prolongement du fascia pectoral vers celui qui recouvre le M. grand dorsal (*M. latissimus dorsi*). Il n'est pas toujours constitué de tissu fibreux dense, mais peut être le siège de zones plus lâches, faciles à récliner. Lors de la dissection de cette partie lâche du fascia axillaire, on trouve un territoire oval bien limité, dont le bord proximal fascial a été décrit par Langer comme l'« arc axillaire ».

Espaces importants de la région de l'épaule (espaces et creux axillaires)

Orifices de l'aisselle (*foramina axillaria*) (*voir* p. 374) : on distingue un espace axillaire **médial** et un espace axillaire **latéral**. L'espace axillaire médial a une forme de triangle et est limité par le M. petit rond (*M. teres minor*), le M. grand rond (*M. teres major*) et le long chef du M. triceps (*caput longum m. tricipitis*). L'espace axillaire latéral est quadrangulaire et limité par le long chef du M. triceps, le M. petit rond, l'humérus et le M. grand rond.

Fosse axillaire (*fossa axillaris*) : le creux de l'aisselle a une forme de pyramide, délimitée vers l'avant par le pli antérieur de l'aisselle (**6**). La surface musculaire de ce pli axillaire est le M. grand pectoral, puis plus profondément sur la paroi antérieure le M. petit pectoral et le fascia clavi-pectoral. La paroi postérieure de l'aisselle (**7**) est constituée par le relief postérieur formé par le M. grand dorsal. En outre participent également à la constitution de cette paroi postérieure le M. sub-scapulaire avec la scapula et le M. grand rond. La paroi médiale est formé par le thorax, tapissé par le fascia recouvrant le M. dentelé antérieur. La paroi latérale est formée par la partie supérieure du membre supérieur. (*Voir* p. 372 pour le contenu de la fosse axillaire.)

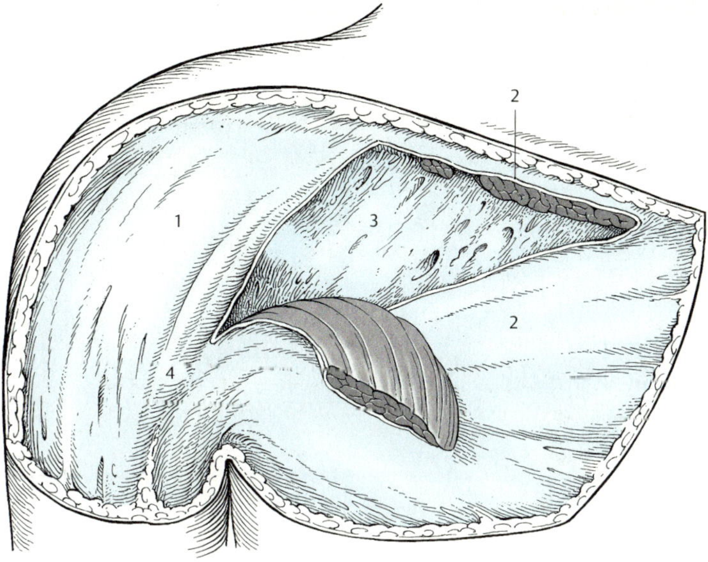

A Fascias dans la région du trigone clavi-pectoral

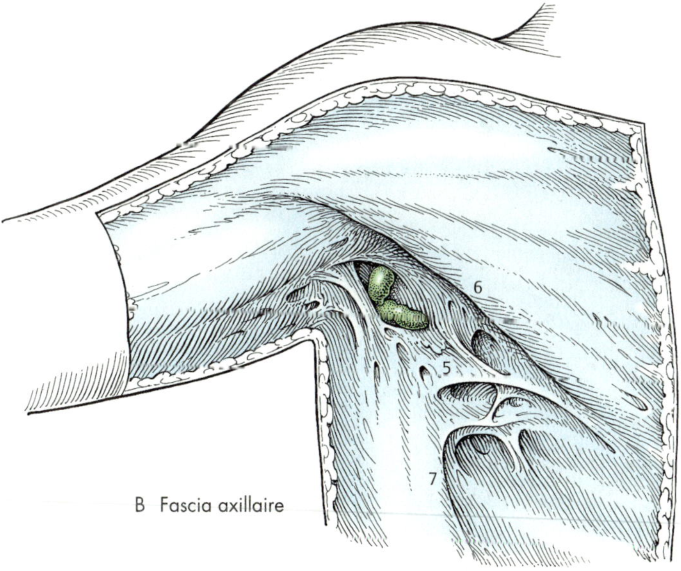

B Fascia axillaire

Muscles du bras

Les muscles du bras doivent être divisés en fonction de leur position au-dessus ou au-dessous du coude. Parmi les muscles du bras, un groupe ventral est séparé d'un groupe dorsal par des septa intermusculaires.

Groupe musculaire ventral (A-C)

Le **M. brachial** (*M. brachialis*) (**1**) naît de la moitié distale de la face antérieure de l'*humérus* (**2**) et des septa intermusculaires (*septa intermuscularia*). Il se termine sur la tubérosité de l'ulna (*tuberositas ulnae*) (**3**) ainsi que sur la capsule articulaire (comme M. articulaire). Ce muscle mono-articulaire est le principal fléchisseur de l'articulation du coude, indépendamment de la position de l'avant-bras en pronation ou supination. Il atteint sa pleine capacité lors du port de charges lourdes. La flexion du coude s'accompagne alors d'une légère rétroversion de l'épaule.

Innervation : N. musculo-cutané (*N. musculocutaneus*) (C5-C6). Une petite partie latérale du muscle est innervée par le N. radial (*N. radialis*) (C5-C6).

■ **Variations.** Terminaison sur la chorda obliqua ou sur le radius.

Le **M. biceps brachial** (*M. biceps brachii*) (**4**) naît par son **chef long** (*caput longum*) (**5**) du tubercule supraglénoïdal (*tuberculum supraglenoidale*) (**6**) et par son **chef court** (*caput breve*) (**7**) du processus coracoïde (*processus coracoideus*) (**8**). Les deux chefs se réunissent le plus souvent à la hauteur de la terminaison du M. deltoïde, formant un M. biceps qui comporte à nouveau deux terminaisons. Il se termine par un puissant tendon sur la tubérosité du radius (*tuberositas radii*) (**9**) avec une bourse bicipito-radiale, et par une seconde expansion tendineuse aplatie, l'aponévrose du M. biceps brachial (*lacertus fibrosus* ; **10**), dont les faisceaux prolongent une partie du chef court pour s'épanouir sur le fascia antébrachial du côté ulnaire. Le chef long traverse l'articulation de l'épaule, passe dans le sillon intertuberculaire de l'humérus (**11**) dans sa propre synoviale et utilise, pour son action, la tête humérale comme poulie de réflexion.

Le M. biceps brachial est un muscle bi-articulaire. Grâce à son chef long, il provoque une abduction du bras avec rotation interne. Le chef court crée une adduction. Les deux chefs participent à l'antéversion de l'épaule. Au coude, il intervient comme fléchisseur et puissant supinateur. Cette action de supination accompagne la flexion du coude.

Il est important d'insister d'emblée sur le fait que les muscles supinateurs sont plus puissants que les pronateurs. Aussi les principaux mouvements de rotation de l'avant-bras sont-ils des mouvements de supination (par exemple, visser).

Par son aponévrose, il tend le fascia antébrachial.

Innervation : N. musculo-cutané (C5-C6).

■ **Variations.** Dans quelques cas (10 p. 100), il existe un troisième chef naissant de l'humérus et rejoignant le ventre musculaire.

Remarques cliniques. Lorsqu'il y a rupture du biceps, il s'agit le plus souvent d'une rupture du long chef. Une rupture du chef long du biceps conduit à une situation anormalement haute de la tête humérale.

12 Chef long du M. triceps.
13 Chef latéral du M. triceps.
14 Chef médial du M. triceps.
15 Septum intermusculaire latéral.
16 Septum intermusculaire médial.
17 M. grand dorsal.
18 M. sub-scapulaire.
19 M. petit pectoral.
20 M. coraco-brachial.

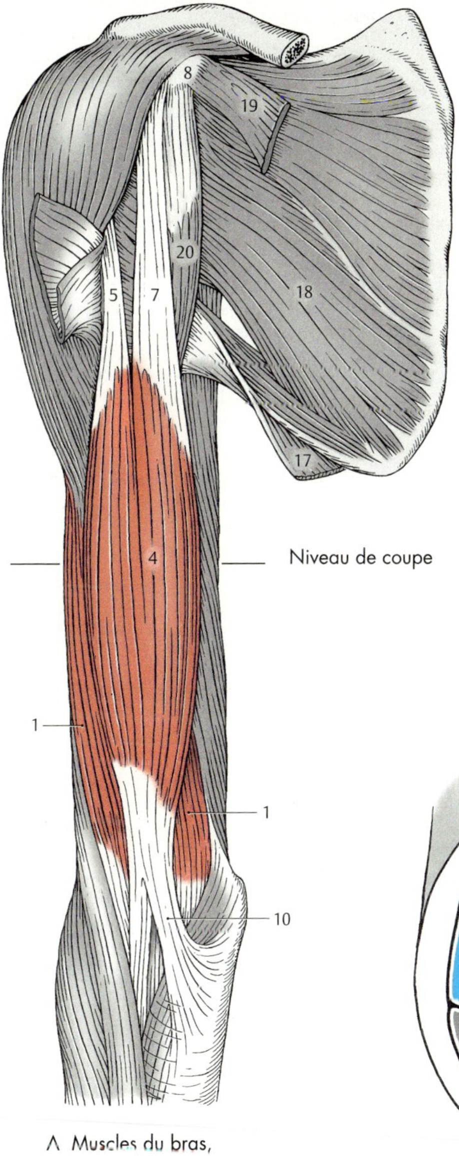

A Muscles du bras, vue antérieure

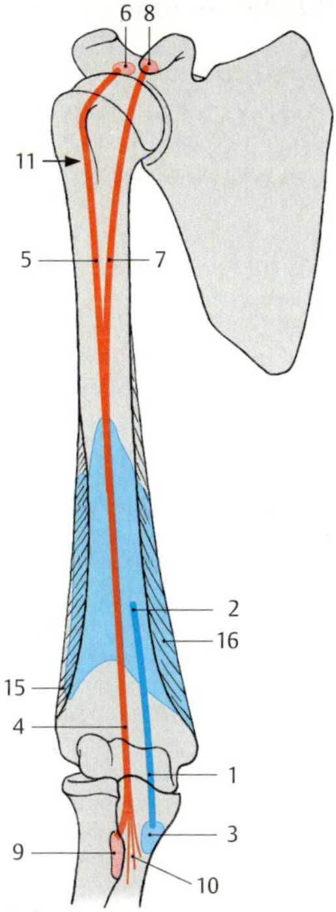

C Schéma (origine, trajet et terminaison des muscles)

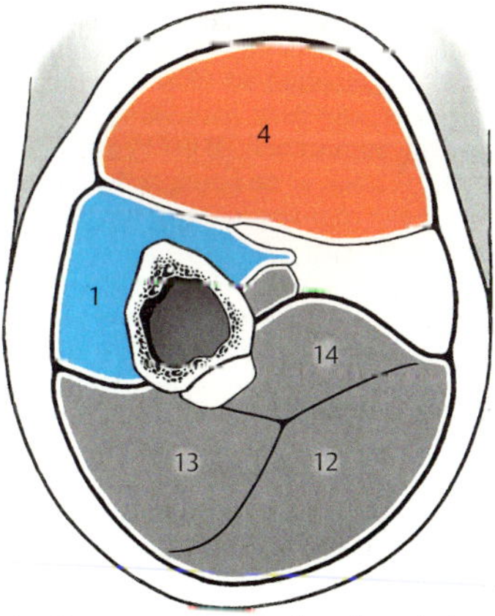

B Coupe passant par le milieu du bras

Muscles du bras (suite)

Groupe musculaire dorsal (A-C)

Le **M. triceps brachial** (*M. triceps brachii*) (**1**) est constitué de trois parties : un **chef long** (**2**), un **chef médial** (**3**) et un **chef latéral** (**4**).

Le **chef long** (*caput longum*) (**2**) prend naissance du tubercule infraglénoïdal (*tuberculum infraglenoidale*) de la scapula (**5**) et descend vers le bras en passant devant le M. petit rond (**6**) et derrière le M. grand rond (**7**). Le **chef médial** (*caput mediale*) (**3**) naît sous le sillon du N. radial (*sulcus n. radialis*) (**8**), de la face dorsale de l'humérus (**9**) et du septum intermusculaire médial (*septum intermusculare mediale*) (**10**) et de la partie distale du septum intermusculaire latéral (*septum intermusculare laterale*) (**11**). Le chef médial est en grande partie recouvert par les chefs long et latéral. Il n'est visible que dans sa partie distale, car il s'applique sur la diaphyse humérale par une large surface. Le **chef latéral** (*caput laterale*) (**4**) prend naissance latéralement et au-dessus du sillon du N. radial (**12**). Du côté proximal, son insertion commence juste sous le tubercule majeur (*tuberculum majus*) (**13**) et se termine du côté distal dans la région du septum intermusculaire latéral (**11**).

Les trois chefs se réunissent en une bande tendineuse qui rejoint l'olécrâne ulnaire (*olecranon ulnae*) (**14**) et la paroi postérieure de la capsule articulaire. Le M. triceps brachial est bi-articulaire grâce à son chef long, mais mono-articulaire avec ses deux autres chefs. Il est l'extenseur du coude. À hauteur de l'épaule, le chef long réalise une rétroversion et participe à l'adduction du bras.

Une partie du tendon du triceps rayonne dans le fascia antébrachial et peut recouvrir en totalité le M. anconé. Dans la région de sa terminaison sur l'olécrâne se trouvent habituellement des bourses (bourse olécrânienne sous-cutanée, bourse subtendineuse du M. triceps brachial). Parfois, il peut aussi exister une autre bourse de glissement, la bourse olécrânienne intratendineuse.

Innervation : N. radial (*N. radialis*) (C6-C8).

■ **Variations.** Très fréquemment, il existe un arc tendineux entre la naissance du chef long et la terminaison du M. grand dorsal. Très rarement, le chef long peut prendre également naissance du bord latéral de la scapula et de la capsule articulaire de l'articulation de l'épaule.

Le **M. anconé** (*M. anconaeus*) (**15**) naît de la face dorsale de l'épicondyle latéral (*epicondylus lateralis*) (**16**) et du ligament collatéral radial (*lig. collaterale radiale*), et se termine au tiers proximal du bord dorsal de l'ulna (**17**). Il s'attache au chef médial du M. triceps. Son rôle est complémentaire à celui du M. triceps dans l'extension du coude, et il tend la caspule.

Innervation : N. radial (C7-C8).

18 M. trapèze.
19 M. deltoïde.
20 M. infra-épineux.
21 M. biceps brachial.
22 M. brachial.
23 M. coraco-brachial.
24 Humérus.

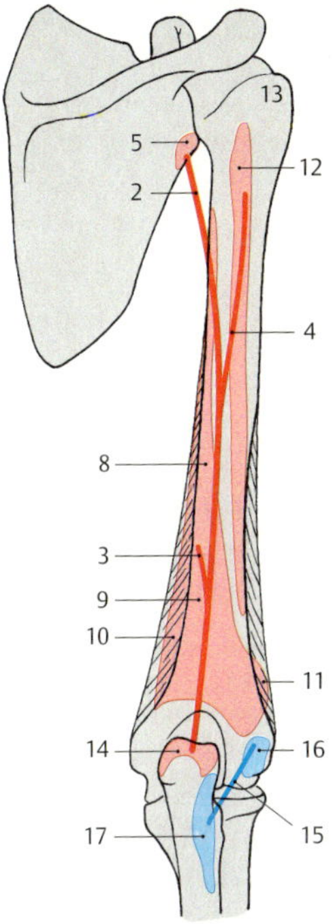

C Schéma (origine, trajet et terminaison des muscles)

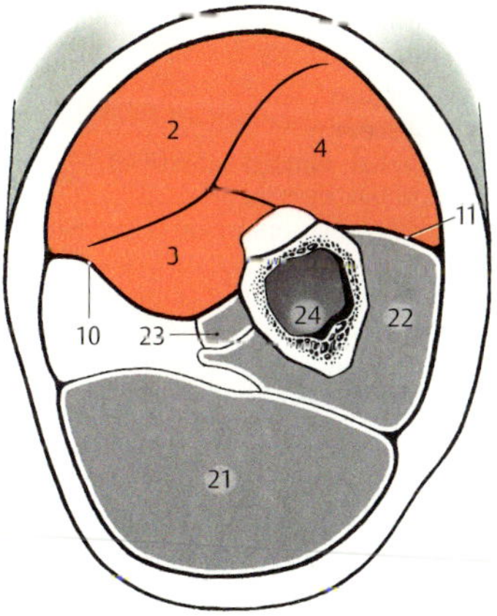

B Coupe passant par le milieu du bras

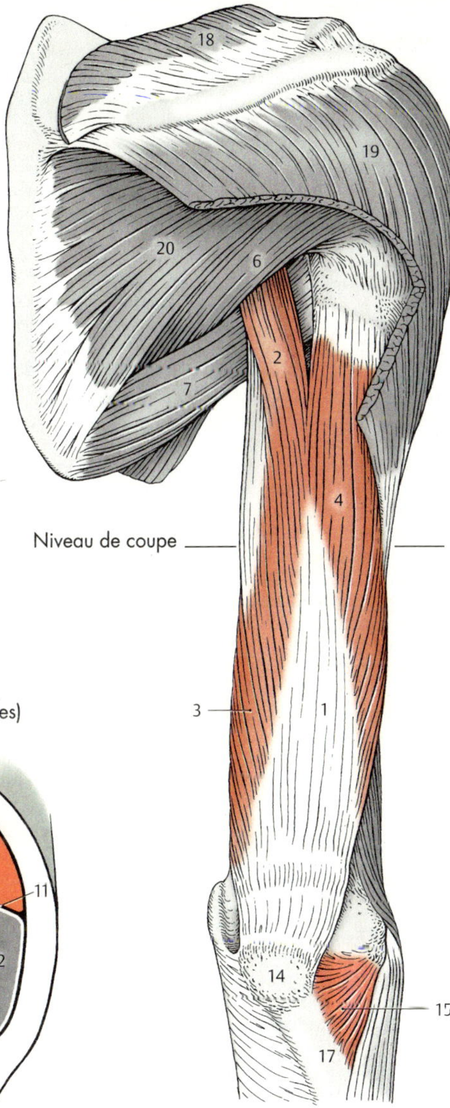

A Muscles du bras, vue dorsale

Muscles de l'avant-bras

Classification des muscles (A-D)

Parmi les muscles de l'avant-bras, il faut distinguer trois groupes différents en fonction de leur situation par rapport aux différentes articulations, à leur insertion et à leur action. Le **premier groupe** rassemble les muscles qui s'insèrent sur le radius et mettent en mouvement les os de l'avant-bras. Un **deuxième groupe** de muscles de l'avant-bras rejoint le métacarpe et permet les mouvements du poignet. Le **troisième groupe** comprend les muscles qui se terminent dans les phalanges et sont responsables des mouvements des doigts.

Un autre mode de classement consiste à regrouper les muscles selon leur situation. Dans ce cas, l'ulna et le radius constituent, avec la membrane interosseuse, une frontière entre les muscles ventraux (les fléchisseurs) et les muscles dorsaux (les extenseurs). Des septa conjonctifs permettent de limiter un groupe de muscles radiaux compris entre les muscles ventraux et dorsaux. Aussi bien parmi les fléchisseurs que parmi les extenseurs est-il possible de distinguer des muscles superficiels et profonds.

Enfin, on peut grouper la musculature de l'avant-bras d'après son innervation en deux groupes, selon que les nerfs proviennent du plan dorsal ou ventral du plexus.

Pour des raisons pratiques, il est préférable de retenir la classification des muscles en fonction de leur situation. Ce classement correspond également en pratique au groupement de ces muscles selon leur fonction.

Muscles ventraux de l'avant-bras

Plan superficiel (*voir* p. 160) :
M. rond pronateur (*M. pronator teres*) (**1**),
M. fléchisseur superficiel des doigts (*M. flexor digitorum superficialis*) (**2**),
M. fléchisseur radial du carpe (*M. flexor carpi radialis*) (**3**),
M. long palmaire (*M. palmaris longus*) (**4**),
M. fléchisseur ulnaire du carpe (*M. flexor carpi ulnaris*) (**5**).

Plan profond (*voir* p. 162) :
M. carré pronateur (*M. pronator quadratus*) (**6**),
M. fléchisseur profond des doigts (*M. flexor digitorum profundus*) (**7**),
M. long fléchisseur du pouce (*M. flexor pollicis longus*) (**8**).

Muscles radiaux de l'avant-bras

(*voir* p. 164)

M. court extenseur radial du carpe (*M. extensor carpi radialis brevis*) (**9**),
M. long extenseur radial du carpe (*M. extensor carpi radialis longus*) (**10**),
M. brachio-radial (*M. brachioradialis*) (**11**).

Muscles dorsaux de l'avant-bras

Plan superficiel (*voir* p. 166) :
M. extenseur des doigts (*M. extensor digitorum*) (**12**),
M. extenseur du petit doigt (*M. extensor digiti minimi*) (**13**),
M. extenseur ulnaire du carpe (*M. extensor carpi ulnaris*) (**14**).

Plan profond (*voir* p. 168) :
M. supinateur (*M. supinator*) (**15**),
M. long abducteur du pouce (*M. abductor pollicis longus*) (**16**),
M. court extenseur du pouce (*M. extensor pollicis brevis*) (**17**),
M. long extenseur du pouce (*M. extensor pollicis longus*) (**18**),
M. extenseur de l'index (*M. extensor indicis*) (**19**).

20 N. médian.
21 N. ulnaire.
22 N. radial, rameau superficiel.
23 N. radial, rameau profond.
24 Rameau musculaire du N. médian.
25 A. brachiale.
26 A. radiale.
27 A. ulnaire.
28 V. basilique.
29 V. céphalique.
30 Radius.
31 Ulna.
32 Membrane interosseuse.
33 A. et V. interosseuses communes.
34 A. interosseuse antérieure.
35 A. interosseuse postérieure.

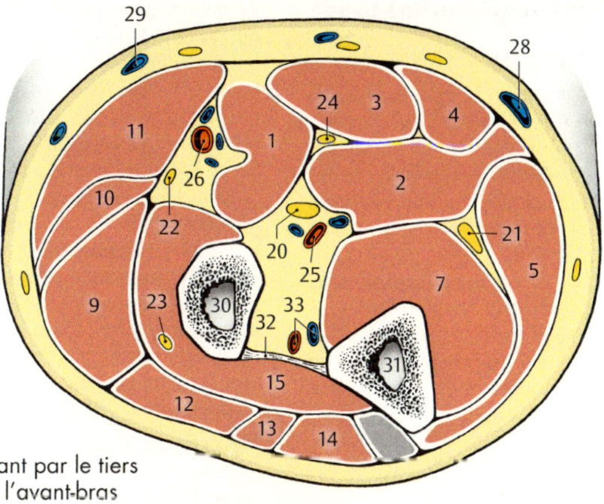

A Coupe passant par le tiers proximal de l'avant-bras

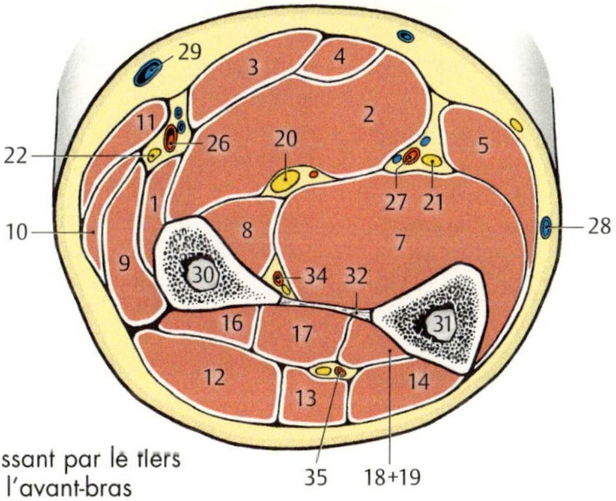

B Coupe passant par le tiers moyen de l'avant-bras

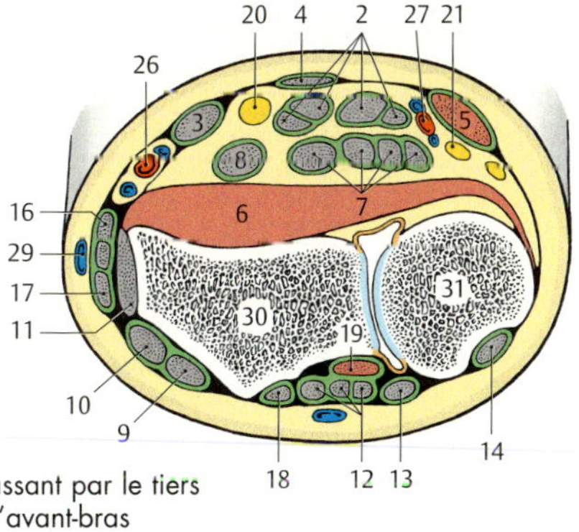

C Coupe passant par le tiers distal de l'avant-bras

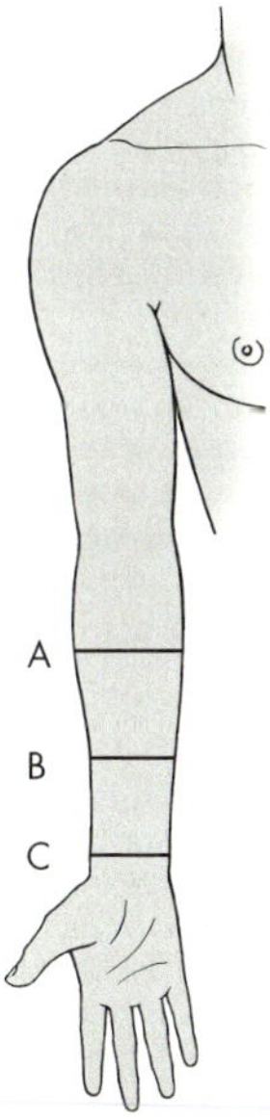

D Niveau des coupes

Muscles ventraux de l'avant-bras

Plan superficiel (A-D)

Le **M. rond pronateur** (*M. pronator teres*) (**1**) naît par son **chef huméral** (*caput humerale*) de l'épicondyle médial de l'humérus (*epicondylus medialis humeri*) (**2**) et du septum intermusculaire médial (*septum intermusculare mediale*), et par son **chef ulnaire** (*caput ulnare*) du processus coronoïde de l'ulna (*processus coronoideus ulnae*) (**3**). Il s'insère sur la tubérosité pronatrice (*tuberositas pronatoria*) du radius (**4**). Il met l'avant-bras en pronation en commun avec le M. carré pronateur (*M. pronator quadratus*) et intervient dans la flexion du coude.

Innervation : N. médian (*N. medianus*) (C6-C7).

Variations. Le chef ulnaire peut manquer. Lorsqu'il existe un processus supracondylien (*voir* p. 114), le chef huméral y prend aussi naissance.

Le **M. fléchisseur superficiel des doigts** (*M. flexor digitorum superficialis*) (**5**) naît par son **chef huméral** de l'épicondyle médial de l'humérus (**6**), par son **chef ulnaire** du processus coronoïdien de l'ulna (**7**) et par un **chef radial** (*caput radiale*) du radius (**8**). Entre ces chefs se tend un arc tendineux sous lequel passent le N. médian et les A. et V. ulnaires. Ses tendons traversent le canal carpien (*canalis carpi*) dans une gaine tendineuse commune (*voir* p. 182). Il se termine par quatre tendons sur les bords latéraux des phalanges (**9**), au milieu de la phalange moyenne des doigts 2 à 5. Ces tendons se divisent (**M. perforé** [*M. perforatus*]; **10**) et les tendons du M. fléchisseur profond des doigts (**11**) glissent comme dans une gouttière. Il agit comme fléchisseur très faible au niveau du coude, mais puissant au poignet et à l'articulation interphalangienne proximale. Il est insuffisant pour assurer une flexion maximale du poignet.

Innervation : N. médian (C7-T1).

Le **M. fléchisseur radial du carpe** (*M. flexor carpi radialis*) (**12**) naît de l'épicondyle médial de l'humérus (**6**) et du fascia superficiel de l'avant-bras. Il s'insère à la face palmaire de la base du 2e métacarpien (**13**). Dans quelques rares cas, son insertion s'étale jusqu'au 3e métacarpien. Il glisse dans le canal carpien dans un sillon de l'os trapèze qui est fermé en canal ostéo-fibreux. C'est un faible fléchisseur et pronateur du coude alors que, sur l'articulation radio-carpienne, il réalise une flexion palmaire et, en action combinée avec le M. long extenseur radial du carpe (*M. extensor carpi radialis longus*) (*voir* p. 164), une abduction radiale.

Innervation : N. médian (C6-C7).

Le **M. long palmaire** (*M. palmaris longus*) (**14**) prend naissance de l'épicondyle médial de l'humérus et s'étend, par son **aponévrose palmaire** (**15**), à la surface palmaire de la main (*voir* p. 178). Il fléchit la main vers la paume et tend l'aponévrose palmaire.

Innervation : N. médian (C7-T1).

Variations. Ce muscle peut manquer mais, même en son absence, l'aponévrose palmaire existe toujours.

Le **M. fléchisseur ulnaire du carpe** (*M. flexor carpi ulnaris*) (**16**), situé sur le bord médial, prend naissance par son **chef huméral** de l'épicondyle médial de l'humérus (**6**) et par son **chef ulnaire** de l'olécrâne et du tiers supérieur du bord postérieur de l'ulna (*margo posterior ulnae*) (**17**). Il se termine sur l'os pisiforme (**18**) et sur l'os hamatum (**19**) par l'intermédiaire du ligament piso-hamatum, et sur le 5e métacarpien (**20**) par l'intermédiaire du ligament pisométacarpien (*lig. pisometacarpeum*). En amont de son insertion sur l'os pisiforme, le muscle envoie des faisceaux tendineux qui descendent le plus souvent en oblique vers le fascia antébrachial (*fascia antebrachii*). Il glisse hors du canal carpien. Il intervient dans la flexion palmaire (où il est plus efficace que le M. fléchisseur radial du carpe) et dans l'abduction ulnaire de la main.

Innervation : N. ulnaire (C7-C8).

21 M. brachio-radial.
22 M. long fléchisseur du pouce.
23 M. carré pronateur.
24 M. biceps brachial.
25 Rétinaculum des fléchisseurs.
26 M. lombricaux.
27 M. court abducteur du pouce.
28 M. court fléchisseur du pouce.
29 M. court palmaire.
30 Ulna.
31 Radius.
32 Vinculum tendineux long.
33 Vinculum tendineux court.

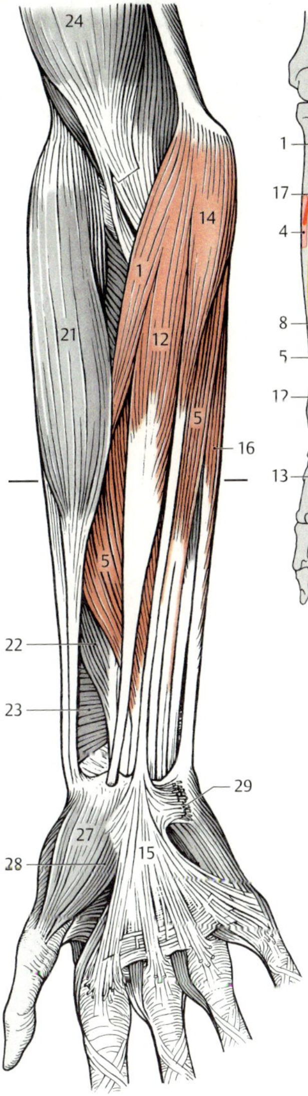

A Groupe des fléchisseurs superficiels des muscles ventraux de l'avant-bras

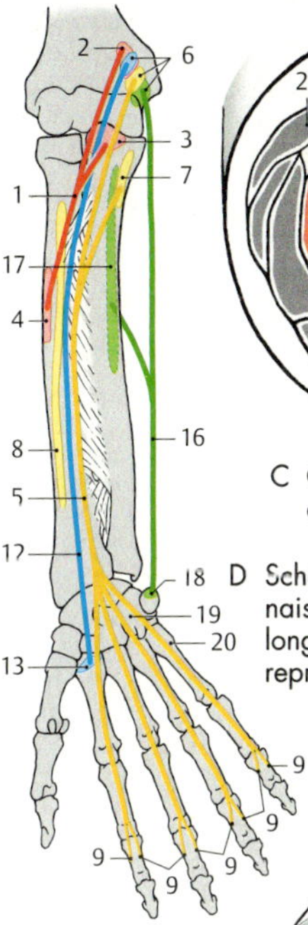

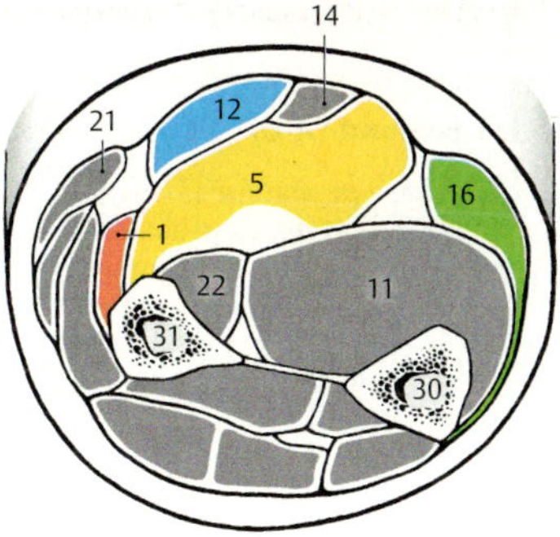

C Coupe passant par le milieu de l'avant-bras

D Schéma (origine, trajet et terminaison des muscles ; le muscle long palmaire n'a pas été représenté)

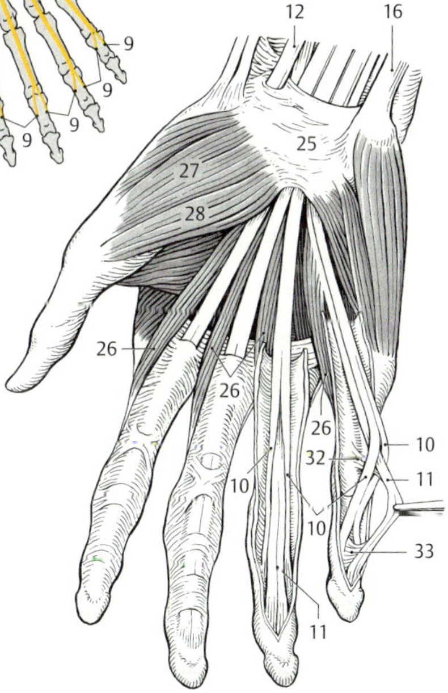

B Muscles fléchisseurs superficiels de la main ; l'aponévrose palmaire a été ôtée

Muscles ventraux de l'avant-bras (suite)

Plan profond (A-C)

Le **M. carré pronateur** (*M. pronator quadratus*) (**1**) naît du quart distal de la face palmaire de l'ulna (**2**) et se termine au quart distal de la face palmaire du radius (**3**). Il assure la pronation de l'avant-bras en association avec le M. rond pronateur (*M. pronator teres*).

Innervation : N. interosseux antérieur du N. médian (C8-T1).

Variations. Ce muscle peut s'étendre plus loin vers le haut. Il peut aussi rejoindre différents os du carpe, rarement des muscles de l'éminence thénar. Il peut parfois manquer.

Le **M. fléchisseur profond des doigts** (*M. flexor digitorum profundus*) (**4**) prend naissance des deux tiers proximaux de la face palmaire de l'ulna (**5**) et de la membrane interosseuse (*membrana interossea*). Ses tendons, qui traversent le canal carpien, sont enveloppés avec les tendons des fléchisseurs superficiels (*voir* p. 160) dans une gaine tendineuse commune (*voir* p. 182). Sa terminaison se fait par quatre tendons à la base de la phalange distale des doigts 2 à 5 (**6**). Il est décrit comme **M. perforant** (*M. perforans*) car il transperce le tendon terminal du M. fléchisseur superficiel des doigts. En outre, c'est de la face radiale de ses tendons que naissent les M. lombricaux (*M. lumbricales*) (**7**). Il fléchit l'articulation radio-carpienne et les articulations interphalangiennes.

Innervation : N. interosseux antérieur du N. médian et N. ulnaire (C7-T1).

Variations. Le tendon destiné à l'index possède très souvent son propre ventre musculaire (*voir* illustration **A**).

Le **M. long fléchisseur du pouce** (*M. flexor pollicis longus*) (**8**) naît de la face antérieure du radius (sous la tubérosité radiale [*tuberositas radii*]) et de la membrane interosseuse (**9**). Entouré de sa propre enveloppe (*voir* p. 182), il traverse le canal carpien, passe entre les deux chefs du M. court fléchisseur du pouce et se termine à la base de la phalange distale du pouce (**10**). Il agit comme un fléchisseur jusqu'à l'articulation interphalangienne du pouce, mais peut aussi intervenir dans l'abduction radiale.

Innervation : rameau interosseux antérieur du N. médian (C7-C8).

Variations. Dans 40 p. 100 des cas, il possède un chef huméral qui s'insère sur l'épicondyle médial de l'humérus. Dans ce cas, il établit une connexion tendineuse avec le chef huméral du M. fléchisseur superficiel des doigts (*M. flexor digitorum superficialis*).

11 M. brachio-radial.
12 Rétinaculum des fléchisseurs.
13 M. court abducteur du pouce.
14 M. court fléchisseur du pouce.
15 M. fléchisseur radial du carpe.
16 M. long palmaire.
17 M. fléchisseur superficiel des doigts.
18 M. fléchisseur ulnaire du carpe.
19 M. rond pronateur.
20 Radius.
21 Ulna.

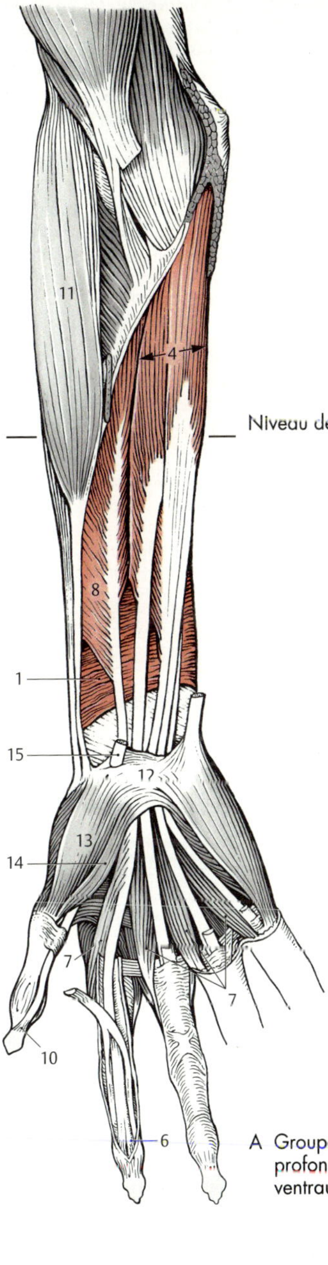

A Groupe des fléchisseurs profonds des muscles ventraux de l'avant-bras

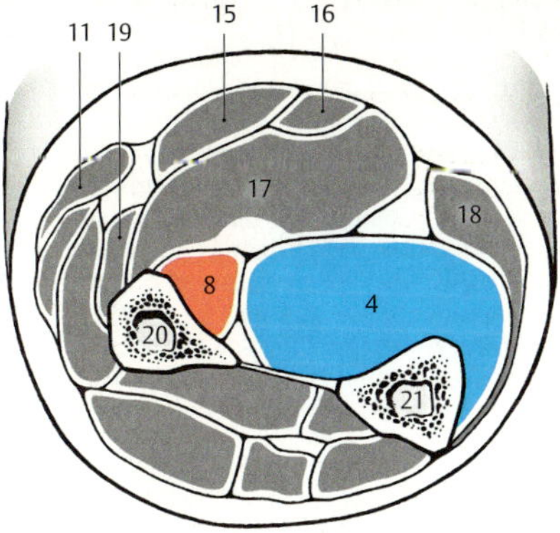

B Coupe passant par le milieu de l'avant-bras

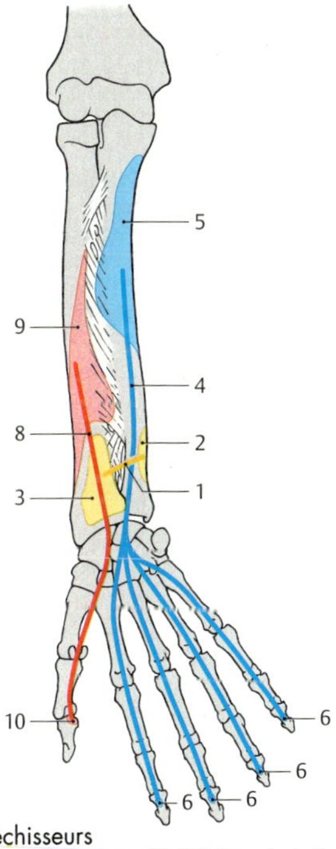

C Schéma (origine, trajet et terminaison des muscles)

Muscles radiaux de l'avant-bras (A-D)

Le groupe radial comprend trois muscles qui fléchissent le coude.

Le **M. court extenseur radial du carpe** (*M. extensor carpi radialis brevis*) (**1**) naît par un chef commun de l'épicondyle latéral de l'humérus (**2**), du ligament collatéral radial (*lig. collaterale radiale*) et du ligament annulaire du radius (*lig. anulare radii*), et se termine à la base du 3ᵉ métacarpien (**3**). Il passe par le deuxième sillon tendineux (*voir* p. 180) de la face dorsale du poignet. Le M. court extenseur radial du carpe est un faible fléchisseur du coude. Il ramène la main depuis l'inclinaison ulnaire vers la position médiane et la fléchit dorsalement.

Innervation : N. radial, rameau profond (C7).

Le **M. long extenseur radial du carpe** (*M. extensor carpi radialis longus*) (**4**) prend naissance de la crête supracondylienne latérale de l'humérus (*crista supracondylaris lateralis humeri*) (**5**) et du septum intermusculaire latéral (*septum intermusculare laterale*) jusqu'à l'épicondyle latéral et descend, avec le M. court extenseur radial du carpe, à travers le deuxième sillon tendineux. Il se termine à la base du 2ᵉ métacarpien (**6**). Ses fonctions sont la flexion du coude, une discrète pronation bras fléchi et une supination bras tendu. Au poignet, il réalise une flexion dorsale avec le M. extenseur ulnaire du carpe et une inclinaison radiale avec le M. fléchisseur radial du carpe.

Innervation : N. radial, rameau profond (C6-C7).

Ce muscle et le précédent sont volontiers décrits comme aidant à la **fermeture du poing** car, lors de celle-ci, la main doit être légèrement fléchie dorsalement pour une efficacité maximale des fléchisseurs.

Remarques cliniques. Lors de la fermeture du poing, des douleurs peuvent survenir en regard de l'épicondyle latéral de l'humérus, décrites sous le nom d'« épicondylite humérale ». La cause en serait une inflammation du périoste dans la zone d'insertion des deux muscles extenseurs radiaux en cas de surcharge (« tennis-elbow »)

Le **M. brachio-radial** (*M. brachioradialis*) (**7**) naît de la crête supracondylienne latérale de l'humérus (**8**) et du septum intermusculaire latéral. Il s'insère sur la face radiale du processus styloïde du radius (*processus styloideus radii*) (**9**). À la différence des muscles de l'avant-bras préalablement décrits, il s'agit d'un muscle mono-articulaire. Il amène l'avant-bras en position intermédiaire entre pronation et supination. Dans cette position, il est fléchisseur du coude. Son rôle dans la flexion est plus modeste dans les mouvements lents et en position de supination.

Innervation : N. radial (C5-C6).

Remarques cliniques. Immédiatement en amont de son insertion se trouve, entre son tendon et celui du M. fléchisseur radial du carpe (*voir* p. 160), un espace où l'on palpe le pouls de l'artère radiale (*voir* p. 386).

10 M. extenseur des doigts.
11 M. extenseur du 5ᵉ doigt.
12 M. extenseur ulnaire du carpe.
13 M. long extenseur du pouce.
14 M. court extenseur du pouce.
15 M. long abducteur du pouce.
16 Ulna.
17 Radius.

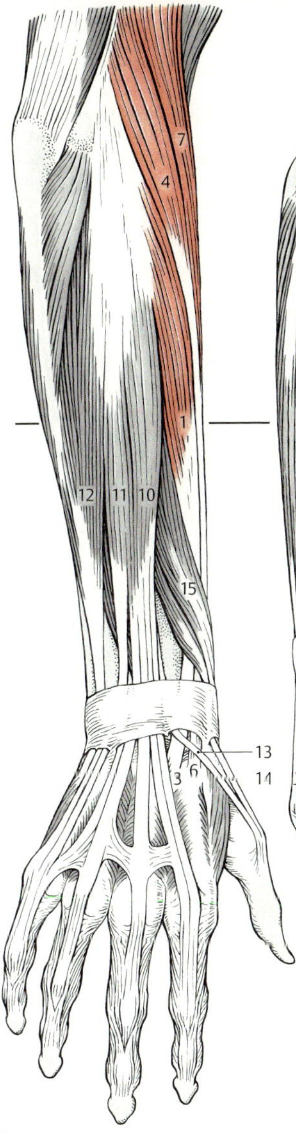

A Groupe radial des muscles de l'avant-bras, vue dorsale

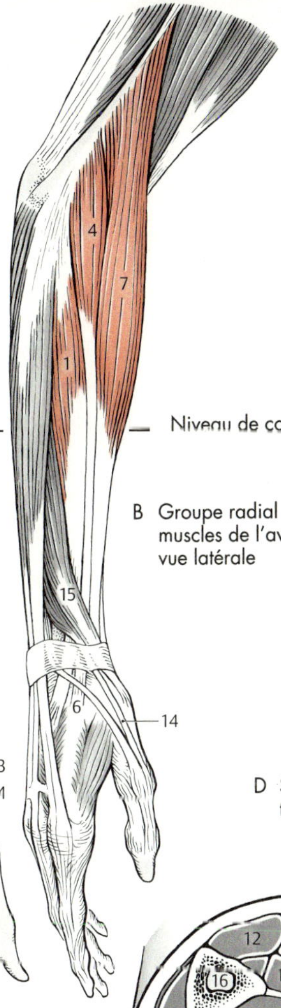

B Groupe radial des muscles de l'avant-bras, vue latérale

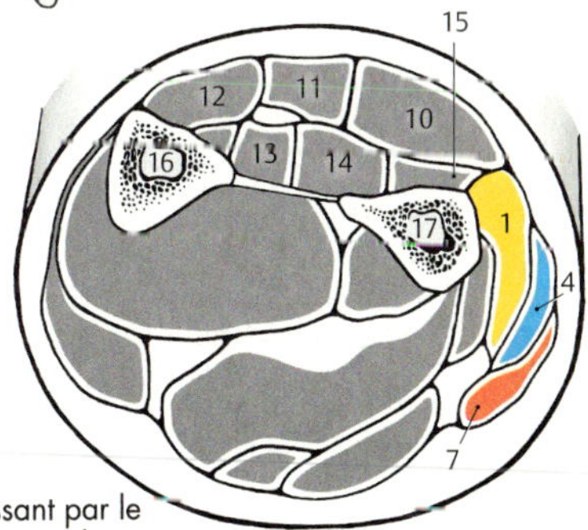

C Coupe passant par le milieu de l'avant-bras

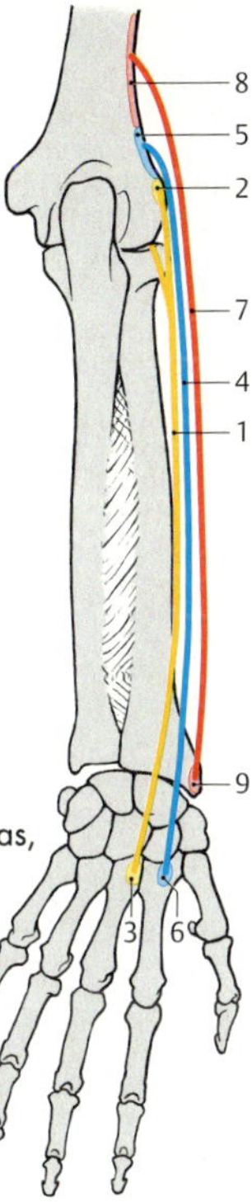

D Schéma (origine, trajet et terminaison des muscles)

Muscles dorsaux de l'avant-bras

Plan superficiel (A-C)

Le **M. extenseur des doigts** (*M. extensor digitorum*) (**1**) a une insertion large sur l'épicondyle latéral de l'humérus (*epicondylus lateralis humeri*) (**2**), le ligament collatéral radial (*lig. collaterale radiale*), le ligament annulaire du radius (*lig. anulare radii*) et le fascia antébrachial (*fascia antebrachii*). Il descend par le quatrième sillon tendineux (*voir* p. 182). Par ses tendons, il forme l'aponévrose dorsale (**3**) du 2e au 5e doigt, et ses tendons envoient des fibres vers la base de la phalange proximale (**4**) et vers la capsule de l'articulation proximale. Entre les rayons tendineux principaux, on trouve habituellement des intersections tendineuses (**connexions intertendineuses** [*connexus intertendinei*] ; **5**) depuis le 4e vers les 3e et 5e doigts. Le M. extenseur des doigts étend et écarte les doigts. Au poignet, c'est le plus puissant des fléchisseurs dorsaux ; il réalise en outre une inclinaison ulnaire.

Innervation : N. radial, rameau profond (C6-C8).

Variations. Le ventre musculaire qui se jette sur le tendon du deuxième doigt peut être indépendant. Le tendon destiné au cinquième doigt peut manquer. Inversement, les tendons pour un doigt peuvent être doubles.

Le **M. extenseur du 5e doigt** (*M. extensor digiti minimi*) (**6**) prend naissance du chef commun (**2**) décrit plus haut, traverse le poignet dans le cinquième sillon tendineux et se termine le plus souvent par deux tendons sur l'aponévrose dorsale du cinquième doigt. Parfois, il n'existe pas et le M. extenseur des doigts joue son rôle à l'aide d'un tendon complémentaire. Il étend le cinquième doigt et intervient dans la flexion dorsale et l'inclinaison ulnaire de la main.

Innervation : N. radial, rameau profond (C6-C8).

Le **M. extenseur ulnaire du carpe** (*M. extensor carpi ulnaris*) (**7**) naît également du chef commun (**2**) avec le M. extenseur des doigts, et de l'ulna (**8**) ; il descend le long de la face dorsale médiale de l'ulna à travers le sixième sillon tendineux jusqu'à la base du 5e métacarpien (**9**). Son nom ne traduit pas sa force, car il est un puissant abducteur. Le trajet de son tendon explique sa puissance ; ce tendon descend dorsalement par rapport à l'articulation radio-carpienne ; il est toutefois palmaire par rapport à l'articulation médio-carpienne concernant l'axe du mouvement (*voir* p. 134). Ainsi agit-il par une flexion dorsale dans l'articulation radio-carpienne et par une flexion palmaire dans l'articulation médio-carpienne, c'est-à-dire que les deux fonctions se neutralisent. Ce muscle est donc essentiellement un abducteur pur. Son muscle antagoniste est le M. long abducteur du pouce (*M. abductor pollicis longus*).

Innervation : N. radial, rameau profond (C7-C8).

Variations. On trouve fréquemment, du côté radial, un tendon supplémentaire qui rejoint la phalange proximale.

10 M. long extenseur radial du carpe.
11 M. court extenseur radial du carpe.
12 M. long abducteur du pouce.
13 M. court extenseur du pouce.
14 M. long extenseur du pouce.
15 M. extenseur de l'index.
16 Radius.
17 Ulna.
18 M. anconé.

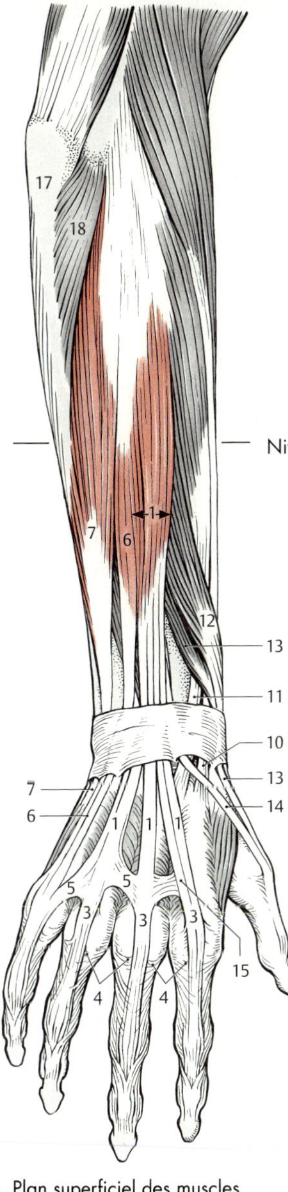

A Plan superficiel des muscles dorsaux de l'avant-bras

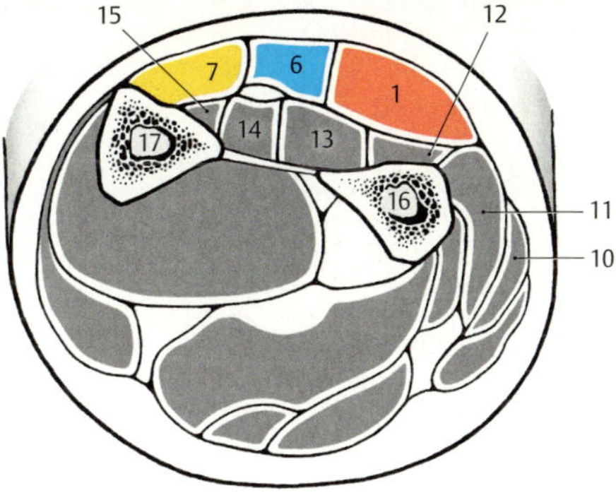

B Coupe passant par le milieu de l'avant-bras

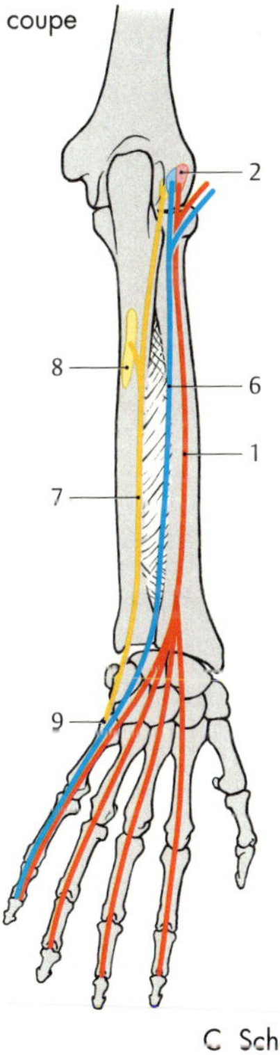

C Schéma (origine, trajet et terminaison des muscles)

Muscles dorsaux de l'avant-bras (suite)

Plan profond (A-C)

Le **M. supinateur** (*M. supinator*) (**3**) prend naissance de la crête ulnaire du M. supinateur (*crista m. supinatoris ulnae*) (**1**), de l'épicondyle latéral de l'humérus (*epicondylus lateralis humeri*) (**2**), du ligament collatéral radial (*lig. collaterale radiale*) et du ligament annulaire du radius (*lig. anulare radii*). Les faisceaux qui naissent de la partie la plus postérieure du ligament collatéral radial ont un trajet superficiel et composent un arc tendineux concave vers le bas. Entre ces faisceaux et le reste passe le rameau profond du N. radial (*voir* p. 384) dirigé vers la face dorsale de l'avant-bras. Il se termine sur le radius (**4**) entre la tubérosité radiale et l'insertion du M. rond pronateur. Ainsi entoure-t-il le radius et entraîne-t-il une supination de l'avant-bras, à la différence du M. biceps brachial (*M. biceps brachii*), quelle que soit la position de flexion ou d'extension du coude.

Innervation : N. radial, rameau profond (C5-C6).

Le **M. long abducteur du pouce** (*M. abductor pollicis longus*) (**5**) naît de la face dorsale de l'ulna (*facies dorsalis ulnae*) (**6**), distalement par rapport à la crête ulnaire du M. supinateur (*crista m. supinatoris ulnae*), de la membrane interosseuse (*membrana interossea*) (**7**) et de la face dorsale du radius (*facies dorsalis radii*) (**8**). Il descend par le premier sillon tendineux (*voir* p. 182) et se termine à la base du 1er métacarpien (**9**). Une partie du tendon rejoint l'os trapèze, une autre partie fusionne souvent avec le tendon du M. court extenseur du pouce et le M. court abducteur du pouce.

En raison de sa situation, il fléchit la main vers la paume et l'incline du côté radial. Son rôle principal est l'abduction du pouce.

Innervation : N. radial, rameau profond (C7-C8).

Le **M. court extenseur du pouce** (*M. extensor pollicis brevis*) (**10**) naît de l'ulna (**11**), distalement par rapport au M. long abducteur du pouce, de la membrane interosseuse (**12**) et de la face dorsale du radius (**13**), et se termine à la base de la phalange proximale du pouce (**14**). Il étend et entraîne le pouce en abduction, essentiellement en raison de son étroite connexion avec le M. long abducteur du pouce, avec lequel il glisse dans le premier sillon tendineux.

Innervation : N. radial, rameau profond (C7-T1).

■ **Variations.** Son tendon terminal est souvent dédoublé. Dans de rares cas, il peut manquer.

Le **M. long extenseur du pouce** (*M. extensor pollicis longus*) (**15**) s'insère sur la face dorsale de l'ulna (**16**) et sur la membrane interosseuse (**17**). Il descend par le troisième sillon sur la face dorsale du poignet. Il se termine à la base de la phalange distale du pouce (**18**). Il utilise le relief osseux situé sur le radius latéralement à ce troisième sillon, le tubercule dorsal (tuberculum dorsale), comme poulie de réflexion pour étendre le pouce. Il fléchit dorsalement le poignet et l'incline du côté radial.

Innervation : N. radial, rameau profond (C7-C8).

Le tiers distal de la face dorsale de l'ulna (**19**) et la membrane interosseuse (**20**) sont les insertions du **M. extenseur de l'index** (*M. extensor indicis*) (**21**). Accompagné du M. extenseur des doigts, il passe dans le quatrième sillon tendineux et distribue son tendon à l'aponévrose dorsale de l'index. Il étend l'index et intervient dans la flexion dorsale du poignet.

Innervation : N. radial, rameau profond (C6-C8).

■ **Variations.** On trouve souvent deux à trois tendons. Parfois, ce muscle n'existe pas.

22 M. extenseur des doigts.
23 M. extenseur du cinquième doigt.
24 M. extenseur ulnaire du carpe.
25 Ulna.
26 Radius.

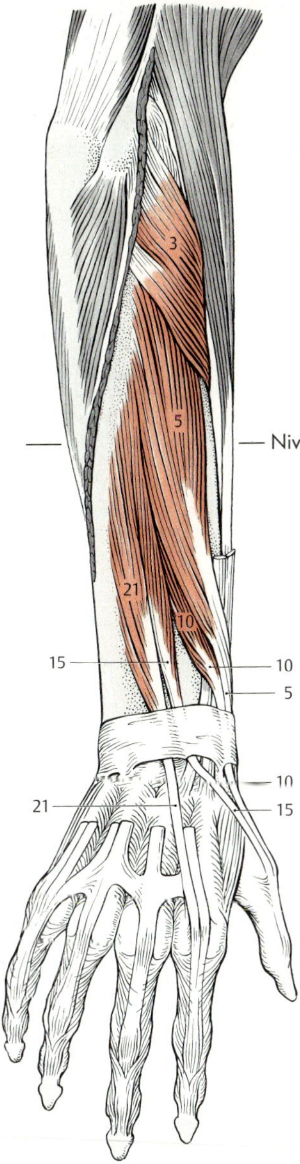

A Plan profond des muscles dorsaux de l'avant-bras

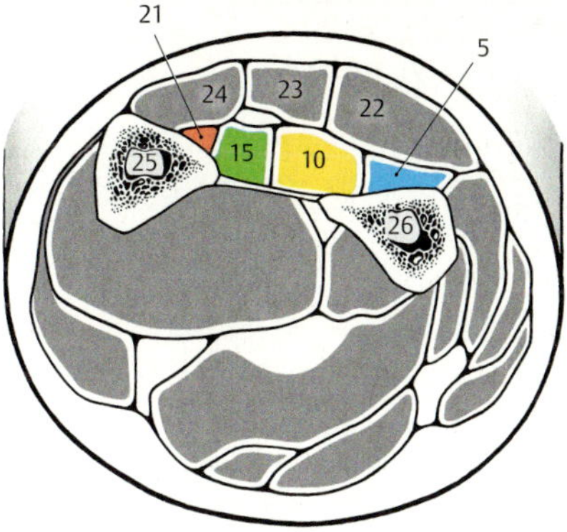

B Coupe passant par le milieu de l'avant-bras

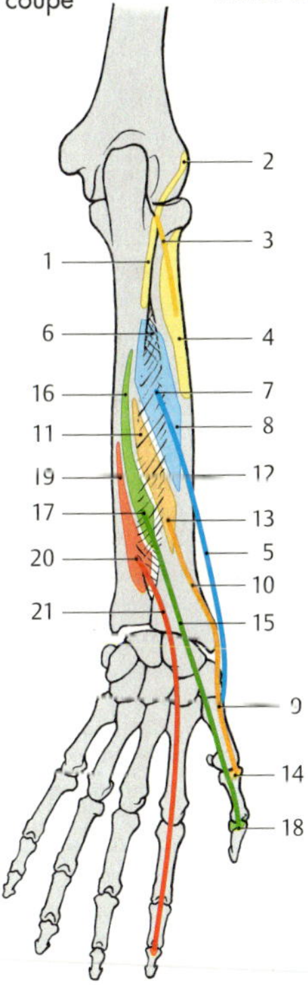

C Schéma (origine, trajet et terminaison des muscles)

Fonction des muscles sur le coude et l'avant-bras (A-D)

Au coude, il faut distinguer la **flexion** et l'**extension**.

L'**axe du mouvement** traverse les épicondyles de l'humérus. Tous les muscles situés en avant de cet axe sont fléchisseurs, tous ceux en arrière sont extenseurs. Comme une grande partie de ces muscles sont pluriarticulaires, la description de leur rôle sur le coude n'est pas toujours exacte. En outre, leur fonction sur l'articulation du coude dépend de la position des articulations voisines.

Sont **fléchisseurs** (**A**) :

- — le M. biceps brachial (*M. biceps brachii*) (rouge) ;
- — le M. brachial (*M. brachialis*) (bleu) ;
- — le M. brachio-radial (*M. brachioradialis*) (jaune) ;
- — le M. long extenseur radial du carpe (*M. extensor carpi radialis longus*) (orange) ;
- — le M. rond pronateur (*M. pronator teres*) (vert).

Moins importants (non dessinés) sont le M. fléchisseur radial du carpe (*M. flexor carpi radialis*), le M. court extenseur radial du carpe (*M. extensor carpi radialis brevis*) et le M. long palmaire (*M. palmaris longus*).

La flexion est plus puissante en pronation, par le raccourcissement de presque tous les fléchisseurs qu'elle entraîne. Font seulement exception le M. brachial, dont la force reste identique dans toutes les positions, et le M. biceps brachial dont la puissance de flexion diminue en pronation.

Le seul muscle significatif pour l'**extension** (**B**) est le M. triceps brachial (*M. triceps brachii*). Ce sont surtout les chefs latéral et médial qui interviennent, alors que le chef long du muscle triceps n'intervient qu'en seconde ligne. Le M. anconé (*M. anconaeus*) comme extenseur a un rôle négligeable.

Les mouvements de l'avant-bras sont des **mouvements de rotation** dans les articulations radio-ulnaires proximale et distale, avec participation de l'articulation huméro-radiale. On décrit ces mouvements de rotation comme la **pronation** et la **supination** (*voir* p. 122) ; ils s'effectuent selon un axe qui unit la cupule de la tête radiale au processus styloïde de l'ulna.

La pronation et la supination sont deux mouvements presque aussi puissants (bien que plus forts coude fléchi). Selon Lanz et Wachsmuth, la pronation apparaît prédominante en raison d'une rotation interne de l'épaule.

Les **muscles supinateurs** (**C**) sont :

- — le M. supinateur (*M. supinator*) (rouge) ;
- — le M. biceps brachial (*M. biceps brachii*) (bleu) ;
- — le M. long abducteur du pouce (*M. abductor pollicis longus*) (jaune) ;
- — le M. long extenseur du pouce (*M. extensor pollicis longus*) (orange) ;
- — le M. brachio-radial (*M. brachioradialis*) (non représenté).

Bras tendu, le M. long extenseur radial du carpe est également supinateur.

Les **muscles pronateurs** (**D**) sont :

- — Le M. carré pronateur (*M. pronator quadratus*) (rouge) ;
- — le M. rond pronateur (*M. pronator teres*) (bleu) ;
- — le M. fléchisseur radial du carpe (*M. flexor carpi radialis longus*) (jaune) ;
- — le M. long extenseur radial du carpe (*M. extensor carpi radialis longus*), lorsque le bras est tendu (orange) ;
- — le M. brachio-radial (*M. brachioradialis*) (non représenté) ;
- — le M. long palmaire (*M. palmaris longus*) (non représenté).

La couleur de la flèche indique l'importance du muscle dans chaque mouvement élémentaire selon l'ordre suivant : rouge, bleu, jaune, orange, vert.

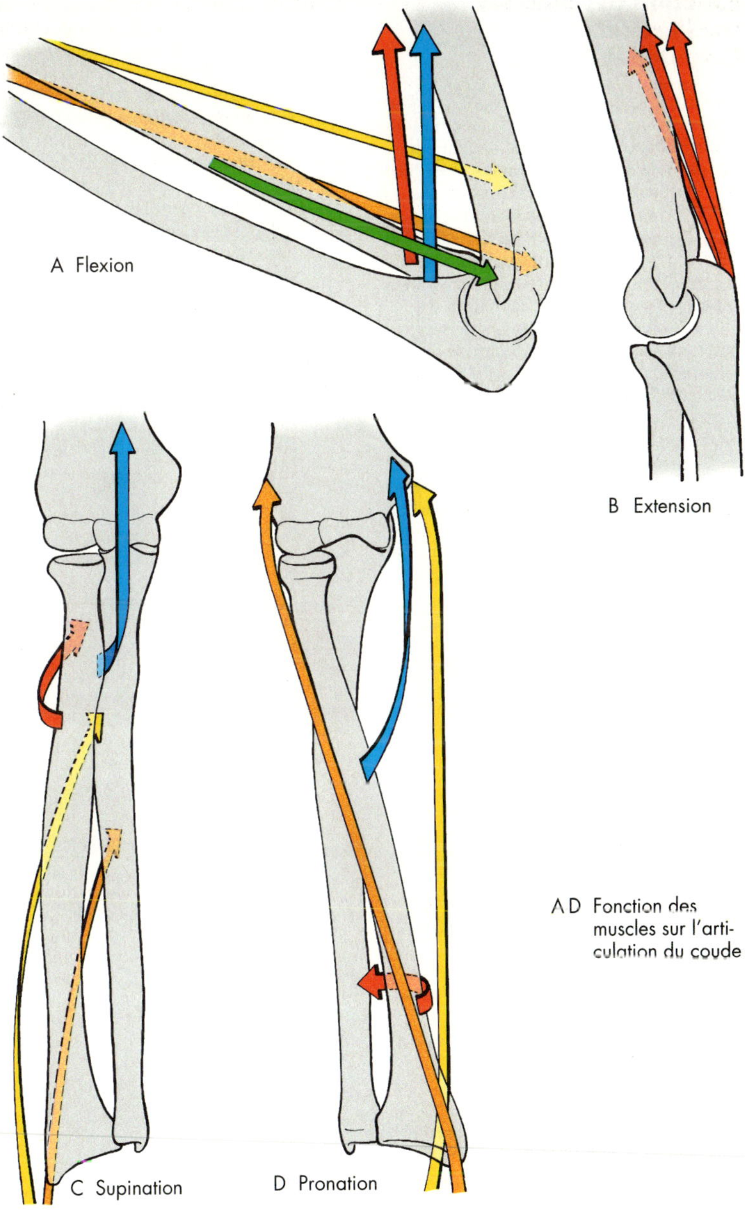

A D Fonction des muscles sur l'articulation du coude

Fonction des muscles sur l'articulation du poignet (A-D)

On distingue la **flexion dorsale** (**A**) qui soulève le dos de la main et la **flexion palmaire** (**B**) qui abaisse le dos de la main.

Ces mouvements sont réalisés aussi bien dans l'articulation proximale que distale du poignet, autour d'un **axe théorique transversal** qui passe à travers l'os capitatum. On décrit également une **inclinaison radiale** (**C**) et **ulnaire** (**D**) à travers un **axe dorso-palmaire** passant par l'os capitatum.

Il est ici important de noter que la position normale de la main comprend un axe longitudinal qui passe par le 3e métacarpien, parallèle à celui de l'os capitatum et à l'axe de l'avant-bras. L'axe de l'avant-bras est tendu du milieu de la tête radiale (*caput radii*) jusqu'au processus styloïde ulnaire (*processus styloideus ulnae*). Cet axe correspond à l'axe autour duquel se font la pronation et la supination.

Parmi les mouvements décrits, la flexion palmaire est le plus puissant. Les fléchisseurs sont supérieurs aux extenseurs et, parmi ceux-ci, les fléchisseurs des doigts sont les plus puissants.

Remarques cliniques. Du fait de la supériorité des fléchisseurs, la meilleure position de repos (pour guérir une fracture) est une immobilisation de la main en flexion palmaire. Aussi une position de repos doit-elle toujours comporter le minimum de flexion dorsale.

Les muscles de la **flexion dorsale** sont :
- le M. extenseur des doigts (*M. extensor digitorum*) (rouge) ;
- le M. long extenseur radial du carpe (*M. extensor carpi radialis longus*) (bleu) ;
- le M. court extenseur radial du carpe (*M. extensor carpi radialis brevis*) (jaune) ;
- le M. extenseur de l'index (*M. extensor indicis*) (orange) ;
- le M. long extenseur du pouce (*M. extensor pollicis longus*) (vert) ;
- le M. extenseur du 5e doigt (*M. extensor digiti minimi*) (non représenté).

La **flexion palmaire** est réalisée grâce aux :
- M. fléchisseur superficiel des doigts (*M. flexor digitorum superficialis*) (rouge) ;
- M. fléchisseur profond des doigts (*M. flexor digitorum profundus*) (bleu) ;
- M. fléchisseur ulnaire du carpe (*M. flexor carpi ulnaris*) (jaune) ;
- M. long fléchisseur du pouce (*M. flexor pollicis longus*) (orange) ;
- M. fléchisseur radial du carpe (*M. flexor carpi radialis*) (vert) ;
- M. long abducteur du pouce (*M. abductor pollicis longus*) (brun).

Les deux fléchisseurs des doigts sont les plus puissants fléchisseurs de l'articulation du poignet.

L'**inclinaison radiale** est due aux :
- M. long extenseur radial du carpe (*M. extensor carpi radialis longus*) (rouge) ;
- M. long abducteur du pouce (*M. abductor pollicis longus*) (bleu) ;
- M. long extenseur du pouce (*M. extensor pollicis longus*) (jaune) ;
- M. fléchisseur radial du carpe (*M. flexor carpi radialis*) (orange) ;
- M. long fléchisseur du pouce (*M. flexor pollicis longus*) (vert).

L'**inclinaison ulnaire** est due aux :
- M. extenseur ulnaire du carpe (*M. extensor carpi ulnaris*) (rouge) ;
- M. fléchisseur ulnaire du carpe (*M. flexor carpi ulnaris*) (bleu) ;
- M. extenseur des doigts (*M. extensor digitorum*) (jaune) ;
- M. extenseur du 5e doigt (*M. extensor digiti minimi*) (non représenté).

La couleur de la flèche indique l'importance du rôle de chaque muscle dans l'ordre suivant : rouge, bleu, jaune, orange, vert, brun.

A-D
Rôle des muscles sur l'articulation du poignet

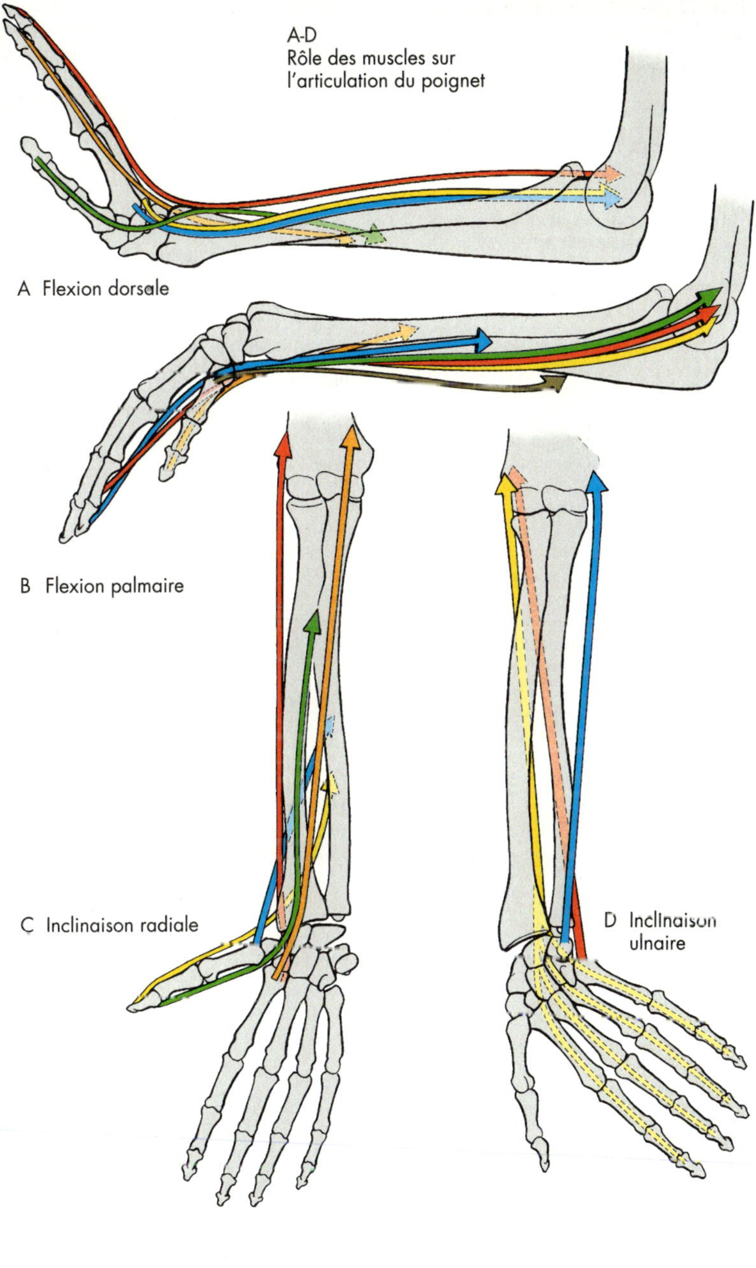

A Flexion dorsale

B Flexion palmaire

C Inclinaison radiale

D Inclinaison ulnaire

Petits muscles de la main

Les muscles intrinsèques de la main se répartissent en trois groupes palmaires ; on distingue :
- — les muscles de la loge médiane ;
- — les muscles du pouce : thénariens ;
- — les muscles du cinquième doigt : hypothénariens.

Du côté dorsal des doigts se trouvent les aponévroses des extenseurs.

Muscles de la loge palmaire moyenne (A-D)

On sépare les **sept muscles interosseux** courts en **trois M. palmaires** comportant un seul ventre et **quatre M. dorsaux** comportant deux ventres musculaires.

Les **M. interosseux palmaires** (*M. interossei palmares*) (**1**) naissent des 2e, 4e et 5e métacarpiens (**2**). Ils se terminent à la base de la phalange proximale correspondante (**3**), à laquelle ils se fixent par un court tendon ; en outre, ils s'étendent par une seconde terminaison sur le tendon correspondant de l'aponévrose dorsale (**4**).

Ils glissent dorsalement par rapport au ligament métacarpien transverse profond (*lig. metacarpalia transversa profunda*) (**5**) et en avant de l'axe de l'articulation métacarpo-phalangienne. Ainsi fléchissent-ils celle-ci et, grâce à leur insertion sur l'aponévrose dorsale, ils étendent les deux articulations interphalangiennes. En raison de leur situation par rapport aux métacarpiens et aux phalanges, ils ont également un rôle adducteur vers l'axe qui passe par le médius. Ils rapprochent ainsi les 2e, 4e et 5e doigts du troisième.

Les **M. interosseux dorsaux** (*M. interossei dorsales*) (**6**) naissent par deux chefs des deux faces correspondantes des cinq métacarpiens (**2**, **7**). Ils rejoignent, comme les M. interosseux palmaires, les phalanges proximales et s'étendent sur l'aponévrose dorsale (**4**). Le premier M. interosseux dorsal rejoint la phalange proximale du deuxième doigt sur sa face radiale, les M. interosseux 2 et 3 rejoignent la phalange proximale du médius, l'un du côté radial, l'autre sur la face ulnaire, et le M. interosseux 4 rejoint la phalange proximale du 4e doigt sur sa face ulnaire.

De la même façon que les M. interosseux palmaires, ils entraînent une flexion de l'articulation métacarpo-phalangienne et étendent les articulations interphalangiennes. Selon un axe passant par le médius, ils agissent comme abducteurs (séparant les doigts).

Innervation : N. ulnaire (*N. ulnaris*), rameau profond (C8-T1).

Les **quatre M. lombricaux** (*M. lumbricales*) (**8**) naissent des faces radiales des tendons du M. fléchisseur profond des doigts (*M. flexor digitorum profundus*) (**9**). Comme ces tendons sont mobiles, les muscles lombricaux ont ainsi une origine mobile. Recouverts par l'aponévrose palmaire et situés en avant du ligament métacarpien transverse profond (*lig. metacarpalia transversa profunda*) (**5**), ils étirent l'aponévrose dorsale (**4**) et la capsule de l'articulation métacarpo-phalangienne. Ils fléchissent l'articulation métacarpo-phalangienne et étendent les articulations interphalangiennes.

Innervation : les deux M. lombricaux du côté radial sont innervés par le N. médian (*N. medianus*), les deux M. lombricaux ulnaires par le rameau profond du N. ulnaire (*N. ulnaris*) (C8-T1).

10 Rétinaculum des M. fléchisseurs.
11 M. court abducteur du pouce.
12 M. court fléchisseur du pouce.
13 M. adducteur du pouce, chef transverse.
14 M. abducteur du cinquième doigt.
15 M. fléchisseur ulnaire du carpe.
16 M. fléchisseur radial du carpe.

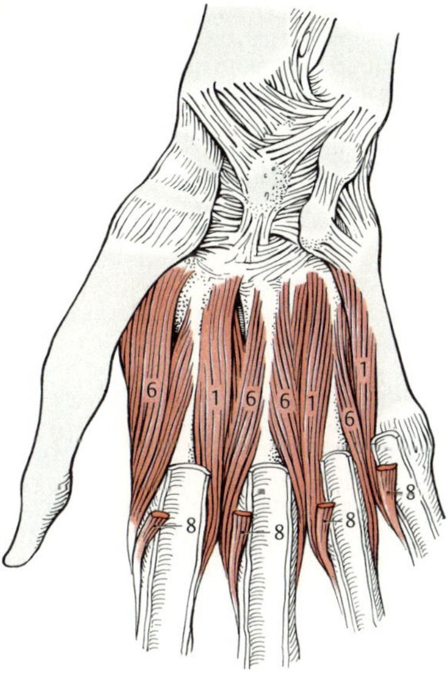

A M. interosseux palmaires

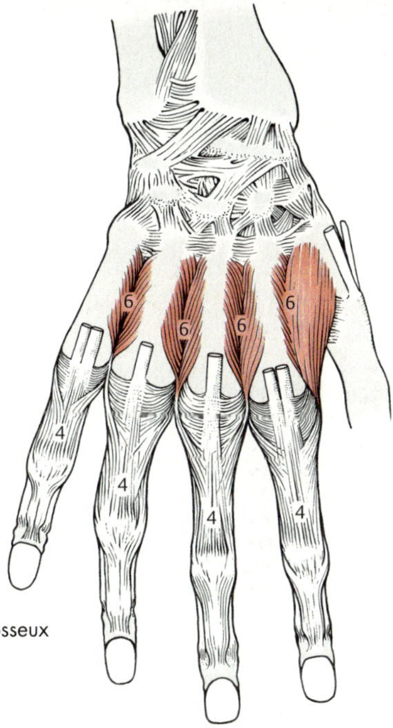

B M. interosseux dorsaux

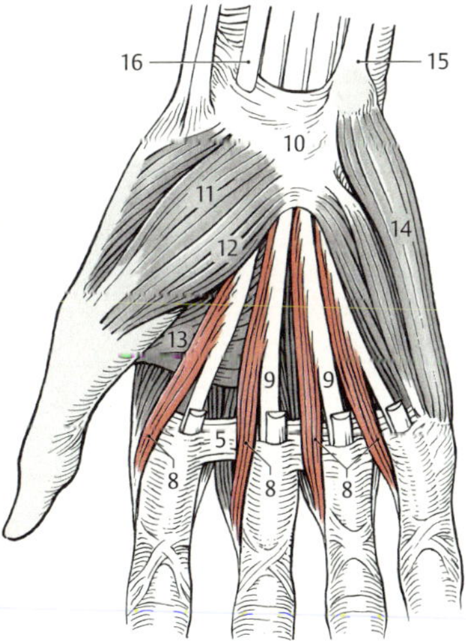

C M. lombricaux

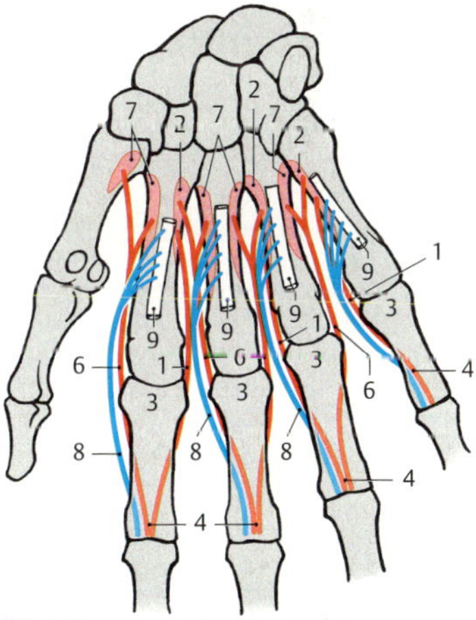

D Schéma (origine, trajet et terminaison des muscles)

Muscles de l'éminence thénar (A-D)

Ils comprennent :
— le M. court abducteur du pouce ;
— le M. court fléchisseur du pouce ;
— le M. adducteur du pouce ;
— le M. opposant du pouce.

Le **M. court abducteur du pouce** (*M. abductor pollicis brevis*) (**1**) naît du tubercule de l'os scaphoïde (*tuberculum ossis scaphodei*) (**2**) et du rétinaculum des fléchisseurs (*reticulanum flexorum*) (**3**). Il se termine sur l'os sésamoïde du côté radial (**4**) et sur la phalange proximale (**5**) du pouce. Le M. court abducteur du pouce met le pouce en abduction.

Innervation : N. médian (*N. medianus*) (C8-T1).

Le **M. court fléchisseur du pouce** (*M. flexor pollicis brevis*) comporte un **chef superficiel** (*caput superficiale*) (**6**) et un **chef profond** (*caput profundus*) (**7**). Le premier prend son insertion du rétinaculum des fléchisseurs (**3**), le dernier des os trapèze (**8**), trapézoïde (**9**) et capitatum (**10**). Ce muscle se termine sur le sésamoïde radial (**4**) de l'articulation métacarpo-phalangienne du pouce. Il fléchit cette articulation, est adducteur et abducteur, et met le pouce en position d'opposition.

Innervation : le chef superficiel par le N. médian, le chef profond par le N. ulnaire (C8-T1).

Le **M. adducteur du pouce** (*M. adductor pollicis*) a également deux chefs : un **chef transverse** (*chef transversum*) (**11**), né de toute la longueur du troisième métacarpien (**12**), et un **chef oblique** (*caput obliquum*) (**13**) né des os voisins du carpe. Il trouve sa terminaison sur le sésamoïde ulnaire (**14**) de l'articulation métacarpo-phalangienne du pouce. Il provoque une adduction et intervient dans l'opposition et la flexion du pouce.

Innervation : rameau profond du N. ulnaire (C8-T1).

Le **M. opposant du pouce** (*M. opponens pollicis*) (**15**) naît du tubercule de l'os trapèze (*tuberculum ossis trapezii*) (**16**) et du rétinaculum des fléchisseurs (**3**). Il s'insère au bord radial du premier métacarpien (**17**). Il dirige le pouce en position d'opposition et contribue aussi à l'adduction du pouce.

Innervation : N. médian (C6-C7).

En résumé, on peut ainsi classer les muscles thénariens en fonction de leur rôle :

L'**adduction** du pouce est sous la dépendance du M. adducteur du pouce, avec participation du M. court fléchisseur du pouce et du M. opposant du pouce.

Pour l'**abduction**, c'est le M. court abducteur du pouce, mais aussi pour une petite partie le M. court fléchisseur du pouce.

Le pouce est placé en **position d'opposition** en première ligne par le M. opposant du pouce, soutenu par le M. court fléchisseur du pouce et par le M. adducteur du pouce.

La **reposition** est effectuée grâce aux muscles longs situés du côté dorsal, essentiellement le M. court extenseur du pouce, le M. long extenseur du pouce et le M. long abducteur du pouce.

Remarques cliniques. Des insertions du M. court abducteur du pouce et du M. adducteur du pouce partent des « ligaments rétinaculaires » (Landsmeer), qui rejoignent les tendons extenseurs et s'insèrent avec eux sur les phalanges distales. Ils sont utilisés en chirurgie de la main.

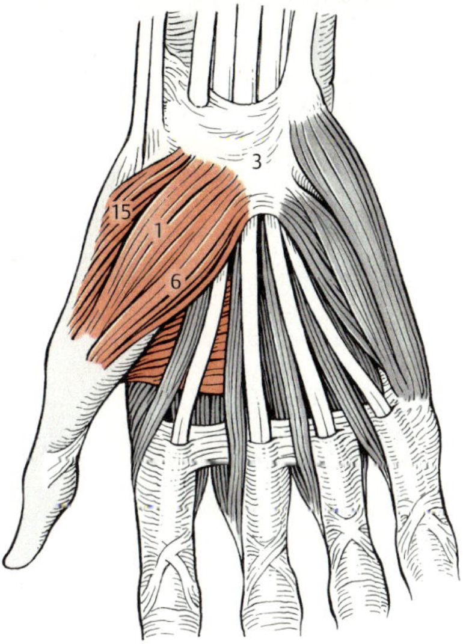

A Muscles thénariens, premier plan

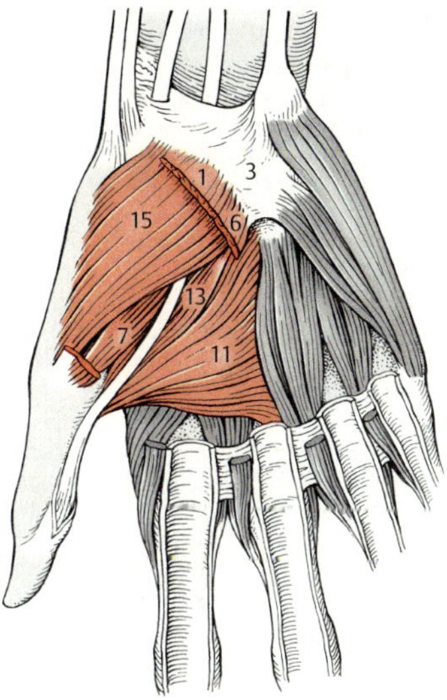

B Muscles thénariens, deuxième plan

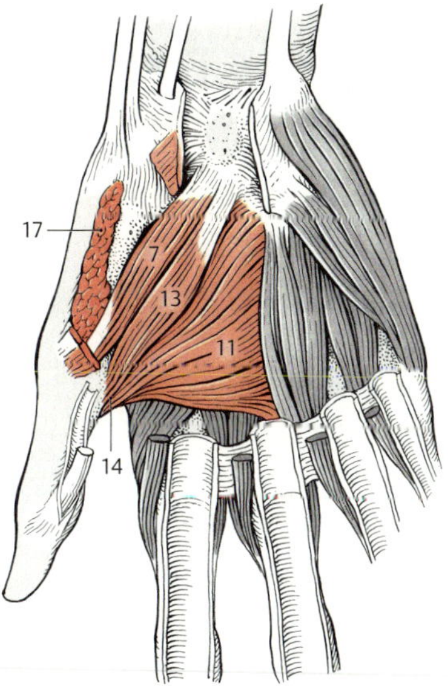

C Muscles thénariens, troisième plan

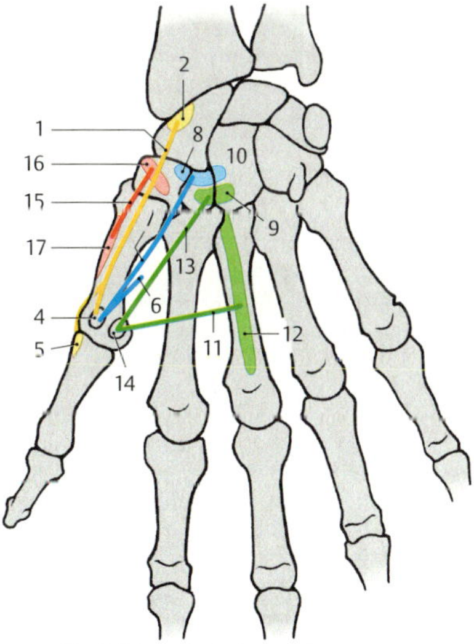

D Schéma (origine, trajet et terminaison des muscles)

Aponévrose palmaire (A)

L'**aponévrose palmaire** (*voir aussi* p. 388) se compose de faisceaux longitudinaux (*fasciculi longitudinales*) (**1**) et de faisceaux transversaux (*fasciculi transversi*) (**2**). Les faisceaux longitudinaux vont aux gaines des tendons fléchisseurs (**3**), au ligament métacarpien transverse profond (*lig. metacarpalia transversa profunda*) (**4**) et à l'appareil ligamentaire de l'articulation métacarpo-phalangienne. En outre, elle s'étend au derme de la paume de la main (**5**). L'aponévrose palmaire est reliée par neuf cloisons (**6**) avec les fascias du creux de la main (*voir* p. 180). Huit de ces cloisons limitent de chaque côté les tendons des M. fléchisseurs superficiels et profonds des doigts, alors que le neuvième septum est situé sur le côté radial du premier M. lombrical (*voir* p. 174). Ces septa naissent aussi bien des faisceaux longitudinaux que des faisceaux transversaux.

Cette liaison des fascias profonds de la main avec les os du milieu de la main assure un ancrage de l'aponévrose palmaire au squelette de la main. Les faisceaux longitudinaux s'étendent du deuxième au cinquième doigt et irradient en grande partie vers la peau et la gaine synoviale (*voir* p. 182). Une petite partie de ces faisceaux s'unit au ligament métacarpien transverse superficiel. Les faisceaux transverses sont, en proximal, plus profonds que les faisceaux longitudinaux. Du côté distal, les faisceaux transversaux (**2**) sont visibles et situés dans le même plan que les faisceaux longitudinaux.

L'aponévrose palmaire constitue, avec les ligaments, les cloisons et les fascias une unité fonctionnelle. Lors d'une prise puissante, elle fixe la peau de la paume de la main aux os du milieu de la main.

Dans la région hypothénarienne, on trouve le **M. court palmaire** vestigial (*M. palmaris brevis*) (**7**), qui unit l'aponévrose palmaire et le rétinaculum des fléchisseurs (*retinaculum flexorum*) (**8**) à la peau du bord ulnaire de la main.

Innervation : N. ulnaire (*N. ulnaris*), rameau superficiel (C8-T1).

Muscles hypothénariens (B-D)

Les muscles hypothénariens sont :

— le M. abducteur du 5e doigt (*M. abductor digiti minimi*) (**9**) ;
— le M. court fléchisseur du 5e doigt (*M. flexor digiti minimi brevis*) (**10**) ;
— le M. opposant du 5e doigt (*M. opponens digiti minimi*) (**11**).

Le **M. abducteur du 5e doigt** (**9**) naît de l'os pisiforme (**12**), du ligament piso-hamatum (**13**) et du rétinaculum des fléchisseurs (**8**) et se termine sur le bord cubital de la base de la phalange proximale du 5e doigt (**14**). Il irradie en partie aussi sur l'aponévrose dorsale du 5e doigt. Son rôle est purement l'abduction.

Innervation : N. ulnaire, rameau profond (C8-T1).

Le **M. court fléchisseur du 5e doigt** (**10**) naît également du rétinaculum des fléchisseurs (**8**) et de l'hamulus de l'os hamatum (**15**). Il rejoint l'insertion du tendon du M. abducteur du 5e doigt avec lequel il se termine sur la face palmaire de la base de la phalange proximale (**16**). Il est fléchisseur de l'articulation métacarpo-phalangienne.

Innervation : N. ulnaire, rameau profond (C8-T1).

■ **Variations.** Ce muscle peut très souvent manquer.

Le **M. opposant du 5e doigt** naît, comme le M. court fléchisseur, de l'hamulus de l'os hamatum (**15**) et du rétinaculum des fléchisseurs (**8**). Sa terminaison est sur le bord ulnaire du 5e métacarpien (**17**). Il met le 5e doigt en opposition.

Innervation : N. ulnaire, rameau profond (C8-T1).

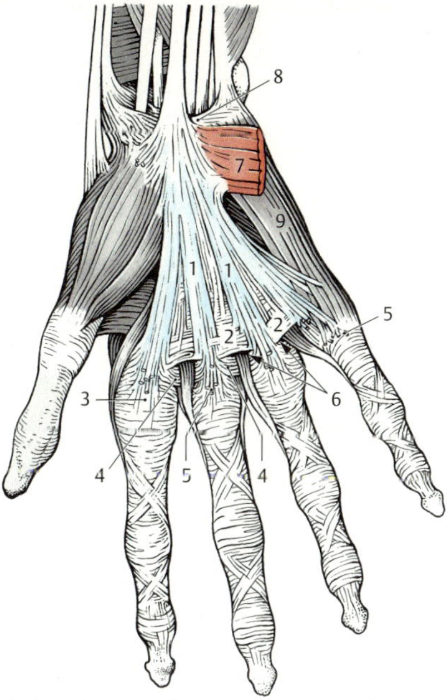

A Aponévrose palmaire et M. court palmaire

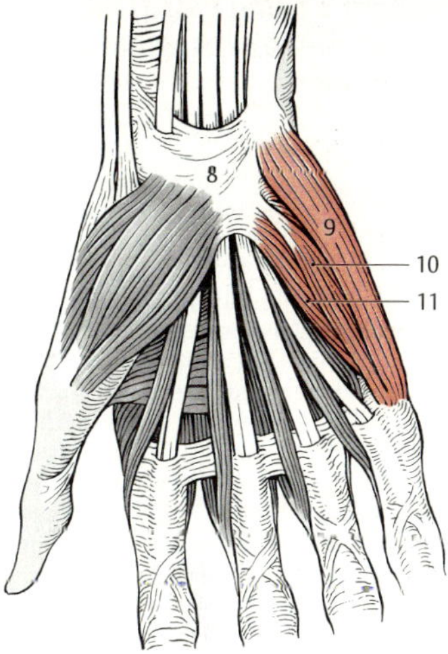

B Muscles hypothénariens, premier plan

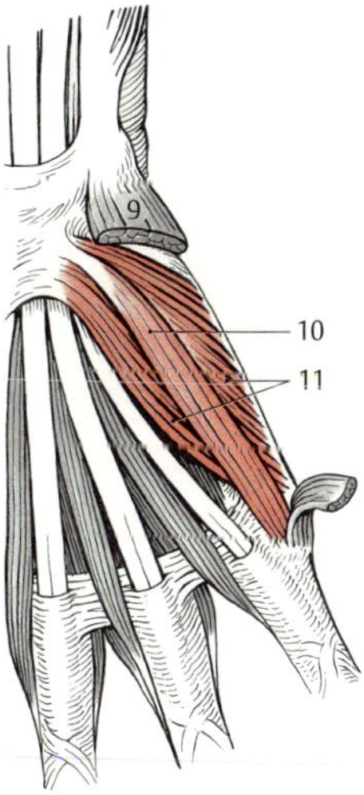

C Muscles hypothénariens, deuxième plan

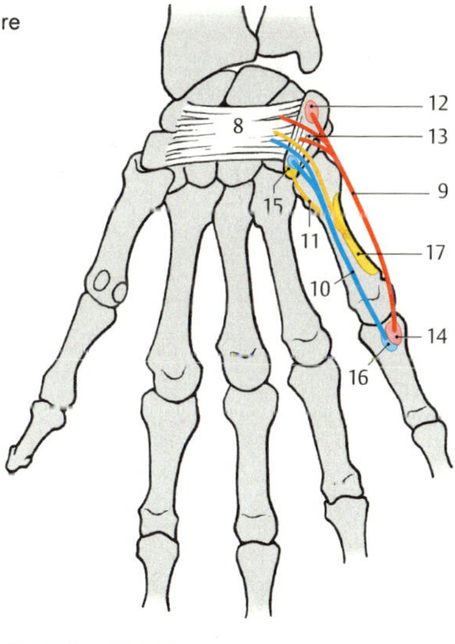

D Schéma (origine, trajet et terminaison des muscles)

Fascias et organisations particulières du membre supérieur

Fascias (A-D)

Au niveau du bras, le **fascia brachial** (*fascia brachii*) (**1**) enveloppe les fléchisseurs et les extenseurs. Entre le groupe des fléchisseurs et celui des extenseurs se trouvent, sur les faces médiale et latérale de l'humérus, un septum intermusculaire brachial médial (*septum intermusculare brachii mediale*) (**2**) et latéral (*laterale*) (**3**). C'est par l'intermédiaire de ces septa que le fascia brachial est relié à l'humérus. Le septum intermusculaire médial débute en proximal à la hauteur de l'insertion du M. coraco-brachial (*M. coracobrachialis*), alors que le septum latéral commence aussitôt après la tubérosité deltoïdienne (*tuberositas deltoidea*). Fixés sur les bords de l'humérus, les deux septa gagnent les épicondyles correspondants. Le fascia du bras prolonge directement le fascia axillaire (*fascia axillaris*) (**4**) et se continue avec le fascia antébrachial (*fascia antebrachii*) (**5**). À la surface antérieure du bras, juste en amont du pli du coude, se trouve un orifice, le *hiatus basilicus* (**6**; *voir* p. 376).

Le **fascia antébrachial** (*fascia antebrachii*) (**5**) est solidement relié à la face dorsale de l'ulna. L'aponévrose du M. biceps brachial (= *lacertus fibrosus*; **7**) irradie dans le fascia de l'avant-bras. Le fascia de l'avant-bras envoie en profondeur des cloisons solides (**8**) qui séparent les groupes musculaires (*voir* p. 158). À l'extrémité distale de l'avant-bras, le fascia est renforcé par des faisceaux obliques qui forment ainsi, sur la face dorsale, un rétinaculum des extenseurs (*retinaculum extensorum*). Ce rétinaculum joue le rôle de glissière pour différents muscles. Ainsi trouve-t-on, sous le rétinaculum des extenseurs, six compartiments pour les différents tendons extenseurs. Sur la face palmaire, des faisceaux tendineux du M. fléchisseur ulnaire du carpe (*M. flexor carpi ulnaris*) irradient en distal du côté radial près du poignet vers le fascia antébrachial. Entre ces faisceaux de fibres et le fascia recouvrant les muscles profonds se constitue un espace singulier, la **loge de Guyon** (*voir* p. 388).

Le **fascia dorsal de la main** (*fascia dorsalis manus*) (**9**) représente superficiellement le prolongement immédiat du rétinaculum des extenseurs (*voir* p. 182), épais, fait de faisceaux obliques. Vers le bas, il se prolonge par l'aponévrose dorsale des doigts. Il est également plus ou moins solidement fixé aux connexions intertendineuses (*connexus intertendinei*) (*voir* p. 166). Le fascia dorsal de la main est attaché aux métacarpiens sur les bords ulnaire et radial du dos de la main. Entre les tendons des longs extenseurs des doigts et les M. interosseux dorsaux, on trouve un fin feuillet profond de ce fascia (**10**).

Sur la face palmaire, l'**aponévrose palmaire** (**11**; *voir* p. 178) forme, en tant que prolongement du rétinaculum des M. fléchisseurs (*voir* p. 182), les limites superficielle et latérales de la loge médiale de la main. Par dessus neuf cloisons, elle est reliée au **fascia profond du creux de la main** (**12**) qui recouvre les M. interosseux palmaires (*M. interossei palmares*). Le M. adducteur du pouce (*M. adductor pollicis*) (**14**) est revêtu par un fascia propre, le fin **fascia adductoria** (**13**).

À la racine des doigts se trouve le ligament métacarpien transverse superficiel (*lig. metacarpale transversum superficiale*), un ligament fin, oblique, dans lequel irradie en partie les faisceaux longitudinaux de l'aponévrose palmaire. Ce ligament est en étroit contact avec le plan sous-cutané.

15 M. interosseux palmaires.
16 M. interosseux dorsaux.

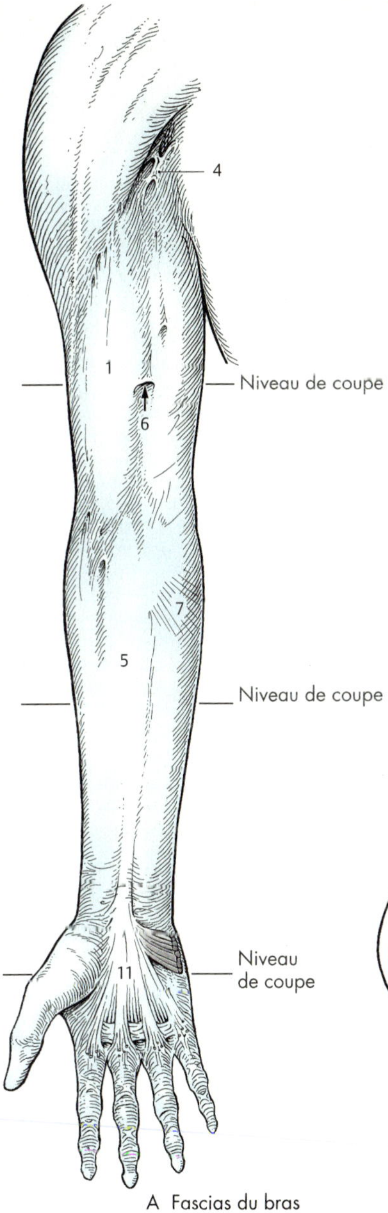

A Fascias du bras

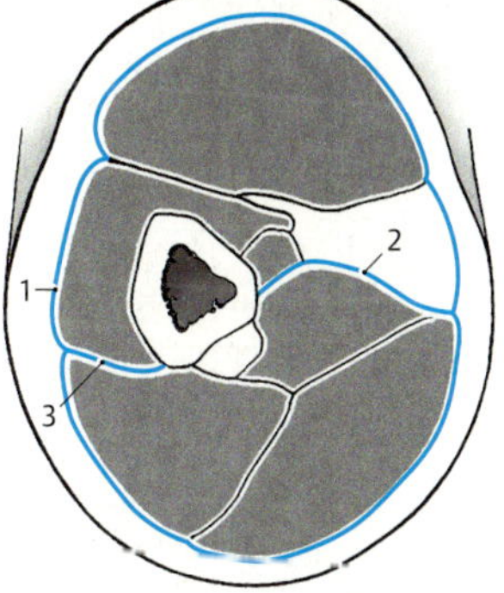

B Fascias du bras, en coupe

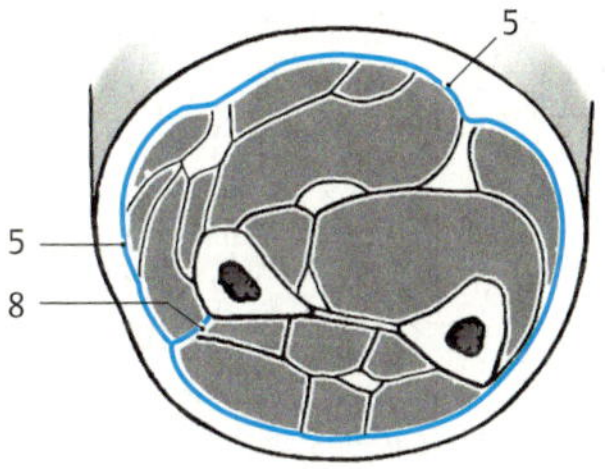

C Fascias de l'avant-bras, en coupe

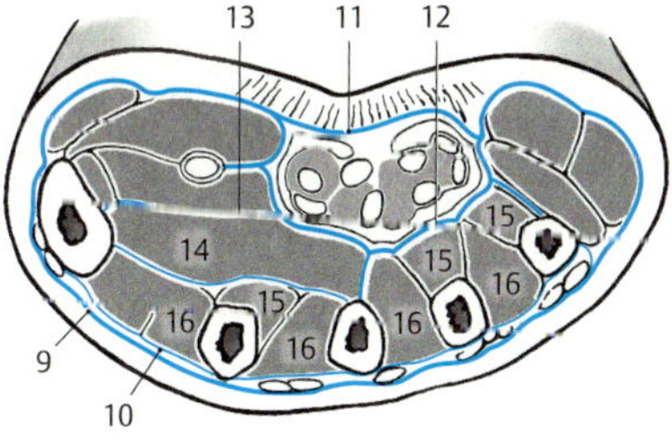

D Fascias de la main, en coupe

Gaines synoviales tendineuses (A-E)

Il faut distinguer les gaines tendineuses dorsales du carpe des gaines palmaires carpiennes et digitales.

Gaines tendineuses dorsales (A)

Les **gaines synoviales carpiennes dorsales** (*vaginae tendinum carpales dorsales*) sont disposées dans six loges tendineuses, formées par le rétinaculum des M. extenseurs (*retinaculum m. extensorum*) (**1**) et par des cloisons (**2**) qui naissent de sa face profonde et qui sont fixées au radius et à l'ulna. Les tunnels ostéo-fibreux ainsi constitués contiennent six gaines synoviales différentes destinées à neuf tendons. Ceux-ci sont décomptés du côté radial vers le côté ulnaire.

Dans le premier tunnel se trouve la gaine synoviale des M. long abducteur et court extenseur du pouce (*vagina tendinum musculorum abductoris longi* et *extensoris pollicis brevis*) (**3**) entourant les muscles correspondants. Dans le deuxième tunnel passent les gaines des tendons des M. court et long extenseurs radiaux du carpe (*vagina tendinum musculorum extensorum carpi radialium*) (**4**). Dans le troisième canal, un peu oblique, le M. long extenseur du pouce (**5**) glisse dans sa gaine synoviale (*vagina tendinis musculi extensoris pollicis longi*). Le quatrième tunnel est le dernier canal relié au radius, il contient les gaines synoviales des M. extenseur des doigts et extenseur propre de l'index (*vagina tendinum musculorum extensoris digitorum* et *extensoris indicis*) (**6**). À travers le cinquième tunnel glisse le tendon de l'extenseur du 5e doigt dans sa gaine propre (*vagina tendinis musculi extensoris digiti minimi*) (**7**), alors que le sixième canal contient la gaine synoviale du tendon du M. extenseur ulnaire du carpe (*vagina tendinis musculi extensoris carpi ulnaris*) (**8**).

Gaines tendineuses palmaires carpiennes (B)

Le canal carpien (*canalis carpi*) (*voir* p. 124) est complété par le rétinaculum des M. fléchisseurs (*retinaculum m. flexorum*) (**9**). Il contient, à côté du N. médian (*N. medianus*), les tendons des différents muscles fléchisseurs, glissant dans trois **gaines synoviales palmaires carpiennes** (*vaginae tendinum carpales palmares*). Du côté le plus radial, le tendon du M. fléchisseur radial du carpe passe dans un sillon particulier de l'os trapèze, contenu dans sa propre gaine synoviale (*vagina tendinis musculi flexoris carpi radialis*) (**10**) ; il sépare ainsi l'insertion du rétinaculum des M. fléchisseurs en deux parties. Contiguë est la gaine synoviale du M. long fléchisseur du pouce (*vagina tendinis musculi flexoris pollicis longi*) (**11**) qui se prolonge dans la gaine tendineuse digitale du pouce. Les M. fléchisseurs superficiel et profond des doigts glissent ensemble dans une gaine synoviale commune des M. fléchisseurs (*vagina tendinum communis musculorum flexorum*) (**12**).

Gaines tendineuses digitales (B)

Les cinq **gaines synoviales des doigts** (*vaginae synoviales digitorum manus*) sont entourées par des **gaines ostéo-fibreuses digitales** (*vaginae fibrosae digitorum manus*), constituées d'une partie fibreuse annulaire (*pars anularis vaginae fibrosae*) (**13**) et d'une partie cruciforme (*pars cruciformis vaginae fibrosae*) (**14**). Entre le feuillet pariétal et le feuillet viscéral d'une gaine synoviale (*voir* p. 32) se trouve un mésotendon (*mesotendineum*) contenant vaisseaux et nerfs. Un mésotendon au niveau des gaines digitales est décrit comme « vinculum tendineux long » (*vinculum tendinum longum*) (*voir* p. 160), par rapport au « vinculum tendineux court » (*vinculum tendinum breve*) (*voir* p. 160).

Variations (C-E). La gaine tendineuse du petit doigt (**15**) est relié dans environ 72 p. 100 des cas directement à la gaine tendineuse carpienne, alors que les autres gaines s'étendent habituellement depuis l'articulation métacarpophalangienne jusqu'à la base de l'interphalangienne distale. Dans environ 18 p. 100 des cas, il n'y a pas de communication entre la gaine du petit doigt et la gaine carpienne. À côté de cette communication entre la gaine du petit doigt et la gaine carpienne, on peut trouver une continuité entre le tendon de l'index (**16**) dans environ 2,5 p. 100 des cas ou celui de l'annulaire (**17**) dans 3 p. 100 directement avec la gaine digitale carpienne.

Remarques cliniques. Les inflammations des gaines des tendons des M. long abducteur du pouce et court extenseur du pouce sont fréquentes et entraînent des douleurs dans le territoire du processus styloïde radial.

18 Connexions intertendineuses.

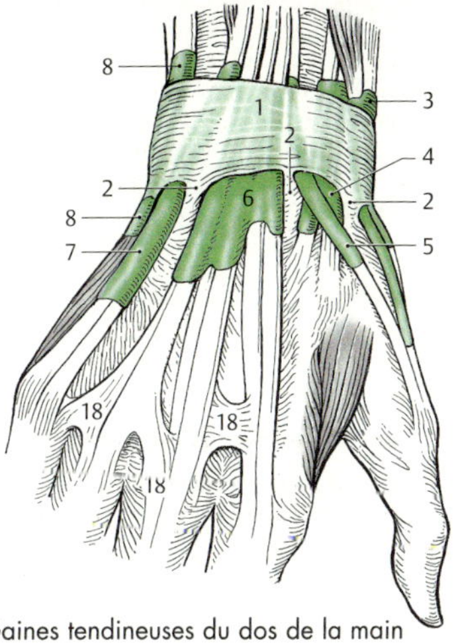

A Gaines tendineuses du dos de la main

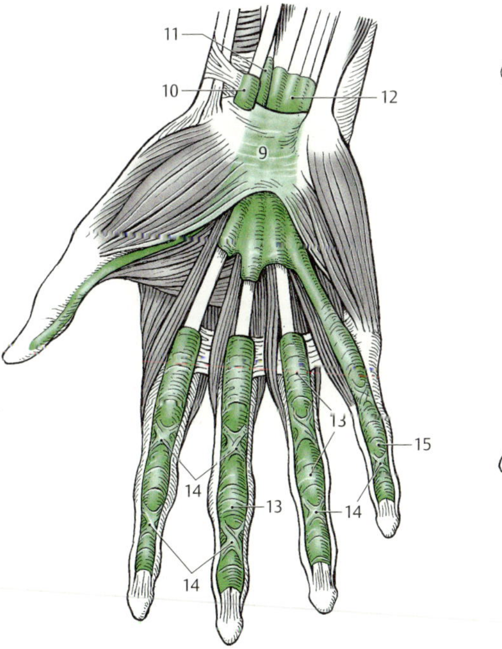

B Gaines tendineuses de la paume de la main et des doigts

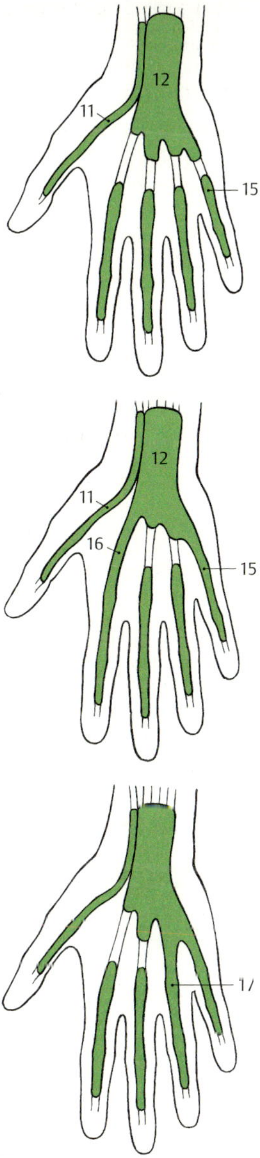

C-E Variations dans les gaines tendineuses de la paume de la main

Anatomie descriptive de l'appareil locomoteur

Membre inférieur

Os, ligaments et articulations

Bassin

Le bassin osseux, ou **pelvis**, est formé :
- des deux os coxaux ;
- du sacrum ;
- du coccyx (*voir* p. 48)

Os coxal (A-C)

L'os de la hanche, **os coxal** (*os coxae*), comporte trois parties. Ces trois parties — l'**os pubis**, l'os **ilium** et l'**ischion** (*os ischii*) — se réunissent en synostose à l'intérieur de l'acétabulum limité par le sourcil acétabulaire (*limbus acetabuli*) (**1**), dans la fosse acétabulaire (*fossa acetabuli*) (**2**) qui est entourée par la surface semi-lunaire (*facies lunata*) (**3**). L'incisure acétabulaire (*incisura acetabuli*) (**4**) ouvre l'acétabulum vers le bas et limite ainsi le foramen obturé (*foramen obturatum*) (**5**).

L'**os pubis** comprend un corps (*corpus ossis pubis*) (**6**), une branche supérieure (*ramus superior*) (**7**) et une branche inférieure (*ramus inferior*) (**8**). Les deux branches limitent le foramen obturé vers l'avant et vers le bas. Près de la surface dirigée médialement, la surface symphysaire (*facies symphysialis*) (**9**), se trouve à la face supérieure un tubercule pubien (*tuberculum pubicum*) (**10**), duquel partent médialement la crête pubienne (*crista pubica*) (**11**) et latéralement le pecten du pubis (*pecten ossis pubis*) (**12**) vers la ligne arquée de l'ilion (*linea arcuata o. ilii*) (**13**). À la jonction entre la branche supérieure du pubis et l'ilion s'élève l'éminence iliopubienne (*eminentia iliopubica*) (**14**). Sous le tubercule pubien se trouve le sillon obturateur (*sulcus obturatorius*) (**15**), limité par les tubercules obturateur antérieur (*tuberculum obturatorium anterius*) (**16**) et postérieur (*posterius*) (**17**) (pas toujours présent).

L'**os ilion** (*os ilium*) se divise en un corps (*corpus ossis ilii*) (**18**) et une aile iliaque (*ala ossis ilii*). Le corps de l'ilion participe à la constitution de l'acétabulum, limité en dehors par un sillon supra-acétabulaire (*sulcus supraacetabularis*) (**19**), en dedans par la ligne arquée (**13**). L'aile iliaque est limitée en dehors par la surface glutéale (*facies glutaea*) (**20**) et en dedans par la fosse iliaque (*fossa iliaca*) (**21**). Derrière la fosse iliaque se trouve la surface sacro-pelvienne (*facies sacropelvina*) avec la tubérosité iliaque (*tuberositas iliaca*) (**22**) et la facette auriculaire (*facies auricularis*) (**23**). La crête iliaque (*crista iliaca*) (**24**) commence en avant par l'épine iliaque antérieure et supérieure (*spina iliaca anterior superior*) (**25**) et se prolonge par deux lèvres (lèvre externe [*labium externum*] [**26**] et lèvre interne [*internum*] [**27**]) et une ligne intermédiaire (*linea intermedia*) (**28**) vers le haut et vers l'arrière, alors que la lèvre externe s'élargit latéralement en tubercule iliaque (*tuberculum iliacum*) (**29**). La crête iliaque se termine par l'épine iliaque postérieure et supérieure (*spina iliaca posterior superior*) (**30**). Au-dessous, c'est l'épine iliaque postérieure et inférieure (*spina iliaca posterior inferior*) (**31**) et, en avant sous l'épine iliaque antéro-supérieure, une épine iliaque antérieure et inférieure (*spina iliaca anterior inferior*) (**32**). Sur la surface glutéale se dessinent les lignes glutéales inférieure (*linea glutaea inferior*) (**33**), antérieure (*anterior*) (**34**) et postérieure (*posterior*) (**35**). En outre, on trouve différents petits canaux vasculaires, parmi lesquels au moins l'un a un rôle nourricier.

L'**os ischion** (*os ischii*) se divise en un corps (*corpus ossis ischii*) (**36**) et une branche ischiatique (*ramus ossis ischii*) (**37**) qui forme, avec la branche inférieure du pubis, la limite inférieure du foramen obturé. L'ischion comprend l'épine ischiatique (*spina ischiadica*) (**38**) qui sépare la grande incisure ischiatique (*incisura ischiadica major*) (**39**) de la petite incisure ischiatique (*incisura ischiadica minor*) (**40**). La grande incisure ischiatique n'appartient qu'en partie à l'ischion, l'autre partie étant formée par l'ilion et s'étendant jusqu'à la partie inférieure de la surface auriculaire. La tubérosité ischiatique (*tuber ischiadicum*) (**41**) surplombe la branche de l'ischion.

Développement : trois os embryonnaires — l'ilion au 3e mois, l'ischion au 4e-5e mois et le pubis au 5e-6e mois — fusionnent au milieu de l'acétabulum par une soudure en Y. Il apparaît dans l'acétabulum, encore à l'âge de 10-12 ans, un ou plusieurs noyaux osseux propres (os acétabulaires). La synostose des trois os primitifs précédemment décrits se fait entre la 5e et la 7e année de vie, sauf à l'intérieur de l'acétabulum où elle n'existe qu'à 15-16 ans. Les noyaux épiphysaires apparaissent à l'épine (16 ans), à la tubérosité ischiatique (13-15 ans) et à la crête iliaque (13-15 ans).

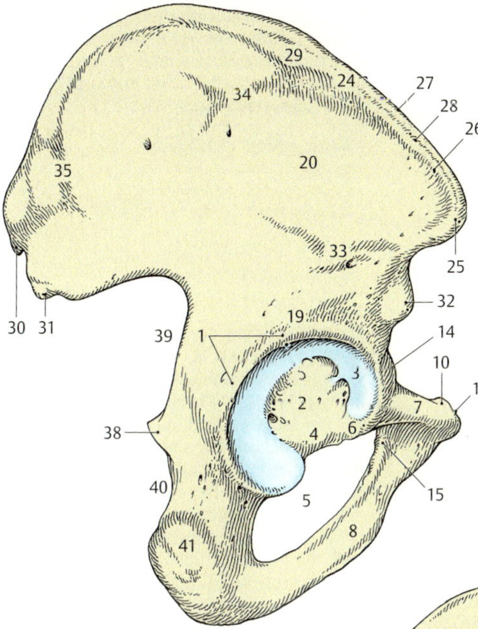

A Os coxal, vue latérale

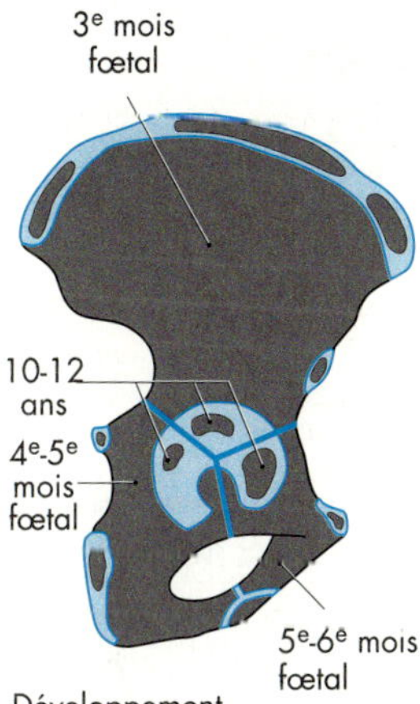

C Développement

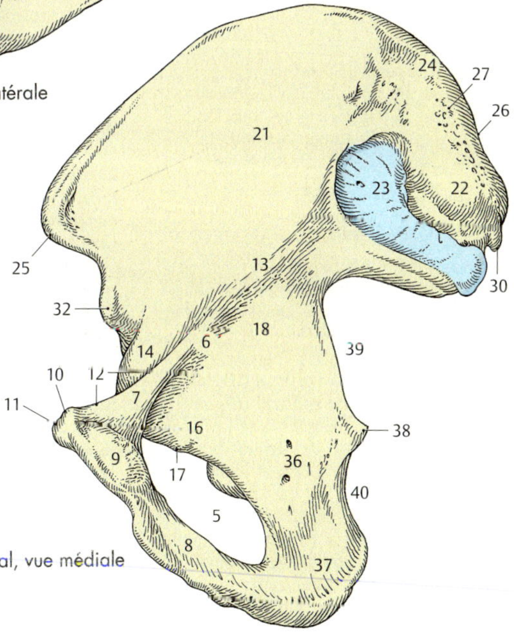

B Os coxal, vue médiale

Liaisons entre les os formant le bassin (A, B)

Symphyse

Les deux os coxaux sont reliés par la symphyse pubienne (*symphysis pubica*) (**1**), un fibro-cartilage avec un revêtement hyalin, le disque interpubien (*discus interpubicus*). À l'intérieur du disque interpubien peut exister une cavité symphysaire. Du côté cranial et caudal, la liaison peut être renforcée par le ligament pubien supérieur (*lig. pubicum superius*) (**2**) et le ligament pubien inférieur (*lig. pubicum inferius*) (**3**).

Articulation sacro-iliaque (4)

Les surfaces articulaires sont constituées par la facette auriculaire de l'os coxal et la facette auriculaire de l'os sacrum. Les deux sont recouvertes d'un fibro-cartilage. Une capsule articulaire très tendue entoure cette articulation presque immobile chez l'homme, faiblement mobile chez la femme, qui constitue une amphi-arthrose. La capsule est renforcée par le ligament sacro-iliaque antérieur (*lig. sacro-iliaca anteriora*) (**5**), interosseux (*interossea*) (**6**) et postérieur (*posteriora*) (**7**). D'autres ligaments de renforcement indirect sont le ligament ilio-lombal (*lig. iliolumbale*) (**8**), qui unit l'ilion (**9**) à la colonne lombale (**10**), ainsi que le ligament sacro-tubéral (*lig. sacrotuberale*) (**11**) et le ligament sacro-spinal (*lig. sacrospinale*) (**12**).

Ligaments du bassin

La **membrane obturatrice** (*membrana obturatoria*) (**13**) ferme le foramen obturé, laissant un petit orifice, le **canal obturateur** (*canalis obturatorius*) (**14**), qui livre passage aux vaisseaux et aux nerfs obturateurs.

Les **ligaments sacro-spinal** (*lig. sacrospinale*) (**12**) et **sacro-tubéral** (*lig. sacrotuberale*) (**11**) s'étendent du bord latéral du sacrum (**15**) et du coccyx (**16**) en éventail, vers respectivement l'épine ischiatique (*spina ischiadica*) (**17**) et la tubérosité ischiatique (*tuber ischiadicum*) (**18**). Le ligament sacro-tubéral est plus puissant et plus long que le ligament sacro-spinal.

Grâce à ces deux ligaments, la grande incisure ischiatique est transformée en une grande ouverture ischiatique (*foramen ischiadicum majus*) (**19**) et la petite incisure ischiatique en une petite ouverture ischiatique (*foramen ischiadicum minus*) (**20**). Les ligaments sacro-spinal et sacro-tubéral participent à la délimitation de la grande ouverture ischiatique.

Remarques cliniques. Assez rarement (plus fréquemment chez la femme que chez l'homme) peut s'observer, à travers le canal obturateur, une hernie obturatrice de la cuisse, recouverte par le M. pectiné. Rares également sont les hernies ischiatiques qui passent par les ouvertures ischiatiques et s'arrondissent au bord inférieur du M. glutéal majeur.

Le **ligament ilio-lombal** (*lig. iliolumbale*) (**8**) s'étend depuis les processus transverses des quatrième et cinquième vertèbres lombales (**21**) jusqu'à la crête iliaque (**22**) et la région avoisinante de la tubérosité iliaque (**23**). Le **ligament transverse de l'acétabulum** (*lig. transversum acetabuli*) ferme l'incisure acétabulaire et complète ainsi la surface articulaire destinée à la tête fémorale.

Le **ligament inguinal** (*lig. inguinale*) (**24**) constitue la limite la plus basse de l'aponévrose du M. oblique externe de l'abdomen. Il s'étend depuis l'épine iliaque antérieure et supérieure (**25**) jusqu'au tubercule pubien (*tuberculum pubicum*) (**26**). Il est renforcé à sa terminaison par un élargissement en **ligament lacunaire** (*lig. lacunare*) (**27**). Entre le ligament et le bord antérieur de l'os coxal, on décrit une lacune musculaire (*lacuna musculorum*) (**28**) et une lacune vasculaire (*lacuna vasorum*) (**29**), qui sont séparées l'une de l'autre par l'**arc ilio-pectiné** (*arcus iliopectineus*) (**30**).

Morphologie du bassin osseux

(*voir* p. 190)

On distingue un grand et un petit bassin. On appelle petit bassin (*pelvis minor*) la région située sous la ligne terminale. L'entrée, ou ouverture supérieure du pelvis (*apertura pelvis superior*), conduit au petit bassin. Elle est limitée par le promontoire, la ligne arquée, l'éminence ilio-pubienne, le pecten du pubis et le bord supérieur de la symphyse (ligne terminale [*linea terminalis*]). La sortie, ou ouverture inférieure du pelvis (*apertura pelvis inferior*), est la région comprise entre l'angle de l'arc pubien, les tubérosités ischiatiques et le coccyx.

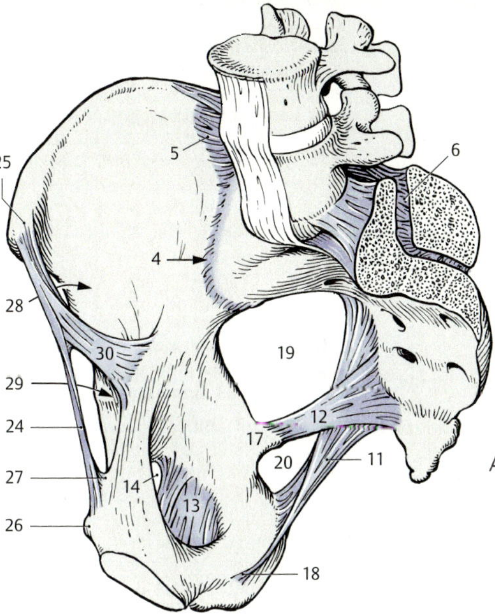

A Ligaments du bassin, vue médiale

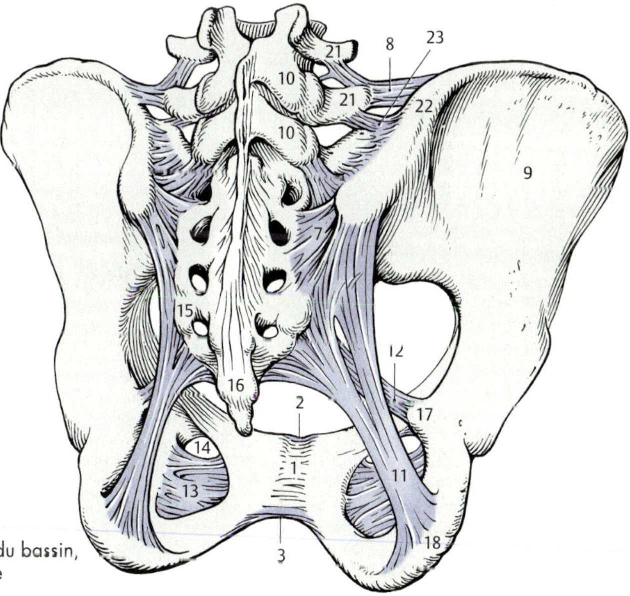

B Ligaments du bassin, vue dorsale

Morphologie du bassin osseux (suite)

Mise en place du bassin et différences entre les sexes (A-F)

Le bassin décrit un angle d'environ 60° entre le plan horizontal et le plan passant par l'entrée dans le bassin. Cette disposition est décrite comme l'**inclinaison du pelvis** (*inclination pelvis*). Ainsi, en position debout, les épines iliaques antéro-supérieures et les tubercules pubiens se situent-ils dans un même plan frontal (coronal).

Division du bassin

Chez la femme, on distingue différentes formes de bassin, dont la plus fréquente (50 p. 100) est la forme gynoïde. D'autres formes sont les formes androïde, anthropoïde et platypelloïde. La division en quatre types principaux repose sur des **diamètres** précis du bassin, mesurés à l'entrée du bassin, à la sortie du bassin et en diamètre oblique.

Diamètres et autres mesures du bassin (A-C)

Le **diamètre transverse** (*diameter transversa*) (**1**) (13,5-14 cm) relie les points de l'entrée du bassin les plus éloignés latéralement. Le **diamètre oblique I** (*diameter obliqua*) (**2**) (12-12,5 cm) est la ligne unissant l'articulation sacro-iliaque droite et l'éminence ilio-pubienne gauche. Le **diamètre oblique II** (**3**) (11,5-12 cm) représente la ligne unissant l'articulation sacro-iliaque gauche et l'éminence ilio-pubienne droite.

Le **diamètre conjugué** (*conjugata anatomica*) (**4**) (environ 12 cm) est la ligne unissant la symphyse et le promontoire. Le **diamètre conjugué vrai** (*conjugata vera*) (**5**) unit la face dorsale de la symphyse (éminence rétropubienne [*eminentia retropubica*]) avec le promontoire. C'est le plus petit diamètre de l'entrée du bassin (11,5 cm) ; aussi est-il décrit comme diamètre obstétrical (*conjugata obstetricia*), étant donné le rôle important qu'il joue lors de l'accouchement. Comme le diamètre conjugué vrai ne peut pas être mesuré directement chez le vivant, on se réfère au **diamètre diagonal** (*conjugata diagonalis*) (13 cm). Le diamètre diagonal (**6**) s'étend depuis le ligament pubien inférieur jusqu'au promontoire et peut être mesuré par voie vaginale.

Le **diamètre droit** (*conjugata recta*) (**7**), à la sortie du bassin, relie le bord inférieur de la symphyse à l'extrémité du coccyx (9,5-10 cm). Cette mesure variant en fonction de la flexibilité de l'os coccyx, c'est le **diamètre médian** (*conjugata mediana*) (**8**), le détroit du bassin, unissant le bord inférieur de la symphyse au bord inférieur du sacrum (11,5 cm), qui joue un rôle plus important comme diamètre longitudinal. Il existe également un **diamètre transverse de la sortie du bassin** qui unit les deux tubérosités ischiatiques (environ 10-11 cm).

Un compas permet de mesurer deux distances dans le bassin. La **distance interépineuse** (*distantia interspinosa*) (**9**) entre les deux épines iliaques antéro-supérieures doit être de 26 cm chez la femme, et la **distance intercristalis** (*distantia intercristalis*) (**10**) entre les points les plus éloignés l'un de l'autre des deux crêtes iliaques de 29 cm chez la femme. Enfin, il est possible de mesurer au compas le **diamètre externe** (*conjugata externa*), distance séparant le processus épineux de la cinquième vertèbre lombale du bord supérieur de la symphyse (environ 20 cm). À la cuisse, on peut estimer la **distance intertrochantérienne** (*distantia intertrochanterica*) (31 cm).

Le **bassin de la femme** (**D** ; rouge) montre des ailes iliaques plus larges et plus généreuses, des trous obturés transversaux et une arcade pubienne. Le petit bassin est plus grand que chez l'homme.

Le **bassin de l'homme** (**D** ; gris) comporte des ailes iliaques abruptes, des trous obturés longitudinaux et un angle sous-pubien.

E Arcade pubienne (*arcus pubis*), définition par application de la main (entre le pouce et l'index).

F Angle sous-pubien (*arcus subpubicus*), définition par application de la main (entre l'index et le médius).

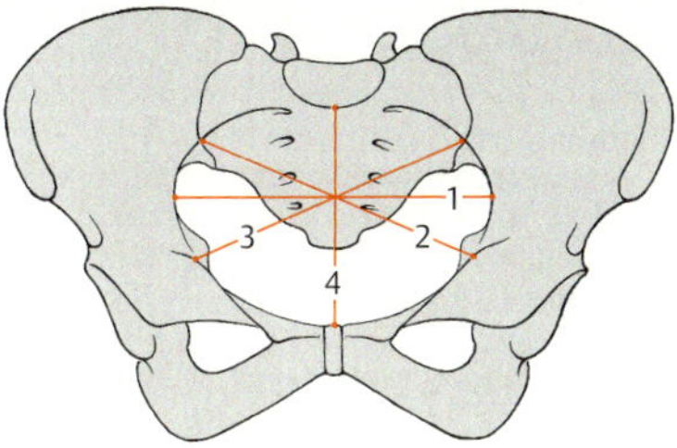

B Diamètres du bassin

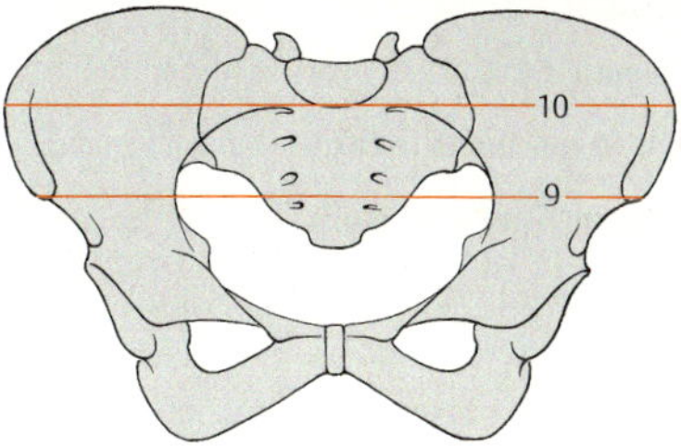

C Dimensions externes du bassin

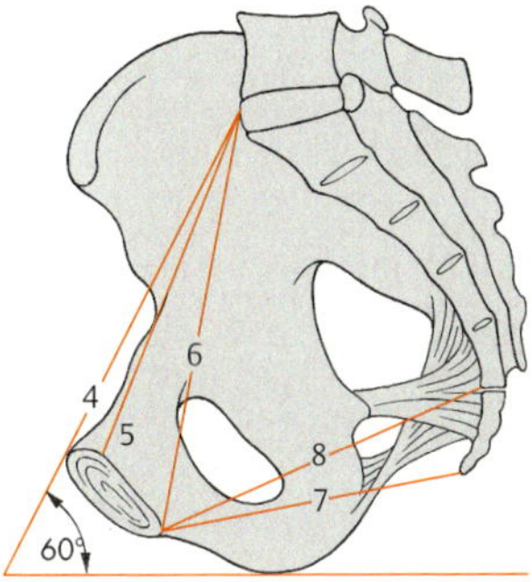

A Inclinaison du bassin

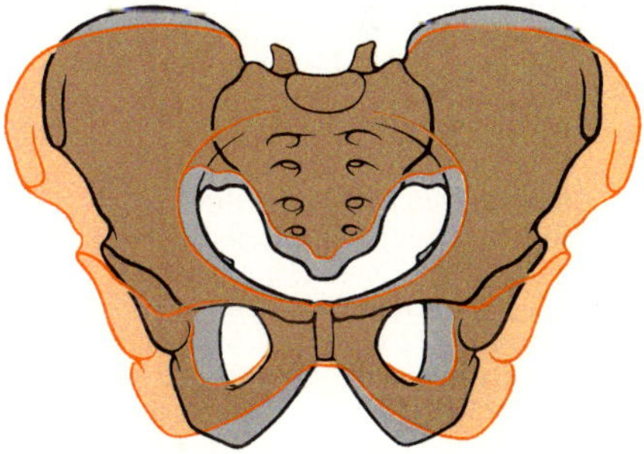

D Comparaison entre un bassin masculin et un bassin féminin

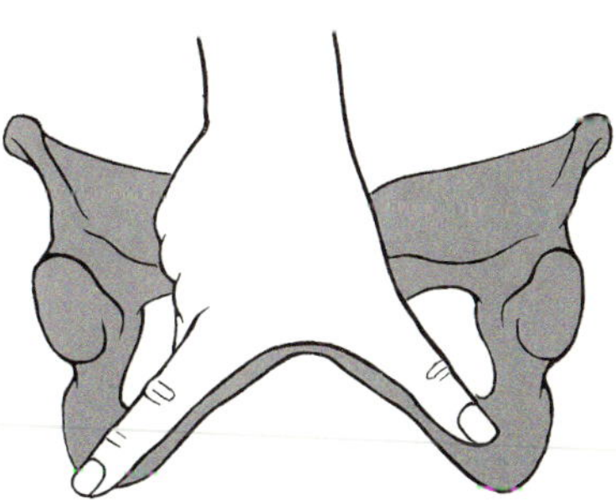

E Arcade pubienne

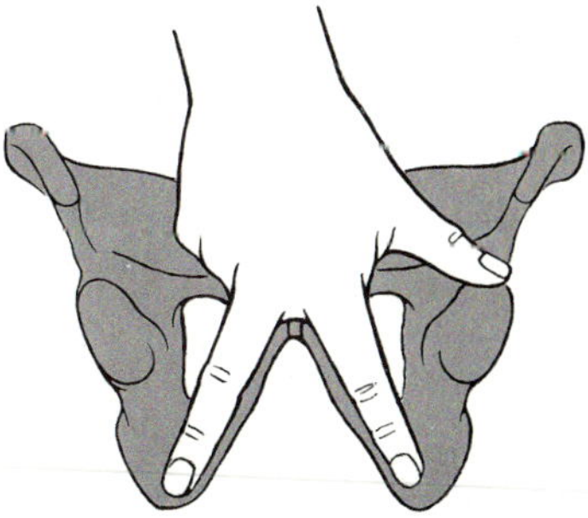

F Angle sous-pubien

Membre inférieur

Fémur (A-C)

L'os de la cuisse, le **fémur** (ou **os fémoral**), est le plus grand os long du corps et se divise en un **corps fémoral** (*corpus femoris*) (**1**), un **col fémoral** (*collum femoris*) (**2**), une **extrémité proximale** (*extremitas proximalis*) et une **extrémité distale** (*extremitas distalis*). Entre le corps fémoral et le col fémoral se trouve un angle, l'angle cervico-diaphysaire (*voir* p. 196).

On distingue au corps fémoral trois faces : une face antérieure (*facies anterior*) (**3**), une face latérale (*facies lateralis*) (**4**) et une face médiale (*facies medialis*) (**5**). Les faces latérale et médiale sont séparées sur le côté dorsal par un relief formé de deux lèvres, la ligne âpre (*linea aspera*) (**6**), qui représente un épaississement de l'os compact. Près de la ligne âpre se trouve un foramen nourricier (*foramen nutricium*). La lèvre médiale (*labium mediale*) (**7**) et la lèvre latérale (*labium laterale*) (**8**) de la ligne âpre se séparent du côté distal et du côté proximal, où la lèvre latérale rejoint la tubérosité glutéale (*tuberositas glutaea*) (**9**). Ce relief peut être parfois particulièrement proéminent, on parle alors de troisième trochanter (*trochanter tertius*) (**10**). La lèvre médiale rejoint la face inférieure du col fémoral.

Un peu latéralement par rapport à la lèvre médiale se trouve une ligne descendant du petit trochanter, la ligne pectinée (*linea pectinea*) (**11**). Le fût fémoral perd sa forme triangulaire aussi bien du côté proximal que du côté distal pour devenir quadrangulaire.

La tête fémorale (*caput femoris*) (**12**) comporte une encoche ombiliquée, la *fovea capitis* (**13**) ; elle est séparée du col de façon irrégulière. La jonction entre le corps et le col fémoraux est marquée, sur la face antérieure, par une ligne intertrochantérienne (*linea intertrochanterica*) (**14**) et, sur la face postérieure, par une crête intertrochantérienne (*crista intertrochanterica*) (**15**). À la limite entre le tiers moyen et le tiers proximal de la crête intertrochantérienne, on peut voir un épais relief, le tubercule carré (*tuberculum quadratum*) (**16**). Immédiatement sous le grand trochanter (*trochanter major*) (**17**) se trouve un creux profond, la fosse trochantérienne (*fossa trochanterica*) (**18**). Le petit trochanter (*trochanter minor*) (**19**) se développe en arrière et en dedans.

L'extrémité distale comporte un condyle médial (*condylus medialis*) (**20**) et un condyle latéral (*condylus lateralis*) (**21**). Tous deux sont unis sur la face antérieure par la surface patellaire (*facies patellaris*) (**22**) alors que, sur la face postérieure, ils sont séparés par la fosse intercondylaire (*fossa intercondylaris*) (**23**). Celle-ci est séparée de la face postérieure du fût diaphysaire par la ligne intercondylaire (*linea intercondylaris*) (**24**), qui constitue la base d'un triangle (= surface poplitée [*facies poplitea*] ; **25**) dont les côtés prolongent les lèvres de la ligne âpre. Ces côtés sont décrits comme des lignes supracondylaires (*linea supracondylaris*) médiale et latérale.

Du côté médial et au-dessus du condyle médial saille l'épicondyle médial (*epicondylus medialis*) (**26**). Il porte un relief, le tubercule des adducteurs (*tuberculum adductorium*) (**27**). Sur le côté latéral se trouve l'épicondyle latéral (*epicondylus lateralis*) (**28**), qui est séparé du condyle latéral par le sillon poplité (*sulcus popliteus*) (**29**).

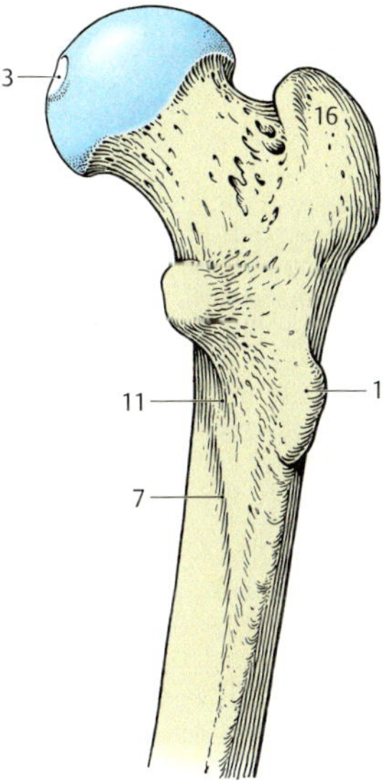

C Troisième trochanter

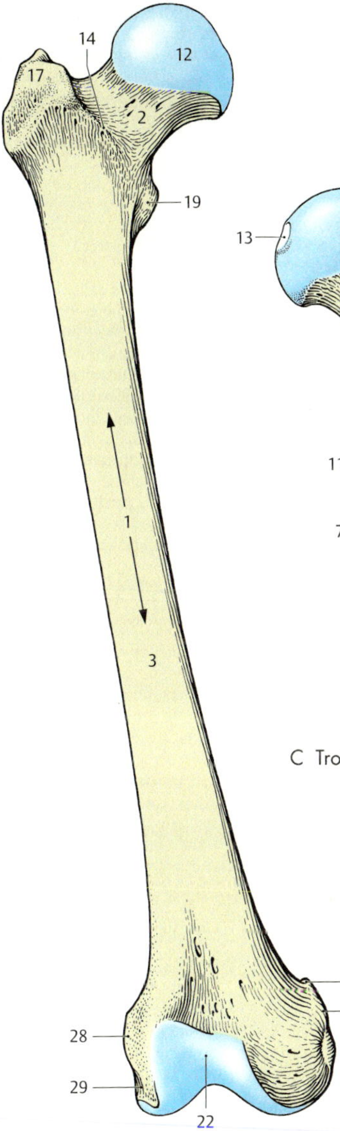

A Fémur droit, vue antérieure

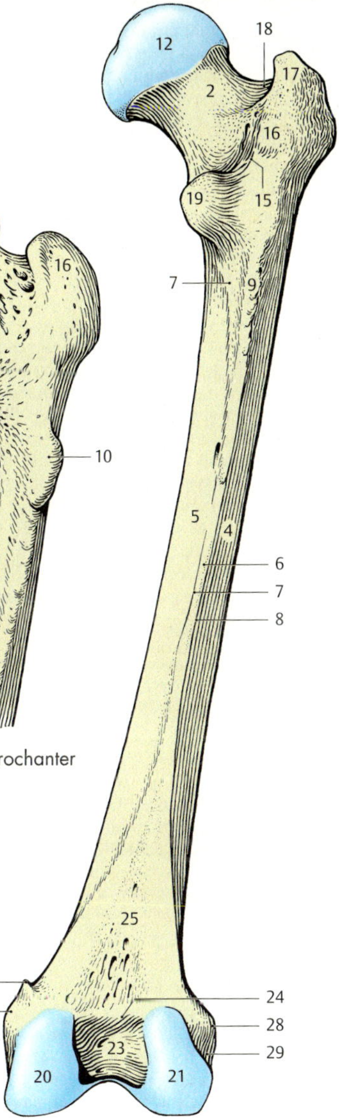

B Fémur droit, vue postérieure

Fémur (A-C) (suite)

Le condyle médial (*condylus medialis*) (**1**) et le condyle latéral (*condylus lateralis*) (**2**) se différencient par leur taille et par leur forme. Ils divergent vers le bas et vers l'arrière. Le condyle latéral est plus large en avant qu'en arrière, alors que le condyle médial garde la même largeur. En raison de l'obliquité de l'axe de la diaphyse fémorale, les deux condyles, bien que n'étant pas de la même taille, ont en station érigée une surface d'appui horizontale.

Les deux condyles ont, dans un plan transversal autour d'un axe sagittal, une courbure discrète et à peu près équivalente (**3**). Dans le plan sagittal, il existe une courbure (**4**) qui augmente vers l'arrière. Cela signifie que le rayon de courbure diminue d'avant en arrière. Les centres de courbure décrivent ainsi une ligne spirale en volute. Ainsi avons-nous non pas un mais une infinité d'axes transversaux autour desquels se fait le mouvement typique de flexion du genou (*voir* p. 212), qui s'accompagne d'un glissement et d'une rotation latérale. Simultanément, il est alors garanti que les ligaments collatéraux étant ainsi détendus deviennent insuffisants, permettant alors des rotations dans le genou. Le condyle médial possède une courbure supplémentaire autour d'un axe vertical, appelée « courbure rotatoire » (**5**).

Développement : à la septième semaine apparaît la manchette osseuse périchondrale autour du corps. Au dixième mois de vie fœtale apparaît un noyau endochondral dans l'épiphyse distale (signe de maturité). Les noyaux suivants apparaissent dans la tête la première année, dans le grand trochanter à 3 ans et dans le petit trochanter vers 11-12 ans. La soudure de la jonction épiphysaire a lieu du côté proximal plus tôt (17-19 ans) que du côté distal (19-20 ans).

Patella (D-H)

L'os de la rotule, la **patella**, le plus grand os sésamoïde du corps, est triangulaire. Sa base est proximale et sa pointe, l'apex patellaire (*apex patellae*) (**6**), est distale. On distingue une face dirigée vers le fémur et une face dirigée vers l'avant. Les deux faces sont séparées par un bord latéral (plus fin) et un bord médial (plus épais). La face antérieure (*facies anterior*), incorporée dans le tendon du M. quadriceps fémoral, est divisée en trois tiers.

Dans le tiers supérieur, on trouve une surface rugueuse, épaisse et aplatie (comportant souvent des exostoses), qui sert d'insertion à une grande partie du tendon du M. quadriceps. Le tiers moyen est marqué de nombreux petits canaux vasculaires, alors que le ligament patellaire naît du tiers inférieur, l'apex.

La face postérieure doit être divisée en une surface articulaire hémi-circonférentielle et son quart distal occupé d'orifices vasculaires. Le quart distal est rempli de tissu adipeux, le corps adipeux infrapatellaire.

La surface articulaire (*facies articularis*) est divisée, par une crête plus ou moins bien dessinée, en une facette latérale (**7**) et une facette médiale (**8**). On peut décrire quatre types différents. Le type 1, le plus fréquent, montre une surface articulaire latérale plus grande que la surface médiale. Dans le type 2, les deux facettes sont à peu près aussi grandes ; le type 3 montre une surface médiale petite, hypoplasique. Dans le type 4, la ligne est juste ébauchée.

La surface articulaire de la patella couvre chez l'adulte environ 12 cm^2 et est recouverte par un cartilage dont l'épaisseur peut atteindre 6 mm. L'épaisseur du cartilage est maximale vers 30 ans, elle diminue en vieillissant.

Développement : noyaux osseux vers 3-4 ans.

Variations. Les patellas montrent souvent, à la partie proximale du bord latéral, une encoche, la **patella emarginata** (**G**). La **patella bipartita** (**H**) ou **patella multipartita** est l'ossification d'un noyau cartilagineux qui peut survenir au même endroit que l'encoche. L'hypothèse originelle de plusieurs noyaux osseux de la patella qui ne se fondent pas n'est plus retenue à l'heure actuelle (*Olbrich*). La patella partita n'est rencontrée que chez l'homme ; il faut la différencier d'une fracture par sa situation et sa forme.

Niveau de coupe de B

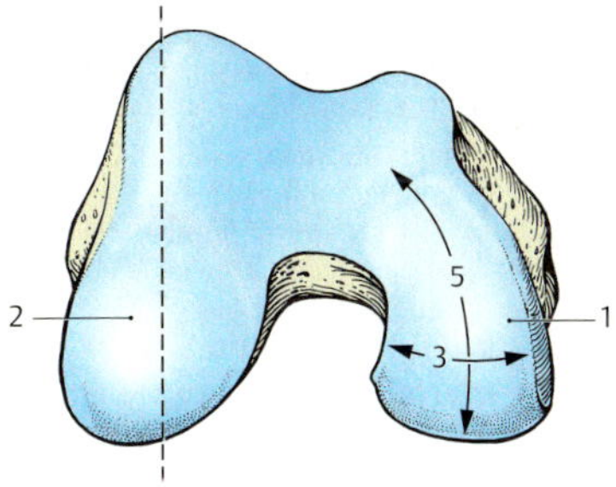

A Condyles fémoraux, vue distale

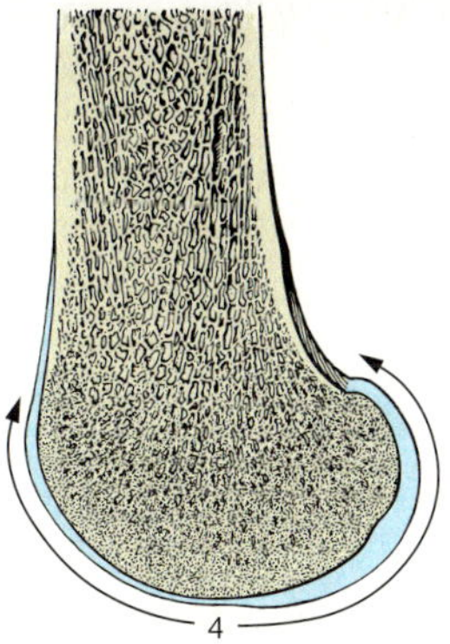

B Coupe à travers le condyle latéral

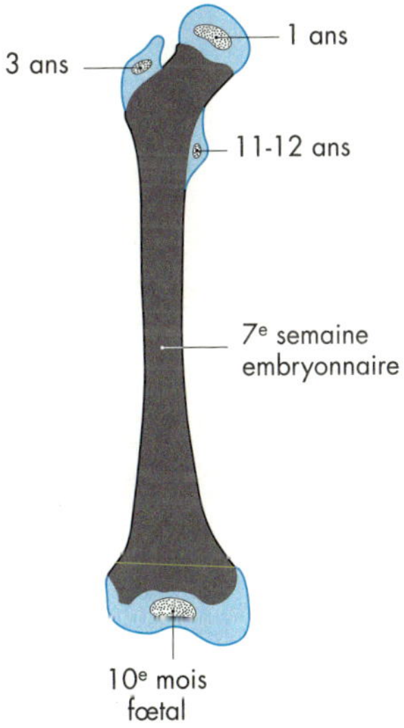

C Fémur, développement

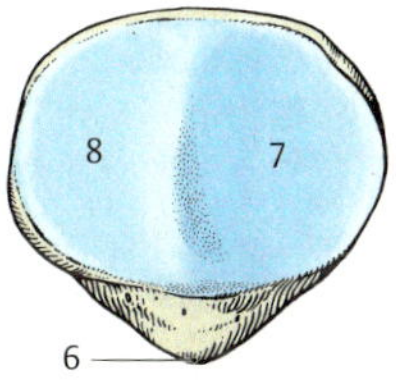

D Patella droite, vue postérieure

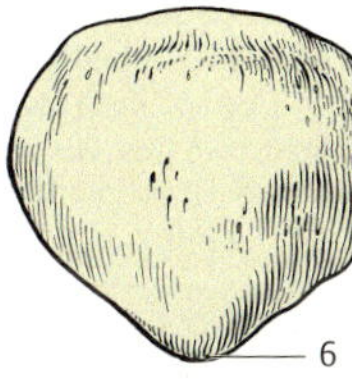

E Patella droite, vue antérieure

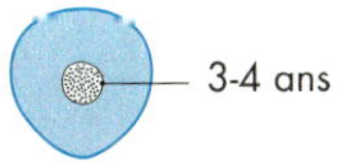

F Patella, développement

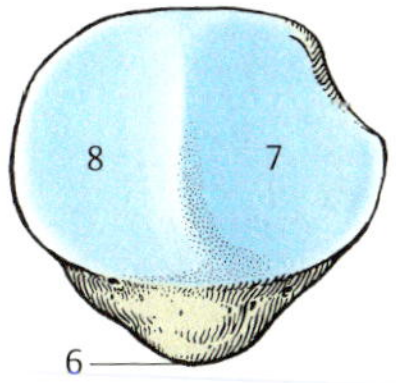

G Patella emarginata

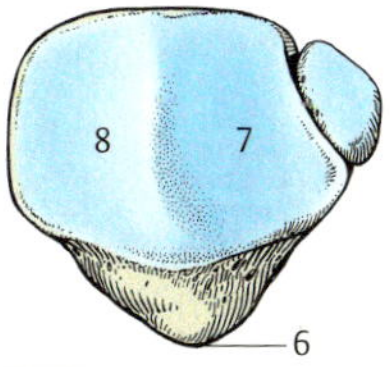

H Patella bipartita

Angles des os de la cuisse

L'angle qui unit le col et le corps du fémur est décrit comme l'angle cervico-diaphysaire ou, plus correctement, comme l'**angle cervico-corporéal**. Il représente chez le nouveau-né environ 150° et diminue à 3 ans (**A**) à 145°. Chez l'adulte (**B**), il diminue entre 126° et 128° et atteint chez le vieillard (**C**) 120°.

Remarques cliniques. Lors de certaines modifications osseuses pathologiques (par exemple, le rachitisme), l'angle cervico-diaphysaire peut descendre jusqu'à environ 90°. Cet angle cervico-diaphysaire joue un rôle important dans la stabilité du fémur. Plus l'angle est petit, plus le risque de fracture du col du fémur est grand. La fréquence des fractures du col du fémur chez le vieillard s'explique par la perte d'élasticité du tissu osseux, mais aussi par un petit angle cervico-diaphysaire.

L'angle cervico-diaphysaire influence la position du fût fémoral par rapport à la **ligne de portée de la jambe**. Cette ligne de portée (*voir aussi* p. 214) chez le sujet sain est une ligne droite passant par le milieu de la tête fémorale, le milieu de l'articulation du genou pour rejoindre le milieu du calcanéus. Le plan qui passe par la surface inférieure des condyles fémoraux est perpendiculaire à cette ligne de portée. Ainsi existe-t-il un angle entre l'axe de la diaphyse fémorale et cette ligne de portée. Cet angle est dépendant de l'angle cervico-diaphysaire et joue un rôle important dans la position correcte de la jambe (*voir aussi* p. 214).

Remarques cliniques. Des modifications pathologiques de l'angle cervico-diaphysaire conduisent aussi à des anomalies de position de la jambe. Un angle cervico-diaphysaire anormalement petit, inférieur à 120°, signifie une **coxa vara** (**D**), un angle anormalement grand, supérieur à 135°, est une **coxa valga** (**E**). Une coxa valga est en règle combinée avec un genu varum (*voir* p. 214), car des modifications de la forme du fémur retentissent naturellement sur l'articulation du genou. Une coxa vara conduit à un genu valgum (*voir* p. 214).

On trouve également au fémur une torsion (angle de torsion ; **F**). Si l'on trace une ligne passant à travers le col et une autre à travers les condyles, on remarque que ces deux droites projetées l'une sur l'autre décrivent entre elles un angle. Celui-ci est en moyenne chez le sujet européen d'environ 12°. Il est compris entre 4° et 20°. Cet angle de torsion, qui est en relation avec l'inclinaison du bassin, permet la transposition des mouvements de flexion de l'articulation de la hanche en rotation de la tête fémorale.

Des valeurs anormales de cet angle de torsion conduisent à une attitude atypique de la jambe. Plus cet angle de torsion est grand, plus la jambe est tournée en dedans. Plus cet angle est petit, voire inexistant, plus la jambe est tournée en dehors. Ainsi existe-t-il selon le cas une limitation de l'étendue du mouvement d'un côté.

Remarques cliniques. Lors d'une flexion modérée de la hanche, le sommet du grand trochanter ne dépasse pas en hauteur la ligne tendue entre l'épine iliaque antéro-supérieure et la tubérosité ischiatique. Cette ligne droite est décrite comme la **ligne de Nélaton-Roser** (**G**). Lors d'une fracture du col du fémur ou d'une luxation, ces trois points ne se projettent plus sur une ligne droite. Ainsi cette ligne peut-elle aider à faire le diagnostic de fracture. Son intérêt pratique est toutefois controversé.

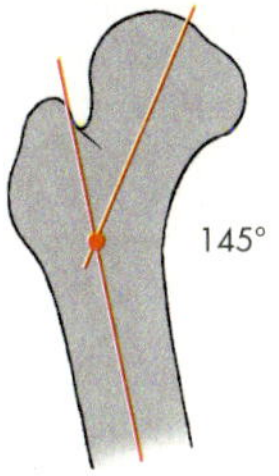

A
Angle col-corps
chez un enfant de 3 ans

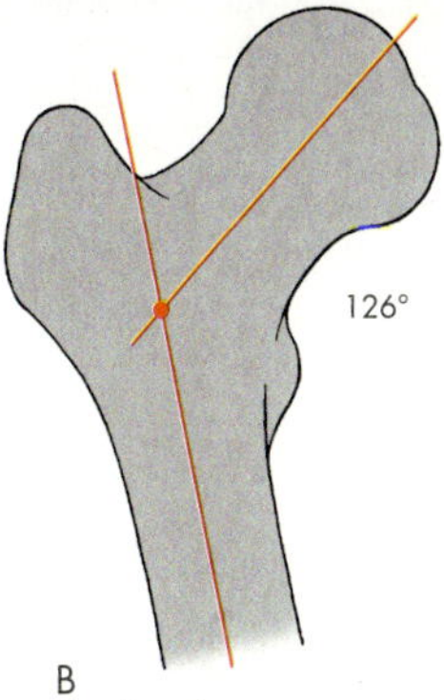

B
Angle col-corps
chez un adulte

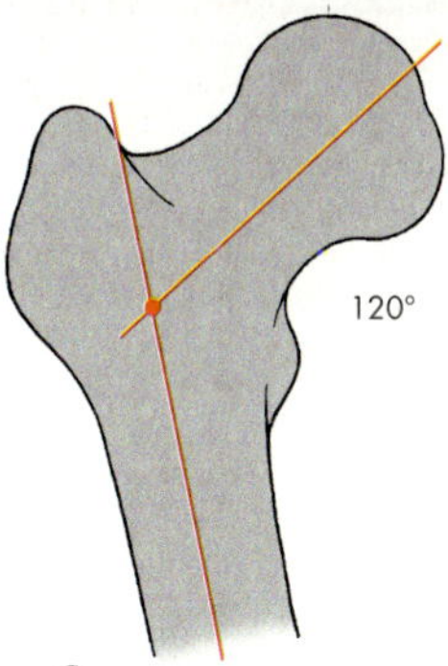

C
Angle col-corps
chez le vieillard

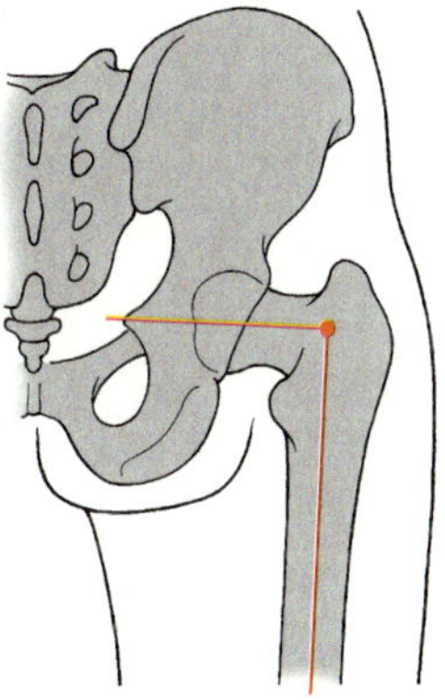

D Coxa vara (combinée avec un genu valgum)

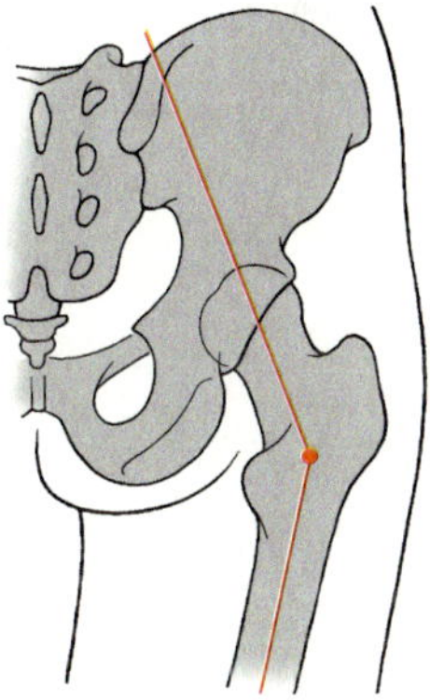

E Coxa valga

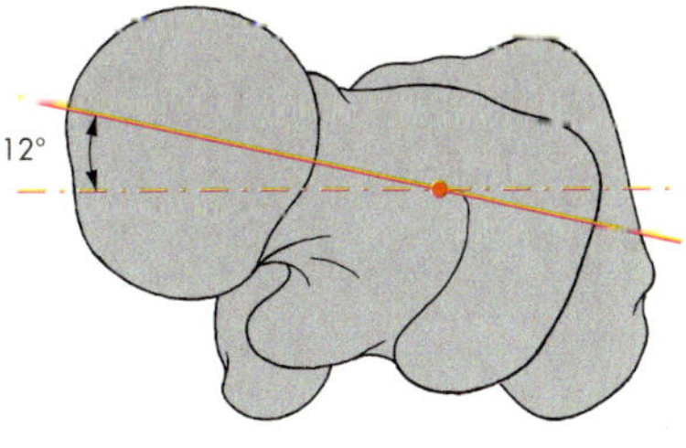

F Angle de torsion du fémur

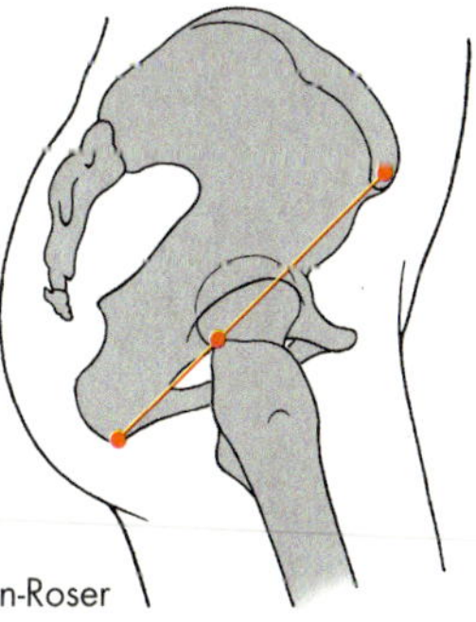

G Ligne de Nélaton-Roser

Articulation de la hanche (A-D)

Les surfaces articulaires de l'**articulation coxale** (*articulatio coxae*) sont représentées par la **surface semi-lunaire de l'acétabulum** (*facies lunata acetabuli*) (**1**) et la **tête fémorale** (*caput femoris*) (**2**). La cavité articulaire semi-lunaire représente une partie d'une sphère creuse, prolongée par le **bourrelet acétabulaire** (*labrum acebutali*) (**3**) dépassant l'équateur en dehors. Le bourrelet acétabulaire est composé de tissu fibrocartilagineux. La surface semi-lunaire et le bourrelet recouvrent ainsi les deux tiers de la tête fémorale. La cavité cartilagineuse n'est pas circulaire, car elle est complétée en bas par le **ligament transverse de l'acétabulum** (*lig. transversum acetabuli*) (**4**). Au niveau de ce ligament, le bourrelet acétabulaire se trouve le long de son bord libre. Le ligament de la tête fémorale (*lig. capitis femoris*) (**6**), recouvert d'une membrane synoviale, sort de la fosse acétabulaire, contenant un capiton graisseux (**5**) pour rejoindre la tête fémorale. C'est par l'intermédiaire de ce ligament que l'artère de la tête fémorale, branche du rameau acétabulaire de l'A. obturatrice, gagne la tête du fémur. La tête du fémur est également irriguée par des branches des A. circonflexes fémorales médiale et latérale.

Par **toit du cotyle**, il faut comprendre la partie moyenne du bord supérieur de la cavité cotyloïdienne qui apparaît épaissie sur les radiographies.

La **capsule articulaire** est fixée à l'os coxal en dehors du bourrelet acétabulaire, de sorte que le bourrelet flotte librement dans l'espace capsulaire. Sur la tête, l'insertion capsulaire (**8**) se fait tout autour, à peu près à une distance équivalente du bord cartilagineux. La partie du col extracapsulaire est donc plus petite en avant qu'en arrière. En avant, la ligne d'insertion est dans la région de la ligne intertrochantérienne (*linea intertrochanterica*) (**7**) alors que, en arrière, cette ligne d'insertion (**8**) est éloignée d'un travers de doigt de la crête intertrochantérienne (*crista intertrochanterica*) (**9**).

Ligaments de l'articulation de la hanche : parmi les ligaments se trouve le plus solide de tout le corps humain, le ligament ilio-fémoral (*lig. iliofemorale*) (**10**), qui possède une résistance à la traction de 350 kg environ.

On distingue cinq ligaments, dont quatre extracapsulaires et un intracapsulaire.

Les **ligaments extracapsulaires** sont le ligament circulaire, la zone orbiculaire (*zona orbicularis*) (**11**), le ligament ilio-fémoral (*lig. iliofemorale*) (**10**), le ligament ischio-fémoral (*lig. ischiofemorale*) (**12**) et le ligament pubo-fémoral (*lig. pubofemorale*) (**13**). Les trois derniers renforcent la capsule, ce qui empêche dans le même temps de grandes amplitudes de mouvement. Le ligament circulaire, zone orbiculaire, s'étend comme une cravate autour de la partie la plus étroite du col fémoral. Il constitue en dedans un net renforcement circulaire de la capsule, recouvert en dehors par les autres ligaments qui, en partie, s'insèrent sur lui. La tête fémorale est dans la zone orbiculaire comme un bouton dans sa boutonnière. La zone orbiculaire est, avec le bourrelet et la pression atmosphérique, un autre dispositif maintenant en contact les surfaces articulaires.

Le ligament de la tête fémorale (*lig. capitis femoralis*) s'étend en **intracapsulaire**.

Les parties de la capsule qui ne sont pas renforcées par les ligaments sont des zones de faiblesse. Entre la capsule et le M. iliopsoas se trouve la bourse séreuse ilio-pectinée (*bursa iliopectinea*), qui est reliée à l'articulation de la hanche dans 10 à 15 p. 100 des cas.

Remarques cliniques. Lors de processus inflammatoire (épanchement articulaire), les zones de faiblesse sont attirées en avant et deviennent très douloureuses à la pression. Lors d'une luxation, la capsule est déchirée, ce qui peut rompre le ligament de la tête fémorale avec l'artère de la tête fémorale. Des défauts d'irrigation de la tête peuvent alors apparaître. On distingue une fracture **médiale** et une fracture **latérale du col du fémur**. Le trait de fracture est intracapsulaire dans la première, extracapsulaire dans la seconde.

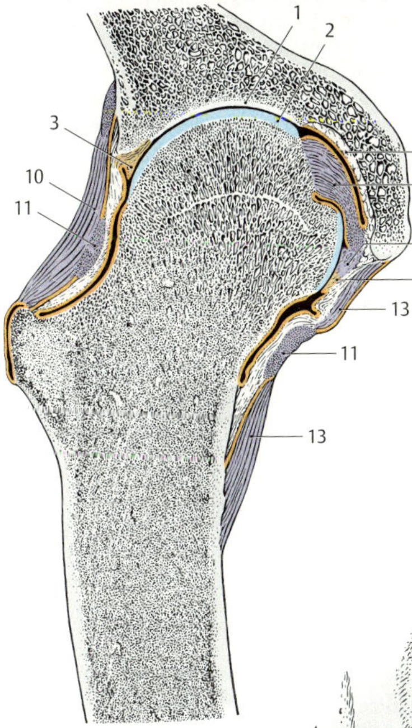

A Coupe passant par l'articulation de la hanche

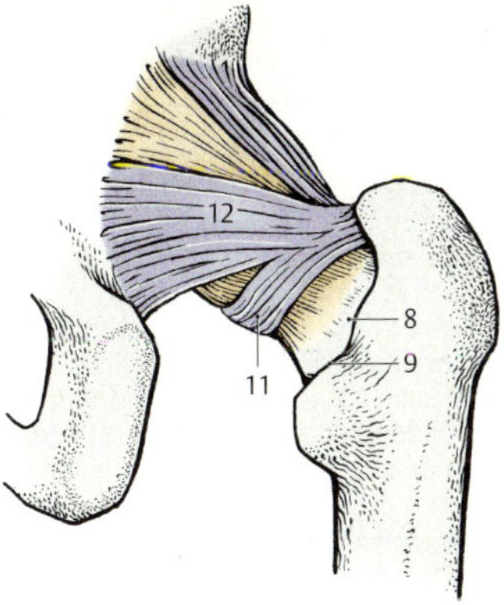

C Articulation de la hanche, vue postérieure

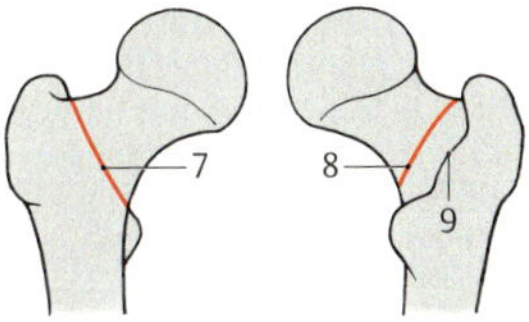

D Insertions capsulaires sur le fémur

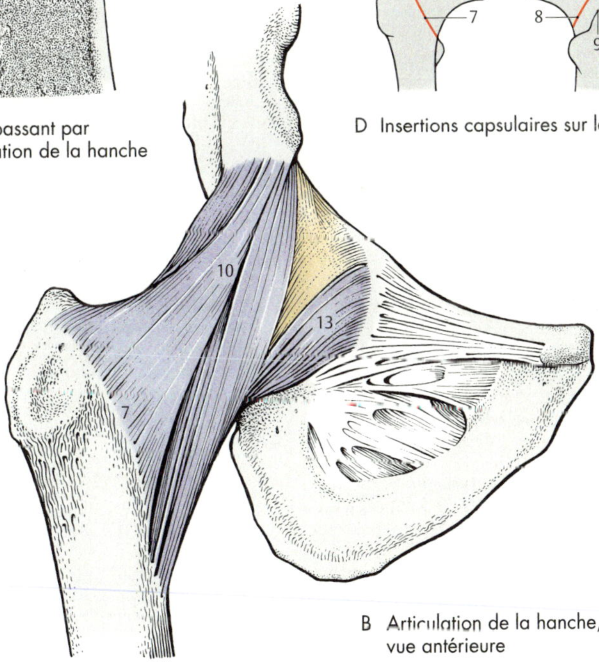

B Articulation de la hanche, vue antérieure

Articulation de la hanche (suite)

Ligaments de l'articulation de la hanche (A, B)

Le **ligament ilio-fémoral** (*lig. iliofemorale*) (**1**) prend naissance de l'épine iliaque antérieure et inférieure (*spina iliaca anterior inferior*) (**2**) et du bord de l'acétabulum, et rejoint la ligne intertrochantérienne (*linea intertrochanterica*) (**3**). On lui décrit une **partie transverse** (*pars transversa*) (**4**), plus puissante, qui s'étend plus cranialement et parallèlement à l'axe du col, et une **partie descendante** (*pars descendens*) (**5**), plus caudale et parallèle à l'axe du corps. Les deux parties, dont la portion latérale apparaît tournée en pas-de-vis, agissent de façon différente et décrivent une forme de Y renversé. En station érigée, lorsque le bassin est un peu incliné en arrière, ce ligament maintient la position sans contraction musculaire, par mise en torsion et en tension de ses deux parties ; il empêche la bascule postérieure du tronc. En outre, le ligament ilio-fémoral participe à la coaptation du cotyle et de la tête fémorale. Lorsque les hanches sont fléchies, les deux ligaments ilio-fémoraux se détendent, le bassin peut alors descendre dorsalement et permettre ainsi la station assise. La partie transverse, plus épaisse, bloque la rotation latérale et l'abduction de hanche. La partie descendante bloque la rotation médiale. Lorsque la cuisse est levée, l'ensemble du ligament se détend, ce qui permet une rotation plus accentuée.

Le **ligament ischio-fémoral** (*lig. ischiofemorale*) (**6**) prend son insertion sur l'ischion sous l'acétabulum, passe horizontalement juste au-dessus du col fémoral et se termine sur l'insertion de la partie transverse du ligament ilio-fémoral. Il s'étend en outre dans la **zone orbiculaire** (*zona orbicularis*) (**7**). Il limite la rotation médiale de la hanche.

Le **ligament pubo-fémoral** (*lig. pubofemorale*) (**8**) naît de la crête obturatrice (*crista obturatoria*) et de la partie voisine de la membrane obturatrice (*membrana obturatoria*) (**9**). C'est le plus faible des trois ligaments. Il s'étend dans la capsule, dans la zone orbiculaire (**7**), par laquelle il rejoint ainsi le fémur. Il agit en limitant les mouvements d'abduction.

Le **ligament de la tête fémorale** (*lig. capitis femoris*) intracapsulaire s'étend de l'incisure acétabulaire (*incisura acetabuli*) jusqu'à l'encoche de la tête fémorale (*fovea capitis femoris*). Il ne sert pas au contact articulaire. Lors d'une luxation, il peut, dans une certaine mesure, éviter un déplacement supplémentaire car il est alors en tension.

Mouvements de l'articulation de la hanche

Le tonus des muscles intervient chez le sujet vivant comme un facteur limitant sur l'articulation, la plus forte limitation apparaissant lors d'une élévation de la cuisse vers l'avant, jambe tendue.

On décrit à l'articulation de la hanche l'**antéversion** et la **rétroversion**, l'**abduction** et l'**adduction**, la **circumduction** et la **rotation**. L'**antéversion** (également appelée flexion) et la **rétroversion** se font autour d'un axe transversal passant par la tête fémorale. Genou fléchi, la cuisse peut monter jusqu'au ventre. L'antéversion est plus importante que la rétroversion qui peut juste dépasser le plan vertical.

L'**abduction** et l'**adduction** se font autour d'un axe antéro-postérieur passant par la tête fémorale.

La **rotation** du fémur se fait autour d'un axe vertical qui s'étend depuis le centre de la tête fémorale jusqu'au condyle fémoral médial. Une rotation d'environ 60° est possible, jambe tendue.

La **circumduction** est un mouvement combiné où la jambe oscille autour de la surface d'un cône irrégulier, dont le sommet est dans la tête fémorale.

10 Bourrelet acétabulaire.
11 Tubérosité ischiatique.
12 Grand trochanter.

B Ligaments de l'articulation de la hanche, vue postérieure

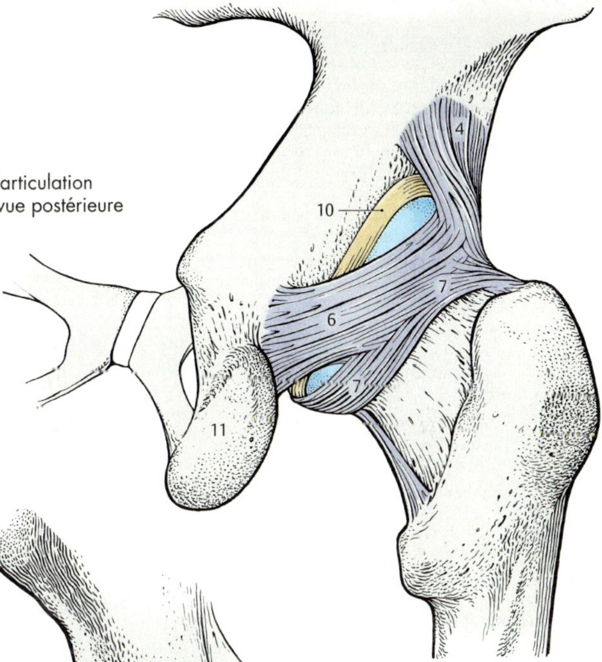

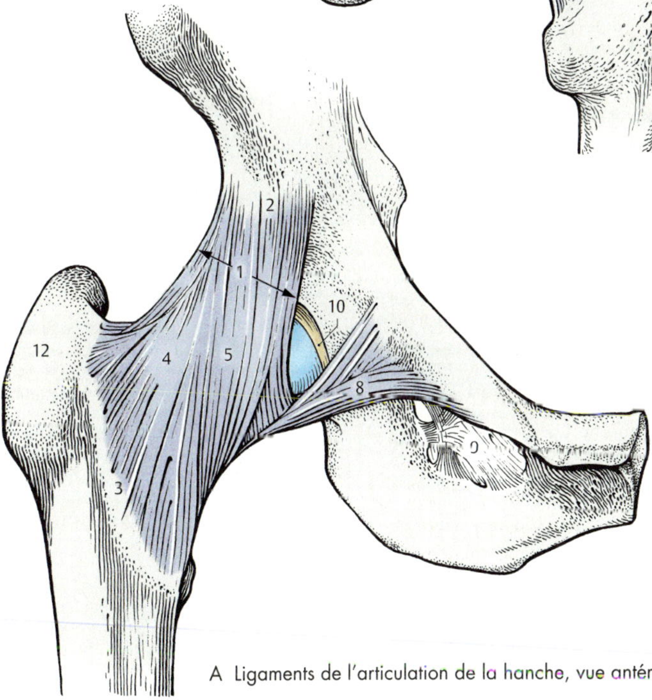

A Ligaments de l'articulation de la hanche, vue antérieure

Os de la jambe

La charpente osseuse de la jambe est constituée de deux os : le tibia et la fibula. Le tibia est le plus solide car lui seul assure la liaison entre le fémur et le squelette du pied.

Tibia (A-D)

Le **tibia** comprend une diaphyse à peu près triangulaire, le **corps du tibia** (*corpus tibiae*), (**1**) et deux **extrémités proximale** et **distale**.

Sur l'**extrémité proximale** s'étendent les condyles médial (*condylus medialis*) (**2**) et latéral (*lateralis*) (**3**). La surface dirigée vers le côté proximal, la face articulaire supérieure (*facies articularis superior*), est interrompue par une éminence intercondylaire (*eminentia intercondylaris*) (**4**). Ce relief se compose d'un tubercule intercondylaire médial (*tuberculum intercondylare mediale*) (**5**) et d'un tubercule intercondylaire latéral (*tuberculum intercondylare laterale*) (**6**). En avant et en arrière de cette éminence se situent les aires intercondylaires (*area intercondylaris*) antérieure (**7**) et postérieure (**8**). Proche du condyle latéral se trouve une petite surface articulaire dirigée en dehors et distalement, la facette articulaire fibulaire (*facies articularis fibularis*) (**9**), qui s'articule avec la tête de la fibula.

Le **corps du tibia** triangulaire comporte un bord antérieur tranchant (**10**) qui, du côté proximal, se prolonge par la tubérosité du tibia (*tuberositas tibiae*) (**11**) et, du côté distal, s'estompe progressivement. Ce bord sépare la face médiale (*facies medialis*) (**12**) de la face latérale (*facies lateralis*) (**13**). La face latérale est séparée de la face postérieure (*facies posterior*) (**15**) par le bord interosseux (*margo interosseus*) (**14**) ; la face postérieure est séparée de la face médiale par le bord médial (*margo medialis*) (**16**). Sur la face postérieure du corps du tibia se trouve, à sa partie proximale, une légère crête, la ligne du M. soléaire (*linea m. solei*) (**17**), orientée obliquement de haut en bas et de dehors en dedans. Latéralement à cette ligne se trouve un foramen nourricier (*foramen nutricium*) (**18**) plus ou moins grand.

L'**extrémité distale** est prolongée en dedans par une pointe, la malléole médiale (*malleolus medialis*) (**19**), avec la facette articulaire de la malléole médiale. À sa face postérieure se creuse le sillon malléolaire (*sulcus malleolaris*) (**20**). La facette articulaire inférieure du tibia, située à la face inférieure de l'extrémité distale, est articulaire avec le talus. Sur sa face latérale, dans l'incisure fibulaire (*incisura fibularis*) (**21**), la fibula est reliée au tibia par une syndesmose.

L'extrémité proximale du tibia est orientée légèrement en arrière chez l'adulte. On parle alors d'une **rétroversion** ou plutôt d'une « réclinaison » du tibia. L'angle que forme la face articulaire supérieure des condyles tibiaux avec l'horizontale représente en moyenne 4° à 6°. Lors des derniers mois de vie fœtale dans l'utérus, cet angle augmente jusqu'à environ 30°. Dans les premiers mois de vie et, de toute façon, avec l'apprentissage de la station debout, cet angle diminue progressivement.

L'axe longitudinal passant par le corps du tibia traverse l'extrémité proximale en avant de la surface articulaire supérieure, ce qui signifie que l'extrémité proximale du tibia est encore attirée vers l'arrière. Cette disposition est décrite comme la **rétroposition** du tibia.

Le tibia comporte également une **torsion** entre les extrémités proximale et distale. Cette torsion, qui est souvent retrouvée chez l'adulte, est due au développement prédominant du condyle médial du tibia.

Développement : c'est à la septième semaine de vie embryonnaire que commence l'ossification périchondrale du corps du tibia ; un noyau endochondral apparaît à l'extrémité proximale vers le dixième mois de vie fœtale ou dans la première année de vie, alors que l'extrémité distale contient son noyau d'ossification endochondrale au début de la seconde année. La soudure des points de conjugaison épiphysaires apparaît plus tôt en distal (entre 17 et 19 ans), plus tard en proximal (entre 19 et 20 ans).

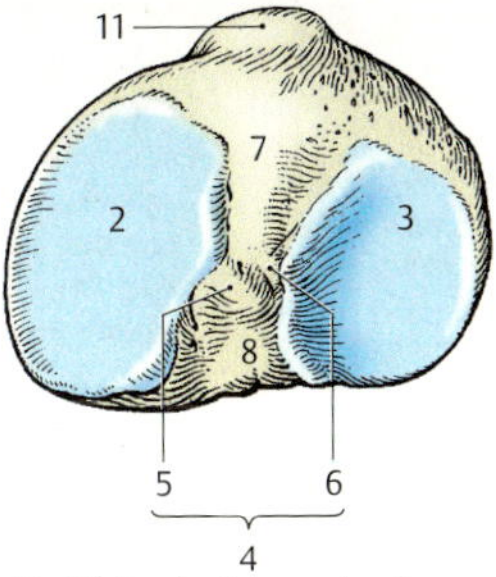

B Tibia droit, vue du dessus

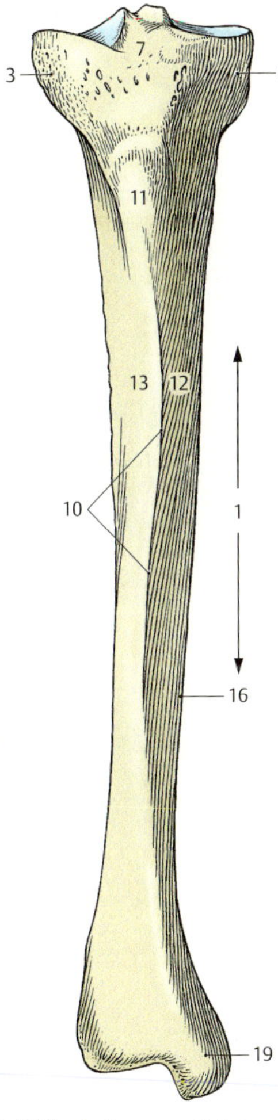

A Tibia droit, vue antérieure

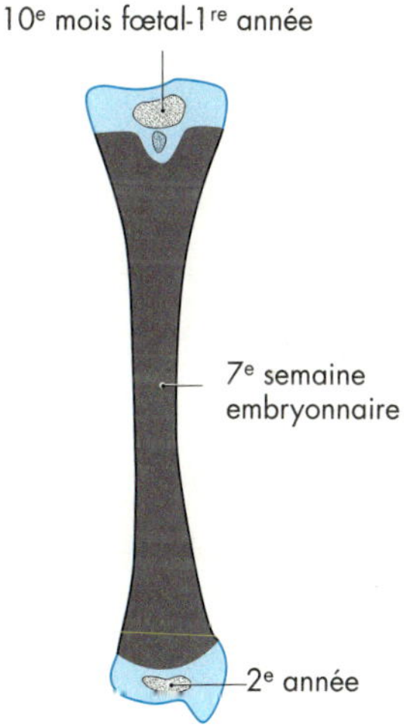

D Développement

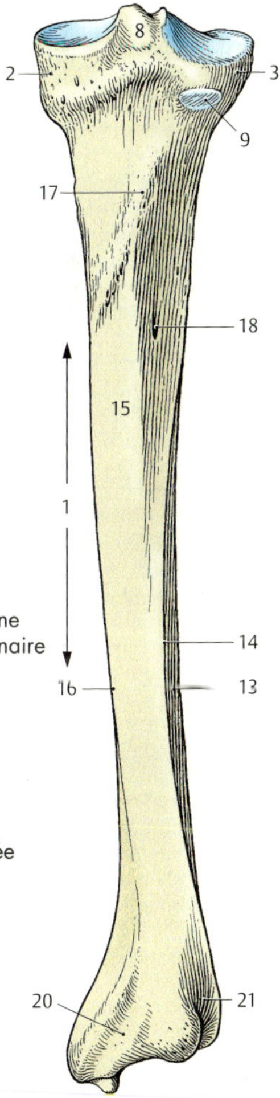

C Tibia droit, vue postérieure

Os de la jambe (suite)

Fibula (A-D)

La **fibula**, qui correspond au tibia dans la longueur, est un os plus fin et donc plus élastique. La fibula est aussi composée de **deux extrémités** et d'une diaphyse, le **corps de la fibula**.

L'**extrémité proximale** est composée de la tête de la fibula (*caput fibulae*) (**1**) avec la face articulaire de la tête (*facies articularis capitis*) (**2**) et un petit crochet, l'apex de la tête (*apex capitis*) (**3**). La tête de la fibula se prolonge par le corps à travers le col de la fibula (*collum fibulae*).

La diaphyse fibulaire, le **corps de la fibula** (*corpus fibulae*) (**4**), qui semble à peu près triangulaire en son milieu, comporte trois bords et trois faces. Dans son tiers distal existe un quatrième bord. On distingue le bord le plus tranchant, le bord antérieur (*margo anterior*) (**5**), dirigé vers l'avant et qui sépare la face latérale (*facies lateralis*) (**6**) de la face médiale (*facies medialis*) (**7**). La crête médiale (*crista medialis*) (**8**) sépare la face médiale de la face postérieure (*facies posterior*) (**9**). Celle-ci est séparée de la face latérale (**6**) par le bord postérieur (*margo posterior*) (**10**). Sur la face médiale se trouve une ligne osseuse peu élevée mais très tranchante, le bord interosseux (*margo interosseus*) (**11**). Entre ce bord et le bord interosseux du tibia se tend la membrane interosseuse (*membrana interossea*) (**12**). À peu près au milieu de la face postérieure ou près du bord postérieur se trouve un foramen nourricier.

Sur l'**extrémité distale** se trouve, du côté latéral, la malléole latérale (*malleolus lateralis*) (**13**), grande et plate, qui s'élargit vers le bas et comporte, sur sa face médiale, une surface articulaire avec le talus, la face articulaire de la malléole latérale (*facies articularis malleoli lateralis*) (**14**). En arrière, on voit le sillon profond de la fosse malléolaire latérale (*fossa malleoli lateralis*) (**15**) dans laquelle s'insère le ligament talofibulaire postérieur. Sur la face externe, on trouve, derrière la malléole latérale, une fourche diversement dessinée, le sillon malléolaire (*sulcus malleolaris*) (**16**). Dans ce sillon malléolaire glissent les tendons des M. fibulaires (péroniers) (*voir* p. 260).

Développement : à hauteur du corps, la manchette osseuse périchondrale se développe au deuxième mois de vie embryonnaire. Dans la malléole, un noyau d'ossification endochondral apparaît à 2 ans, dans la tête fibulaire à 4 ans. La soudure des points de conjugaison épiphysaires se fait plus vite en distal (entre 16 et 19 ans) qu'en proximal (entre 17 et 20 ans). Les lignes épiphysaires passent en proximal sous la tête fibulaire, en distal au-dessus de la malléole. Cliniquement, il faut faire attention à ne pas confondre ces traits épiphysaires avec des traits de fracture.

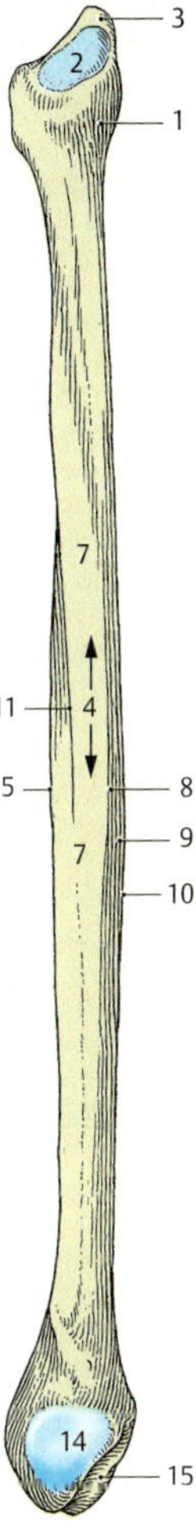

A Fibula droite, vue médiale

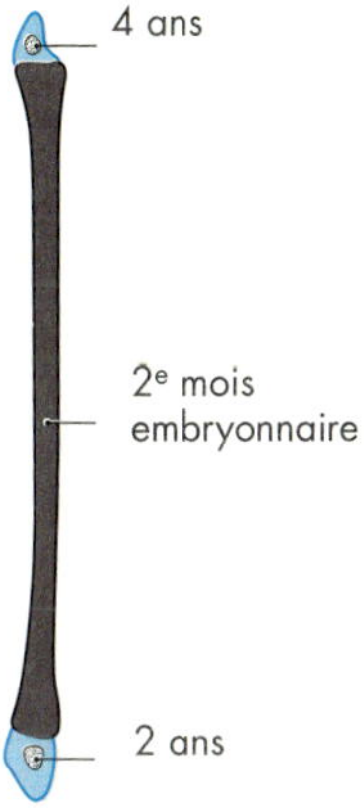

D Développement

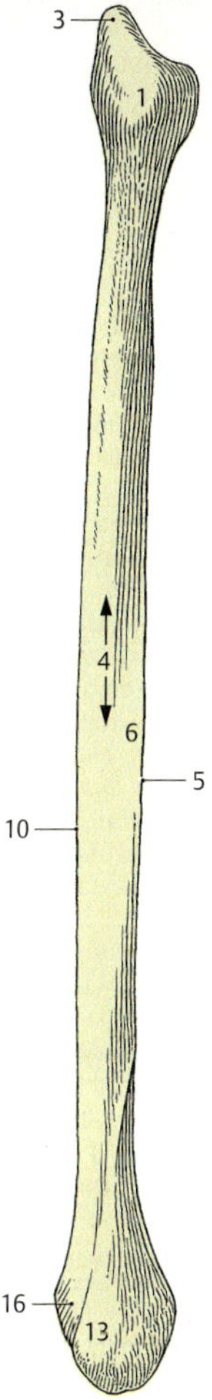

B Fibula droite, vue latérale

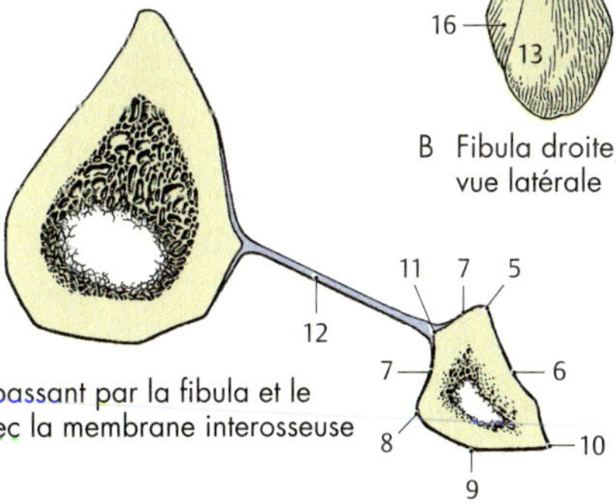

C Coupe passant par la fibula et le tibia avec la membrane interosseuse

Articulation du genou (A-C)

Considérée comme la plus grande articulation du corps humain, l'**articulation du genou** est une articulation du mouvement, avec une forme particulière permettant un roulement transposable. La flexion s'associe à un roulement et à un glissement. En position fléchie, la rotation est également possible.

Les **surfaces articulaires** sont constituées par les **condyles fémoraux** (*condyli femoris*) et les **condyles tibiaux** (*condyli tibiae*). L'incongruence des surfaces articulaires est atténuée par l'insertion de **ménisques** à côté des cartilages relativement épais. La **patella** intervient à côté du tibia et du fémur dans l'articulation du genou. Le clinicien parle d'*articulation fémoro-patellaire* qui correspond à la région de l'articulation du genou où la patella entre en contact avec le fémur.

Les condyles fémoraux sont un peu divergents en distal et vers l'arrière. Le condyle latéral (*condylus lateralis*) est plus large en avant qu'en arrière, alors que le condyle médial (*condylus medialis*) conserve une même largeur. Dans un plan transversal, les condyles sont légèrement courbés selon un axe sagittal. Dans un plan sagittal, la courbure s'accroît vers l'arrière, c'est-à-dire que le rayon de courbure diminue (*voir* p. 194). De plus, le condyle médial est recourbé selon un axe vertical (courbure rotatoire). La surface articulaire supérieure du tibia (*facies articularis superior tibiae*) est formée par les condyles qui sont séparés l'un de l'autre par l'éminence intercondylaire et les deux aires intercondylaires.

La **capsule articulaire** (**1**), large et lâche, est fine en avant et latéralement, et renforcée par des ligaments. La patella est placée dans l'enceinte capsulaire en avant.

L'articulation du genou comporte des dispositifs particuliers : **ligaments**, **ménisques** et **bourses communicantes**.

Ligaments : le **ligament patellaire** (*lig. patellae*) (**2**) représente la prolongation du *tendon du quadriceps* (**3**) et s'étend de la patella à la tubérosité tibiale (*tuberositas tibiae*) (**4**). Le **rétinaculum latéral de la patella** (*retinaculum patellae laterale*) (**5**) se forme à partir des fibres du M. vaste latéral (*M. vastus lateralis*) et de quelques fibres du M. droit du fémur (*M. rectus femoris*) ; il reçoit également des fibres du tractus iliotibial. Il s'insère sur le tibia latéralement par rapport à la tubérosité tibiale. Le **rétinaculum médial de la patella** (*retinaculum patellae mediale*) (**6**) naît des fibres du M. vaste médial (*M. vastus medialis*), il se dirige distalement en dedans du ligament patellaire et se termine sur le tibia devant le ligament collatéral tibial. Dans ce rétinaculum patellaire médial s'étendent des fibres transversales (**8**) naissant de l'épicondyle médial (*epicondylus medialis*) (**7**). Deux ligaments latéraux servent de tuteurs aux mouvements de flexion et d'extension. Le **ligament collatéral tibial** (*lig. collaterale tibiale*) (**9**) est un ligament triangulaire et plat, formé à partir de la membrane fibreuse de la capsule et fermement adhérent au ménisque médial (*voir* p. 208). Il faut distinguer trois groupes de fibres. Les *fibres longues antérieures* (**10**) s'étendent de l'épicondyle médial (**7**) vers le bord médial du tibia (*margo medialis tibiae*) (**11**). Les *fibres courtes postérieures et supérieures* (**12**) s'étendent vers le ménisque médial, alors que les *fibres postéro-inférieures* (**13**) vont du ménisque médial au tibia. Il est en partie recouvert par la patte d'oie (*pas anserinus*) (superficielle) et sous-croise partiellement le tendon du M. semi-membraneux (*M. semimembranosus*) (**14**) qui s'insère sur le tibia. Le **ligament collatéral fibulaire** (*lig. collaterale fibulare*) (**15**), rond, n'adhère ni à la capsule ni au ménisque latéral. Il prend naissance sur l'épicondyle latéral (*epicondylus lateralis*) (**16**) et se termine à la tête de la fibula (*caput fibulae*) (**17**).

Sur la face dorsale se trouve le **ligament poplité oblique** (*lig. popliteum obliquum*) (**18**), qui représente l'extension latérale du tendon du M. semi-membraneux (**14**) et se dirige latéralement et proximalement. Le **ligament poplité arqué** (*lig. popliteum arcuatum*) (**19**) prend naissance à l'apex de la tête de la fibula (*apex capitis fibulae*) (**20**) et s'étend dans la capsule en recouvrant le tendon du M. poplité (*M. popliteus*) (**21**).

22 Bourse suprapatellaire.
23 Bourse subtendineuse du M. gastrocnémien.
24 Chef médial du M. gastrocnémien.
25 Chef latéral du M. gastrocnémien.

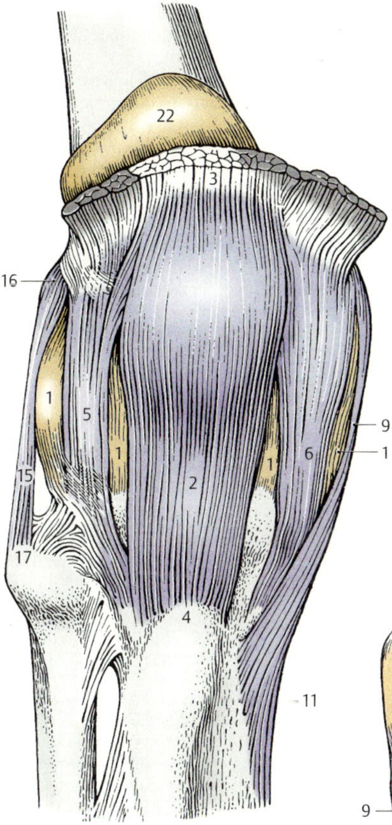

A Articulation du genou droit, vue antérieure

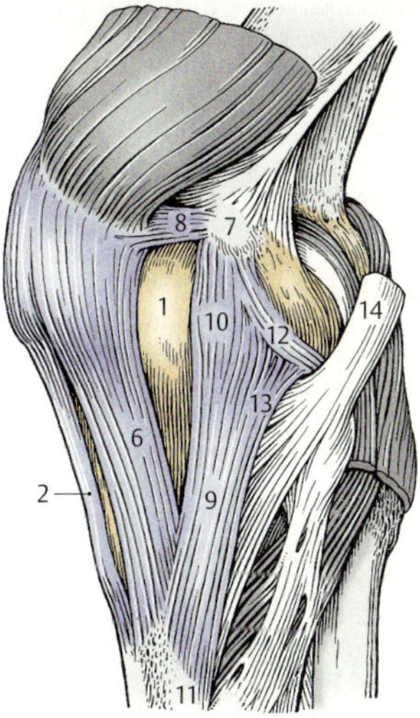

B Articulation du genou droit, vue médiale

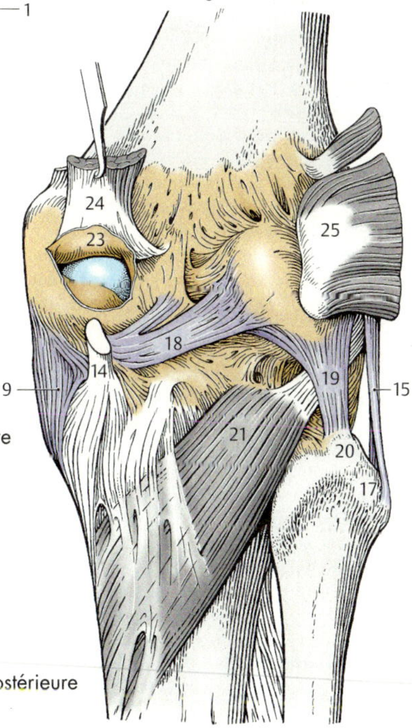

C Articulation du genou droit, vue postérieure

Articulation du genou (A-C) (suite)

Un autre groupe de **ligaments** de l'articulation du genou est constitué par les ligaments croisés. Ces ligaments, servant essentiellement à maintenir les surfaces articulaires en contact lors des mouvements de rotation, sont intracapsulaires mais extra-articulaires (*voir* p. 210).

Le **ligament croisé antérieur** (*lig. cruciatum anterius*) (**1**) s'étend depuis l'aire intercondylaire antérieure du tibia jusqu'à la face médiale du condyle latéral du fémur. Ses fibres nées latéralement sont plus dorsales que les fibres médiales.

Le **ligament croisé postérieur** (*lig. cruciatum posterius*) (**2**) est plus puissant que le ligament antérieur et s'étend depuis la face latérale du condyle fémoral médial vers l'aire intercondylaire postérieure.

Les **ménisques** sont constitués de tissu conjonctif riche en fibres de collagène, entre lesquelles s'insèrent des cellules cartilagineuses. Les fibres de collagène suivent, dans leur trajet, deux directions préférentielles. Les fibres les plus résistantes suivent la forme des ménisques entre leurs insertions. Les fibres les plus lâches sont dirigées de façon radiaire vers un centre théorique et traversent les fibres longitudinales. On peut ainsi en conclure que les déchirures longitudinales en arc de cercle (*voir* plus bas) peuvent se produire plus facilement que les déchirures radiaires. Les cellules cartilagineuses sont disposées plutôt près de la surface superficielle des ménisques.

À la coupe, les ménisques sont aplatis vers le dedans et adhérents sur leur face latérale à la membrane synoviale de la capsule articulaire. En revanche, ils sont mobiles par rapport à leur support, le tibia. L'irrigation artérielle est fournie par l'A. moyenne du genou et les A. distales du genou, qui forment ensemble des arcades bordantes périméniscales.

Le **ménisque médial** (**3**) a une forme semi-lunaire et adhère au ligament collatéral tibial (*lig. collaterale tibiale*) (**4**). Ses insertions sont assez éloignées l'une de l'autre. Il est plus large en arrière qu'en avant, c'est-à-dire que sa corne antérieure (*crus anterius*) (**5**) est beaucoup plus fine que sa corne postérieure (*crus posterius*) (**6**). À cause de sa fixation, il est beaucoup moins mobile que le ménisque latéral. Lors d'une rotation externe de la jambe, il est étendu et en traction maximale. Il est relâché en rotation interne.

Le **ménisque latéral** (**7**) ressemble à un cercle. Ses insertions sont très proches l'une de l'autre et il reste à peu près de la même largeur. Il est plus mobile que le ménisque médial car il n'adhère pas au ligament collatéral fibulaire (*lig. collaterale fibulare*) (**8**). Du fait de sa plus grande mobilité, il apparaît moins sollicité lors des différents mouvements. De sa corne postérieure se détachent deux ligaments qui rejoignent le condyle médial du fémur : le **ligament ménisco-fémoral antérieur** (*lig. meniscofemorale anterius*) (**9**), en avant du ligament croisé postérieur, et le **ligament ménisco-fémoral postérieur** (*lig. meniscofemorale posterius*) (**10**) en arrière. Le ligament ménisco-fémoral postérieur est plus fréquemment présent que l'antérieur (environ 30 p. 100). Plus rarement encore (*voir* **C**), les deux ligaments peuvent être communs. En avant, les deux ménisques sont réunis par le **ligament transverse du genou** (*lig. transversum genus*) (**11**). Dans 10 p. 100 des cas, ce ligament est fendu en plusieurs bandes.

Remarques cliniques. Le clinicien distingue au ménisque une corne antérieure et une corne postérieure. Les blessures des ménisques font suite à des sollicitations trop prolongées ou à des mouvements mal coordonnés (par exemple, flexion et rotation externe sur un pied bloqué). Le ménisque médial est blessé à peu près 20 fois plus souvent que le latéral, en raison de sa moindre mobilité et de la faiblesse de sa corne antérieure. Il peut y avoir soit une *rupture* longitudinale (en « anse de seau »), soit un *arrachement* de la corne antérieure ou de la corne postérieure. Lors d'une atteinte méniscale, la sensation douloureuse est typiquement antérieure lorsque la jambe est en extension, et postérieure lorsque la jambe est en flexion. Après ablation chirurgicale d'un ménisque, un tissu méniscoïde peut se former à partir de la zone voisine de la capsule et reprendre la fonction du ménisque. Les ligaments ménisco-fémoraux peuvent conduire à des difficultés opératoires dans la région de la corne postérieure.

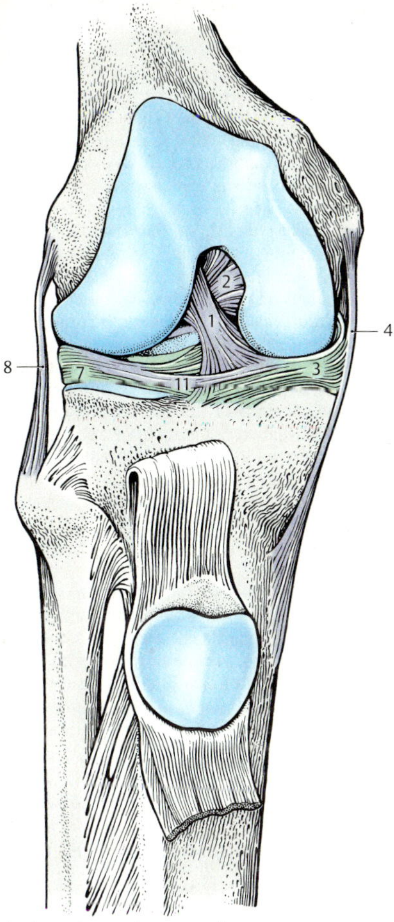

A Articulation du genou droit :
ligaments croisés, vue antérieure

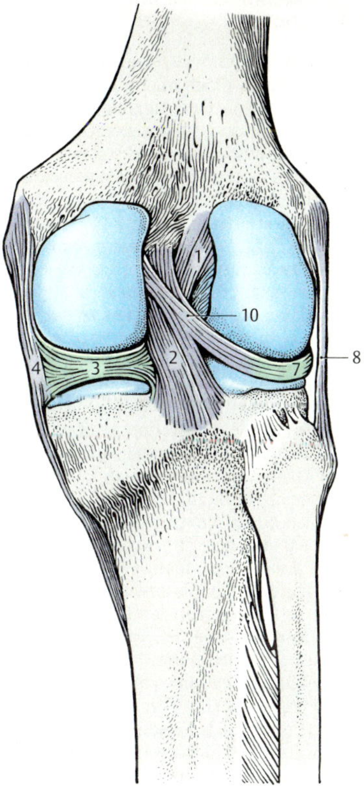

B Articulation du genou droit :
ligaments croisés, vue postérieure

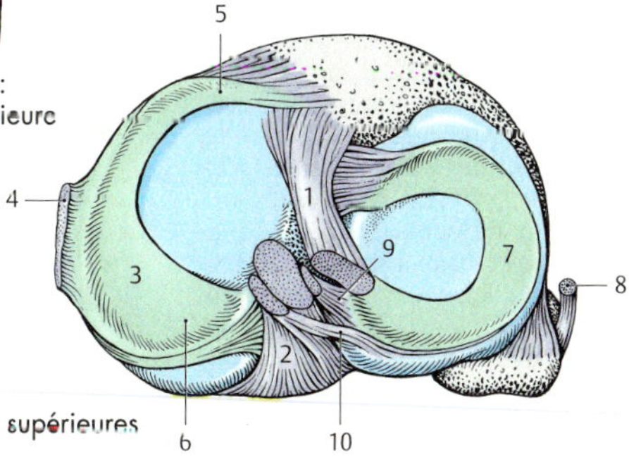

C Ménisques :
vue des surfaces supérieures

Articulation du genou (A-D) (suite)

La membrane synoviale (*membrana synovialis*) (**1**) et la membrane fibreuse (*membrana fibrosa*) (**2**) de la **capsule articulaire** (*capsula articularis*) sont séparées l'une de l'autre par des pelotons graisseux, aussi bien sur la face antérieure que sur la face postérieure. La zone de réflexion de la **membrane synoviale** se trouve en avant sur le *fémur* (**3**) presque à égale distance du bord du revêtement cartilagineux (**4**), ce qui est conditionné par la bourse suprapatellaire (*bursa suprapatellaris*) (**5**) communiquant avec l'articulation. Notons cependant que cette zone de réflexion de la membrane synoviale (**6**) apparaît un peu décollée de l'os par du tissu conjonctif périostial (**7**). Sur le *tibia* (**8**), l'insertion et la zone de réflexion de la membrane synoviale en avant sont immédiatement au contact du revêtement cartilagineux. En arrière, l'insertion de la membrane synoviale sur le fémur est attenante au *revêtement cartilagineux* des condyles fémoraux (**9**), par l'intermédiaire desquels la cavité articulaire est divisée en deux golfes (**10**) dirigés vers l'arrière. Au milieu, la membrane synoviale passe en avant du ligament croisé antérieur (*lig. cruciatum anterius*) (**11**) et du ligament croisé postérieur (*lig. cruciatum posterius*) (**12**), de sorte que les ligaments, bien qu'intracapsulaires, entre la membrane synoviale (**1**) et la capsule fibreuse (**2**), sont extra-articulaires. Sur le tibia en arrière, l'insertion longe le revêtement cartilagineux (**13**). Les *ménisques* (**14**) sont incorporés dans la membrane synoviale.

La **cavité articulaire** elle-même a une architecture compliquée. En avant, on trouve, si l'articulation est ouverte, un large peloton graisseux compris entre la membrane synoviale et la capsule fibreuse, le corps adipeux infrapatellaire (*corpus adiposum infrapatellare*) (**15**). Celui-ci s'étend depuis le bord inférieur de la patella (**16**), incluse dans la cloison antérieure de la capsule, jusqu'à la plica synoviale infrapatellaire (*plica synovialis infrapatellaris*) (**17**), qui représente le vestige d'une ancienne division de l'articulation en deux chambres.

La plica synoviale infrapatellaire traverse la cavité articulaire avec un bord supérieur libre et se prolonge sur les ligaments croisés qu'elle enveloppe par en avant (*voir* plus haut). Latéralement par rapport au corps adipeux infrapatellaire et à la plica synoviale infrapatellaire se trouvent les plicas alaires (*plicae alares*) (**18**).

Au genou, on trouve de nombreuses **bourses**, parmi lesquelles certaines communiquent avec la cavité articulaire. La plus grande de ces **bourses communicantes** est la bourse suprapatellaire (*bursa suprapatellaris*) (**5**), qui est située en avant et qui agrandit la cavité articulaire vers le haut. En arrière, ce sont le récessus subpoplité (*recessus subpopliteus*) et la bourse du M. semi-membraneux (*bursa m. semimembranosi*), qui sont des bourses plus petites. À la naissance des deux chefs du M. gastrocnémien, on trouve la bourse subtendineuse du M. gastrocnémien latéral (*bursa subtendinea m. gastrocnemii lateralis*) et la bourse subtendineuse du M. gastrocnémien médial (*bursa subtendinea m. gastrocnemii medialis*).

Parmi les **bourses synoviales non communicantes**, il faut mentionner la bourse sous-cutanée prépatellaire (*bursa subcutanea praepatellaris*), immédiatement située en avant de la patella, et la bourse infrapatellaire profonde (*bursa infrapatellaris profunda*) (**19**), qui s'étend entre le ligament patellaire (*lig. patellae*) (**20**) et la membrane fibreuse de la capsule articulaire. Cette dernière peut, dans quelques rares cas, communiquer avec l'articulation. Il existe de façon inconstante d'autres petits espaces de glissement comme la bourse subfasciale prépatellaire (*bursa subfascialis praepatellaris*), la bourse subtendineuse prépatellaire (*bursa subtendinea praepatellaris*) et la bourse sous-cutanée infrapatellaire (*bursa subcutanea infrapatellaris*).

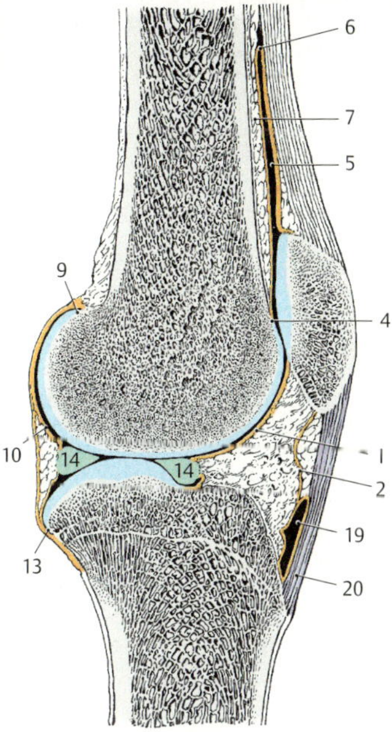

A Coupe sagittale à travers le genou

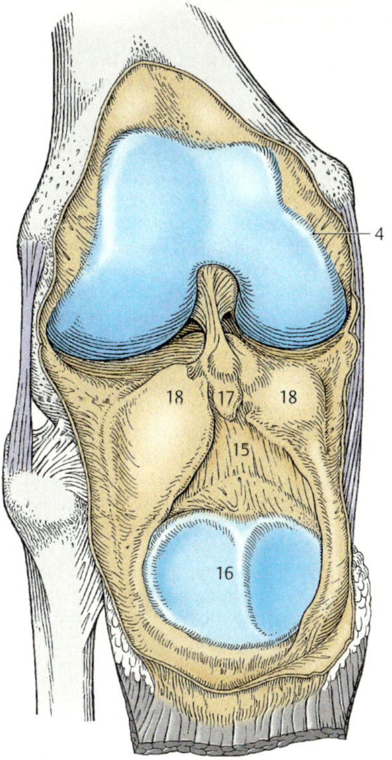

B Genou droit ouvert, patella attirée distalement

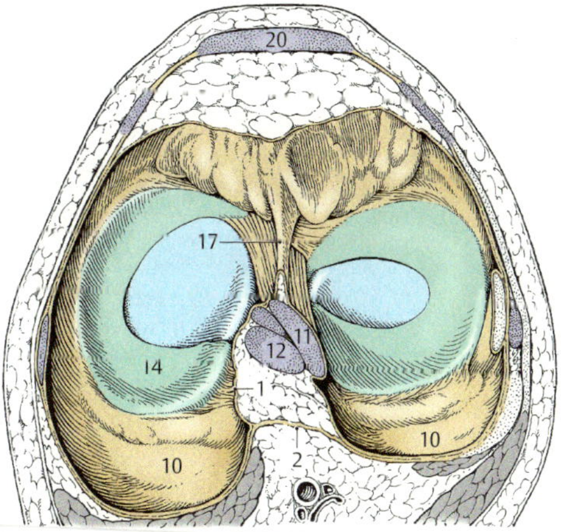

C Coupe transversale à travers le genou, moitié distale vue du côté proximal

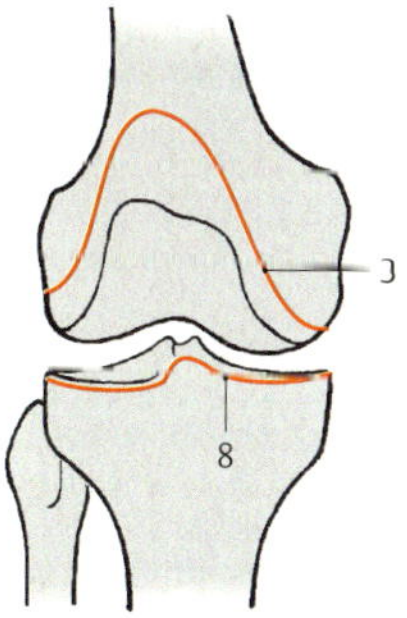

D Insertions capsulaires

Mouvements dans l'articulation du genou (A-E)

Au genou, on décrit une **flexion** et une **extension** autour d'un axe presque transversal mais également, genou fléchi, une **rotation** autour de l'axe de la jambe.

Genou étendu (**A**), les deux *ligaments collatéraux* (**1**, **2**) et la partie antérieure du ligament croisé antérieur (*lig. cruciatum anterius*) (**3**) sont en tension. Lors de l'extension, les condyles fémoraux glissent dans une position proche de la situation extrême où le ligament collatéral tibial (*lig. collaterale tibiale*) (**1**) se déploie complètement. Dans les dix derniers degrés de l'extension, avant d'atteindre la position extrême, apparaît une **rotation obligatoire de blocage** de 5° environ. Celle-ci est due à la mise en tension du ligament croisé antérieur, favorisée par la forme du condyle médial du fémur (*condylus medialis femoris*) (*voir* p. 194) et soutenue par le tractus ilio-tibial (*tractus iliotibialis*) (*voir* p. 254). Les deux ligaments latéraux sont alors très tendus. En même temps, les ligaments croisés (**3**, **4**) se déroulent légèrement l'un de l'autre. La rotation de blocage est atteinte, sur la jambe mobile, par une rotation externe du tibia et, sur la jambe portante, par une rotation interne de la hanche. En position d'extension extrême, non seulement les ligaments collatéraux (**1**, **2**) sont tendus, mais également les ligaments croisés (**A**).

L'extension normale atteint 180°. Chez les enfants et les sujets jeunes, il existe une petite hyperextension (environ 5°). Chez le nouveau-né, il n'y a pas d'extension maximale en raison de la rétroversion du tibia (*voir* p. 202)

Genou fléchi (**B**), le ligament collatéral fibulaire (*lig. collaterale fibulare*) (**2**) est totalement détendu, le ligament collatéral tibial (**1**) en grande partie, et les ligaments croisés antérieur (**3**) et postérieur (**4**) sont tendus. En position de flexion, la rotation dépend des ligaments croisés. L'amplitude de la **rotation interne** de la jambe (**C**) est plus faible que celle de la **rotation externe**. Lors de la rotation interne, les ligaments croisés s'enroulent l'un autour de l'autre et empêchent ainsi une trop forte torsion en dedans. De même, les fibres dorsales du ligament collatéral tibial (**1**) se tendent à la fin de la rotation interne. Lors de la rotation externe, les ligaments croisés se déroulent l'un de l'autre. La limitation de la rotation externe est due, d'une part, au ligament collatéral tibial et, d'autre part, au ligament collatéral fibulaire (**2**). L'amplitude maximale de la rotation est comprise entre 45° et 60°. Lorsque la jambe est levée du sol, on peut apprécier la rotation au mouvement de la tête de la fibula (**5**).

En raison de la disposition oblique des ligaments croisés, dans toutes les positions un ligament croisé ou une partie de l'un de ces ligaments est tendu. Dès que les ligaments collatéraux sont insuffisants, ils reprennent la conduite de l'articulation.

Lors de la rotation, le fémur et les *ménisques* (**6**) bougent sur le tibia ; lors de la flexion et de l'extension, le fémur bouge sur les ménisques par roulement et glissement ; aussi parle-t-on d'**articulation transportable**.

Remarques cliniques. Les surfaces articulaires relativement grandes et incongruentes, qui sont soumises à de lourdes charges, conduisent souvent avec l'âge à des dégradations du revêtement cartilagineux ou à des dystrophies osseuses. En cas de rupture du ligament croisé antérieur (**D**) apparaît le mouvement appelé **mouvement de tiroir antérieur** (**E**), c'est-à-dire qu'en position de flexion (lorsque les ligaments collatéraux sont insuffisants) la jambe peut être tirée de 2-3 cm vers l'avant (flèche).

Lors d'une blessure du ligament croisé postérieur et du ligament collatéral fibulaire apparaît un **mouvement de tiroir postérieur**, c'est-à-dire que la jambe peut être tirée vers l'arrière.

Un mouvement anormal de latéralité témoigne d'une rupture d'un ligament collatéral (**articulation vacillante**).

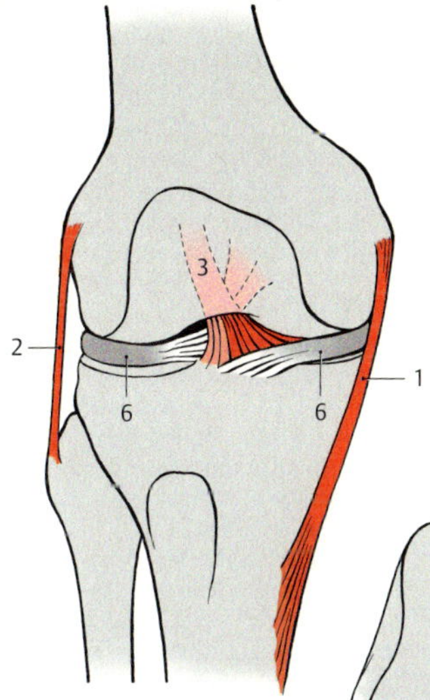

A Position d'extension

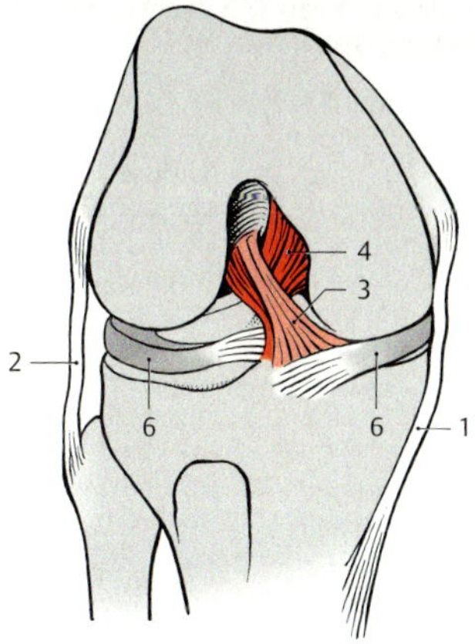

B Position de flexion

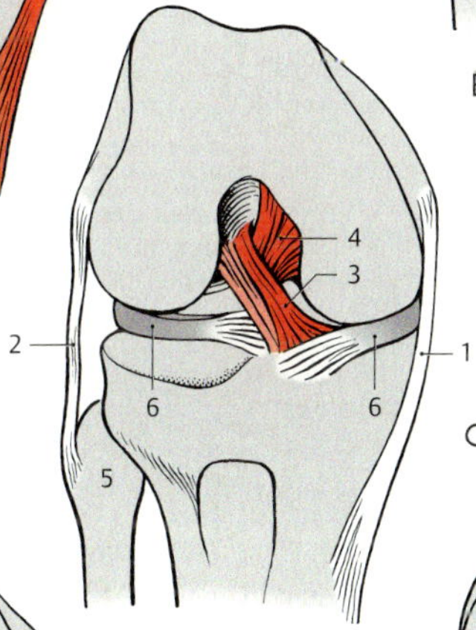

C Rotation interne

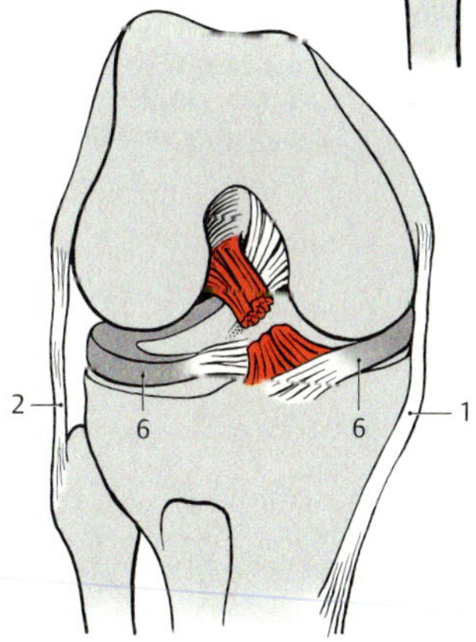

D Rupture du ligament croisé antérieur

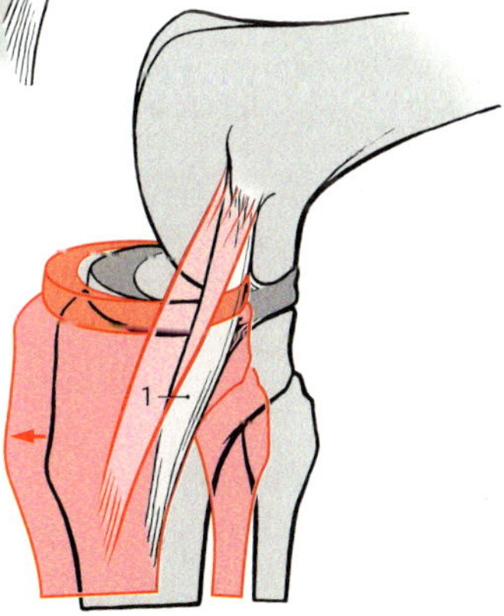

E Mouvement de tiroir : attraction en avant du tibia par rupture du ligament croisé

Forme de la jambe et articulation du genou (A-C)

La forme de la jambe, indépendamment de l'angle entre le corps et le col du fémur (*voir* p. 196), dépend de la forme correcte de l'articulation du genou. Une mauvaise position de la jambe conduit à une charge anormale et donc à l'apparition précoce de détériorations du genou.

Sous une articulation du genou normalement constituée se trouve une jambe rectiligne, en **genu rectum** (**A**). La ligne de charge (**1**) passe alors à travers le centre de la tête fémorale (**2**), à travers le milieu de l'articulation du genou et se prolonge au milieu du calcanéus (**3**)

Lorsque la ligne de charge (**1**) s'écarte en dehors, c'est-à-dire qu'elle passe à travers le condyle latéral du fémur (**4**) et la tête de la fibula (**5**), on voit alors une jambe en X, le **genu valgum** (**B**). Le ligament collatéral tibial (**6**) est alors en tension; le ménisque latéral (**7**) et les surfaces cartilagineuses du condyle latéral du fémur (**4**) et du condyle latéral du tibia (**8**) deviennent trop sollicitées. La fente articulaire bâille plus en dedans qu'en dehors. Lorsque la jambe est en X, la rotation de blocage est plus puissante. Les faces médiales des deux jambes se touchent au niveau du genou alors que les deux malléoles médiales ne sont pas en contact.

Si la ligne de charge (**1**) traverse le condyle médial du fémur (**9**) ou en dedans, on parle alors d'une jambe en O, ou **genu varum** (**C**). C'est alors le ligament collatéral fibulaire (**10**) qui se tend. La détérioration et la sollicitation sont plus importantes sur le ménisque médial (**11**) et sur les surfaces cartilagineuses. Les jambes ne peuvent pas être rapprochées l'une de l'autre au niveau des genoux; en outre, avec une jambe en O, l'extension ne peut pas être complète et la rotation de blocage n'est donc pas réalisable.

Unions entre le tibia et la fibula (D)

L'**articulation tibio-fibulaire** (*articulatio tibiofibularis*) (**12**) est une union articulaire presque immobile (**amphi-arthrose**) entre la tête de la fibula (**13**) et la facette articulaire fibulaire du condyle latéral du tibia (**14**). Elle comporte une **capsule tendue**, renforcée par les ligaments antérieur et postérieur de la tête de la fibula. On la décrit également comme une **articulation de compensation** car, lors d'une flexion maximale en avant de la cheville, la mise en tension de la pince bimalléolaire est compensée par les mouvements de cette articulation.

Entre les deux articulations qui unissent les os de la jambe, on trouve la **membrane interosseuse de la jambe** (*membrana interossea cruris*) (**15**), une **syndesmose** qui fixe entre eux les deux os. La direction des fibres de la membrane interosseuse est oblique vers le bas du tibia à la fibula. Elle est d'une grande solidité.

À l'extrémité distale des deux os, on trouve en outre la **syndesmose tibio-fibulaire** (*syndesmosis tibiofibularis*) (**16**). On décrit ainsi le ligament tibio-fibulaire antérieur (*lig. tibiofibulare anterius*), un ligament relativement plat qui s'étend en biais devant la face antérieure des deux extrémités distales osseuses, et le ligament tibio-fibulaire postérieur (*lig. tibiofibulare posterius*), qui est étendu en arrière. La direction des fibres du ligament postérieur est plutôt horizontale. Ces deux ligaments s'allongent de façon insignifiante, de sorte que, lors d'une flexion dorsale, un rapprochement des deux os de la jambe est possible, dans une faible mesure.

17 M. semi-tendineux, M. gracile et M. sartorius, particulièrement sollicités.
18 M. biceps fémoral et tractus ilio-tibial, particulièrement sollicités.

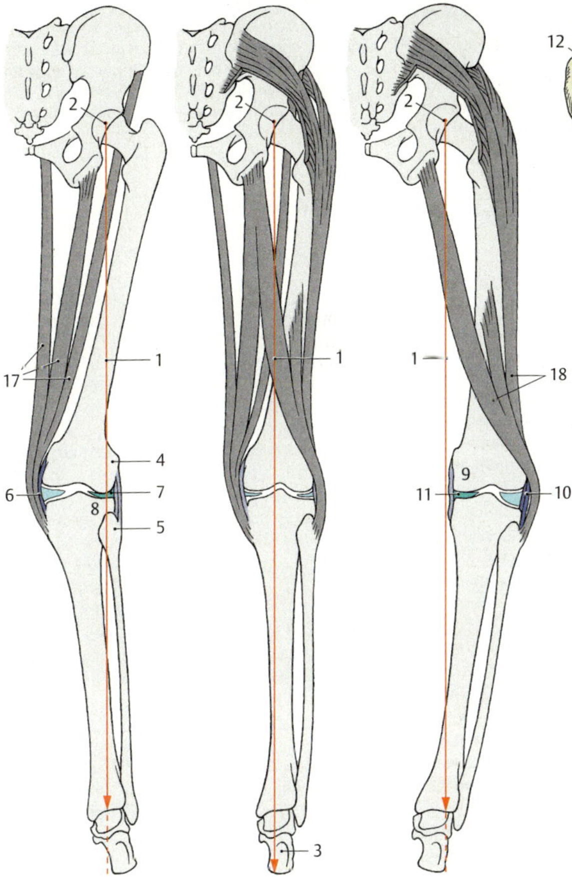

B Genu valgum A Genu rectum C Genu varum

A-C Position de la jambe et du genou (d'après Lanz-Wachsmuth)

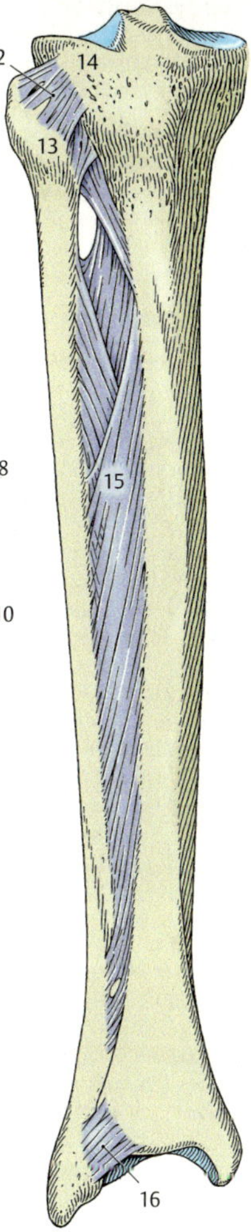

D Unions entre le tibia et la fibula

Squelette du pied (A-G)

Le squelette du pied se compose :
- — de la racine du pied : le **tarse**;
- — du milieu du pied, le **métatarse**;
- — des **orteils**.

Le **tarse** comporte sept os, les os du tarse : le **talus**, le **calcanéus**, l'**os naviculaire**, l'**os cuboïde** et les trois **os cunéiformes**.

Le **métatarse** comprend cinq **métatarsiens**, alors que les **orteils** sont formés des **phalanges**.

Os du tarse

Le **talus** (**A-C**) transmet le poids de tout le corps au pied. On décrit au talus une **tête du talus** (*caput tali*) (**1**) et un **corps** (*corpus tali*) (**2**), séparés par le **col du talus** (*collum tali*) (**3**). La tête du talus porte la facette articulaire naviculaire (*facies articularis navicularis*) articulée avec l'os naviculaire, alors que le col possède de petits canaux vasculaires et des aspérités. Sur le corps du talus, on distingue la trochlée du talus (*trochlea tali*) (**4**) et, en arrière, le processus postérieur du talus (*processus posterior tali*) avec un tubercule latéral (*tuberculum laterale*) (**5**) et un tubercule médial (*tuberculum mediale*) (**6**). Immédiatement à côté du tubercule médial est creusé le sillon du tendon du M. long fléchisseur de l'hallux (*sulcus tendinis m. flexoris hallucis longi*) (**7**). La trochlée du talus comportant une facette supérieure est plus large en avant qu'en arrière, ce qui est plus net avec le talus droit qu'avec le gauche. Sur le côté latéral, cette face supérieure se prolonge par une facette malléolaire latérale (*facies malleolaris lateralis*) (**8**), qui rejoint le processus latéral du talus (*processus lateralis tali*) (**9**). En dedans, on trouve la plus petite facette malléolaire médiale (*facies malleolaris medialis*) (**10**). Les trois surfaces articulaires sont articulées dans la pince bimalléolaire. Dans le prolongement de la facette articulaire naviculaire, on trouve sur la face inférieure la facette articulaire calcanéenne antérieure (*facies articularis calcanea anterior*) (**11**), qui est en continuité avec la précédente. Près de la facette articulaire calcanéenne antérieure se trouve la facette articulaire calcanéenne médiane (*facies articularis calcanea media*) (**12**), rarement séparée d'elle par une surface dépourvue de cartilage. Derrière celle-ci se trouve le sillon du talus (*sulcus tali*) (**13**) et la grande facette articulaire calcanéenne postérieure (*facies articularis calcanea posterior*) (**14**).

Le talus est également articulé par des ligaments qui sont encroûtés de cartilage (*voir* p. 224). Ainsi existe-t-il à la face inférieure du talus des facettes articulaires d'allure variable. On parle d'une plus grande *facette articulaire du ligament calcanéo-naviculaire plantaire* et d'une plus petite *facette articulaire de la partie calcanéo-naviculaire du ligament bifurqué*.

Développement : le noyau d'ossification du talus apparaît à 7-8 mois.

Variations. Le tubercule latéral du processus postérieur du talus peut, exceptionnellement, être indépendant et s'appeler alors **os trigone**

Le **calcanéus** (**D-G**) est le plus grand os de la racine du pied. En arrière apparaît la puissante **tubérosité calcanéenne** (*tuber calcanei*) (**15**), qui comporte près de sa face inférieure deux prolongements dirigés vers l'avant : le processus latéral et le processus médial. Sur le relief de la tubérosité du calcanéus s'insère le tendon d'Achille. En avant se trouve la facette articulaire cuboïdienne (*facies articularis cuboidea*) (**16**). À la face supérieure du calcanéus, on trouve le plus souvent trois surfaces articulaires : les facettes articulaires taliennes (*facies articularis talaris*) antérieure (**17**), moyenne (**18**) et postérieure (**19**). Entre les deux dernières se trouve le sillon calcanéen (*sulcus calcanei*) (**20**), qui constitue, avec le sillon du talus (*voir* plus haut), le **sinus du tarse** (*sinus tarsi*). Les deux surfaces articulaires les plus antérieures peuvent être unies entre elles. Sur la face médiale se développe le **sustentaculum tali** (**21**). Il porte la facette articulaire talienne moyenne. Au-dessous se trouve le sillon du tendon du M. long fléchisseur de l'hallux (**22**). La face latérale porte un relief osseux, le plus souvent moins proéminent, la trochlée fibulaire (*trochlea fibularis*) (des péroniers; **23**), sous laquelle glisse le sillon du tendon du M. long fibulaire (*sulcus tendinis m. fibularis longi*) (péronier) (**24**).

Développement : le noyau d'ossification du calcanéus se développe au 4e-7e mois fœtal.

Remarques cliniques. Dans de nombreux cas, on trouve un prolongement osseux partant du processus médial de la tubérosité vers l'avant, l'**épine calcanéenne**, sur laquelle différents muscles de la plante du pied prennent insertion. Cette épine calcanéenne peut être très douloureuse.

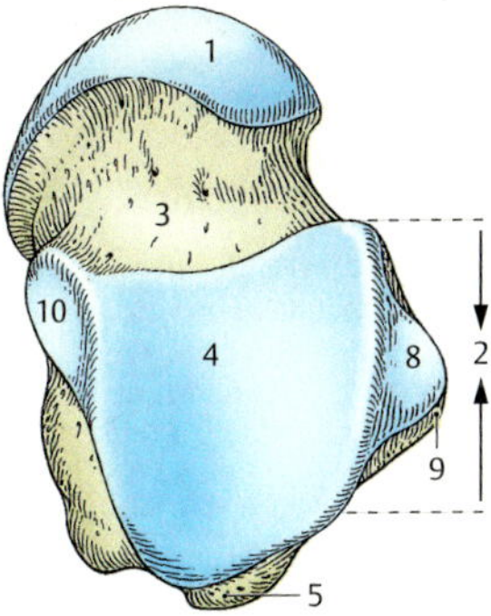

A Talus droit, vue supérieure

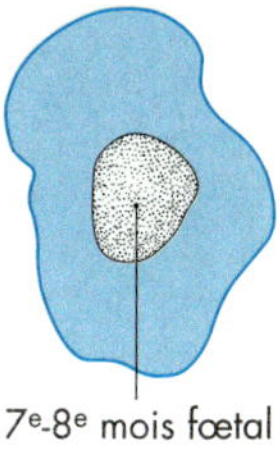

C Talus, développement

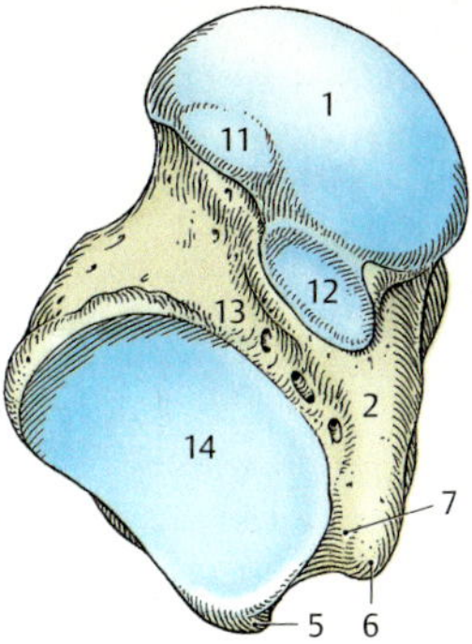

B Talus droit, vue inférieure

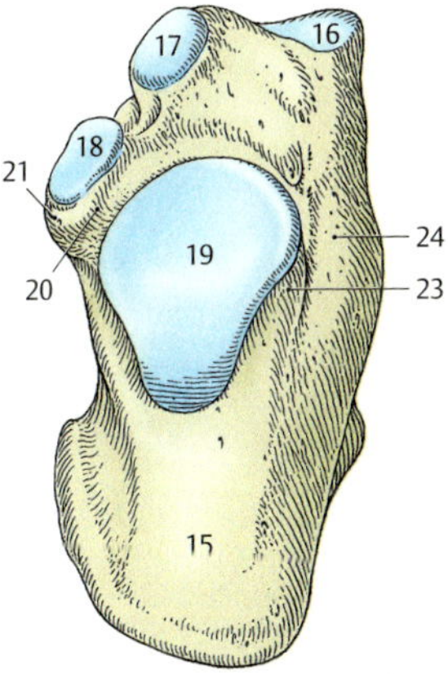

D Calcanéus droit, vue supérieure

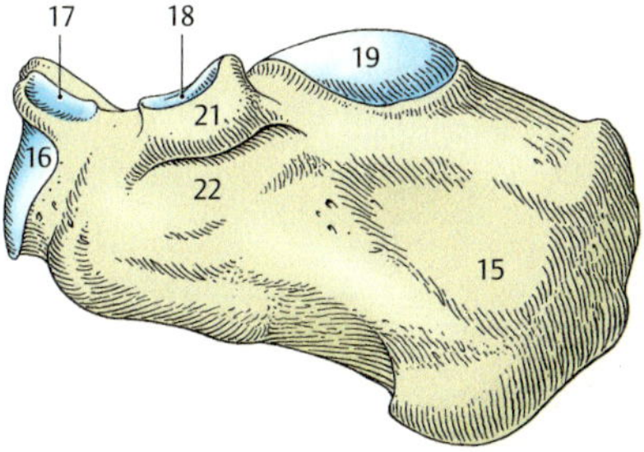

E Calcanéus droit, vue médiale

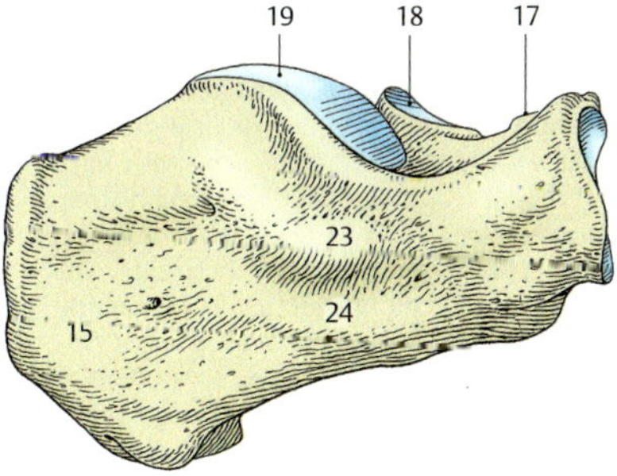

F Calcanéus droit, vue latérale

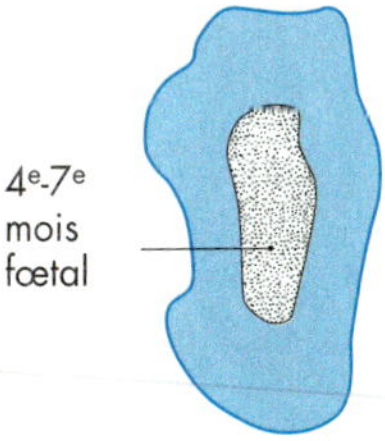

G Calcanéus, développement

Squelette du pied

Os du tarse (A-P) (suite)

L'**os naviculaire** (**A**-**C**) est articulé avec le talus et avec les trois os cunéiformes. Sur la face orientée vers la tête du talus se trouve la surface articulaire concave avec la tête du talus. Vers le dedans, on trouve la tubérosité de l'os naviculaire (*tuberositas ossis navicularis*) (**1**), orientée vers la plante, et du côté distal, trois surfaces articulaires pour les trois os cunéiformes, séparées les unes des autres par de petites crêtes.

Développement : le noyau d'ossification apparaît vers 3-4 ans.

L'**os cuboïde** (**D**-**F**) est plus court latéralement que médialement. Du côté distal, ce sont les surfaces articulaires avec les 4e et 5e métatarsiens, qui sont séparées l'une de l'autre par une encoche. En dedans, on trouve la surface d'articulation avec l'os cunéiforme latéral et parfois, en arrière, une petite aire d'articulation avec l'os naviculaire. Dirigé vers l'arrière, le processus calcanéen (*processus calcaneus*) (**2**) est articulé avec le calcanéus. À sa face inférieure glisse le sillon du tendon du M. long fibulaire (*sulcus tendinis m. fibularis longi*) (péronier ; **3**). Derrière ce sillon du tendon se trouve un épaississement osseux oblique en forme de bourrelet, la tubérosité de l'os cuboïde (*tuberositas ossis cuboidei*) (**4**).

Développement : le noyau osseux de l'os cuboïde apparaît au dixième mois fœtal (**signe de maturité**).

Les trois **os cunéiformes** (**G**-**P**) se distinguent les uns des autres par leur taille et leur situation dans le squelette osseux. L'**os cunéiforme médial** (*os cuneiforme mediale*) (**G**, **H**) est le plus grand, l'**os cunéiforme intermédiaire** (*os cuneiforme intermedium*) (**J**, **K**) est le plus petit. L'os cunéiforme médial regarde par sa surface large vers la plante du pied, alors que les os cunéiformes intermédiaire et **latéral** (**L**, **M**) sont orientés vers la plante du pied par leur bord tranchant. Du côté proximal, les trois os cunéiformes sont articulés avec l'os naviculaire (**5**). Du côté distal vers les orteils, ils comportent des articulations avec les os métatarsiens. L'os cunéiforme médial s'articule avec le premier os métatarsien et, pour une petite partie, avec le second os métatarsien (**6**) ; l'os cunéiforme latéral comporte des surfaces articulaires avec le troisième métatarsien, une petite avec le second métatarsien (**7**) et parfois une toute petite pour le quatrième métatarsien. L'os cunéiforme intermédiaire ne s'articule distalement qu'avec le second métatarsien. Les trois os cunéiformes sont également articulés les uns avec les autres. L'os cunéiforme latéral possède, en outre, une surface articulée (**8**) avec l'os cuboïde.

Développement : le noyau osseux apparaît dans l'os cunéiforme médial (**N**) vers 2-3 ans, dans l'os cunéiforme intermédiaire (**O**) à 3 ans et dans l'os cunéiforme latéral (**P**) vers 1-2 ans.

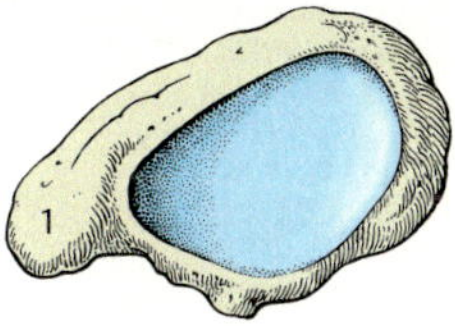

A Os naviculaire droit, vue proximale

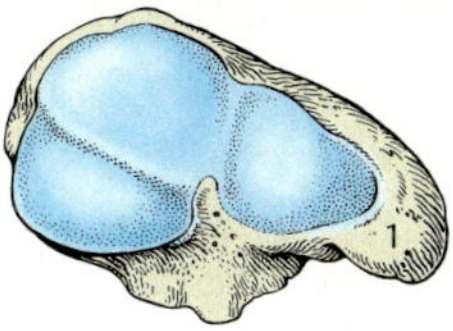

B Os naviculaire droit, vue distale

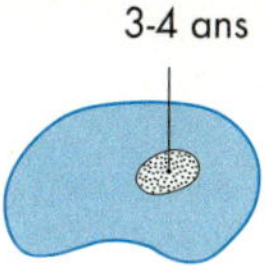

C Os naviculaire, développement

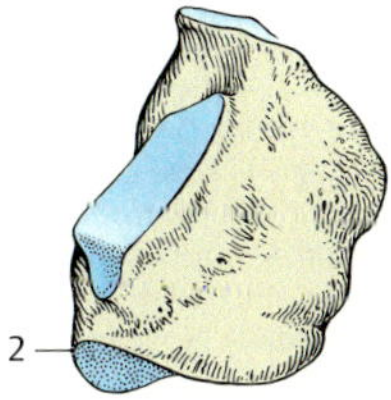

D Os cuboïde droit, vue dorsale

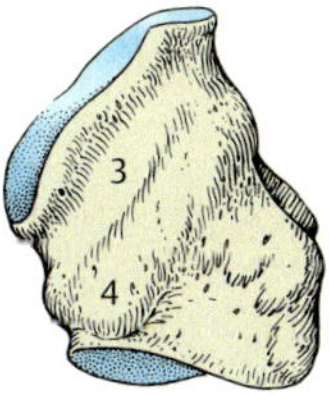

E Os cuboïde droit, vue plantaire

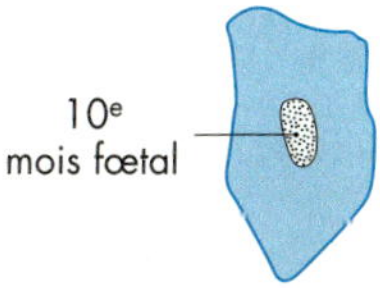

F Os cuboïde, développement

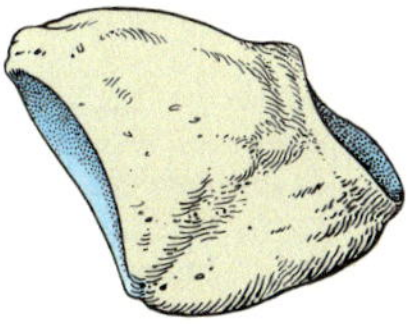

G Os cunéiforme médial droit, vue médiale

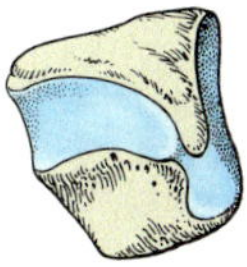

J Os cunéiforme intermédiaire droit, vue médiale

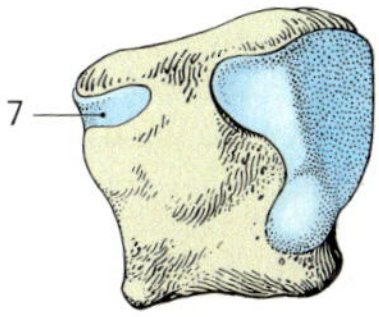

L Os cunéiforme latéral droit, vue médiale

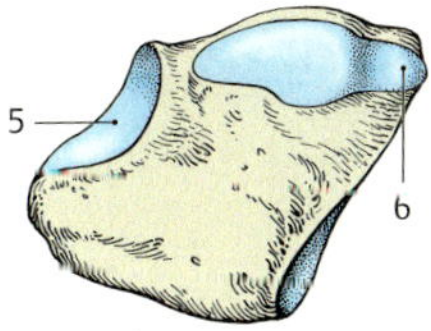

H Os cunéiforme médial droit, vue latérale

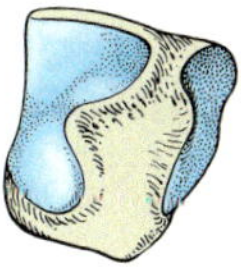

K Os cunéiforme intermédiaire droit, vue latérale

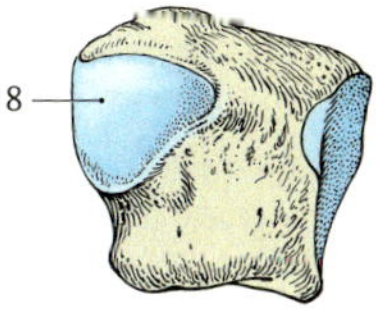

M Os cunéiforme latéral droit, vue latérale

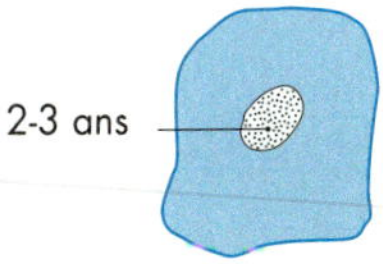

N Os cunéiforme médial, développement

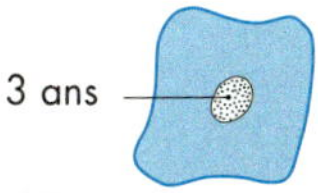

O Os cunéiforme intermédiaire, développement

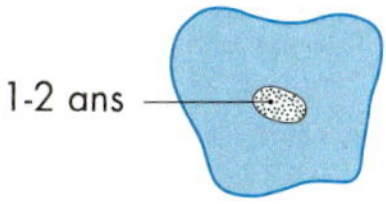

P Os cunéiforme latéral, développement

Squelette du pied (suite)

Os métatarsiens (A, B)

Les cinq **os métatarsiens** (*ossa metatarsi*) sont des os tubulés à convexité dorsale. Ils comportent chacun une *base* (**1**), un *corps* (**2**) et une *tête* (**3**). Le **premier os métatarsien** est le plus court et le plus épais. À la base du premier métatarsien, du côté plantaire, existe une saillie, la tubérosité du premier métatarsien. À hauteur de ce relief, le premier métatarsien peut être articulé latéralement de façon non exceptionelle avec la base du deuxième métatarsien et, vers l'arrière, régulièrement avec l'os cunéiforme médial (**4**) par une surface articulaire arquée. À son extrémité antérieure, la tête comporte, sur sa face plantaire, une petite crête qui sépare deux petits sillons. Dans ces sillons, on trouve habituellement deux **os sésamoïdes** (**5**).

Les **os métatarsiens II**, **III** et **IV** sont minces, les bases sont plus larges du côté dorsal que du côté plantaire, et ils portent sur leurs faces juxtaposées des surfaces d'articulation les uns avec les autres et, vers l'arrière (proximal), des surfaces d'articulation avec les os cunéiformes et avec l'os cuboïde. Les têtes de ces trois métatarsiens sont écrasées latéralement, de sorte qu'ils apparaissent en forme de poulie.

L'**os métatarsien V** se distingue par le fait que, sur sa face latérale, il porte une tubérosité du cinquième métatarsien (**6**).

Phalanges des orteils (A, B)

Les orteils 2 à 5 possèdent une **phalange proximale** (*phalanx proximalis*), une **phalange moyenne** (*phalanx media*) et une **phalange distale** (*phalanx distalis*), alors que le gros orteil ne comporte que deux phalanges.

On distingue aux phalanges une *base* (**7**), un *corps* (**8**) et une *tête* (**9**). Sur la phalange distale (**10**) se trouve une tubérosité de la phalange distale (*tuberositas phalangis distalis*). On trouve des petits sillons près des têtes des phalanges proximale et moyenne.

Variations. Une particularité du cinquième orteil est la possibilité de fusion des phalanges moyenne et distale, celle-ci étant déjà présente au stade cartilagineux avant la naissance.

Os sésamoïdes

Près des articulations métatarso-phalangiennes se trouvent de nombreux petits os sésamoïdes. Seuls ceux en regard de la tête du premier métatarsien sont cependant constamment présents.

Développement : les structures cartilagineuses d'origine des métatarsiens comportent, au niveau du corps, une manchette osseuse périchondrale au 2e-3e mois de vie fœtale ; il existe également une structure d'ossification épiphysaire. De façon similaire aux os de la main, le noyau d'ossification épiphysaire du premier métatarsien est à la base, pour les autres à hauteur de la tête du métatarsien. Ces noyaux d'ossification épiphysaires endochondraux apparaissent à l'âge de 2-4 ans. Dans certains cas, le premier et le cinquième métatarsiens peuvent avoir en plus une seconde structure épiphysaire.

Dans les phalanges, les noyaux épiphysaires apparaissent dans les bases à l'âge de 1-5 ans, alors que le manteau osseux périchondral se forme au niveau du corps entre le 2e et le 8e mois de vie fœtale. Ici aussi, la fusion se fait pendant la puberté. Les structures osseuses isolées peuvent être très variables, et l'on trouvera toujours différents moments d'apparition de ces structures osseuses, de sorte que les dates données ne doivent être considérées que comme des orientations.

11 Os cunéiforme intermédiaire.
12 Os cunéiforme latéral.
13 Os cuboïde.
14 Os naviculaire.

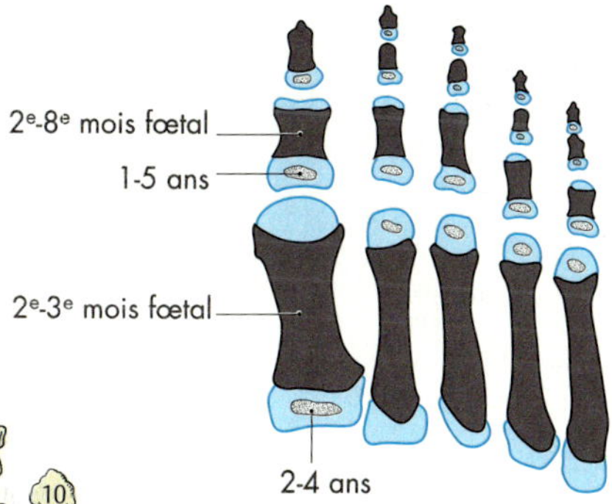

B Développement

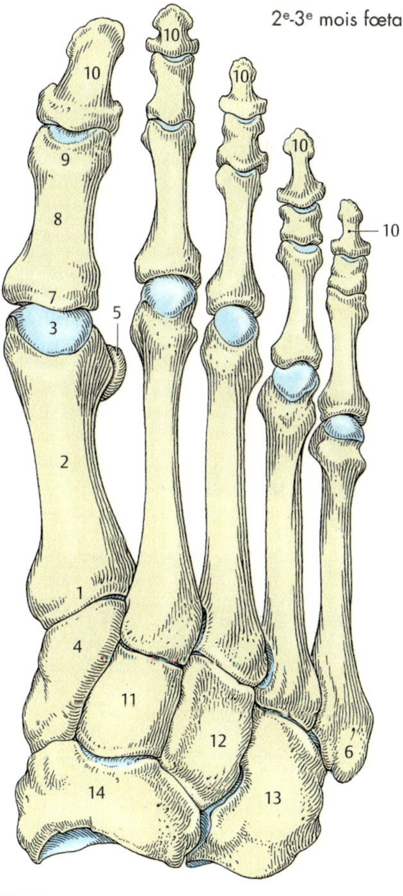

A Milieu du pied et phalanges du pied droit, vue dorsale

Articulations du pied (A-C)

Parmi les **articulations du pied** (*articulationes pedis*), on distingue l'**articulation de la cheville** (*articulatio talocruralis*), l'**articulation sub-talienne** (*articulatio subtalaris*) et l'**articulation talo-calcanéo-naviculaire** (*articulatio talocalcaneonavicularis*).

En outre, il existe l'**articulation cunéo-naviculaire** et les **articulations calcanéo-cuboïdienne, cunéo-cuboïdienne** et **intercunéiformes**.

Les **articulations tarso-métatarsiennes** sont des articulations entre la racine du pied et les os du milieu du pied.

Les relations articulaires entre les bases des métatarsiens sont les **articulations intermétatarsiennes** et, entre les métatarsiens et les phalanges, les **articulations métatarso-phalangiennes**.

Enfin, ce sont les articulations entre les phalanges, les **articulations interphalangiennes du pied**.

Articulation de la cheville

Les **surfaces articulaires** de l'articulation talo-crurale sont formées par la pince bimalléolaire (**1**), la trochlée du talus (*trochlea tali*) avec la facette supérieure et les faces malléolaires médiale et latérale. Le tibia et la fibula forment la pince pour la poulie du talus (*voir* p. 216). La surface articulaire de la fibula est plus basse que celle du tibia.

La **capsule articulaire** (**2**) s'insère au bord des surfaces articulaires encroûtées de cartilage. La cavité articulaire contient aussi bien en avant qu'en arrière des plis synoviaux.

Ligaments de l'articulation de la cheville : le plus grand ligament est le ligament collatéral médial (*lig. collaterale mediale*) (**3**), situé médialement et également appelé ligament deltoïdien, qui est constitué d'une partie tibio-naviculaire (*pars tibionavicularis*) (**4**), d'une partie tibio-calcanéenne (*pars tibiocalcanea*) (**5**), d'une partie tibio-talienne antérieure (*pars tibiotalaris anterior*) et d'une partie tibio-talienne postérieure (*pars tibiotalaris posterior*) (**6**). La partie tibio-naviculaire (**4**) s'étend du tibia (**7**) jusqu'à l'os naviculaire (**8**) et recouvre la partie tibio-talienne antérieure, qui rejoint le col du talus (*collum tali*). La partie tibio-calcanéenne (**5**) s'étend vers le sustentaculum tali (**9**) et recouvre partiellement la partie tibio-naviculaire (**4**). Il existe d'autres ligaments : le ligament talo-fibulaire antérieur (*lig. talofibulare anterius*) (**10**), le ligament talo-fibulaire postérieur (*lig. talofibulare posterius*) et le ligament calcanéo-fibulaire (*lig. calcaneofibulare*) (**11**). Le ligament talo-fibulaire antérieur unit la malléole latérale au col du talus. Le ligament talo-fibulaire postérieur s'étend presque horizontalement depuis la fosse de la malléole latérale vers le processus postérieur du talus. La capsule articulaire s'arrondit distalement et proximalement par rapport à ce ligament. La pince bimalléolaire est fixée par les ligaments tibio-fibulaires (*lig. tibiofibulare*) antérieur (**12**) et postérieur. Les trois ligaments sont rassemblés en un ligament collatéral latéral.

Mouvements : ce sont les **flexions plantaire** et **dorsale**. Lors de la flexion plantaire, des mouvements de vacillement sont possibles car la poulie du talus est plus étroite en arrière et la pince laisse alors plus de jeu. L'articulation de la cheville est une **articulation charnière** autour d'un **axe transversal**, qui commence juste sous la pointe de la malléole médiale et rejoint la partie la plus épaisse de la malléole latérale. L'amplitude du mouvement entre la flexion dorsale maximale et la flexion plantaire maximale est de 70°.

Remarques cliniques. Deux lignes articulaires permettent l'amputation de l'avant-pied. La **ligne articulaire de Chopart** (**C** ; rouge), faussement appelée articulation transverse du tarse, s'étend entre le talus (**13**), le calcanéus (**14**), l'os naviculaire (**8**) et l'os cuboïde (**15**). Le ligament bifurqué (**16** ; *voir* p. 226) joue le rôle de clé car sa section donne accès à la ligne de Chopart. La **ligne articulaire de Lisfranc** (**C** ; bleu) se trouve entre les os de la racine du pied et les métatarsiens. On remarque que le deuxième métatarsien (**17**) déborde du côté proximal, de sorte que la ligne articulaire n'est pas rectiligne.

18 Lig. calcanéo-cuboïdien plantaire.
19 Lig. long plantaire.
20 Os cunéiforme médial.
21 Os cunéiforme intermédaire.
22 Os cunéiforme latéral.
23 Tubercule médial du processus postérieur du talus.
24 Lig. calcanéo-naviculaire plantaire.

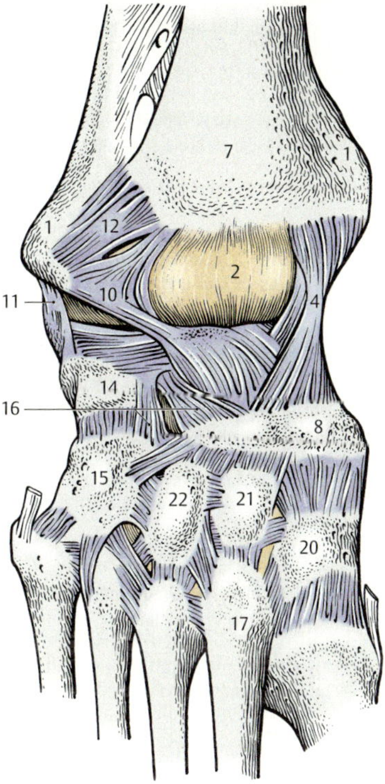

A Articulations du pied, vue dorsale et antérieure

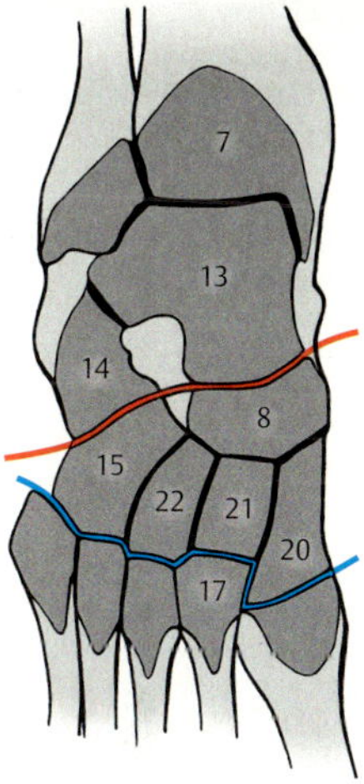

C Coupe passant par la racine du pied

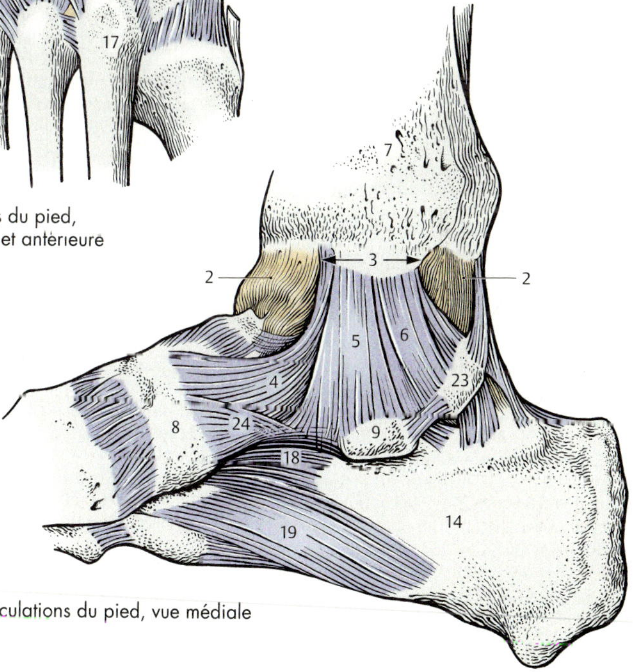

B Articulations du pied, vue médiale

Articulations du pied (suite)

Articulations inférieures du tarse postérieur (A, B)

Il s'agit de deux articulations séparées l'une de l'autre, l'**articulation subtalienne** (**1**), en arrière, et l'**articulation talo-calcanéo-naviculaire** (**2**), qui en occupe la partie antérieure. Les deux articulations, séparées l'une de l'autre, agissent cependant ensemble. Les **surfaces articulaires** de l'articulation subtalienne sont constituées du talus (**3**) et du calcanéus (**4**). La **capsule** est lâche et fine, renforcée par les ligaments talo-calcanéens (*lig. talocalcanea*) médial et latéral (**5**). L'**articulation talo-calcanéo-naviculaire** comporte trois cartilages articulaires. À côté des **surfaces articulaires** du talus, du calcanéus et de l'os naviculaire (**6**), il existe une autre surface recouverte d'un cartilage fibreux sur le ligament calcanéo-naviculaire plantaire (**7**). Il unit le calcanéus au niveau de la facette articulaire médiale avec l'os naviculaire et forme avec lui une cavité pour la tête du talus (**ligament articulaire**).

La **capsule** de ces articulations du tarse postérieur (partie antérieure) s'insère immédiatement à la limite de l'insertion cartilagineuse et rejoint le ligament calcanéo-naviculaire plantaire. Le ligament bifurqué (*lig. bifurcatum*) (**8** ; *voir* p. 226) est un renforcement capsulaire tendu, qui unit entre eux le calcanéus (**4**), l'os naviculaire (**6**) et l'os cuboïde (**9**). Le ligament talo-calcanéen interosseux (ligament interosseux) (**10**) sépare l'une de l'autre les parties antérieure et postérieure des articulations du tarse postérieur.

En résumé, on dit habituellement que l'articulation de la cheville autorise un mouvement de charnière, alors que les articulations sous-jacentes permettent une rotation. L'articulation de la cheville est une articulation charnière, une **ginglymus**, les articulations basses forment une **articulation trochoïde**, de sorte que ces deux articulations assurent ensemble la fonction d'une **trochoginglymus**. Les mouvements de rotation seront décrits, comme pour la main, comme **pronation** et **supination**.

On décrit comme *supination* l'élévation du bord médial du pied et comme *pronation* l'élévation du bord latéral du pied accompagnée d'une rotation externe simultanée. L'amplitude globale de pronation et de supination entre les positions extrêmes est de 60°.

Articulations entre les os restants de la racine et du milieu du pied (A, B)

L'**articulation calcanéo-cuboïdienne** (**11**) est une amphi-arthrose. La fente articulaire est une partie de la ligne articulaire de Chopart, l'**articulation transverse du tarse** (*voir* p. 222). L'**articulation cunéo-naviculaire** et les **articulations tarso-métatarsiennes** ainsi que l'**articulation cunéo-cuboïdienne** représentent également des amphi-arthroses. Les ligaments qui renforcent la capsule articulaire seront décrits p. 226. Les autres **articulations intertarsales** et les **articulations intermétatarsales** qui réunissent les faces homologues des bases des métatarsiens II-V appartiennent aussi aux amphi-arthroses.

Articulations des orteils

Les **articulations métatarso-phalangiennes** et **articulations interphalangiennes du pied** forment, d'un côté, l'articulation métatarso-phalangienne et, de l'autre, les articulations interphalangiennes proximale et distale. L'articulation métatarso-phalangienne a une forme de condyle, dont la fonction est restreinte par des ligaments collatéraux. Les articulations interphalangiennes sont des articulations charnières.

12 Lig. calcanéo-cuboïdien dorsal.
13 Lig. cuboïdo-naviculaire dorsal.
14 Lig. talo-naviculaire.
15 Lig. tarso-métatarsien dorsal.
16 Lig. métatarsien dorsal.
17 Lig. long plantaire.
18 Lig. métatarsien plantaire.
19 Tendon du M. long fibulaire.
20 Tendon du M. tibial antérieur.
21 Tendon du M. tibial postérieur.
22 Tendon du M. court fibulaire.
23 Lig calcanéo-cuboïdien plantaire.
24 Lig. cuboïdo-naviculaire plantaire.

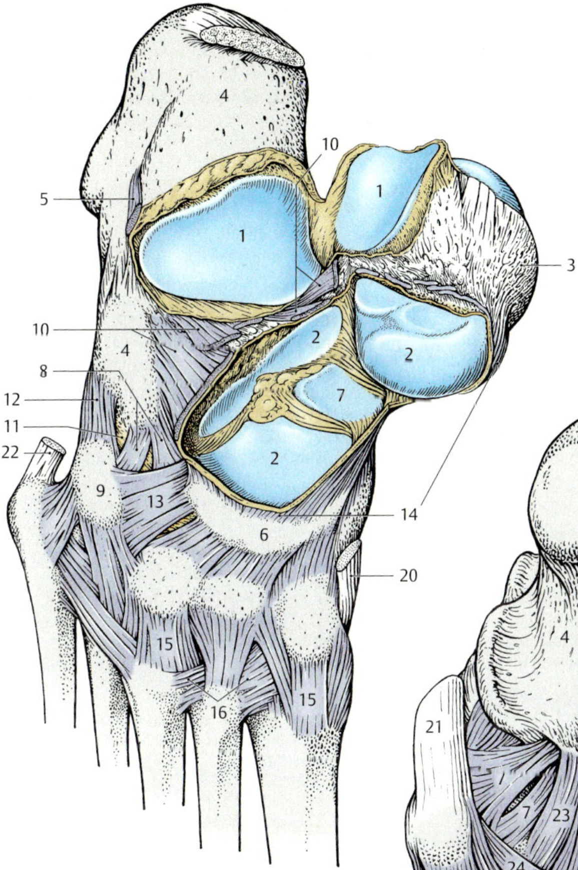

A Articulations du pied, vue dorsale

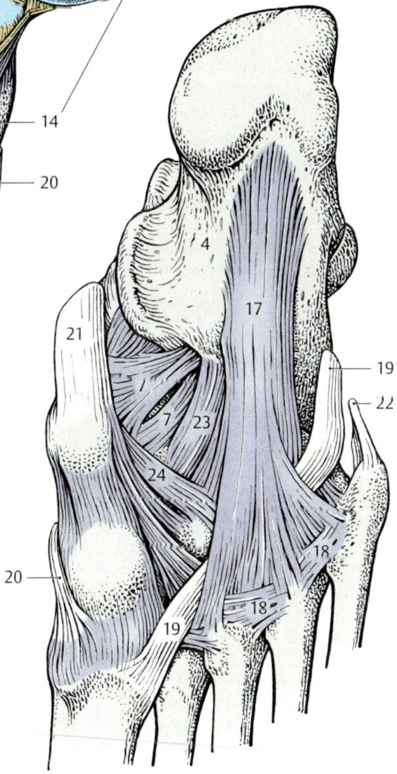

B Articulations du pied, vue plantaire

Ligaments des articulations du pied (A, B)

Les ligaments de la racine du pied peuvent être divisés en plusieurs groupes.

Ligaments qui unissent les os de la jambe entre eux et aux os du tarse (rouge) : ils comprennent le lig. collatéral médial (**1**), le lig. collatéral latéral, le lig. talo-fibulaire antérieur (**2**), le lig. talo-fibulaire postérieur (**3**) et le lig. calcanéo-fibulaire (**4**). En outre, il s'agit du lig. tibio-fibulaire antérieur (**5**) et du lig. tibio-fibulaire postérieur (**6**).

Ligaments qui unissent le talus aux autres os du tarse (vert) : ce sont le lig. talo-naviculaire (**7**), le lig. talo-calcanéen interosseux (**8**), les lig. talo-calcanéens latéral (**9**) et médial (**10**) et le lig. talo-calcanéen postérieur (**11**).

Tous les autres ligaments dorsaux, ligaments dorsaux du tarse (jaune) : il s'agit du ligament bifurqué (**12**) comportant deux parties (lig. calcanéo-naviculaire et calcanéo-cuboïdien), les lig. intercunéiformes dorsaux (**13**), le lig. cunéo-cuboïdien dorsal (**14**), le lig. cuboïdo-naviculaire dorsal (**15**), les lig. cunéo-naviculaires dorsaux (**16**) et les lig. calcanéo-cuboïdiens dorsaux (**17**).

Les ligaments plantaires du tarse (bleu) **qui unissent les os du pied sur leur face plantaire :** le ligament plantaire long (**18**) est tendu depuis la tubérosité calcanéenne jusqu'à l'os cuboïde et aux os métatarsiens. Le lig. calcanéo-naviculaire plantaire (**19** ; *voir* p. 228) est un ligament important pour la statique du pied. Le lig. calcanéo-cuboïdien plantaire (**20**) est la partie médiale du ligament plantaire long. Il existe encore le lig. cunéo-naviculaire plantaire et les ligaments interosseux : le lig. cunéo-cuboïdien interosseux et les lig. intercunéiformes interosseux.

Ligaments entre le tarse et le métatarse (violet) : ils se divisent en lig. tarso-métatarsien dorsal et plantaire et lig. cunéo-métatarsien interosseux.

Ligaments entre les os du milieu du pied (rose) : ils comprennent les lig. métatarsiens interosseux, dorsal et plantaire. Ils se trouvent au niveau des bases des os métatarsiens.

Morphologie et fonction du squelette du pied (C, D)

En observant le squelette du pied, il apparaît qu'en arrière les os sont l'un au-dessus de l'autre, alors qu'ils sont juxtaposés au milieu et en avant. Cela explique la coubure plantaire : la voûte plantaire. On distingue une courbure sagittale, une courbure transversale, mais aussi longitudinale et oblique.

Du talus part une rangée médiale d'os, l'arche médiale (gris clair), alors que du calcanéus part une rangée latérale, l'arche latérale (gris foncé).

À l'**arche médiale** appartiennent le talus (**21**), l'os naviculaire (**22**), les os cunéiformes (**23**) et les trois métatarsiens médiaux. À l'**arche latérale** appartiennent le calcanéus (**24**), l'os cuboïde (**25**) et les deux métatarsiens latéraux avec les phalanges correspondantes.

Il apparaît donc que le pied est large en avant et mince en arrière. Il est en outre plus haut en arrière qu'en avant. En définitive, il s'agit d'une voûte comportant un golfe médial, avec une courbure longitudinale et une courbure transversale. La courbure longitudinale est plus creusée au bord médial qu'au bord latéral du pied. La courbure transversale n'est bien dessinée qu'au niveau des métatarsiens et des phalanges.

Remarques cliniques. Le talus et le calcanéus sont décrits par le clinicien comme le tarse postérieur, les autres os du tarse comme le tarse antérieur, et les métatarsiens et les phalanges comme l'avant-pied.

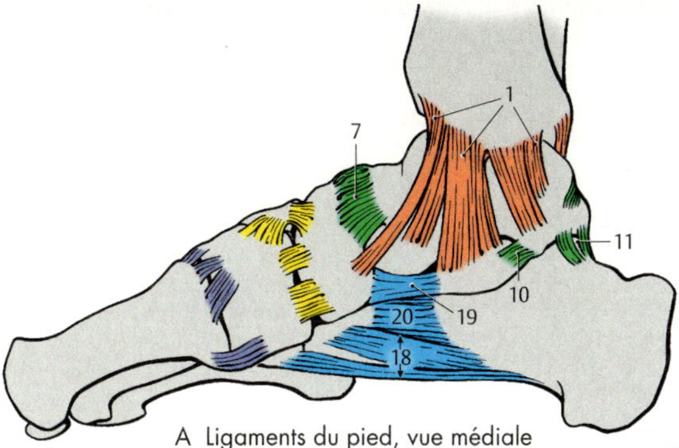

A Ligaments du pied, vue médiale

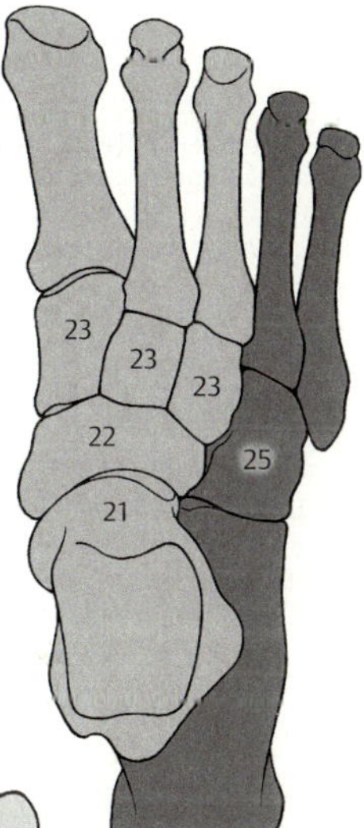

C Les deux arches du squelette du pied, vue supérieure

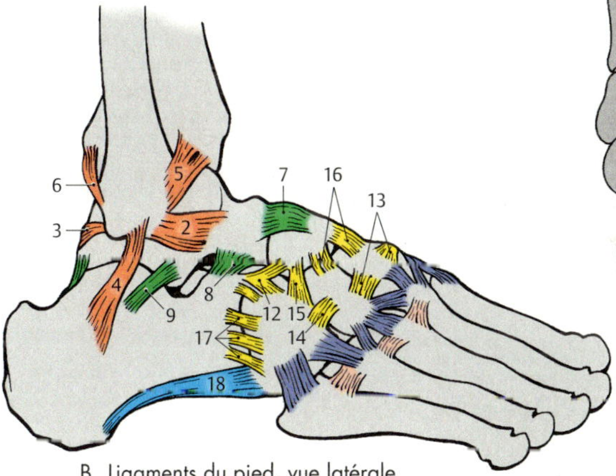

B Ligaments du pied, vue latérale

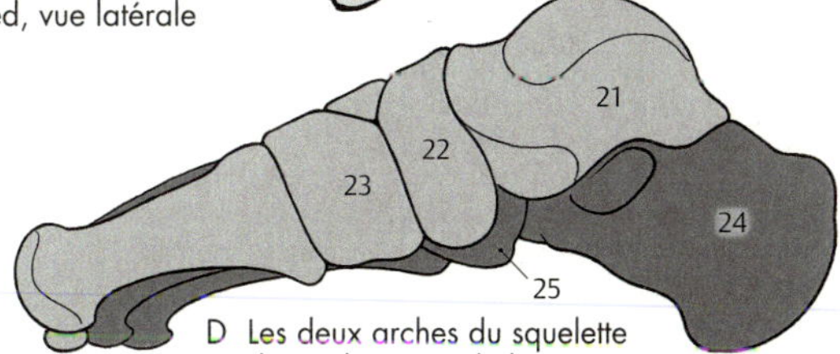

D Les deux arches du squelette du pied, vue médiale

Courbure et fonction du pied (A-C)

La voûte plantaire doit normalement recevoir la charge du poids du corps. Les piliers osseux de cette voûte sont la tubérosité calcanéenne (*tuber calcanei*) (**1**), la tête du premier métatarsien (**2**) et la tête du cinquième métatarsien (**3**). Ainsi la surface de soutien a-t-elle la forme d'un triangle (**A** ; pointillés rouges). Lorsqu'on observe une empreinte plantaire (**B**), la surface de soutien est évidemment plus large en raison de parties molles existantes. La propagation de la pression passe par le tibia (**4**), le calcanéus (**5**) et les métatarsiens, et l'avant-pied (**6**). La transmission de cette force dans les deux directions tend à écraser la voûte plantaire. Les ligaments et les muscles plantaires s'opposent à cette tendance.

Appareil ligamentaire : il est infatigable et oppose une plus grande force de résistance que les muscles. L'importance de ses capacités de résistance ne se modifie pas. Mais, s'il est endommagé, il n'est pas capable de récupérer la même ancienne forme.

L'appareil ligamentaire comprend l'**aponévrose plantaire** (*aponeurosis plantaris*) (**7**), le **ligament plantaire long** (*lig. plantare longum*) (**8**, **9**), le **lig. calcanéo-naviculaire plantaire** (**10**) et les petits **ligaments plantaires.**

L'**aponévrose plantaire** (**7**), située superficiellement, unit la saillie du talon avec la surface plantaire des orteils. Elle agit surtout en station érigée. Sur une coupe des métatarsiens, les faisceaux transversaux de l'aponévrose ne maintiennent pas seulement la courbure longitudinale, mais aussi la courbure transversale du pied.

Le **ligament plantaire long** (**8**, **9**) maintient solidement l'arche latérale des os du tarse. Il naît de la face plantaire du calcanéus, se dirige distalement où il s'élargit et devient une couche fibreuse (**8**) longitudinale, superficielle, située au-dessus du tendon du M. long fibulaire (péronier) jusqu'aux bases des métatarsiens. Il se termine en outre sur la tuberosité de l'os cuboïde par un court faisceau, le lig. calcanéo-cuboïdien plantaire (**9**).

Le **lig. calcanéo-naviculaire plantaire** (**10**) représente, par les courts ligaments plantaires, la partie la plus profonde de l'appareil ligamentaire. Il agrandit la cavité destinée à la tête du talus. Sur sa face interne, il est revêtu de cartilage et peut même, dans de rares cas, comporter des calcifications. La force de ce ligament peut atteindre 5 mm.

Les **muscles plantaires** s'opposent aussi aux transmissions de la charge et entourent la voûte plantaire comme une parenthèse. Ils sont fatigables et plus minces que les ligaments. De toute façon, la mise en tension de la musculature dépend de la charge, et sa mise en jeu, d'après des recherches récentes, est déclenchée par une charge significative. Les muscles abducteurs médiaux sont supérieurs aux muscles abducteurs latéraux.

Les muscles plantaires sont constitués par les **petits muscles du pied** (**11**), qui s'étendent entre les os du tarse, les métatarsiens et les phalanges, et les **tendons des longs muscles du pied**, qui descendent de la jambe et se terminent sur différents os du tarse, du métatarse ou des phalanges. Les petits muscles du pied autorisent une mobilité des orteils vis-à-vis des os métatarsiens et du tarse. En station érigée, les orteils et les métatarsiens sont comprimés sur le sol. Les petits muscles du pied agissent alors comme tenseurs de la voûte plantaire, car ils s'opposent à l'abaissement des os métatarsiens.

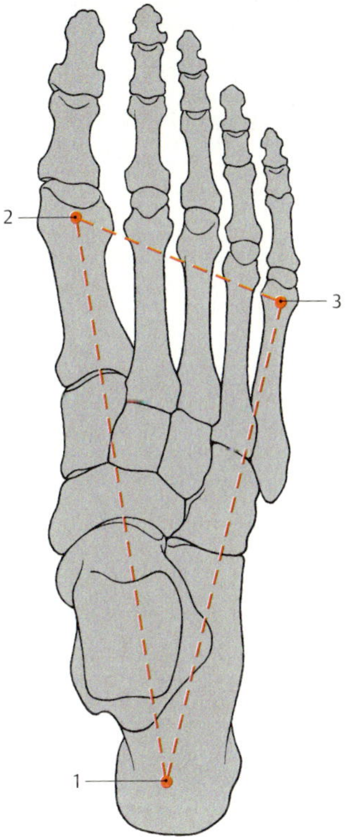

A Squelette du pied vu du dessus, points d'appui

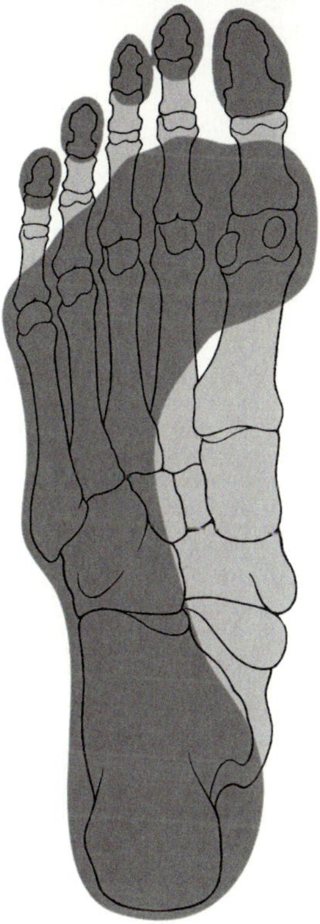

B Empreinte plantaire d'un pied droit avec superposition du squelette, vue d'en dessous

C Voûte plantaire, vue médiale

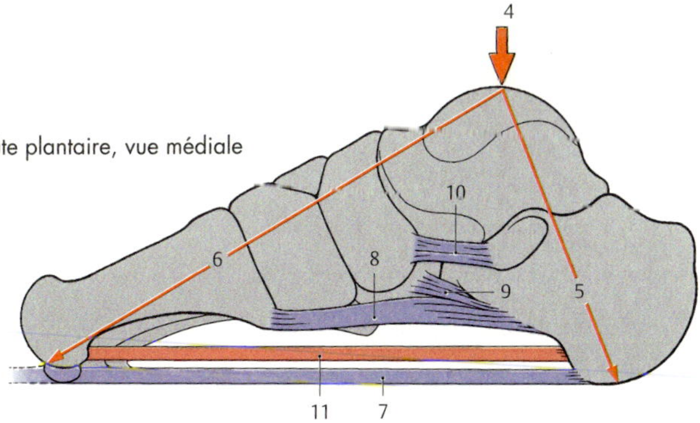

Formes du pied (A-J)

La position normale du pied peut être étudiée chez le vivant par une empreinte plantaire. Un **pied sain** (*pes rectus*) (**A**) doit comporter une empreinte avec cinq traces d'orteil, une zone d'appui antérieure et une autre postérieure reliées entre elles. La charge principale sur un pied sain (**E**) se situe en dedans sur le calcanéus (**1**) et la tête du premier métatarsien (**2**).

Remarques cliniques. Si l'empreinte a une surface large sur toute la plante du pied (**B**), on parle de **pied plat** (*pes planus*). Un pied plat fait suite à une défaillance des petits muscles plantaires, ce qui conduit à une surcharge de l'appareil ligamentaire et à une rupture de la voûte plantaire. Il apparaît donc une pronation du talus qui peut glisser médialement au-dessus du calcanéus (**F**). La conséquence en est une restructuration des os du tarse (calcanéus, talus, os naviculaire et os cuboïde).

Lors de la *formation d'un pied plat*, des douleurs vives apparaissent dans le pied et dans la jambe (par excès de sollicitation des longs muscles plantaires).

Une empreinte plantaire divisée en deux (**C**) est un **pied creux** (*pes cavus*). Le calcanéus est alors en supination, alors que les autres parties du squelette du pied sont en pronation.

Le **pied bot plat valgus** (*pes planovalgus*) possède une empreinte élargie médialement (**D**). Il forme un pied plat et plié en dehors, le **pied bot valgus** (*pes valgus*) (**H**). Le calcanéus est en pronation.

En cas de **pied normal** (**G**), l'axe de force de la jambe (*voir aussi* p. 214) passe par le milieu du calcanéus jusqu'à sa face inférieure.

Remarques cliniques. En cas de **pied bot valgus** (**H**), l'axe vertical à travers le talus et le calcanéus est fortement dévié en dehors par rapport à l'axe de la jambe, ce qui crée un angle ouvert en dehors. Le pied se trouve en pronation. À l'origine de cette position anormale, on peut trouver une paralysie des muscles supinateurs (M. triceps sural, M. tibial postérieur, M. long fléchisseur de l'hallux, M. long fléchisseur des orteils et M. tibial antérieur).

Le **pied bot varus** (*pes varus*) (**J**) est une disposition inverse. L'axe longitudinal passant par le talus et le calcanéus forme, avec l'axe de la jambe, un angle ouvert en dedans. Cela peut être dû à une paralysie des muscles pronateurs (M. fibulaires, M. long extenseur des orteils et M. long extenseur de l'hallux) et conduit à une position du pied en supination.

Lors d'un **pied normal** (**G**), la malléole latérale est située plus bas que la malléole médiale. Lors d'un **pied bot valgus** (**H**), cette position est encore exagérée alors que, pour un **pied bot varus** (**J**), les deux malléoles sont relevées ou au même niveau.

D'autres **positions anormales** du pied sont représentées par le **pied bot équin** (*pes equinus*) et le **pied bot talus** (*pes calcaneus*). Un pied bot équin est dû à une paralysie des extenseurs, un pied bot talus à une paralysie des fléchisseurs.

Une combinaison d'un pied bot varus et d'un pied bot équin représente le **pied bot varus équin** (*pes equinovarus*), qui fait suite à une paralysie des péroniers ou à des lésions du M. tibial antérieur.

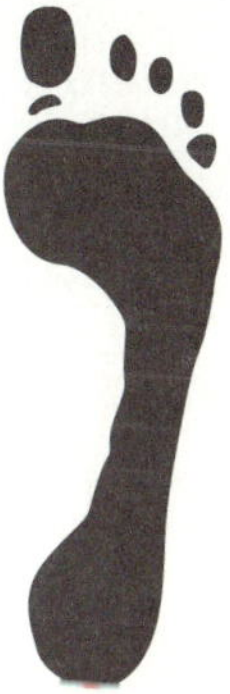

A Pied sain

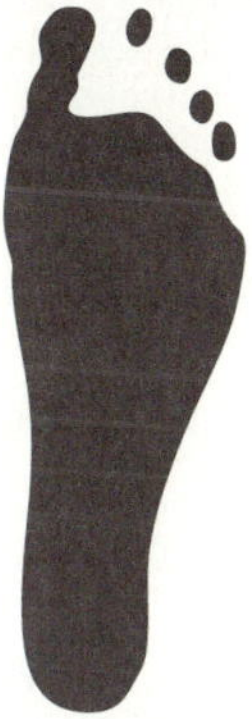

B Pied plat

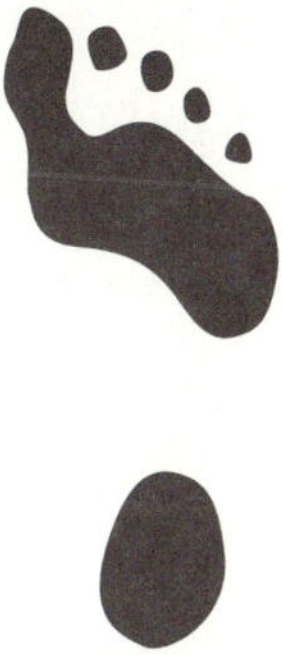

C Pied creux

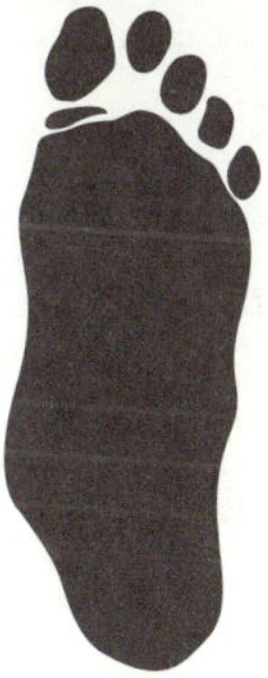

D Pied bot plat valgus

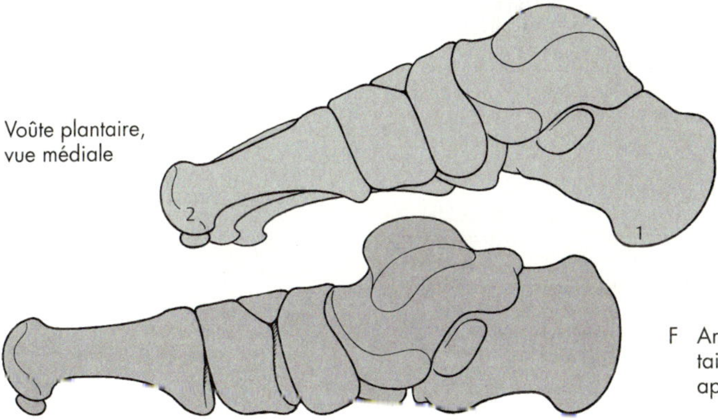

E Voûte plantaire, vue médiale

F Arche plantaire médiale aplatie

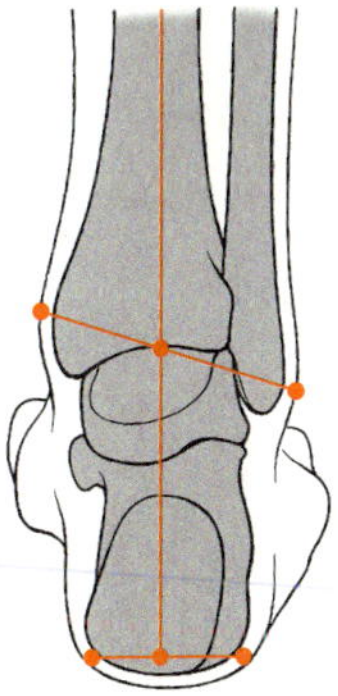

G Pied normal

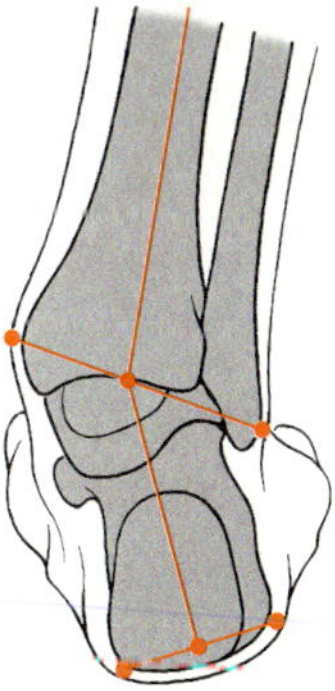

H Pied bot valgus

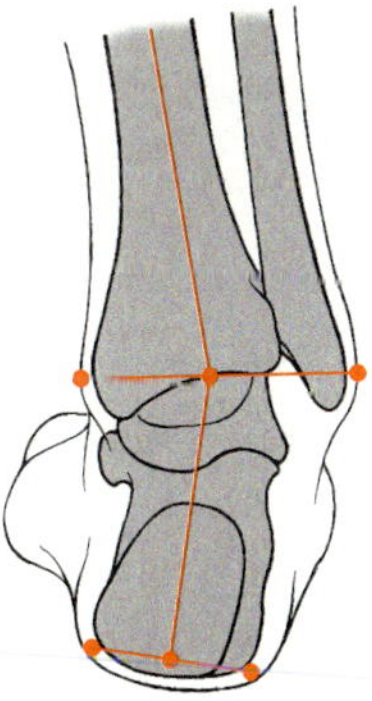

J Pied bot varus

Musculature, aponévroses et aspects particuliers

Muscles de la hanche et de la cuisse

Distribution des muscles (A-C)

La musculature de la hanche peut être classée selon différents aspects. Par assimilation avec la ceinture scapulaire, on peut classer les muscles en fonction de leur situation ou de leur innervation à partir des branches ventrales ou dorsales du plexus (*voir* Tome 3). En outre, il est possible de les classer en fonction du développement selon la situation des insertions musculaires. Il faut alors distinguer des muscles dorsaux de la hanche avec un groupe antérieur et un groupe postérieur, et des muscles ventraux. Une autre classification s'intéresse à la fonction des muscles sur l'articulation de la hanche.

Les muscles de la cuisse peuvent également être classés selon leur disposition, leur fonction et leur innervation. D'après leur situation, il faut distinguer les muscles de la cuisse antérieurs et postérieurs et les adducteurs. Concernant les adducteurs, remarquons que, à l'exception du M. gracile, ils n'agissent que sur l'articulation de la hanche et prennent donc insertion sur le fémur. Les muscles de la cuisse proprement dits agissent en première ligne sur le genou et s'insèrent sur la jambe. Il faut alors distinguer les extenseurs des fléchisseurs. Les extenseurs du genou sont situés à la face antérieure du fémur, alors que les fléchisseurs sont sur la face postérieure. Le M. sartorius doit être génétiquement assimilé aux extenseurs, car il a été déplacé secondairement et de ce fait fléchit le genou.

L'étude des muscles de la hanche peut également se fonder sur leurs insertions et, également, sur leur fonction. Les muscles de la cuisse seront ainsi développés selon leur situation, puis selon leur fonction.

Muscles dorsaux de la hanche (*voir* p. 234) :

Groupe antérieur s'insérant sur le petit trochanter :

M. psoas et M. iliaque = M ilio-psoas (**1**),
M. petit psoas.

Groupe postérieur s'insérant sur le grand trochanter et son prolongement :

M. piriforme (*M. piriformis*) (**2**),
M. petit fessier (*M. glutaeus minimus*) (**3**),
M. moyen fessier (*M. glutaeus medius*) (**4**),
M. tenseur du fascia lata (*M. tensor fasciae latae*) (**5**),
M. grand fessier (*M. glutaeus maximus*) (**6**).

Muscles ventraux et adducteurs de la cuisse (*voir* p. 238) :

M. obturateur interne (*M. obturatorius internus*) (**7**),
M. jumeaux (*M. gemelli*) (**8**),
M. carré fémoral (*M. quadratus femoris*) (**9**),
M. obturateur externe (*M. obturatorius externus*) (**10**),
M. pectiné (*M. pectineus*) (**11**),
M. gracile (*M. gracilis*) (**12**),
M. court adducteur (*M. adductor brevis*) (**13**),
M. long adducteur (*M. adductor longus*) (**14**),
M. grand adducteur (*M. adductor magnus*) (**15**),
M. petit adducteur (*M. adductor minimus*) (**16**).

Muscles antérieurs de la cuisse (*voir* p. 248) :

M. quadriceps fémoral (*M. quadriceps femoris*) constitué par le
— M. droit du fémur (*M. rectus femoris*) (**17**),
— M. vaste intermédiaire (*M. vastus intermedius*) (**18**),
— M. vaste médial (*M. vastus medialis*) (**19**),
— M. vaste latéral (*M. vastus lateralis*) (**20**),
M. sartorius (**21**).

Muscles postérieurs de la cuisse (*voir* p. 250) :

M. biceps fémoral (*M. biceps femoris*) (**22**),
M. semi-tendineux (*M. semitendinosus*) (**23**),
M. semi-membraneux (*M. semimembranosus*) (**24**),
M. poplité (*M. popliteus*) (*voir* p. 264).

25 Fascia lata.
26 Septum intermusculaire vasto-adducteur.
27 Septum intermusculaire latéral du fémur.
28 Col du fémur.
29 A. fémorale.
30 V. fémorale.
31 N. saphène.
32 V. grande saphène.
33 N. ischiatique.
34 A. fémorale profonde.
35 N. fémoral.

A Coupe passant par la cuisse à hauteur du col fémoral

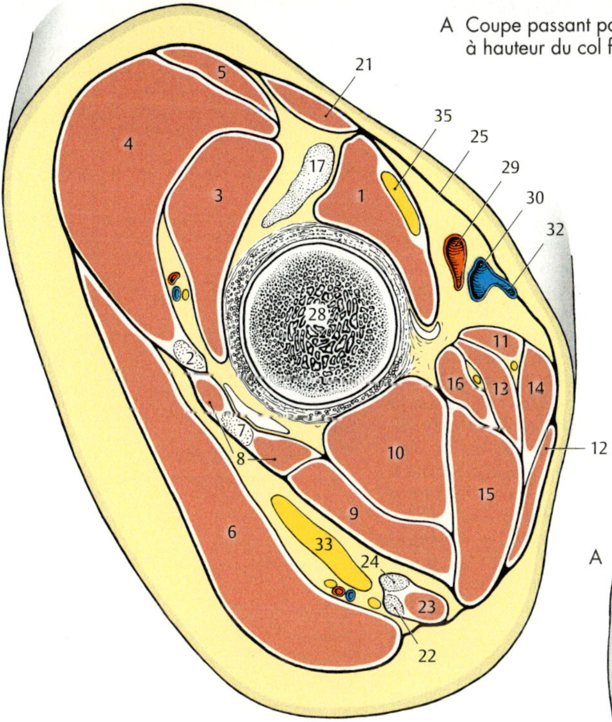

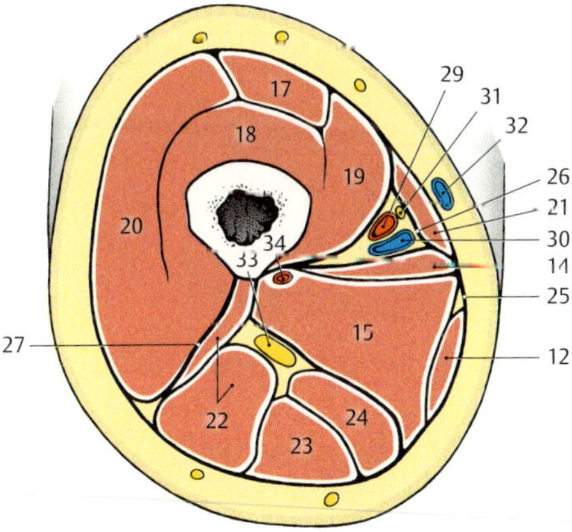

B Coupe passant par le milieu de la cuisse

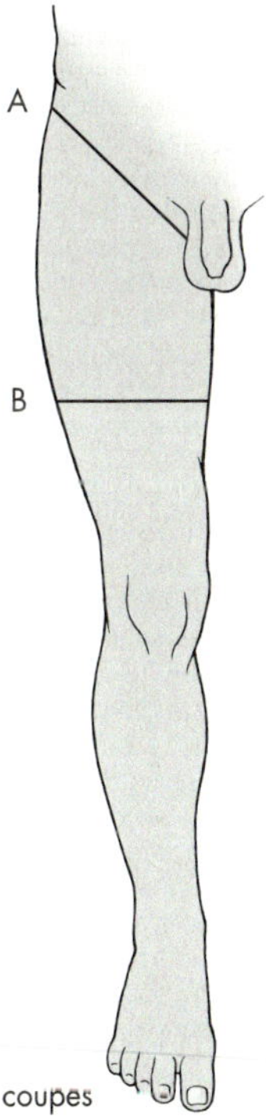

C Niveau des coupes

Muscles dorsaux de la hanche

Groupe antérieur s'insérant sur le petit trochanter (A, B)

Le **M. psoas** (*M. psoas major*) (**1**) se divise en une partie superficielle et une partie profonde. La **partie superficielle** naît des faces latérales de la 12ᵉ vertèbre thoracique et des vertèbres lombales 1 à 4 (**2**) ainsi que des disques intervertébraux qui les séparent. La **partie profonde** naît des processus costiformes des vertèbres lombales 1 à 5 (**3**).

Le M. psoas rejoint le M. iliaque (*M. iliacus*) (**4**); entouré du fascia iliaca, il devient le **M. ilio-psoas** (**5**), qui glisse sur l'éminence ilio-pubienne (*eminentia iliopubica*), traverse la lacune musculaire et rejoint le petit trochanter (*trochanter minor*) (**6**) sur lequel il s'insère. Au niveau de l'éminence ilio-pubienne, entre les muscles et l'os, il existe une bourse ilio-pectinée (*bursa iliopectinea*) qui rejoint la face antérieure de la capsule articulaire de la hanche. Elle peut communiquer avec l'articulation. Entre le petit trochanter et l'insertion du M. ilio-psoas, il existe une bourse subtendineuse iliaque (*bursa subtendinea iliaca*). Entre les deux couches du M. psoas se trouve le plexus lombaire (*plexus lumbalis*) (*voir aussi* p. 404).

Le **M. iliaque** (**4**) naît dans la fosse iliaque (*fossa iliaca*) (**7**) et dans la région de l'épine iliaque antérieure et inférieure (*spina iliaca anterio inferior*). Il rejoint le M. psoas (**1**) pour former le **M. ilio-psoas** (**5**). Les fibres du M. iliaque s'insèrent en avant de celles du M. psoas et s'étendent plus distalement sur le petit trochanter. Le M. ilio-psoas est le muscle le plus important pour la flexion de la cuisse, il permet la marche et intervient dans la flexion du tronc et son soulèvement en position couchée. Le M. ilio-psoas est également rotateur externe de la hanche. À la différence du M. iliaque, le M. psoas est un muscle polyarticulaire, puisqu'il passe en pont sur les articulations vertébrales et sur l'articulation sacro-iliaque. Il peut donc intervenir dans l'inclinaison latérale de la colonne vertébrale.

Innervation : plexus lombaire et N. fémoral; M. psoas (L1-L3), M. iliaque (L2-L4).

Variations. On peut trouver, chez moins de 50 p. 100 des gens, un **M. petit psoas** (*M. psoas minor*). Il naît de la 12ᵉ vertèbre thoracique et de la 1ʳᵉ vertèbre lombale et se termine en rayonnant dans le fascia iliaca. Par ce fascia, il s'insère sur l'éminence ilio-pubienne, c'est-à-dire qu'il se confond avec l'arc ilio-pectiné (*arcus iliopectineus*).

Innervation : plexus lombaire (*plexus lumbalis*) (L1-L3).

Le M. psoas peut aussi naître par un petit chef sur la 12ᵉ côte, et le M. iliaque de la capsule articulaire de la hanche et de l'os sacrum.

Remarques cliniques. Au sujet des abcès froids, *voir* p. 94

8 M. pectiné.
9 M. court adducteur.
10 M. long adducteur.
11 Arc ilio-pectiné.
12 Ligament inguinal.

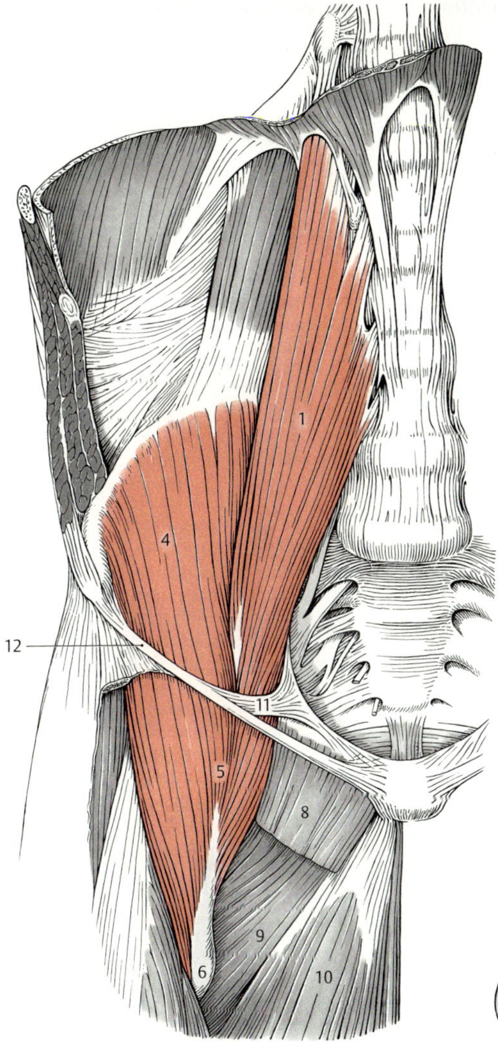

A Groupe dorsal des muscles de la hanche s'insérant sur le petit trochanter

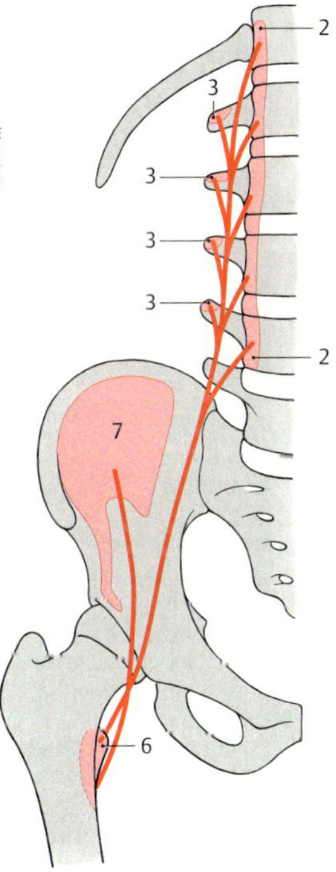

B Schéma (origine, trajet et terminaison des muscles)

Muscles dorsaux de la hanche (suite)

Groupe postérieur s'insérant sur le grand trochanter (A-D)

Le **M. tenseur du fascia lata** (*M. tensor fasciae latae*) (**1**) naît de l'épine iliaque antérieure et supérieure (*spina iliaca anterior superior*) (**2**) et se prolonge sous le grand trochanter (*trochanter major*) dans le tractus ilio-tibial (*tractus iliotibialis*) (**3**) qui se fixe sur le condyle latéral du tibia (*condylus lateralis tibiae*). Il maintient la tête fémorale au contact de la cavité cotyloïde. Il est également un fléchisseur, un rotateur interne et un abducteur, et il soutient les faisceaux antérieurs des M. moyen et petit fessiers.

Innervation : N. glutéal supérieur (*N. glutaeus superior*) (L4-L5).

Le solide **M. grand fessier** (*M. glutaeus maximus*) (**4**) a deux origines : une partie superficielle et une partie profonde. La **partie superficielle** naît de la crête iliaque (*crista iliaca*) (**5**), de l'épine iliaque postéro-supérieure (*spina iliaca posterior superior*) (**6**), du fascia thoraco-lombale (*fascia thoracolumbalis*), de l'os sacrum (**7**) et de l'os coccyx (**8**). La **partie profonde** naît de l'aile iliaque (*ala ossis ilii*) (**9**) derrière la ligne glutéale postérieure, du ligament sacro-tubéral (*lig. sacrotuberale*) (**10**) et de l'aponévrose du M. moyen fessier (aponévrose glutéale [*aponeurose glutaea*]). Sa **partie proximale** s'étend dans le tractus ilio-tibial (**3**), alors que sa **partie distale** se termine sur la tubérosité glutéale (*tuberositas glutaea*) (**11**). Entre lui et le grand trochanter se trouve une grande bourse trochantérique du M. grand fessier (**12**). Sa situation par rapport à la tubérosité ischiatique dépend de la position du corps. En position debout, elle recouvre la tubérosité ischiatique, alors qu'elle s'en détache en position assise.

C'est essentiellement un extenseur et un rotateur externe de la hanche et il représente une protection musculaire contre la bascule du bassin vers l'avant. Il est sollicité lors de la montée des escaliers et de l'élévation du corps à partir de la position assise. Du fait de ses différentes insertions, il peut agir autant comme abducteur que comme adducteur. La partie qui tend le fascia lata crée une abduction, celle qui s'insère sur la tubérosité glutéale une adduction. Les deux muscles grands fessiers peuvent soutenir les contractions du M. sphincter externe de l'anus.

Innervation : N. glutéal inférieur (*N. glutaeus inferior*) (L5-S2).

Le **M. moyen fessier** (*M. glutaeus medius*) (**13**) naît de la face glutéale de l'aile iliaque (**14**) entre les lignes glutéales antérieure et postérieure, de la crête iliaque (**15**) et de son aponévrose (aponévrose glutéale). Il s'insère en capuchon sur le grand trochanter (**16**). Entre le tendon et le grand trochanter se trouve une bourse trochantérique du M. moyen fessier. Le M. moyen fessier agit par la partie antérieure de ses fibres comme rotateur interne et fléchisseur, par la partie postérieure comme rotateur externe et extenseur, dans son ensemble comme abducteur (danse).

Innervation : N. glutéal supérieur (L4-L5).

Le **M. petit fessier** (*M. glutaeus minimus*) (**17**) prend son insertion de la face glutéale de l'aile iliaque (**18**), entre les lignes glutéales antérieure et inférieure, et se termine sur le grand trochanter (**19**).

Il existe une bourse du M. petit fessier près de son insertion. Il assure les mêmes fonctions que le moyen fessier, mais il est un abducteur plus faible.

Innervation : N. glutéal supérieur (L4-S1).

Le **M. piriforme** (*M. piriformis*) (**20**) naît par plusieurs digitations de la face pelvienne (*facies pelvina*) de l'os sacrum, latéralement par rapport aux trous sacrés antérieurs (*foramina sacralia anteriora*) (**21**) et sur le bord de la grande incisure ischiatique (*incisura ischiadica major*). Il passe dans la grande incisure ischiatique et se termine sur la face interne de la pointe du grand trochanter (**22**). En position debout, c'est un rotateur externe, un abducteur, et il participe à la rétroversion.

Innervation : plexus sacral (*plexus sacralis*) (L5-S2).

■ **Variations.** Le muscle peut être divisé en plusieurs parties par le nerf ischiatique ou d'autres branches du plexus sacré. Il peut parfois manquer en partie ou en totalité.

23 N. obturateur interne.
24 M. carré fémoral.

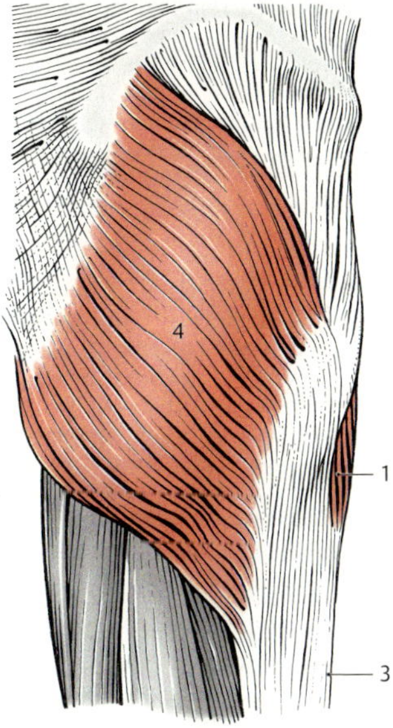

A Groupe postérieur des muscles de la hanche, M. tenseur du fascia lata et M. grand fessier

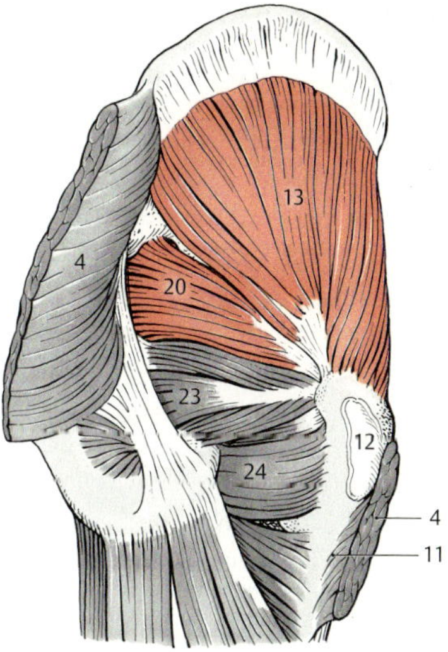

B Groupe postérieur des muscles de la hanche, M. piriforme et M. moyen fessier

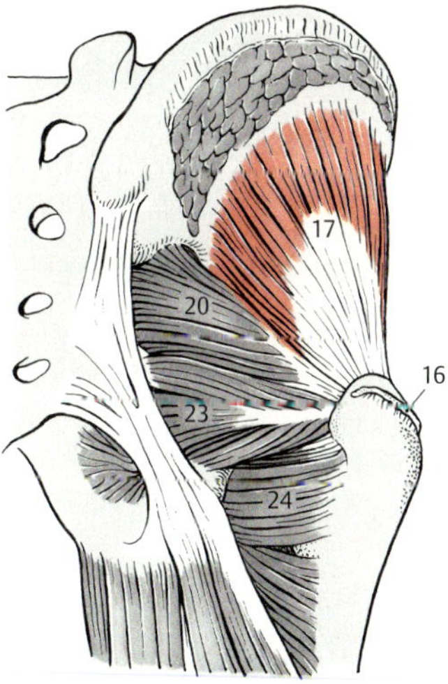

C Groupe postérieur des muscles de la hanche, M. piriforme et M. petit fessier

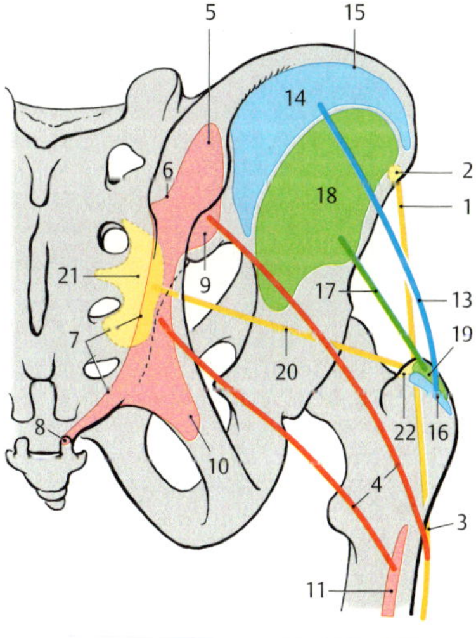

D Schéma (origine, trajet et terminaison des muscles)

Muscles ventraux de la hanche (A-D)

Les muscles ventraux qui sont innervés par le plan ventral du plexus sont des rotateurs externes. Ils sont importants pour le contrôle du maintien de l'équilibre du corps. Par principe, les rotateurs externes sont plus puissants que les rotateurs internes. De là, la position normale de la jambe est telle que la pointe du pied est plutôt orientée en dehors et permet ainsi une meilleure surface d'appui pour le corps.

Le **M. obturateur interne** (*M. obturatorius internus*) (**1**) naît de la face interne de l'os coxal autour du foramen obturé (*foramen obturatum*) et de la membrane obturatrice (*membrana obturatoria*). Le muscle rejoint le foramen ischiatique mineur (*foramen ischiadicum minus*) qu'il remplit presque complètement et s'insère dans la fosse trochantérique (*fossa trochanterica*) (**2**). Au niveau de la petite incisure ischiatique (*incisura ischiadica minor*) se trouve une bourse ischiatique du M. obturateur interne. L'os agit comme poulie de réflexion pour le muscle. Il forme avec le M. grand fessier (*M. glutaeus maximus*) et le M. carré fémoral (*M. quadratus femoris*) les plus forts rotateurs externes de la hanche. En position assise et lorsque la jambe est levée en avant, il agit comme abducteur.

Les deux **M. jumeaux** (*M. gemelli*) représentent en fait des parties bordantes du M. obturateur interne. Ils ont été décrits avec lui comme faisant partie du **triceps de la hanche** (selon Lanz). Le **M. jumeau supérieur** (*M. gemellus superior*) (**3**) naît de l'épine ischiatique (*spina ischiadica*) (**4**), le **M. jumeau inférieur** (*M. gemellus inferior*) (**5**) de la tubérosité ischiatique (*tuber ischiadicum*) (**6**). Tous deux rejoignent la fosse trochantérique (**2**). Ils agissent en renforcant le M. obturateur interne.

Innervation : N. glutéal inférieur (*N. glutaeus inferior*), plexus sacral (*plexus sacralis*) (L5-S2).

Variations. Il arrive souvent que l'un des deux M. jumeaux manque, parfois les deux. Le M. obturateur interne comprend quelquefois des faisceaux musculaires supplémentaires qui naissent des ligaments voisins.

Le **M. carré fémoral** (*M. quadratus femoris*) (**7**) naît de la tubérosité ischiatique (**6**) et gagne la crête intertrochantérienne (*crista intertrochanterica*) (**8**) en forme de muscle carré. Il agit comme solide rotateur externe et adducteur de cuisse.

Innervation : N. glutéal inférieur, plexus sacral (L5-S2).

Variations. Il peut manquer. Il se confond parfois avec le M. grand adducteur (*M. adductor magnus*).

Le **M. obturateur externe** (*M. obturatorius externus*) (**9**) prend naissance de la surface externe du pourtour osseux du foramen obturé ainsi que de la membrane obturatrice. Il gagne la fosse trochantérique (**2**) et (rarement) la capsule articulaire.

Ce muscle est profond et ne peut être mis en évidence que lorsque les muscles voisins ont été écartés. À son insertion, il est recouvert par les adducteurs, à la cuisse par le M. carré fémoral. C'est un rotateur externe et un faible adducteur.

Innervation : N. obturateur (*N. obturatorius*) (L1-L4).

10 M. piriforme.
11 Os sacrum.

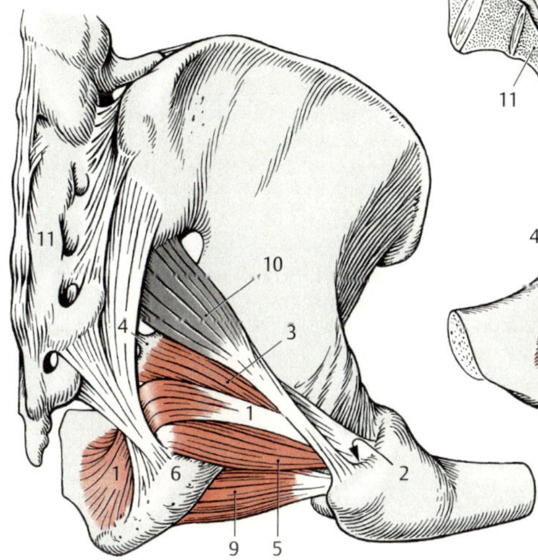

A Muscles ventraux de la hanche, vue dorsale cuisse fléchie

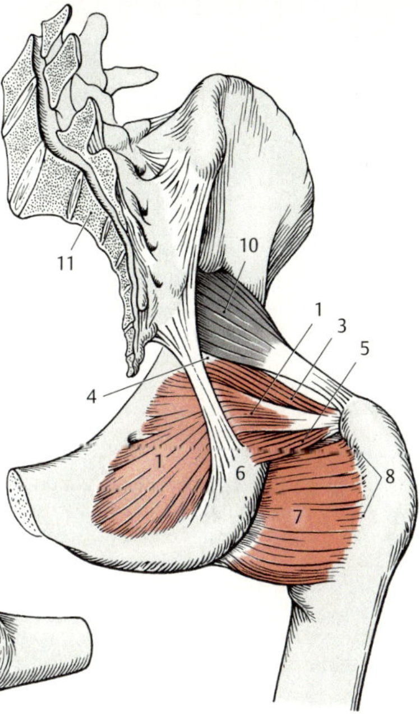

B Muscles ventraux de la hanche, vue dorsale cuisse étendue

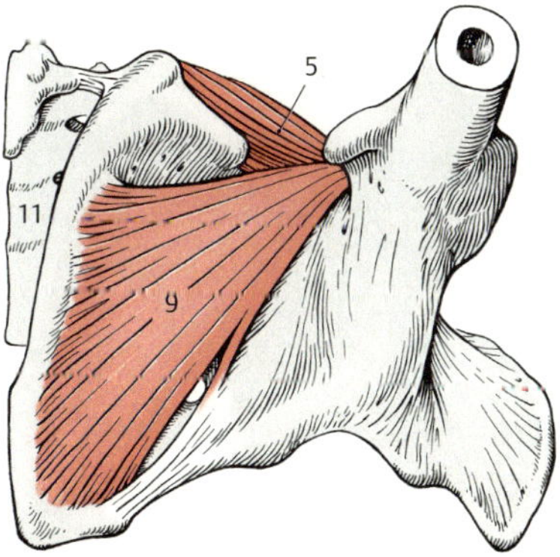

C M. obturateur externe, vue distale

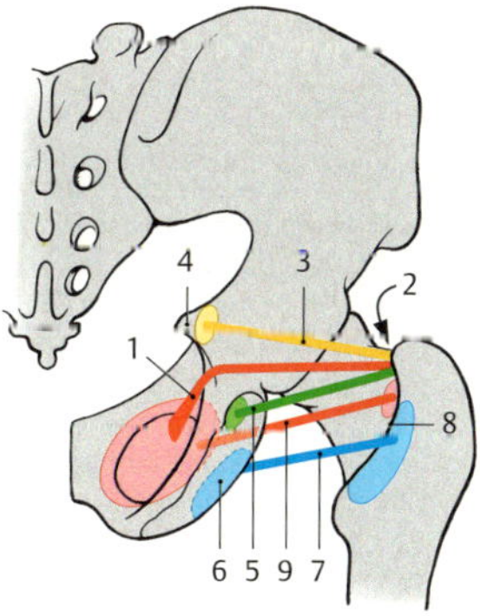

D Schéma (origine, trajet et terminaison des muscles)

Adducteurs de la cuisse (A-E)

Les muscles appartenant **fonctionnellement** aux adducteurs de cuisse sont :

— le M. obturateur externe (*voir* p. 238);
— le M. gracile;
— le M. pectiné;
— le M. court adducteur;
— le M. long adducteur (*voir* p. 242);
— le M. grand adducteur avec le M. petit adducteur (*voir* p. 242).

Tous les adducteurs sont innervés par le N. obturateur. D'autres innervations sont assurées par le N. fémoral (M. pectiné) et par le N. tibial (M. grand adducteur)

Le **M. gracile** (*M. gracilis*) (**1**) prend naissance du rameau inférieur du pubis (*ramus inferior ossis pubis*) (**2**) près de la symphyse et se dirige en tant que seul muscle bi-articulaire du groupe des adducteurs vers la face médiale du tibia (**3**) sur lequel il s'insère en commun avec le M. semi-tendineux et le M. sartorius dans la patte d'oie (*pes anserinus superficialis*) (**4**). Il est le plus médial immédiatement sous la superficie. Lorsque la cuisse est en abduction, son insertion bombe sous la peau.

Lorsque le genou est étendu, il agit comme adducteur de cuisse et fléchisseur de hanche. Il fléchit aussi le genou. Au niveau de la patte d'oie, entre les insertions des trois muscles qui la composent et le tibia, il existe souvent une bourse de glissement, la bursa anserina.

Innervation : branche antérieure du N. obturateur (L2-L4).

Le **M. pectiné** (*M. pectineus*) (**5**) naît de l'éminence ilio-pubienne (*eminentia iliopubica*) le long du pecten du pubis (*pecten ossis pubis*) (**6**) jusqu'au tubercule du pubis (*tuberculum pubicum*) (**7**). Il se dirige obliquement vers le bas en prenant une forme allongée rectangulaire. Ses fibres proximales descendent ainsi immédiatement derrière le trochanter mineur. Son insertion se fait sur la ligne pectinée (*linea pectinea*) (**8**) et sur la partie proximale de la ligne âpre (*linea aspera*) (**9**).

Le M. pectiné forme avec le M. iliopsoas (*voir* p. 234) le plancher de la fosse ilio-pectinée (*fossa iliopectinea*). Le M. pectinée fléchit la hanche (antéversion), porte la cuisse en adduction et agit comme un faible rotateur interne, comme le montrent les plus récentes études électromyographiques.

Innervation : N. fémoral (*N. femoralis*) (L2-L3) et branche antérieure du N. obturateur (L2-L4).

Le **M. court adducteur** (*M. adductor brevis*) (**10**) naît du rameau inférieur du pubis (**11**) près de la symphyse et rejoint le tiers supérieur de la lèvre médiale de la ligne âpre (**9**). Il est en étroite liaison avec le M. long adducteur. À côté de sa fonction d'adducteur, c'est également un rotateur externe et un faible fléchisseur de la hanche.

Innervation : branche antérieure du N. obturateur (L2-L4).

12 M. long adducteur.
13 M. grand adducteur.
14 M. petit adducteur.
15 M. obturateur externe.
16 M. carré fémoral.
17 M. semi-tendineux.
18 M. sartorius.
19 M. ilio-psoas.

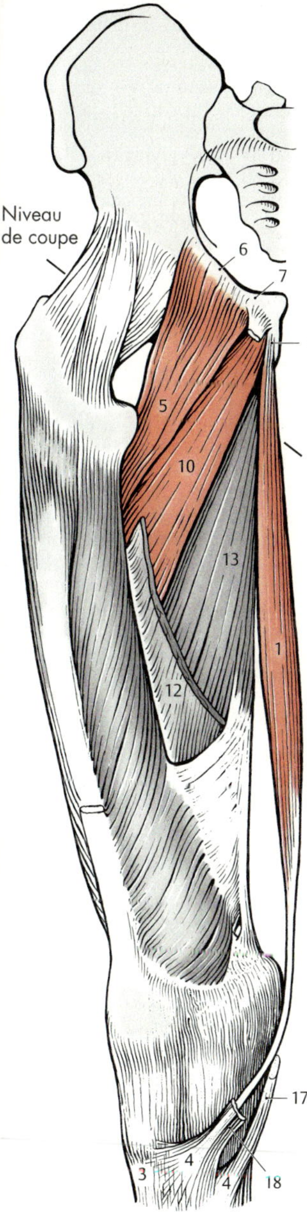

A Adducteurs de la cuisse, M. gracile, M. pectiné et M. court adducteur

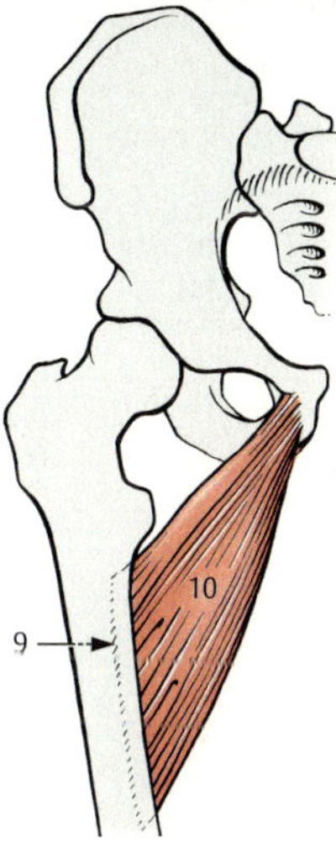

B M. court adducteur, représenté seul

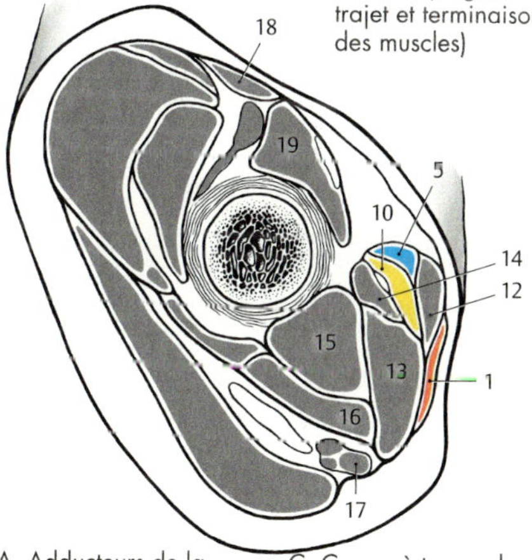

C Coupe à travers la partie proximale de la cuisse (passant par le col fémoral)

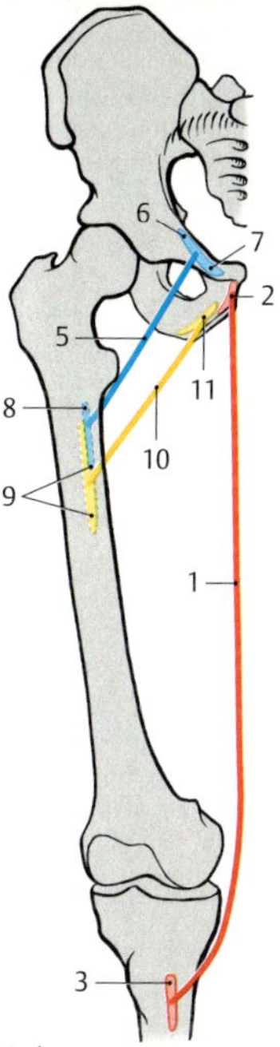

D Schéma (origine, trajet et terminaison des muscles)

Adducteurs de la cuisse (A-D) (suite)

Le **M. long adducteur** (*M. adductor longus*) (**1**) naît du rameau supérieur du pubis (*ramus superior ossis pubis*) (**2**). Il se termine au tiers moyen de la lèvre médiale de la ligne âpre (*linea aspera*) (**3**). Le M. long adducteur est ventral par rapport au M. grand adducteur (**4**) ; le muscle court adducteur (**5**) vient s'interposer entre eux près du fémur en proximal seulement. Distalement, les fibres du M. long adducteur rejoignent le canal des adducteurs (*canalis adductorius*) (*voir* plus bas). Il est d'abord adducteur et rotateur externe et peut également conduire à une antéversion (flexion) limitée.

Innervation : branche antérieure du N. obturateur (L2-L4).

Le **M. grand adducteur** (*M. adductor magnus*) (**4**) naît de la surface antérieure du rameau inférieur du pubis (**6**) et du rameau de l'ischion (*ramus ossis ischii*) (**7**) jusqu'à la tubérosité ischiatique (*tuber ischiadicum*) (**8**).

Son puissant ventre musculaire descend sur le côté médial de la cuisse et se divise en deux parties. Une **partie** (**9**) se termine par des fibres musculaires sur la lèvre médiale de la ligne âpre (**10**), l'**autre** (**11**), tendineuse, s'insère sur le tubercule des adducteurs (*tuberculum adductorium*) (**12**) de l'épicondyle médial. La partie tendineuse constitue à ce niveau le septum intermusculaire fémoral médial (*septum intermusculare femoris mediale*) et sépare, du côté médial, les fléchisseurs des extenseurs.

Entre les deux insertions du grand adducteur, il existe un orifice en forme de fente, le **hiatus** (**tendineux**) **des adducteurs** (*hiatus* [*tendineus*] *adductorius*) (**13**). La partie tendineuse peut être palpée à travers la peau derrière le M. vaste médial et devant la fosse médiale du genou (derrière le M. vaste médial).

Le M. grand adducteur est un puissant adducteur dont l'action, jambes croisées, est divisée en deux parties. La partie qui s'insère sur la ligne âpre provoque une rotation externe. Seule la partie qui se termine sur l'épicondyle médial agit comme rotateur interne lorsque la jambe est tournée en dehors et fléchie. Il agit en outre comme extenseur de la hanche.

Le **M. petit adducteur** (*M. adductor minimus*) (**14**) constitue une séparation incomplète du M. grand adducteur. Ses fibres naissent comme la partie antérieure du M. grand adducteur du rameau inférieur du pubis (**6**) et se terminent, après avoir croisé les fibres supérieures du M. grand adducteur, sur la lèvre médiale de la ligne âpre (**10**). Il conduit à une adduction et à une rotation externe de la cuisse.

Innervation : elle est commune aux deux muscles. Le N. obturateur innerve la partie musculaire qui s'insère sur la ligne âpre, le N. tibial la partie qui se termine sur le tubercule des adducteurs (L3-L5).

De la partie musculaire (**9**) du M. grand adducteur (**4**) partent des fibres tendineuses recouvertes d'aponévrose qui rejoignent la surface tendineuse du M. vaste médial (**15** ; *voir* p. 248). Elles sont décrites comme le **septum intermusculaire vasto-adducteur** (= **membrane vasto-adductrice**) (**16**). Des fibres du M. long adducteur (**1**) peuvent également se terminer dans ce septum. Entre le septum intermusculaire vasto-adducteur, le M. grand adducteur, le M. long adducteur et le M. vaste médial se trouve un tunnel, le **canal adducteur** (*canalis adductorius*) qui s'ouvre dans le **hiatus des adducteurs** (*voir* plus haut) du genou.

17 M. gracile.
18 M. sartorius.
19 Fémur.

A Adducteurs de la cuisse, M. petit adducteur, M. grand adducteur et M. long adducteur

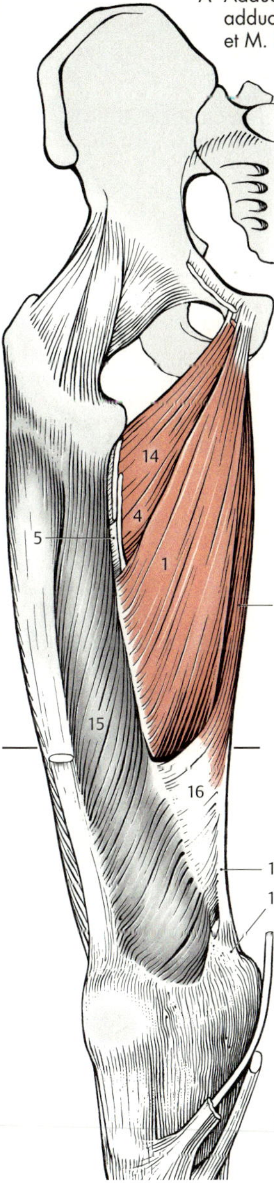

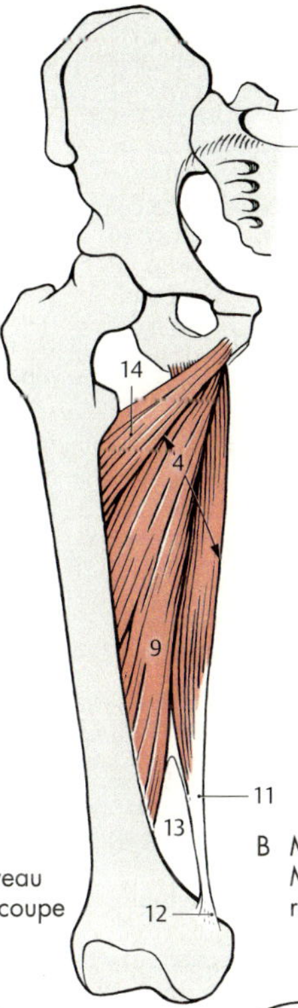

B M. petit adducteur, M. grand adducteur, représentés isolément

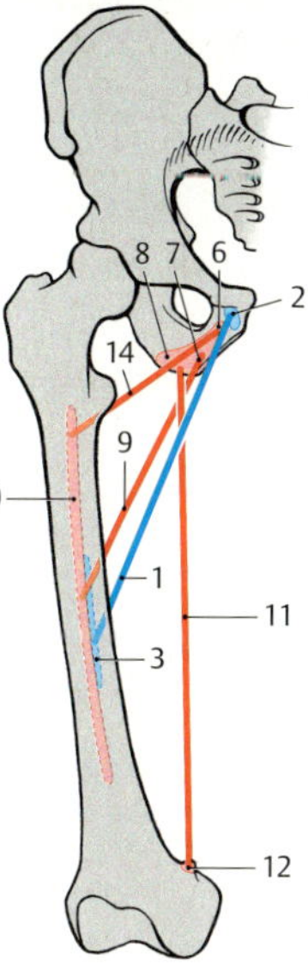

D Schéma (origine, trajet et terminaison des muscles)

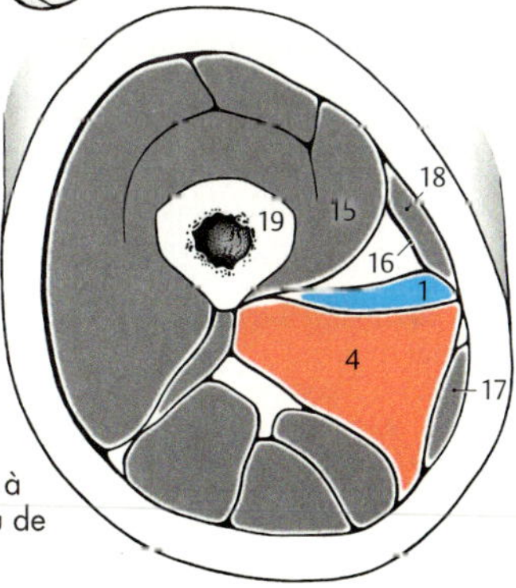

C Coupe passant à travers le milieu de la cuisse

Fonction des muscles de la hanche et des adducteurs de la cuisse (A, B)

Puisque quelques muscles de la hanche possèdent aussi bien de grandes insertions d'origine que de larges terminaisons, les différentes parties d'un muscle peuvent autoriser des mouvements variables. Remarquons également que quelques muscles passent en pont non seulement sur l'articulation de la hanche, mais également sur la colonne vertébrale (M. psoas) ou le genou (M. gracile, M. tenseur du fascia lata, M. sartorius, M. droit du fémur, M. semi-membraneux, M. semi-tendineux et long chef du M. biceps fémoral). Ainsi les muscles qui agissent sur la hanche sont-ils non seulement des muscles de la hanche mais aussi des muscles de la cuisse.

On distingue la **rotation externe** et la **rotation interne**, mouvements dont l'**axe** est celui de la **jambe**. Lorsque la hanche est étendue, la rotation interne est plus importante que la rotation externe. Lorsque la hanche est fléchie, les ligaments de blocage se tendent et la rotation externe peut avoir une amplitude plus grande que la rotation interne.

Les mouvements autour d'un **axe transversal** sont l'**extension** (flexion dorsale, rétroversion) et la **flexion** (antéflexion, antéversion).

Autour d'un **axe sagittal**, c'est l'**abduction** ou l'**adduction**.

Les muscles agissant comme **rotateurs externes** sont (**A**) :

— le M. grand fessier (*M. glutaeus maximus*) (rouge) ;
— le M. carré fémoral (*M. quadratus femoris*) (bleu) ;
— le M. obturateur interne (*M. obturatorius internus*) (jaune) ;
— le M. moyen fessier (*M. glutaeus medius*) et le M. petit fessier (*M. glutaeus minimus*) par son faisceau dorsal (orange) ;
— le M. ilio-psoas (vert) ;
— le M. obturateur externe (*M. obturatorius externus*) (brun) ;
— tous les muscles agissant comme adducteurs (violet), excepté le M. pectiné et le M. gracile ;
— le M. piriforme (*M. piriformis*) (gris) ;
— le M. sartorius (*voir* p. 248 ; non représenté).

Les **rotateurs internes** (**B**) sont :

— le M. moyen fessier (*M. glutaeus medius*) et le M. petit fessier (*M. glutaeus minimus*) par ses fibres antérieures (rouge) ;
— le M. tenseur du fascia lata (*M. tensor fasciae latae*) (bleu) ;
— le M. grand adducteur (*M. adductor magnus*) par sa partie s'insérant sur le tubercule des adducteurs (jaune).

De même, le M. pectiné (*M. pectineus*) (non représenté) agit comme rotateur interne sur une jambe en abduction.

La couleur de la flèche représente chaque muscle dans un ordre de force décroissant : rouge, bleu, jaune, orange, vert, brun, violet, gris.

A-B
Fonction des muscles de la hanche

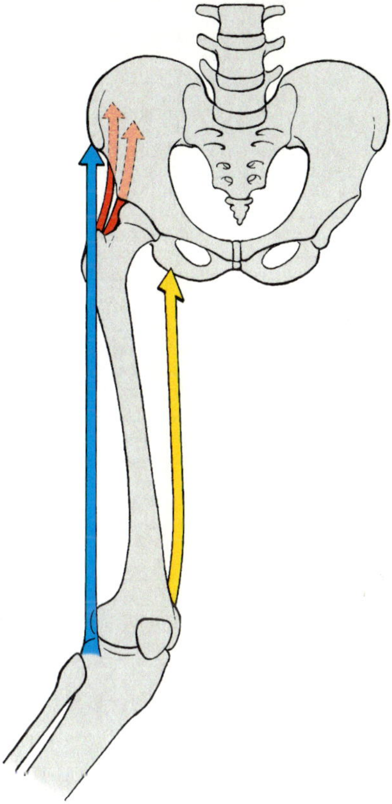

B Rotation interne

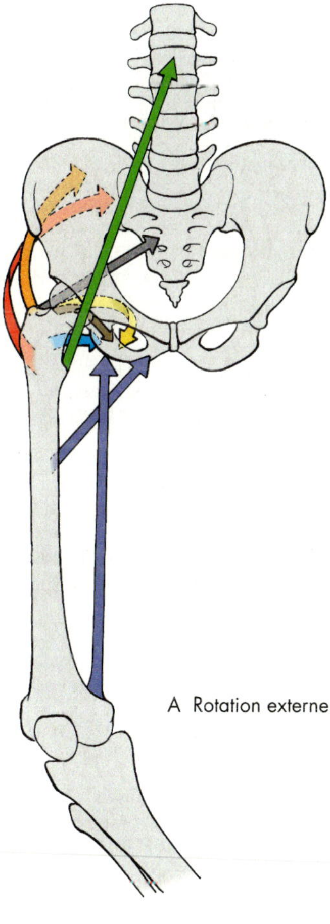

A Rotation externe

Fonction des muscles de la hanche et des adducteurs de la cuisse (A-D) (suite)

Sont **extenseurs** de hanche (**A**) :

- le M. grand fessier (*M. glutaeus maximus*) (rouge) ;
- le M. moyen fessier (*M. glutaeus medius*) et le M. petit fessier (*M. glutaeus minimus*) par leurs fibres dorsales (bleu) ;
- le M. grand adducteur (*M. adductor magnus*) (vert) ;
- le M. piriforme (*M. piriformis*) (brun) ;

D'autres muscles participent également à l'extension de la hanche : le M. semi-membraneux (*M. semimembranosus*) (jaune ; *voir* p. 250), le M. semi-tendineux (*M. semitendinosus*) (orange ; *voir* p. 250) et le long chef du M. biceps fémoral (violet ; *voir* p. 250).

Remarques cliniques. Au cas où le plus important extenseur (le M. grand fessier) est défaillant, le passage de la position assise à la position debout n'est plus possible, mais la station debout et la marche en plaine restent possibles.

Sont **fléchisseurs** de hanche (**B**) :

- le M. ilio-psoas (rouge) ;
- le M. tenseur du fascia lata (*M. tensor fascia lata*) (orange) ;
- le M. pectiné (*M. pectineus*) (vert) ;
- le M. long adducteur (*M. adductor longus*) (brun) ;
- le M. court adducteur (*M. adductor brevis*) (brun) ;
- le M. gracile (*M. gracilis*) (brun).

Les muscles de la cuisse suivants sont fléchisseurs de hanche : M. droit du fémur (bleu ; *voir* p. 248) et M. sartorius (jaune ; *voir* p. 248).

Remarques cliniques. En cas de défaillance du M. ilio-psoas, la flexion au-dessus de l'horizontale pour s'asseoir n'est plus possible.

Les muscles **abducteurs** (**C**) sont :

- le M. moyen fessier (*M. glutaeus medius*) (rouge) ;
- le M. tenseur du fascia lata (bleu) ;
- le M. grand fessier (*M. glutaeus maximus*) par son insertion sur le fascia lata (jaune) ;
- le M. petit fessier (*M. glutaeus minimus*) (orange) ;
- le M. piriforme (vert) ;
- le M. obturateur interne (brun).

Remarques cliniques. En cas de paralysie des abducteurs, le bassin n'est plus fixé du côté sain en position debout ou en appui sur la jambe malade. Le bassin plonge du côté sain (**signe de Trendelenburg**).

Les muscles **adducteurs** (**D**) sont :

- les M. grand et petit adducteurs (rouge) ;
- le M. long adducteur (bleu) ;
- le M. court adducteur (bleu) ;
- le M. grand fessier par son insertion sur la tubérosité glutéale (jaune) ;
- le M. gracile (orange) ;
- le M. pectiné (brun) ;
- le M. carré fémoral (*M. quadratus femoris*) (violet) ;
- le M. obturateur externe (*M. obturatorius externus*) (non représenté).

Parmi les muscles de la cuisse, le M. semi-tendineux (vert) est également un adducteur.

La couleur de la flèche représente chaque muscle selon l'ordre de puissance décroissant : rouge, bleu, jaune, orange, vert, brun, violet, gris.

A-D Fonction des muscles de la hanche (suite)

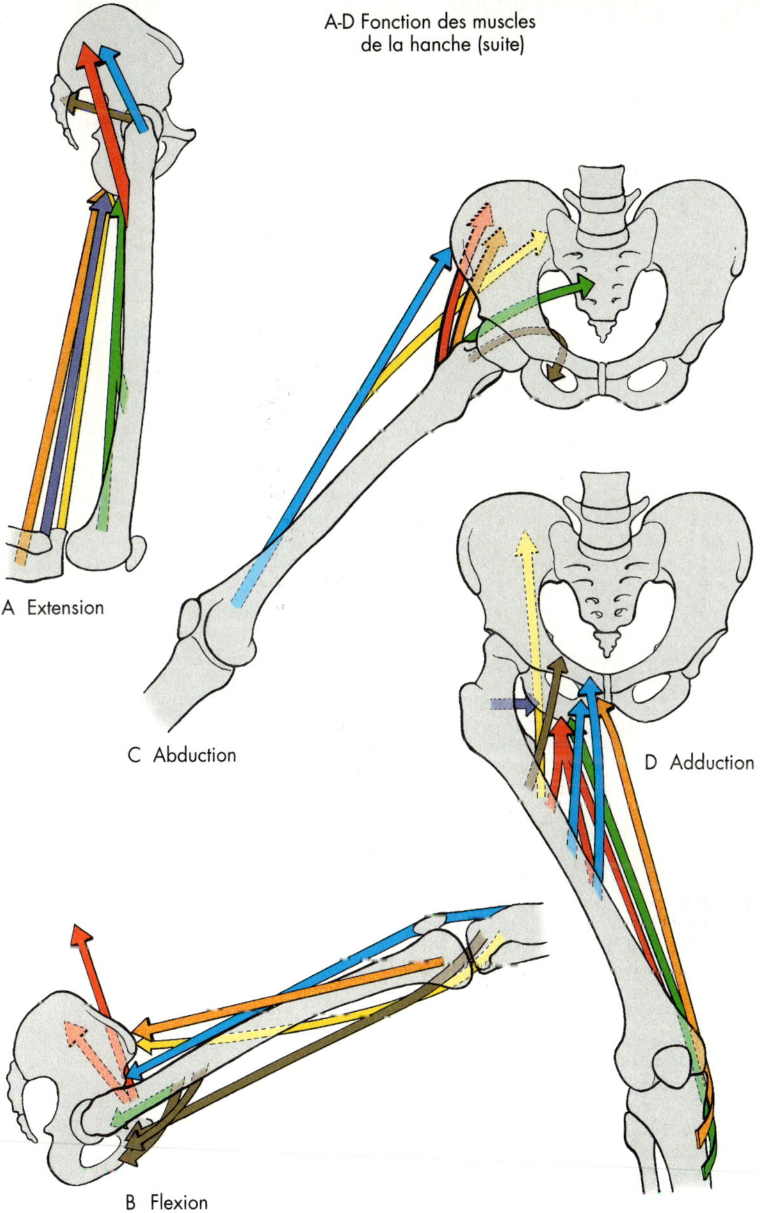

Muscles antérieurs de la cuisse (A-D)

Le **M. quadriceps fémoral** (*M. quadriceps femoris*) est composé de quatre parties, dont l'une, le M. droit du fémur, bi-articulaire, glisse dans la gouttière formée par les trois autres muscles mono-articulaires.

Le **M. droit du fémur** (*M. rectus femoris*) (**1**) naît par un tendon direct de l'épine iliaque antéro-inférieure (*spina iliaca anterior inferior*) (**2**) et par son tendon réfléchi du sillon supra-acétabulaire (*sulcus supra-acetabularis*) au bord supérieur de l'articulation de la hanche.

Le **M. vaste intermédiaire** (*M. vastus intermedius*) (**3**) prend son insertion des surfaces antérieure et latérale du fémur (**4**); il est bien séparé du M. vaste latéral, moins bien du M. vaste médial. Il recouvre le M. articulaire du genou (*M. articularis genus*) qui naît de lui et gagne la capsule de l'articulation du genou.

Le **M. vaste médial** (*M. vastus medialis*) (**5**) naît de la lèvre médiale de la ligne âpre (*linea aspera*) (**6**).

Le **M. vaste latéral** (*M. vastus lateralis*) (**7**) prend son insertion (**8**) sur la face latérale du grand trochanter (*trochanter major*), sur la ligne intertrochantérienne (*linea intertrochanterica*), sur la tubérosité glutéale (*tuberositas glutaealis*) et sur la lèvre latérale de la ligne âpre.

Les quatre muscles se réunissent en un tendon commun qui se termine sur la *patella* (**9**). Sous la patella, les faisceaux tendineux se regroupent en un ligament patellaire (*lig. patellae*) (**10**), qui s'insère sur la tubérosité du tibia (*tuberositas tibiae*) (**11**). Les fibres superficielles passent en pont par dessus la patella, alors que les fibres profondes s'insèrent sur son bord supérieur ou sur ses bords latéraux.

Des fibres venant surtout du M. vaste médial, moins du M. droit du fémur, forment le rétinaculum patellaire médial (*retinaculum patellae mediale*), et des fibres du M. vaste latéral et du M. droit du fémur forment le rétinaculum patellaire latéral (*retinaculum patellae laterale*). Dans le rétinaculum patellaire latéral viennent également se terminer des fibres du tractus iliotibial. Ces rétinacula entourent la patella pour rejoindre les condyles tibiaux. Le M. quadriceps fémoral est l'extenseur du genou. Le M. droit du fémur fléchit également la hanche. Le M. articulaire du genou protège la capsule de l'articulation du genou d'un étranglement lors de l'extension.

Innervation : N. fémoral (*N. femoralis*) (L2-L4).

■ **Variations.** L'insertion du M. droit du fémur au-dessus de l'acétabulum (sillon supra-acétabulaire) peut manquer; de même, le M. articulaire du genou peut également être absent.

Le **M. sartorius** (**12**) naît de l'épine iliaque antérieure et supérieure (*spina iliaca anterior superior*) (**13**) et descend, dans une gaine aponévrotique, obliquement à travers la cuisse vers la patte d'oie superficielle (*pes anserinus superficialis*) (**14**). Il s'insère alors en dedans de la tubérosité tibiale et sur le fascia crural (*fascia cruris*) (**15**). Il s'agit d'un muscle bi-articulaire, qui fléchit le genou et qui agit avec les autres muscles de la patte d'oie comme rotateur interne de la jambe, quand le genou est fléchi. Il permet, en outre, une antéversion (flexion) de la hanche. Au niveau de la hanche et en raison de son trajet, le M. sartorius agit comme rotateur externe de la cuisse.

Innervation : N. fémoral (L1-L3).

16 M. gracile.
17 M. long adducteur.
18 M. court adducteur.
19 M. pectiné.
20 M. ilio-psoas.
21 M. tenseur du fascia lata.
22 Bord du fascia lata en coupe.
23 Septum intermusculaire vasto-adducteur.

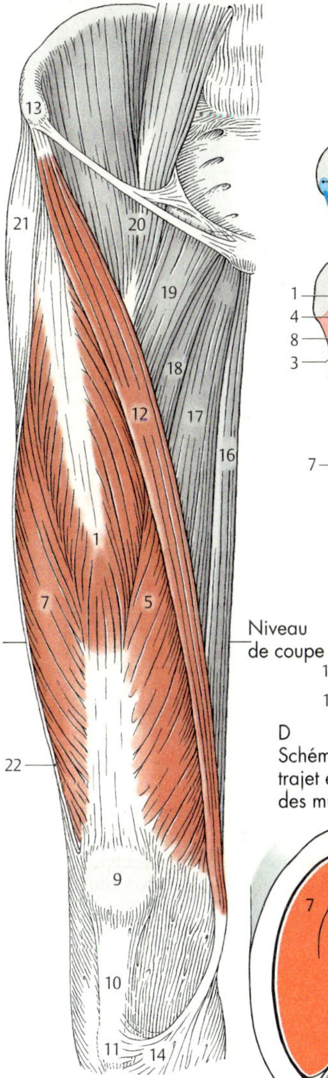

A Muscles antérieurs de la cuisse

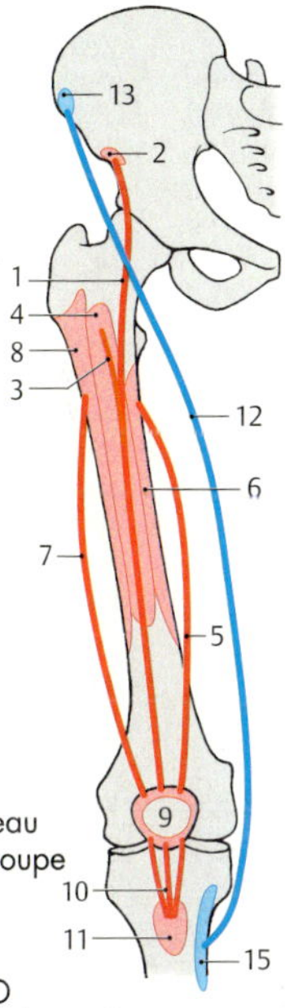

D
Schéma (origine, trajet et terminaison des muscles)

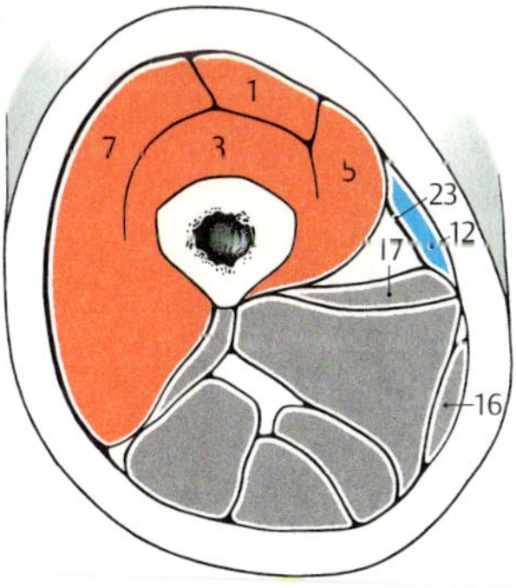

C Coupe passant par le milieu de la cuisse

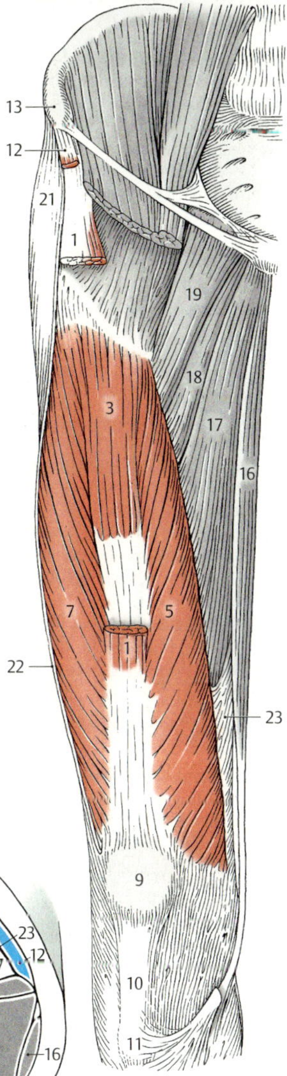

B Muscles antérieurs de la cuisse, muscles superficiels réséqués ; représentation du M. vaste intermédiaire

Muscles postérieurs de la cuisse (A-D)

Le **M. biceps fémoral** (*M. biceps femoris*) (**1**) se compose d'un chef bi-articulaire, le **chef long** (*caput longum*), et d'un chef mono-articulaire, le **chef court** (*caput brevis*).

Le **chef long** (**2**) naît de la tubérosité ischiatique (*tuber ischiadicum*) (**3**) par un tendon commun avec le M. semi-tendineux (**4**).

Le **chef court** (**5**) naît du tiers moyen de la lèvre latérale de la ligne âpre (*linea aspera*) (**6**) et du septum intermusculaire latéral (*septum intermusculare laterale*). Les chefs se réunissent en un M. biceps (**1**) qui se termine sur la tête de la fibula (*caput fibulae*) (**7**). À ce niveau existe, entre le muscle et le ligament collatéral fibulaire du genou, une bourse subtendineuse du M. biceps fémoral inférieur. Le chef long provoque une rétroversion sur la hanche. Au niveau du genou, le M. biceps fémoral est fléchisseur et tourne la jambe en dehors, genou fléchi. C'est le seul rotateur externe du genou qui contrebalance les rotateurs internes.

Innervation : N. tibial (*N. tibialis*) pour le chef long (L5-S2), N. fibulaire commun pour le chef court (S1-S2).

■ **Variations.** Le chef court peut manquer ; il peut exister des fibres musculaires supplémentaires.

Le **M. semi-tendineux** (*M. semitendinosus*) (**4**) naît d'un tendon commun (*voir* plus haut) de la tubérosité ischiatique (**3**) et gagne la face médiale du tibia sur laquelle il se termine dans la patte d'oie superficielle (**8**) avec le M. gracile (**9**) et le M. sartorius (**10**). Entre la face du tibia et la patte d'oie se trouve, devant l'insertion, une grande bourse séreuse (bursa anserina). En tant que muscle bi-articulaire, il participe à la rétroversion de la hanche. Au genou, il fléchit et roule la jambe en dedans.

Innervation : N. tibial (L5-S2).

■ **Variations.** Dans le ventre musculaire, il peut exister une intersection tendineuse descendant obliquement.

Le **M. semi-membraneux** (*M. semimembranosus*) (**11**) naît de la tubérosité ischiatique (**3**). Il est étroitement lié au M. semi-tendineux. Son tendon se divise sous le ligament collatéral tibial en trois parties. La **première partie** se dirige en avant vers le condyle médial du tibia (*condylus medialis tibia*). La **deuxième partie** du tendon rejoint le fascia du M. poplité, alors que la **troisième partie** irradie vers la face postérieure de la capsule en tant que ligament poplité oblique (*lig. popliteum obliquum*). Cette division en trois parties peut également être décrite comme **patte d'oie profonde** (*pes anserinus profundus*). En tant que muscle bi-articulaire, il a une fonction semblable à celle du M. semi-tendineux. À la hanche, il provoque une rétroversion, au genou il est fléchisseur et rotateur interne. Il existe une bourse séreuse du M. semi-membraneux entre son tendon (devant sa division) et le chef médial du M. gastrocnémien. Elle peut parfois être en communication avec la bourse subtendineuse du M. gastrocnémien médial (*voir* p. 210).

Innervation : N. tibial (L5-S2).

■ **Variations.** Le muscle peut parfois manquer ou se fondre complètement avec le M. semi-tendineux. Le ligament poplité oblique peut ne pas exister.

12 M. grand adducteur.
13 M. long adducteur.
14 M. vaste médial.
15 Septum intermusculaire vasto-adducteur = membrane vasto-adductrice.

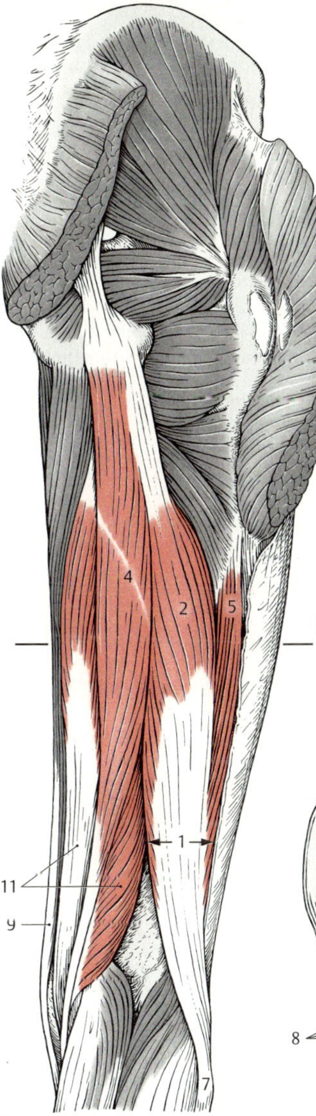

A Muscles postérieurs de la cuisse

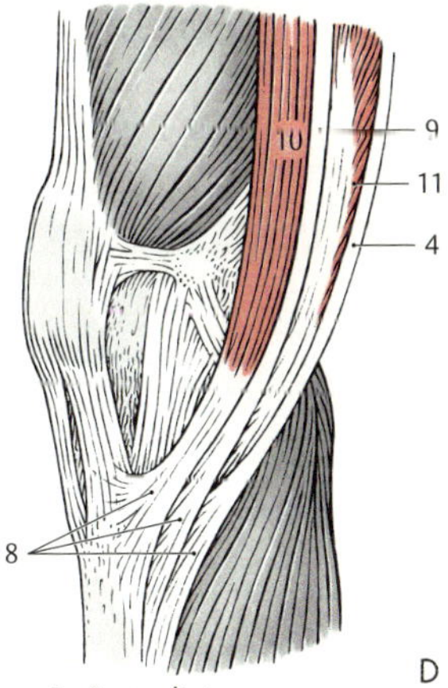

B Patte d'oie superficielle

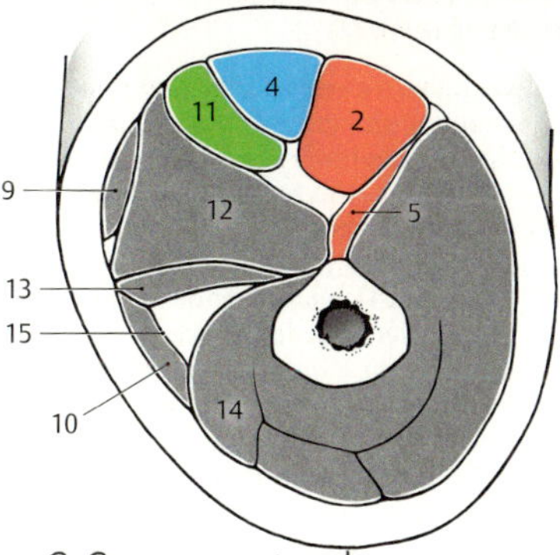

C Coupe passant par le milieu de la cuisse

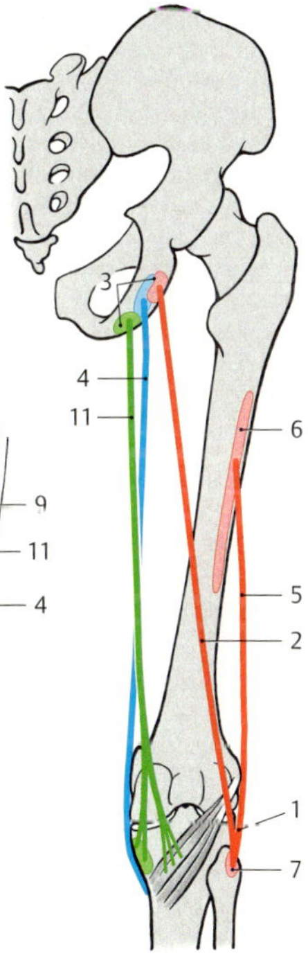

D Schéma (origine, trajet et terminaison des muscles)

Fonction des muscles du genou (A-D)

Seuls quelques muscles n'agissent que sur le genou. La plupart des muscles agissent aussi sur la cheville.

On distingue l'**extension** et la **flexion**, autour d'un **axe transversal** qui passe à travers les condyles fémoraux (*voir* p. 194). Autour de l'**axe longitudinal** de la jambe se font les mouvements de rotation, à savoir la **rotation interne** et la **rotation externe**. La rotation n'est possible que grâce à des ligaments collatéraux détendus (*voir* p. 212), c'est-à-dire que, jambe tendue, une rotation active n'est pas possible. Il peut y avoir passivement, en extension complète, une rotation externe de la jambe mobile ou une rotation interne de la cuisse du membre portant, d'environ 5°, que l'on appelle *rotation de blocage* (*voir* p. 212). Cette rotation de blocage est suscitée par le ligament croisé antérieur, favorisée par la forme du condyle fémoral médial et soutenue par le tractus ilio-tibial (*voir* p. 254).

Le muscle responsable de l'**extension** (**A**) est presque exclusivement le M. quadriceps fémoral. Il est soutenu de façon modeste par le M. tenseur du fascia lata. L'action du M. quadriceps fémoral est meilleure sur une hanche étendue car le M. droit du fémur (rouge) est alors en pleine action à côté des M. vastes (bleu).

Remarques cliniques. Le M. quadriceps fémoral est beaucoup plus puissant que tous les fléchisseurs. Lorsqu'il est paralysé, se lever d'une position assise devient impossible activement. La station érigée n'est possible que si le poids du corps passe en avant des axes de mouvement transversaux.

Les muscles **fléchisseurs** (**B**) sont :

— le M. semi-membraneux (*M. semimembranosus*) (rouge);

— le M. semi-tendineux (*M. tendinosus*) (bleu);

— le M. biceps fémoral (*M. biceps femoris*) (jaune);

— le M. gracile (*M. gracilis*) (orange);

— le M. sartorius (vert);

— le M. poplité (*M. popliteus*) (brun);

— le M. gastrocnémien (*M. gastrocnemius*) (violet).

Remarques cliniques. Bien que le M. gastrocnémien n'ait qu'un faible rôle dans la flexion, lors d'une fracture supracondylienne du corps du fémur il attire le fragment osseux distal vers l'arrière et le bas.

Les **rotateurs internes** (**C**) sont :

— le M. semi-membraneux (rouge);

— le M. semi-tendineux (bleu);

— le M. gracile (jaune);

— le M. sartorius (orange);

— le M. poplité (vert).

Le **rotateur externe** (**D**) est :

— le M. biceps fémoral (rouge).

Il s'agit presque du seul rotateur externe qui s'oppose à tous les rotateurs internes. Très accessoirement, il peut être soutenu par le M. tenseur du fascia lata (non représenté) lorsque la jambe est portante (rotation de blocage).

La couleur de la flèche représente chaque muscle selon l'ordre de puissance décroissant : rouge, bleu, jaune, orange, vert, brun, violet.

A-D
Fonction des muscles du genou

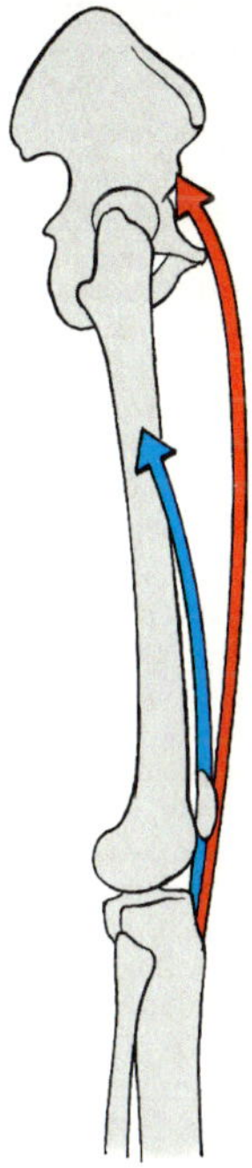

A Extension

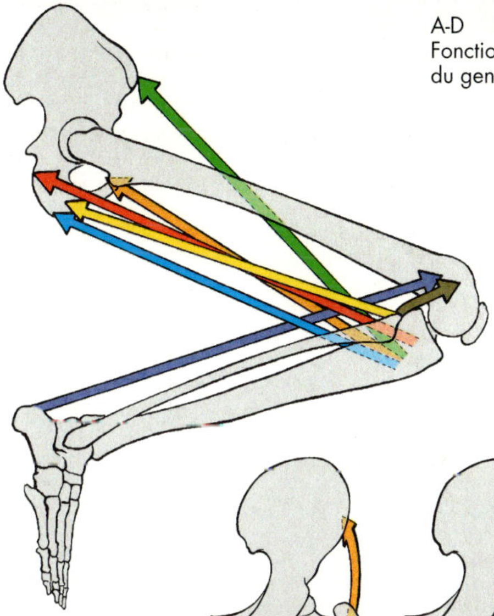

B Flexion

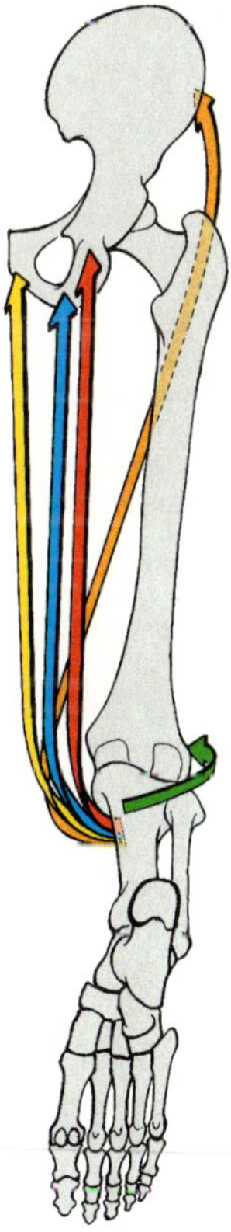

C
Rotation interne, genou fléchi

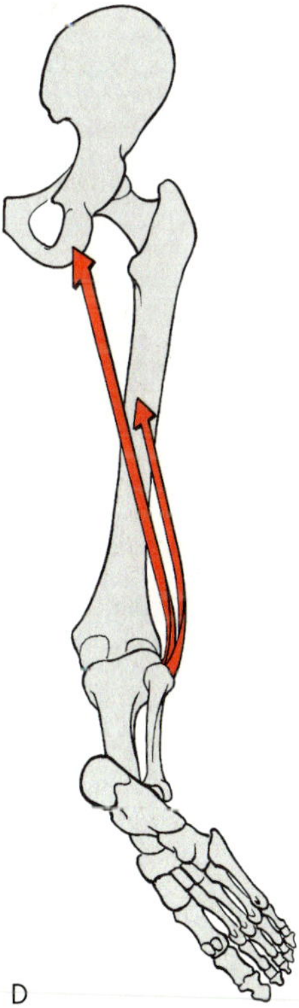

D
Rotation externe, genou fléchi

Fascias de la hanche et de la cuisse (A-C)

Les muscles de la région de la hanche sont enveloppés dans des aponévroses différentes ; ainsi le M. ilio-psoas est-il entouré du **fascia iliaca** (= **fascia ilio-psoas**), avec sa *partie psoatica* qui commence sur l'arc lombo-costal médial (= ligament arqué médial) par une enveloppe aponévrotique compacte, entourant le M. psoas. Elle se prolonge communément avec la partie iliaque vers le ligament inguinal. Elle forme l'arc ilio-pectiné (*arcus iliopectineus*) qui sépare la lacune musculaire (*voir* p. 100) de la lacune vasculaire.

Sur la face antérieure, sous le ligament inguinal, le M. pectiné est entouré d'un puissant **fascia pectiné** (*facia pectinea*), qui constitue, en commun avec le fascia iliaca, le revêtement ligamentaire de la fosse ilio-pectinée (*fossa iliopectinea*), limitée en proximal par le ligament inguinal.

Dans la région glutéale se trouve un fragile **fascia glutéal** (*fascia glutaea*) (**1**), qui recouvre le M. grand fessier et envoie en profondeur des cloisons séparées par des faisceaux musculaires. Entre le M. grand fessier et le M. moyen fessier sous-jacent se trouve une **aponévrose glutéale** (*aponeurosis glutaea*) (*voir* p. 236) compacte et solide, dont naissent des fibres du grand fessier. Au niveau du sillon glutéal (*sulcus glutaealis*), le fascia glutéal superficiel rejoint le fascia de la cuisse, le fascia lata (**2**).

Le **fascia lata** est un trousseau de fibres tendineuses solides, groupées parallèlement sur la face latérale de la cuisse, qui s'affaiblit en dedans. Un faisceau fibreux est individualisé en **tractus ilio-tibial** (*tractus iliotibialis*) (**3** ; *voir* p. 236 et 422) sur la face latérale. Dans ce tractus ilio-tibial rayonnent le M. grand fessier et le M. tenseur du fascia lata. Le tractus ilio-tibial, large de quelques centimètres, descend distalement sur la face latérale et s'insère sur le condyle tibial latéral. À ce niveau, le rétinaculum patellaire latéral se réunit avec lui.

Sur la face antérieure de la cuisse, le M. sartorius (**4**) est inclus dans une enveloppe aponévrotique propre. Il recouvre le **septum intermusculaire vasto-adducteur** (= membrane vasto-adductrice) (**5**). De même, le M. gracile (**6**) a une enveloppe propre, qui se sépare des autres fascias. Bien sûr, tous les muscles de la cuisse ont leur propre aponévrose lâche et fragile, qui autorise le glissement des uns par rapport aux autres.

Depuis le fascia lata partent en profondeur deux septa intermusculaires, l'un latéral, l'autre médial, vers la ligne âpre. Le septum intermusculaire latéral (*septum intermusculare laterale*) (**7**) est relativement large et sert d'insertion à différents muscles. Il sépare le vaste latéral (**8**) du chef court du M. biceps (**9**). Le septum intermusculaire médial (*septum intermusculare mediale*) (**10**) sépare le vaste médial (**11**) du canal des adducteurs (*canalis adductorius*) (**12**).

Sur la face antérieure de la cuisse, sous le ligament inguinal, au niveau de la fosse ilio-pectinée qui est recouverte par le fascia lata en superficie, se trouve un espace lâche tapissé par un **fascia criblé** (*fascia cribrosa*). Ce fascia criblé est traversé de vaisseaux et de nerfs. À proximité, on voit le **hiatus saphène** (*hiatus saphenus*) (**13**), dont le bord latéral, le bord falciforme (*margo falciformis*) (**14**), est tranchant. Le bord falciforme descend en dedans entre une corne supérieure (*cornu superius*) (**15**) et une corne inférieure (*cornu inferius*) (**16**).

Pour le canal de la cuisse et les fentes de la cuisse, *voir* p. 100.

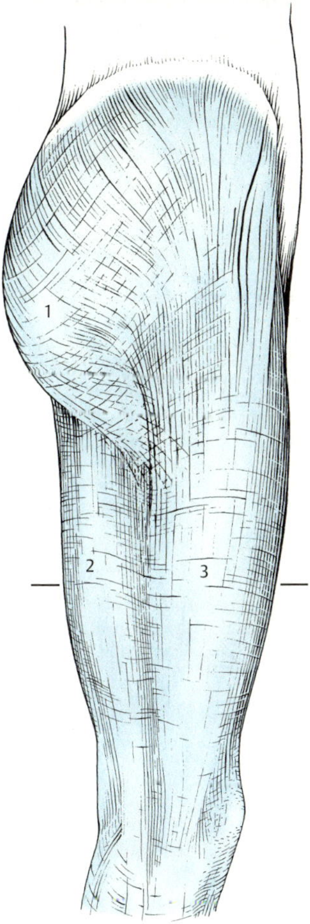

Niveau de coupe

A Fascia de la cuisse, vue latérale

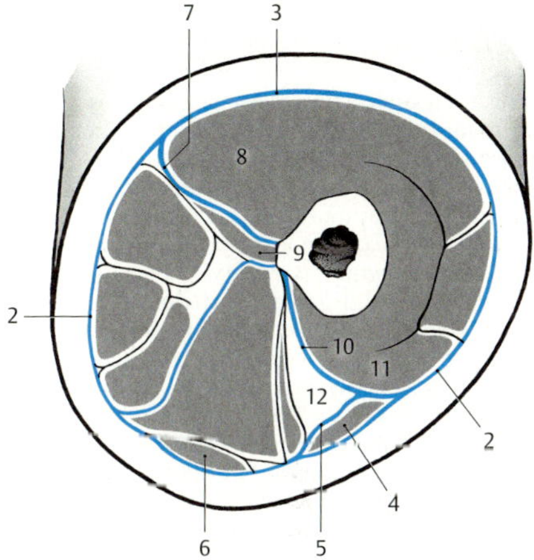

B Fascia de la cuisse, vue en coupe

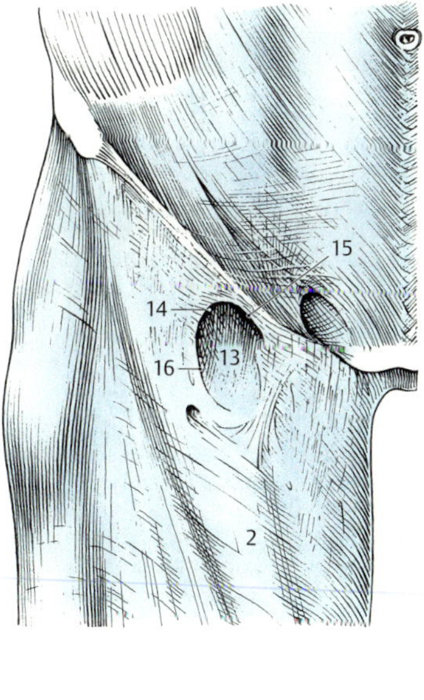

C Fascia au niveau de la région subinguinale

Muscles longs de la jambe et du pied

Classification des muscles (A-D)

Tous les muscles qui s'insèrent à la jambe se terminent sur le squelette du pied. La seule exception est le M. poplité, qui s'insère sur la jambe et appartient aux muscles de la cuisse. Les muscles de la jambe peuvent être classés selon leur situation. Il faut d'abord distinguer un grand groupe antérieur et un grand groupe postérieur. Ces deux principaux groupes sont séparés par le tibia, la fibula et la membrane interosseuse.

Les groupes principaux se subdivisent en sous-groupes selon les couches. Le groupe musculaire antérieur se compose du groupe antérieur des extenseurs et du sous-groupe latéral, les péroniers. Les fléchisseurs situés à la face postérieure de la jambe doivent être divisés en un groupe superficiel et un groupe profond.

Sur le plan fonctionnel, on sépare les muscles de la jambe en une musculature d'extension située à la face antérieure, qui est responsable de la flexion dorsale du pied, et une musculature de flexion située à la face postérieure et qui permet la flexion plantaire du pied.

Selon l'innervation, on sépare la musculature en un groupe musculaire innervé par les branches plexiques dorsales et un groupe qui dépend des branches plexiques ventrales.

Pour des raisons pratiques, les muscles de la jambe seront, comme ceux de l'avant-bras, décrits selon leur situation.

Muscles antérieurs de jambe

Groupe des extenseurs (*voir* p. 258) :
M. tibial antérieur (*M. tibialis anterior*) (**1**),
M. long extenseur des orteils (*M. extensor digitorum longus*) (**2**),
M. long extenseur de l'hallux (*M. extensor hallucis longus*) (**3**).

Groupe des fibulaires (= *péroniers*) (*voir* p. 260) :
M. long fibulaire (péronier) (*M. fibularis* [*peronaeus*] *longus*) (**4**),
M. court fibulaire (péronier) (*M. fibularis* [*peronaeus*] *longus*) (**5**).

Muscles postérieurs de jambe

Plan superficiel (*voir* p. 262) :
M. triceps sural (*M. triceps surae*) (**6** ; avec le tendon d'Achille), constitué par :
M. soléaire (*M. soleus*) (**7**),
M. gastrocnémien (*M. gastrocnemius*) (**8**),
M. plantaire (*M. plantaris*) (**9**).

Plan profond (*voir* p. 264) :
M. tibial postérieur (*M. tibialis posterior*) (**10**),
M. long fléchisseur de l'hallux (*M. flexor hallucis longus*) (**11**),
M. long fléchisseur des orteils (*M. flexor digitorum longus*) (**12**).

13 M. poplité.
14 M. semi-membraneux.
15 M. sartorius.
16 M. gracile.
17 M. semi-tendineux.
18 A. et V. poplitées.
19 N. tibial.
20 N. fibulaire (péronier) commun.
21 V. grande saphène.
22 V. petite saphène.
23 N. saphène.
24 N. fibulaire (péronier) superficiel.
25 N. fibulaire (péronier) profond.
26 N. cutané latéral de jambe.
27 N. sural.
28 A. fibulaire (péronière).
29 A. et V. tibiales antérieures.
30 A. et V. tibiales postérieures.
31 Tibia.
32 Fibula.

A Coupe passant par le tiers proximal de la jambe

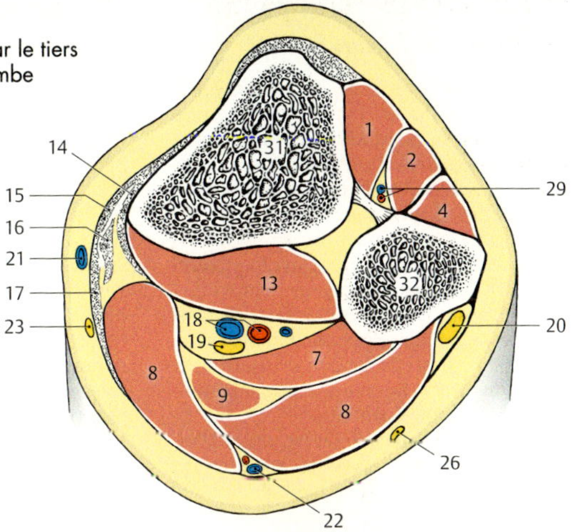

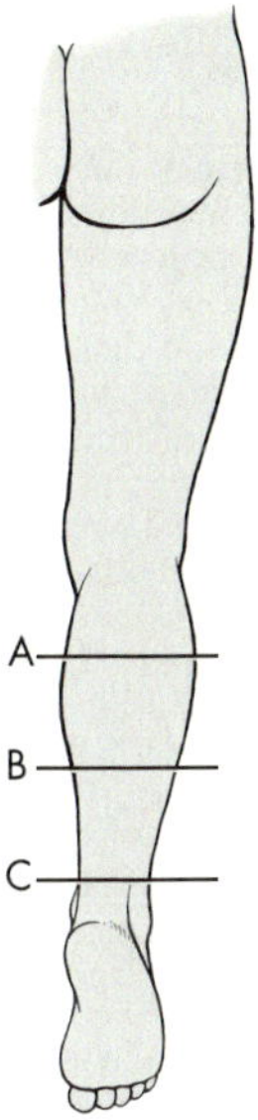

D Niveau des coupes

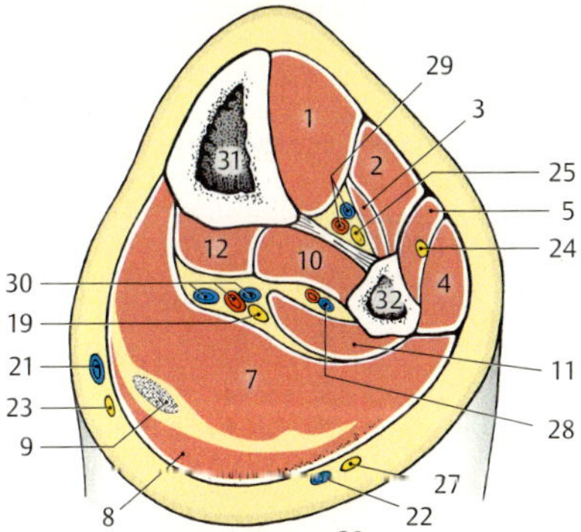

B Coupe passant par le tiers moyen de la jambe

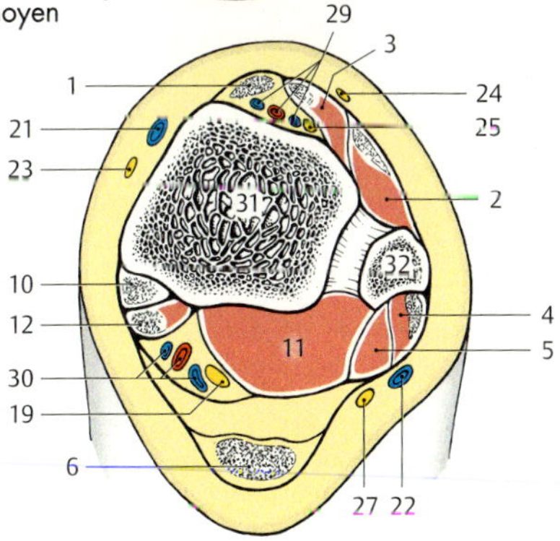

C Coupe passant par le tiers inférieur de la jambe

Muscles antérieurs de la jambe

Groupe des extenseurs (A-C)

Le **M. tibial antérieur** (*M. tibialis anterior*) (**1**) prend naissance d'une insertion large (**2**) sur la face latérale du tibia, sur la membrane interosseuse (*membrana interossea*) et le fascia crural (*fascia cruris*). Le ventre musculaire triangulaire se termine par un tendon qui passe sous les rétinacula des M. extenseurs supérieur (**3**) et inférieur (**4**), entouré d'une gaine synoviale ; il se termine à la face plantaire de l'os cunéiforme médial (**5**) et du premier métatarsien (**6**). Entre le tendon d'insertion et l'os se trouve la bourse séreuse subtendineuse du M. tibial antérieur.

Sur la jambe mobile, le M. tibial antérieur fléchit le pied dorsalement et relève simultanément le bord médial du pied (supination). Sur la jambe portante, il rapproche la jambe du dos du pied, comme par exemple lors de la course de vitesse ou du ski. On lui décrit un petit rôle lors de la pronation.

Innervation : N. fibulaire (péronier) profond (L4-L5).

Remarques cliniques. Lors d'une surcharge importante, il peut apparaître une fatigabilité du muscle, qui se traduit par des douleurs le long du muscle.

Le **M. long extenseur des orteils** (*M. extensor digitorum longus)* (**7**) naît d'une large superficie (**8**) : du condyle latéral du tibia, de la tête et du bord antérieur de la fibula, du fascia crural et de la membrane interosseuse. Le tendon, qui prend naissance du muscle, se divise au niveau de la cheville en quatre tendons pour les orteils 2 à 5.

Ces tendons glissent dans une gaine synoviale et passent sous les rétinacula des M. extenseurs supérieur (**3**) et inférieur (**4**) en dehors du M. tibial antérieur, sur le dos du pied vers l'aponévrose dorsale des orteils 2 à 5.

Sur la jambe mobile, ce muscle permet la flexion dorsale des orteils et du pied. Sur la jambe portante, il agit comme le M. tibial antérieur.

Innervation : N. fibulaire (péronier) profond (L5-S1).

Particularités. Le M. long extenseur des orteils peut posséder un tendon supplémentaire, qui gagne la base du 5e métatarsien, parfois aussi la base du 4e métatarsien. Ce tendon supplémentaire est décrit comme **M. troisième péronier** (*M. peronaeus tertius*) (**9**) et peut aussi prendre son insertion sur le tiers distal du bord antérieur de la fibula comme une partie propre au M. long extenseur des orteils. Sa fonction est la pronation et l'abduction des articulations basses du pied.

Le **M. long extenseur de l'hallux** (*M. extensor hallucis longus*) (**10**) naît de la face médiale de la fibula et de la membrane interosseuse (**11**). Il se prolonge par un tendon qui passe dans les rétinacula supérieur (**3**) et inférieur (**4**) des M. extenseurs, entouré de sa propre gaine synoviale, entre la gaine du tendon du M. tibial antérieur et celle du M. long extenseur des orteils. Il passe au-dessus du premier métatarsien, vers l'aponévrose dorsale du gros orteil et se termine sur la phalange distale de l'hallux (**12**). Le M. long extenseur de l'hallux fléchit dorsalement le gros orteil et participe à la flexion dorsale du pied de la jambe mobile. Sur la jambe portante, il agit comme le M. tibial antérieur, puisqu'il rapproche le dos du pied de la jambe. Il agit aussi de façon accessoire sur la pronation et également la supination du pied.

Innervation : N. fibulaire (péronier) profond (L4-S1).

Particularités. Un faisceau propre, soit musculaire, soit tendineux, peut souvent s'individualiser en tant que **M. extenseur accessoire de l'hallux** (**13**), pour s'insérer sur le premier métatarsien au niveau de l'articulation métatarso-phalangienne. Ce muscle se trouve avant tout sur le côté médial du tendon principal.

14 Tibia.
15 Fibula.

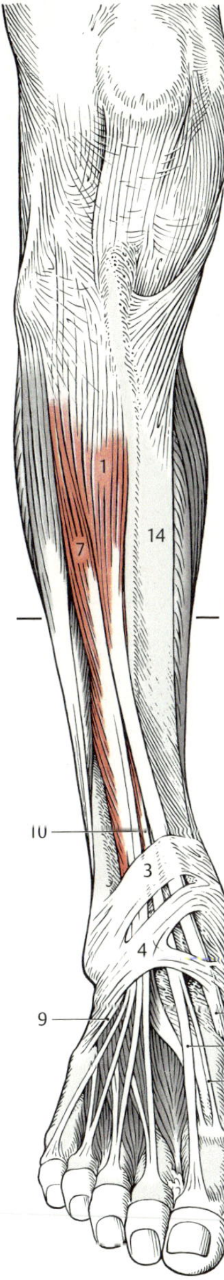

A Muscles antérieurs de la jambe, groupe des extenseurs

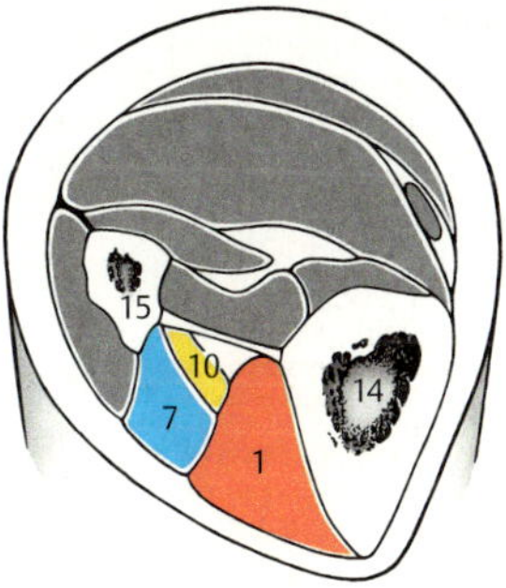

B Coupe passant par le milieu de la jambe

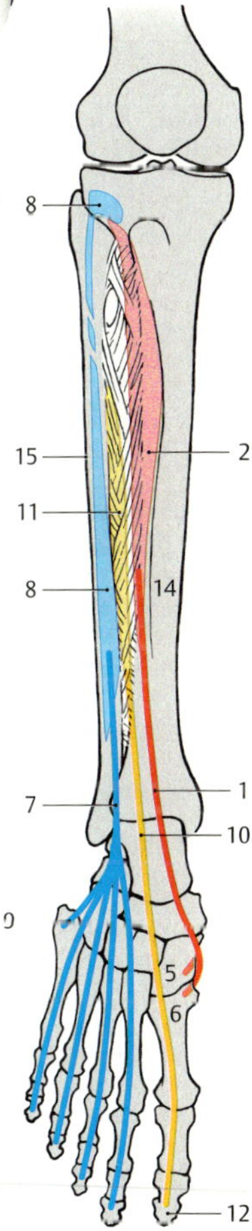

C Schéma (origine, trajet et terminaison des muscles)

Muscles antérieurs de la jambe (suite)

Groupe des fibulaires (= péroniers) (A-D)

Les M. fibulaires créent une flexion plantaire, bien que cette fonction soit devenue accessoire en raison de leur situation derrière la malléole latérale. Primitivement, ils étaient devant cette malléole, comme on peut encore le voir chez les fauves.

Le **M. long fibulaire** (**péronier**) (*M. fibularis* [*peronaeus*] *longus*) (**1**) naît (**2**) de la capsule de l'articulation tibio-fibulaire, de la tête de la fibula et de la région proximale de la fibula.

Il possède un long tendon, qui descend derrière la malléole latérale, dans le sillon malléolaire dans une gaine synoviale commune avec le tendon du M. court fibulaire (**3**) sous le rétinaculum supérieur des M. péroniers (**4**). Le tendon du M. long fibulaire quitte la trochlée fibulaire du calcanéus dans une expansion de la gaine synoviale commune (fixée par le rétinaculum inférieur des M. fibulaires) (**5**) pour rejoindre la tubérosité du premier métatarsien (**6**) et l'os cunéiforme médial (**7**). Il gagne son insertion à travers le sillon tendineux de l'os cuboïde (**8**) dans un canal fibreux propre, par lequel il traverse le pied de dehors en dedans, derrière la tubérosité du cinquième métatarsien, obliquement vers le bord médial du pied. Dans ce canal, à la face plantaire du pied, se trouve une gaine synoviale dans laquelle est inclus le tendon.

En raison de son trajet, il agit comme son tendon en arc et tend la courbure transversale du pied. Il abaisse le bord médial du pied et constitue, avec le M. court fibulaire, le plus puissant pronateur. Il participe aussi à la flexion plantaire.

Innervation : N. fibulaire (péronier) superficiel (L5-S1).

Le **M. court fibulaire** (**péronier**) (*M. fibularis* [*peronaeus*] *brevis*) (**3**) naît de la face latérale de la fibula (**9**). Le tendon de ce muscle glisse dans la même gaine synoviale que le tendon du M. long fibulaire, dans le sillon du tendon du M. long fibulaire, sous le rétinaculum supérieur des M. fibulaires (**4**). Sur la face latérale du calcanéus, ce tendon est fixé en proximal, c'est-à-dire au-dessus de la trochlée fibulaire du calcanéus, par le rétinaculum inférieur des M. fibulaires (**5**), enveloppé dans une expansion de la gaine tendineuse commune. Il se termine sur la tubérosité du cinquième métatarsien (**10**). Il agit comme le M. long fibulaire (péronier).

Innervation : N. fibulaire (péronier) superficiel (L5-S1).

Particularités : le **M. quatrième fibulaire** (**péronier**) (*M. fibularis* [*peronaeus*] *quartus*) est un muscle naissant de la fibula, rarement présent, qui s'insère sur la face latérale du calcanéus ou sur l'os cuboïde, et qui garde une étroite relation avec le tendon du long extenseur des orteils. Il peut également envoyer un petit tendon pour le 5e orteil.

11 Tibia.
12 Fibula.
13 M. soléaire.
14 M. gastrocnémien.
15 Membrane interosseuse.

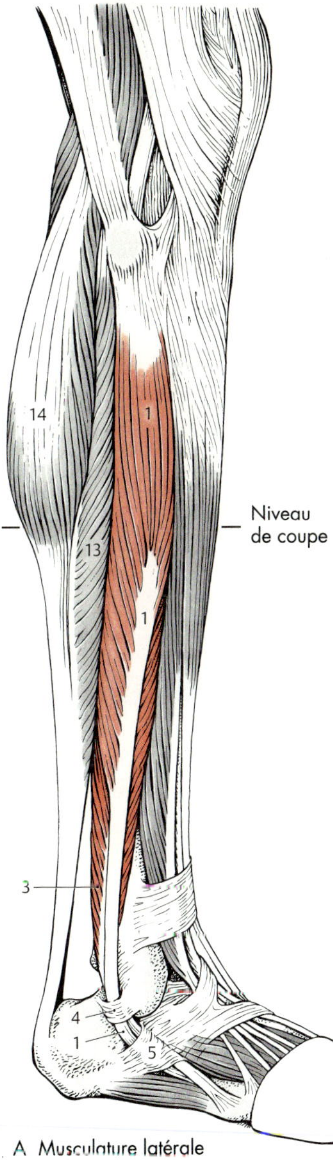

A Musculature latérale de la jambe

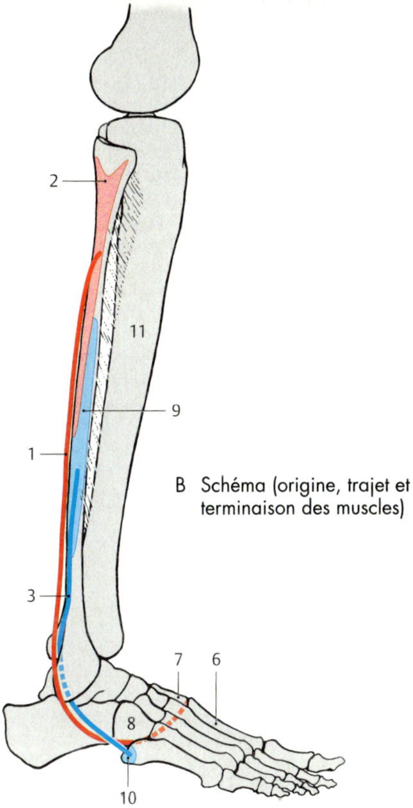

B Schéma (origine, trajet et terminaison des muscles)

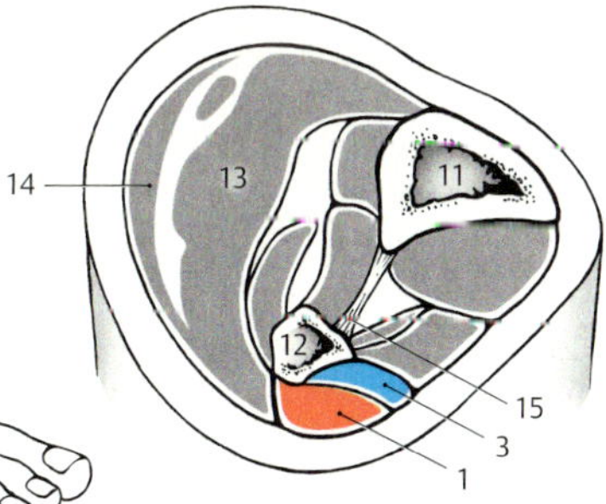

C Coupe passant par le milieu de la jambe

Muscles postérieurs de la jambe

Plan superficiel (A-D)

Le plan musculaire superficiel est formé par le **M. triceps sural** (*M. triceps surae*). Ce muscle se compose du **M. soléaire** (*M. soleus*) (**1**) et du **M. gastrocnémien** (*M. gastrocnemius*) (**2**), avec son chef médial et son chef latéral. Il faut classer également dans le plan superficiel le M. plantaire (*M. plantaris*) (**3**).

Le **M. soléaire** naît de la tête et du tiers supérieur dorsal de la fibula (**4**), de la ligne du M. soléaire sur le tibia (**5**) et d'un arc tendineux entre la tête fibulaire et le tibia, l'arc tendineux du M. soléaire (*arcus tendineus m. solei*), distal par rapport au M. poplité (**6**). Son puissant tendon terminal s'unit au tendon terminal du M. gastrocnémien et se termine sur la tubérosité calcanéenne (*tuberositas calcanei*) (**8**) en formant le « tendon d'Achille » ou tendon calcanéen (*tendo calcaneus*) (**7**). Entre la surface proximale de la tubérosité calcanéenne et ce tendon se trouve la bourse séreuse du tendon calcanéen.

Le M. gastrocnémien (**2**) naît en proximal par un **chef médial** (*caput mediale*) (**9**) du condyle fémoral médial (**10**) et par un **chef latéral** (*caput laterale*) (**11**) du condyle fémoral latéral (**12**). Une partie des fibres de ces chefs naissent de la capsule articulaire. Distalement, il descend en formant les limites inférieures de la fosse poplitée et s'unit au tendon du M. soléaire, avec lequel il gagne la tubérosité calcanéenne (**8**).

Le **M. plantaire** (**3**) est un muscle lâche très fin, avec un très long tendon terminal. Il naît au niveau du chef latéral du M. gastrocnémien en proximal par rapport au condyle latéral du fémur et de la capsule de l'articulation du genou. Son tendon descend distalement entre le M. gastrocnémien et le M. soléaire, et se termine au bord médial du tendon d'Achille.

Innervation : pour tous les muscles, N. tibial (*N. tibialis*) (S1-S2).

■ **Variations.** Le M. plantaire manque dans 5 à 10 p. 100 des cas.

Le **M. triceps sural** est tout simplement le muscle de la flexion plantaire. Il est à même de soulever le poids du corps en station érigée et à la marche. Son action est particulièrement forte dans la danse sur pointes, où une flexion plantaire maximale s'impose. La pleine action du M. triceps sural ne peut être atteinte que genou en extension, car la flexion de la jambe raccourcit le M. gastrocnémien. Aussi le M. gastrocnémien est-il d'une grande importance lors de la marche, car il agit non seulement en élevant le talon, mais aussi en fléchissant le genou. Il est alors accessoirement soutenu par le M. plantaire.

Le M. triceps sural est également le plus fort supinateur pour les articulations du pied.

Remarques cliniques. Les ruptures du tendon d'Achille peuvent suivre une surcharge brutale. Les personnes sportivement non entraînées sont particulièrement vulnérables si elles sollicitent brutalement sans échauffement leur tendon d'Achille. La plupart du temps, il existait une lésion préalable.

Dans environ 10 p. 100 des cas (plus fréquemment chez les femmes), il existe un os sésamoïde arrondi, la **fabella**, inclus dans le chef latéral du M. gastrocnémien. Elle peut s'articuler avec le condyle fémoral latéral, et est apparente, sur une radiographie de profil, en situation dorsale et proximale par rapport à l'interligne articulaire du genou.

Lorsqu'elle est douloureuse à la pression ou spontanément, une **fabella dolorosa** doit être enlevée.

13 M. long fléchisseur des orteils.
14 M. long fléchisseur de l'hallux.
15 M. tibial postérieur.
16 Membrane interosseuse.
17 Tibia.
18 Fibula.

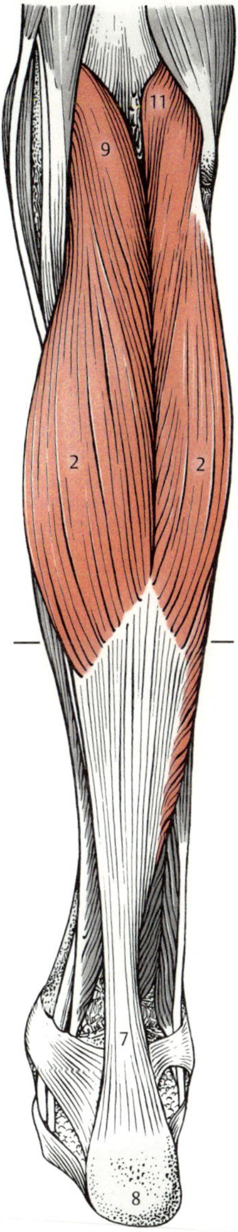

A Plan superficiel des muscles postérieurs de la jambe (M. triceps sural)

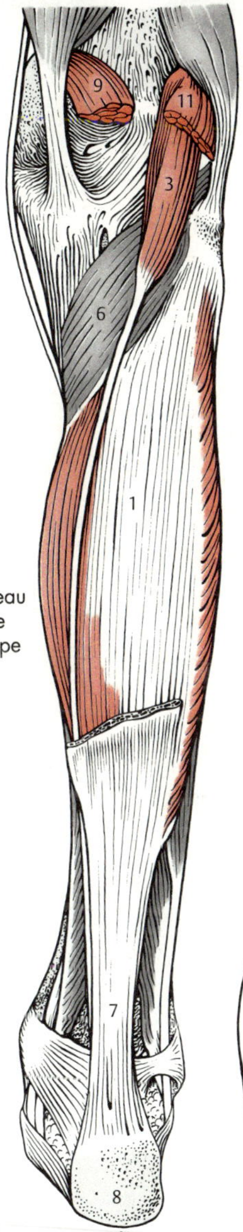

B M. soléaire (M. gastrocnémien réséqué)

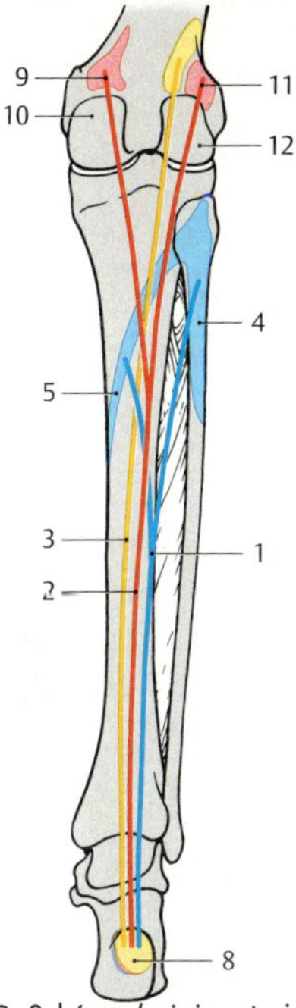

C Schéma (origine, trajet et terminaison du M. triceps sural)

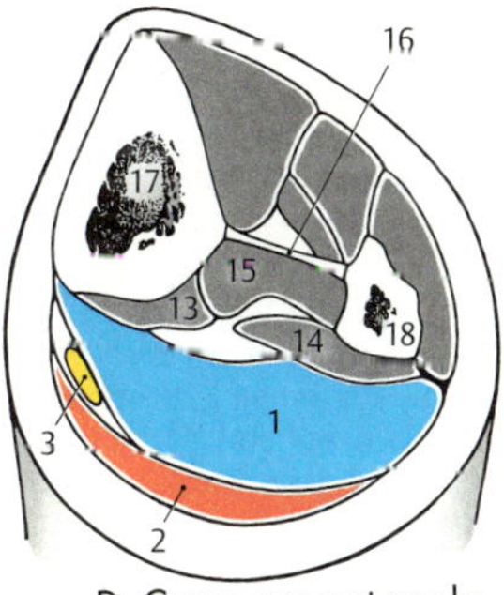

D Coupe passant par le milieu de la jambe

Muscles postérieurs de la jambe (suite)

Plan profond (A-E)

Le **M. tibial postérieur** (*M. tibialis posterior*) (**1**) naît de la membrane interosseuse (*membrana interossea*) (**2**) et des surfaces adjacentes du tibia (**3**) et de la fibula (**4**). Le tendon (**5**) descend derrière la malléole médiale (**6**) dans un sillon malléolaire, dans une gaine synoviale, et passe entre le sustentaculum tali et la tubérosité de l'os naviculaire vers la plante du pied. Il se divise alors en deux cordons. Le **tendon médial** (**7**), le plus fort, se fixe sur la tubérosité de l'os naviculaire. Le **tendon latéral** (**8**), un peu plus faible, se termine sur les trois os cunéiformes. Sur la jambe mobile, le M. tibial postérieur crée une flexion plantaire et une supination simultanée. Sur la jambe d'appui, le M. tibial postérieur rapproche la jambe du talon.

Innervation : N. tibial (*N. tibialis*) (L4-L5).

■ **Variations.** L'insertion du muscle s'étend souvent sur la base des métatarsiens 2, 3 et 4 et sur l'os cuboïde. Dans de rares cas, ce muscle peut manquer.

Le **M. long fléchisseur de l'hallux** (*M. flexor hallucis longus*) (**9**) naît des deux tiers distaux de la face postérieure de la fibula (**10**), de la membrane interosseuse (**11**) et du septum intermusculaire postérieur crural (**12**). Son ventre musculaire, relativement fort, descend loin vers le bas et rejoint le sillon tendineux du M. long fléchisseur de l'hallux, creusé dans le talus puis dans le calcanéus, entouré de sa propre gaine synoviale. Il passe sous le rétinaculum des M. fléchisseurs (**13**) vers la plante du pied, et se termine à la base de la phalange distale du premier orteil (**14**). Distalement par rapport au sustentaculum tali, il est surcroisé par le tendon du M. long fléchissseur des orteils. Creusant la voûte plantaire, il empêche le pied plat. Il permet une flexion plantaire du gros orteil et également des autres orteils. Il participe aussi à la supination.

Innervation : N. tibial (S1-S3).

■ **Variations.** Il peut donner des tendons pour les 2e et 3e orteils.

Le **M. long fléchisseur des orteils** (*M. flexor digitorum longus*) (**15**) naît de la face postérieure du tibia (**16**), et son tendon (**17**) passe sous le rétinaculum des M. fléchisseurs (**13**) dans une gaine synoviale vers la plante du pied. Dans la jambe, il croise le M. tibial postérieur et, à la plante du pied, le M. long fléchisseur de l'hallux. Du côté plantaire, il se divise en quatre tendons terminaux qui gagnent la phalange distale des orteils (**18**). Distalement par rapport à cette division, il reçoit le M. carré plantaire (*M. quadratus plantae*) (*voir* p. 274). Au niveau des phalanges moyennes, ses tendons terminaux traversent les tendons du M. court fléchisseur des orteils. Sur la jambe mobile, il fléchit les orteils et, secondairement, le pied du côté plantaire. De plus, il est supinateur. Sur la jambe d'appui, il soutient la voûte plantaire.

Innervation : N. tibial (S1-S3).

Le **M. poplité** (*M. popliteus*) (**19** ; *voir* p. 232) naît de l'épicondyle latéral du fémur (**20**). Il se termine sur la face postérieure du tibia (**21**). Entre le muscle et l'articulation du genou se trouve le récessus subpoplité (*recessus subpopliteus*), qui est constamment en relation avec l'articulation. Le M. poplité fléchit le genou et crée une rotation interne de la jambe.

Innervation : N. tibial (L4-S1).

22 M. gastrocnémien.
23 M. soléaire.
24 M. plantaire.

Figure **A** : flèche passant dans le canal formé par l'arc tendineux du M. soléaire qui sert au passage du N. tibial et des vaisseaux tibiaux postérieurs.

Figure **B** : le M. fléchisseur des orteils et les insertions du M. soléaire ont été réséqués.

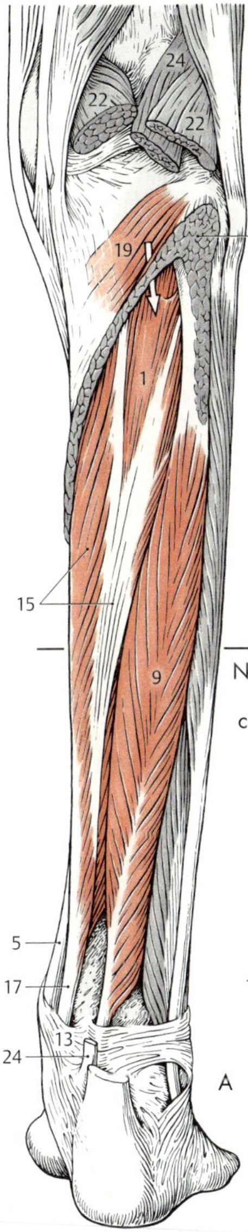

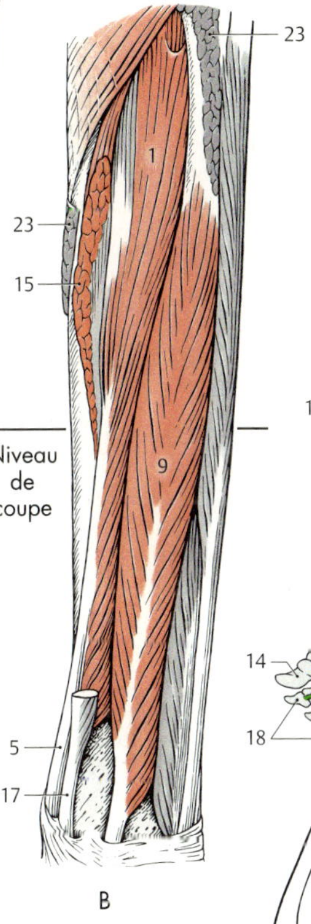

A, B Plan profond des muscles postérieurs de la jambe

D, E Schéma (origine, trajet et terminaison des muscles)

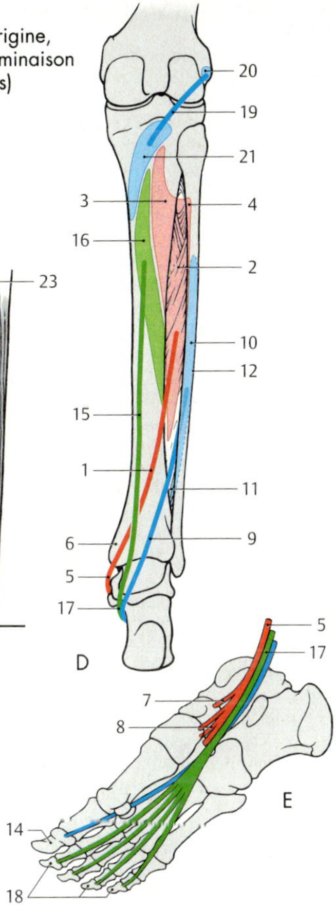

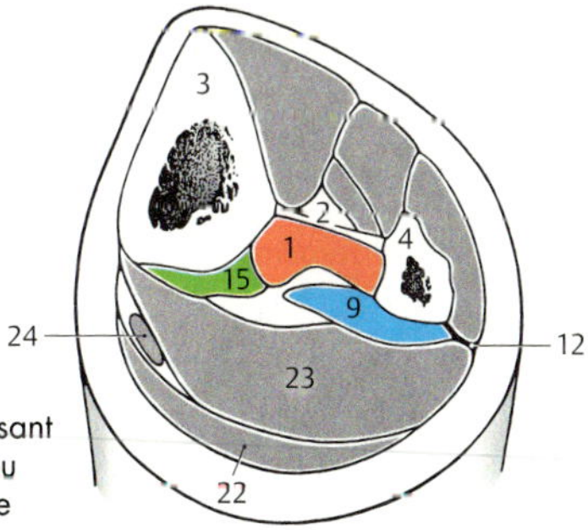

C Coupe passant par le milieu de la jambe

Fonction des muscles des articulations du pied (A-D)

Tous les muscles agissent sur plusieurs articulations. Nous ne décrirons ici que les actions des muscles sur le pied.

Autour de l'**axe transversal** de l'articulation talo-crurale (*articulatio talocruralis*) (*voir* p. 222), qui passe par la pointe de la malléole médiale et par la malléole latérale, ont lieu les mouvements de **flexion dorsale**, ou extension, et de **flexion plantaire**, ou flexion.

Autour d'un **axe oblique** de l'articulation sous-talienne (*articulatio subtalaris*) se font une **pronation** (élévation du bord latéral du pied) et une **supination** (élévation du bord médial du pied). Cet axe est oblique depuis l'arrière, le bas et le dehors vers l'avant, le haut et le dedans.

Participent à la **flexion dorsale** (**A**) :
- le M. tibial antérieur (*M. tibialis anterior*) (rouge);
- le M. long extenseur des orteils (*M. extensor digitorum longus*) (bleu);
- le M. long extenseur de l'hallux (*M. extensor hallucis longus*) (jaune).

La **flexion plantaire** (**B**) est réalisée par :
- le M. triceps sural (*M. triceps surae*) (rouge);
- le M. long fibulaire (péronier) (*M. fibularis* [*peronaeus*] *longus*) (bleu);
- le M. court fibulaire (péronier) (*M. fibularis* [*peronaeus*] *brevis*) (jaune);
- le M. long fléchisseur des orteils (*M. flexor digitorum longus*) (vert);
- le M. tibial postérieur (*M. tibialis posterior*) (brun).

Le M. triceps sural est le plus important muscle de la flexion plantaire, alors que les autres ont une action très marginale.

Les muscles responsables de la **pronation**, élévation du bord latéral du pied (**C**), sont :
- le M. long fibulaire (péronier) (rouge);
- le M. court fibulaire (péronier) (bleu);
- le M. long extenseur des orteils (jaune);
- le M. troisième fibulaire (péronier) (*M. fibularis* [*peronaeus*] *tertius*) (orange).

Participent à la **supination**, élévation du bord médial du pied (**D**) :
- le M. triceps sural (*M. triceps surae*) (rouge);
- le M. tibial postérieur (*M. tibialis posterior*) (bleu);
- le M. long fléchisseur de l'hallux (*M. flexor hallucis longus*) (jaune);
- le M. long fléchisseur des orteils (*M. flexor digitorum longus*) (orange);
- le M. tibial antérieur (vert).

La couleur de la flèche donne l'importance de chaque muscle pour chaque mouvement élémentaire selon l'ordre suivant : rouge, bleu, jaune, orange, vert, brun.

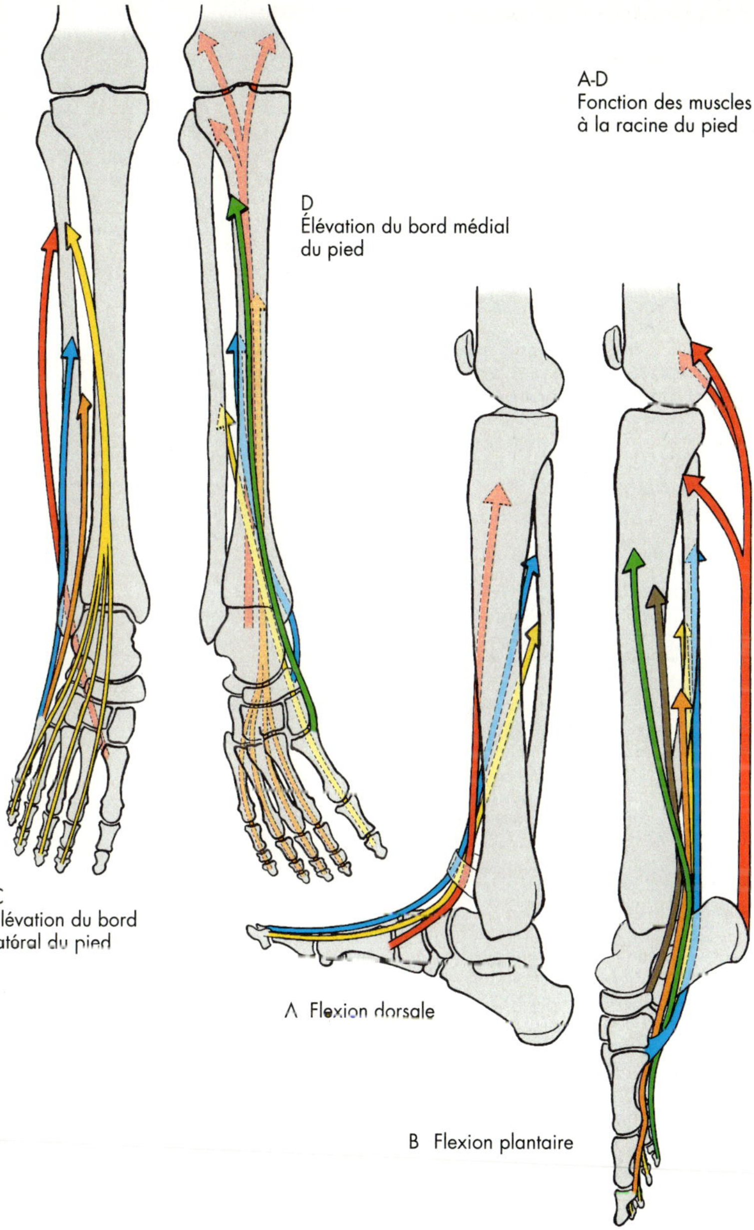

A-D
Fonction des muscles à la racine du pied

A Flexion dorsale

B Flexion plantaire

C
Élévation du bord latéral du pied

D
Élévation du bord médial du pied

Petits muscles du pied

De façon comparable à la main, au niveau du pied se terminent les tendons des longs muscles du pied. Les ventres musculaires de ces tendons sont situés dans la jambe. En plus de ces tendons, il existe des petits muscles du pied, qui s'insèrent soit sur le dos du pied, soit sur la plante du pied. À côté de cette classification topographique, il est possible de séparer les petits muscles du pied en fonction de leur innervation, c'est-à-dire que les muscles du dos du pied sont innervés par le plan dorsal du plexus, alors que ceux de la plante sont sous la dépendance du plan ventral. Parmi les muscles plantaires, on peut, comme à la main, séparer trois groupes : ceux qui forment l'éminence plantaire médiale (M. de la région du 1er orteil), l'éminence plantaire latérale (M. de la région du 5e orteil), l'éminence plantaire médiane (M. de la région médiane).

Muscles du dos du pied (A-C)

Les tendons des longs extenseurs des orteils, le **M. long extenseur des orteils** (*M. extensor digitorum longus*) (**1** ; *voir* p. 258) et le **M. long extenseur de l'hallux** (*M. extensor hallucis longus*) (**2** ; *voir* p. 258) sont superficiels par rapport aux petits muscles du dos du pied. Ils sont maintenus en place par le rétinaculum supérieur des M. extenseurs (**3** ; *voir* p. 276) et inférieur (**4** ; *voir* p. 276). Les longs extenseurs des orteils forment, avec leurs tendons, l'**aponévrose dorsale** des orteils, dans laquelle viennent également se finir les courts extenseurs des orteils et les M. interosseux plantaires et dorsaux (*M. interossei plantares* et *dorsales*) (**5** ; *voir* p. 274).

Le **M. court extenseur des orteils** (*M. extensor digitorum brevis*) (**6**) naît du calcanéus (**7**), près de l'entrée dans le sinus du tarse, et d'une branche du rétinaculum inférieur des M. extenseurs (**4**). Il gagne par trois tendons l'aponévrose dorsale (**8**) des orteils 2 à 4. Il est responsable de la flexion dorsale de ces orteils.

Innervation : N. fibulaire (péronier) profond (S1-S2).

■ **Variations.** Certains tendons peuvent manquer. Le tendon du cinquième orteil n'est présent qu'exceptionnellement.

Le **M. court extenseur de l'hallux** (*M. extensor hallucis brevis*) (**9**), qui rejoint l'aponévrose dorsale du premier orteil, se sépare du M. court extenseur des orteils. Son origine est commune avec celui-ci sur le calcanéus. Comme le muscle précédent, il sert à la flexion dorsale, surtout celle des premiers orteils.

Innervation : N. fibulaire (péronier) profond (S1-S2).

10 M. tibial antérieur.
11 M. troisième fibulaire (péronier).

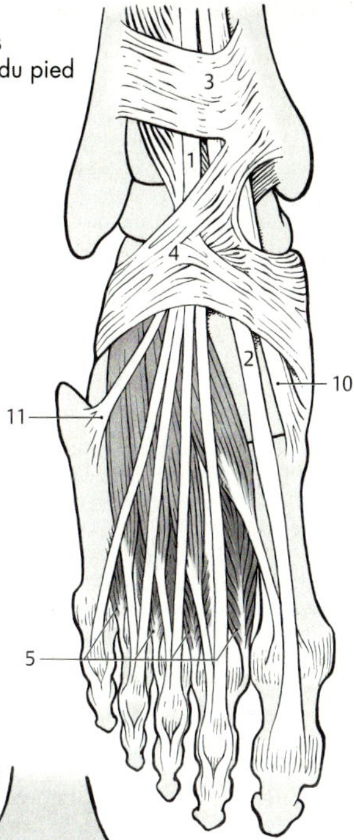

A Muscles du dos du pied

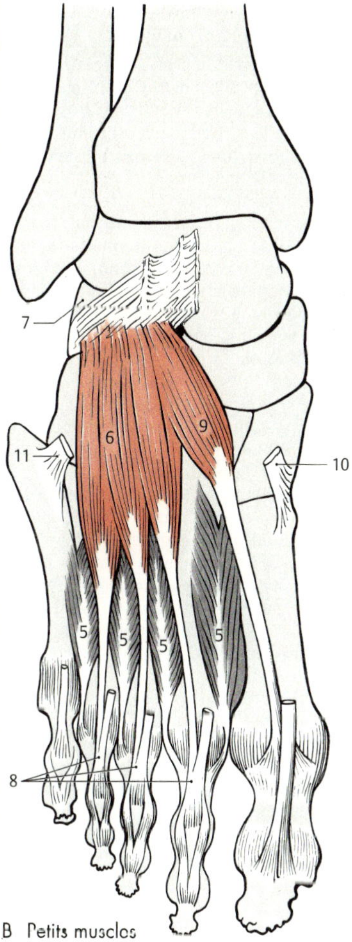

B Petits muscles du dos du pied

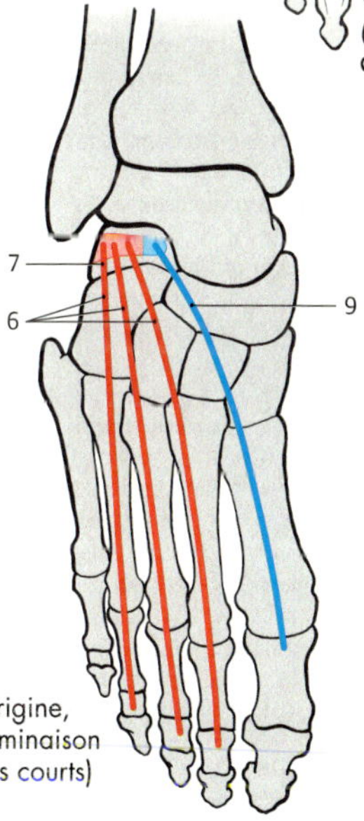

C Schéma (origine, trajet et terminaison des muscles courts)

Muscles de la plante du pied (A-C)

À la plante du pied, il faut distinguer trois groupes musculaires :

— les muscles de la région du gros orteil ;
— la région du petit orteil ;
— les muscles de la région moyenne.

Dans la région du gros orteil, il faut placer le M. abducteur de l'hallux et le M. court fléchisseur de l'hallux. On peut y associer le M. adducteur de l'hallux, bien que, primitivement, il représentait un ensemble à part.

La région du petit orteil comprend le M. abducteur, le M. fléchisseur et le M. opposant du cinquième orteil.

Le groupe musculaire moyen se compose des M. lombricaux, du M. carré plantaire, des M. interosseux et du M. court fléchisseur des orteils.

Tous les muscles de la plante du pied sont recouverts par l'**aponévrose plantaire** (*aponeurosis plantaris*) (**1**), épaisse et solide, qui est formée par les fascias superficiels. L'aponévrose plantaire se compose de **faisceaux fibreux longitudinaux** (**2**), qui naissent de la tubérosité calcanéenne et rayonnent vers les orteils. Des **fibres transversales** (**3**) relient les faisceaux longitudinaux. Sur les bords latéral et médial, l'aponévrose plantaire rejoint le fin fascia du dos du pied. Deux cloisons épaisses partent de la superficie vers la profondeur, un septum plantaire médial (*septum plantare mediale*) et un septum plantaire latéral (*septum plantare laterale*) (**4**). Le premier est fixé sur le premier métatarsien, sur l'os cunéiforme médial et sur l'os naviculaire ; le dernier est inséré sur le cinquième métatarsien et sur le long ligament plantaire.

Les trois loges fibreuses délimitées par ces septa et l'aponévrose plantaire contiennent, selon l'endroit, les trois groupes musculaires précédemment décrits et du tissu graisseux. C'est à travers ce coussinet que le poids du corps est transmis jusqu'au sol. L'*aponévrose plantaire*, les *septa*, les *muscles*, le *tissu graisseux* et le *squelette du pied* forment une unité fonctionnelle. Ainsi l'aponévrose plantaire apporte-t-elle une importante contribution au maintien de la courbure longitudinale du pied (*voir* p. 226). En outre, l'aponévrose plantaire joue un rôle protecteur vis-à-vis des vaisseaux et des nerfs soumis à des pressions.

Muscles du gros orteil

Le **M. abducteur de l'hallux** (*M. abductor hallucis*) (**5**) naît du processus médial de la tubérosité calcanéenne (**6**), du rétinaculum des M. fléchisseurs et de l'aponévrose plantaire (**7**). Un arc tendineux est formé à partir de son insertion, sous lequel les tendons des longs fléchisseurs des orteils glissent vers le canal du tarse (*canalis tarsi*). Il se termine sur l'os sésamoïde médial (**8**) et à la base de la phalange proximale (**9**). Le plus souvent, il existe une bourse séreuse entre l'insertion tendineuse et l'articulation. Il est abducteur, fléchit légèrement et maintient la voûte plantaire.

Innervation : N. plantaire médial (*N. plantaris medialis*) (L5-S1).

Le **M. court fléchisseur de l'hallux** (*M. flexor hallucis brevis*) (**10**) naît de l'os cunéiforme médial (**11**), du long ligament plantaire et du tendon du M. tibial postérieur. Il possède **deux chefs**. Le **chef médial** (*caput mediale*) (**12**) adhère au M. abducteur de l'hallux et gagne l'os sésamoïde médial (**13**) et la phalange proximale (**14**). Le **chef latéral** (*caput laterale*) (**15**) est adhérent au M. adducteur de l'hallux et gagne l'os sésamoïde latéral (**16**) et la phalange proximale (**17**). Il joue un rôle important dans la flexion plantaire du gros orteil et est essentiel, surtout dans la danse sur pointes.

Innervation : N. plantaire médial (L5-S1).

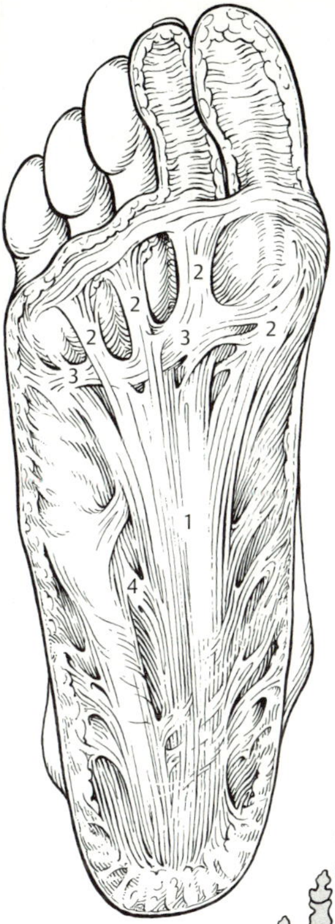

A Aponévrose plantaire

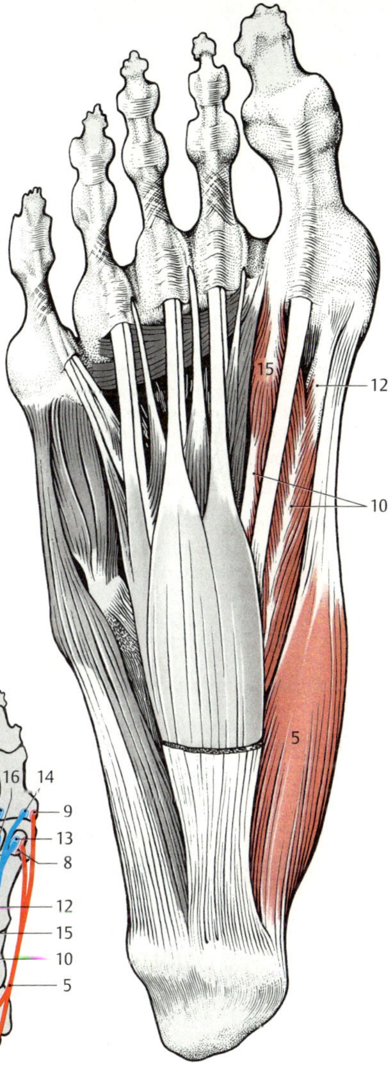

B Muscles de la région du gros orteil : M. abducteur de l'hallux et M. court fléchisseur de l'hallux

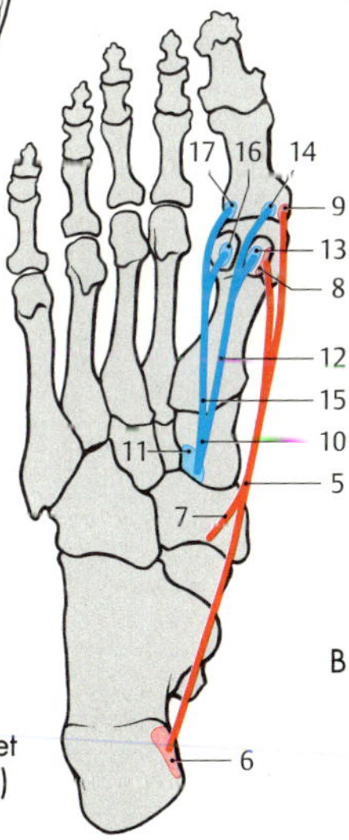

C Schéma (origine, trajet et terminaison des muscles)

Muscles de la plante du pied

Muscles du gros orteil (A-C) (suite)

Le **M. adducteur de l'hallux** (*M. adductor hallucis*) (**1**) comporte deux chefs et devient visible lorsque l'on récline le M. long fléchisseur des orteils et le M. court fléchisseur des orteils (**2**). Par son puissant **chef oblique** (*caput obliquum*) (**3**), il naît de l'os cuboïde (**4**), de l'os cunéiforme latéral (**5**) et de la base des 2e et 3e métatarsiens (**6**). Il peut exister des insertions supplémentaires sur le 4e métatarsien, sur le ligament calcanéo-cuboïdien plantaire, sur le long ligament plantaire (**7**) et sur la gaine tendineuse (**8**) du M. long fibulaire (péronier). Le **chef transverse** (*caput transversum*) (**9**) naît des ligaments capsulaires de l'articulation métatarso-phalangienne des orteils 3 à 5 (**10**) et également du ligament métatarsien transverse profond. Les **deux chefs** se terminent sur l'os sésamoïde latéral (**11**) du gros orteil. Il sert surtout de tenseur de la voûte plantaire. En outre, il provoque une adduction du gros orteil et peut fléchir sa phalange proximale du côté plantaire.

Innervation : rameau profond du N. plantaire latéral (*N. plantaris laterale*) (S1-S2).

Petits muscles du cinquième orteil (A-C)

Le **M. opposant du petit orteil** (*M. opponens digiti minimi*) (**12**) naît du long ligament plantaire (**7**) et de la gaine tendineuse du M. long fibulaire (péronier) (**13**). Il se termine sur le 5e métatarsien. Sa fonction est de bouger le 5e métatarsien (**14**) vers la plante. Il joue également le rôle de soutien de la voute plantaire. Il peut manquer fréquemment.

Innervation : N. plantaire latéral (S1-S2).

Le **M. fléchisseur du petit orteil** (*M. flexor digiti minimi*) (**15**) naît de la base du 5e métatarsien (**16**), du long ligament plantaire (**7**) et de la gaine du M. long fibulaire. Il rejoint la base de la phalange proximale (**17**) du petit orteil et fusionne souvent avec le M. abducteur du petit orteil. Il provoque une flexion plantaire du petit orteil.

Innervation : N. plantaire latéral (S1-S2).

Le **M. abducteur du petit orteil** (*M. abductor digiti minimi*) (**18**) est le plus grand et le plus long des muscles du petit orteil. Il constitue le bord latéral du pied. Il naît du processus latéral de la tubérosité calcanéenne (**19**), de la face inférieure du calcanéus (**20**), de la tubérosité du 5e métatarsien (**21**) et de l'aponévrose plantaire et rejoint la phalange proximale (**22**) du 5e orteil. Tout comme les autres muscles, il soutient la voûte plantaire. De plus, il fléchit le petit orteil du côté plantaire et peut, de façon limitée, être abducteur.

Innervation : N. plantaire latéral (S1-S2).

23 M. carré plantaire.

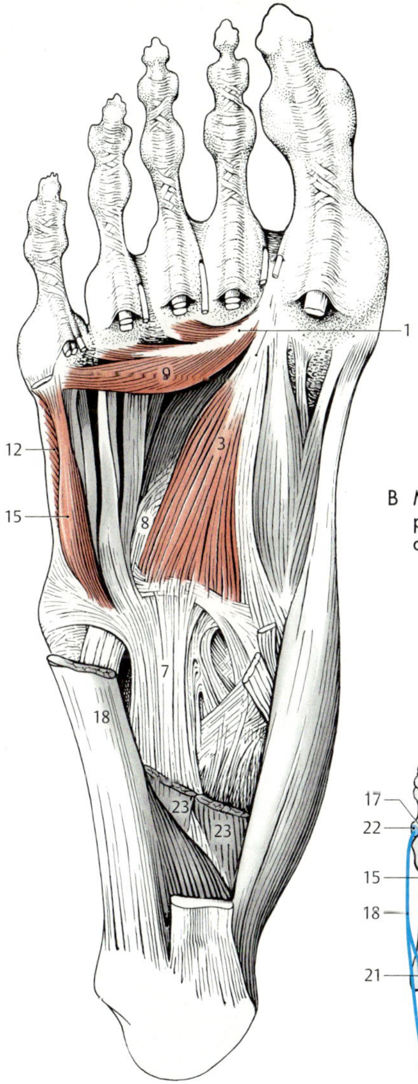

A M. adducteur de l'hallux et muscles de la région du petit orteil après ablation des fléchisseurs

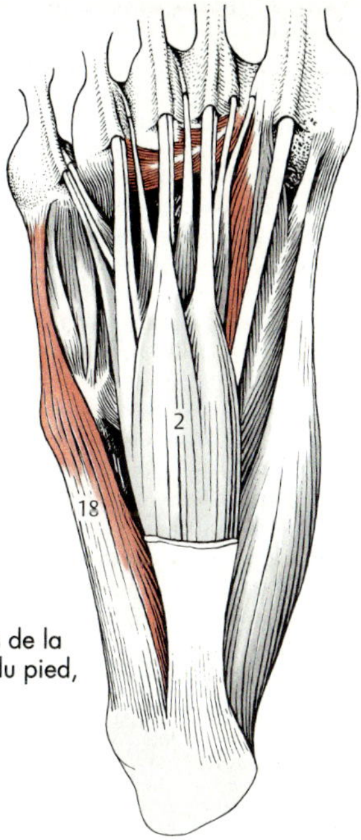

B Muscles de la plante du pied, aperçu

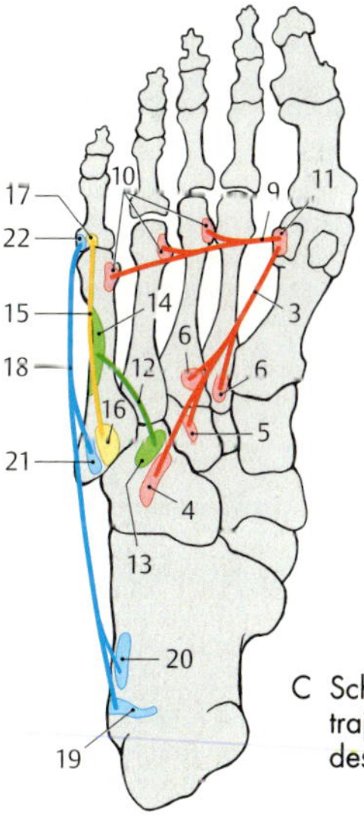

C Schéma (origine, trajet et terminaison des muscles)

Muscles de la plante du pied (suite)

Petits muscles de la loge plantaire moyenne (A-C)

Les quatre **M. lombricaux** (*M. lumbricales*) (**1**) naissent des faces médiales des tendons propres du long fléchisseur des orteils (**2**). Ils gagnent le bord médial de la phalange proximale des orteils 2 à 5 et s'étendent vers l'aponévrose dorsale. Les muscles participent à la flexion plantaire et rapprochent les quatre orteils latéraux du gros orteil. De plus, ils interviennent dans le creusement de la voûte plantaire.

Innervation : N. plantaire médial pour les M. lombricaux 1, 2, 3 ; N. plantaire latéral pour le 4ᵉ lombrical (L5-S2).

Particularités : à la différence des M. lombricaux de la main, ils sont très variables. Ils peuvent manquer ou, au contraire, être plus nombreux. Ils peuvent s'insérer sur la capsule articulaire et sur la phalange proximale.

Le **M. carré plantaire** (*M. quadratus plantae*) (**3**) est aussi décrit comme le chef plantaire du long fléchisseur des orteils (M. fléchisseur accessoire). Il prend naissance par deux bouts des bords latéral et médial de la face plantaire du calcanéus et rayonne vers le bord latéral du tendon du long fléchisseur des orteils (**4**).

Innervation : N. plantaire latéral (*N. plantaris lateralis*) (S1-S2).

Particularités : il peut se terminer soit sur le tendon commun du long fléchisseur des orteils, soit après la division, sur les quatre tendons propres de ce muscle, qu'il rejoint sur leurs deux faces latérales.

Parmi les **M. interosseux** (*M. interossei*), on distingue les **M. interosseux plantaires** (*M. interossei plantares*) (**5** ; bleu) et les **M. interosseux dorsaux** (*M. interossei dorsales*) (**6** ; rouge). L'attribution profite au deuxième orteil.

Les trois **M. interosseux plantaires** naissent par un seul chef, parfois sur la face médiale du 3ᵉ au 5ᵉ métatarsien (**7**), ils peuvent sinon provenir de fibres issues du long ligament plantaire (*lig. plantare longum*). Ils gagnent la face médiale de la base de la phalange proximale du 3ᵉ au 5ᵉ orteil (**8**). Les quatre **M. interosseux dorsaux** naissent par deux **chefs** des faces juxtaposées de tous les métatarsiens (**9**) et du long ligament plantaire. Ils se terminent à la base de la phalange proximale du 2ᵉ au 4ᵉ orteil (**10**).

Les M. interosseux plantaires sont adducteurs et rapprochent les 3ᵉ, 4ᵉ et 5ᵉ orteils du second. Les M. interosseux dorsaux sont abducteurs ; deux s'insèrent sur la phalange proximale du 2ᵉ orteil, alors que le troisième et le quatrième se terminent sur la phalange proximale des 3ᵉ et 4ᵉ orteils. À la différence des M. interosseux de la main, ils ne rejoignent habituellement pas l'aponévrose dorsale. À côté de leur fonction d'abduction et d'adduction, ce sont des fléchisseurs plantaires de l'articulation métatarso-phalangienne.

Innervation : N. plantaire latéral, branche profonde (S1-S2).

Le **M. court fléchisseur des orteils** (*M. flexor digitorum brevis*) (**11**) naît de la face inférieure de la tubérosité calcanéenne et du segment proximal de l'aponévrose plantaire. Ses tendons, qui se terminent sur la phalange moyenne des orteils 2 à 4, sont perforés (**12**). À travers ces tendons perforés passent les tendons du long fléchisseur des orteils (**2**). On décrit ainsi le M. court fléchisseur des orteils comme M. perforatus. Les tendons sont, dans cette région, enveloppés dans une gaine synoviale commune avec les tendons du long fléchisseur des orteils. Il fléchit les phalanges moyennes du côté plantaire.

Innervation : N. plantaire médial (*N. plantaris medialis*) (L5-S1).

Particularités : un tendon pour le cinquième orteil manque très souvent. Dans certains cas, tout le muscle peut manquer.

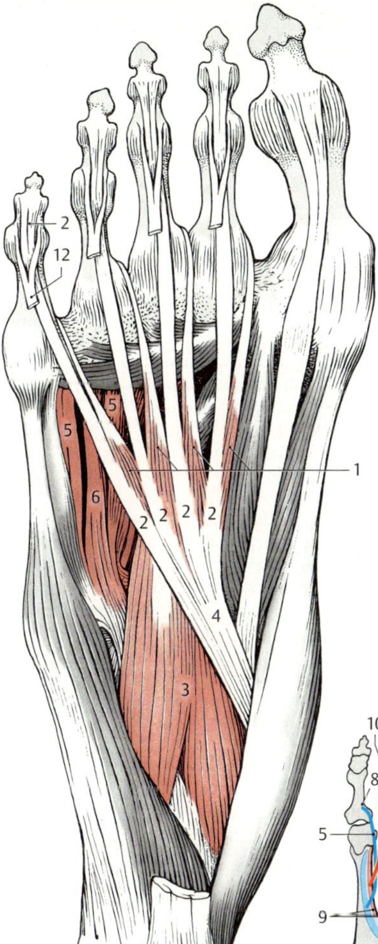

A Petits muscles de la loge plantaire moyenne

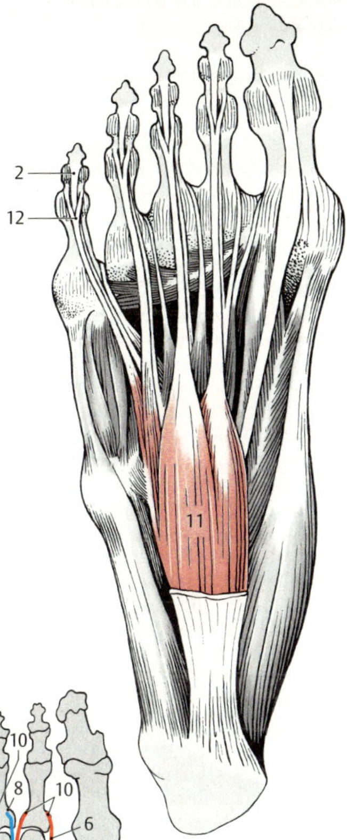

B M. court fléchisseur des orteils

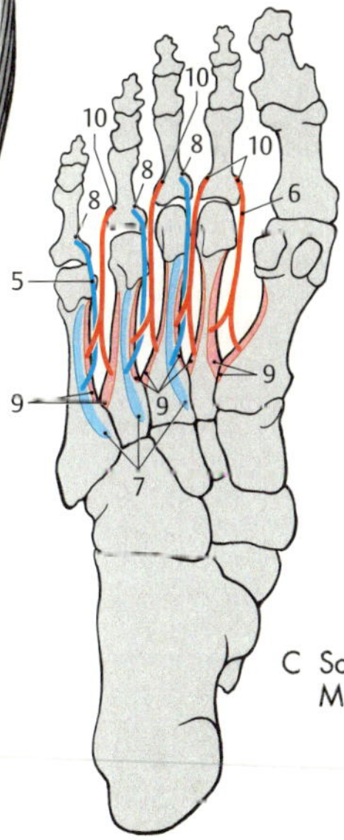

C Schéma des M. interosseux

Fascias de la jambe et du pied (A-D)

Le fascia superficiel de la jambe, le **fascia crural** (*fascia cruris*) (**1**), représente la prolongation du fascia poplité (*fascia poplitea*), né lui-même du fascia lata. Il enveloppe les plans superficiels des muscles de la jambe. Dans ce fascia de la jambe, des fibres de renforcement ont des particularités spécifiques visibles. Ainsi, au-dessus des extenseurs, peut-on décrire, dans la partie distale de la loge antérieure de la jambe, des fibres de renforcement obliques appelées rétinaculum supérieur des M. extenseurs (*retinaculum m. extensorum superius*) (**2**) et, sur le dos du pied à sa racine, le rétinaculum inférieur des M. extenseurs (*retinaculum m. extensorum inferius*) (**3**), que l'on peut de la même façon distinguer par des fibres de renforcement situées dans les fascias. Les deux rétinacula sont faussement représentés comme issus des fascias.

Sur la face latérale se trouve, soit en avant soit en arrière des M. fibulaires (péroniers), un septum intermusculaire issu du fascia de la jambe, dirigé en profondeur et s'étendant vers la fibula. On distingue ici un septum intermusculaire antérieur crural (*septum intermusculare cruris anterius*) (**4**) et un septum intermusculaire postérieur crural (*septum intermusculare cruris posterius*) (**5**). Sur l'extrémité distale, dans la région de la malléole latérale, des faisceaux de fibres puissants forment les rétinacula des M. fibulaires (péroniers) supérieur et inférieur (*retinaculum m. fibularium* [*peronaeorum*] *superius* et *inferius*) (**6**), qui doivent aussi être artificiellement séparés.

L'aponévrose située au-dessus des muscles dorsaux du mollet est fine. Elle se renforce seulement à la partie distale et constitue ainsi, entre la malléole médiale et le calcanéus, une structure fibreuse épaisse, le rétinaculum des M. fléchisseurs (*retinaculum m. flexorum*) (**7** ; *ligament laciniatum*), dont le plan superficiel sert de séparation aux tendons des muscles profonds du tibia.

La musculature du mollet se divise en un plan superficiel et un plan profond. Entre les deux plans se trouve le fascia crural profond (*fascia cruris profunda*) (**8**), qui commence en proximal sur l'arc tendineux du M. soléaire (*arcus tendineus m. solei*). Il donne naissance à une partie du M. soléaire. À l'extrémité distale se forment des fibres solides, le plan profond du rétinaculum des M. fléchisseurs sur la face médiale, sur la face latérale le rétinaculum supérieur des M. fibulaires (péroniers). Les quatre différents groupes musculaires sont également séparés les uns des autres par le tissu conjonctif de la jambe et par la membrane interosseuse.

Sur le dos du pied, le **fascia du dos du pied** (*fascia dorsalis pedis*) (**9** ; *superficialis*) superficiel, situé distalement par rapport au rétinaculum inférieur des M. extenseurs (*retinaculum m. extensorum inferius*) (**3**), est très grêle et fin. Il forme la continuité immédiate du fascia crural et rayonne du côté distal vers l'aponévrose dorsale des orteils. Sur les côtés, il est fixé aux bords du pied. Du côté proximal, il forme, en rapport avec le rétinaculum supérieur des M. extenseurs, le rétinaculum inférieur des M. extenseurs, cruciforme, qu'il ne faut représenter qu'artificiellement et dont la partie proximale en dehors manque souvent. Dans ce cas, les faisceaux de fibres renforcées prennent la forme d'un Y. Sous les tendons des longs extenseurs des orteils se trouve alors un plan de tissu conjonctif, le **fascia profond du dos du pied** (*fascia dorsalis pedis profunda*), épais et solide, et qui se fixe aux bords du pied.

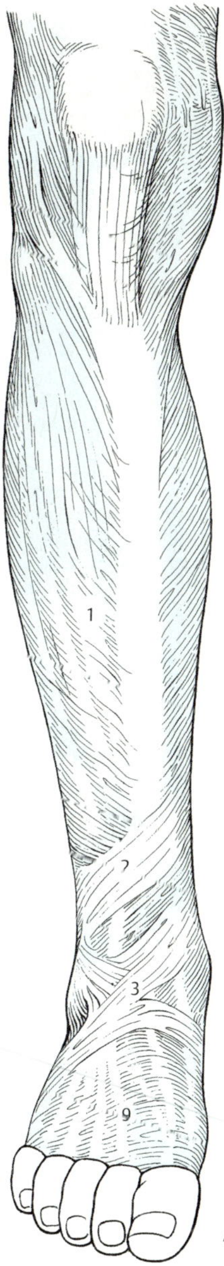

A Fascias de la jambe

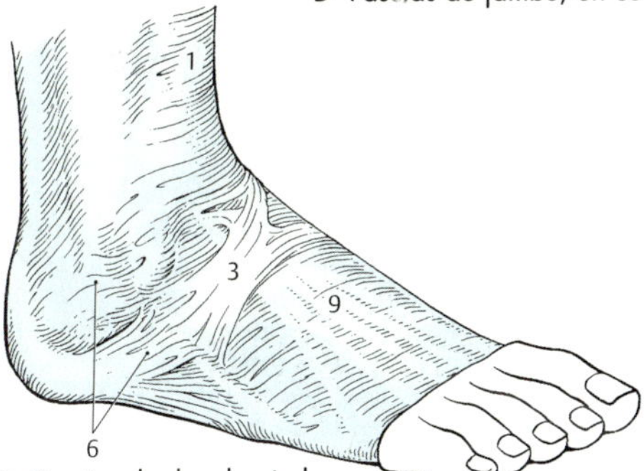

B Fascias du dos du pied

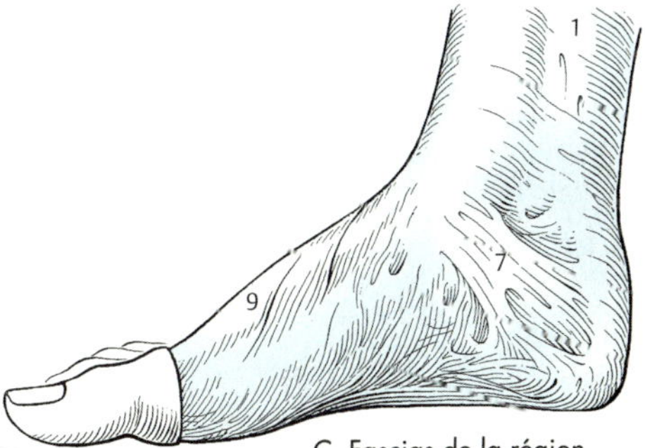

C Fascias de la région rétromalléolaire médiale

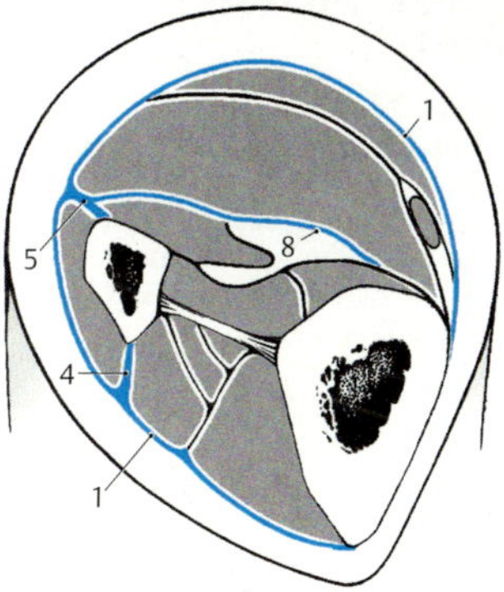

D Fascias de jambe, en coupe

Gaines tendineuses du pied (A-C)

Comme à la main, on distingue au pied différentes **gaines synoviales** (*vaginae tendinum*).

Sur le **dos du pied**, on trouve les gaines synoviales pour les tendons :

— du M. tibial antérieur (*M. tibialis anterior*) (**1**);

— du M. long extenseur de l'hallux (*M. extensor hallucis longus*) (**2**);

— du M. long extenseur des orteils (*M. extensor digitorum longus*) (**3**);

— du M. troisième fibulaire (péronier) (*M. fibularis* [*peronaeus*] *tertius*) lorsqu'il existe.

Les tendons entourés de leurs gaines synoviales sur le dos du pied sont maintenus en place par le rétinaculum supérieur des M. extenseurs (*retinaculum m. extensorum superius*) (**4**) et par le rétinaculum inférieur des M. extenseurs (*retinaculum m. extensorum inferius*) (**5**). Sur la face latérale de la racine du pied, au niveau de la trochlée fibulaire (péronière) du calcanéus, se trouve la gaine synoviale commune des M. fibulaires (*vagina communis tendinum m. fibularium* [*peronaeus*]), destinée aux M. fibulaires (péroniers) (**6**) et qui se continue sur la plante du pied au-dessus du segment plantaire du tendon du M. long fibulaire (**7**) sous la forme d'une gaine plantaire du tendon du M. long fibulaire (péronier) (*vagina plantaris tendinis m. fibularis* [*peronei*] *longi*). Latéralement, la gaine tendineuse destinée aux M. fibulaires (péroniers) est fixée par le rétinaculum supérieur des M. fibulaires (péroniers) (*retinaculum m. fibularium superius*) (**8**) et par le rétinaculum inférieur des M. fibulaires (péroniers) (*retinaculum m. fibularium inferius*) (**9**).

Les tendons des fléchisseurs sont sur la face médiale, immédiatement derrière la malléole médiale. Les gaines tendineuses glissent sous le rétinaculum des M. fléchisseurs (= *ligament laciniatum*). Ce rétinaculum est formé d'une couche superficielle (*stratum superficiale*) (**10**), qui constitue un renforcement du fascia crural, et d'une couche profonde (*stratum profundum*) (**11**). Sous la couche profonde glissent les tendons du M. tibial postérieur (**12**) dans la gaine synoviale du tendon du m. tibial postérieur (*vagina tendinis m. tibialis posterioris*) et du M. long fléchisseur des orteils (**13**) dans la gaine synoviale du tendon du m. long fléchisseur des orteils (*vagina tendinum m. flexoris digitorum longi*). La gaine qui entoure le tendon du M. long fléchisseur de l'hallux (*vagina tendinis m. flexoris hallucis longi*) (**14**) glisse également sous la couche profonde (*voir aussi* p. 436)

À la **plante du pied** se trouvent cinq **gaines synoviales des orteils** (*vaginae synoviales digitorum pedis*) (**15**), correspondant aux cinq orteils et qui, en règle, ne communiquent pas entre elles. Ces gaines synoviales sont renforcées par d'épaisses **gaines fibreuses** (*vaginae fibrosae digitorum pedis*) (**16**).

Chaque gaine fibreuse comprend une partie annulaire (*pars anularis vaginae fibrosae*) (**17**), qui se compose de faisceaux fibreux annulaires et siège au niveau d'une articulation. Entre les articulations se trouve une partie cruciforme (*pars cruciformis vaginae fibrosae*) (**18**), qui se compose de faisceaux cruciformes. À la différence de la main, aucune gaine synoviale ne se trouve au milieu de la plante du pied. Seules deux gaines, celles du M. long fléchisseur de l'hallux (**14**) et du M. long fléchisseur des orteils (**13**), se prolongent jusqu'au milieu du pied.

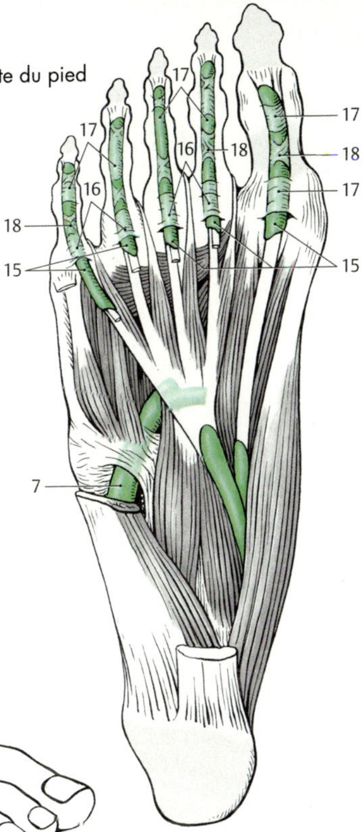

C Gaines
de la plante du pied

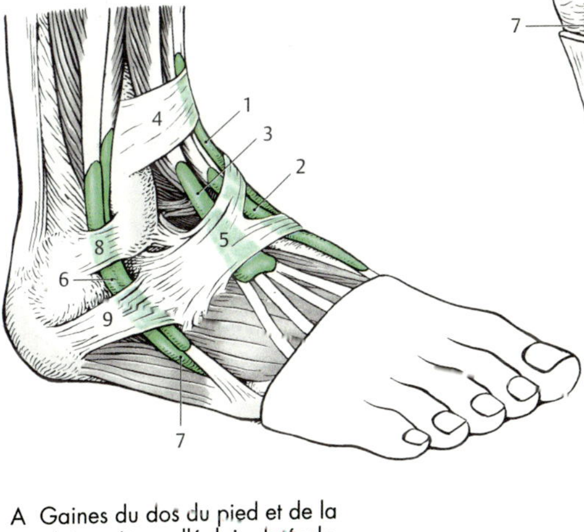

A Gaines du dos du pied et de la région rétromalléolaire latérale

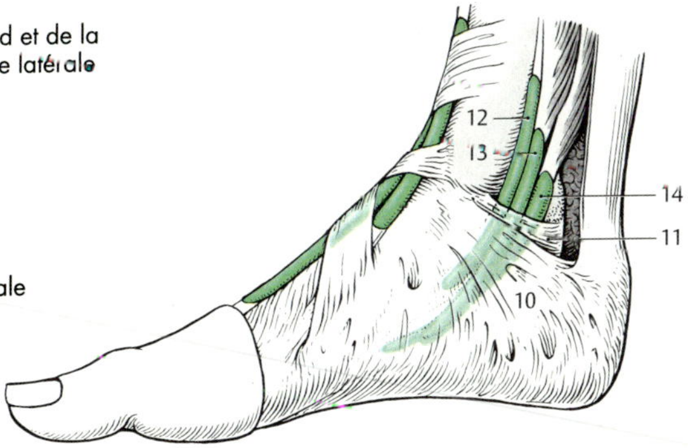

B Gaines de la région rétromalléolaire médiale

Anatomie descriptive de l'appareil locomoteur

Tête

Crâne

La structure osseuse de la tête, le **crâne** (*cranium*) représente l'extrémité supérieure du tronc. Elle sert, d'une part, d'enveloppe pour l'encéphale et les organes des sens et, d'autre part, elle constitue la charpente osseuse de la face. Elle contient l'extrémité proximale de l'appareil digestif et du tractus respiratoire. L'édification du crâne est en rapport étroit avec ces différentes fonctions.

Organisation du crâne

Le crâne se compose de deux parties :
— entourant l'encéphale, le **neurocrâne** (*neurocranium*) ;
— composant la face, le **splanchnocrâne** ou **viscérocrâne** (*splanchnocranium* ou *viscerocranium*).

La limite entre les deux parties commence à la racine du nez, se continue par les bords supra-orbitaires et se termine aux méats acoustiques externes.

La forme du crâne dépend, d'une part, des muscles qui, par leur fonction, peuvent provoquer certaines modifications et, d'autre part, du contenu du crâne. Il existe ainsi une corrélation entre la structure osseuse qui protège l'encéphale, le neurocrâne et l'encéphale proprement dit. D'un côté, cette influence réciproque peut se manifester par le fait qu'un cerveau trop développé entraîne une hypertrophie du neurocrâne (hydrocéphalie, *voir* p. 310). D'un autre côté, une malformation de l'encéphale peut résulter d'un arrêt prématuré de la croissance du neurocrâne. Il n'y a cependant pas seulement un effet réciproque au neurocrâne, mais aussi une étroite relation avec le massif facial. De même, le développement de la musculature et le système de contention de la dure-mère à l'intérieur du crâne ont une influence réciproque.

Développement du crâne

Deux stades de développement du crâne sont fondamentaux, ils reposent sur la façon dont se construit l'os. L'un est le **chondrocrâne** (*chondrocranium*) et l'autre le **desmocrâne** (*desmocranium*). Au chondrocrâne, on assiste à la construction d'un os de remplacement (ossification enchondrale) alors que, pour le desmocrâne, les os se développent directement à partir du tissu conjonctif (ossification de membrane). Les deux processus de développement se produisent en deux entités fonctionnelles (neurocrâne et viscérocrâne). Des éléments qui se développent, d'un côté, à partir du desmocrâne et, d'un autre côté, à partir du chondrocrâne peuvent s'unir pour construire un os unique comme par exemple pour l'os temporal.

Le **neurocrâne** (**A** ; orange) se compose de l'os occipital (*os occipitale*) (**1**), de l'os sphénoïde (*os sphenoidale*) (**2**), des parties squameuses des os temporaux (*partes squamosae ossium temporalium*) (**3**), des parties pétreuses des os temporaux (*partes petrosae ossium temporalium*) (**4**), des os pariétaux (*ossa parietalia*) (**5**) et de l'os frontal (*os frontale*) (**6**).

Le **splanchnocrâne** (**A** ; violet) est formé de l'os ethmoïde (*os ethmoidale*) (**7**), des cornets nasaux inférieurs (*conchae nasales inferiores*), des os lacrymaux (*ossa lacrimalia*) (**8**), des os nasaux (*ossa nasalia*) (**9**), du vomer (*vomer*), des maxillaires (*maxillae*) (**10**), des os palatins (*ossa palatina*), des os zygomatiques (*ossa zygomatica*) (**11**), des parties tympaniques (*partes tympanicae*) (**12**) et les processus styloïdes (*processus styloidei*) (**13**) des os temporaux (*ossa temporalia*), de la mandibule (*mandibula*) (**14**) et de l'os hyoïde (*os hyoideum*) (non représenté).

Les **os d'origine cartilagineuse** (**B** ; bleu) se composent de l'os occipital (*os occipitale*) (**1**, à l'exception de la partie supérieure de l'écaille [*squama*] ; **15**), de l'os sphénoïde (**2** ; à l'exception de la partie médiale du processus ptérygoïde [*mediale lamelle processus pterygoideus*]), de la partie pétreuse de l'os temporal (*pars petrosa*) (**4**) et des osselets de l'oreille, de l'os ethmoïde (**7**), des cornets nasaux inférieurs et de l'os hyoïde.

Les **os d'origine conjonctive** (**B** ; vert) sont formés par la partie supérieure de l'écaille de l'os occipital (**15**), des parties antérieures et inférieures du corps de l'os sphénoïde (*concha sphenoidalis*), de la partie médiale des processus ptérygoïdes, des parties tympanique (**12**) et squameuse (**3**) des os temporaux, des os pariétaux (**5**), de l'os frontal (**6**), des os lacrymaux (**8**), des os nasaux (**9**), du vomer, des maxillaires (**10**), des os palatins, des os zygomatiques (**11**) et de la mandibule (**14**).

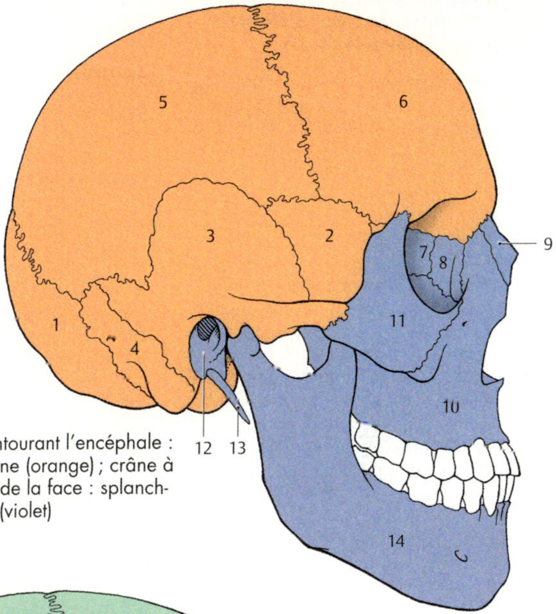

A Crâne entourant l'encéphale : neurocrâne (orange) ; crâne à l'origine de la face : splanchnocrâne (violet)

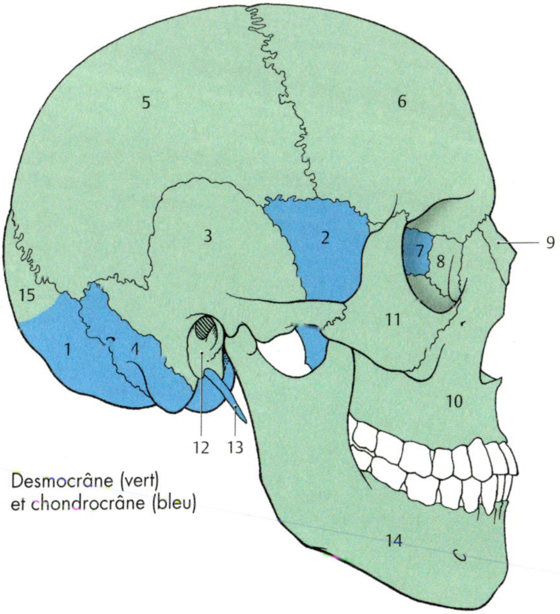

B Desmocrâne (vert) et chondrocrâne (bleu)

Particularités dans le domaine du développement de la calotte crânienne : calvaria (A-D)

La calvaria est formée à partir d'une base de tissu conjonctif au sein de laquelle se développent en irradiant des points d'ossification. De cette façon apparaissent des couples de bosses à savoir deux bosses frontales (*tubera frontalia*) (**1**) et deux bosses pariétales (*tubera parietalia*) (**2**). Les os se construisent à partir de ces bosses. À la naissance, de larges zones de tissu conjonctif, les **fontanelles** (*fonticuli*), siègent entre ces points d'ossification isolés. Deux de ces fontanelles sont impaires et médianes. La fontanelle antérieure (*fonticulus anterior*) (**3**), de forme approximativement quadrilatère, occupe à la naissance une surface de 2,5 à 3 cm et persiste pendant la petite enfance, la fontanelle postérieure (*fonticulus posterior*) (**4**) est de forme triangulaire. La fontanelle antérieure se situe entre les deux points d'ossification frontaux et les deux points d'ossification pariétaux. La fontanelle postérieure est entre les points d'ossification pariétaux et le point supérieur de l'écaille de l'os occipital. Deux fontanelles paires sont situées latéralement : la fontanelle sphénoïdale (*fonticulus sphenoidalis*) (**5**), la plus grande et la plus antérieure, fermée par du tissu conjonctif, à différencier de la fontanelle mastoïdienne (*fonticulus mastoideus*) (**6**), plus petite et postérieure, fermée par du tissu cartilagineux (ressemblant à une synchondrose). La fontanelle sphénoïdale est localisée entre les points d'ossification frontaux, sphénoïdaux et pariétaux, tandis que la fontanelle mastoïdienne est entre les points pariétaux, temporaux et occipital.

Les fontanelles persistent après la naissance et la première à se fermer est la fontanelle postérieure à 3 mois. La fontanelle sphénoïdale se ferme à 6 mois, la fontanelle mastoïdienne à 18 mois et la fontanelle antérieure à 36 mois.

Remarques cliniques. La fontanelle antérieure peut être utilisée, chez le nouveau-né et le nourrisson, pour obtenir un échantillon du sang circulant dans le sinus sagittal supérieur, ce qui a une grande valeur diagnostique. De même, on peut ponctionner du liquide cérébro-spinal à travers cette fontanelle.

Sutures et synchondroses

Les restes de tissu conjonctif situés entre les points d'ossification vont former les **sutures** (*suturae*) (*voir* p. 22), représentant un stade ultérieur de croissance du crâne. La croissance du crâne est achevée quand il existe une fusion complète, une *synostose*.

Entre certains os de formation partiellement cartilagineuse (chondrocrâne) se trouvent des accolements cartilagineux : les **synchondroses crâniennes** (*synchondroses cranii*). D'un point de vue pratique, la synchondrose sphéno-occipitale (*synchondrosis spheno-occipitalis*) s'ossifie vers l'âge de 18 ans (os basilaire [*os tribasilare*]). Dans la zone du futur corps de l'os sphénoïde se trouve la synchondrose intersphénoïdale (*synchondrosis intersphenoidalis*) qui s'ossifie précocement alors que la synchondrose sphéno-ethmoïdale (*synchondrosis sphenoethmoidalis*) entre le futur os sphénoïde et le futur os ethmoïde se synostose à l'âge adulte. Les synchondroses sphéno-pétreuse (*synchondrosis sphenopetrosa*) et pétro-occipitale (*synchondrosis petro-occipitalis*) entre la partie pétreuse de l'os temporal et les os voisins persistent toute la vie.

Le développement du crâne dépend, nous l'avons déjà vu, de sa fonction et de son contenu. Ainsi sa construction est-elle partagée entre le développement du crâne entourant le cerveau et celui du crâne de la face, qui n'évoluent pas sur le même tempo. Ce n'est que secondairement, après la naissance et dans les premières années de vie, que les deux ont enfin un développement similaire, le crâne de la face (splanchnocrâne) ayant une croissance plus rapide.

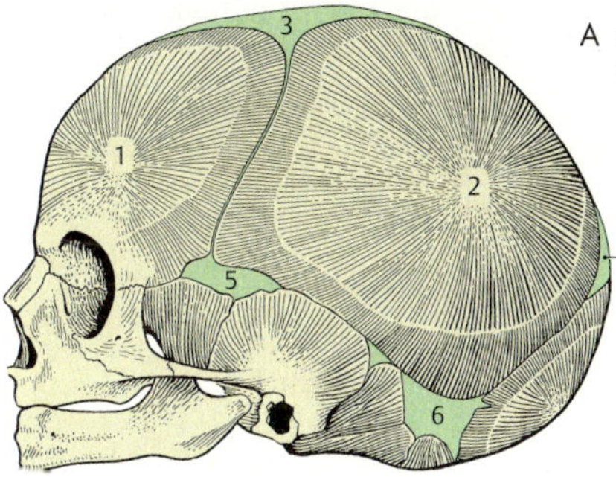

A Crâne d'un nouveau-né, vue latérale

D Crâne d'un enfant de 2 ans, vue supérieure

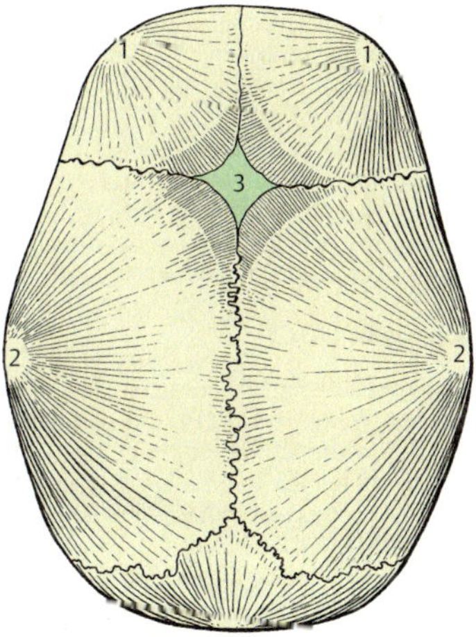

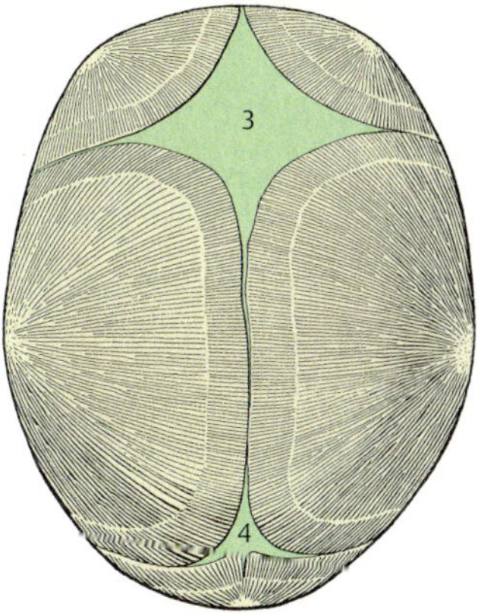

B Crâne d'un nouveau-né, vue supérieure

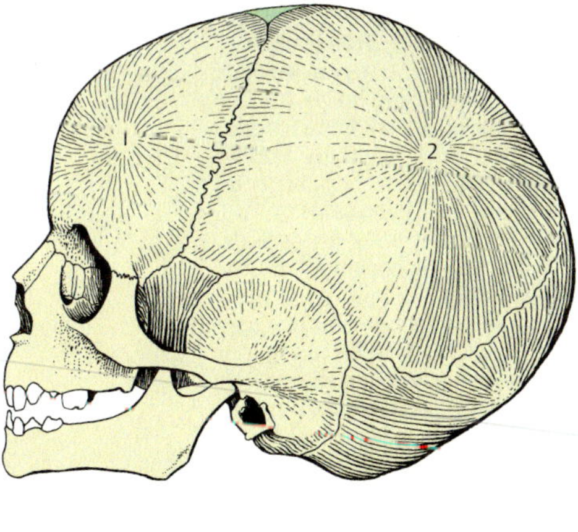

C Crâne d'un enfant de 2 ans, vue latérale

Structure des os du crâne

Les os plats du crâne se composent :
- — d'une **table externe** (*lamina externa*) d'os compact;
- — d'une **table interne** (*lamina interna*) d'os compact;
- — entre les deux, le **diploé** (os spongieux), riche en canaux : les canaux du diploé (*canales diploici*).

Les autres os du crâne contiennent des cavités aériennes en rapport avec la cavité nasale, tandis que le futur os temporal contient les placodes sensorielles pour les organes de l'audition et de l'équilibration.

Le crâne est entouré d'un revêtement, le **péricrâne** (*pericranium*), alors que la cavité crânienne est tapissée par la méninge dure, la **dure-mère** (*dura mater*), provenant de l'**endocrâne** (*endocranium*).

Il est judicieux de considérer d'abord le crâne dans son ensemble afin de mieux connaître les tendances fonctionnelles et les particularités des différents os. Ensuite, les particularités régionales seront analysées.

Calvaria (A-C)

La voûte du crâne se compose de l'**os frontal** (*os frontale*) (jaune), des **os pariétaux** (*ossa parietalia*) (brun clair), de l'écaille des **os temporaux** (*ossa temporalia*) (rouge) et de la partie supérieure de l'écaille de l'**os occipital** (*ossa occipitalia*) (orange). En observant l'extérieur du crâne, on peut voir tout d'abord les sutures, à savoir la suture coronale (*sutura coronalis*) (**1**), suture en couronne située entre l'écaille de l'os frontal (*squama frontalis*) (**2**) avec les bosses frontales (*tubera frontalia*) (**3**) et les deux os pariétaux. Il existe une bosse sur l'os pariétal (*tuber parietale*) (**4**). Entre les deux os pariétaux, la suture sagittale (*sutura sagittalis*) (**5**) s'étend depuis la suture coronale jusqu'à la suture lambdoïde (*sutura lambdoidea*) (**6**), située entre les os pariétaux et l'écaille de l'os occipital (*squama occipitalis*) (**7**). Dans la région sagittale se trouvent les lignes temporales (*linea temporales*), c'est-à-dire la ligne temporale inférieure (*linea temporalis inferior*) (**8**) et la ligne temporale supérieure (*linea temporalis superior*) (**9**). Les foramens pariétaux (*foramina parietalia*) (**10**) sont situés tout près de la suture sagittale mais plus proches de la suture lambdoïde. (*Voir aussi* p. 290.)

Sur la face interne de la calvaria d'un crâne adulte, à l'endroit de la tranche de section, on trouve la *table externe* (**11**), le *diploé* (**12**) et la *table interne* (**13**). Dans la partie toute antérieure de l'écaille de l'os frontal, la crête frontale (*crista frontalis*) (**14**) marque son empreinte sur la ligne médiane. Au voisinage de la suture sagittale, on voit un sillon peu profond, le sillon du sinus sagittal supérieur (*sulcus sinus sagittalis superioris*) (**15**). Latéralement montent les branches de l'artère méningée moyenne (*A. meningea media*) dans les sillons artériels (*sulci arteriosis*) (**16**) vers l'arrière et médialement. À côté du sillon du sinus sagittal supérieur et de la crête frontale, les fossettes granulaires (*foveolae granulares*) (**17**), en nombre variable, contiennent les granulations arachnoïdiennes (*granulationes arachnoideales*).

Aussi bien à la face interne qu'à la face externe de la calvaria, on peut voir sur l'os pariétal l'angle de l'os frontal (*angulus frontalis*) (**18**) et l'angle de l'os occipital (*angulus occipitalis*) (**19**), tandis que l'angle sphénoïdal (*angulus sphenoidalis*) et l'angle mastoïdien (*angulus mastoideus*) ne sont visibles qu'à la base du crâne.

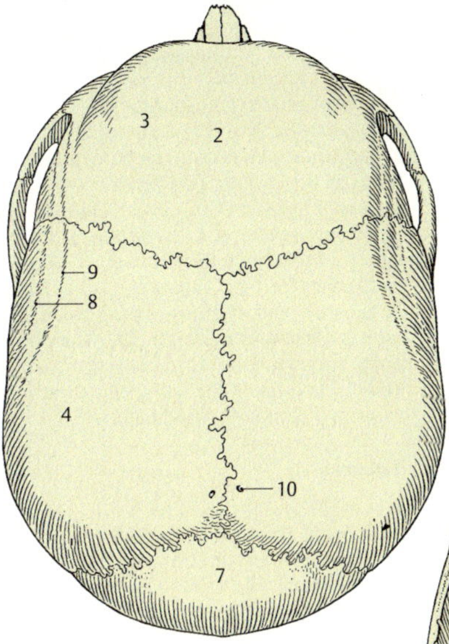

A Calvaria, face externe

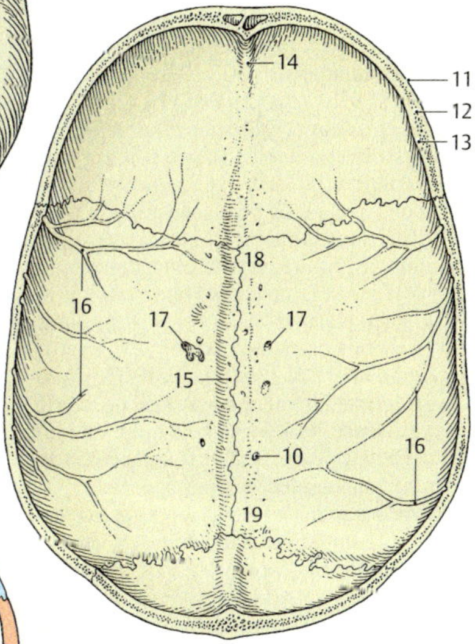

C Calvaria, face interne

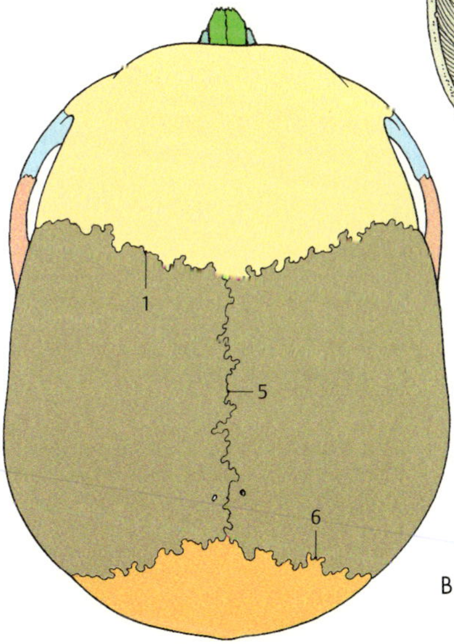

B Calvaria, face externe ;
les os sont de différentes couleurs

Crâne en vue latérale (A-C)

Sur un crâne posé tel que l'horizontale (« allemande ») soit tendue entre le bord inférieur de l'orbite et le bord supérieur du méat acoustique externe (meatus acusticus externus), on voit dans la zone du **neurocrâne** la fosse temporale (*planum temporale*) (**1**), à laquelle participent l'**os temporal** (rouge clair), l'**os pariétal** (brun clair), une partie de l'**os frontal** (jaune) et l'**os sphénoïdal** (rouge).

La fosse temporale est limitée en haut par la ligne temporale inférieure (*linea temporalis inferior*) (**2**), bien marquée, et par la ligne temporale supérieure (*linea temporalis superior*) (**3**), peu dessinée. Le processus zygomatique (*processus zygomaticus*) (**5**) de la partie squameuse de l'os temporal (*pars squamosa ossis temporalis*) (**4**) s'étend vers l'avant et forme, avec le processus temporal (*processus temporalis*) (**6**) de l'**os zygomatique** (bleu), l'arcade zygomatique (*arcus zygomaticus*) (**7**). Le pore acoustique externe (**8**), situé sous la racine du processus zygomatique, est limité dans sa plus grande partie par la **partie tympanique** (*pars tympanica*) (**9**; **C**, bleu clair) et dans sa plus petite partie par la **partie squameuse** (*pars squamosa*) (**4** ; **C**, rouge clair) de l'os temporal (**B** ; rouge clair). Immédiatement au-dessus, on trouve souvent une petite épine suprameatique (*spina suprameatica*) (**10**) et une petite fossette ou zone criblée (*foveola suprameatica*). Le processus mastoïde (*processus mastoideus*) (**11**), apophyse musculaire, est situé en arrière. Entre ces deux processus et la partie tympanique, la fissure tympano-mastoïdienne (*fissura tympanomastoidea*) (**12**) apparaît bien marquée. Le foramen mastoïdien (*foramen mastoideum*) (**13**) est situé à la racine du processus mastoïde. Le processus styloïde, de taille variable (**C**; vert clair), est au-dessous de la partie tympanique (**9**).

En observant le **splanchnocrâne**, on peut voir un bourrelet surplombant l'orbite, l'arcade sourcilière (*arcus superciliaris*) (**14**). Au-dessous apparaît le bord supra-orbitaire (*margo supraorbitalis*) (**15**). Ce bord supra-orbitaire est situé au-dessus du bord latéral (*margo laterali*) qui se continue en avant par le bord infra-orbitaire (*margo infraorbitalis*) (**16**). Ces deux derniers bords sont formés par l'**os zygomatique** et par le processus frontal de l'os maxillaire (*processus frontalis maxillae*) (**17**). Médialement se trouve une fossette, la fossette du sac lacrymal (*fossa sacci lacrimalis*) (**18**). (*Voir* p. 306 pour l'orbite.)

Les foramen zygomatico-faciaux (*foramen zygomaticofaciale*) (**19**) sont visibles sur l'os zygomatique. Au-dessous du bord infra-orbitaire, on peut voir le foramen infra-orbitaire (*foramen infraorbitale*) (**20**). L'épine nasale antérieure (*spina nasalis anterior*) (**21**) est située à l'extrémité inférieure de l'ouverture piriforme (orifice antérieur de la cavité nasale). Le bord inférieur ou processus alvéolaire (*processus alveolaris*) (**22**) du **maxillaire** (vert) porte les dents. La tubérosité maxillaire (*tuber maxillae*) (**23**) fait saillie en arrière. (*Voir* p. 302 pour la mandibule.)

Sutures

La suture coronale (*sutura coronalis*) (**24**) sépare l'os frontal des os pariétaux. Elle émerge de la suture sphéno-frontale (**25**) située entre l'os frontal et la grande aile de l'os sphénoïde (26). L'os frontal est en relation avec l'os zygomatique par l'intermédiaire de la suture fronto-zygomatique (*sutura frontozygomatica*) (**27**). La suture zygomatico-maxillaire (*sutura zygomaticomaxillaris*) (**28**) est située entre l'os zygomatique et l'os maxillaire, la suture temporo-zygomatique (*sutura temporozygomatica*) entre l'os temporal et l'os zygomatique (**29**), la suture fronto-maxillaire (*sutura frontomaxillaris*) entre l'os frontal et l'os maxillaire (**30**) et la suture naso-maxillaire (*sutura nasomaxillaris*) (**31**) entre l'os nasal et l'os maxillaire (vert foncé). La suture sphéno-squameuse (*sutura sphenosquamosa*) (**32**) marque la limite entre la grande aile de l'os sphénoïde et l'écaille de l'os temporal. L'os temporal (rouge clair) est en relation avec l'os pariétal par l'intermédiaire de la suture temporo-pariétale ou squameuse (*sutura squamosa*) (**33**). La suture pétro-squameuse (*sutura petrosquamosa*) est entre la partie squameuse (**C** ; rouge clair) et la partie pétreuse (**C** ; brun) de l'os temporal (**34**).

La suture lambdoïde (*sutura lambdoidea*) (**35**) est entre l'écaille de l'os occipital et les os pariétaux.

La grande aile de l'os sphénoïde est en rapport, sur une petite région, avec l'os pariétal par la suture sphéno-pariétale (*sutura sphenopariétalis*) (**36**). Le processus mastoïde est en contact avec, d'une part, l'os pariétal et, d'autre part, l'os occipital respectivement par la suture pariéto-mastoïdienne (*sutura parietomastoidea*) (**37**) et la suture occipito-mastoïdienne (*sutura occipitomastoidea*) (**38**).

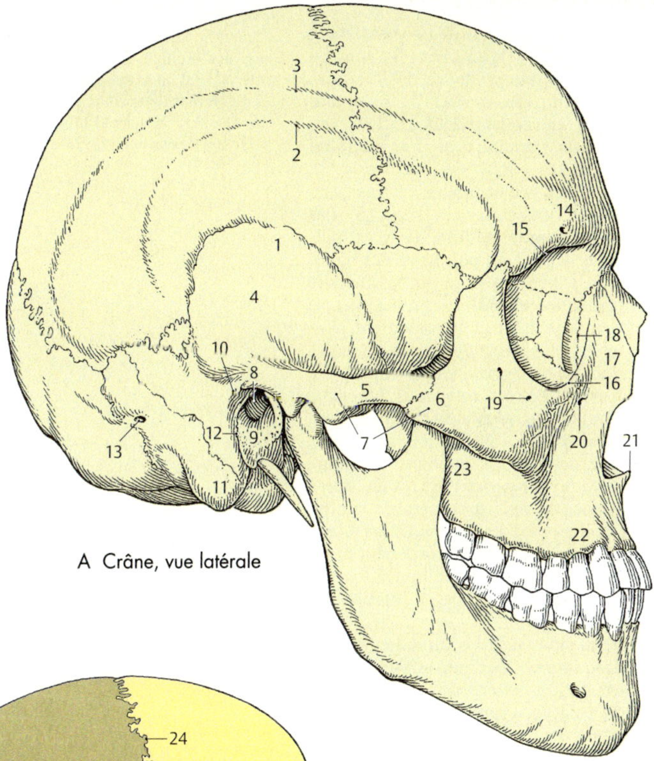

A Crâne, vue latérale

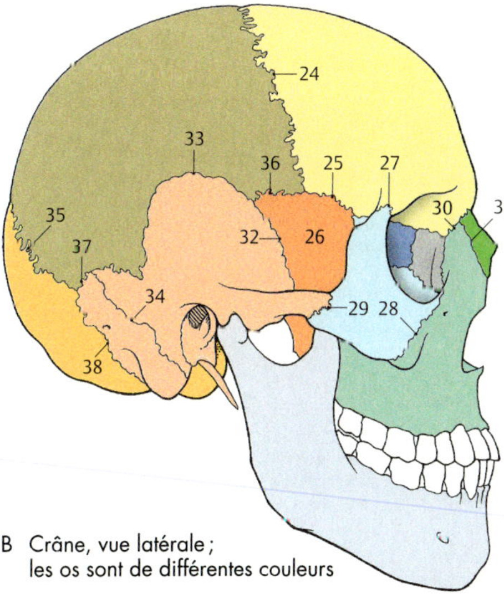

B Crâne, vue latérale ;
les os sont de différentes couleurs

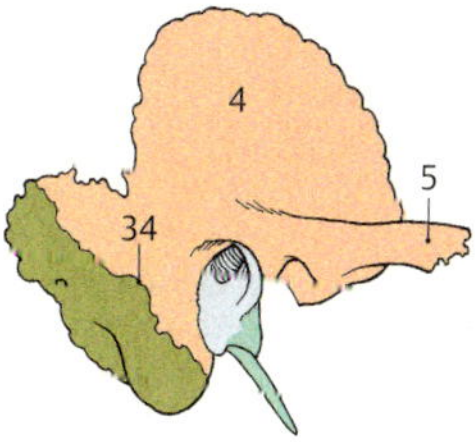

C Os temporal

Crâne en vue postérieure (A-B)

Sur une vue dorsale, les deux **os pariétaux** (*ossa parietalia*) (brun clair ; **1**) sont en relation par l'intermédiaire de la suture sagittale (*sutura sagittalis*) (**2**). La suture lambdoïde (*sutura lambdoidea*) (**3**) sépare les deux os pariétaux de l'**os occipital** (orange ; **4**).

La protubérance occipitale externe (*protuberancia occipitalis externa*) (**5**) fait saillie sur la ligne médiane ; elle est palpable sous la peau. La plus haute des lignes nuchales supérieures, la ligne nuchale suprême (*linea nuchalis suprema*) (**6**), se dirige vers le haut et latéralement. Au-dessous, la plus basse des lignes nuchales supérieures, ou ligne nuchale supérieure proprement dite (*linea nuchalis superior*) (**7**), souligne latéralement la protubérance occipitale externe. Plus au-dessous encore, l'origine de la ligne nuchale inférieure (*linea nuchalis inferior*) (**8**) est environ à mi-distance entre la protubérance occipitale externe et le foramen magnum. L'origine de cette ligne nuchale inférieure peut se situer à une crête occipitale externe (*crista occipitalis externa*) (**9**) plus ou moins développée.

Latéralement à l'os occipital et séparés par les sutures occipito-mastoïdiennes (*sutura occipito mastoidea*) (**10**), les processus mastoïdes (*processus mastoideus*) (**11**) appartiennent aux os temporaux. La suture pétro-squameuse (*sutura petrosquamosa*) (**12**) peut exister de façon complète ou incomplète. L'existence de ces sutures montre que le processus mastoïde est formé à partir de la partie squameuse et de la partie pétreuse de l'os temporal. Au voisinage de la suture occipito-mastoïdienne (**10**) se trouve le foramen mastoïdien (*foramen mastoideum*) (**13**) à travers lequel passe la veine émissaire mastoïdienne (*V. emissaria mastoidea*). La face médiale du processus mastoïde est creusée par une gouttière, l'incisure mastoïdienne (*incisura mastoidea*) (**14**). Plus médialement se trouve le sillon de l'artère occipitale (*sulcus a. occipitalis*) (**15**). Au voisinage de la ligne médiane sont situés les foramens pariétaux (*foramina parietalia*) (**16**).

■ **Variations.** La protubérance occipitale externe peut être particulièrement développée. Quand la partie supérieure de l'écaille de l'os occipital est un os à part entière, il est appelé **os interpariétal** ou **os des Incas** (*voir* p. 314).

Les **foramen pariétaux géants** (*foramina parietalia permagna*) sont à l'origine de fausses interprétations radiologiques (trous de trépanation).

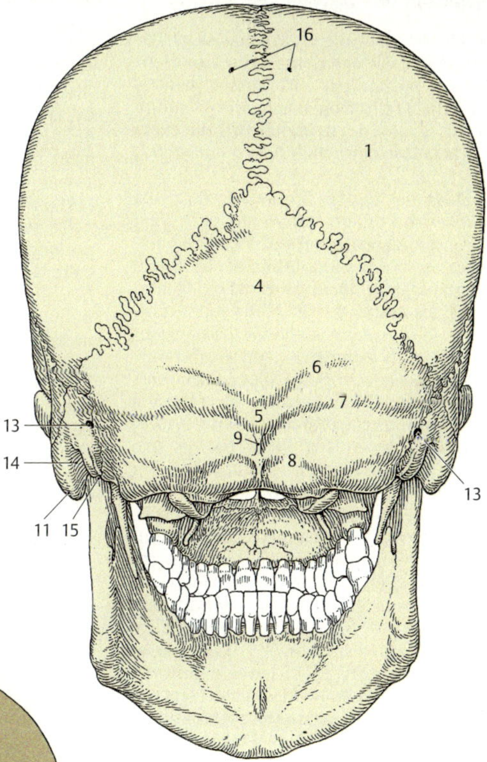

A Crâne, vue postérieure

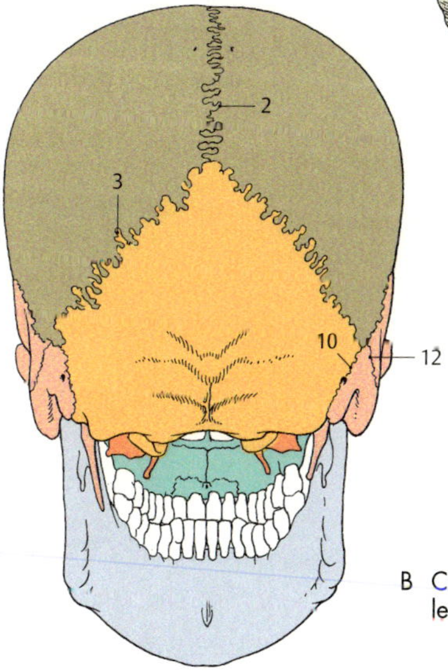

B Crâne, vue postérieure ;
les os sont de différentes couleurs

Crâne en vue antérieure (A-B)

Le **splanchnocrâne** est vu dans sa globalité sur une vue antérieure. La région frontale est formée par l'**os frontal** (jaune). L'écaille de l'os frontal (*squama frontalis*) (**1**) est séparée des **os pariétaux** (brun clair) par la suture coronale (*sutura coronalis*) (**2**).

Dans la région frontale, entre les arcades sourcilières (*arcus superciliares*) (**3**) surplombant les orbites à quelque distance des bords supra-orbitaires se trouve la glabelle (*glabella*) (**4**). L'os frontal borde les orbites par les bords supra-orbitaires (*margo supra-orbitalis*) (**5**) présentant les échancrures supra-orbitaires (*incisura supraorbitale*). Ces échancrures sont parfois transformées en foramen supra-orbitaire (*foramen supraorbitale*) (**6**). Médialement, il existe parfois une petite incisure (*incisura frontalis*) (**7**) ou bien un foramen frontal.

Entre les deux orbites, l'os frontal est en relation avec les **os nasaux** (*ossa nasalia*) (vert foncé) par l'intermédiaire des sutures fronto-nasales (*suturae frontonasales*) (**8**) et avec les **os maxillaires** (*maxillae*) (vert clair) par les sutures fronto-maxillaires (*suturae frontomaxillares*) (**9**). Les deux os nasaux sont reliés par la suture internasale (*sutura internasalis*) (**10**). Latéralement aux orbites, les sutures fronto-zygomatiques (*sutura frontozygomatica*) (**11**) marquent la limite entre l'os frontal et les os zygomatiques. L'**os zygomatique** (*os zygomaticum*) (bleu clair) forme avec l'os maxillaire le reste du pourtour de l'orbite. (*Voir* p. 306 pour l'orbite.)

Le foramen infra-orbitaire (*foramen infraorbitale*) (**14**) est situé sur l'os maxillaire, sous le bord infra-orbitaire (*margo infraorbitaris*) (**12**) et près de la suture zygomatico-maxillaire (*sutura zygomaticomaxillaris*) (**13**). Il livre passage à une branche du nerf maxillaire (*N. maxillaris*) (nerf infra-orbitaire [*N. infraorbitalis*]), à une artère et à une veine. Le corps de l'os maxillaire (*corpus maxillae*) sous l'orbite est excavé pour former la fosse canine (*fossa canina*) (**15**).

Le processus zygomatique (*processus zygomaticus*) (**16**) émerge de la face latérale du corps de l'os maxillaire. Le processus frontal (*processus frontalis*) de l'os maxillaire (**17**) est en relation avec l'os frontal et avec l'os nasal par l'intermédiaire de la suture naso-maxillaire (*sutura nasomaxillaris*) (**18**). Le processus palatin (*processus palatinus*) (*voir* p. 294), dirigé médialement, forme le palais osseux. Enfin, le processus alvéolaire (*processus alveolaris*) (**19**) ou bord alvéolaire porte les dents.

Le processus frontal présente, dans le prolongement du bord infra-orbitaire, la crête lacrymale antérieure (*crista lacrimalis anterior*) (**20**). Le centre de l'os maxillaire est occupé par le corps de l'os maxillaire. Celui-ci limite par l'incisure nasale (*incisura nasalis*) (**21**) l'orifice piriforme, entrée dans les cavités nasales. Au bord inférieur de cette ouverture, au niveau de la symphyse maxillaire (*sutura intermaxillaris*) (**22**), s'élève une saillie dirigée vers l'avant, l'épine nasale antérieure (*spina nasalis anterior*) (**23**). Un ou deux foramens zygomatico-faciaux (*foramina zygomaticofacialia*) (**24**) sont visibles sur l'os zygomatique.

Sur une vue antérieure, on peut voir la **mandibule** (violet clair) avec le corps (*corpus mandibulae*) (**25**), le bord alvéolaire (**26**) et les branches (*ramus mandibulae*) (**27**). Le foramen mentonnier (*foramen mentale*) (**28**) s'ouvre sur le corps de la mandibule pratiquement à l'aplomb de la deuxième prémolaire. La protubérance mentonnière (*protuberantia mentalis*) (**29**) est visible sur la ligne médiane.

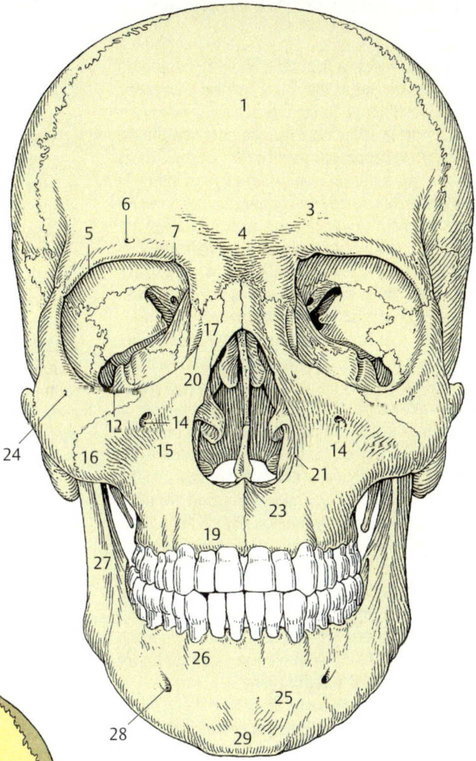

A Crâne, vue antérieure

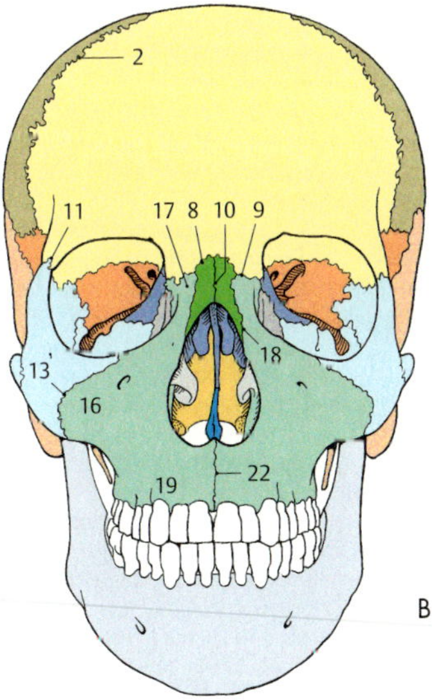

B Crâne, vue antérieure ;
les os sont de différentes couleurs

Base du crâne en vue inférieure (A-B)

On peut diviser la face inférieure de la base du crâne en une partie antérieure ou viscérale et une partie postérieure ou neurale.

La **partie antérieure** est composée de chaque côté par le processus palatin de l'os maxillaire (*processus palatinus maxillae*) (**1** ; vert clair), la lame horizontale de l'os palatin (*lamina horizontalis ossis palatini*) (**2** ; vert), le processus alvéolaire, la tubérosité (*tuber maxillae*) de l'os maxillaire (**3**) et l'**os zygomatique** (**4** ; bleu clair). Le **vomer** (bleu foncé) cloisonne l'orifice postérieur de la cavité nasale en deux orifices : les *choanes* (**5**). Les deux processus palatins sont réunis par la suture palatine médiale (*sutura palatina mediana*) (**6**) qui se termine en avant par la fosse incisive (*fossa incisiva*) (**7**) où s'abouche le canal incisif. La suture incisive (*sutura incisiva*) (**8**), souvent visible, est étendue de cette fosse jusqu'à la deuxième incisive. Les lames horizontales des os palatins contiennent le grand foramen palatin (*foramen palatinum majus*) (**9**) et le petit foramen palatin (*foramen palatina minora*) (**10**). Du grand foramen palatin partent vers l'avant les gouttières palatines (*sulci palatini*), bordées en dehors par les épines palatines (*spinae palatinae*). La suture palatine transverse (*sutura palatina tranversa*) (**11**) est située entre l'**os maxillaire** (vert clair) et l'**os palatin** (vert).

La **partie postérieure** de la base du crâne est formée par l'**os sphénoïde** (rouge), les **os temporaux** (rouge clair) et l'**os occipital** (orange). Les processus ptérygoïdes forment la paroi latérale des choanes. On distingue une lame médiale (**12**) avec l'hamulus ptérygoïdien et une lame latérale (**13**). Entre les deux se trouve la fosse ptérygoïdienne (*fossa pterygoidea*). À la racine de la lame médiale, on trouve la fosse scaphoïde (*fossa scaphoidea*) (**14**) et, à côté, le foramen déchiré (*foramen lacerum*) (**15**).

Au centre, on peut voir le corps de l'os sphénoïde (*corpus ossis sphenoidalis*) (**16**) et latéralement les grandes ailes (*ala major*) (**17**) avec la crête infratemporale (*crista infratemporalis*) (**18**). La grande aile porte l'épine de l'os sphénoïde (*spina ossis sphenoidalis*) (**19**), percée par le foramen épineux (*foramen spinosum*) (**20**). Le *foramen ovale* (**21**) s'ouvre entre les foramens déchiré et épineux. La fissure sphéno-pétreuse (*fissura sphenopetrosa*) (**22**) est située entre l'os sphénoïde et la partie pétreuse de l'os temporal. Le sillon de la trompe auditive (*sulcus tubae auditivae*) (**23**) repose sur cette fissure suivant une direction oblique latéralement et en arrière. Près de l'orifice externe du canal carotidien (*apertura externa canalis carotici*) (**24**) s'ouvre l'orifice externe de l'aqueduc du canalicule cochléaire (*apertura externa canaliculi cochlea*), au voisinage de la fosse jugulaire (*fossa jugularis*) (**25**). Entre la fosse jugulaire et l'orifice externe de l'aqueduc du canalicule cochléaire se trouve la fossette pétreuse (*fossula petrosa*). Ces structures sont bordées par la partie tympanique (*pars tympanica*) (**26**) et le processus styloïde (*processus styloideus*) (**27**) de l'os temporal recouvert en avant par la crête vaginale (*vagina processus styloidei*). Le foramen stylo-mastoïdien (*foramen stylomastoideum*) (**28**) s'ouvre immédiatement en arrière. Le processus mastoïde (*processus mastoideus*) (**29**) présente l'incisure mastoïdienne (*incisura mastoidea*) (**30**) et médialement la suture occipito-mastoïdienne (*sutura occipitomastoidea*) (**31**) avec le sillon de l'artère occipitale (*sulcus a. occipitalis*) (**32**). En avant du processus mastoïde, le pore acoustique externe (*porus acousticus externus*) (**34**) est bordé par la partie tympanique (**26**) et la partie squameuse (**33**) de l'os temporal.

La fosse mandibulaire (*fossa mandibularis*) (**35**) est formée par les parties tympanique et squameuse de l'os temporal, ainsi que par une portion de la partie pétreuse, le prolongement inférieur du tegmen tympani (*crista tegmentalis*) qui sépare les fissures pétro-tympanique et pétro-squameuse. Elle est limitée en avant par le tubercule articulaire (*tuberculum articularis*) (**36**). Le processus zygomatique de l'os temporal (*processus zygomaticus ossis temporalis*) (**37**) s'étend en avant et latéralement.

L'os occipital s'unit au corps de l'os sphénoïde (*corpus ossi sphenoidalis*) (**16**) par sa partie basilaire (*pars basilaris*) (**38**) portant le tubercule pharyngien (*tuberculum pharyngeum*) (**39**). La fissure pétro-occipitale est entre l'os occipital et la partie pétreuse de l'os temporal. La fosse jugulaire est agrandie et transformée en foramen jugulaire par la portion voisine de l'os occipital. Le *foramen magnum* (**40**) est bordé latéralement par les condyles de l'os occipital (*condyli occipitales*) (**41**). Au bord postérieur de chaque condyle s'ouvre le canal condylaire (*canalis condylaris*) (**42**) commençant dans la fosse condylaire (*fossa condylaris*). La crête occipitale externe (*crista occipitalis externa*) (**43**) joint le bord postérieur du foramen magnum à la protubérance occipitale externe (**44**).

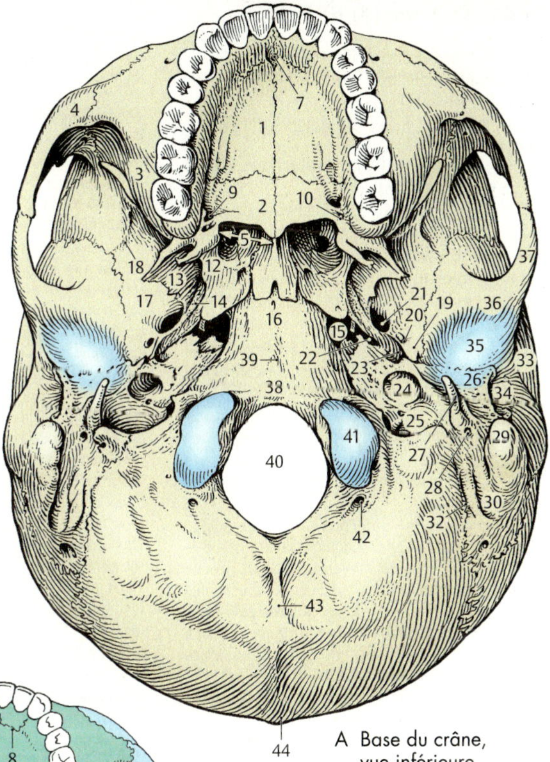

A Base du crâne, vue inférieure

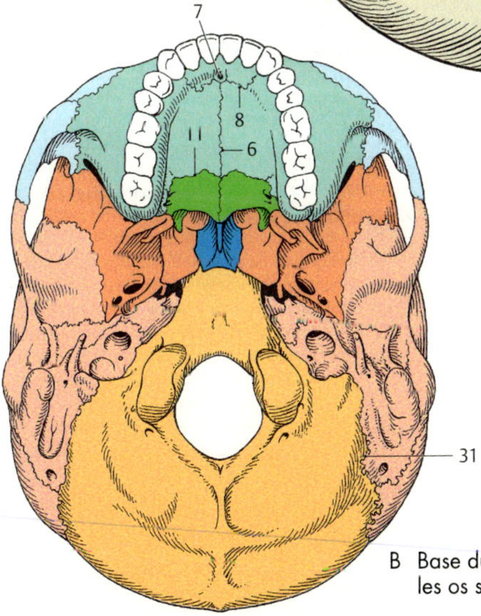

B Base du crâne, vue inférieure ; les os sont de différentes couleurs

Base du crâne en vue endocrânienne (A, B)

La base du crâne se compose de trois fosses :

— la **fosse crânienne antérieure** (*fossa cranii anterior*) ;

— la **fosse crânienne moyenne** (*fossa cranii media*) ;

— la **fosse crânienne postérieure** (*fossa cranii posterior*).

La face endocrânienne de la base du crâne est formée par l'**os ethmoïdal** (bleu-violet), l'**os frontal** (jaune), l'**os sphénoïdal** (rouge), les **os temporaux** (rouge clair), l'**os occipital** (orange) et les **os pariétaux** (brun clair).

La fosse crânienne antérieure est séparée de la fosse crânienne moyenne par les petites ailes de l'os sphénoïde (*alae minores sphenoidalis*) (**1**) et par le jugum de l'os sphénoïde (**2**) ; les fosses crâniennes moyenne et postérieure sont séparées par les bords supérieurs des parties pétreuses des os temporaux (*margines superiores*) (**3**) et par le dos de la selle turcique (*dorsum sellae*) (**4**).

Fosse crânienne antérieure : la lame criblée (*lamina cribrosa*) de l'os ethmoïde (**5**) est percée de nombreux petits orifices et présente médialement un processus vertical, la *crista galli* (**6**) qui se dédouble en deux processus : les ailes de la crista galli (*alae cristae galli*). En avant se trouve le *foramen caecum* (**7**) et latéralement les parties orbito-nasales des os frontaux (*pars orbitales*) (**8**) portant les impressions digitées (*impressiones digitae*). La lame criblée de l'os ethmoïde est unie à l'os sphénoïde par la suture sphéno-éthmoïdale (**9**). Au centre, les canaux optiques (*canales optici*) (**10**), reliés par le sillon chiasmatique (*sulcus praechiasmatis*) (**11**), sont limités par les processus clinoïdes antérieurs (*processus clinoidei anteriores*) (**12**).

Dans la **fosse crânienne moyenne** et sur la ligne médiane, la selle turcique (*sella turcica*) avec la fosse hypophysaire (*fossa hypophysialis*) (**13**) est bordée latéralement par le sillon carotidien (*sulcus caroticus*) (**14**) qui poursuit le canal carotidien (canalis caroticus). Celui-ci, creusé dans la paroi antérieure de la partie pétreuse de l'os temporal, est déhiscent médialement près du foramen déchiré (*foramen lacerum*) (**15**). Il est bordé par la lingula sphénoïdale (*lingula sphenoidalis*) (**16**) à son extrémité médiale. Le foramen ovale (*foramen ovale*) (**17**) est situé latéralement au canal carotidien, le foramen rond (*foramen rotundum*) (**18**) en avant d'eux et le foramen épineux (*foramen spinosum*) (**19**) en arrière. Le sillon de l'artère méningée moyenne (*sulcus a. meningea*) (**20**) part du foramen épineux et se dirige latéralement.

Sur la face antéro-supérieure de la partie pétreuse de l'os temporal au voisinage de son apex, on peut voir l'empreinte trigéminale (*impressio trigeminalis*) (**21**) et, latéralement et plus en arrière, le hiatus du canal du grand nerf pétreux (*hiatus canalis n. petrosi majoris*) (**22**) qui se continue par le sillon du grand nerf pétreux (*sulcus n. petrosi majoris*) (**23**) vers la fissure sphéno-pétreuse. Le hiatus du canal du nerf petit pétreux (*hiatus canalis n. petrosi minoris*) (**24**) est situé latéralement. Le bord supérieur de la partie pétreuse de l'os temporal (*margo superior partis petrosae*) (**3**) contient le sillon du sinus pétreux supérieur (*sulcus sinus petrosi superiosis*) (**25**) plus ou moins bien marqué. L'éminence arquée (*eminentia arcuata*) (**26**), bien visible, est due à la saillie du conduit semi-circulaire antérieur. La partie squameuse de l'os temporal est séparée de l'os sphénoïde par la suture sphéno-squameuse (**27**).

Au centre de la **fosse crânienne postérieure** se trouve le *foramen magnum* (**28**) à partir duquel part, vers l'avant, le clivus (**29**) qui se termine par le dos de la selle turcique (**4**) portant les processus clinoïdes postérieurs (*processus clinoidei posteriores*) (**30**).

Entre l'os occipital et la partie pétreuse de l'os temporal s'étendent le sillon du sinus pétreux inférieur (*sulcus sinus petrosi inferioris*) (**31**) et la synchondrose pétro-occipitale représentée sur le crâne sec par la fissure pétro-occipitale (**32**). Le sillon du sinus pétreux inférieur se termine dans le foramen jugulaire (*foramen jugulare*) (**33**). À la face postéro-supérieure de la partie pétreuse de l'os temporal s'ouvrent le pore acoustique interne (*porus acusticus internus*) (**34**) et latéralement, sous une crête osseuse, l'ouverture externe de l'aqueduc du vestibule (*apertua* [*externa*] *canaliculi vestibuli*).

Le foramen jugulaire (**33**) est formé par la réunion de la facette jugulaire de l'os temporal et de l'incisure de l'os occipital. L'incisure jugulaire occipitale (*incisura jugularis ossis occipitalis*) est bordée en avant par une saillie, le processus intrajugulaire (*tuberculum jugulare*), et le foramen jugulaire est partiellement divisé par le processus intrajugulaire de l'os temporal (*processus intrajugularis ossis temporalis*) (**35**). Le foramen jugulaire est rejoint latéralement par le sillon du sinus sigmoïde (*sulcus sinus sigmoidei*) (**36**), qui se continue en arrière par le sillon du sinus transverse (*sulcus sinus transversi*) (**37**) jusqu'à la protubérance occipitale interne (*protuberantia occipitalis interna*) (**38**). La crête occipitale interne (*crista occipitalis interna*) (**39**) est tendue de cette protubérance au foramen magnum (**28**). Au bord antérieur de ce dernier et de chaque côté, on peut voir les ouvertures des canaux des nerfs hypoglosses (*canalis n. hypoglossi*) (**40**).

Le clivus est formé du corps de l'os sphénoïde et de la partie basilaire de l'os occipital. Les deux s'unissent durant la puberté (**os basilaire** [*os tribasilare*]) pour former la synchondrose sphéno-occipitale.

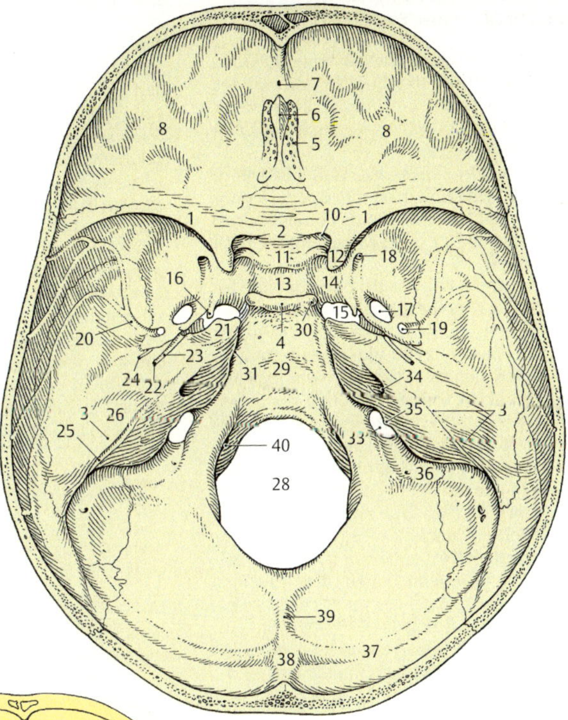

A Base du crâne, vue endocrânienne

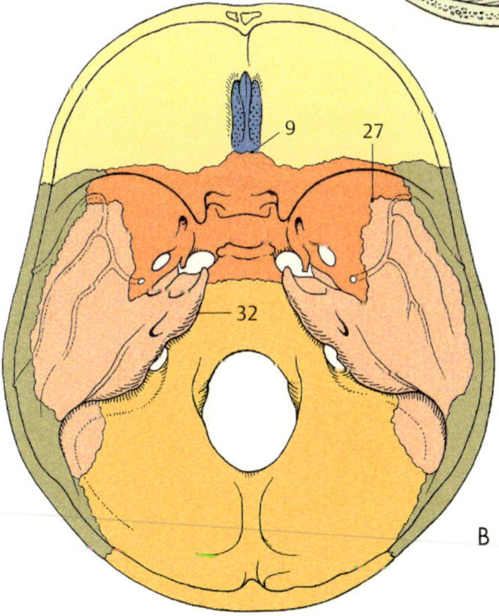

B Base du crâne, vue endocrânienne ; les os sont de différentes couleurs

Face endocrânienne de la base du crâne : variations (A-E)

Dans la fosse crânienne moyenne, au voisinage de la selle turcique, se trouvent des variations visibles sur des radiographies, des reconstructions scanographiques et à l'IRM.

Ainsi la *lingula sphénoïdale* (**1**) dirigée vers l'os temporal, peut-elle être fusionnée avec celui-ci dans un certain nombre de cas, délimitant alors l'ouverture interne du canal carotidien.

Un autre processus peut exister entre les processus clinoïdes antérieur et postérieur : le processus clinoïde moyen (*processus clinoideus medius*) (**2**). Celui-ci peut s'unir au processus clinoïde antérieur, délimitant une ouverture : le foramen carotico-clinoïdien (*foramen caroticoclinoideum*) (**3**). L'incisure carotidienne (*incisura carotica*), médiale au processus clinoïde antérieur, devient une ouverture entièrement circonscrite par de l'os. Une autre variation est l'existence d'un pont osseux entre les processus clinoïdes antérieur et postérieur (*taenia interclinoidea*) (**4**). Ces fusions osseuses sont appellées « ponts de la selle » (**4**) par les radiologues. Elles peuvent être uni- ou bilatérales et s'unir, quand elles existent, à un processus clinoïde moyen (**5**).

Beaucoup plus rarement, un canal cranio-pharyngien (*canalis craniopharyngeus*) (**6**) peut être présent dans la fosse hypophysaire.

Entre le foramen ovale et le corps de l'os sphénoïde se trouve parfois un trou qui livre passage à une veine. Cet orifice ou foramen veineux (*foramen venosum*) (**7**) est aussi appelé trou de Vésale (*foramen Vesalii*) ou trou émissaire sphénoïdal (*emissarium sphenoidale*). Il n'est pas très rare et livre passage à une anastomose entre le sinus caverneux et les veines situées à l'extérieur du crâne. Le foramen veineux peut être uni- ou bilatéral.

Le dos de la selle peut être si érodé par les sinuosités d'une artère carotide interne, qu'il n'a plus de continuité avec le clivus. Le dos de la selle disparaît alors sur le crâne sec (**D**).

Parfois, la crête occipitale interne est dédoublée, construisant un vrai sillon du sinus occipital (*sulcus sinus occipitalis*) pouvant se continuer par un sillon marginal (*sulcus marginalis*) (**8**) qui borde le foramen magnum (**9**) et se termine dans le foramen jugulaire (**10**). Le canal condylaire (*canalis condylaris*) (**11**) peut se jetter dans le sinus sigmoïde par une ouverture particulièrement grande.

Les foramens jugulaires peuvent être de taille inégale, le plus souvent le gauche est plus petit que le droit. Le sillon du sinus pétreux inférieur (*sulcus sinus petrosi inferiosis*) (**12**) est rarement très profond. Les canaux des nerfs hypoglosses (**13**) peuvent être dédoublés.

Le sommet de la partie pétreuse de l'os temporal peut être unie au dos de la selle par un pont osseux. Ces ponts osseux ou « ponts du nerf abducens » (**14**) livrent passage aux nerfs abducens.

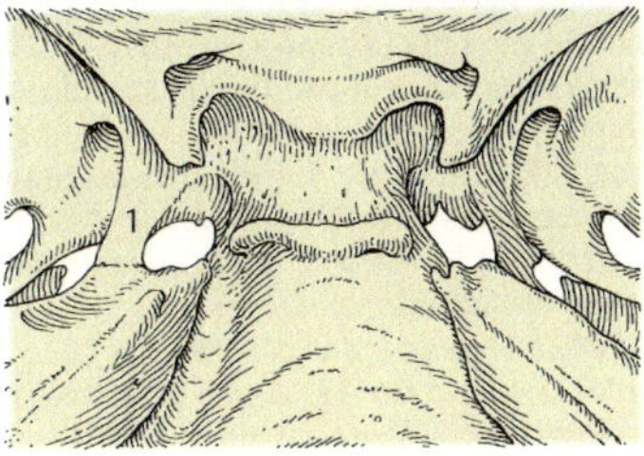

A Selle turcique, lingula sphénoïdale droite soudée à l'os temporal

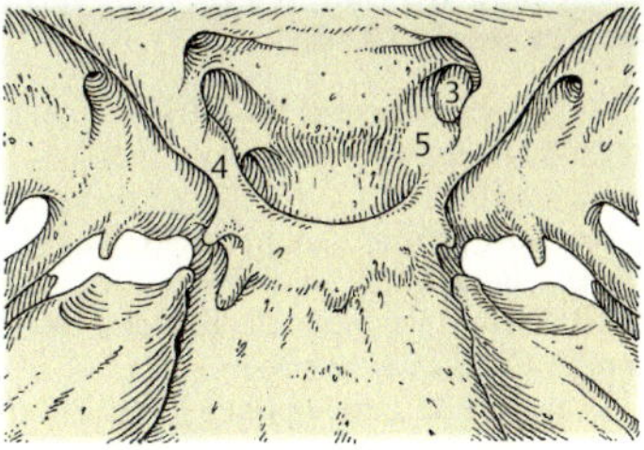

C Selle turcique, taenia intercarotidien, foramen carotico-clinoïdien droit

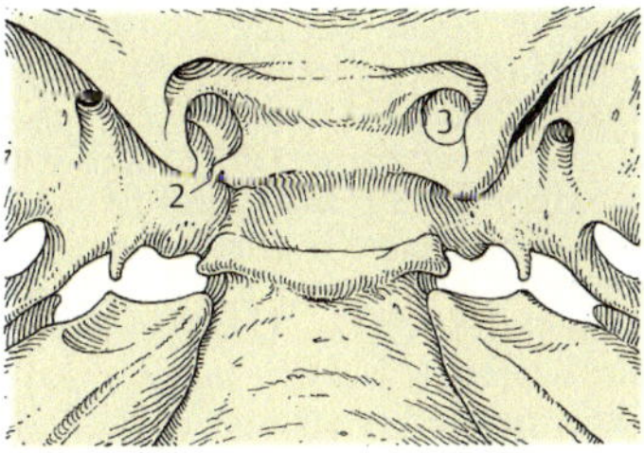

B Selle turcique, processus clinoïde moyen gauche, foramen carotico-clinoïdien droit

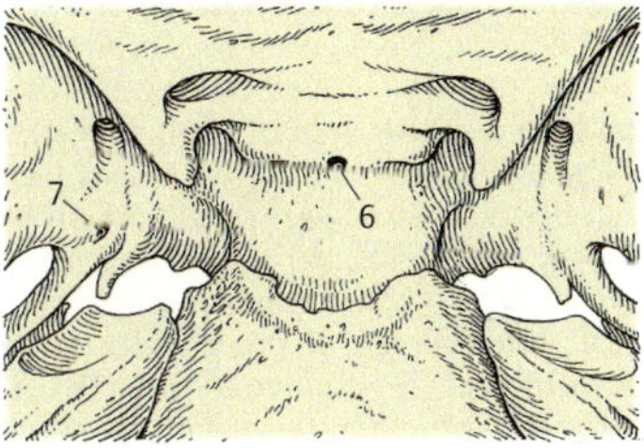

D Selle turcique, absence du dos de la selle, foramen veineux, canal craniopharyngien

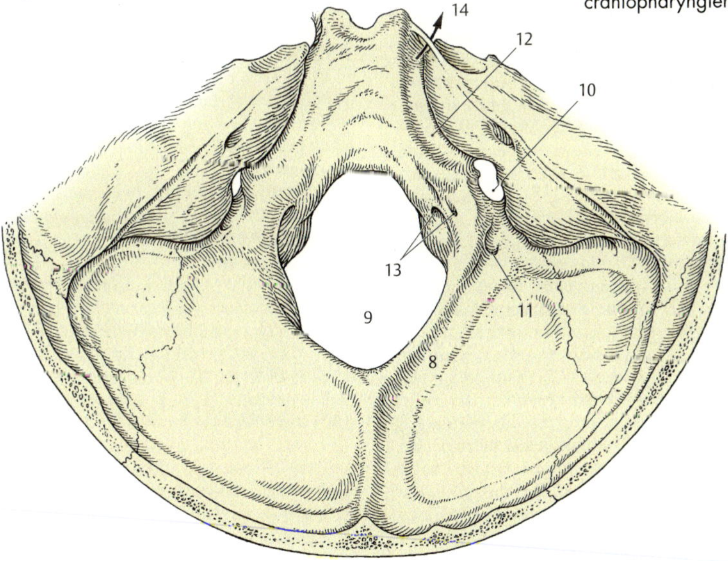

E Sillon du sinus occipital droit, canal du nerf hypoglosse dédoublé

Zones de traversée des vaisseaux et des nerfs (A, B)

Les orifices de la base du crâne permettent le passage des vaisseaux et des nerfs.

Les nerfs olfactifs (*N. olfactori*) (**1**) et les artères ethmoïdales antérieures (*A. ethmoidalis anterior*) (**2**) se dirigent à travers la **lame criblée** (*lamina cribrosa*) de l'os ethmoïde vers la cavité nasale.

À travers le **canal optique** (*canalis opticus*) passent le nerf optique (*N. opticus*) (**3**) et l'artère ophtalmique (*A. ophtalmica*) (**4**). À côté du canal optique, la **fissure orbitaire supérieure** (*fissura orbitalis superior*) est une voie de passage entre l'orbite et la cavité crânienne. À son extrémité latérale passent la veine ophtalmique supérieure (*V. ophtalmica superior*) (**5**), le nerf lacrymal (*N. lacrimalis*) (**6**), le nerf frontal (*N. frontalis*) (**7**) et le nerf trochléaire (*N. trochlearis*) (**8**). Médialement passent le nerf abducens (*N. abducens*) (**9**), le nerf oculomoteur (*N. oculomotorius*) (**10**) et le nerf naso-cilaire (*N. nasociliaris*) (**11**).

Le nerf maxillaire (*N. maxillaris*) (**12**) traverse le **foramen rond** (*foramen rontodum*), tandis que le nerf mandibulaire (*N. mandibularis*) (**13**) avec le plexus veineux du foramen ovale (*plexus venosus foramini ovalis*) reliant le sinus caverneux au plexus veineux ptérygoïdien passent dans le **foramen ovale**. Une petite branche du nerf mandibulaire (*N. mandibularis*), le rameau méningé (*R. meningeus*) (**14**), traverse avec l'artère méningée moyenne (*A. meningea media*) (**15**) le **foramen épineux** (*foramen spinosum*).

L'artère carotide interne (*A. carotis interna*) (**16**), la plus grosse structure de la fosse crânienne moyenne, pénètre à l'intérieur du crâne par le **canal carotidien** (*canalis caroticus*). Cette artère est entourée par un plexus sympathique (*plexus sympathicus caroticus internus*) (**17**) et un plexus veineux (*plexus veinosus caroticus internus*). Le nerf grand pétreux est visible dans le **hiatus du canal du nerf grand pétreux** (*hiatus canalis n. petrosi major*) (**18**), tandis que le petit nerf pétreux (*N. petrosus minor*) (**19**) et l'artère tympanique supérieure (*A. tympanica superior*) (**20**) traversent le **hiatus du canal du petit nerf pétreux** (*hiatus canalis n. petrosi minor*).

Dans la fosse crânienne postérieure, la moelle allongée (*medulla oblongata*) (**21**), bordée latéralement par les racines spinales du nerf accessoire (*radix spinalis n. accessorii*) (**22**), traverse le **foramen magnum**. Les deux grosses artères vertébrales (*A. vertebrales*) (**23**), la petite artère spinale antérieure (*A. spinalis anterior*) (**24**), les deux petites artères spinales postérieures (*A. spinales posteriores*) (**25**) et une veine spinale (*V. spinalis*) (**26**) passent aussi dans le foramen magnum.

À travers le **canal du nerf hypoglosse** (*canalis n. hypoglossi*) passent le nerf hypoglosse (*N. hypoglossus*) (**27**) avec un plexus veineux (*plexus venosus canalis n. hypoglossi*) (**28**). Le nerf glosso-pharyngien (*N. glossopharyngeus*) (**29**), le nerf vague (*N. vagus*) (**30**) et le rameau externe du nerf accessoire (*R. externus n. accessorius*) (**31**) traversent, avec le sinus pétreux inférieur (*sinus petrosus inferior*) (**32**), la veine jugulaire interne (*V. jugularis interna*) (**33**) et l'artère méningée postérieure (*A. meningea posterior*) (**34**), le **foramen jugulaire**.

Le **pore acoustique interne** (*porus acousticus internus*) contient l'artère et la veine labyrinthiques (*A.* et *V. labyrinthi*) (**35**) et les nerfs vestibulo-cochléaire (*N. vestibulocochlearis*) (**36**) et facial (*N. facialis*) (**37**).

À la face exocrânienne de la base du crâne, le nerf facial traverse le **foramen stylo-mastoïdien** (*foramen stylomastoideum*) avec l'artère stylo-mastoïdienne (*A. stylomastoidea*) (**38**).

L'artère tympanique antérieure (*A. tympanica anterior*) (**39**) et la corde du tympan (*chorda tympani*) (**40**) traversent la **fissure pétro-tympanique**.

Sur le palais osseux, le **foramen grand palatin** (*foramen palatinus majus*) contient l'artère grande palatine (*A. palatina major*) (**41**) et le nerf grand palatin (*N. palatinus major*) (**42**), tandis que les artères et nerfs petits palatins (*A.* et *N. palatina minores*) (**43**) traversent les **foramens petits palatins** (*foramen palatina minora*). Le nerf nasopalatin (*N. nasopalatinus*), accompagné d'une artère (**44**), traverse le **canal incisif** (*canalis incisivum*).

Le **canal condylaire** (*canalis condylaris*) contient la veine émissaire condylaire (*V. emissaria condylaris*) (**45**).

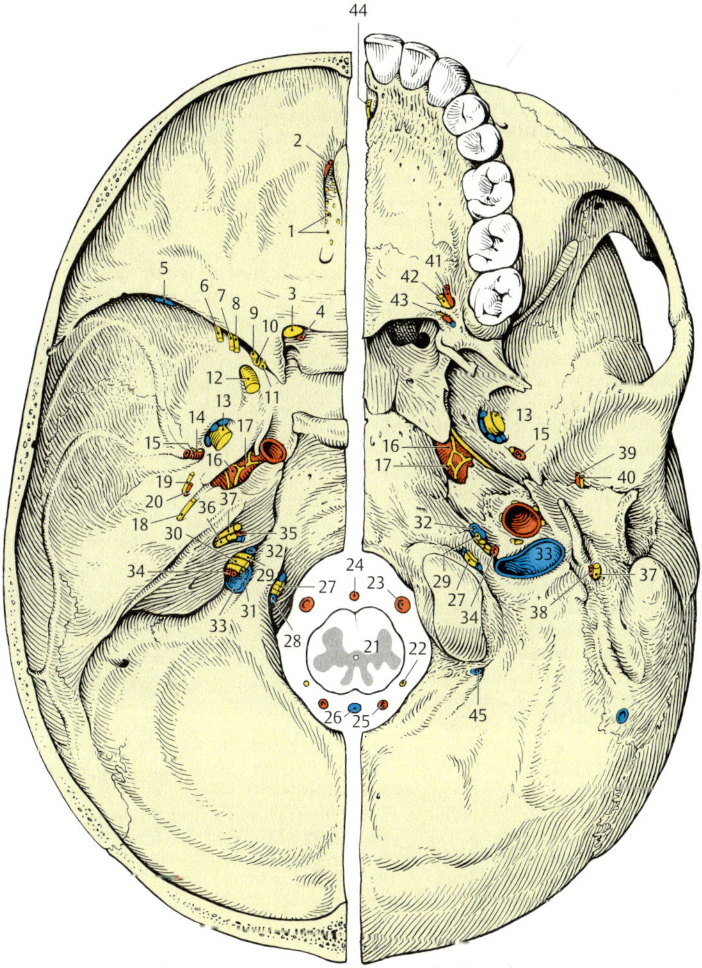

A Base du crâne en vue supérieure (endocrânienne), moitié gauche

B Base du crâne en vue inférieure (exocrânienne), moitié gauche

Zones de traversée des vaisseaux et des nerfs

Mandibule (A-C)

La mandibule est unie aux os du crâne par une articulation. Son origine est conjonctive et elle se compose d'un **corps** (*corpus mandibulae*) (**1**) et d'une **branche** (*ramus mandibulae*) (**2**) de chaque côté.

Le **corps de la mandibule** porte, chez l'adulte, le bord alvéolaire (*pars alveolaris*) (**3**) qui est marqué en dehors par les cavités, ou alvéoles, réalisant une arcade alvéolaire (*juga alveolaria*) (**4**). Chez le sujet âgé (après la perte des dents), l'os alvéolaire se résorbe (*voir* p. 304). La protubérance mentonnière (*protuberantia mentalis*) (**5**) est située sur la face antérieure du corps de la mandibule et se termine latéralement par une saillie, le tubercule mentonnier (*tuberculum mentale*). Sur une verticale passant à peu près à l'aplomb de la deuxième prémolaire et sur la face externe, on peut voir le foramen mentonnier (*foramen mentale*) (**6**). Le bord inférieur du corps de la mandibule est appelé base (*basis mandibulae*). La ligne oblique (*linea obliqua*) (**7**) s'étend depuis le corps jusqu'à la branche mandibulaire. L'angle de la mandibule (*angulus mandibulare*) (**8**) est situé à l'union du corps et des branches de la mandibule.

La **branche de la mandibule** possède deux processus, le processus coronoïde (*processus coronoideus*) (**9**), qui donne insertion à un muscle, et le processus condylaire (*processus condylaris*) (**10**), qui porte la surface articulaire.

Entre les deux processus se trouve l'incisure mandibulaire (*incisura mandibulae*) (**11**). Le processus condylaire comprend le col de la mandibule (*collum mandibulae*) (**12**) et la tête de la mandibule (*caput mandibulae*) avec la facette articulaire (*facies articularis*) (**13**). En raison de la forme cylindrique de la tête de la mandibule, elle est souvent appelée condyle mandibulaire (*condylus mandibulae*). À la face interne de la tête de la mandibule, au-dessous de la surface articulaire, on voit une petite dépression, la fovéa ptérygoïdienne (*fovea pterygoidea*) (**14**) pour l'insertion d'une partie du muscle ptérygoïdien latéral (*M. pterygoideus lateralis*). Au voisinage de l'angle de la mandibule, on observe parfois une rugosité, la tubérosité massétérique (*tuberositas masseterica*) (**15**) qui reçoit les insertions du muscle masséter. À la face interne de la mandibule, au niveau des branches, s'ouvre le foramen mandibulaire (*foramen mandibulae*) (**16**) orifice externe du canal mandibulaire (*canalis mandibulae*). Ces orifices sont partiellement recouverts par une fine lamelle osseuse, la lingula mandibulaire (*lingula mandibulae*) (**17**). Le sillon mylo-hyoïdien (*sulcus mylohyoideus*) (**18**) commence à ce foramen et se poursuit vers l'avant. Au-dessous de ce sillon et à l'angle de la mandibule, les tubérosités ptérygoïdiennes (*tuberositas pterygoidea*) (**19**) donnent insertion aux muscles ptérygoïdiens médiaux.

La face postérieure du corps de la mandibule est divisée par une crête oblique, la ligne mylo-hyoïdienne (*linea mylohyoidea*) (**20**) sur laquelle s'insère le muscle mylohyoïdien (*M. mylohyoideus*). Au-dessous de celle-ci se trouve la fossette submandibulaire (*fovea submandibularis*) (**21**) et, au-dessus, la fossette sublinguale (*fovea sublingualis*) (**22**).

Entre les alvéoles, les cloisons interalvéolaires (*septa interalveolaria*) (**23**) séparent les alvéoles les unes des autres. À l'intérieur des alvéoles destinées aux molaires, il existe des cloisons inter-radiculaires (*septa interradicularia*). Le trigone rétromolaire (*trigonum retromolare*) est situé en arrière de la dernière molaire.

À la face postérieure du corps de la mandibule, les épines mentonnières (*spina mentalis*) (**24**) portent des insertions musculaires ; en dehors et un peu au-dessous, les fosses digastriques (*fossa digastricae*) (**25**) reçoivent les muscles digastriques (*M. digastrica*).

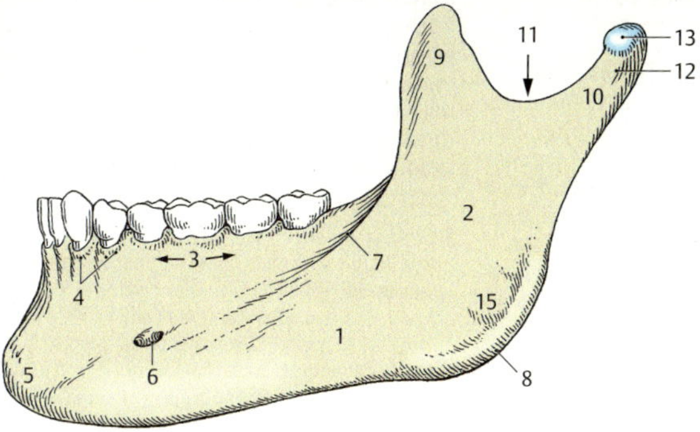

A Mandibule, vue latérale

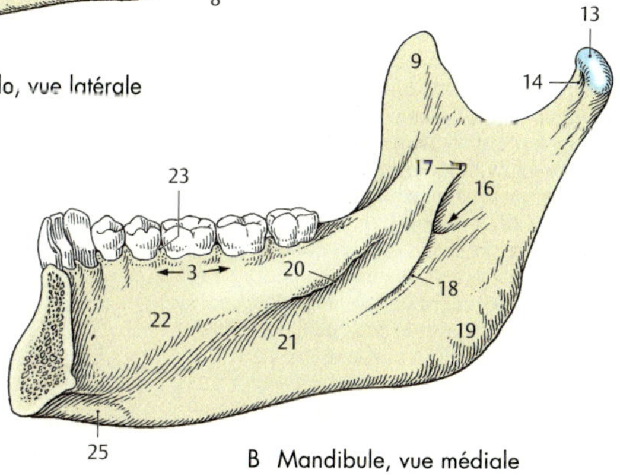

B Mandibule, vue médiale

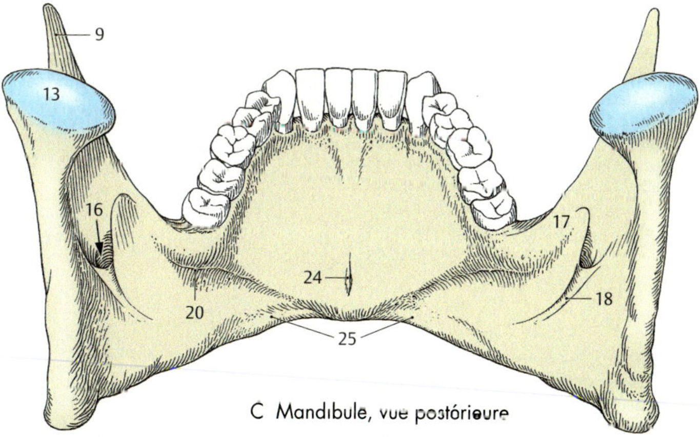

C Mandibule, vue postérieure

Mandibule : différentes formes (A-E)

L'angle de la mandibule (*angulus mandibulae*) a une forme différente au cours des différents stades de la vie. Ainsi, chez le nouveau-né (**A**), il est relativement grand (150°), tandis qu'il devient plus petit chez l'enfant (**B**). Chez l'adulte (**C**), il est de 120° à 130°. Chez le sujet âgé (**D**), il s'élargit à nouveau pour mesurer approximativement 140°.

La variation de l'angle de la mandibule dépend de l'existence du bord alvéolaire avec l'arcade alvéolaire ou plutôt des dents. L'apparition des dents entraîne des changements de la forme de la mâchoire, qui recommencent lors de la perte des dents au cours de la vieillesse.

Mis à part les changements de forme de l'angle de la mandibule au cours de la vie, on observe aussi un comportement différent du corps de la mandibule. Le corps de la mandibule porte le bord alvéolaire qui se résorbe à la perte des dents au cours de la vieillesse. Ainsi, le corps de la mandibule devient-il plus petit et plus plat, entraînant une protrusion de sa partie mentonnière.

Le bord alvéolaire peut se présenter différemment. Dans la plupart des cas et surtout chez les primates, le bord alvéolaire est projeté en avant, donnant ainsi une position des dents différentes de celle de l'homme.

Développement : la mandibule se développe, comme il a été montré p. 282, à partir d'une ébauche conjonctive. Celle-ci provient du premier arc branchial de chaque côté et se construit par ossification enchondrale à partir du cartilage de Meckel. Dans la région symphysaire, à l'extrémité du cartilage de Meckel, des osselets mentonniers peuvent se constituer. Ils s'uniront avec la mandibule. Les premières cellules osseuses apparaissent à la sixième semaine de vie embyonnaire. La mandibule est, avec la clavicule, l'un des premiers os à se former dans le corps humain. La synostose entre les deux ébauches mandibulaires commence au deuxième mois.

Os hyoïde (F)

L'os hyoïde (*os hyoideum*), qui est décrit avec les os du crâne, n'a pas de rapport osseux avec le crâne mais est en relation avec lui par l'intermédiaire de muscles et de ligaments. Il se compose d'un corps (*corpus ossi hyoidei*) (**1**), représentant sa partie antérieure, d'où partent latéralement deux grandes cornes (**2**). La petite corne est dirigée (*cornu minus*) (**3**) vers le haut et la grande corne (*cornu majus*) (**2**) vers l'arrière.

Développement : les ébauches osseuses du corps et les grandes cornes apparaissent peu avant la naissance tandis que ceux des petites cornes sont bien plus tardives (aux environs de la vingtième année). La petite corne peut ne pas s'ossifier et demeurer cartilagineuse. L'os hyoïde a la même origine squelettique viscérale que la mandibule.

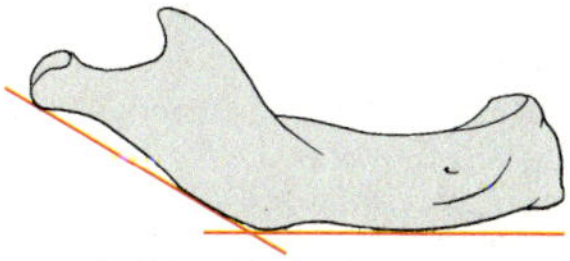

A Mandibule du nouveau-né

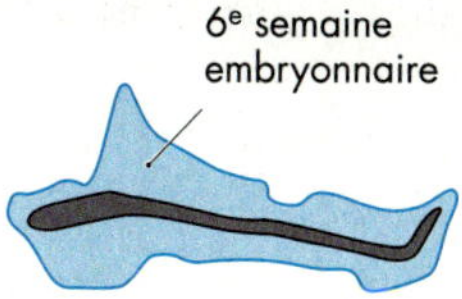

E Développement de la mandibule, moitié interne

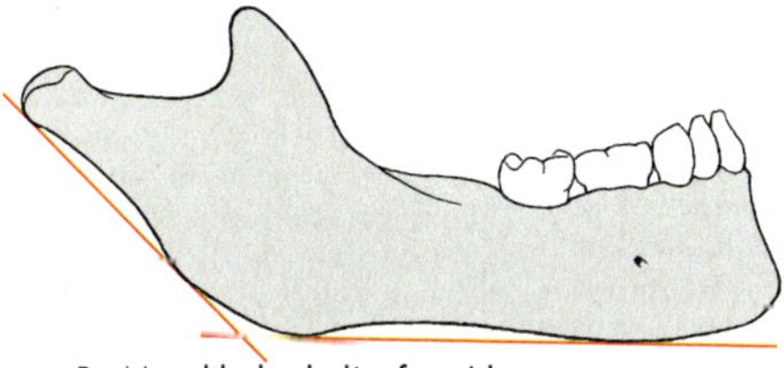

B Mandibule de l'enfant (denture temporaire : dents de lait)

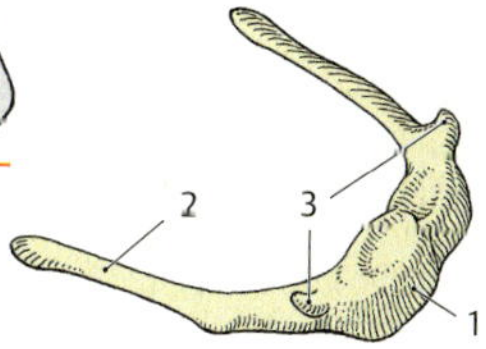

F Os hyoïde

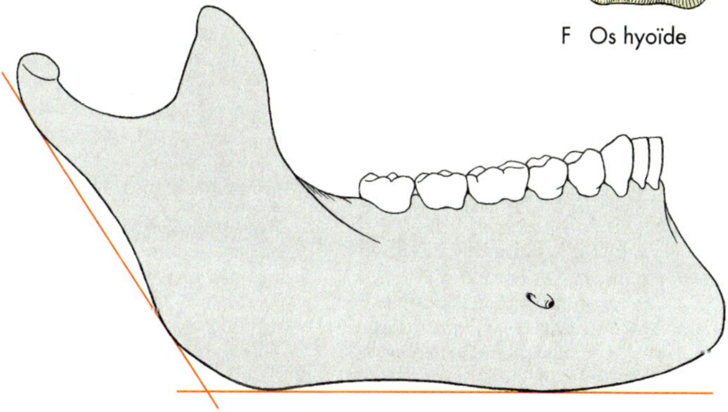

C Mandibule de l'adulte (denture définitive)

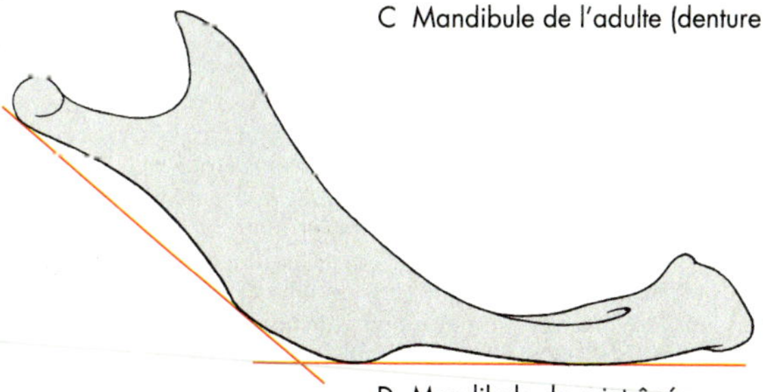

D Mandibule du sujet âgé

Orbite (A, B)

L'**orbite** (*orbita*) a la forme d'une pyramide quadrangulaire. Son sommet est en profondeur et sa base correspond à son orifice antérieur. Elle est limitée par différents os.

La **paroi supérieure** de l'orbite est formée par la partie orbitaire de l'os frontal (*pars orbitalis ossis frontalis*) (**1**) en avant et par la petite aile de l'os sphénoïde (*ala minor ossis sphenoidalis*) (**2**) en arrière.

La **paroi latérale** est composée de l'os zygomatique (*os zygomaticum*) (**3**) et de la grande aile de l'os sphénoïde (*ala major ossis sphenoidalis*) (**4**).

La **paroi inférieure** est constituée, pour l'essentiel, par la face orbitaire du corps de l'os maxillaire (*facies orbitalis corpus maxillae*) (**5**) en avant et par le processus orbitaire de l'os palatin (*processus orbitalis ossis palatini*) (**6**) en arrière. Au bord infra-orbitaire (*margo infraorbitalis*), donc en avant, la paroi inférieure est complétée par l'os zygomatique (**3**).

La **fine paroi médiale** se compose de la lame orbitaire de l'os ethmoïde (*lamina orbitalis ossis ethmoidalis*) (**7**), de l'os lacrymal (*os lacrimale*) (**8**) et de l'os sphénoïde (*os sphenoidale*) (**9**). L'os frontal (**1**) et l'os maxillaire participent aussi à cette paroi.

Orifices orbitaires : les bords supra- et infra-orbitaires (*margines supra-* et *infraorbitalis*) qui limitent l'orifice orbitaire (*aditus orbitalis*) ont déjà été décrits. Les bords médial et latéral le limitent respectivement médialement et latéralement. En arrière, deux fissures se rejoignent médialement, la fissure orbitaire supérieure (*fissura orbitalis superior*) (**10**), en rapport avec la cavité crânienne, et la fissure orbitaire inférieure (*fissura orbitalis inferior*) (**11**) communiquant avec la fosse ptérygo-palatine. Le canal optique (*canalis opticus*) (**12**) s'ouvre au-dessus. La fissure orbitaire inférieure émet un prolongement antérieur, le sillon infra-orbitaire (*sulcus infraorbitalis*) (**13**) qui se poursuit en canal infra-orbitaire (canalis infraorbitalis) s'ouvrant sous le bord infra-orbitaire par le foramen infra-orbitaire (*foramen infraorbitale*) (**14**). À la face latérale, le foramen zygomatico-orbitaire (*foramen zygomatico-orbitale*) (**15**) laisse passer le nerf zygomatique (*N. zygomaticus*). Le foramen ethmoïdal antérieur (*foramen ethmoidale anterius*) (**16**) et le foramen ethmoïdal postérieur (*foramen ethmoidale posterius*) (**17**) sont situés à la face médiale, à l'union de l'os frontal et de l'os ethmoïdal. Ils sont traversés par les nerfs et les artères de même nom. Le foramen ethmoïdal antérieur débouche dans la cavité crânienne, le foramen ethmoïdal postérieur dans les cellules ethmoïdales. La fosse du sac lacrymal (*fossa sacci lacrimalis*) (**18**) est située près de l'orifice antérieur de l'orbite et est limitée par la crête lacrymale antérieure (*crista lacrimalis anterior*) (**19**) et par la crête lacrymale postérieure (*crista lacrimalis posterior*) (**20**). Elle se poursuit par le conduit lacrymo-nasal (*canalis naso-lacrimalis*) qui s'ouvre dans la cavité nasale (*voir* p. 308).

Au voisinage des orbites se trouvent les **sinus paranasaux**. Le récessus orbitaire du sinus frontal (*recessus orbitalis sinus frontalis*) (**21**), logé dans l'épaisseur de la paroi supérieure de l'orbite, peut être de taille variable. Les labyrinthes ethmoïdaux (cellules ethmoïdales) sont situés médialement et le sinus sphénoïdal dorsalement. En bas, l'orbite est séparée du sinus maxillaire (*sinus maxillaris*) (**22**) par une lamelle osseuse.

Fosse ptérygo-palatine (B, C)

La **fosse ptérygo-palatine** (*fossa pterygopalatina*) se poursuit latéralement par la fissure ptérygo-maxillaire (*fissura pterygomaxillaris*) (**23**). Elle est limitée en avant par la tubérosité maxillaire (*tuber maxillae*) (**24**), en arrière par le processus ptérygoïde (*processus pterigoideus*) (**25**) et médialement par la lame perpendiculaire de l'os palatin (*lamina perpendicularis ossis palatini*) (**26**). C'est une région de carrefour pour les vaisseaux et les nerfs et qui communique avec l'intérieur du crâne par le foramen rond (*foramen rotundum*) (**27**) et le canal ptérygoïdien (*canalis pterygoideus*) (**28**). Le canal grand palatin (*canalis palatinus major*) (**29**) et les canaux petits palatins (*canales palatini minores*) conduisent vers le palais, le foramen sphéno-palatin (*foramen sphenopalatinum*) (**30**) vers la cavité nasale et la fissure orbitaire inférieure (*fissura orbitalis inferior*) (**11**) vers l'orbite.

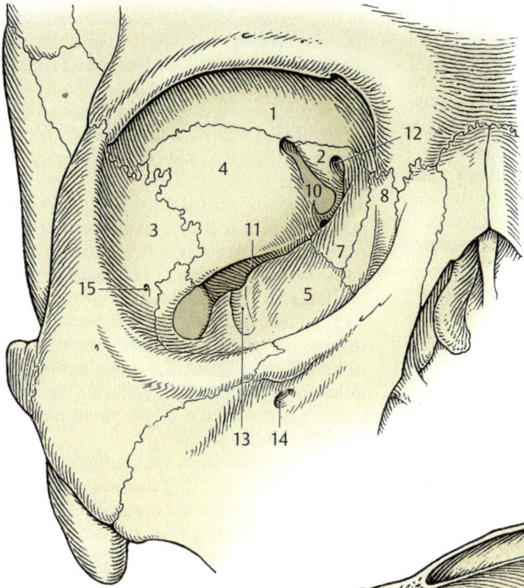

A Orbite,
vue antérieure

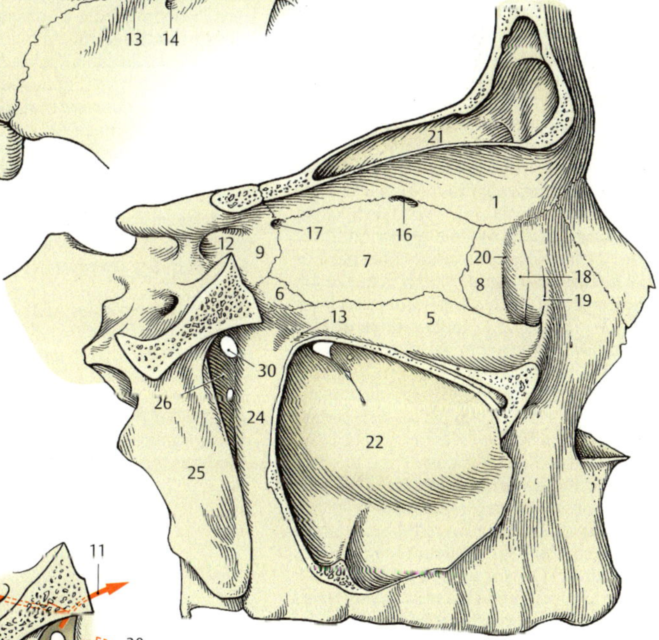

B Coupe sagittale de l'orbite
et de la fosse ptérygo-palatine

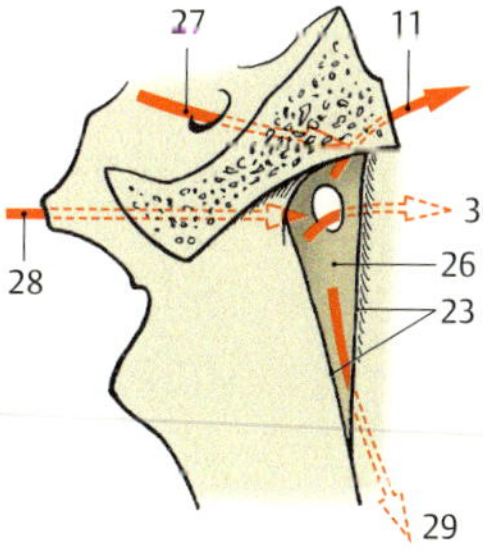

C Schéma des relations
de la fosse ptérygo-palatine

Cavité nasale (A-C)

La cavité nasale est divisée en deux **cavités nasales** (*cavitas nasalis ossea*) droite et gauche par une cloison médiane, le **septum nasal** (*septum nasalis*). Cette cloison s'écarte souvent du plan médian : déviation de la cloison (*deviatio septi*). Les deux cavités nasales s'ouvrent vers l'avant par l'**ouverture piriforme** (*apertura piriformis*) (*voir* p. 292) et vers l'arrière dans le pharynx, pour chacune d'entre elle par le **choane** (*choana*) (*voir* Tome 2).

Le **septum nasal** (**A**) se compose de **structures osseuses** et **cartilagineuses**. Le cartilage septal (*cartilago septi nasi*) (**1**), avec son processus postérieur (*processus posterior cartilaginis septi*) (**2**), complète la cloison osseuse. La **branche médiale du grand cartilage alaire** (*crus mediale cartilaginis alaris majoris*) (**3**) complète de chaque côté et en avant le cartilage septal et borde médialement la narine. La cloison osseuse ou **septum nasal osseux** (*septum nasi osseum*) est composé par la lame perpendiculaire de l'os ethmoïde (*lamina perpendicularis ossis ethmoidalis*) (**4**), par la crête sphénoïdale (*crista sphenoidalis*) (**5**) et par le vomer (*vomer*) (**6**). Le plancher est formé par l'os maxillaire (*maxilla*) (**7**) et par l'os palatin (*os palatinum*) (**8**), tandis que le toit est constitué en avant par l'os nasal (*os nasale*) (**9**) et par la lame criblée de l'os ethmoïde (*lamina cribrosa ossis ethmoidalis*) (**10**) en haut.

La **paroi latérale** (**B**, **C**) de chaque cavité nasale est divisée par les **trois cornets nasaux** (*conchae nasales*) et par le labyrinthe ethmoïdal. Le cornet nasal supérieur (*concha nasalis superior*) (**11**) et le cornet nasal moyen (*concha nasalis media*) (**12**) appartiennent à l'os ethmoïde, tandis que le cornet nasal inférieur (*concha nasalis inferior*) (**13**) est un os à part entière.

En arrière des cornets nasaux supérieurs se trouve le récessus sphéno-ethmoïdal (*recessus sphenoethmoidalis*) (**14**), dans lequel s'ouvre le sinus sphénoïdal. Le foramen sphéno-palatin (*foramen sphenopalatinum*) (**15**) en relation avec la fosse ptérygo-palatine (*voir* p. 306) est situé sur la paroi latérale au voisinage de ce récessus. Après résection des trois cornets, on peut voir le méat nasal supérieur (*meatus nasi superior*), le méat nasal moyen (*meatus nasi medius*) et le méat nasal inférieur (*meatus nasi inferior*) ainsi que la lame perpendiculaire de l'os palatin (*lamina perpendicularis ossis palatini*) (**16**). Les ouvertures des cellules ethmoïdales postérieures (**17**) sont visibles dans le méat nasal supérieur.

Dans le méat nasal moyen, le *processus uncinatus* (**18**) recouvre en partie le hiatus maxillaire (*hiatus maxillaris*) (**19**) qui fait communiquer le sinus maxillaire avec la cavité nasale. Au-dessus de ce processus, la bulle ethmoïdale (*bulla ethmoidale*) (**20**) est une cellule ethmoïdale antérieure, particulièrement développée. Les cellules ethmoïdales antérieures et moyennes s'ouvrent dans la cavité nasale au-dessus et au-dessous de la bulle ethmoïdale.

Entre la bulle ethmoïdale et le processus uncinatus se trouve l'infundibulum ethmoïdal (*infundibulum ethmoidale*) (**21**) par lequel le *sinus frontal* (**22**), le *sinus maxillaire* (**23**) et les cellules ethmoïdales antérieures sont en communication avec la cavité nasale. Le processus uncinatus recouvre en partie l'*os lacrymal* (**24**) qui participe à la constitution de la paroi latérale avec l'*os maxillaire* (**7**) et l'os ethmoïde.

Dans le méat nasal inférieur, on trouve l'ostium nasal (*ostium canalis nasolacrimalis*) (**25**) du conduit naso-lacrymal (*ductus nasolacrimalis*).

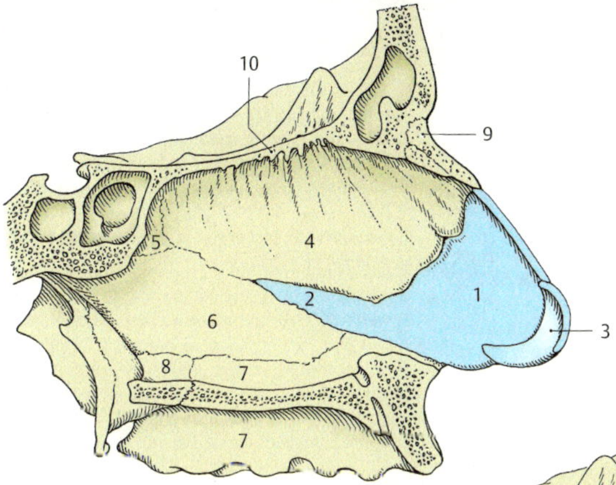

A Septum nasal

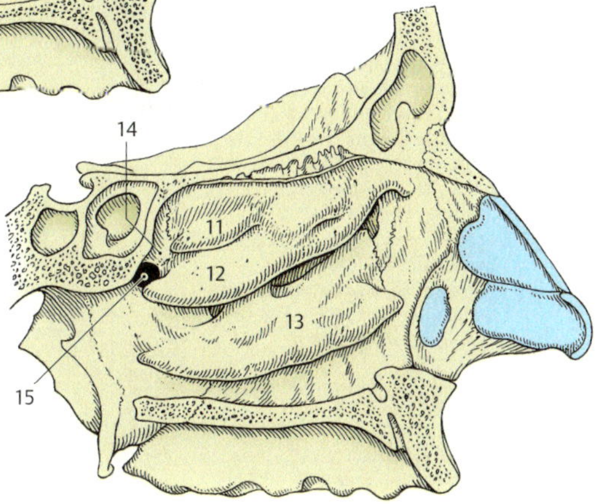

B Paroi latérale de la cavité nasale

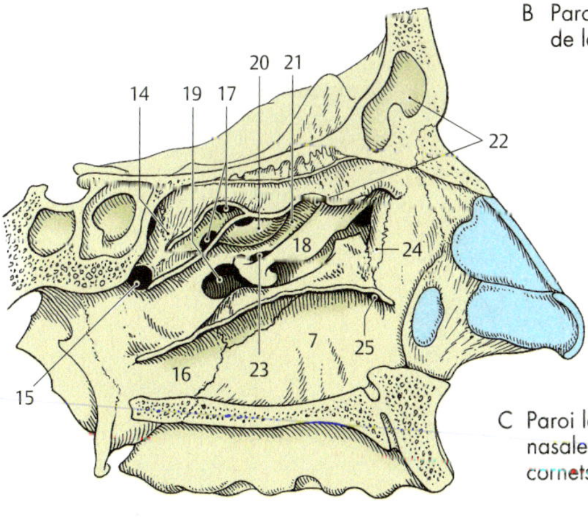

C Paroi latérale de la cavité nasale après résection des cornets nasaux

Formes du crâne (A-C)

L'anatomie et l'anthropologie mettent en évidence sur le crâne une série de points, de lignes et d'angles, qui permettent d'une part de comparer les différentes formes du crâne (**A**) et, d'autre part, d'identifier les formes pathologiques (**B**, **C**).

Les principaux points sont la glabelle (*glabella*) (**1**), l'*opisthocranion* ou point de l'os occipital le plus saillant en arrière dans le plan sagittal, le *basion* ou bord antérieur du foramen magnum, le *bregma* (**2**) correspondant au point de contact entre la suture sagittale et la suture coronale, le *nasion* (**3**) ou point de croisement entre la suture naso-frontale et le plan sagittal, le *gnathion* (**4**) ou point sagittal de la mandibule le plus saillant vers le bas, le *zygion* (**5**) ou point de l'os zygomatique le plus saillant latéralement, le *gonion* (**6**) ou point de l'angle de la mandibule le plus saillant latéralement en bas et en arrière, le *vertex* ou le point le plus haut du crâne dans le plan sagittal par rapport au plan orbito-méatal et l'*inion* ou sommet de la protubérance occipitale externe.

Pour les autres points, lignes et angles, *voir* les livres d'anthropologie.

En fonction des distances entre certains points, des indices ont été établis dont les plus importants doivent être mentionnés.

Indice céphalique :

$$\frac{\text{Largeur maximale du crâne} \times 100}{\text{Longueur maximale (glabelle-opisthocranion)}}$$

Crâne long, dolichocéphale = index (I) inférieur à 75
Crâne moyen, mésocéphale = index entre 75 et 80
Crâne court, brachycéphale = index supérieur à 80

Index neurocranial, longueur, hauteur :

$$\frac{\text{Basion – hauteur du bregma} \times 100}{\text{Longueur maximale}}$$

Petite tête, platycéphale = index inférieur à 70
Tête moyenne, orthocéphale = index entre 70 et 75
Grosse tête, hypsicéphale = index supérieur à 75

Index facial :

$$\frac{\text{Hauteur de la face} \times 100}{\text{Largeur entre les deux processus zygomatiques}}$$

Hauteur de la face = distance en ligne droite entre le nasion et le gnathion
Face large, euryprosope = index inférieur à 85
Face moyenne, mésoprosope = index entre 85 et 90
Face mince, leptoprosope = index supérieur à 90

Il existe une relation réciproque entre le développement de l'encéphale et celui du crâne. Une hypertrophie pathologique de l'encéphale induit une hypertrophie du crâne osseux. L'hypertrophie pathologique de l'encéphale est la conséquence d'une hypertrophie des ventricules cérébraux emplis de liquide cérébro-spinal ou d'une surproduction de liquide cérébro-spinal (*voir* Tome 3).

Remarques cliniques : malformations. L'**hydrocéphalie** (**B**) correspond à un neurocrâne relativement gros sur un splanchnocrâne (crâne facial) de taille normale. Les os du crâne sont minces dans l'hydrocéphalie. Les fontanelles agrandies se ferment plus tardivement, et les bosses frontales et pariétales sont particulièrement développées. Les orbites sont petites et plates.

Une fermeture prématurée des sutures conduit à la **microcéphalie** (**C**). Ces fermetures peuvent survenir, par exemple, en raison d'un petit développement de l'encéphale. Les orbites sont profondes et les processus zygomatiques sont très développés dans la microcéphalie.

D'autres malformations telles que la **scaphocéphalie** (**C**) résultent d'une synostose prématurée de la suture sagittale, et l'**oxycéphalie** d'une synostose prématurée de la suture coronale.

Ces différentes malformations sont à distinguer des déformations artificielles du crâne.

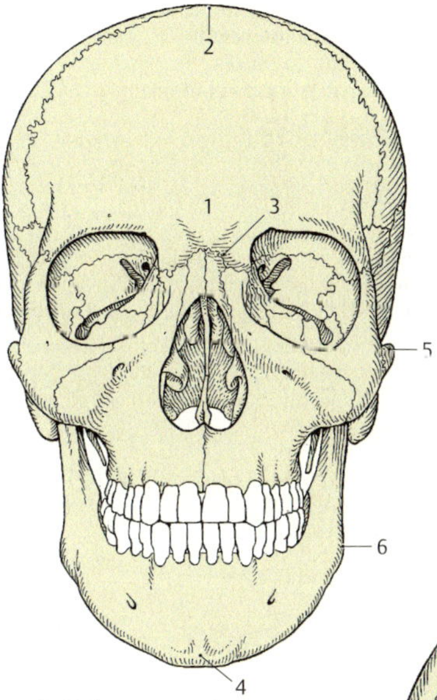

A Crâne, vue antérieure

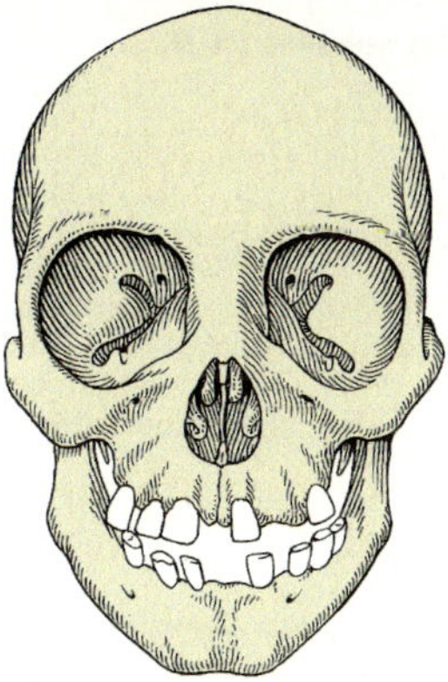

C Microcéphalie, vue antérieure

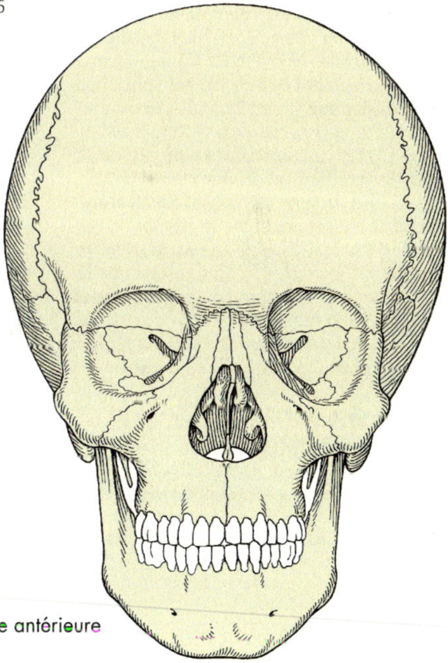

B Hydrocéphalie, vue antérieure

Formes particulières du crâne et des sutures (A-D)

La taille et la forme du neurocrâne sont fortement influencées par le développement de l'encéphale ; la taille du splanchnocrâne l'est essentiellement par la fonction de l'appareil manducateur. Il faut aussi considérer l'impact d'autres éléments (par exemple, le système de contraction de la dure-mère). Les différentes configurations des sutures crâniennes présentent également de l'intérêt.

On distingue sur le crâne, dans la région des os d'origine conjonctive, trois types de sutures. Ce sont :

— la **suture plane** (*sutura plana*) (= harmonie) ;

— la **suture dentée** (*sutura serrata*) ;

— la **suture squameuse** (*sutura squamosa*) (*voir* p. 22).

Au début du développement, les sutures sont pratiquement rectilignes ; on pourrait qualifier toutes les sutures d'harmoniques. Ce n'est qu'au cours du développement ultérieur du crâne que les sutures se différencient. Par ailleurs, dans le développement des os du crâne, il y a plus de sutures chez le nouveau-né que chez l'adulte. Ainsi les deux ébauches de l'os frontal sont-elles séparées par une suture frontale persistante (*sutura frontalis persistens*) (= suture métopique [*sutura metopica*]) (**1**) qui se soude entre la première et la deuxième année. Quand elle persiste (**A**), on parle de **crâne en croix** correspondant au croisement de la *suture coronale* (**2**) avec la *suture frontale* et la *suture sagittale* (**3**). Des vestiges de la suture frontale sont souvent observés dans la région de la racine du nez (**4**). En cas de persistance d'une suture frontale, la région du front peut être particulièrement développée à cause d'une croissance plus forte des deux parties de l'os frontal.

Remarques cliniques. L'existence de points d'ossification atypiques peut être à l'origine de sutures supplémentaires. Ainsi connaît-on la suture occipitale transverse qui borde l'os des Incas (*voir* p. 314). L'existence d'un os pariétal supérieur (*os parietale superius*) (**6**) et d'un os pariétal inférieur (*os parietale inferius*) (**7**) induit la formation d'une suture pariétale horizontale (*sutura parietalis horizontalis*) (**5**). Ces sutures atypiques peuvent radiologiquement être prises pour des fractures.

Peu après la trentième année, les sutures commencent à se synostoser, montrant que la croissance des os est terminée. Le plus souvent, la suture sagittale s'ossifie en premier ; plus rarement, la synostose commence par la suture coronale.

Remarques cliniques. Une synostose prématurée de toutes les sutures est à l'origine d'une microcéphalie (*voir* p. 310). Si la synostose n'affecte qu'une suture, il en résulte différentes formes atypiques du crâne, telles que la scaphocéphalie ou l'acrocéphalie. Si seulement une partie d'une suture se synostose prématurément, comme cela s'observe pour la suture coronale, cela induit une **plagiocéphalie**, un crâne déformé (**C**, **D**). Cette déformation doit être distinguée des déformations artificielles du crâne.

8 Contour d'un crâne plagiocéphale.

9 Contour d'un crâne normalement développé.

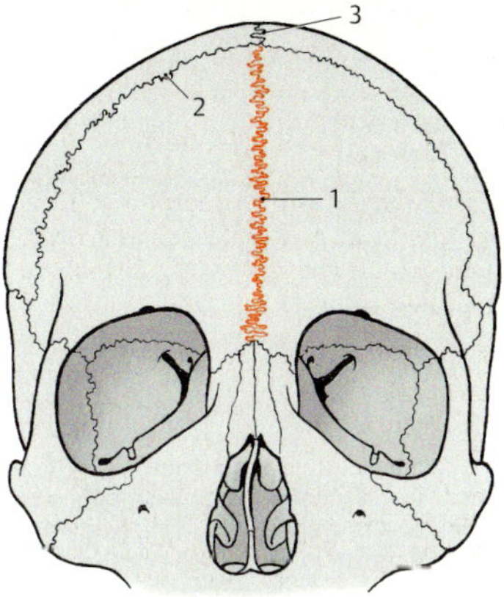

A Suture frontale

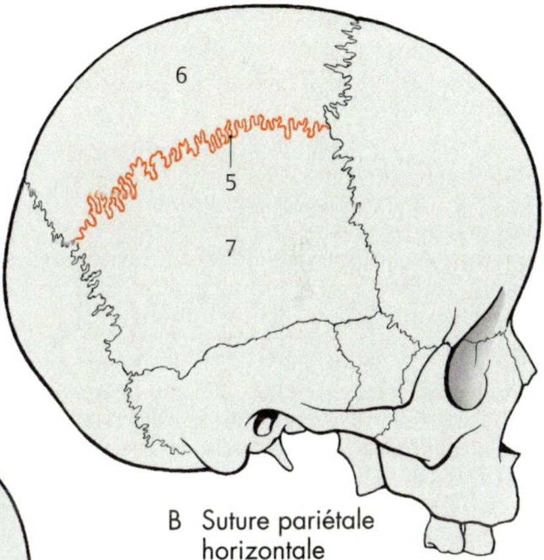

B Suture pariétale horizontale

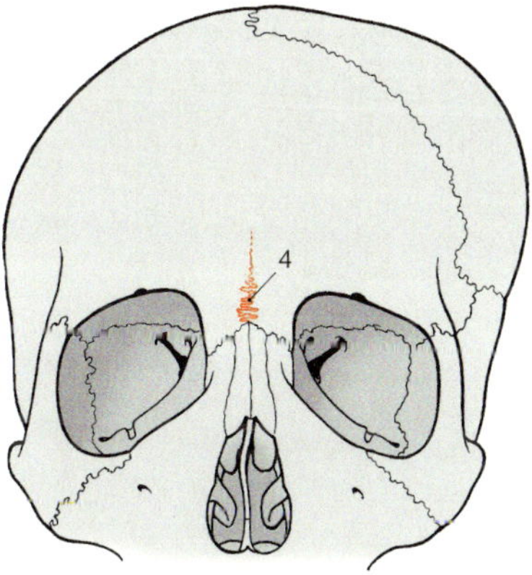

C Synostose unilatérale de la suture coronale

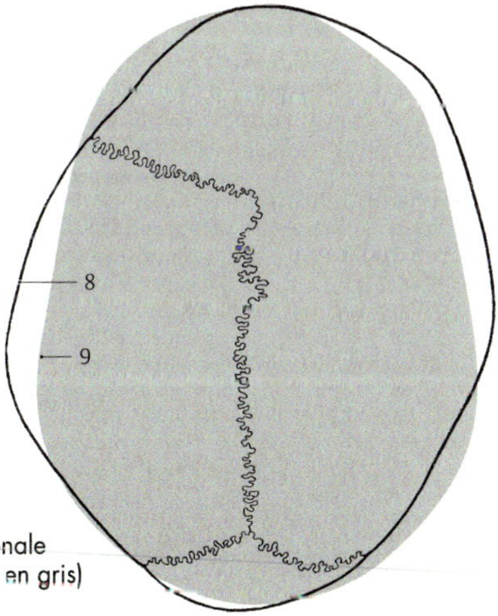

D Synostose unilatérale de la suture coronale en vue supérieure (le crâne normal est en gris)

Os surnuméraires du crâne (A-E)

On trouve souvent, entre les os du crâne ou dans leur épaisseur, des os surnuméraires indépendants. Ils sont nommés **os surnuméraires** ou **os wormiens** ou, quand ils sont situés dans l'épaisseur de la suture entre deux autres os du crâne, **os suturaux**. Parmi ces os surnuméraires qui se développent le plus souvent dans le tissu conjonctif, deux groupes sont à distinguer.

Le premier groupe comprend ceux qui apparaissent dans des points typiques et éventuellement symétriques. Il peut s'agir d'os qui se sont développés à partir d'ébauches indépendantes et qui n'ont pas fusionné avec les autres os. Ils sont d'un grand intérêt pratique car les sutures entre ces pièces osseuses peuvent être confondues radiologiquement avec des fissures. Le deuxième groupe comprend les os aberrants tant en nombre qu'en emplacement et en forme, et qui montrent très souvent de grandes variations individuelles.

Dans le premier groupe, il faut tout particulièrement mentionner l'**os des Incas** ou **os épactal** (**1**). Cette qualification d'os des Incas tient à ce qu'il a été retrouvé dans un grand pourcentage (20 p. 100) sur les crânes péruviens anciens. Il naît de la partie supérieure de l'os interpariétal qui est d'origine cartilagineuse et constitue la partie supérieure de l'os occipital.

La partie inférieure de l'os interpariétal (*lamina triangularis*) s'unit en tant qu'ébauche conjonctive avec une ébauche cartilagineuse (*os supraoccipitale*) et constitue la partie inférieure de l'écaille de l'os occipital. L'os des Incas est bordé par les deux os pariétaux (**2**) et par la partie supérieure de l'écaille de l'os occipital (**3**). La suture entre l'os des Incas et la partie supérieure de l'écaille de l'os occipital correspond à la suture mendosale (*sutura mendosa*) du fœtus et est appelée suture occipitale transverse (*sutura occipitalis transversa*) (**4**). L'os des Incas peut être divisé en deux ou trois parties.

Au niveau des fontanelles apparaissent des os de localisation typique. Très voisin de l'os des Incas, on peut trouver dans la fontanelle postérieure, l'**os apicis** (**5**) qui peut être un os à part entière. Dans la région de la fontanelle antérieure, il existe assez rarement un **os bregmatique** (*os bregmaticum*) (**6**), aussi appelé os fronto-pariétal (*os frontoparietale*) de forme arrondie ou rhomboïde et qui peut être isolé.

Un autre os wormien typique est l'**os épiptérique** (*os epipterícum*) (**7**) qui peut être distingué en antérieur (*os epipterícum anterior*) ou postérieur (*os epipterícum posterior*). Ces os épiptériques se trouvent dans la fontanelle sphénoïdale et sont bordés par l'os frontal (**8**), par l'os pariétal (**2**), par la partie squameuse de l'os temporal (**9**) et par l'os sphénoïde (**10**). Un os épiptérique antérieur n'atteint pas toujours l'os pariétal et un os épiptérique postérieur l'os frontal. On trouve soit un os épiptérique unique, soit les deux os mentionnés ci-dessus, soit encore un seul d'entre eux. On peut aussi trouver un os surnuméraire dans la région de la fontanelle latérale postérieure (**11**).

Le deuxième groupe comprend les os suturaux qui sont retrouvés fréquemment. Ils apparaissent dans la région des sutures lambdoïde, sagittale et coronale (**12**). On peut aussi observer des os surnuméraires dans la région de la suture occipitale transverse (*voir* plus haut). Très rarement, on trouve dans un os une autre construction osseuse (**13**). Ces os surnuméraires peuvent se voir dans l'os pariétal (**2**), très rarement dans l'os frontal.

Remarques cliniques. Les os wormiens et suturaux peuvent occuper toute l'épaisseur de la calvaria, mais aussi n'apparaître qu'à la face exocrânienne ou seulement à la face endocrânienne.

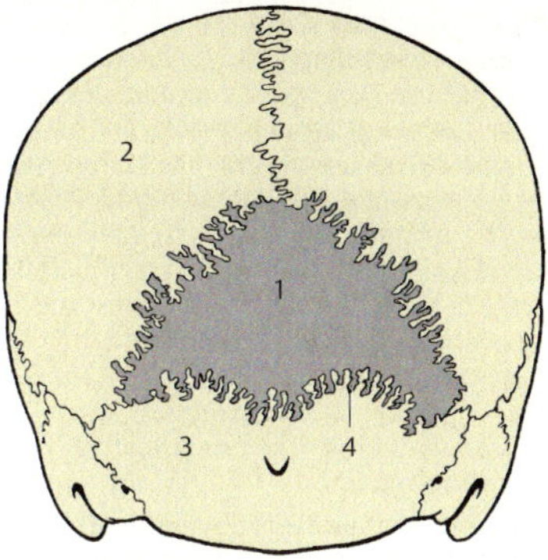

A Os épactal, crâne en vue dorsale

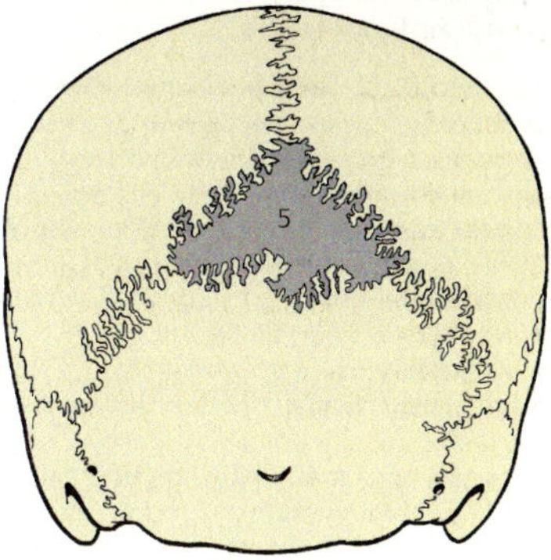

B Os apicis, crâne en vue dorsale

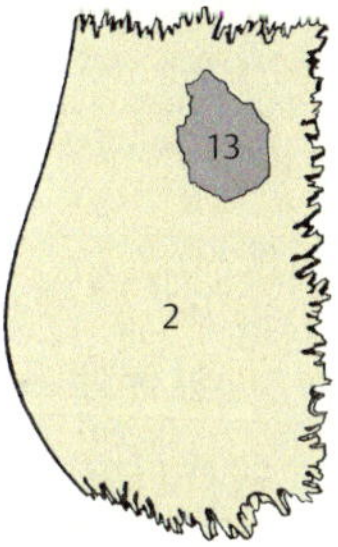

C Os surnuméraire dans l'os pariétal

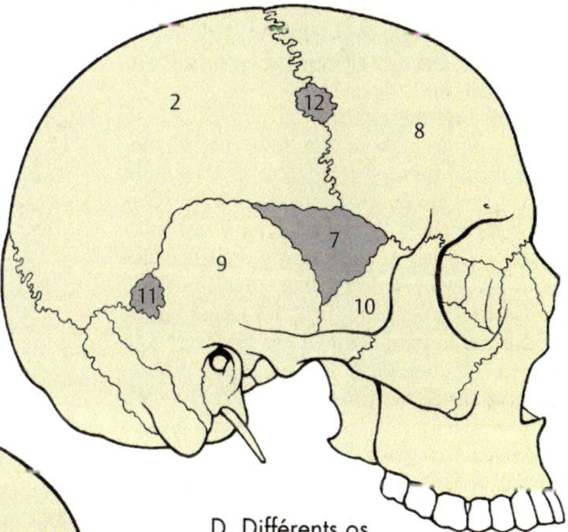

D Différents os surnuméraires et os suturaux

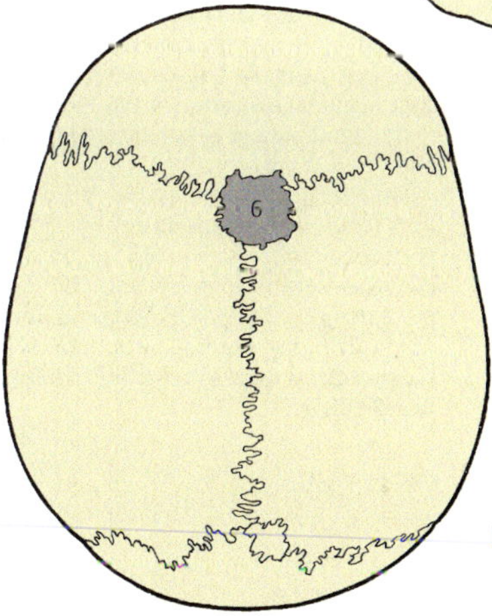

E Os bregmatique, crâne en vue craniale

Articulation temporo-mandibulaire (A-C)

L'**articulation temporo-mandibulaire** (*articulatio temporomandibularis*) est divisée en deux parties par un disque articulaire (*discus articularis*) (**1**). Les surfaces articulaires sont constituées par, d'un côté, la **tête de la mandibule** (surface articulaire du condyle mandibulaire) (*caput* [*condylus*] *mandibulae*) (**2**) et, de l'autre, par la **fosse mandibulaire** (*fossa mandibularis*) (**3**) avec le **tubercule articulaire** (*tuberculum articulare*) (**4**).

La tête de la mandibule, approximativement de forme cylindrique, est orientée de telle sorte que son grand axe forme avec celui de la tête de la mandibule contralatérale un angle de 160° dont le sommet est situé sur la ligne médiane un peu en avant du foramen magnum. La tête est recouverte de fibro-cartilage, de même que la fosse mandibulaire.

Le **disque articulaire** (**1**) constitue une coiffe mobile pour la tête de la mandibule. Il est formé de matériel fibreux, entremêlé de cellules cartilagineuses dans sa portion antérieure. Sa portion postérieure est bilaminaire. La partie supérieure (**5**), fixée à la paroi postérieure de la fosse mandibulaire, est formée d'un tissu fibro-élastique lâche, tandis que la partie inférieure (**6**), fixée à la face postérieure de la tête de la mandibule, est composée de tissu fibreux très serré. Entre les deux parties, on trouve un plexus veineux rétro-articulaire qui joue un rôle de matelas (*Zenker*). En avant, le disque articulaire est fermement uni à la capsule articulaire et au chef sphénoïdal du muscle ptérygoïdien latéral (*caput infratemporale M. pterygoideus lateralis*) (**7**).

La **capsule articulaire** (*capsula articularis*) (**8**) est relativement lâche et mince et est renforcée sur sa face latérale par le ligament latéral (*lig. laterale*) (**9**). Ce ligament s'étend depuis l'arcade zygomatique jusqu'au processus condylaire au-dessous de la tête de la mandibule. À cet endroit, on trouve très souvent un tubercule, parfois une éminence, rarement une incisure. Dans l'ancienne littérature, on parlait de tubercule condylaire ou de crête condylaire ou encore de fovéa condylaire.

En outre, le **ligament stylo-mandibulaire** (*lig. stylomandibulare*) (**10**) et le **ligament sphéno-mandibulaire** (*lig. sphenomandibulare*) (**11**) se comportent comme des haubans. Les deux ligaments ne sont pas en relation directe avec la capsule. Le ligament sphéno-mandibulaire s'étend depuis l'épine de l'os sphénoïde (*spina ossis sphenoidalis*) (**12**) jusqu'à la lingula mandibulaire (*lingula mandibulae*) (**13**), tandis que le ligament stylo-mandibulaire est tendu du processus styloïde (*processus styloideus*) (**14**) à l'angle de la mandibule (*angulus mandibulae*) (**15**). Il est en relation avec le lig. stylo-hyoïdien (*lig. stylohyoideum*) (**16**). De l'angle mandibulaire s'étendent des fibres jusqu'à l'os hyoïde, qui sont décrites comme le ligament hyo-mandibulaire (*lig. hyomandibulare*) (**17**).

Fonctionnellement, l'articulation temporo-mandibulaire représente une combinaison de deux articulations. L'une est située entre le disque articulaire et la tête de la mandibule, l'autre entre le disque articulaire et la fosse mandibulaire. Lors de l'ouverture active de la bouche, il y a toujours un **mouvement de rotation** dans la partie inférieure et un **mouvement de glissement** dans la partie supérieure. Le mouvement de glissement est surtout dû au muscle ptérygoïdien latéral. À côté des mouvements d'ouverture existent des mouvements latéraux ou **mouvements de mastication**.

L'articulation temporo-mandibulaire ou plutôt la forme des surfaces articulaires, dépend du développement de la denture et, par conséquent, de l'âge. Lorsque des dents sont manquantes (nourrisson, vieillard), la fosse mandibulaire est plane et le tubercule articulaire à peine visible.

Immédiatement en arrière de l'articulation temporo-mandibulaire, on trouve le pore acoustique externe (**18**) et, au-dessus, la fosse cérébrale moyenne. La glande parotide (*glandula parotidea*) (*voir* Tome 2) et les différents vaisseaux et nerfs sont en rapport étroit avec l'articulation temporo-mandibulaire.

19 Os hyoïde.

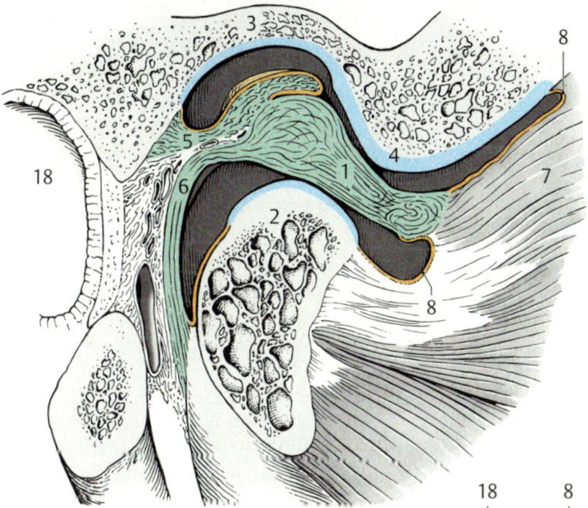

A Articulation temporo-mandibulaire, en coupe

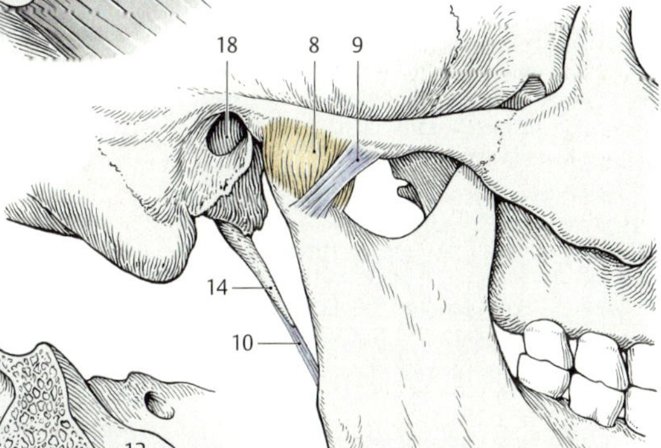

B Articulation temporo-mandibulaire, vue latérale

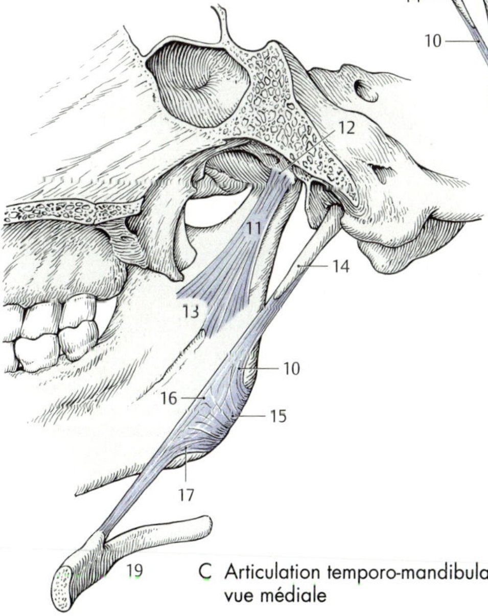

C Articulation temporo-mandibulaire, vue médiale

Musculature et fascias

Muscles de la tête

Muscles de la mimique

La **musculature de la mimique** irradie dans la peau du visage et de la tête. La contraction de ces muscles induit un déplacement de la peau. Ces déplacements de la peau, produisant des plis et des rides, construisent la base de la mimique et de l'expression verbale du visage. La mimique est dépendante des caractéristiques raciales, de l'effort intellectuel et de l'âge de l'individu. Chez les personnes jeunes dont la peau est élastique, les contractions musculaires induisent des changements réversibles tandis que chez les sujets âgés, dont l'élasticité de la peau est diminuée, les rides peuvent devenir permanentes. Le rôle des différents muscles dans la mimique sera exposé dans la partie suivante.

Remarques cliniques. La mimique dépend aussi de l'état de santé. Diverses maladies du cœur, de la thyroïde, de l'estomac et du foie peuvent avoir des effets sur l'expression du visage, particulièrement, en cas de paralysie du nerf facial.

La musculature de la mimique peut être divisée en :

— **musculature de la calvaria**;
— **musculature de la région palpébrale**;
— **musculature de la région du nez**;
— **musculature de la région buccale**.

Muscles cutanés de la calvaria (A, B)

La musculature de la calvaria est constituée par le **muscle épicrânien** (*M. epicranius*). Ce muscle est fixé de façon très lâche au périoste, mais adhère fortement au cuir chevelu. Une aponévrose, la **galéa aponévrotique** (*galea aponeurotica*) (**1**), est tendue entre les deux parties charnues ou ventres antérieur et postérieur. Dans cette galéa irradient non seulement les deux ventres mais aussi les faisceaux musculaires des muscles temporo-pariétaux.

Le **muscle occipito-frontal** (*M. occipito-frontalis*) est formé d'un ventre occipital (*venter occipitalis*) (**2**) et d'un ventre frontal (*venter frontalis*) (**3**). Le premier naît des deux tiers latéraux de la ligne nuchale suprême, le second n'a pas d'insertion osseuse mais provient de la peau et du derme des régions des sourcils et du front. Le ventre frontal est en relation étroite avec le muscle orbiculaire de l'œil (*M. orbicularis oculi*) (**4**).

Le **muscle temporo-pariétal** (*M. temporoparietalis*) (**5**) naît dans la région de la galéa aponévrotique et atteint le cartilage de l'auricule. La portion postérieure de ce muscle est appelée muscle auriculaire supérieur (*M. auricularis superior*).

Le muscle épicrânien, et particulièrement son ventre antérieur, plisse la peau de la région frontale. De plus, la contraction de ses deux ventres frontaux soulève les sourcils et les paupières supérieures, ce qui est à l'origine de l'expression de l'étonnement.

Innervation : nerf facial (*N. facialis*).

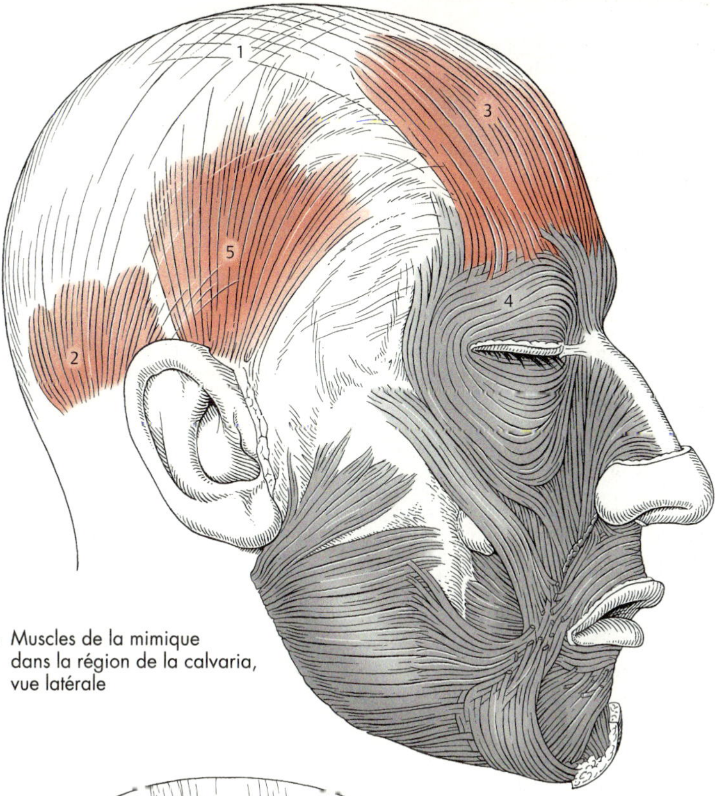

A Muscles de la mimique dans la région de la calvaria, vue latérale

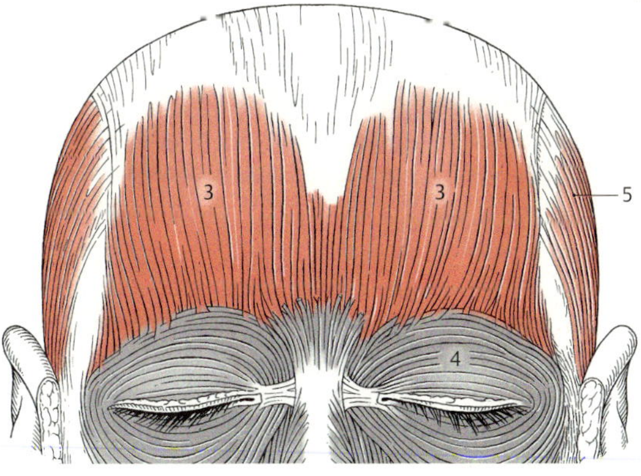

B Muscles de la mimique de la région frontale, vue antérieure

Muscles de la tête (suite)

Musculature de la mimique de la région palpébrale (A-F)

Le **muscle orbiculaire de l'œil** (*M. orbicularis oculi*) se compose de trois parties, la **partie orbitaire** (*pars orbitalis*) (**1**), la **partie palpébrale** (*pars palpebralis*) (**2**) et la **partie lacrymale** (*pars lacrimalis*) (**3**), qui est décrite de nos jours comme la **partie profonde** (*pars profunda*) de la partie palpébrale. L'épaisse **partie orbitaire** (**1**) est disposée en cercle autour de l'orbite. Elle est fixée sur le ligament palpébral médial (*lig. palpebrale mediale*) (**4**), sur le processus frontal de l'os maxillaire (*processus frontalis maxillae*) et sur la crête lacrymale antérieure (*crista lacrimalis anterior*). Les faisceaux médiaux de la portion orbitaire s'étalent en éventail dans la paupière supérieure en direction du sourcil. Ces faisceaux peuvent être décrits comme le muscle abaisseur du sourcil (*M. depressor supercilii*). La délicate **partie palpébrale** (**2**) est située dans les paupières et prend son origine du ligament palpébral médial. Certains de ces faisceaux sont situés contre le tarse (**5**), d'autres contre le septum orbitaire. La **partie lacrymale** (**3**; muscle de Horner, partie profonde de la portion orbitaire) est située médialement au ligament palpébral médial et naît principalement de la crête lacrymale postérieure (**6**).

La partie orbitaire s'occupe de l'occlusion complète de la fente palpébrale, tandis que la partie palpébrale assure le réflexe de battement des paupières. La fonction de la portion lacrymale n'est pas totalement claire ; d'un côté, elle élargirait le sac lacrymal et, de l'autre, elle presserait son contenu.

En raison des relations étroites de ce muscle avec la peau, il est à l'origine des plis radiés dans la région de l'angle palpébral latéral ; ces plis sont appelés « pattes d'oie ». La contraction du muscle orbiculaire de l'œil traduit l'inquiétude (**D**) et la préoccupation de l'avenir.

Le **muscle corrugateur du sourcil** (*M. corrugator supercilii*) (**7**) traverse le muscle orbiculaire de l'œil et le ventre du muscle frontal (**8**). Il naît de la glabelle et du bord supra-orbitaire, et se termine dans la peau du sourcil.

Il tire la peau du sourcil vers le bas et médialement, construisant ainsi un sillon longitudinal. Il a une fonction de protection en cas de lumière éblouissante et est appelé muscle de l'expression pathétique de la douleur. Sa contraction est à l'origine du « front de penseur » (**E**).

Musculature de la mimique de la région du nez (A-F)

Le **muscle procerus** (*M. procerus*) (**9**) naît du dos du nez et se termine dans la peau du front. La contraction de ce muscle plat et relativement mince induit l'apparition d'un pli transversal au-dessus de la racine du nez.

Dans la mimique du visage, ce muscle exprime la menace. Chez les sujets âgés, ce pli peut devenir permanent.

Le **muscle nasal** (*M. nasalis*) se compose d'une **partie transverse** (*pars transversa*) (**10**) et d'une **partie alaire** (*pars alaris*) (**11**). Il naît du bord alvéolaire au niveau de la canine et de l'incisive latérale, et se termine dans la peau de l'aile du nez. La partie transverse mince, large et plate est unie à la partie transverse de l'autre côté par une aponévrose tandis que la partie alaire se termine dans la peau de l'aile du nez.

La contraction de ces muscles tire l'aile du nez en bas et en arrière et rétrécit la narine. Dans la mimique, la contraction de ces muscles est responsable d'une expression d'étonnement joyeux et traduit le désir, l'envie et la convoitise (**F**).

Le **muscle releveur naso-labial** (*M. levator labii superioris alaeque nasi*) (**12**) naît du bord infra-orbitaire et se termine dans la peau de la lèvre supérieure et de l'aile du nez. Il tire non seulement sur la peau de l'aile du nez, mais aussi sur celle de la lèvre supérieure. La contraction simultanée des deux muscles droit et gauche relève légèrement la pointe du nez.

C'est un releveur de l'aile du nez et un dilatateur de la narine. Une forte contraction induit la formation d'un pli dans la peau. L'expression du visage qui en résulte est celle du déplaisir et de l'insatisfaction (**G**).

En **C**, Le muscle orbiculaire de l'œil est rabattu médialement avec les paupières. On voit sa face dorsale.

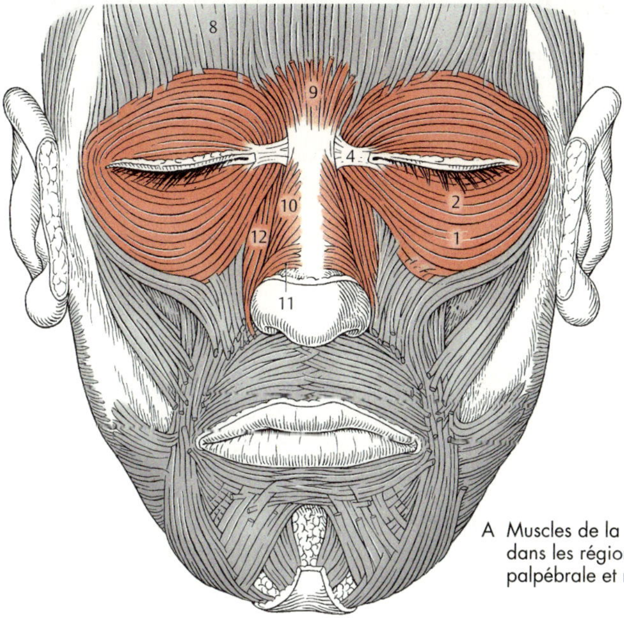

A Muscles de la mimique dans les régions palpébrale et nasale

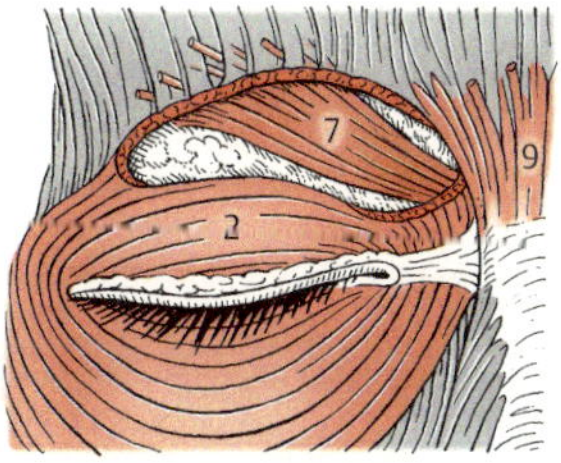

B Muscle corrugateur du sourcil

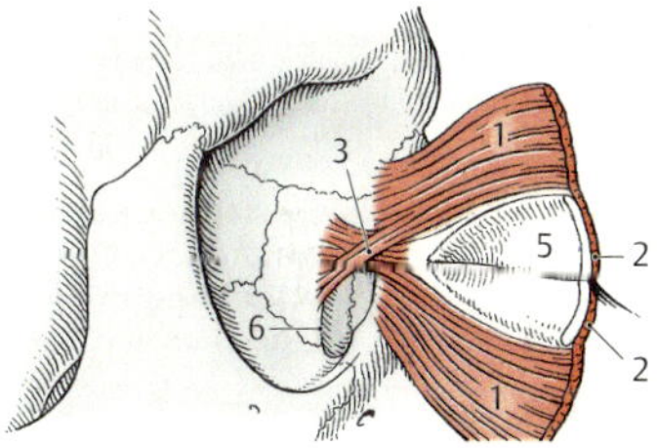

C Partie lacrymale du muscle orbiculaire de l'œil, vue médiale

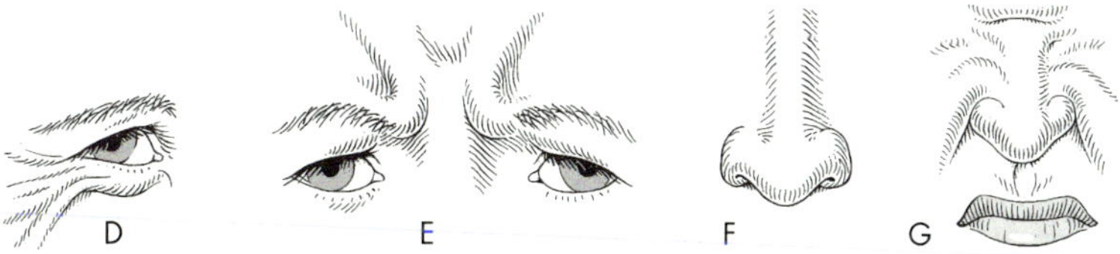

D-F Action des muscles sur la mimique (d'après Rouillé)

Muscles de la tête (suite)

Musculature de la mimique de la région orale (A-L)

Le **muscle orbiculaire de la bouche** (*M. orbicularis oris*) (**1**) n'est un muscle circulaire qu'en apparence et se compose en fait de quatre parties (**A**). On distingue une partie interne ou **partie labiale** (*pars labialis*) et une partie externe ou **partie marginale** (*pars marginalis*). Ce muscle détermine la forme de la bouche grâce à son tonus et à la forme de l'os sous-jacent et des dents.

Les lèvres sont jointes par une faible contraction, tandis qu'une contraction plus forte les projettent en avant sous la forme d'une trompe. L'action principale de ce muscle se manifeste pour boire et pour manger. Dans la mimique, sa contraction exprime une impression de repli sur soi (**D**).

Le **muscle buccinateur** (*M. buccinator*) (**2**) de forme quadrangulaire, naît de la mandibule au niveau des première et deuxième molaires et du raphé ptérygo-mandibulaire (*raphe pterygomandibularis*) (**3**). Il se dirige vers la commissure labiale et forme la paroi latérale du vestibule de la bouche (*vestibulum oris*).

Il permet de souffler l'air, attire les commissures labiales en dehors et assure l'expansion de la peau des joues sans pli. Il intervient dans le rire et les pleurs, et est à l'origine de l'expression de satisfaction (**E**).

Le **muscle grand zygomatique** (*M. zygomaticus major*) (4) naît de l'os zygomatique et se dirige vers la commissure labiale, en croisant partiellement les fibres du muscle abaisseur de l'angle de la bouche.

Il attire la commissure labiale en haut et latéralement. Sa contraction exprime le rire ou le plaisir dans la mimique (**F**).

Le **muscle petit zygomatique** (*M. zygomaticus minor*) (**5**) s'étend de la face latérale de l'os zygomatique au sillon naso-labial (*sulcus nasolabialis*).

Le **muscle risorius** (*M. risorius*) (**6**) se compose de faisceaux musculaires superficiels qui viennent du fascia massétérique (*fascia masseterica*) et qui se terminent dans la commissure labiale.

Il détermine, avec le muscle grand zygomatique, le sillon naso-labial et est décrit, comme ce dernier, comme le muscle du rire. Sa contraction détermine une expression de marchandage.

Le **muscle releveur de la lèvre supérieure** (*M. levator labii superioris*) (**7**) est en relation avec le muscle releveur naso-labial. Il naît du bord infra-orbitaire et se termine dans la peau de la lèvre supérieure.

Le **muscle releveur de l'angle de la bouche** (*M. levator anguli oris*) (M. canin [*M. caninus*] ; **8**) naît sous le foramen infra-orbitaire et se termine dans la peau de la commissure labiale.

Il élève la commissure labiale et, par sa contraction, détermine l'expression de contentement de soi (**H**).

Le **muscle abaisseur de l'angle de la bouche** (*M. depressor anguli oris*) (M. triangulaire [*M. triangularis*] ; **9**) naît du bord inférieur de la mandibule et se termine également au niveau de la commissure labiale.

Il attire la commissure labiale vers le bas et est décrit comme le muscle de la tristesse (**I**).

Le **muscle transverse du menton** (*M. transversus menti*), qui n'est présent que lorsque le muscle abaisseur de l'angle de la bouche est très développé, est tendu transversalement au niveau du menton et pourrait jouer un rôle dans la formation du double menton.

Le **muscle abaisseur de la lèvre inférieure** (*M. depressor labii inferioris*) (M. carré du menton [*M. quadratus labii inferioris*] ; **10**) naît au-dessous du foramen mentonnier (*foramen mentale*) de la mandibule et se termine dans la peau de la lèvre inférieure.

Il abaisse la lèvre inférieure et exprime la constance (**K**).

Le **muscle mentonnier** (*M. mentalis*) (M. de la houppe du menton) (**11**) naît du jugum alvéolaire de la mandibule au niveau de l'incisive latérale inférieure, pour se rendre à la peau du menton.

Il détermine le pli entre le menton et la lèvre inférieure, et exprime le doute et l'indécision (**L**).

Le **platysma** (*platysma*) (**12**) s'étend du cou à la face et est en rapport étroit avec les muscles risorius, abaisseur de l'angle de la bouche et abaisseur de la lèvre inférieure.

Tous les muscles de la mimique sont innervés par le nerf facial.

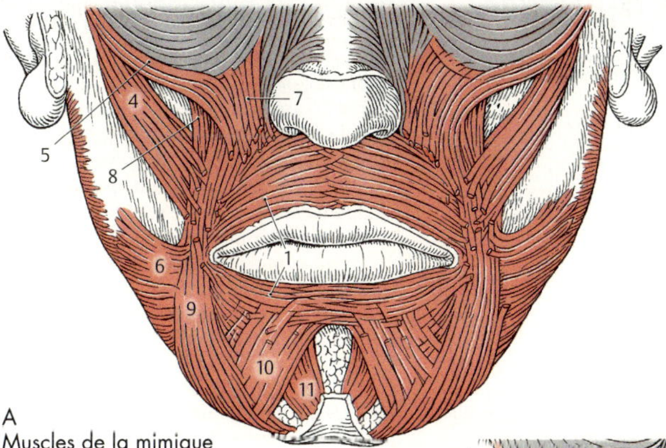

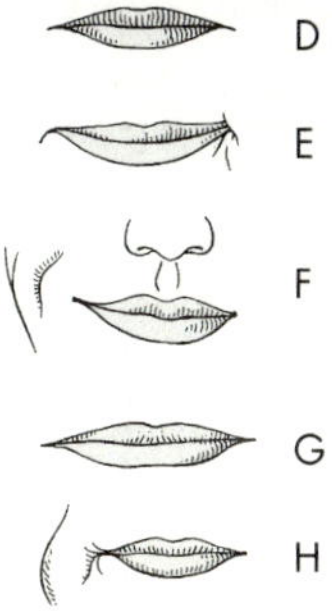

A
Muscles de la mimique dans la région orale, vue antérieure

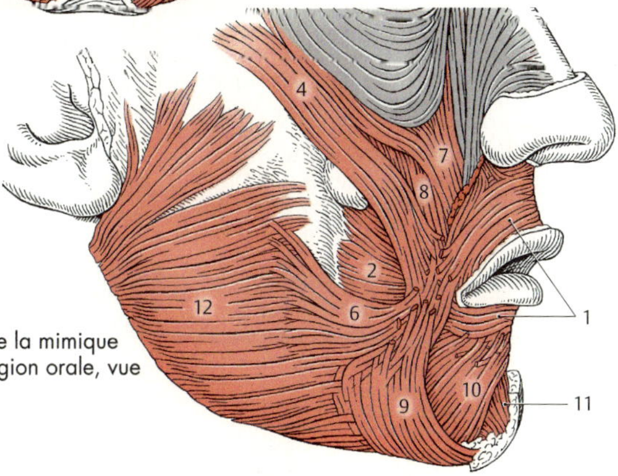

B Muscles de la mimique dans la région orale, vue latérale

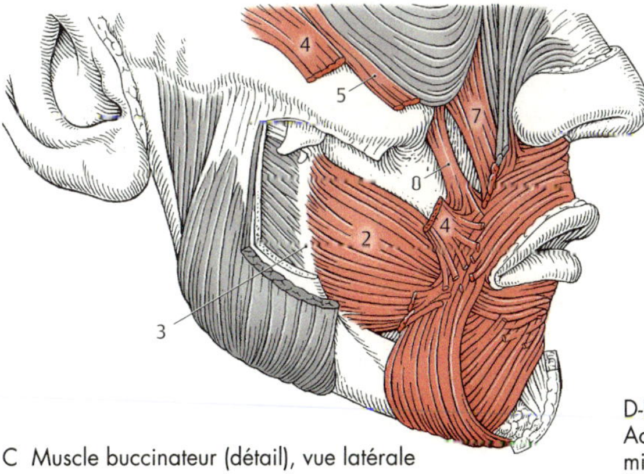

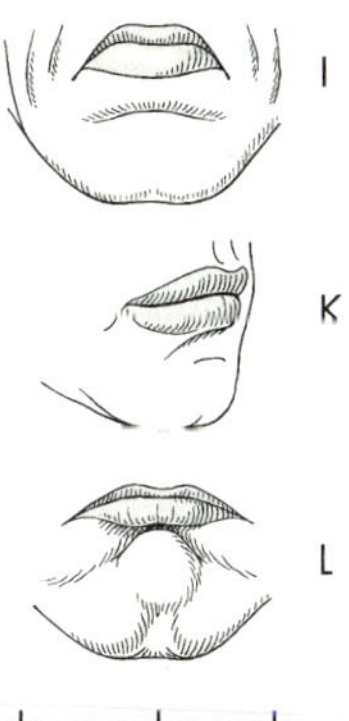

C Muscle buccinateur (détail), vue latérale

D-L
Action des muscles sur la mimique (d'après Rouillé)

Muscles de la tête (suite)

Musculature de la mastication (A-E)

Les muscles masticateurs sont innervés par les branches du nerf mandibulaire (*N. mandibularis*). Ils proviennent du premier arc branchial.

Aux muscles masticateurs appartiennent au sens strict :

— le mucle masséter (*M. masseter*) (**1**);
— le muscle temporal (*M. temporalis*) (**2**);
— le muscle ptérygoïdien latéral (*M. pterygoideus lateralis*) (**3**);
— le muscle ptérygoïdien médial (*M. pterygoideus medialis*) (**4**).

Le **muscle masséter** (**1**) naît de l'arcade zygomatique (*arcus zygomaticus*) (**5**) et s'insère sur la tubérosité massétérique (*tuberositas masseterica*) (**6**) de l'angle de la mandibule. Le muscle se divise en une puissante **partie superficielle** (7), dont les fibres sont obliques, et une **partie profonde** (**8**), dont les fibres verticales ont leur origine sur la face médiale du processus zygomatique de l'os temporal et aussi sur le fascia temporal. Le muscle masséter, comme le muscle temporal, est un puissant obturateur de la bouche; il élève donc la mandibule.

Innervation : N. massétérique (*N. massetericus*).

Le **muscle temporal** (**2**) est le plus puissant élévateur de la mandibule. Il naît de la fosse temporale (*planum temporale*) (**9**) jusqu'à la ligne temporale inférieure, et du fascia temporal (**10**). Il s'insère sur le processus coronoïde de la mandibule (*processus coronoideus mandibulae*) par un fort tendon (**11**). Cette insertion s'étend sur la face médiale et antérieure de la branche de la mandibule.

Innervation : nerfs temporaux profonds (*N. temporales profundi*).

Le **muscle ptérygoïdien latéral** (**3**) est le muscle qui participe à tous les mouvements de la mandibule. C'est le muscle commandant l'articulation temporo-mandibulaire. Il se compose de deux parties et naît, pour le **chef inférieur ptérygoïdien** (*caput inferius*) (**12**), de la face latérale de la lame latérale du processus ptérygoïde (*lamina lateralis processus pterygoideus*). Le **chef supérieur sphénoïdal** (*caput superius*) (**13**) naît de la face infratemporale (**14**) et de la crête infratemporale de la grande aile de l'os sphénoïde (*crista infratemporalis*). Ce dernier chef atteint le disque articulaire tandis que l'autre chef s'insère dans la fovéa ptérygoïdienne (**15**).

Innervation : nerf du ptérygoïdien latéral (*N. pterygoideus lateralis*).

Le **muscle ptérygoïdien médial** (**4**) est dirigé pratiquement perpendiculairement au muscle précédent. Il naît de la fosse ptérygoïdienne : sur la face médiale de la lame latérale du processus ptérygoïde pour la plus **grande partie** et sur la face latérale de la lame latérale pour la plus **petite partie**. Quelques faisceaux naissent aussi de la tubérosité de l'os maxillaire. Il se dirige vers l'angle mandibulaire et s'insère sur la tubérosité ptérygoïdienne (*tuberositas pterygoidea*). L'angle de la mandibule est donc inclus dans une écharpe musculaire entre, d'un côté, le muscle masséter et, de l'autre, le muscle ptérygoïdien médial. Ce muscle élève la mandibule et contribue à sa propulsion. En outre, il participe aux mouvements latéraux et de diduction.

Innervation : nerf du ptérygoïdien médial (*N. pterygoideus medialis*).

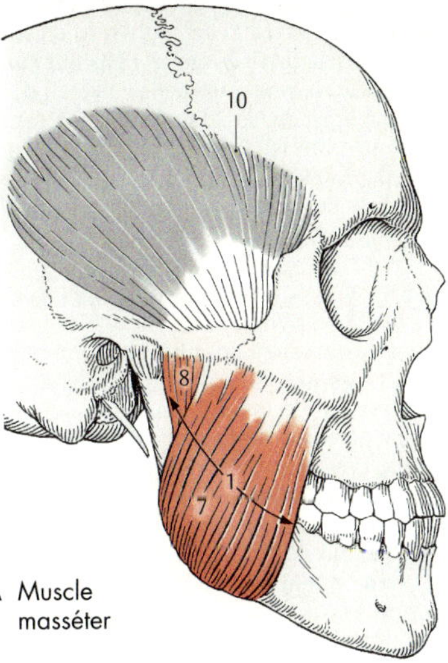

A Muscle masséter

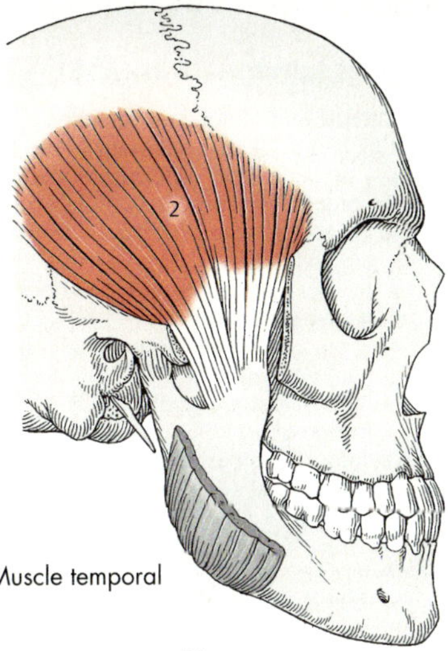

B Muscle temporal

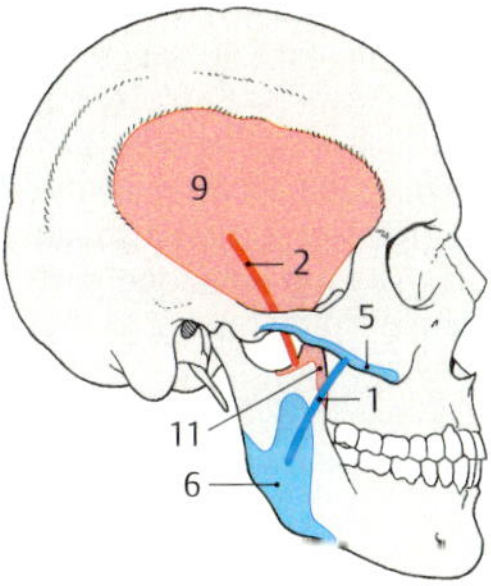

E
Schéma (origine, trajet et terminaison des muscles)

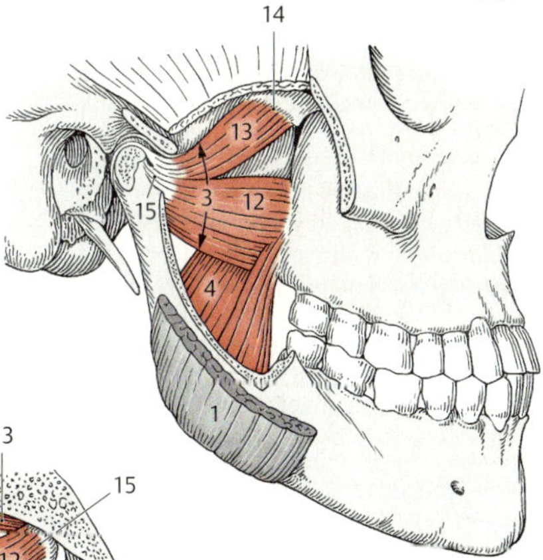

C Muscles ptérygoïdiens latéral et médial

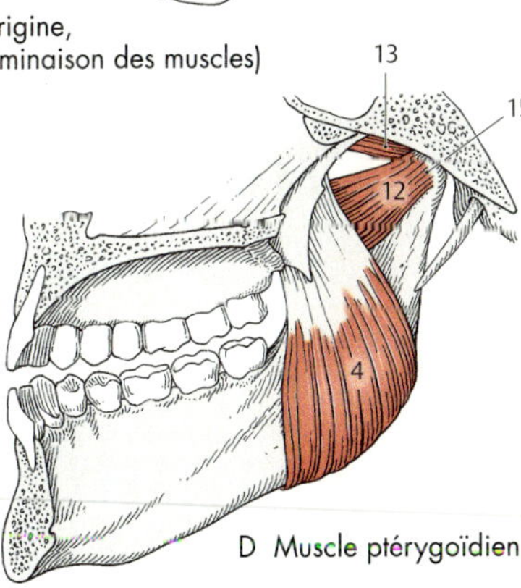

D Muscle ptérygoïdien médial

Muscles antérieurs du cou

Muscles infrahyoïdiens (A, B)

Les muscles infrahyoïdiens ont une action sur l'os hyoïde et, de ce fait, sur la mandibule et sur la colonne vertébrale cervicale.

Par muscles infrahyoïdiens, on entend :

— le muscle sterno-hyoïdien (*M. sternohyoideus*) ;

— le muscle omo-hyoïdien (*M. omohyoideus*) ;

— le muscle sterno-thyroïdien (*M. sternothyroideus*) ;

— le muscle thyro-hyoïdien (*M. thyrohyoideus*).

Ces muscles appartiennent ontogénétiquement au grand système musculaire longitudinal ventral. Le muscle omo-hyoïdien fait aussi partie des muscles de la ceinture scapulaire (*voir* p. 146).

Le **muscle sterno-hyoïdien** (**1**) naît de la face dorsale du manubrium sternal (*manubrium sterni*) (**2**) et de l'articulation sterno-claviculaire (*articulatio sternoclavicularis*), parfois aussi de l'extrémité médiale de la clavicule (*clavicula*). Il s'insère dans la partie latérale de la face dorsale du corps de l'os hyoïde (**3**).

Le **muscle omo-hyoïdien** (**4**) est formé de deux ventres, un **ventre supérieur** (*venter superior*) et un **ventre inférieur** (*venter inferior*), qui sont reliés par un tendon intermédiaire. Le **ventre inférieur** naît du bord supérieur de la scapula contre l'incisure scapulaire (*incisura scapulae*) (**5**) et se dirige obliquement vers le haut. Il est situé dans la région latérale du cou et est en rapport étroit avec la lame prétrachéale du fascia cervical. Dans la région cervicale latérale, son tendon intermédiaire croise le paquet vasculo-nerveux du cou. Le **ventre supérieur** fait suite au tendon intermédiaire et atteint obliquement l'os hyoïde. Le plus souvent musculaire, il s'insère au niveau du tiers latéral du bord inférieur de l'os hyoïde et par quelques faisceaux sur la face dorsale du corps de l'os hyoïde (**6**).

Le **muscle sterno-thyroïdien** (**7**) est plus large que le muscle sterno-hyoïdien qui le recouvre. Il naît de la face dorsale du *manubrium sternal* (**8**) et se termine sur la ligne oblique du cartilage thyroïde (*linea obliqua cartilago thyroidea*) (**9**). Il est en rapport étroit avec la gaine thyroïdienne.

Le **muscle thyro-hyoïdien** (**10**) fait suite au muscle sterno-thyroïdien au niveau de la ligne oblique du cartilage thyroïde (**9**) et se termine au tiers latéral de la face dorsale (**11**) du corps de l'os hyoïde et sur le bord inférieur de la face médiale de la grande corne (*Fischer*).

Tous les muscles infrahyoïdiens travaillent ensemble et peuvent soit rapprocher le cartilage thyroïde de l'os hyoïde, soit, lors de l'ouverture de la bouche, immobiliser les cartilages du larynx et l'os hyoïde ou les abaisser. Le muscle omo-hyoïdien, par ses rapports avec le paquet vasculo-nerveux du cou et la lame prétrachéale du fascia cervical, a une fonction musculaire complémentaire de soulagement de la grosse veine qu'il recouvre. Il maintient l'ouverture de la veine jugulaire interne (*V. jugularis interna*) et permet ainsi le retour du sang des régions de la tête vers la veine cave supérieure (*V. cava superior*).

Les muscles infrahyoïdiens peuvent ensemble avec les muscles suprahyoïdiens (*voir* Tome 2) fléchir la tête vers l'avant quand la bouche est fermée. Le muscle omo-hyoïdien agit sur l'ouverture de la bouche, par une flexion ainsi que par une inclinaison latérale et une rotation de la tête (*Fischer* et *Ransmayr*).

Innervation : anse cervicale (*ansa cervicalis*) (profonde) et rameau thyro-hyoïdien (*R. thyrohyoideus*) (C1, C2 et C3).

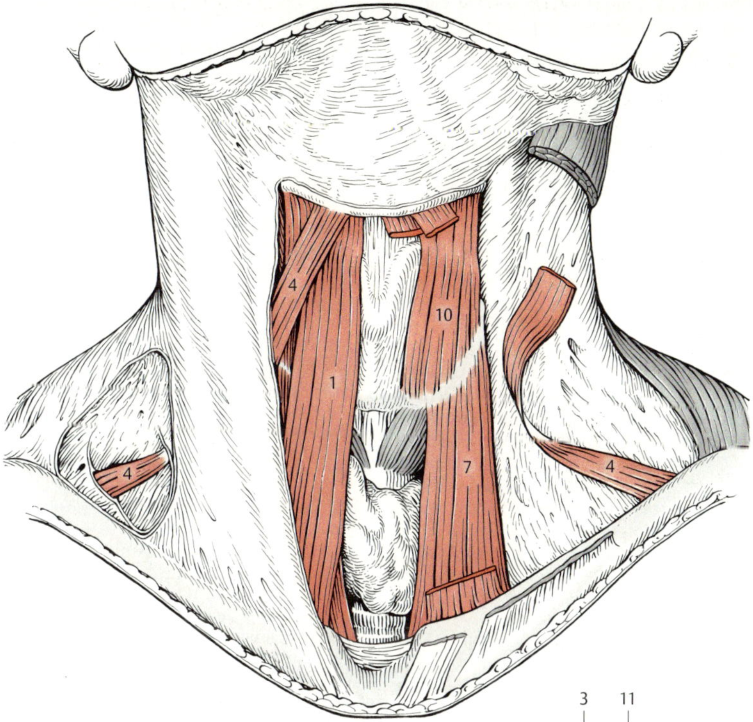

A Muscles infrahyoïdiens

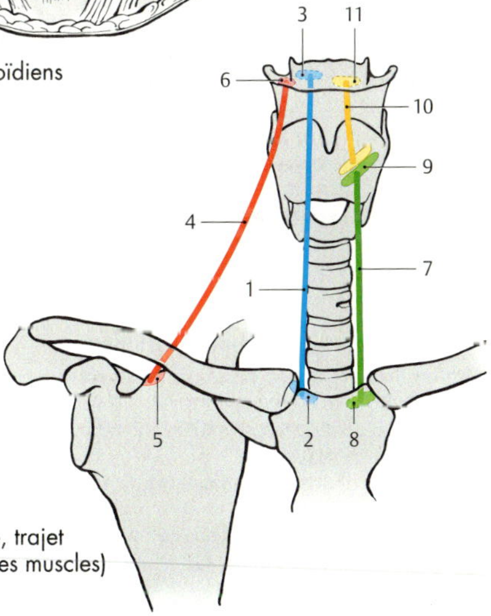

B Schéma (origine, trajet
et terminaison des muscles)

Muscles de la tête s'insérant sur la ceinture scapulaire (A-C)

Les deux muscles de la tête qui s'insèrent sur la ceinture scapulaire sont le muscle trapèze (*M. trapezius*) et le muscle sterno-cléido-mastoïdien (*M. sternocleidomastoideus*).

Le **muscle trapèze** (**1** ; *voir aussi* p. 146) se compose d'un **faisceau supérieur** ou **cranial** (partie descendante [*pars descendens*] ; **2**), d'un **faisceau moyen** (*pars transversa*) (**3**) et d'un **faisceau inférieur** ou caudal (*pars ascendens*) (**4**).

Le **faisceau supérieur** (**2**) naît de la ligne nuchale supérieure (*linea nuchalis superior*), de la protubérance occipitale externe (*protuberantia occipitalis externa*) (**5**) et du ligament nuchal (*lig. nuchae*) (**6** ; *voir* p. 56) et s'insère au tiers latéral de la clavicule (**7**). Le **faisceau moyen** (**3**) naît de la septième vertèbre cervicale à la troisième vertèbre thoracique (**8** ; des processus épineux et des ligaments épineux [*lig. supraspinalia*]) et se termine sur l'extrémité acromiale de la clavicule (**9**), sur l'acromion (**10**) et sur une partie de l'épine de la scapula (*spina scapulae*) (**11**).

Le **faisceau inférieur** (**4**) prend son origine de la troisième à la douzième vertèbre thoracique (**12** ; des processus épineux et des ligaments épineux) et s'insère sur la surface triangulaire (*trigonum spinae*) ou sur la partie adjacente de l'épine de la scapula (**13**).

Le muscle trapèze a d'abord un rôle statique, c'est-à-dire qu'il maintient la scapula et immobilise ainsi la ceinture scapulaire. Au plan dynamique, il attire la scapula et la clavicule en arrière, vers la colonne vertébrale. Les faisceaux supérieur et inférieur permettent la rotation de la scapula. Le faisceau supérieur permet une adduction ainsi qu'une certaine élévation de l'épaule. Il renforce ainsi l'action du muscle dentelé antérieur (*M. serratus anterior*). En cas de paralysie de ce dernier, la partie descendante du muscle trapèze peut permettre, de façon médiocre, une élévation du bras jusqu'à l'horizontale.

Innervation : nerf accessoire (*N. accessorius*) et rameaux du trapèze (*R. trapezius*) (C2-C4).

Le **muscle sterno-cléido-mastoïdien** (**14** ; *voir aussi* p. 146) naît d'un **chef** du sternum (**15**) et d'un **autre** de la clavicule (**16**). Il s'insère sur le processus mastoïde et sur la ligne nuchale supérieure (*linea nuchalis superior*). Il a ici une insertion tendineuse commune avec le muscle trapèze. La contraction unilatérale du muscle sterno-cléido-mastoïdien tourne la tête du côté opposé tout en l'inclinant. **La contraction des deux muscles élève la tête.** De façon erronée, on parle de muscle du « hochement de tête ». Finalement, le muscle sterno-cléido-mastoïdien peut être considéré comme un muscle respirateur accessoire, ce qui exige au préalable que la tête soit en position de repos et que les muscles intercostaux soient immobiles. Le muscle sterno-cléido-mastoïdien ne peut pas être fonctionnel quand les muscles intercostaux sont en action.

Innervation : nerf accessoire et fibres du plexus cervical provenant de C1-C2.

■ **Variations.** Les muscles trapèze et sterno-cléido-mastoïdien ayant la même origine embryologique, il arrive parfois que ces muscles soient en rapport étroits. Ainsi l'insertion du muscle trapèze sur la clavicule peut-elle être reportée assez loin médialement, tandis que celle du muscle sterno-cléido-mastoïdien sur la clavicule est reportée latéralement. La grande fosse supraclaviculaire (*fossa supraclavicularis major*) est ainsi diminuée par ces deux muscles et par la clavicule.

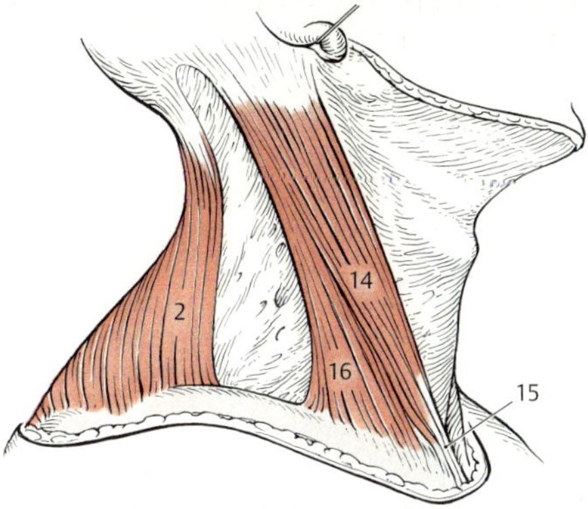

A Muscles sterno-cléido-mastoïdien et trapèze

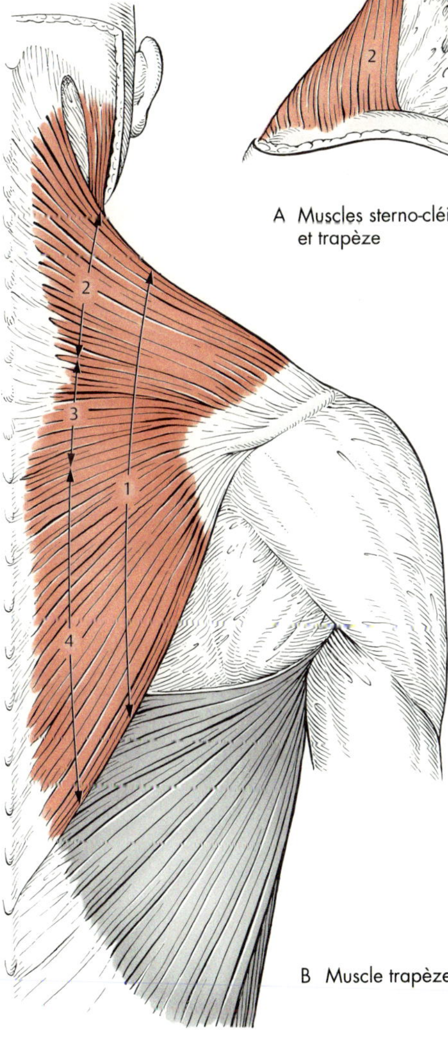

B Muscle trapèze

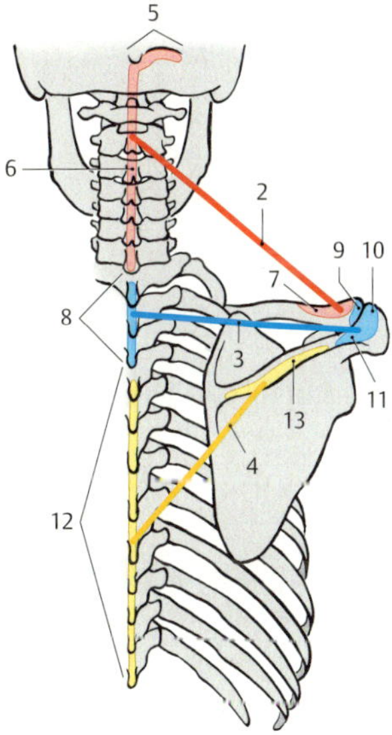

C Schéma (origine, trajet et terminaison des muscles)

Fascias du cou (A, B)

On distingue au niveau du cou, entre l'os hyoïde et la ceinture scapulaire, trois feuillets au fascia cervical.

La **lame superficielle du fascia cervical** (*lamina superficialis fasciae cervicalis*) (**1**; fascia cervical superficiel [fascia cervicalis superficialis]) enveloppe superficiellement toute les structures du cou, à l'exception du muscle platysma (**2**), et se termine dorsalement dans le fascia de la nuque. Elle engaine les muscles sterno-cléido-mastoïdien (*M. sternocleidomastoideus*) (**3**) et trapèze (*M. trapezius*) (**4**). Elle s'étend de l'os hyoïde au manubrium sternal et à la clavicule. Entre l'os hyoïde et la mandibule, on ne parle que de fascia cervical (*voir* ci-dessous).

La **lame prétrachéale du fascia cervical** (*lamina praetrachealis fasciae cervicalis*) (**5**; fascia cervical moyen [*fascia cervicalis media*]) engaine les muscles infrahyoïdiens (*voir* p. 326). Ce feuillet, résistant au niveau des muscles infrahyoïdiens (**6**), ne se termine pas au bord latéral du muscle omo-hyoïdien mais le recouvre d'un fin feuillet. Il atteint la lame prévertébrale du fascia cervical (*lamina praevertebralis fasciae cervicalis*) (**7**; fascia cervical profond [*fascia cervicalis profunda*]) et se confond avec elle. Par ailleurs, elle s'unit à la **gaine carotidienne** (*vagina carotica*) (**8**), un feuillet conjonctif qui entoure le paquet vasculo-nerveux du cou (artère carotide commune [*A. carotis communis*], veine jugulaire interne [*V. jugularis interna*], nerf vague [*N. vagus*]).

La lame prétrachéale s'étend en direction cranio-caudale depuis l'os hyoïde jusqu'au manubrium sternal et aux clavicules. Cranialement à l'os hyoïde, la lame prétrachéale se confond avec la lame superficielle en un seul fascia cervical.

Entre la lame superficielle (**1**) et la lame pré-trachéale (**5**) se touve, dans la région médiane cervicale, un espace interfascial suprasternal (spatium interfasciale suprasternale) (**9**; *voir aussi* p. 354).

La **lame prévertébrale du fascia cervical** (*lamina pravertebralis fasciae cervicalis*) (**7**) recouvre la colonne vertébrale et les muscles profonds du cou qui lui sont reliés. Parmi eux, on peut compter le muscle long de la tête (*M. longus capitis*), le muscle long du cou (*M. longus colli*) (**10**) et les muscles scalènes (*M. scaleni*) (**11**). La lame prévertébrale commence à la base du crâne et atteint le thorax où elle se continue par le fascia endo-thoracique (*fascia endothoracica*).

Entre les lames moyenne et profonde se trouvent les viscères du cou tels que le larynx, le pharynx, l'œsophage (**12**), la trachée (**13**) et le corps thyroïde (**14**) avec les glandes parathyroïdes.

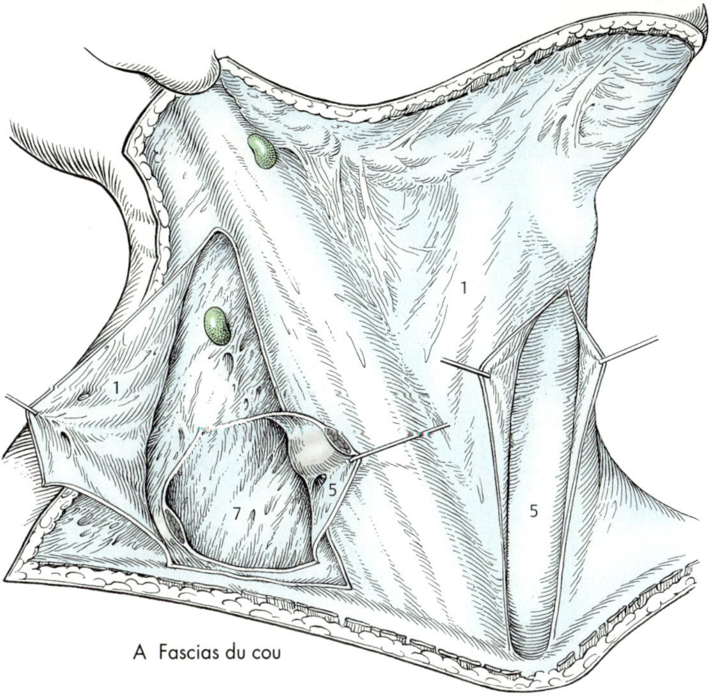

A Fascias du cou

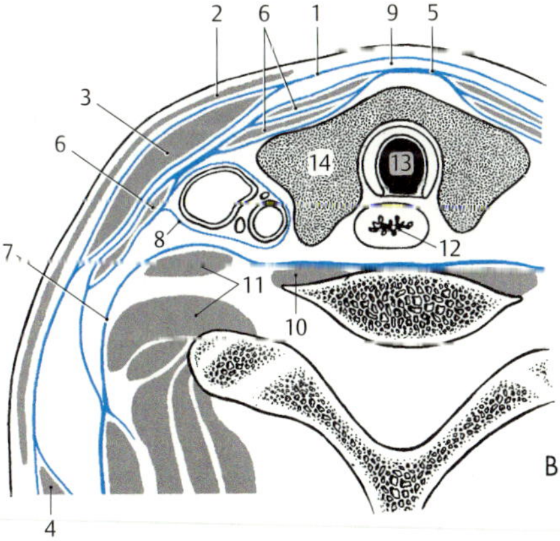

B Fascias du cou, en coupe

Anatomie topographique des vaisseaux et des nerfs

Tête et cou

Régions (A, B)

La tête est séparée du cou par une ligne qui part du menton, suit le corps de la mandibule (*corpus mandibulae*), le processus mastoïde (*processus mastoïdeus*), la ligne nuchale supérieure (linea nuchalis superior) et rejoint la protubérance occipitale externe (*protuberantia occipitalis externa*).

La limite entre le cou et le tronc passe par l'incisure jugulaire du manubrium sternal (*incisura jugularis sterni*) et la clavicule (*clavicula*). La limite dorsale est mal définie.

Régions de la tête

La **région frontale** (*regio frontalis*) (**1**) comprend le front jusqu'à la suture coronale (*sutura coronalis*). De part et d'autre se trouvent la **région pariétale** (*regio parietalis*) (**2**) sur l'os pariétal et la **région temporale** (*regio temporalis*) (**3**) sur l'écaille de l'os temporal (*squama ossis temporalis*). La **région infratemporale** (*regio infratemporalis*) (**4**) est recouverte par l'arcade zygomatique (*arcus zygomaticus*). Dorsalement se trouve la **région occipitale** (*regio occipitalis*) (**5**) au niveau de l'os occipital (*os occipitale*).

Les régions de la face sont la **région nasale** (*regio nasalis*) (**6**) au niveau du nez, la **région orale** (*regio oralis*) (**7**) au niveau de la bouche et la **région mentonnière** (*regio mentalis*) (**8**) au niveau du menton. La **région orbitaire** (*regio orbitalis*) (**9**) entoure l'œil, la **région infra-orbitaire** (*regio infraorbitalis*) (**10**) est située de part et d'autre du nez et la **région buccale** (*regio buccalis*) (**11**) borde de chaque côté la région orale. La **région zygomatique** (*regio zygomatica*) (**12**) au niveau de l'os zygomatique et la **région parotido-massétérique** (*regio parotidomasseterica*) (**13**) contiennent le muscle masséter et la glande parotide.

Régions du cou

Parmi les régions du cou, on peut distinguer la **région cervicale postérieure** (*regio cervicalis posterior*) ou **région de la nuque** (*regio nuchae*) (**14**) et les régions ventro-latérales (*regiones ventrolaterales*). Les régions ventro-latérales peuvent être divisées en **région sterno-cléido-mastoïdienne** (*regio sternocleidomastoidea*) (**15**) et en **région cervicale antérieure** (*regio cervicalis anterior*) impaire et en régions cervicales latérales (*regiones cervicales laterales*) paires. La région cervicale antérieure est l'aire située entre la mandibule et les bords antérieurs des muscles sterno-cléido-mastoïdiens, et elle peut être divisée en plusieurs régions. Au centre se trouve la **région infrahyoïdienne médiane** (*regio mediana cervicalis*) (**16**) qui est bordée par l'os hyoïde, les muscles omo-hyoïdiens et sterno-cléido-mastoïdiens et par l'incisure jugulaire du manubrium sternal. La fosse suprasternale (*fossa suprasternalis*) (**17**) est la partie déprimée de la région infrahyoïdienne médiane située au-dessus de l'incisure jugulaire du manubrium sternal.

Entre l'os hyoïde et la région mentonnière se trouve le **trigone sous-mental** ou **région submentale** (*trigonum submentale* ou *regio submentalis*) (**18**). Latéralement et bordé par le ventre antérieur du muscle digastrique (venter anterior m. digastrici) se trouve le **trigone submandibulaire** (*trigonum submandibulare*) (**19**). Ceux-ci sont bordés cranialement par la mandibule. La **fosse rétromandibulaire** (*fossa retromandibularis*) (**20**) contient la partie cervicale de la glande parotide et le tronc du nerf facial; elle est séparée de la partie postérieure du trigone submandibulaire par la cloison intermandibulo-parotidienne (*tractus angularis fasciae cervicalis*). Le **trigone carotidien** (*trigonum caroticum*) (**21**), une région de grande importance pratique, contient la bifurcation de l'artère carotide commune (*A. carotis communis*). Il est limité cranialement par le ventre postérieur du muscle digastrique (*venter posterior m. digastrici*), ventralement par le ventre supérieur du muscle omo-hyoïdien (*venter superior m. omohyoidei*) et dorsalement par le muscle sterno-cléido-mastoïdien.

La **région cervicale latérale** ou **trigone cervical posterieur** (*regio cervicalis lateralis, trigonum cervicale posterior*) (**22**) est limitée en avant par le muscle sterno-cléido-mastoïdien, en arrière par le muscle trapèze (*M. trapezius*) et caudalement par la clavicule. On y distingue le trigone omo-claviculaire ou fosse supraclaviculaire (*trigonum omoclaviculare, fossa supraclavicularis major*) (**23**). Il est bordé par le ventre inférieur du muscle omo-hyoïdien et par la clavicule. Chez les sujets maigres, on peut voir, entre les deux saillies du muscle sterno-cléido-mastoïdien, la fosse supraclaviculaire mineure (*fossa supraclavicularis minor*) (**24**).

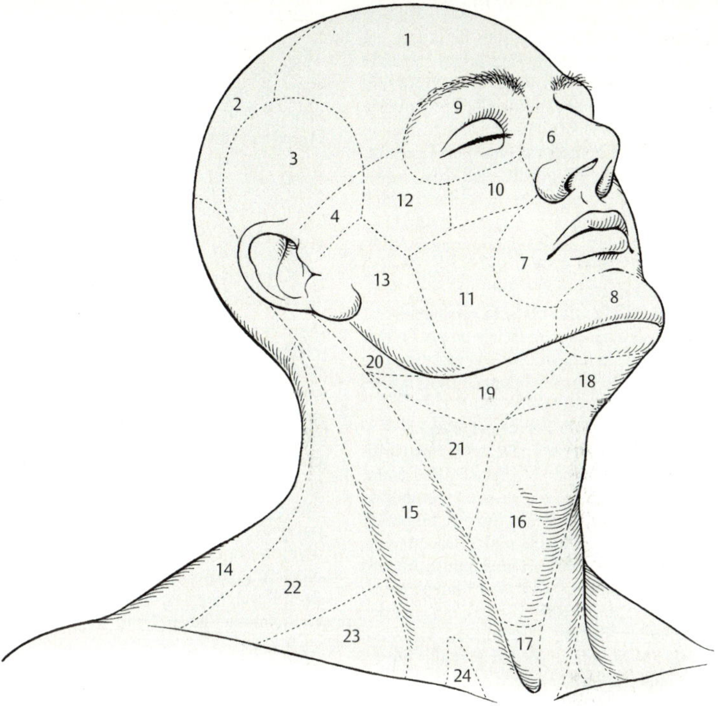

A Régions de la tête et du cou, vue latérale

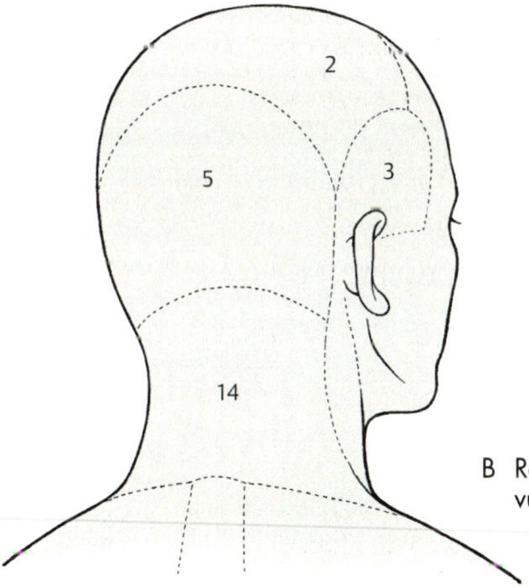

B Régions de la tête et du cou,
vue postérieure

Régions antérieures de la face (A, B)

La vascularisation des régions de la face est assurée par les branches de l'artère cartotide externe (*A. carotis externa*) et, à un moindre degré, par les branches de l'artère carotide interne (*A. carotis interna*). L'artère faciale (*A. facialis*) (**2**) monte au bord antérieur du muscle masséter (*M. masseter*) (**1**) et s'anastomose par l'artère angulaire (*A. angularis*) (**3**) à l'artère dorsale du nez (*A. dorsalis nasi*) (**4**), une branche de l'artère ophtalmique (*A. ophtalmica*). L'artère faciale envoit des grosses branches à la région des lèvres (*voir* p. 340). Les régions latérales de la face peuvent être vascularisées par l'artère faciale ou par l'artère transverse de la face (*A. transversa faciei*) (**5**), une branche de l'artère temporale superficielle (*A. temporalis superficialis*) (**6**).

Les plans profonds des régions antérieures de la face sont vascularisés par l'artère infra-orbitaire (*A. infraorbitalis*) (**7**), branche de l'artère maxillaire (*A. maxillaris*). L'artère temporale superficielle (**6**) irrigue les régions temporale et pariétale, tandis que la région frontale voisine est irriguée par l'artère supratrochléaire (*A. supratrochlearis*) (**8**) et par l'artère supra-orbitaire (*A. supraorbitalis*) (**9**), qui sont des branches de l'artère ophtalmique. La veine faciale (*V. facialis*) (**10**) est la seule grosse veine superficielle de la face et s'anastomose, par l'intermédiaire de la veine angulaire (*V. angularis*) (**11**), avec la veine dorsale du nez (*V. dorsalis nasi*) et avec les veines temporales superficielles (*V. temporalis superficialis*) (**12**).

La musculature de la mimique est innervée par les branches du nerf facial (*N. facialis*). Ce sont les rameaux temporaux (*R. temporales*) (**13**), zygomatiques (*R. zygomatici*) (**14**), buccaux (*R. buccales*) (**15**) et le rameau marginal de la mandibule (*R. marginalis mandibularis*) (**16**).

L'innervation sensitive de la peau du visage est assurée par les branches du **nerf trijumeau** (*N. trigeminus*) : le nerf ophtalmique (*N. ophtalmicus*), le nerf maxillaire (*N. maxillaris*) et le nerf mandibulaire (*N. mandibularis*).

N. ophtalmique : la peau de la région frontale est innervée par le nerf frontal (*N frontalis*) avec le nerf supratrochléaire (**17**) et le nerf supra-orbitaire (**18**). Au voisinage de l'angle latéral de l'œil, quelques branches du nerf lacrymal (*N. lacrimalis*) (**19**) perforent le muscle orbiculaire de l'œil (**20**) et innervent la peau de ce territoire. Le rameau nasal externe (*R. nasalis externus*) (**21**), branche du nerf naso-ciliaire (N. nasociliaris) innerve le dos et la pointe du nez.

N. maxillaire : la paupière inférieure, la joue, la région latérale du nez, la lèvre supérieure et la partie antérieure de la région temporale sont innervées par des branches du nerf infra-orbitaire (*N. infraorbitalis*) (**22**) et par les rameaux zygomatico-faciaux (*R. zygomaticofacialis*) et zygomatico-temporaux (*R. zygomaticotemporalis*) (branches du nerf zygomatique).

N. mandibulaire : la peau de la lèvre inférieure, la région du corps de la mandibule (*corpus mandibulae*) (à l'exception de l'angle de la mandibule [*angulus mandibulae*]) et le menton sont innervés par le nerf mentonnier (*N. mentalis*) (**23**) ; la région de la branche de la mandibule, la conque de l'auricule, la majeure partie du méat acoustique externe, la plus grande partie de la membrane du tympan et de la partie postérieure de la région temporale sont innervées par le nerf auriculo-temporal (*N. auriculotemporalis*) (**24**). Le nerf mentonnier émerge par le foramen mentonnier, tandis que le nerf auriculo-temporal, avec l'artère et la veine temporale superficielle, monte devant l'auricule.

Remarques cliniques. L'anastomose entre la veine faciale (**10**) et la veine dorsale du nez est importante car elle établit une communication directe avec le sinus caverneux (*voir* Tome 2) et les germes provenant, par exemple, d'un furoncle de la lèvre supérieure peuvent ainsi être disséminés à l'intérieur du crâne.

Points de pression du nerf trijumeau (B)

La sensibilité des trois branches principales du nerf trijumeau peut être vérifiée au niveau de leurs branches. Les points sensibles sont l'incisure supra-orbitaire (*incisura supraorbitalis*) (**25**) pour le **nerf supra-orbitaire** (**18**), le foramen infra-orbitaire (*foramen infraorbitale*) (**26**) pour le **nerf infra-orbitaire** (**22**) et le foramen mentonnier (*foramen mentale*) pour le **nerf mentonnier** (**23**). Ces trois points de pression se trouvent à peu près sur une ligne verticale (**28**) passant par le milieu de la pupille latéralement à 2-3 cm de la ligne médiane.

Les lignes pointillées bleues délimitent les territoires d'innervation des trois branches du nerf trijumeau.

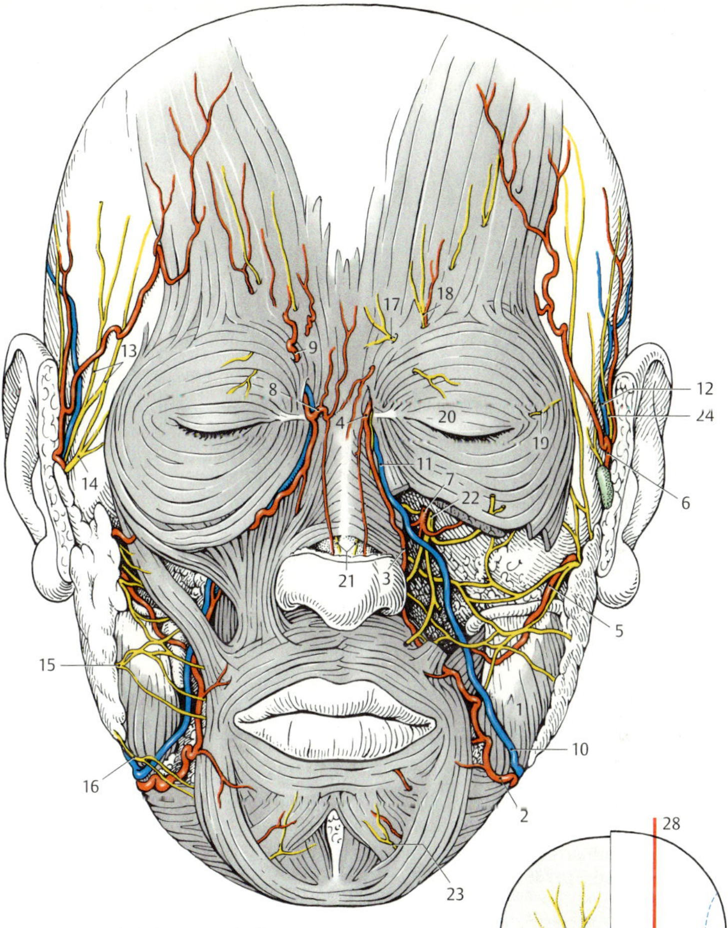

A Régions de la face, vue antérieure

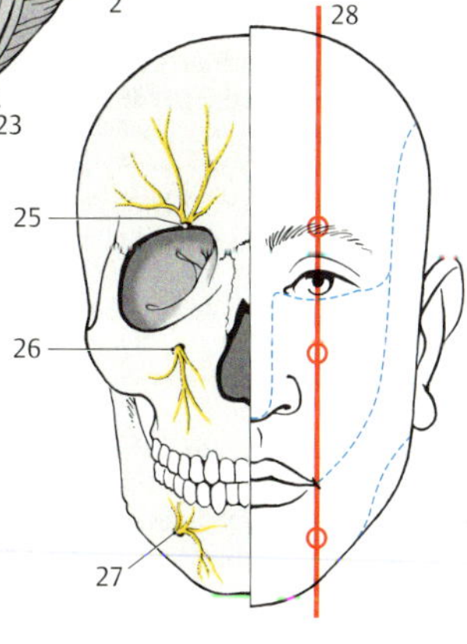

B Points de pression
du nerf trijumeau

Région orbitaire (A, B)

La région orbitaire correspond, lorsqu'on la regarde par en avant, au territoire du muscle orbiculaire de l'œil. Il y a, dans cette région, des communications entre les vaisseaux de la face et les vaisseaux vascularisant l'intérieur du crâne. Ces anastomoses sont d'une grande importance pratique, soit en tant que circulation collatérale, soit parce qu'elles permettent aux germes de la surface de la face d'être transportés à l'intérieur du crâne.

Dans la **région orbitaire** (*regio orbitalis*) (**A**), le septum orbitaire (*septum orbitale*) (**1**) sépare les régions superficielles du contenu orbitaire. Superficiellement on trouve, faisant suite à l'artère ou à la veine faciales (*A.* et *V. facialis*) (**2**), l'artère et la veine angulaires (*A.* et *V. angularis*) (**3**). En avant du ligament palpébral médial (*lig. palpebrale mediale*) (**4**) passent l'artère et la veine dorsales du nez (*A.* et *V. dorsalis nasi*) (**5**). L'artère dorsale du nez peut naître de l'artère supratrochléaire (*A. supratrochlearis*) (**6**) soit à l'extérieur soit à l'intérieur de l'orbite. Le nerf infratrochléaire (*N. infratrochlearis*) (**7**) perfore le septum orbitaire avec l'artère dorsale du nez. Souvent, il s'anastomose avec le nerf supratrochléaire (*N. supratrochlearis*) (**8**) dont il n'est séparé que par la trochlée (*trochlea*) du muscle oblique supérieur (**B** ; **9**).

Le nerf supratrochléaire, qui innerve la peau de la racine du nez et de la région médiale du front, est accompagné par l'artère supratrochléaire et les veines supratrochléaires (*V. supratrocheares*) (**10**). Latéral au nerf supratrochléaire, le septum orbitaire est traversé par le rameau médial (*R. medialis*) (**11**), puis par le rameau latéral (*R. lateralis*) du nerf supra-orbitaire (*N. supraorbitalis*) (**12**) qui est accompagné par l'artère supra-orbitaire (*A. supraorbitalis*) (**13**). Cette artère et ce nerf déterminent une encoche sur l'os, l'incisure supra-orbitaire (*incisura supraorbitalis*), qui se transforme parfois en foramen supra-orbitaire (*voir* p. 292).

Dans l'angle latéral de l'œil, les branches du nerf lacrymal (*N. lacrimalis*) (**14**) traversent le septum orbitaire. Quand la paupière supérieure est innervée par les branches du nerf frontal, les rameaux palpébraux inférieurs du nerf infra-orbitaire (*N. infraorbitalis*) (**15**) innervent la paupière inférieure après avoir traversé le foramen infra-orbitaire avec l'artère infra-orbitaire (*A. infraorbitalis*) (**16**).

Dans l'**orbite** (*orbita*) (**B**), apparaît le muscle oblique supérieur (*M. obliquus superior bulbi*) (**17**), qui s'enroule autour de la trochlée (**9**). On voit aussi le muscle releveur de la paupière supérieure (*M. levator palpebrae superioris*) (**18**) et le muscle tarsal supérieur (*M. tarsalis superior*) (**19**). Le muscle releveur de la paupière supérieure sépare, par une expansion tendineuse latérale, la glande lacrymale en une partie orbitaire (*pars orbitalis*) (**20**) et une partie palpébrale (*pars palpebralis*) (**21**). Sous le bulbe oculaire (*bulbus oculi*), le muscle oblique inférieur (*M. obliquus inferior bulbi*) (**22**) naît du bord infra-orbitaire.

Dans l'angle médial de l'œil, après section du ligament palpébral médial, on voit le sac lacrymal (*saccus lacrimalis*) (**23**) et les canaux lacrymaux (*canaliculi lacrimales*) (**24**) qui y débouchent.

25 Surface de coupe de la partie latérale du tendon du muscle releveur de la paupière supérieure.

26 Branche superficielle du ligament palpébral médial, sectionné et récliné.

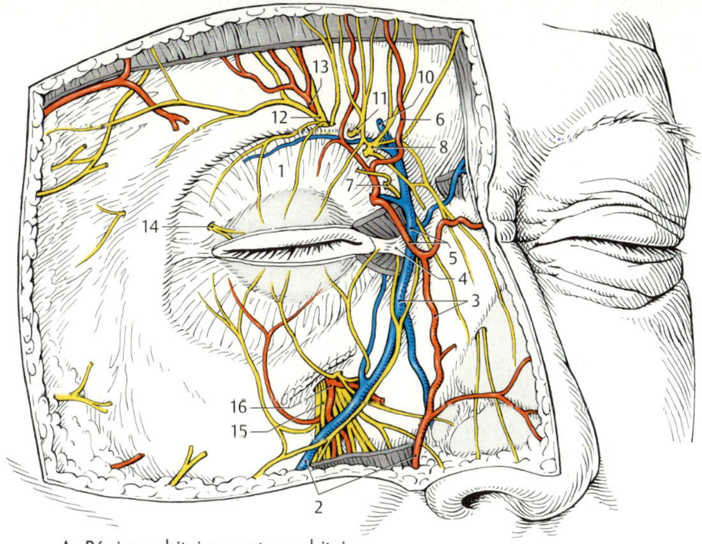

A Région orbitaire, septum orbitaire

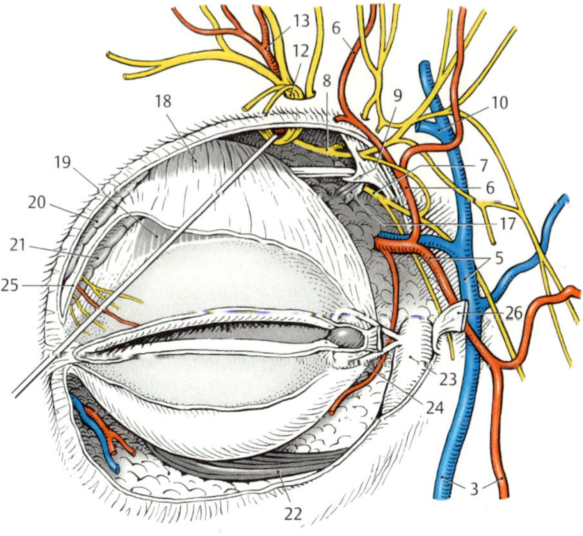

B Région orbitaire, appareil lacrymal, vaisseaux et nerfs de l'orbite

Régions latérales de la face (A, B)

Région parotido-massétérique (A)

Parmi les régions latérales de la face, la **région parotido-massétérique** (*regio parotidomasseterica*) est la plus importante. Elle contient la glande parotide (*glandula parotidea*) (*voir* Tome 2) dans laquelle on distingue une partie superficielle et une partie profonde. En avant, la glande parotide (**1**) recouvre le muscle masséter (*M. masseter*) (**2**), tandis qu'en arrière elle occupe la fosse rétromandibulaire (*fossa retromandibularis*). Au bord antérieur de la glande parotide, le conduit parotidien (*ductus parotideus*) (**3**) quitte la glande pour s'enfoncer dans la profondeur du corps adipeux de la joue (*corpus adiposum buccae*) (**4**). Il est accompagné par l'artère transverse de la face (*A. transversa faciei*) (**5**), branche de l'artère temporale superficielle (*A. temporalis superficialis*) (**6**) et qui vascularise une partie de la face.

Entre les deux parties de la glande, on trouve le plexus intraparotidien (*plexus intraparotideus*) du nerf facial, dont les branches — les rameaux temporaux (*R. temporales*) (**7**), les rameaux zygomatiques (*R. zygomatici*) (**8**), les rameaux buccaux (*R. buccales*) (**9**) et les rameaux marginaux de la mandibule (*R. marginalis mandibularis*) (**10**) — sont visibles aux bords supérieur et antérieur et se rendent à la musculature de la mimique. Au bord inférieur de la glande parotide, le rameau cervical du nerf facial (*R. colli n. facialis*) (**11**) est visible; il chemine parfois avec le rameau marginal de la mandibule et forme l'anse cervicale « superficielle » avec le nerf transverse du cou (*N. transversus colli*) (*voir* p. 358).

Au bord inférieur de la glande parotide, on voit parfois, cheminant avec le rameau cervical du nerf facial ou avec le rameau marginal de la mandibule, la veine rétromandibulaire (*V. retromandibularis*) (**12**). Cette veine s'unit à la veine faciale (*V. facialis*) (**13**) au bord antérieur du muscle masséter (**2**). Le plus souvent, l'artère faciale (**14**) s'étend en avant de la veine faciale autour de la mandibule (point de pression osseux). Elle se termine en donnant l'artère angulaire (*voir* p. 336) à l'angle médial de l'œil après avoir donné l'artère labiale inférieure (*A. labialis inferior*) (**15**) et l'artère labiale supérieure (*A. labialis superior*) (**16**).

Au bord supérieur de la glande parotide, immédiatement en avant de l'auricule, on trouve l'artère temporale superficielle (**6**) qui, après avoir donné des branches pour les muscles de l'auricule — les rameaux auriculaires antérieurs (*R. auriculares anteriores*) —, donne l'artère zygomatico-orbitaire (*A. zygomatico-orbitalis*). Après avoir donné une artère temporale moyenne (*A. temporalis media*), elle se termine en rameau frontal (*R. frontalis*) (**17**) et rameau pariétal (*R. parietalis*) (**18**). Elle a parfois un trajet sinueux et est accompagnée par la veine temporale superficielle (*V. temporalis superficialis*) (**19**). Le rameau pariétal (**18**) chemine avec un rameau du nerf mandibulaire, le nerf auriculotemporal (*N. auriculotemporalis*) (**20**), qui innerve la peau de la région temporale postérieure. Immédiatement en avant de l'auricule, on trouve des nœuds lymphatiques parotidiens superficiels (*nodi lymphoidei parotidei superficiales*) (**21**) en nombre variable.

Plexus intraparotidien (plexus intraparotideus) (B)

Après ablation de la partie superficielle de la glande parotide, on trouve habituellement une *branche supérieure* (**22**) et une *branche inférieure* (**23**) du nerf facial. La branche supérieure donne les rameaux temporaux (*R. temporales*) (**7**) et les rameaux zygomatiques (*R. zygomatici*) (**8**), tandis que la branche inférieure donne les rameaux buccaux (*R. buccales*) (**9**), le rameau marginal de la mandibule (*R. marginalis mandibularis*) (**10**) et le rameau du cou (*R. colli*) (**11**). Les deux branches ainsi que leurs collatérales, en général, sont anastomosées en formant le plexus intraparotidien.

Parallèlement à la branche inférieure chemine la veine rétromandibulaire (*V. retromandibularis*) (**12**). La glande parotide accessoire (*glandula parotidea accessoria*) (**24**) peut être très petite et recouverte par la partie superficielle de la glande parotide. Quand elle est plus grosse, elle est adjacente au conduit parotidien en avant de la glande parotide.

Remarques cliniques. Les tumeurs malignes de la glande parotide conduisent à des atteintes du nerf facial ou de ses branches. Au bord supérieur de la glande parotide, devant le méat acoutisque externe, il est possible de palper le **pouls** à l'A. temporale superficielle. Au bord antérieur du M. masséter à la base de la mandibule, le pouls est palpable à l'A. faciale.

25 Nerf grand auriculaire.
26 Platysma.

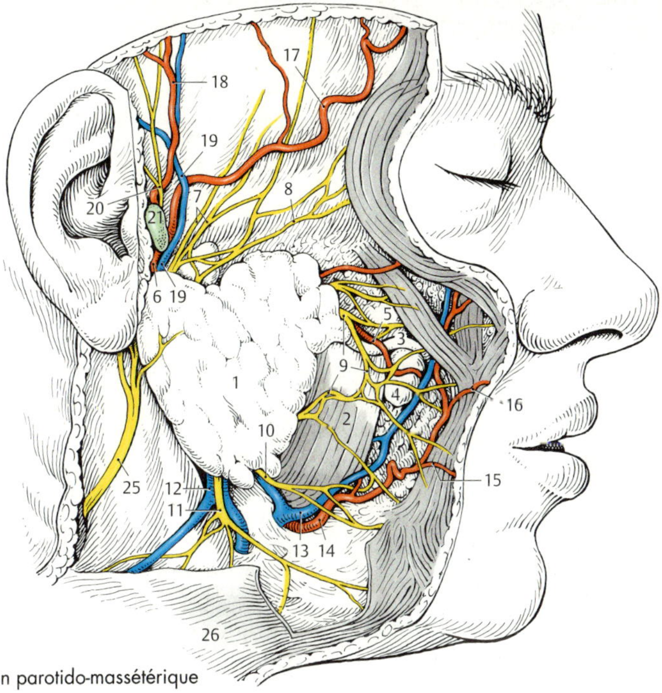

A Région parotido-massétérique

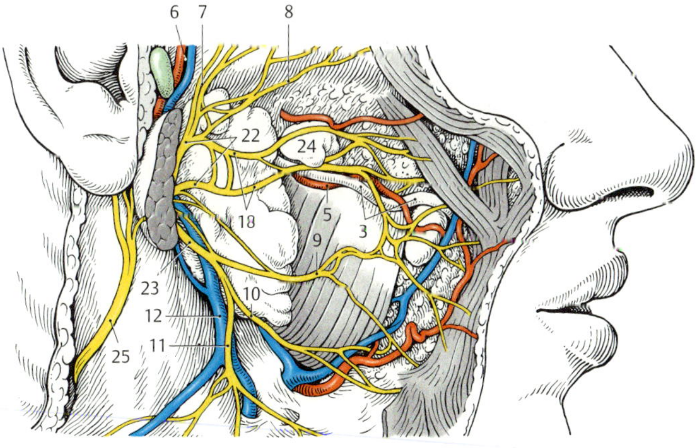

B Plexus intraparotidien

Fosse infratemporale (fossa infratemporalis) (A-G)

I. Plan superficiel (A)

La fosse infratemporale n'est accessible qu'après ablation de l'arcade zygomatique (*arcus zygomaticus*) et du processus coronoïde de la mandibule (*processus coronoideus mandibulae*). Le muscle ptérygoïdien latéral (*M. pterygoideus lateralis*) (**1**) et le muscle ptérygoïdien médial (*M. pterygoideus medialis*) (**2**) sont alors visibles. La fosse infratemporale est limitée en avant par la tubérosité du maxillaire (*tuber maxillae*) (**3**) et par le raphé ptérygo-mandibulaire (*raphe pterygomandibularis*) (**4**).

L'artère maxillaire (*A. maxillaris*) (**5**) peut cheminer entre les deux chefs du muscle ptérygoïdien latéral. Elle donne sur ce trajet, en dehors des branches destinées à la musculature, l'artère buccale (*A. buccalis*) (**6**) et l'artère alvéolaire supérieure et postérieure (*A. alveolaris superior posterior*) (**7**), avant de s'enfoncer dans la fosse ptérygo-palatine (*fossa pterygopalatina*). L'artère maxillaire est entourée d'un réseau veineux, le plexus ptérygoïdien (*plexus pterygoideus*), qui se continue dans les veines maxillaires (*V. maxillares*).

Entre les deux chefs du muscle ptérygoïdien latéral se trouve aussi le nerf buccal (*N. buccalis*) (**8**) tandis que le nerf lingual (*N. lingualis*) (**9**) et le nerf alvéolaire inférieur (*N. alveolaris inferior*) (**10**) sont visibles au-dessous du muscle ptérygoïdien latéral, et le nerf massétérique (*N. massetericus*) (**11**) au-dessus.

II. Plan profond (B)

Après ablation du muscle ptérygoïdien latéral et du processus condylaire de la mandibule (*processus condylaris mandibulae*), tous les vaisseaux et les nerfs de la fosse infratemporale sont entièrement visibles. On peut suivre l'artère maxillaire (**5**) sur toute sa longueur, latérale au ligament sphéno-mandibulaire (*lig. sphenomandibulare*) (**12**) et aux grosses branches du nerf mandibulaire (*N. mandibularis*) (**13**). Dans sa partie mandibulaire, elle donne l'artère tympanique antérieure (*A. tympanica anterior*) (**14**), l'artère auriculaire profonde (*A. auricularis profunda*) (**15**) ainsi que l'artère méningée moyenne (*A. meningea media*) (**16**) qui pénètre dans le crâne par le foramen épineux (*foramen spinosum*).

L'artère méningée moyenne est entourée par deux racines du nerf auriculo-temporal (*N. auriculotemporalis*) (**17**) qui reçoit souvent des fibres (**18**) du nerf alvéolaire inférieur (**10**). Le nerf auriculo-temporal (**17**) s'anastomose par les rameaux communicants avec le nerf facial (*R. communicantes cum nervo faciale*) (**19**) avec des rameaux du nerf facial (*N. facialis*) (**20**). Par l'intermédiaire de cette anastomose qui peut entourer l'artère temporale superficielle (*A. temporalis superficialis*) (**21**), des fibres parasympathiques du ganglion otique (*ganglion oticum*) parviennent au nerf facial (nerf intermédiaire) et, de là, à la glande parotide (*glandula parotidea*) (*voir* Tome 3).

Le nerf alvéolaire inférieur (**10**) détache, avant qu'il n'atteigne le canal mandibulaire (*canalis mandibulae*), le nerf mylo-hyoïdien (*N. mylohyoideus*) (**22**) qui est accompagné par l'artère mylo-hyoïdienne (*R. mylohyoideus*) (**23**) naissant de l'artère alvéolaire inférieure (*A. alveolaris inferior*) (**24**). Le nerf lingual (*N. lingualis*) (**9**) reçoit dorsalement la corde du tympan (*chorda tympani*) (**25**) qui contient des fibres sensorielles et sensitives. Du segment antérieur du nerf mandibulaire (**13**) se détache le nerf buccal (**8**) qui innerve la muqueuse jugale et apporte des fibres parasympathiques du ganglion otique aux glandes jugales. Du même segment naissent aussi des branches purement motrices telles que le nerf massétérique (*N. massetericus*) (**11**), les nerfs des muscles ptérygoïdiens médial et latéral et les nerfs temporaux profonds (*N. temporales profundi*) (**26**).

Particularités (C-G)

Le trajet de l'artère maxillaire est sujet à de grandes variations en fonction de son développement. Ainsi trouve-t-on souvent l'artère maxillaire (**5**), latérale au muscle ptérygoïdien latéral (**C**), moins souvent médiale à ce muscle (**A, D**). Dans ce dernier cas, l'artère est généralement latérale (**E**) au nerf alvéolaire inférieur (**10**) et au nerf lingual (**9**), mais médiale au nerf buccal (**8**) en se rendant à la fosse ptérygo-palatine (*fossa pterygopalatina*). Toutefois, l'artère peut cheminer entre les branches (**F**) ou aussi (rarement) médialement au tronc du nerf mandibulaire (**G**).

Remarques cliniques. La fosse infratemporale est la voie d'accès clinique au ganglion trigéminal. En cas de **névralgies du trijumeau**, une possibilité d'intervention thérapeutique (par exemple des infiltrations) sur le ganglion trigéminal se fera à travers le foramen ovale.

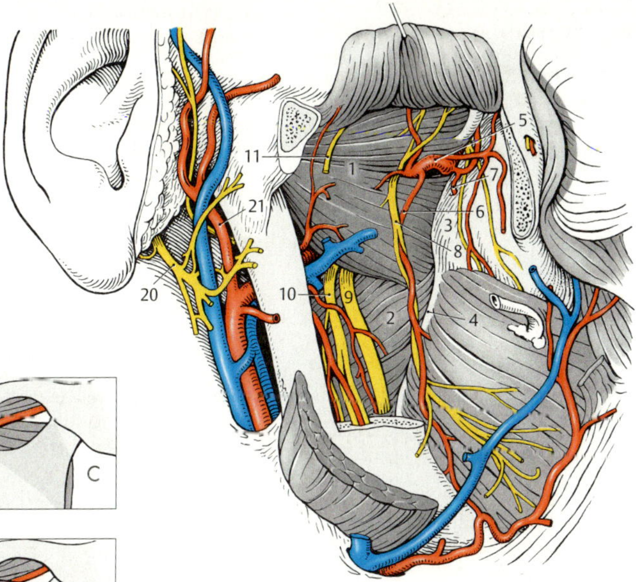

A Fosse infratemporale, I. plan superficiel

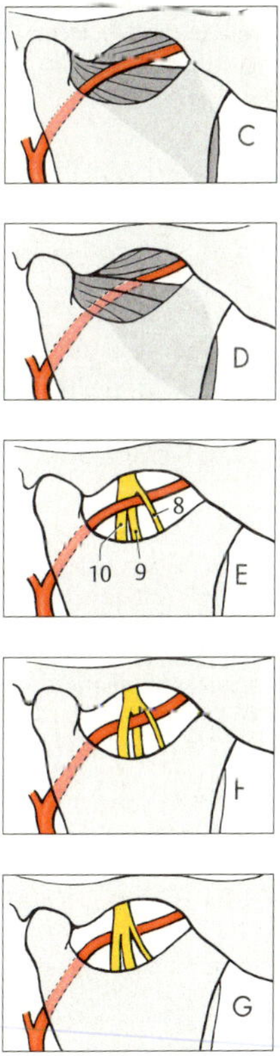

C-G Variations de l'artère maxillaire

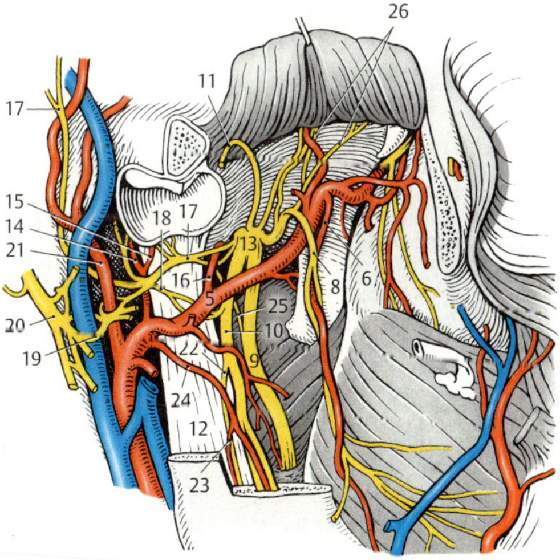

B Fosse infratemporale, II. plan profond

Vue supérieure de l'orbite (A, B)

Sur une vue antérieure, les vaisseaux et les nerfs de l'orbite peuvent n'être visibles que sur une petite partie. L'ablation de la paroi supérieure de l'orbite permet une bonne représentation des rapports de ces structures.

I. Plan superficiel (A)

Après ablation de la paroi supérieure de l'orbite et de la péri-orbite, on trouve des nerfs qui traversent la partie latérale de la fissure orbitaire supérieure (*fissura orbitalis superior*); le plus médial est le nerf trochléaire (*N. trochlearis*) (**1**) qui innerve le muscle oblique supérieur (*M. obliquus superior bulbi*) (**2**). À côté chemine le nerf frontal (*N. frontalis*) (**3**), relativement gros et placé sur le muscle releveur de la paupière supérieure (*M. levator palpebrae bulbi*) (**4**). L'artère supra-orbitaire (*A. supraorbitalis*) (**5**) accompagne la branche latérale du nerf frontal, le nerf supra-orbitaire (*N. supraorbitalis*) (**6**), tandis que sa branche médiale suit le nerf supratrochléaire (*N. supratrochlearis*) (**7**) avec l'artère supratrochléaire (*N. supratrochlearis*) (**8**). Plus latéralement, le nerf lacrymal (*N. lacrimalis*) (**9**), d'un côté, reçoit des rameaux du nerf zygomatique (*N. zygomaticus*) et innerve la *glande lacrymale* (**10**) et, de l'autre, innerve la peau de l'angle latéral de l'œil.

La veine ophtalmique supérieure (*V. ophtalmica superior*) (**11**) traverse aussi la partie latérale de la fissure orbitaire supérieure, sous-croise le muscle droit supérieur (*M. rectus superior bulbi*) (**12**) et s'anastomose avec les veines superficielles de la face (*voir* p. 336) dans la région de la trochlée (*trochlea*) (**13**). La deuxième branche de la veine ophtalmique supérieure chemine avec l'artère lacrymale (*A. lacrimalis*) (**14**), qui peut donner des petites branches musculaires, et les artères ciliaires postérieures courtes (*A. ciliares posteriores breves*) (**B**; **15**). Médialement, on trouve aussi recouverts par le muscle oblique supérieur (**2**), l'artère et le nerf ethmoïdal antérieur (*A.* et *N. ethmoidalis anterior*) (**16**), tandis qu'au-dessus de ce muscle et plus en arrière cheminent l'artère et le nerf ethmoïdal postérieur (*A.* et *N. ethmoidalis posterior*) (**17**).

II. Plan profond (B)

Après section du muscle releveur de la paupière (**4**) et du muscle droit supérieur (**12**), le nerf optique (*N. opticus*) (**18**), l'artère ophtalmique (*A. ophtalmica*) (**19**) et les nerfs qui traversent la partie médiale de la fissure orbitaire supérieure sont visibles. Parmi eux, le nerf abducens (*N. abducens*) (**20**) est le plus latéral et innerve le muscle droit latéral (*M. rectus lateralis bulbi*) (**21**). Le nerf oculomoteur (*N. oculomotorius*) (**22**) le suit plus médialement et se divise en deux branches. Le rameau supérieur (*R. superior*) (**23**) innerve le muscle releveur de la paupière supérieure (**4**) et le muscle droit supérieur (**12**). Le rameau inférieur (*R. inferior*) (**24**) innerve le muscle droit médial (*M. rectus medialis bulbi*) (**25**), le muscle droit inférieur et le muscle oblique inférieur. Par ailleurs, celui-ci donne aussi la racine oculo-motrice (*radix oculomotoria*) (**26**) pour le ganglion ciliaire (*ganglion ciliare*) (**27**) situé contre le nerf optique (**18**). Ce ganglion est relié par une racine naso-ciliaire (*radix nasociliaris*) (**28**) au nerf naso-ciliaire (*N. nasociliaris*) (**29**).

Du ganglion partent les nerfs ciliaires courts (*N. ciliares breves*) (**30**) qui véhiculent les fibres post-ganglionnaires parasympathiques pour l'innervation du muscle ciliaire (*M. ciliaris*) et pour le muscle sphincter de la pupille (*M. sphincter pupillae*), vers le bulbe de l'œil (*bulbus oculi*) (**31**). Les nerfs ciliaires courts transportent aussi des fibres sensitives et des fibres sympathiques; ces dernières atteignent le ganglion à partir d'un plexus sympathique de l'artère ophtalmique (*A. ophtalmica*) (non dessiné), en constituant la racine sympathique (*radix sympathica*), du ganglion. Des fibres sensitives du nerf naso-ciliaire parviennent au bulbe de l'œil par l'intermédiaire des nerfs ciliaires longs (*N. ciliares longi*) (**32**). Le nerf naso-ciliaire, qui donne les nerfs ethmoïdaux (*N. ethmoidales*), se continue par le nerf infratrochléaire (*N. infratrochlearis*) (**33**).

Remarques cliniques. La veine ophtalmique supérieure est importante car elle s'anastomose par l'intermédiaire de la veine dorsale du nez (*voir* p. 338) avec des veines superficielles de la face et se vidange dans le sinus caverneux. Ainsi des germes provenant d'infections de la face peuvent-ils se propager au sinus caverneux.

■ **Variations.** On trouve parfois une artère méningo-orbitaire (*A. meningo-orbitalis*) (**34**) qui unit l'artère méningée moyenne et l'artère lacrymale (rameau anastomotique avec l'artère lacrymale [*R. anastomoticus cum a. lacrimali*]).

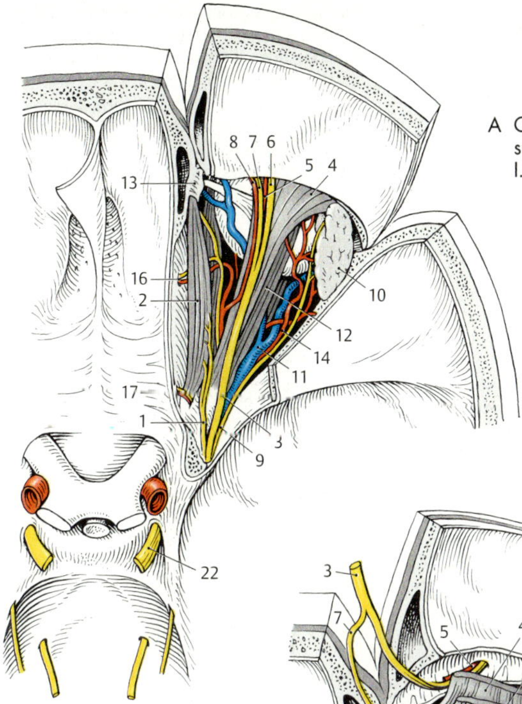

A Orbite en vue supérieure, I. plan superficiel

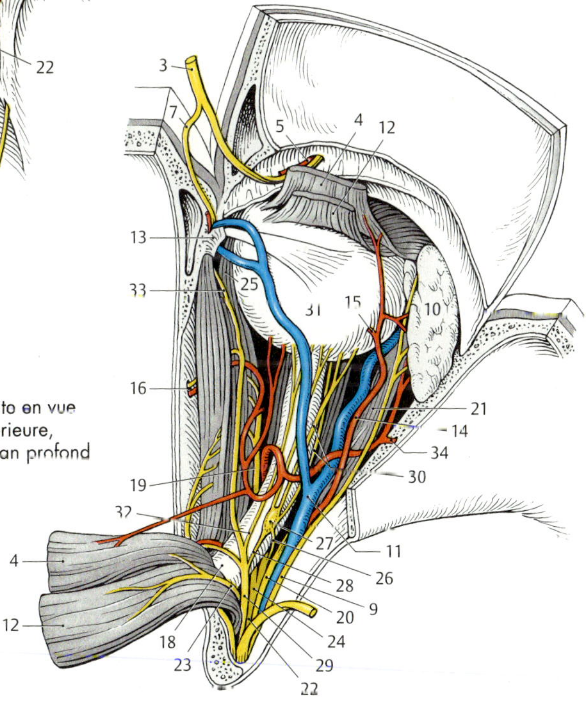

B Orbite en vue supérieure, II. plan profond

Région occipitale et région cervicale postérieure (région nuchale) (A)

Dans la région de la nuque se trouvent des vaisseaux et des nerfs sous-cutanés qui fournissent la vascularisation et l'innervation de la peau. L'artère occipitale (*A. occipitalis*) (**1**) traverse le fascia nuchal au-dessus de l'arcade tendineuse (**2**) tendue entre les insertions du muscle sterno-cléido-mastoïdien (*M. sternocleidomastoideus*) (**3**) et du muscle trapèze (*M. trapezius*) (**4**). L'artère occipitale est accompagnée par la veine occipitale (*V. occipitalis*) (**5**), de taille variable, manquant parfois et pouvant être totalement remplacée par une « veine azygos nuchale » (*V. azygos nuchae*) (**6**).

Au voisinage immédiat de l'artère et de la veine occipitales, le nerf grand occipital (*N. occipitalis major*) (**7**) est sous-cutané. Ce nerf est un rameau dorsal du deuxième nerf spinal. Il innerve, avec le nerf petit occipital (*N. occipitalis minor*) (**8**) venant du plexus cervical, la peau de la région occipitale. Il existe presque toujours des anastomoses entre les branches des nerfs grand et petit occipitaux. La peau immédiatement en arrière de l'auricule est innervée par le rameau postérieur du nerf grand auriculaire (*N. auricularis magnus*) (**9**). Parmi les branches dorsales, le plus gros est le troisième nerf occipital (*N. occipitalis tertius*) (**10**). Des nœuds lymphatiques occipitaux (*nodi lymphoidei occipitales*) (**11**) sont situés aux points de traversée de l'aponévrose nuchale par les vaisseaux et les nerfs.

Trigone de l'artère vertébrale (B)

Le trigone de l'artère vertébrale est seulement visible après ablation de tous les muscles superficiels (**A** ; muscle sterno-cléido-mastoïdien [**3**], muscle trapèze [**4**], muscle splénius de la tête [*M. splenius capitis*] [**12**] et muscle semi-épineux de la tête [*M. semispinalis capitis*] [**13**]). L'artère vertébrale (**14**), qui monte dans les foramens transversaires des six vertèbres cervicales supérieures, puis repose dans le sillon de l'artère vertébrale de l'arc dorsal de l'atlas (*arcus atlantis posterior*) (**15**) et entre dans le crâne en perforant la membrane atlanto-occipitale postérieure, appartient à cette région.

Ce triangle est limité par le muscle grand droit dorsal de la tête (*M. rectus capitis posterior major*) (**16**), par le muscle oblique cranial de la tête (*M. obliquus capitis superior*) (**17**) et par le muscle oblique caudal de la tête (*M. obliquus capitis inferior*) (**18**). Dans cette région, l'artère vertébrale donne une branche (**19**) qui irrigue les muscles adjacents. Entre l'artère et l'arc dorsal de l'atlas se trouve le nerf suboccipital (*N. suboccipitalis*) (**20**) qui est le rameau dorsal du premier nerf spinal et qui innerve les muscles précédemment décrits et le muscle petit droit dorsal de la tête (*M. rectus capitis posterior minor*) (**21**).

Remarques cliniques. La **ponction sous-occipitale** se pratique dans cette région. Elle sert à soustraire du liquide cérébro-spinal au niveau de la citerne cérébro-médullaire (*voir* Tome 3).

Le point de ponction se situe sur la ligne médiane entre la protubérance occipitale externe et le processus épineux de l'axis. L'aiguille de ponction est dirigée vers la racine du nez. Elle passe ainsi entre les M. droits postérieurs de la tête, puis à travers la membrane atlanto-occipitale postérieure et la dure-mère. Celle-ci offre une résistance nettement ressentie par l'opérateur. Immédiatement sous la dure-mère se trouve la citerne cérébro-médullaire. La profondeur de ponction chez l'adulte ne doit pas dépasser 4 à 5 cm.

22 Glande parotide.
23 Nœud lymphatique mastoïdien.

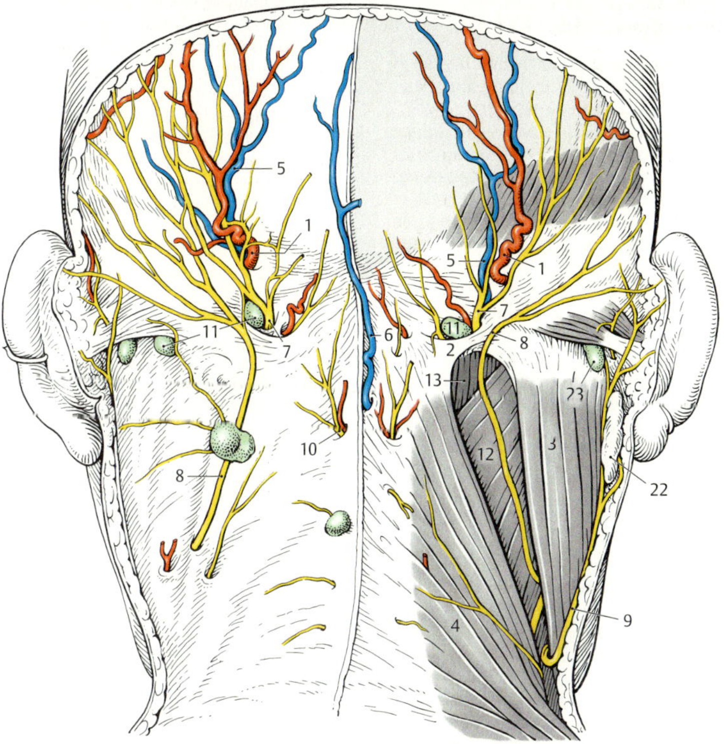

A Région occipitale et région cervicale postérieure
gauche : plan subcutané
droite : plan subfascial

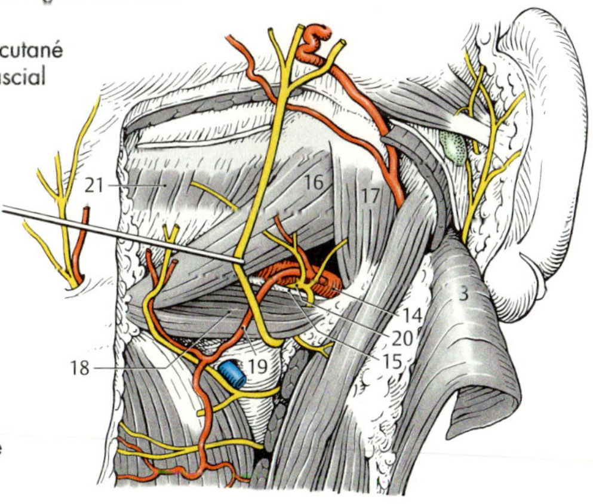

B Trigone de l'artère vertébrale

Régions latéro-et rétropharyngées (A)

Les vaisseaux et les nerfs reliant la tête et le tronc et traversant le cou sont situés latéralement et en arrière du pharynx.

Le plus dorsal est le tronc sympathique (*truncus sympathicus*) (**1**) qui se divise au niveau du ganglion cervical supérieur (*ganglion cervicale superius*) (**2**) en nerf jugulaire (*N. jugularis*) (**3**) et nerf carotidien interne (*N. caroticus internus*) (**4**). Quand ce dernier accompagne l'artère carotide interne (*A. carotis interna*) (**5**), le nerf jugulaire se dirige vers le ganglion inférieur (**6**) du nerf vague (**7**) (*ganglion inferius n. vagus*). Par ailleurs, il existe des anastomoses avec le nerf hypoglosse (*N. hypoglossus*) (**8**) et avec le glomus carotidien (*glomus caroticum*) (**9**) qui reçoit des fibres du rameau du sinus carotidien (*R. sinus carotici*) (**10**). Le ganglion cervical supérieur détache de fines fibres descendantes, les nerfs carotidiens externes (*N. carotici externi*) (non dessinés) vers le plexus carotidien externe (*plexus caroticus externus*), ainsi que des rameaux laryngo-pharyngiens et le nerf cardiaque cervical supérieur.

Le nerf vague (*N. vagus*) (**7**) traverse le foramen jugulaire (*foramen jugulare*), forme un ganglion supérieur et un ganglion inférieur (**6**), et descend entre la veine jugulaire interne (*V. jugularis interna*) (**11**) et l'artère carotide interne (**5**). À côté de petites branches et d'anastomoses, le nerf vague donne le nerf laryngé supérieur (*N. laryngeus superior*) (**12**) qui passe médialement à l'artère carotide interne et se divise en un rameau externe (*R. externus*) (**13**) et un rameau interne (*R. internus*) (**14**). Les autres branches sont un rameau auriculaire, un rameau méningé et les rameaux pharyngés (*R. pharyngei*) (**15**) qui, avec les rameaux pharyngés (**16**) du nerf glosso-pharyngien (*N. glossopharyngeus*) (**17**), innervent la musculature et la muqueuse du pharynx.

Le nerf glosso-pharyngien (**17**), qui traverse le foramen jugulaire (**18**) en étant séparé du nerf vague (**7**) et du rameau externe du nerf accessoire (*R. externus n. accessorius*) (**19**), prend une direction caudale et antérieure après avoir donné les rameaux pharyngiens (*R. pharyngei*) et le rameau du sinus carotidien (*R. sinus carotici*) (**10**) entre l'artère carotide interne (**5**) et l'artère carotide externe (*A. carotis externa*) (**20**).

Le rameau externe du nerf accessoire (**19**) a, en général, une direction dorso-latérale au bulbe supérieur (*bulbus superior*) (**21**) de la veine jugulaire interne (**11**) et traverse le muscle sterno-cléido-mastoïdien (*M. sternocleidomastoideus*) (**22**) ou se dirige médialement à ces structures (côté gauche de l'illustration) dans la région cervicale latérale (*voir* p. 360).

Le nerf hypoglosse (**8**) atteint l'espace rétropharyngien en traversant le canal du nerf hypoglosse (*canalis n. hypoglossi*). Il chemine dans l'espace latéro-pharyngien et se dirige latéralement aux deux artères carotides et en avant. Immédiatement sous la base du crâne, il reçoit des fibres (**23**) venant du premier et du deuxième nerf cervical. La plupart de ces fibres le quittent pour former la racine supérieure de l'anse cervicale « profonde » (*radix superior ansae cervicalis profundae*) (**24**; *voir* p. 362).

L'artère carotide externe donne sa branche dorsale, l'artère pharyngienne ascendante (*A. pharyngea ascendens*) (**25**) qui monte le long du pharynx et dont l'une de ses branches, l'artère méningée postérieure (*A. meningea posterior*), atteint la base du crâne par le foramen jugulaire.

26 Fascia pharyngo-basilaire.
27 Raphé pharyngien.
28 Muscle constricteur supérieur du pharynx.
29 Muscle constricteur moyen du pharynx.
30 Muscle constricteur inférieur du pharynx.
31 Muscle stylo-pharyngien.
32 Nerf facial.
33 Glande thyroïde.
34 Glande parathyroïde supérieure droite.

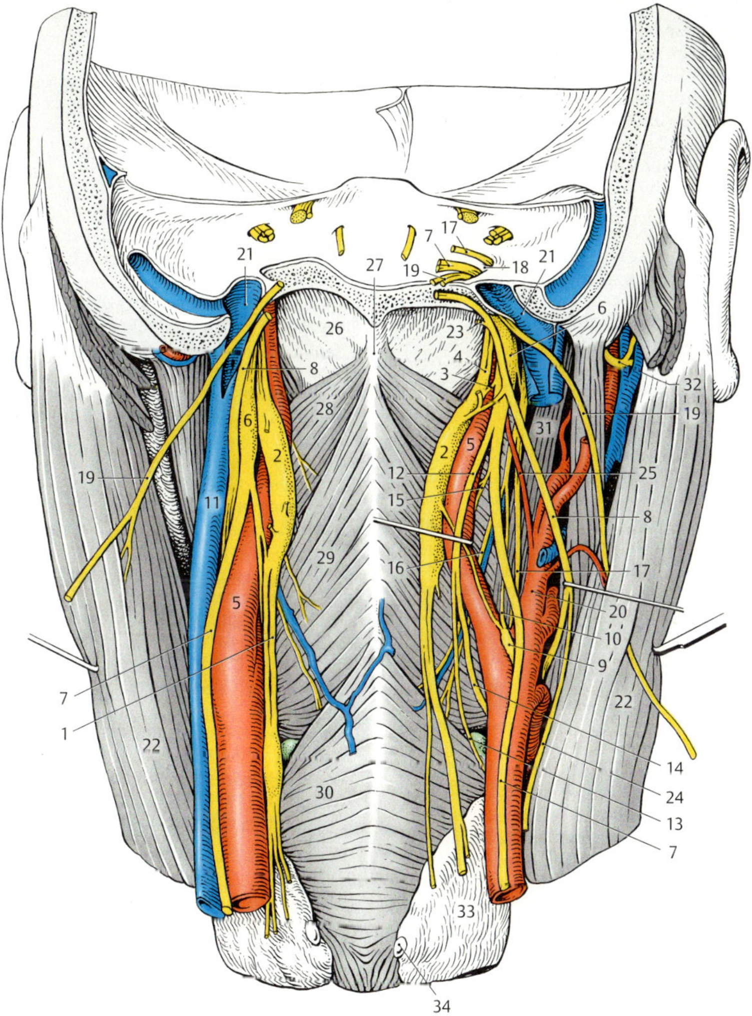

A Régions latéro- et rétropharyngiennes

Trigone submandibulaire (A, B)

Le trigone submandibulaire (**A**) est limité par la base de la mandibule (*basis mandibulae*) (**1**), par le ventre antérieur (*venter anterior*) (**2**) du muscle digastrique (*M. digastricus*) et par la bandelette mandibulaire (*tractus angularis fasciae cervicalis*) (**3**) avec le septum interglandulaire. Celui-ci prolonge en profondeur la bandelette mandibulaire qui sépare la loge submandibulaire de la loge parotidienne. S'il est enlevé, le trigone mandibulaire et la fosse rétromandibulaire (*fossa retromandibularis*) communiquent ensemble (**B**).

Trigone submandibulaire, plan superficiel (A)

La glande submandibulaire (*glandula submandibularis*) (**4**) est située à la face superficielle du muscle mylo-hyoïdien (*M. mylohyoideus*) (**5**), au bord postérieur duquel s'enroule le conduit submandibulaire (*ductus submandibularis*) (**6**) accompagné par le prolongement antérieur de la glande submandibulaire (*processus uncinatus*).

Le muscle mylo-hyoïdien partage aussi le trigone submandibulaire en étage superficiel et en étage profond. L'artère et la veine faciales (*A* et *V. facialis*) (**7**) traversent la glande. L'artère faciale donne, au niveau de la glande, l'artère submentale (*A. submentalis*) (**8**) qui, avec la veine du même nom, se dirige vers le menton en passant sur la face superficielle du muscle mylo-hyoïdien (**5**). Dans le même plan se trouve le nerf mylo-hyoïdien (*N. mylohyoideus*) (**9**) qui vient du nerf alvéolaire inférieur (*N. alveolaris inferior*) et qui innerve le muscle mylo-hyoïdien et le ventre antérieur (**2**) du muscle digastrique.

Un ou plusieurs nœuds lymphatiques submentaux (*nodi lymphoidei submentales*) (**10**) sont situés à la face superficielle du muscle mylo-hyoïdien et reçoivent la lymphe du menton et de la lèvre inférieure. En profondeur, médialement au muscle mylo-hyoïdien, chemine le nerf lingual (*N. lingualis*) (**11**) en décrivant une courbe en direction de la langue ; il est en rapport avec le ganglion submandibulaire (*ganglion submandibulare*) (**12**) par l'intermédiaire de rameaux ganglionnaires (*R. ganglionares*). Ce ganglion donne des rameaux glandulaires (*R. glandulares*) pour la glande submandibulaire. Au voisinage immédiat du ganglion cheminent le conduit submandibulaire (**6**) et le nerf hypoglosse (*N. hypoglossus*) (**13**) avec une veine satellite du nerf hypoglosse (*V. comitans n. hypoglossi*).

Trigone submandibulaire, plan profond (B)

Après écartement du ventre antérieur du muscle digastrique (**2**) et du muscle mylo-hyoïdien (**5**), le muscle génio-hyoïdien (*M. geniohyoideus*) (**14**) et le muscle hyo-glosse (*M. hyoglossus*) (**15**) sont visibles. Le muscle hyo-glosse irradie dans la langue depuis l'arrière. Caudalement au nerf hypoglosse (**13**), les fibres du muscle hyo-glosse (**15**) peuvent être dissociées pour faire apparaître, dans la profondeur, l'artère linguale (*A. lingualis*) (**16**) qui est parfois accompagnée par une petite veine linguale (*V. lingualis*). Ce point où l'on peut repérer l'artère linguale est décrit sous le nom de **trigone de l'artère linguale** (*trigonum a. lingualis*), limité par le nerf hypoglosse, le ventre antérieur du muscle digastrique et le bord postérieur du muscle mylo-hyoïdien (*voir* illustration **A**).

Le nerf glosso-pharyngien (*N. glossopharyngeus*) (**17**) descend de la fosse rétromandibulaire médialement au muscle hyo-glosse et est surcroisé par l'artère palatine ascendante (*A. palatina ascendens*) (**18**), branche de l'artère faciale (*A. facialis*). Le ligament stylo-hyoïdien (*lig. stylohyoideum*) (**19**) est parallèle au nerf glosso-pharyngien.

20 Artère carotide externe.
21 Nerf facial.
22 Muscle masséter.
23 Muscle sterno-cléido-mastoïdien.
24 Veine jugulaire externe.

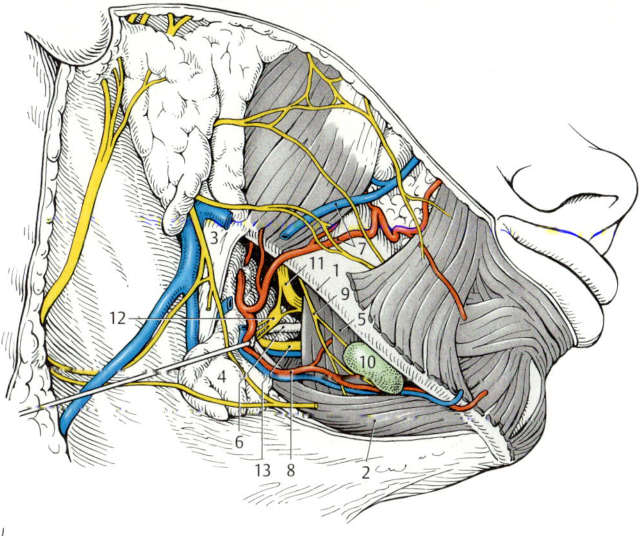

A Trigone submandibulaire

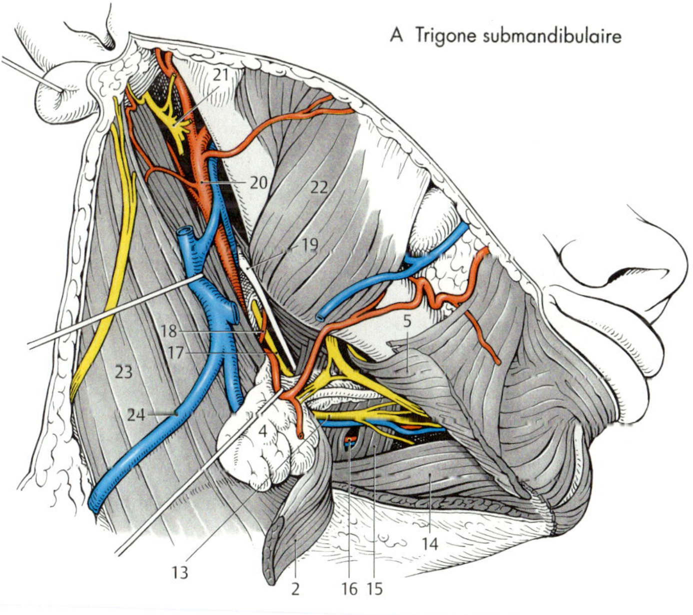

B Trigone submandibulaire (plan profond) et fosse rétromandibulaire

Fosse rétromandibulaire : région parotidienne (A)

La région parotidienne est bordée par la branche de la mandibule (*ramus mandibulae*) (**1**), le ventre postérieur du muscle digastrique (*venter posterior m. digastricus*) et la bandelette mandibulaire (*tractus angularis fasciae cervicalis*) (**2**). Elle contient la partie profonde (*pars profunda*) de la glande parotide.

Après ablation de la glande parotide, on voit le nerf facial (*N. facialis*) (**3**), sortant du foramen stylo-mastoïdien (*foramen stylomastoideum*) et se divisant en branches. La première de ses branches est le nerf auriculaire postérieur (*N. auricularis posterior*) (**4**) qui innerve le ventre occipital du muscle occipito-frontal (*venter occipitalis m. occipitofrontalis*) par son rameau occipital (*R. occipitalis*) et les muscles auriculaires postérieurs par son rameau auriculaire (*R. auricularis*). Un rameau digastrique (*R. digastricus*) (**5**) et un rameau stylohyoïdien (*R. stylohyoideus*) (**6**) quittent ensemble, avec le nerf auriculaire postérieur, le tronc du nerf facial qui forme un plexus intraparotidien (*plexus intraparotideus*) (**7**) entre la partie profonde et la partie superficielle de la glande parotide. Celui-ci forme des boucles autour des vaisseaux voisins et donne des branches pour les muscles de la mimique : rameaux temporaux (*R. temporales*) (**8**), rameaux zygomatiques (*R. zygomatici*) (**9**), rameaux buccaux (*R. buccales*) (**10**) et rameau marginal de la mandibule (*R. marginalis mandibularis*) (**11**). Par ailleurs, le plexus intraparotidien donne aussi le rameau du cou (*R. colli n. facialis*) (**12**) qui innerve le muscle platysma et qui forme l'anse cervicale « superficielle » (*ansa cervicalis superficialis*) avec le nerf transverse du cou (*N. transversus colli*).

Dans la profondeur de la fosse rétromandibulaire, on trouve l'artère carotide externe (*A. carotis externa*) (**13**) qui se divise en artère maxillaire (*A. maxillaris*) (**14**) et en artère temporale superficielle (*A. temporalis superficialis*) (**15**). Le plus souvent, l'artère temporale superficielle donne l'artère transverse de la face (*A. transversa faciei*) (**16**), comme première branche collatérale ; celle-ci peut aussi naître directement de l'artère carotide externe (*voir* illustration). L'artère carotide externe est accompagnée par la veine rétromandibulaire (*V. retromandibularis*) (**17**), formée par la réunion de la veine temporale superficielle (*V. temporalis superficialis*) (**18**) et des veines maxillaires (*V. maxillares*) (**19**).

Quand la veine rétromandibulaire est superficielle, elle s'anastomose avec la veine faciale (*V. facialis*) (**20**) et donne la veine jugulaire externe (*V. jugularis externa*) (**21**). Dans ce cas, l'artère carotide externe est accompagnée de veines satellites profondes (**22**). L'artère auriculaire postérieure (*A. auricularis posterior*) (**23**) monte dorsalement à la veine rétromandibulaire. Au bord supérieur de la fosse rétromandibulaire, l'artère et la veine temporale superficielle surcroisent le nerf auriculotemporal (*N. auriculotemporalis*) (**24**) qui vient de la fosse infratemporale et innerve la peau de la région temporale postérieure.

25 Nerf grand auriculaire.
26 Anse cervicale « superficielle ».
27 Conduit parotidien (sectionné).
28 Nerf buccal.
29 Artère faciale.
30 Muscle masséter.
31 Muscle buccinateur.

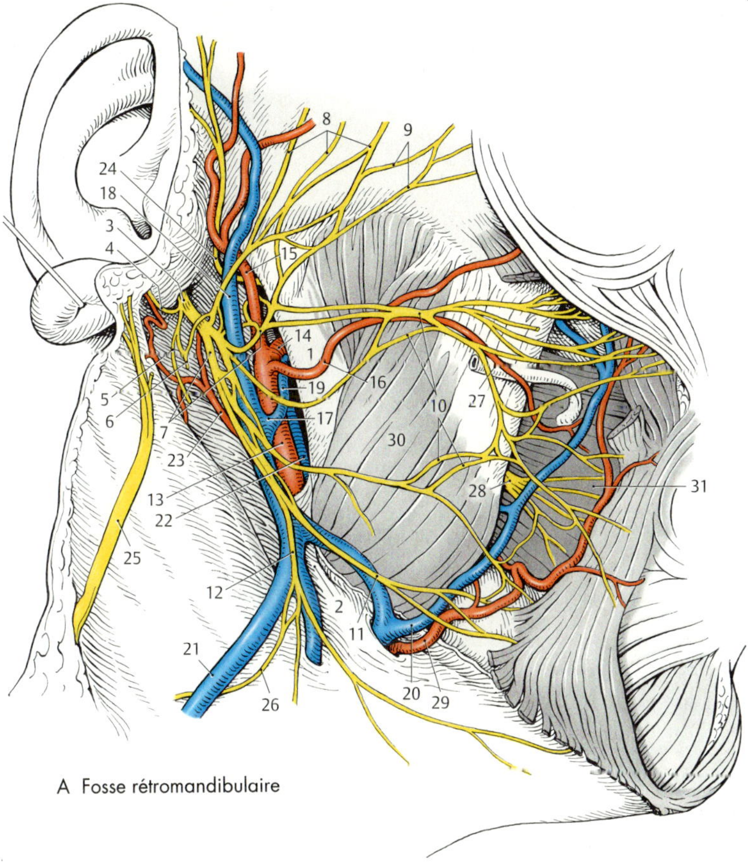

A Fosse rétromandibulaire

Région cervicale médiane (A, B)

Dans la région cervicale médiane, la séparation des plans par les fascias du cou est particulièrement marquée.

Espace entre les fascias (A)

Le *platysma* (**1**) est situé sous la peau et peut être plus ou moins étendu. Après écartement de ce muscle cutané, on voit la lame superficielle du fascia cervical (*lamina superficialis fasciae cervicalis*) (**2**) et, après son incision, la lame prétrachéale du fascia cervical (*lamina praetrachealis fasciae cervicalis*) (**3**) qui entoure les muscles infrahyoïdiens. Caudalement, la région est limitée par les deux muscles sterno-cléido-mastoïdiens (*M. sternocleidomastoidei*) (**4**). Juste au-dessus de l'incisure jugulaire (*incisura jugularis*) se trouve l'arc veineux jugulaire (*arcus venosus jugularis*) (**5**) qui réunit les veines jugulaires antérieures (*V. jugularis anteriores*) droite (**6**) et gauche. Ces veines peuvent recevoir des veinules profondes à travers la lame prétrachéale du fascia cervical (**3**).

Plan profond (B)

Après écartement de la lame prétrachéale du fascia cervical (*lamina praetrachealis fasciae cervicalis*), on voit les muscles infra-hyoïdiens et le corps thyroïde (*glandula thyroidea*) (**7**). Pour une meilleure vue générale du corps thyroïde et de la région, on peut inciser ces muscles. Le plus médial et superficiel est le muscle sterno-hyoïdien (*M. sternohyoideus*) (**8**) et latéralement le muscle omo-hyoïdien (*M. omohyoideus*) (**9**). Le muscle thyro-hyoïdien (*M. thyrohyoideus*) (**10**) et le muscle sterno-thyroïdien (*M. sternothyroideus*) (**11**) sont plus profonds. Tous les muscles infrahyoïdiens sont innervés de chaque côté par l'anse cervicale « profonde » (*ansa cervicalis « profunda »*) (**12**) respectivement par des fibres qui viennent de la racine supérieure (rameau thyrohyoïdien [*R. thyrohyoideus*]).

Le corps thyroïde (**7**) est situé en avant du cartilage cricoïde (*cartilago cricoidea*) et de la trachée (*trachea*) (**13**). Ses lobes latéraux (*voir* p. 356) atteignent le cartilage thyroïde (*cartilago thyroidea*) (**14**). Le ligament crico-thyroïdien (*lig. cricothyroideum medianum*) (**15**; *lig. conicum*) est tendu entre le cartilage thyroïde et le cartilage cricoïde et est recouvert de chaque côté par les muscles crico-thyroïdiens (*M. cricothyroidei*) (**16**). Ceux-ci sont innervés de chaque côté par le rameau externe (*R. externus*) (**17**) du nerf laryngé supérieur (*N. laryngeus superior*) (**18**). Le rameau interne (*R. internus*) (**19**) du nerf laryngé supérieur perfore, avec l'artère laryngée supérieure (*A. laryngea superior*) qui vient de l'artère thyroïdienne supérieure (*A. thyroidea superior*) (**20**), la membrane thyro-hyoïdienne (*membrana thyrohyoidea*) (**21**).

Le drainage veineux du corps thyroïde (*voir* p. 356) s'effectue par différentes veines, parmi lesquelles, à côté de la veine thyroïdienne supérieure (*V. thyroidea superior*) (**22**), on peut voir le plexus veineux impair (*plexus thyroideus impar*) (**23**). Celui-ci descend habituellement devant la trachée sous la forme de veines thyroïdiennes inférieures vers la veine brachio-céphalique gauche (*V. brachiocephalica sinistra*). Le tronc brachio-céphalique (*truncus brachiocephalicus*) (**24**) monte obliquement, immédiatement en avant de la trachée. Le nerf laryngé récurrent (*N. laryngeus recurrens*) (**25**) latéral à la trachée et devant l'œsophage (*oesophagus*), se dirige vers le larynx.

■ **Variations. L'arc veineux jugulaire** (*arcus venosus jugularis*) peut se situer à différentes hauteurs entre l'os hyoïde (*os hyoideum*) et l'incisure jugulaire (*incisura jugularis*). Au-dessous de l'os hyoïde, il est alors décrit sous le nom d'**arc veineux subhyoïdien** (*arcus venosus subhyoideus*). Rarement, on trouve une veine qui part du corps thyroïde, traverse la lame prétrachéale du fascia cervical et se jette dans la veine jugulaire antérieure (*V. jugularis anterior*). Il existe parfois une artère thyroïdienne moyenne (*A. thyroidea ima*) qui naît soit du tronc artériel brachio-céphalique, soit de l'aorte.

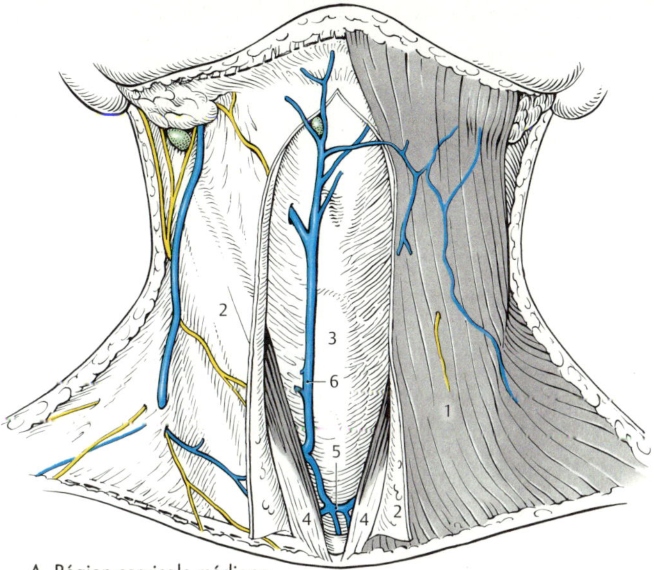

A Région cervicale médiane, espace entre les fascias

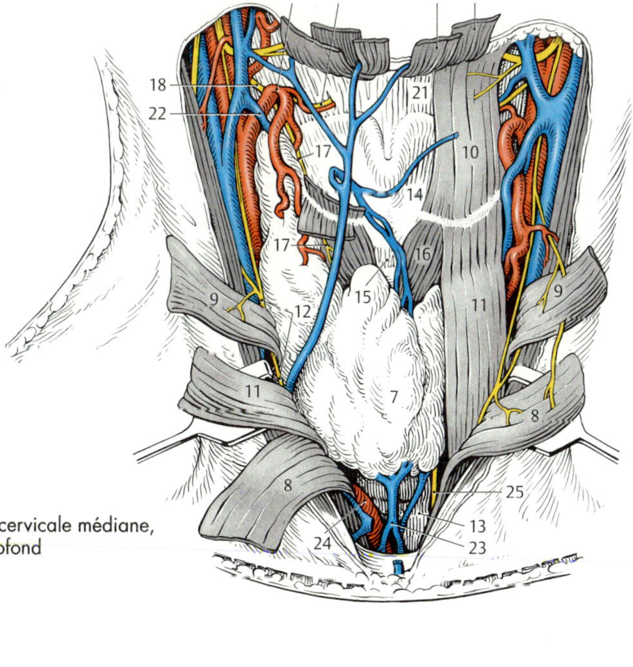

B Région cervicale médiane, plan profond

Région thyroïdienne (A-G)

Le **corps thyroïde** (*glandula thyroidea*) se compose d'un isthme (*isthmus*) (**1**), d'un lobe droit (*lobus dexter*) (**2**) et d'un lobe gauche (*lobus sinister*) (**3**). Chaque lobe comprend un pôle supérieur (*polus superior*) (**4**) et un pôle inférieur (*polus inferior*) (**5**). Les deux lobes atteignent, par l'intermédiaire de leur pôle supérieur, le cartilage thyroïde (*cartilago thyroidea*) (**6**), tandis que l'isthme est situé en avant du cartilage cricoïde (*cartilago cricoidea*) et de la trachée (*trachea*). Le ligament crico-thyroïdien (*lig. cricothyroideum medianum*) (**7**), qui unit les cartilages cricoïde et thyroïde, reste libre quand il n'y a pas de lobe pyramidal (*lobus pyramidalis*). Un tel lobe peut s'élever à partir de l'isthme (vestige du canal thyréoglosse [*ductus thyroglossus*]).

Le corps thyroïde reçoit sa vascularisation de chaque côté d'une artère thyroïdienne supérieure (*A. thyroidea superior*) (**8**) et d'une artère thyroïdienne inférieure (*A. thyroidea inferior*) (**9**). L'artère thyroïdienne supérieure vient de l'artère carotide externe (*A. carotis externa*) (**10**) et atteint le corps thyroïde à son pôle supérieur, où elle donne un rameau glandulaire antérieur, postérieur et latéral (*R. glandularis anterior*, *posterior* et *lateralis*). Le rameau glandulaire antérieur envoie un rameau crico-thyroïdien (*R. cricothyroideus*) qui arrive sur le ligament crico-thyroïdien. L'artère thyroïdienne inférieure (**9**) est une branche du tronc thyro-cervical (*truncus thyrocervicalis*) (**11**), qui naît de l'artère subclavière (*A. subclavia*) (**12**) et parvient au corps thyroïde par sa face postérieure. Il est particulièrement important de noter la situation de cette artère (B-D) par rapport au nerf laryngé récurrent (*N. laryngeus recurrens*) (**13**).

Le courant sanguin efférent suit les veines thyroïdiennes supérieures (*V. thyroideae superiores*) (**14**) qui par, l'intermédiaire d'un tronc veineux facial (*V. faciales* [*communes*]) (**15**), se termine dans les veines jugulaires internes (*V. jugulares internae*) (**16**). Du bord latéral du corps thyroïde part une veine thyroïdienne moyenne (*V. thyroidea media*) (**17**) qui se draine directement dans la veine jugulaire interne. Les veines thyroïdiennes moyenne et supérieure sont parfois anastomosées. Au bord inférieur du corps thyroïde, il existe en outre un plexus thyroïdien impar (*plexus thyroideus impar*) (**18**) qui, par les veines thyroïdiennes inférieures (*V. thyroidea inferior*), draine le sang vers la veine brachio-céphalique gauche (*V. brachiocephalica sinistra*) (**19**). Parfois, une autre veine venant du bord cranial de l'isthme se dirige vers la veine jugulaire antérieure (*V. jugularis anterior*) (*voir* illustration **B**, p. 355).

Remarques cliniques. En cas d'obstruction de la voie aérienne, la mesure d'urgence est une **incision transversale** du ligament crico-thyroïdien (élastique) (**7**) qui est une partie libre du cone élastique (*conus elasticus*). La **trachéotomie** est une intervention d'urgence. La trachée est alors ouverte **longitudinalement**. On distingue la *trachéotomie supérieure* au-dessus de l'isthme du corps thyroïde, la *trachéotomie moyenne* à travers l'isthme et la *trachéotomie inférieure* au-dessous de l'isthme. Cette dernière est pratiquée chez les enfants, car l'espace entre l'isthme et le sternum est plus grand. Chez l'adulte, on pratique les deux autres types. Toutefois, il faut respecter l'arc veineux jugulaire et, après ouverture de la lame prétrachéale du fascia cervical, le plexus thyroïdien impair (**18**). De plus, chez l'adulte, le **tronc brachio-céphalique** (*truncus brachiocephalicus*) (**20**) croise la trachée de gauche à droite. En cas d'intervention sur le corps thyroïde, il faut aussi faire attention au conduit thoracique (*ductus thoracicus*) (**21**) qui passe près du pôle inférieur du lobe gauche et se déverse dans le confluent veineux gauche (*angulus venosus sinister*) (**22**).

■ Variations de situation du nerf laryngé récurrent (B-D). Le nerf laryngé récurrent innerve la muqueuse de la région sous-glottique et tous les muscles du larynx, à l'exception du muscle crico-thyroïdien (*M. cricothyroideus*). Il peut passer, en dehors de quelques cas particuliers, avec une fréquence sensiblement égale : ventralement (**B** ; 27 p. 100), dorsalement (**C** ; 36 p. 100) ou entre (**D** ; 32 p. 100) les branches de l'artère thyroïdienne inférieure (**9**). Une intervention chirurgicale sur le corps thyroïde, mobilisant la glande en avant, doit en tenir compte car l'étirement de ce nerf peut entraîner une paralysie des muscles du larynx.

■ Variations de l'artère thyroïdienne inférieure (E-G). L'artère thyroïdienne inférieure (**9**) est sujette à de nombreuses variations quant à son trajet et à son origine. Elle peut se diriger médialement (**E**) en passant dorsalement à l'artère vertébrale (**23**). Parfois (**F**), la division de l'artère peut avoir lieu immédiatement après sa naissance du tronc thyro-cervical. Ainsi une branche peut-elle passer soit ventralement soit dorsalement à l'artère carotide commune (*A. carotis communis*) (**24**) et à la veine jugulaire interne (**16**). Enfin (**G**), l'artère thyroïdienne inférieure (**9**) peut naître directement comme première branche de l'artère subclavière (8 p. 100), de l'artère vertébrale (*A. vertebralis*) ou de l'artère thoracique interne (*A. thoracica interna*). Dans 3 p. 100 des cas, elle peut manquer, et son territoire de vascularisation est assuré par l'artère thyroïdienne supérieure et/ou par l'artère thyroïdienne ima. Celle-ci peut naître directement de l'aorte ou du tronc brachio-céphalique.

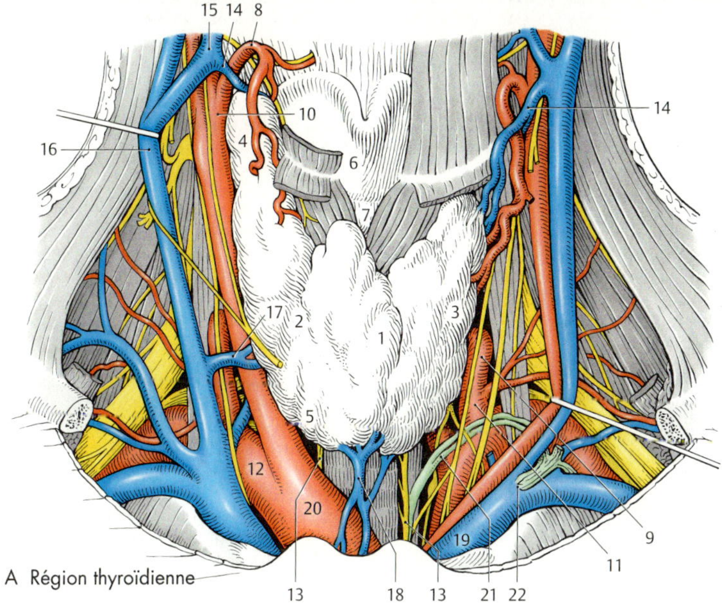

A Région thyroïdienne

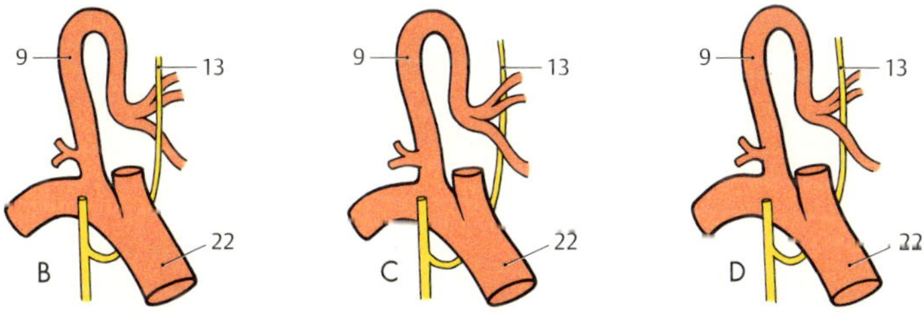

B–D Variations de situation du nerf laryngé récurrent par rapport à l'artère thyroïdienne inférieure (d'après Lanz-Wachsmuth)

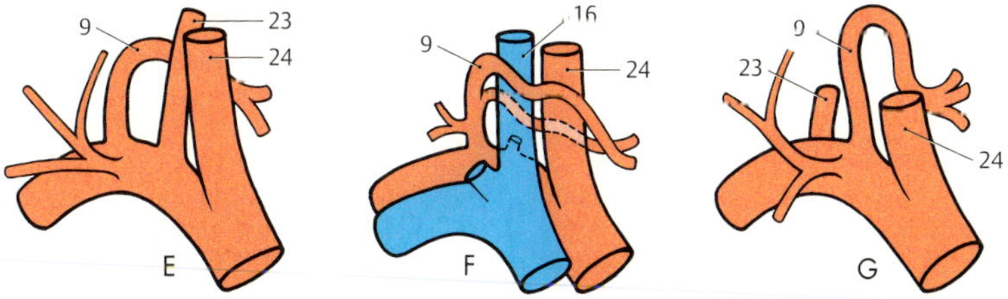

E–G Variations des branches de l'artère subclavière (observations de l'auteur)

Régions cervicales ventro-latérales (A, B)

Les régions ventro-latérales du cou se composent d'une région superficielle sous-cutanée avec le punctum nervosum, d'une région cervicale latérale, du trigone carotidien et de la région sterno-cléido-mastoïdienne.

Région cervicale ventro-latérale sous-cutanée (A)

Elle est limitée cranialement par la mandibule (*mandibula*), en avant par le plan sagittal médian, en arrière par le bord palpable du muscle trapèze (*M. trapezius*) et caudalement par la clavicule (*clavicula*) (**1**). Dans cette région se trouve le platysma, de grosses veines et les branches cutanées du plexus cervical (*plexus cervicalis*). L'aire dans laquelle ces branches cutanées traversent la lame superficielle du fascia cervical (*lamina superficialis fasciae cervicalis*) est appelée **punctum nervosum.** Elle se situe près de l'endroit où le bord postérieur du platysma surcroise le muscle sterno-cléido-mastoïdien. Après écartement du platysma, tous les vaisseaux et les nerfs superficiels sont visibles.

Le nerf petit occipital (*N. occipitalis minor*) (**2**) devient sous-cutané dans la partie la plus craniale de la région, après avoir cheminé parallèlement au bord postérieur du muscle sterno-cléido-mastoïdien. Ce nerf, qui participe à la sensibilité de la peau de la région occipitale, peut se diviser en deux branches, immédiatement après avoir traversé la lame superficielle du fascia cervical. La plus volumineuse des branches cutanées est le nerf grand auriculaire (*N. auricularis magnus*) (**3**) qui, avec un rameau antérieur (*R. anterior*) (**4**) et un rameau postérieur (*R. posterior*) (**5**), surcroise obliquement le muscle sterno-cléido-mastoïdien et fournit l'innervation sensivitive de l'auricule. À peu près au même endroit, le nerf transverse du cou (*N. transversus colli*) (**6**) traverse la lame superficielle du fascia cervical, sous-croise la veine jugulaire externe (*V. jugularis externa*) (**7**) et forme, avec le rameau du cou du nerf facial (*R. colli n. facialis*) (**8**), l'anse cervicale « superficielle » (*ansa cervicalis « superficialis »*) (**9**) qui innerve le platysma et la peau qui le recouvre. Caudalement, les nerfs supraclaviculaires (*N. supraclaviculares*) médial (**10**), intermédiaire (**11**) et latéral (**12**) perforent la lame superficielle du fascia cervical en différents points et innervent la peau de la région scapulaire.

Remarques cliniques. Au niveau de l'épaule droite, il peut se produire le *phénomène d'Eiselsberg*, c'est-à-dire une fausse projection. Lors de maladies du foie ou de la vésicule biliaire, des douleurs peuvent irradier dans l'épaule droite. Les sensations douloureuses s'étendent dans les dermatomes C3-C5 (*voir* Tome 3). En cas d'affections du pancréas, les douleurs peuvent irradier dans l'épaule gauche.

Région cervicale latérale, plan superficiel (B)

Après écartement de la lame superficielle du fascia cervical, le bord postérieur du muscle sterno-cléido-mastoïdien (*M. sternocleidomastoideus*) (**13**) et le bord antérieur du muscle trapèze (*M. trapezius*) (**14**) sont visibles. La lame prétrachéale du fascia cervical (*lamina praetrachealis fasciae cervicalis*) (**15**), qui s'unit dans la région cervicale latérale à la lame superficielle du fascia cervical, sépare le plan superficiel des autres. Outre les structures déjà décrites, le rameau externe du nerf accessoire (*R. externus n. accessorius*) (**16**) et le rameau du trapèze (*R. trapezius*) (**17**), venant du plexus cervical, cheminent dans le plan superficiel et innervent le muscle trapèze. Par ailleurs, on trouve la veine cervicale superficielle (*V. cervicalis superficialis*) (**18**) qui se jette dans la veine jugulaire externe, et l'artère cervicale superficielle (*A. cervicalis superficialis*) (**19**). Quand l'artère cervicale superficielle et l'artère scapulaire dorsale (*A. dorsalis scapulae*) naissent ensemble du tronc thyro-cervical, on appelle ce tronc l'artère transverse du cou (*A. transversa cervicis*). Quelques nœuds lymphatiques cervicaux latéraux superficiels (*nodi lymphoidei cervicales laterales superficiales*) (**20**) sont échelonnés le long des veines.

Plexus cervical

Racines : R. ventraux C1–C4

Branches : N. petit occipital
N. grand auriculaire
N. transverse du cou
Nn. supraclaviculaires
N. phrénique

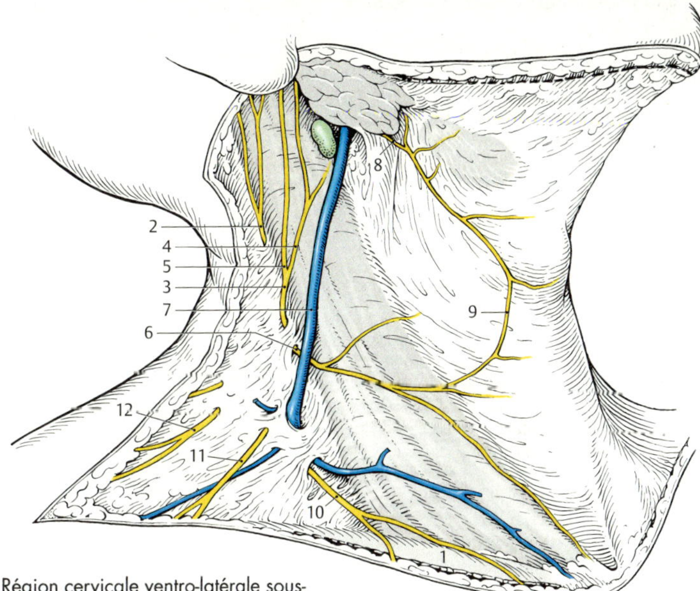

A Région cervicale ventro-latérale sous-cutanée avec le punctum nervosum ; le platysma a été enlevé

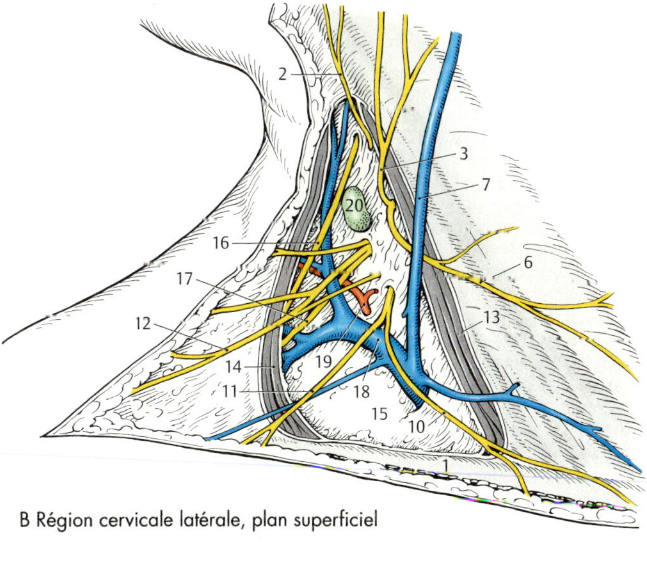

B Région cervicale latérale, plan superficiel

Régions cervicales ventro-latérales (A, B) (suite)

Région cervicale latérale, plan moyen (A)

Après écartement de la lame prétrachéale du fascia cervical (*lamina praetrachealis fasciae cervicalis*) (**1**), on voit le muscle omo-hyoïdien (*M. omohyoideus*) (**2**) qu'elle enveloppe. La lame prétrachéale du fascia cervical fusionne crânialement et dorsalement au muscle omo-hyoïdien avec la lame prévertébrale du fascia cervical (*lamina praevertebralis fasciae cervicalis*) (**3**). Elle est plus solide dans le **trigone omo-claviculaire** (*trigonum omoclaviculare*) qui est limité par le ventre inférieur du muscle omo-hyoïdien (*venter inferior m. omohyoideus*) (**2**), par le muscle sterno-cléido-mastoïdien (*M. sternocleidomastoideus*) (**4**) et par la clavicule (*clavicula*) (**5**).

Dans le trigone omo-claviculaire, la veine jugulaire externe (*V. jugularis externa*) (**6**), la veine cervicale superficielle (*V. cervicalis superficialis*) (**7**), la veine subclavière (*V. subclavia*) (**8**) et la veine jugulaire interne (*V. jugularis interna*) (**9**) s'unissent au niveau du confluent veineux (droit) (*angulus venosus* [*dexter*]) pour former la veine brachio-céphalique (droite) (*V. brachiocephalica* [*dextra*]). La veine suprascapulaire (*V. suprascapularis*) (**10**) parvient aussi à ce confluent. La réunion de ces veines est sujette à de nombreuses variations. L'artère suprascapulaire (*A. suprascapularis*) (**11**) chemine avec la veine du même nom juste au-dessus de la clavicule. Cranialement au ventre inférieur du muscle omo-hyoïdien, on voit le tronc de l'artère cervicale superficielle (*A. cervicalis superficialis*) (**12**).

Région cervicale latérale, plan profond (B)

Après écartement de la lame prévertébrale du fascia cervical (**3**), les muscles profonds du cou sont visibles : le muscle scalène ventral ou antérieur (*M. scalenus anterior*) (**13**), le muscle scalène moyen (*M. scalenus medius*) (**14**), le muscle scalène dorsal ou postérieur (*M. scalenus posterior*) (**15**) et le muscle élévateur de la scapula (*M. levator scapulae*) (**16**) ainsi que le muscle splénius du cou (*M. splenius cervicis*) (**17**) appartenant à la musculature du dos. Dans le **défilé des scalènes** formé par le muscle scalène ventral, le muscle scalène moyen et la clavicule cheminent le plexus brachial (*plexus brachialis*) (**18**) et l'artère subclavière (*A. subclavia*) (**19**). Cette artère donne, dans le défilé des scalènes, l'artère scapulaire dorsale (*A. dorsalis scapulae*) (**20**) qui est visible en arrière du muscle scalène moyen. Cette artère peut aussi naître d'une artère transverse du cou (*A. transversa cervicis*) (*voir* p. 364). Parmi les nerfs, on trouve les branches du plexus cervical (*plexus cervicalis*), dont le nerf phrénique (*N. phrenicus*) (**21**) qui naît du quatrième nerf cervical et surcroise obliquement le muscle scalène ventral (**13**). Le plexus brachial (**18**) donne ses branches supraclaviculaires, parmi lesquelles le nerf supraclaviculaire (*N. supraclavicularis*) (**22**), le nerf thoracique long (*N. thoracicus longus*) (**23**) et le nerf scapulaire dorsal (*N. dorsalis scapulae*) (**24**).

Les *nœuds lymphatiques du cou* (**25**) forment dans leur ensemble le tronc jugulaire (*truncus jugularis*), qui se draine dans le confluent veineux. Le confluent veineux droit reçoit les vaisseaux lymphatiques de la moitié droite de la tête et du cou, du membre thoracique droit (tronc subclavier droit [*truncus subclavius dexter*]) et de la moitié droite du thorax (tronc broncho-médiastinal droit [*truncus bronchomediastinalis dexter*]). Les vaisseaux lymphatiques des autres régions du corps se drainent dans le confluent veineux gauche (*voir* Tome 2).

Plexus brachial

Racines : R. ventraux C5-T1
- — tronc supérieur (C5, C6)
- — tronc moyen (C7)
- — tronc inférieur (C8, T1)

Branches : partie supraclaviculaire
- — N. scapulaire dorsal
- — N. thoracique long
- — N. subclavier
- — Nn. suprascapulaires
- — N. thoracodorsal
- — N. pectoral médial
- — N. pectoral latéral
- R. musculaires
- (partie infraclaviculaire : *voir* p. 372)

Remarques cliniques. Les atteintes du plexus brachial peuvent être de causes diverses (traumatisme néonatal, côte cervicale, compression externe). Dans ces cas on distingue une lésion supérieure ou inférieure (*voir* p. 370).

La **paralysie supérieure du plexus** (*Duchenne-Erb*) par atteinte des racines C5 et C6 provoque la défaillance des abducteurs et rotateurs externes de l'épaule, des fléchisseurs du coude et des M. supinateurs. Par ailleurs, de faibles troubles de la sensibilité se produisent à l'épaule et au côté radial de l'avant-bras.

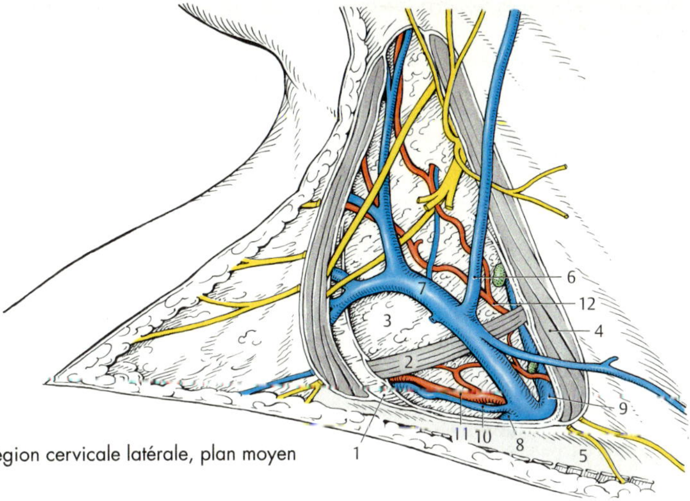

A Région cervicale latérale, plan moyen

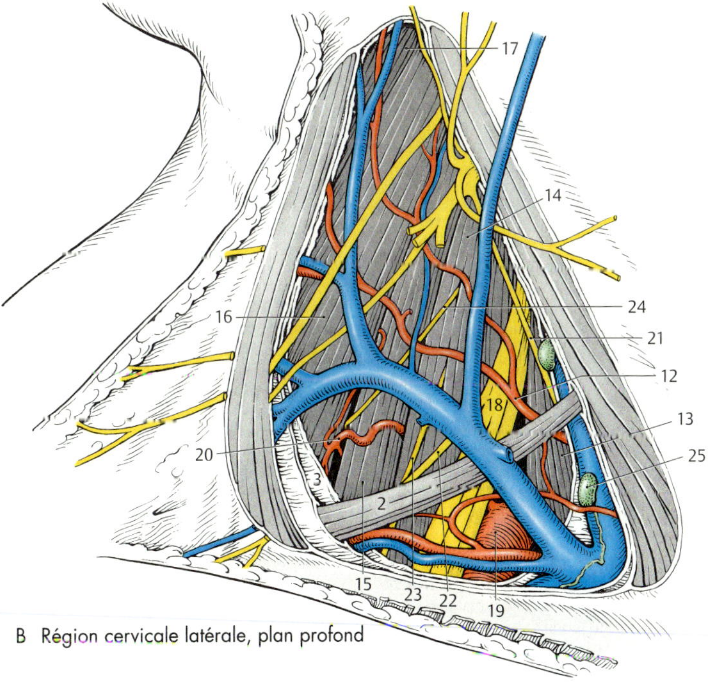

B Région cervicale latérale, plan profond

Régions cervicales ventro-latérales (A-F) (suite)

Trigone carotidien (trigonum caroticum) (A)

Le trigone carotidien est limité par le muscle sterno-cléido-mastoïdien (*M. sternocleidomastoideus*) (**1**), par le muscle omo-hyoïdien (*M. omohyoideus*) (**2**) et par le ventre postérieur du muscle digastrique (*venter posterior m. digastricus*) (**3**). Ce ventre est fixé, par l'intermédiaire du muscle stylo-hyoïdien (*M. stylohyoideus*) (**4**), à l'os hyoïde (*os hyoideum*) (**5**).

Superficiellement chemine la veine faciale commune (*V. facialis* [*communis*] ; **6**) qui reçoit la veine satellite du nerf hypoglosse (*V. comitans n. hypoglossi*) (**7**) et la veine thyroïdienne supérieure (*V. thyroidea superior*) (**8**) et se jette dans la veine jugulaire interne (*V. jugularis interna*) (**9**). L'artère carotide commune (*A. carotis communis*) (**10**) avec le sinus carotidien (*sinus caroticus*) (**11** ; *voir* Tome 2) est ventrale à cette veine.

L'artère carotide commune se divise chez 67 p. 100 des individus à la hauteur de la quatrième vertèbre cervicale en une branche postérieure et latérale, l'artère carotide interne (*A. carotis interna*) (**12**), et une branche antérieure, l'artère carotide externe (*A. carotis externa*) (**13**). Dans 20 p. 100 des cas, la division s'effectue à la hauteur de la troisième vertèbre cervicale, dans 11 p. 100 des cas à la hauteur de la cinquième vertèbre cervicale et, dans les 2 p. 100 restants, la bifurcation est située soit plus haut soit plus bas en dehors du trigone carotidien.

L'artère carotide interne (**12**) ne donne en général aucune collatérale et la première branche ventrale de l'artère carotide externe, l'artère thyroïdienne supérieure (*A. thyroidea superior*) (**14**), irrigue le corps thyroïde (**15**) et, par l'intermédiaire de l'artère laryngée supérieure (*A. laryngea superior*) (**16**), le larynx. Parfois, l'artère thyroïdienne supérieure donne l'artère sterno-cléido-mastoïdienne (*A. sternocleidomastoidea*) (**17**) qui naît en fait le plus souvent directement de l'artère carotide externe et décrit une boucle autour du nerf hypoglosse (*N. hypoglossus*) (**18**). Une autre branche ventrale est l'artère linguale (*A. lingualis*) (**19**) qui irrigue la langue en passant médialement au muscle hyo-glosse (*M. hyoglossus*) (**20**). La dernière branche, naissant à l'intérieur du trigone carotidien, est l'artère faciale (*A. facialis*) (**21**) qui se dirige vers la face en passant médialement au ventre posterieur (**3**) du muscle digastrique. Dans la bifurcation carotidienne, on trouve le glomus carotidien (*glomus caroticum*) (**22**), qui est un chémorécepteur (*voir* Tome 2) et qui reçoit des fibres sympathiques et parasympathiques. Les fibres parasympathiques se dirigent dans le rameau du sinus carotidien (*R. sinus carotici*) (**23**), une branche du nerf glosso-pharyngien (*N. glossopharyngeus*), et se rendent au sinus carotidien (*sinus caroticus*) (**11**) situé à côté du glomus.

Le nerf hypoglosse (*N. hypoglossus*) (**18**) chemine latéralement aux deux artères carotides et émet, au début de sa courbe, la racine supérieure de l'anse cervicale « profonde » (*radix superior ansae cervicalis « profundae »*) (**24**). Les fibres de cette racine proviennent des deux premiers nerfs cervicaux et de même que celles qui innervent le muscle thyro-hyoïdien (*M. thyrohyoideus*) par le rameau thyro-hyoïdien (*R. thyrohyoideus*) (**25**). La racine supérieure chemine devant l'artère carotide commune et s'unit à la racine inférieure de l'anse cervicale « profonde » (*radix inferior ansae cervicalis « profundis »*) (**26**), venant des deuxième et troisième nerfs cervicaux et en position latérale ou médiale à la veine jugulaire interne (*V. jugularis interna*), pour former l'anse cervicale « profonde ». Elle innerve le reste des muscles infrahyoïdiens.

Le nerf laryngé supérieur (*N. laryngeus superior*) est situé médialement à l'artère carotide externe ; son rameau interne (*R. internus*) (**28**) et l'artère laryngée supérieure se dirigent vers le larynx. Le nerf laryngé supérieur est une branche du nerf vague (*N. vagus*) (**29**) situé entre l'artère carotide interne et la veine jugulaire interne. Le nerf vague n'est séparé du tronc sympathique (*truncus sympathicus*) (**30**) et de son ganglion cervical supérieur (*ganglion cervicale superius*) (**31**) que par la lame prétrachéale du fascia cervical (*lamina praetrachealis fasciae cervicalis*). Dans l'angle postéro-supérieur de ce triangle se trouve le rameau externe du nerf accessoire (*R. externus n. accessorius*) (**32**).

■ **Variations (B-F).** On ne s'occupera que de la position relative des artères carotides et des origines des trois branches ventrales.

D'après *Faller*, l'artère carotide interne naît de l'artère carotide commune en position dorso-latérale à l'artère carotide externe chez 49 p. 100 des individus (**B**) et ventro-médiale (**C**) chez 9 p. 100. Toutes les positions intermédiaires sont possibles.

Il existe un tronc thyro-lingual (*truncus thyrolingualis*) (**D**) dans environ 4 p. 100 des cas, un tronc linguo-facial (*truncus linguofacialis*) (**E**) dans environ 23 p. 100 et un tronc thyro-linguo-facial (*truncus thyrolinguofacialis*) (**F**) dans 0,6 p. 100 des cas.

Remarques cliniques. L'A. carotide commune peut être repoussée contre le tubercule antérieur de la 6e vertèbre cervicale. À cet endroit, il est possible de la ponctionner et de palper le pouls.

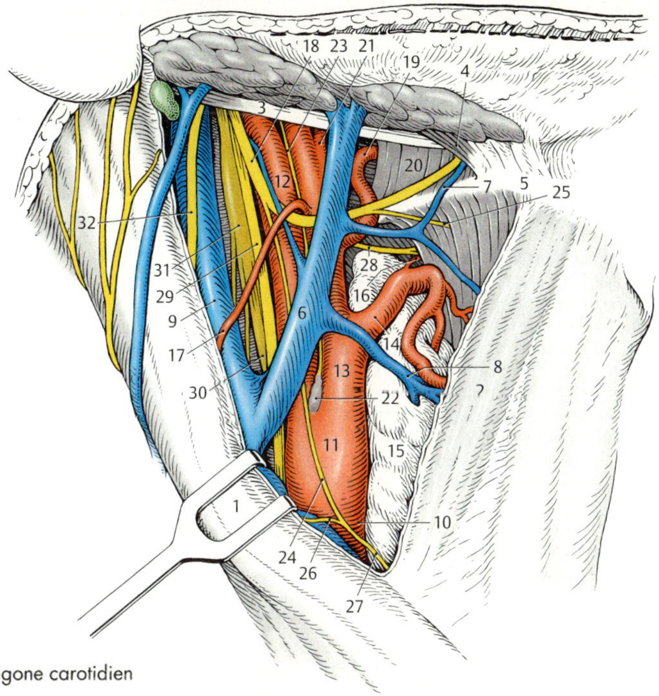

A Trigone carotidien

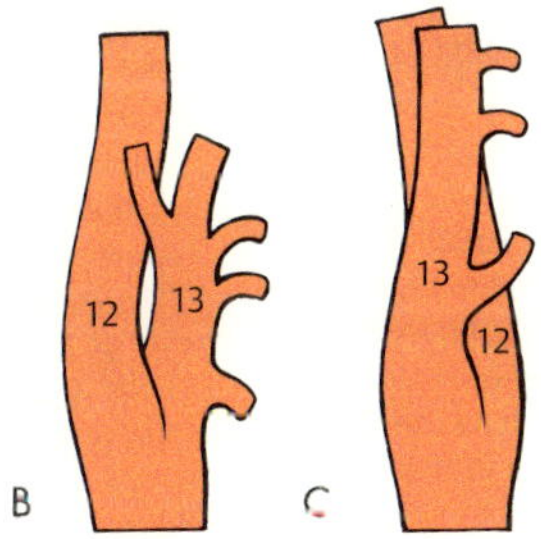

B-C Variations de position de l'artère carotide externe et de l'artère carotide interne (d'après Faller)

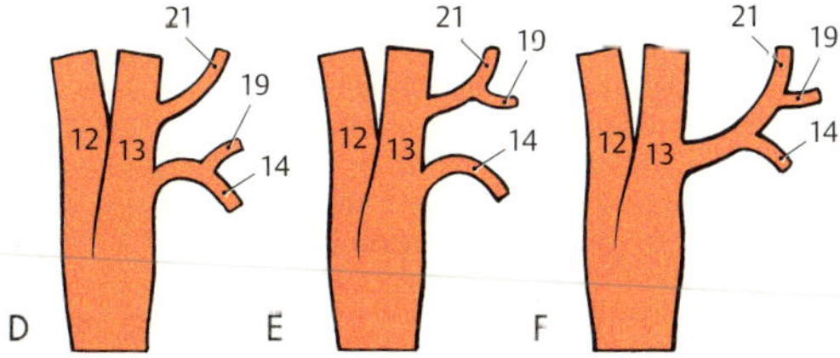

D-F Variations des trois branches ventrales de l'artère carotide externe (d'après Poisel-Golth)

Régions cervicales ventro-latérales (suite)

Région sterno-cléido-mastoïdienne (A)

La région sterno-cléido-mastoïdienne (*regio sternocleidomastoidea*) est visible après avoir écarté le muscle sterno-cléido-mastoïdien (*M. sternocleidomastoideus*) (**1**) et le muscle omo-hyoïdien (*M. omohyoideus*) (**2**). Elle fait communiquer le trigone carotidien (*trigonum caroticum*) et la région cervicale latérale (*regio cervicalis lateralis*). L'ablation des plans superficiels permet de voir les gros vaisseaux et les nerfs qui cheminent dans le cou.

La plus grosse des artères est l'artère carotide commune (*A. carotis communis*) (**3**) qui monte obliquement et se divise en artère carotide externe (*A. carotis externa*) (**4**) et en artère carotide interne (*A. carotis interna*) (**5**). Pour les positions respectives et les variations, *voir* p. 362.

L'artère thyroïdienne inférieure (*A. thyroidea inferior*) (**6**), recouverte par l'artère carotide commune, décrit une courbe vers le corps thyroïde (*glandula thyroidea*) (**7**). Cette artère vient du tronc thyro-cervical (*truncus thyrocervicalis*) (**8**) qui naît de l'artère subclavière (*A. subclavia*) (**9**) juste avant qu'elle ne s'engage dans le défilé des scalènes. Le tronc thyro-cervical donne aussi l'artère suprascapulaire (*A. suprascapularis*) (**11**) qui passe devant le muscle scalène ventral (*M. scalenus anterior*) (**10**), l'artère cervicale superficielle (*A. cervicalis superficialis*) (**12**) et l'artère cervicale ascendante (*A. cervicalis ascendens*). L'artère vertébrale (*A. vertebralis*) (**13**) est la première branche de l'artère subclavière. Après avoir traversé le défilé des scalènes, l'artère subclavière donne, dans 60 p. 100 des cas, l'artère scapulaire dorsale (*A. dorsalis scapulae*) (**14**) qui passe en arrière du muscle scalène moyen (*M. scalenus medius*) (**15**) et devant le muscle scalène dorsal (*M. scalenus posterior*) (**16**), et qui se divise en une branche descendante et une branche ascendante. Dans le reste des cas, l'artère scapulaire dorsale naît avec l'artère cervicale superficielle (**12**) du tronc thyro-cervical. Cette origine commune est appelée artère transverse du cou (*A. transversa cervicis*).

Dorsalement à l'artère carotide commune se trouve la grosse veine jugulaire interne (*V. jugularis interna*) (**17**) dans laquelle se jettent la veine faciale (*V. facialis*) (**18**) et la veine thyroïdienne moyenne (*V. thyroidea media*) (**19**). La veine jugulaire interne s'unit à la veine subclavière (*V. subclavia*) (**20**) pour former la veine brachio-céphalique droite (*V. brachiocephalica dextra*) (**21**). Dans le confluent veineux droit (*angulus veinosus dexter*) parviennent aussi la veine jugulaire externe (*V. jugularis externa*) (**22**) qui est unie à la veine transverse du cou (*V. transversa cervicis*) (**23**) et à la veine suprascapulaire (*V. suprascapularis*) (**24**).

Dans le confluent veineux droit se jettent aussi des vaisseaux lympathiques (**25**) qui drainent la moitié droite de la tête et du cou, le membre thoracique droit et la moitié droite du thorax.

L'anse cervicale « profonde » (*ansa cervicalis « profunda »*) (**26**) repose sur l'artère carotide commune (**3**) et donne l'innervation des muscles infrahyoïdiens. Elle est formée par une racine supérieure (*radix superior ansae*) (**27**) qui chemine initialement avec le nerf hypoglosse (*N. hypoglossus*) (**28**) et d'une racine inférieure (*radix inferior ansae*) (**29**). Le nerf phrénique (*N. phrenicus*) (**30**), provenant du quatrième nerf cervical, chemine dorsalement à la veine jugulaire interne et accompagne le muscle scalène ventral. Le nerf vague (*N. vagus*) (**31**) fait partie du paquet vasculo-nerveux du cou et donne un rameau cardiaque cervical supérieur (*R. cardiacus cervicalis superior*) (**32**) et un rameau cardiaque cervical inférieur (*R. cardiacus cervicalis inferior*) (**33**).

Séparés du nerf vague par la lame prévertébrale du fascia cervical (*lamina praevertebralis fasciae cervicalis*) cheminent le tronc sympathique (*truncus sympathicus*) (**34**) avec le ganglion cervical supérieur (*ganglion cervicale superius*) (**35**), l'inconstant ganglion cervical moyen (*ganglion cervicale medium*) (**36**) et le ganglion cervical inférieur (*ganglion cervicale inferius*). Le ganglion cervical inférieur est souvent fusionné avec le premier ganglion thoracique (*ganglion thoracicum primum*) pour donner le ganglion stellaire ou cervico-thoracique (*ganglion stellatum* ou *cervico-thoracicum*) (**37**) situé au niveau de la tête de la première côte, médialement à l'artère vertébrale (**13**). Le tronc sympathique (**34**) forme l'anse thyroïdienne (*ansa thyroidea*) (**38**) autour de l'artère thyroïdienne inférieure (**6**) et donne les nerfs cardiaques cervicaux (*N. cardiaci cervicales*) (**39**). Dans la profondeur, le nerf laryngé récurrent (*N. laryngeus recurrens*) (**40**) monte le long de la trachée (*trachea*).

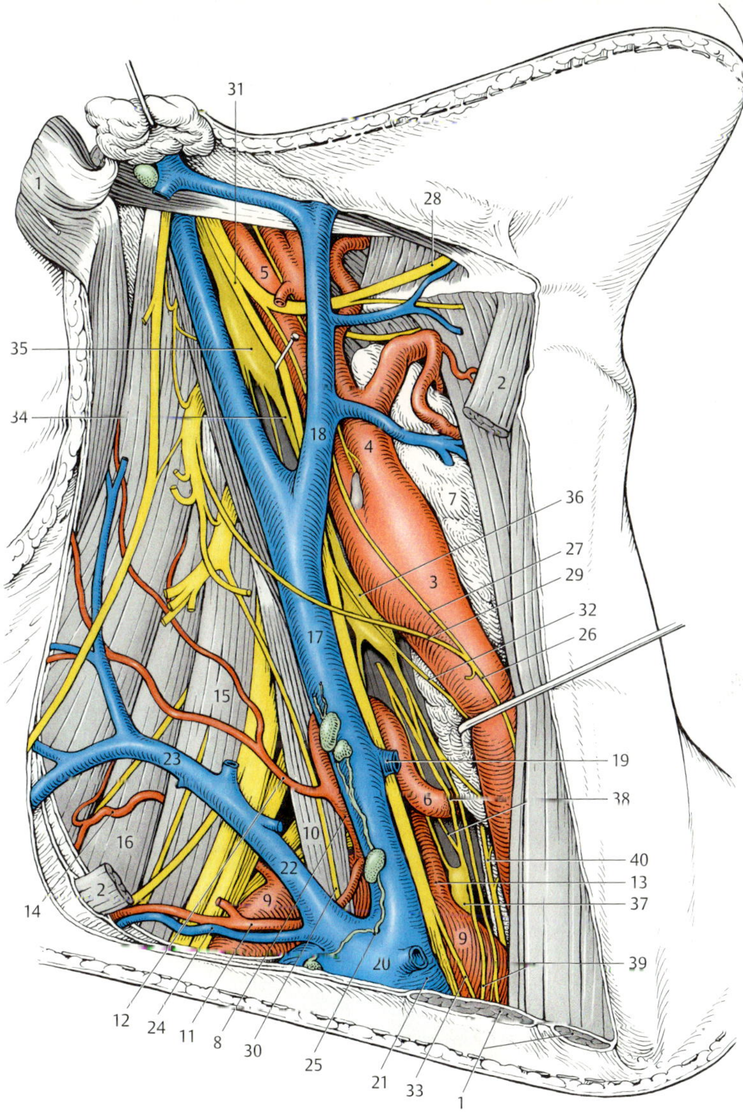

A Région sterno-cléido-mastoïdienne ; l'artère carotide commune est réclinée médialement et en avant

Triangle scaléno-vertébral (A)

Le triangle scaléno-vertébral est limité par le muscle long du cou (*M. longus colli*) (**1**), par le muscle scalène ventral (*M. scalenus anterior*) (**2**) et par le dôme pleural. La lame prévertébrale du fascia cervical (*lamina praevertebralis fasciae cervicalis*) recouvre le triangle scaléno-vertébral, et ce n'est qu'après avoir écarté celle-ci que l'on peut voir les structures contenues dans cet espace.

L'artère subclavière (*A. subclavia*) (**3**) repose sur le dôme pleural d'où partent des faisceaux conjonctifs, tels que le ligament costo-pleural (*lig. costopleurale*), qui se terminent sur la première côte. La première branche ascendante de cette artère est l'artère vertébrale (*A. vertebralis*) (**4**), qui croise ventralement les racines T1 (**5**) et C8 (**6**) du plexus brachial et qui entre dans le foramen transverse (*foramen transversarium*) de la sixième vertèbre cervicale. La veine vertébrale (*V. vertebralis*) (**7**) chemine dorsalement à l'artère (**4**) et entre dans le foramen transverse de la septième vertèbre cervicale. Contigu à l'A. vertébrale monte le tronc thyro-cervical (*truncus thyrocervicalis*) (*voir* p. 364), suivi par le tronc costo-cervical (*truncus costocervicalis*) (**8**) qui donne l'artère cervicale profonde (*A. cervicalis profunda*) (**9**) et l'artère intercostale suprême (*A. intercostalis suprema*) et parfois (rarement) une artère scapulaire dorsale atypique (*A. dorsalis scapulae*) (**10**). Plus caudalement, l'artère thoracique interne (*A. thoracica interna*) (**11**) chemine avec la veine thoracique interne (*V. thoracica interna*) (**12**) en parasternal et se poursuit par l'artère épigastrique supérieure (*A. epigastrica superior*) qui atteint la gaine des muscles droits de l'abdomen.

Du côté gauche, le conduit thoracique (*ductus thoracicus*) (**13**) surcroise ventralement l'artère subclavière (*A. subclavia*) et ses branches, en décrivant une courbe convexe en direction craniale, l'arcade du conduit thoracique (*arcus ductus thoracici*). Le conduit thoracique se termine dans le confluent veineux gauche (*augulus veinosus sinister*) (**14**) qui est formé par la réunion de la veine jugulaire interne (*V. jugularis interne*) (**15**) et de la veine subclavière (*V. subclavia*) (**16**).

Dans la profondeur, on trouve les racines C5 à T1 du plexus brachial (*plexus brachialis*), tandis que superficiellement chemine le tronc sympathique (*truncus sympathicus*) (**17**). Celui-ci possède, à la hauteur de la sixième vertèbre cervicale, un ganglion cervical moyen (*ganglion cervicale medium*) (**18**) qui est situé sur le muscle scalène ventral (**2**). Caudalement à ce ganglion, le tronc sympathique forme, avec le nerf cardiaque cervical supérieur (*N. cardiacus cervicalis superior*) (**19**), une anse thyroïdienne (*ansa thyroidea*) (**20**) autour de l'artère thyroïdienne inférieure. Le tronc sympathique envoie une anse subclavière (*ansa subclavia*) (**21**) qui entoure l'artère subclavière (**3**). L'anse subclavière atteint le ganglion cervical inférieur (*ganglion cervicalis inferius*) qui est uni au premier ganglion thoracique (*ganglion thoracicum primum*) pour former le ganglion stellaire (*ganglion stellatum*) (**22**). Ce ganglion est situé au niveau de la tête de la première côte. Le nerf cardiaque cervical inférieur (*N. cardiacus cervicalis inferior*) (**23**) prend son origine en avant du ganglion. Médialement, le nerf laryngé récurrent (*N. laryngeus recurrens*) (**24**) monte vers le larynx. Ce nerf est situé dans l'espace formé par la trachée (*trachea*) (**25**) et l'œsophage (*oesophagus*) (**26**).

Remarques cliniques. L'existence d'une côte cervicale peut entraîner un **syndrome de la côte cervicale**. Des symptômes par atteinte des vaisseaux et des nerfs du membre thoracique sont présents particulièrement dans le territoire du nerf ulnaire. Il faut par ailleurs rassembler les résultats de l'examen de la grande fosse supraclaviculaire (*fossa supraclavicularis major*).

Toutefois, des symptômes d'origine vasculaire ou nerveuse peuvent exister sans côte cervicale ; on parle alors de **syndrome du défilé des scalènes**, par hypertonie et hypertrophie du muscle scalène ventral.

Des nœuds lymphatiques supraclaviculaires (*nodi lymphoidei supraclaviculares*) qui se drainent immédiatement dans le confluent veineux gauche peuvent être le siège de métastases éloignées de cancer de l'estomac (**ganglion de Virchow-Troisier**).

27 Nerf phrénique.
28 Veine brachio-céphalique gauche.
29 Muscle scalène moyen.
30 Muscle scalène dorsal.
31 Muscle élévateur de la scapula.
32 Muscle trapèze.
33 Partie claviculaire du muscle grand pectoral.
34 Artère carotide commune gauche.
35 Nerf vague gauche.

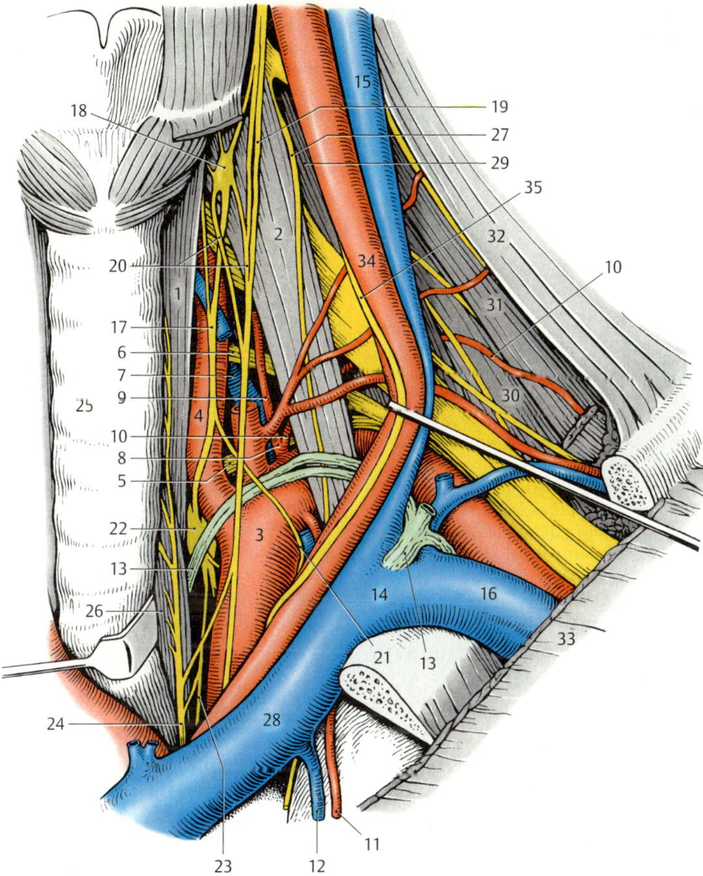

A Triangle scaléno-vertébral ; l'artère carotide commune, la veine subclavière et le nerf vague sont réclinés latéralement

Membre supérieur

Régions (A-C)

Superficiellement, il n'existe pas de franche limite entre la racine du membre supérieur et le thorax. En dissection, il est facile de séparer du thorax le bras, principalement entouré de muscles avec sa racine. Pour comprendre la topographie des pédicules périphériques, il faut étudier ensemble la racine et le membre libre. La division en régions a un but pratique qui ne se déduit pas d'explications embryonnaires.

Régions de l'épaule

En avant se trouve la **fosse infraclaviculaire** (*fossa infraclavicularis*) (**1**) avec le trigone clavi-pectoral (*trigonum clavipectorale*) (**2**), à travers laquelle les pédicules vasculo-nerveux rejoignent le bras, en particulier en passant dans le segment central de la **région axillaire** (*regio axillaris*) (**3**), avec la fosse axillaire (*fossa axillaris*) (**4**). La **région deltoïdienne** (*regio deltoidea*) (**5**) est latérale par rapport à l'articulation de l'épaule ; elle se ferme dorsalement par la **région scapulaire** (*regio scapularis*) (**6**).

Régions du bras

Le bras se divise en une **région brachiale antérieure** (*regio brachialis anterior*) (**7**), qui contient les fléchisseurs, et une **région brachiale postérieure** (*regio brachialis posterior*) (**8**) contenant les extenseurs. À l'intérieur de la région brachiale antérieure, le sillon bicipital médial (*sulcus bicipitalis medialis*) (**9**) est, en avant du septum intermusculaire médial, la principale voie de passage des vaisseaux et des nerfs allant de la fosse axillaire au pli cu coude. Devant le septum intermusculaire latéral, on décrit un sillon bicipital latéral (*sulcus bicipitalis lateralis*), dans lequel la veine céphalique glisse superficiellement en sous-cutané.

Régions du coude

Sur la face de flexion, la **région cubitale antérieure** (*regio cubitalis anterior*) (**10**) prolonge la région brachiale antérieure ; son centre est représenté par le pli du coude (*fossa cubitalis*), à l'intérieur duquel se rassemblent les vaisseaux et les nerfs. La **région cubitale postérieure** (*regio cubitalis posterior*) (**11**), située dorsalement, ne contient en dehors des muscles que des petits vaisseaux.

Régions de l'avant-bras

La **région antébrachiale antérieure** (*regio antebrachialis anterior*) (**12**) se trouve distalement par rapport au pli du coude ; elle comprend, échelonnés de dedans en dehors, les gros vaisseaux et les nerfs compris entre les fléchisseurs. La face dorsale est formée par la **région antébrachiale postérieure** (*regio antebrachialis posterior*) (**13**).

Régions de la main

Au niveau de la main se trouve la **région palmaire** (*regio palmaris*) — **palma manus** (**14**), la paume de la main — qui s'étend de l'articulation médio-carpienne jusqu'à l'articulation métacarpo-phalangienne. La **région du dos de la main** (*regio dorsalis manus*) — **dorsum manus** (**15**) —, a les mêmes limites. Entre la paume et le dos de la main, on trouve latéralement la **fossette radiale** (*fovea radialis*) (**16**), qui contient l'A. radiale.

Régions du poignet

Sur la face palmaire, entre la région antébrachiale antérieure et la paume de la main se trouve la **région carpienne antérieure** (*regio carpalis anterior*) (**17**). Sur la face dorsale, on décrit la **région carpienne postérieure** (*regio carpalis posterior*) (**18**).

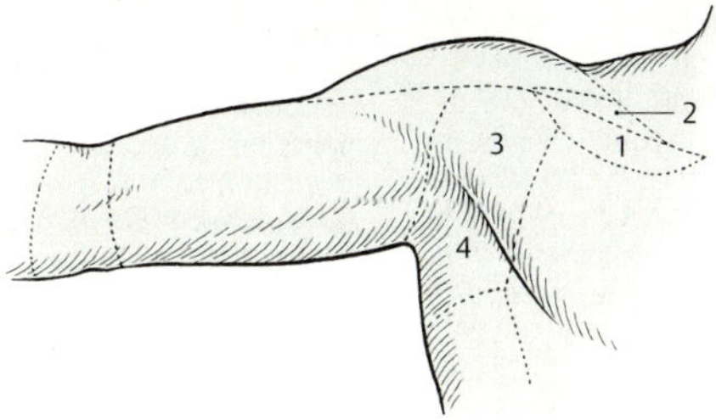

C Régions de l'aisselle

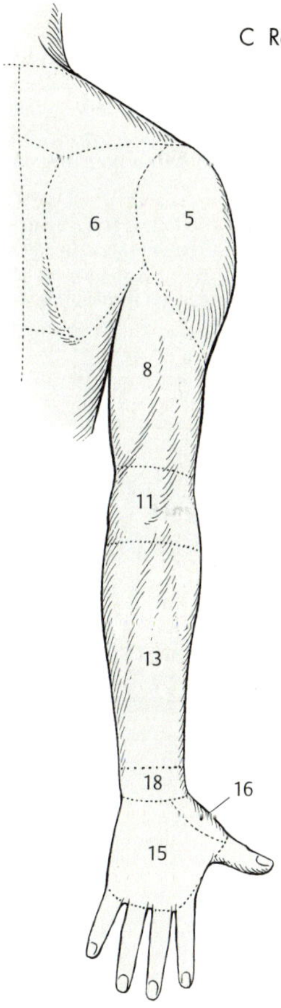

B Régions du membre supérieur, vue de dos

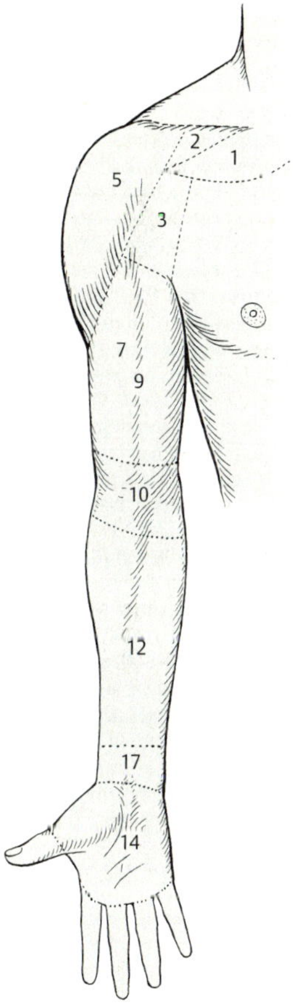

A Régions du membre supérieur, vue de face

Trigone clavi-pectoral (A, B)

Le trigone clavi-pectoral (*trigonum clavipectorale*) est limité en proximal par la clavicule (*clavicula*) (**1**), en latéral par le M. deltoïde (*M. deltoideus*) (**2**) et en médial par le M. grand pectoral (*M. pectoralis major*) (**3**). Du côté distal, il se prolonge par le sillon delto-pectoral. Comme la largeur du triangle à sa base est très variable, il est approprié de détacher de la clavicule la partie claviculaire (*pars clavicularis*) (**4**) du M. grand pectoral et de la rabattre.

Plan superficiel (A)

En superficie se trouve le fascia pectoral (*fascia pectoralis*) (superficiel) qui s'enfonce un peu au niveau du triangle. Le fascia clavi-pectoral (*fascia clavipectoralis*) (**7**) s'étend depuis la clavicule (**1**), le processus coracoïde (*processus coracoideus*) (**B** ; **5**) et le M. petit pectoral (*M. pectoralis minor*) (**B** ; **6**), sur la face profonde du M. deltoïde vers la face profonde du M. grand pectoral ; il divise le trigone clavi-pectoral en deux plans.

Dans le plan superficiel passe la V. céphalique (*V. cephalica*) (**8**), qui rejoint le trigone par le sillon delto-pectoral et perfore le fascia clavi-pectoral pour se jeter dans la V. axillaire (*V. axillaris*) (**B** ; **9**). Des afférences venant de la région se jettent dans la V. céphalique. L'A. thoraco-acromiale (*A. thoracoacromialis*) (**B** ; **10**), née de l'A. axillaire latéralement par rapport à la V. céphalique, traverse le fascia clavi-pectoral (**7**). Elle se divise alors en un rameau claviculaire (*R. clavicularis*) (**11**), un rameau acromial (*R. acromialis*) (**12**), un rameau deltoïdien (*R. deltoideus*) (**13**) et des rameaux pectoraux (*R. pectorales*) (**B** ; **14**). Ce sont avec ces derniers que passent les N. pectoraux qui traversent le fascia clavi-pectoral par un tronc commun (**15**).

Plan profond (B)

Dans le plan profond se trouvent les pédicules vasculaires et nerveux irriguant le bras. En distal par rapport au M. subclavier (*M. subclavius*) (**16**), on trouve de dedans en dehors la V. axillaire (**9**), l'A. axillaire (**17**) et les trois faisceaux nerveux. Les trois faisceaux, décrits comme branches infraclaviculaires du plexus brachial, se répartissent en un faisceau latéral (*fasciculus lateralis*) (**18**) situé ici en superficie et qui est déjà divisé en ses branches, un faisceau postérieur (*fasciculus posterior*) (**19**) et un faisceau médial (*fasciculus medialis*) (**20**). Au bord supérieur du M. petit pectoral (**6**), les pédicules vasculo-nerveux plongent en profondeur. Dans le secteur latéral, on trouve en profondeur l'artère, la veine et les nerfs suprascapulaires (**21**).

On trouve parfois, dans le plan superficiel, déjà des nœuds lymphatiques (non représentés). Ils contiennent la lymphe des deux doigts radiaux à travers des conduits lymphatiques qui longent la V. céphalique. Ces nœuds lymphatiques sont reliés à des nœuds profonds infraclaviculaires (non représentés).

Variations. On trouve assez fréquemment une veine (**22**) qui entoure superficiellement la clavicule et relie la V. axiliaire par des affluents à la V. subclavière et qui forme ainsi un cercle veineux. Parfois la V. céphalique apparaît fine.

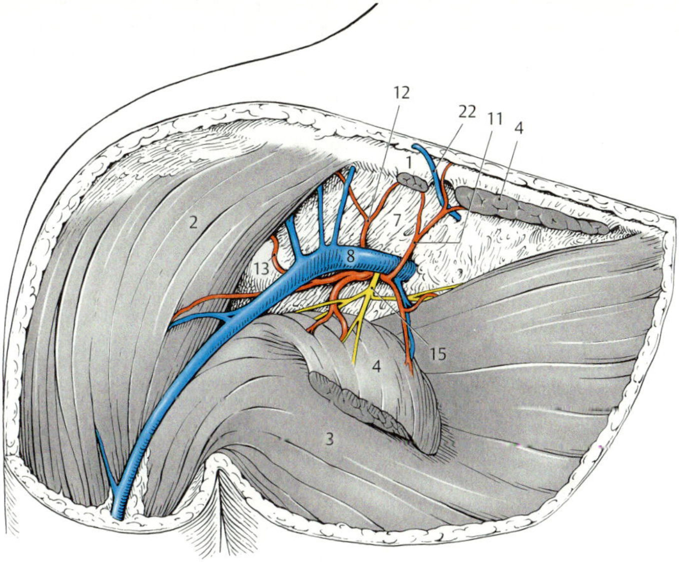

A Trigone clavi-pectoral, plan superficiel

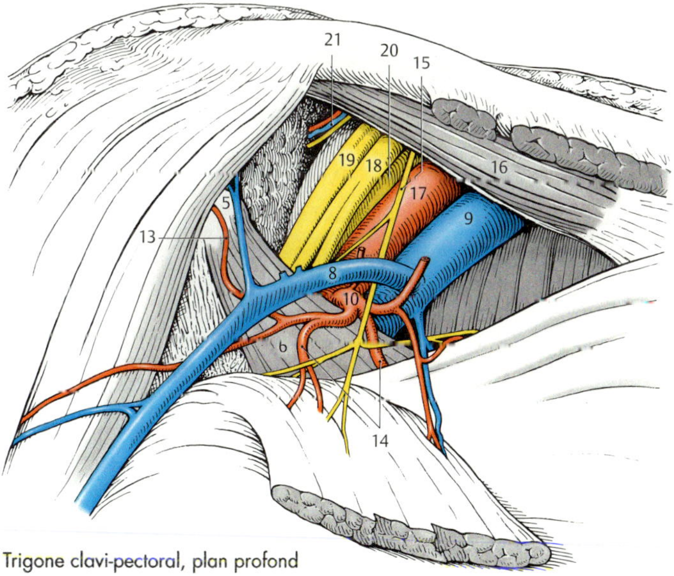

B Trigone clavi-pectoral, plan profond

Région axillaire (A)

À travers l'aisselle passe le pédicule vasculo-nerveux du bras. L'aisselle est limitée, en avant, par le M. grand pectoral (*M. pectoralis major*) (**1**) et le M. petit pectoral (*M. pectoralis minor*) (**2**) et, en arrière, par le M. grand dorsal (*M. latissimus dorsi*) (**3**). En médial se trouve la paroi thoracique avec le M. dentelé antérieur (*M. serratus anterior*) (**4**), en latéral l'humérus avec le chef court du M. biceps (**5**) et le M. coraco-brachial (*M. coracobrachialis*) (**6**).

À la partie la plus médiale monte vers le milieu la V. axillaire (*V. axillaris*) (**7**), formée à partir des V. brachiales, qui reçoit de nombreuse petites veines. Elle reçoit dans le trigone clavi-pectoral (*voir* p. 370) la V. céphalique (*V. cephalica*) (**8**). L'A. axillaire (*A. axillaris*) (**9**), située latéralement par rapport à la veine, envoie l'A. thoraco-acromiale (*A. thoracoacromialis*) (**10**) avec ses branches, les rameaux pectoraux (*R. pectorales*) (**11**), le rameau acromial (*R. acromialis*) (**12**) et le rameau deltoïdien (*R. deltoideus*). Une A. thoracique latérale (*A. thoracica lateralis*) (**13**) peut naître dans environ 10 p. 100 des cas de l'A. thoraco-acromiale (*voir* illustration) ou directement de l'A. axillaire. Une autre branche de l'A. axillaire, l'A. subscapulaire (*A. subscapularis*) (**14**) donne l'A. thoraco-dorsale (*A. thoracodorsalis*) (**15**) et l'A. circonflexe de la scapula (*A. circumflexa scapulae*) (**16**). Les dernières branches de l'A. axillaire sont l'A. circonflexe humérale antérieure (*A. circumflexa humeri anterior*) (**17**) et l'A. circonflexe humérale postérieure (*A. circumflexa humeri posterior*) (**18**).

Au niveau de l'insertion du M. grand dorsal (**3**), l'A. axillaire (**9**) se continue par l'A. brachiale (*A. brachialis*) (**19**), dont la première branche est l'A. profonde du bras (*A. profunda brachii*) (**20**).

Au niveau de l'aisselle, les trois faisceaux du plexus brachial sont situés en médial, latéral et dorsal par rapport à l'A. axillaire et se divisent ici en leurs branches. Le faisceau postérieur donne le N. axillaire (*N. axillaris*) (**21**) et le N. radial (*N. radialis*) (**22**). Le N. axillaire (**21**) est accompagné par l'artère et la veine circonflexes humérales postérieures (**18**) et rejoint, à travers l'espace axillaire latéral (*voir* p. 374), le M. deltoïde (*M. deltoideus*) (**23**) et le M. petit rond (*M. teres minor*). Le N. radial (**22**) descend dans le sillon bicipital médial (*sulcus bicipitalis medialis*). Dans ce sillon, il adhère à l'A. profonde du bras (**20**) avec laquelle il gagne le sillon du N. radial.

Le faisceau médial (*fasciculus medialis*) (**24**) et le faisceau latéral (*fasciculus lateralis*) (**25**) constituent le V du nerf médian (souvent dédoublé) par une racine médiale et une racine latérale, d'où naît le N. médian (*N. medianus*) (**26**) en superficie par rapport à l'A. axillaire. Le N. médian pénètre alors avec l'A. brachiale dans le sillon bicipital médial. Les autres branches du faisceau médial — le N. ulnaire (*N. ulnaris*) (**27**), le N. cutané antébrachial médial (*N. cutaneus antebrachii medialis*) (**28**) et le N. cutané brachial médial (*N. cutaneus brachii medialis*) (**29**) — rejoignent aussi ce sillon. Des branches des 2e et 3e N. intercostaux, les N. intercostobrachiaux (*N. intercostobrachiales*) (**30**), se terminent dans le N. cutané brachial médial.

Le faisceau latéral donne naissance à la racine latérale du V médian (ici dédoublé) et au N. musculo-cutané (*N. musculocutaneus*) (**31**) qui traverse le M. coraco-brachial.

Sur la paroi thoracique descend le N. thoracique long (*N. thoracicus longus*) (**32**), né du segment supraclaviculaire du plexus brachial, passant vers le bas en dehors du M. dentelé antérieur en l'innervant. Le N. subscapulaire (*N. subscapularis*) (**34**) longe le M. subscapulaire (*M. subscapularis*) (**33**) et peut donner le N. thoraco-dorsal (*N. thoracodorsalis*) (**35**) qui innerve le M. grand dorsal (**3**).

Remarques cliniques. La paralysie inférieure du plexus (*Déjerine-Klumpke*) résulte de l'atteinte des racines C8 et T1. Elle provoque la défaillance des petits M. de la main et des longs fléchisseurs des doigts. La sensibilité est perturbée au côté ulnaire de la main et de l'avant-bras.

Plexus brachial

(Racines et partie supraclaviculaire, *voir* p. 360)
Partie infraclaviculaire
- Faisceau latéral
  - N. musculo-cutané
  - Racine latérale N. médian
- Faisceau médial
  - Racine médiale N. médian
  - N. ulnaire
  - N. cutané médial du bras
  - N. cutané médial de l'avant-bras
- Faisceau postérieur
  - N. axillaire
  - N. radial

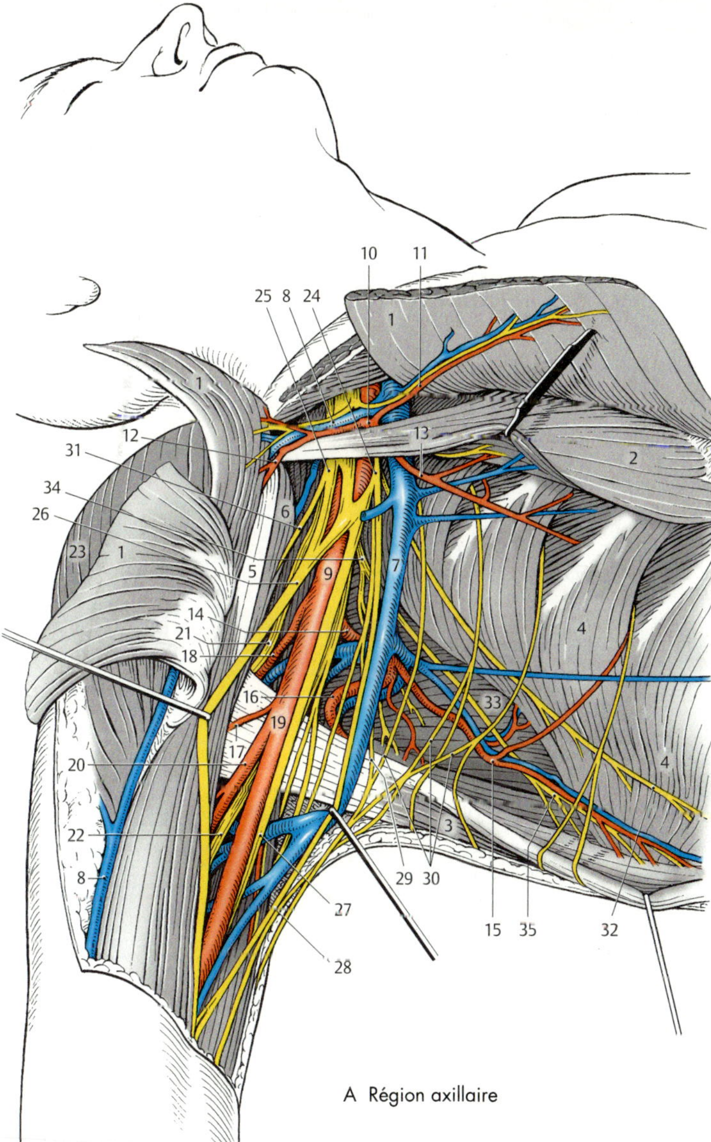

A Région axillaire

Orifices axillaires (A-D)

L'espace en forme de fente compris entre le M. petit rond (*M. teres minor*) (**1**), le M. grand rond (*M. teres major*) (**2**) et l'*humérus* (**3**) est divisé en deux par le chef long du M. triceps (**4**) : un **espace axillaire latéral** (*foramen axillare laterale*), rectangulaire, et un **espace axillaire médial** (*foramen axillare mediale*), triangulaire.

À travers l'**espace axillaire latéral**, le N. axillaire (*N. axillaris*) (**5**) gagne la face dorsale. Ce nerf donne une branche pour le M. petit rond (**6**) et s'enfonce dans le M. deltoïde (*M. deltoideus*) (**7**). En outre, il donne un N. cutané latéral supérieur du bras (*N. cutaneus brachii lateralis superior*) (**8**) qui innerve les téguments de la région supérieure et latérale. Le N. axillaire est habituellement accompagné par l'A. circonflexe humérale postérieure (*A. circumflexa humeri posterior*) (**9**) et par quelques veines circonflexes humérales postérieures. L'artère irrigue le M. deltoïde, le long chef du M. triceps et le chef latéral du M. triceps (**10**).

À travers l'**espace axillaire médial** triangulaire, l'A. circonflexe scapulaire (*A. circumflexa scapulae*) (**11**) rejoint la face dorsale de la scapula, où elle s'anastomose avec l'A. suprascapulaire. L'artère est accompagnée par la V. circonflexe scapulaire. En profondeur, on peut voir une branche (**12**) du N. subscapulaire, qui innerve le M. grand rond (**2**). Cette branche ne traverse donc pas l'espace axillaire.

Variations (B-D). L'A. circonflexe humérale postérieure (**9**), qui passe habituellement (**B**) à travers l'espace axillaire latéral, est l'une des dernières branches prenant naissance de l'A. axillaire. Très souvent, elle naît d'un tronc commun avec l'A. subscapulaire. En distal par rapport au tendon du M. grand rond, l'A. profonde du bras (*A. profunda brachii*) (**13**) est la première branche née de l'A. brachiale (*A. brachialis*) (**14**). Chez environ 7 p. 100 des individus, d'après Lanz-Wachsmuth, l'A. profonde du bras (**13**) peut naître de l'A. circonflexe humérale postérieure (**C**). Dans ce cas, l'A. profonde du bras descend dorsalement par rapport au tendon du M. grand rond. Dans 16 p. 100 des cas (**D**), on peut observer une A. circonflexe humérale postérieure (**9**), née d'une A. profonde du bras typique (**13**). Dans ce cas, l'A. circonflexe humérale postérieure ne traverse pas l'espace axillaire latéral.

15 N. radial.

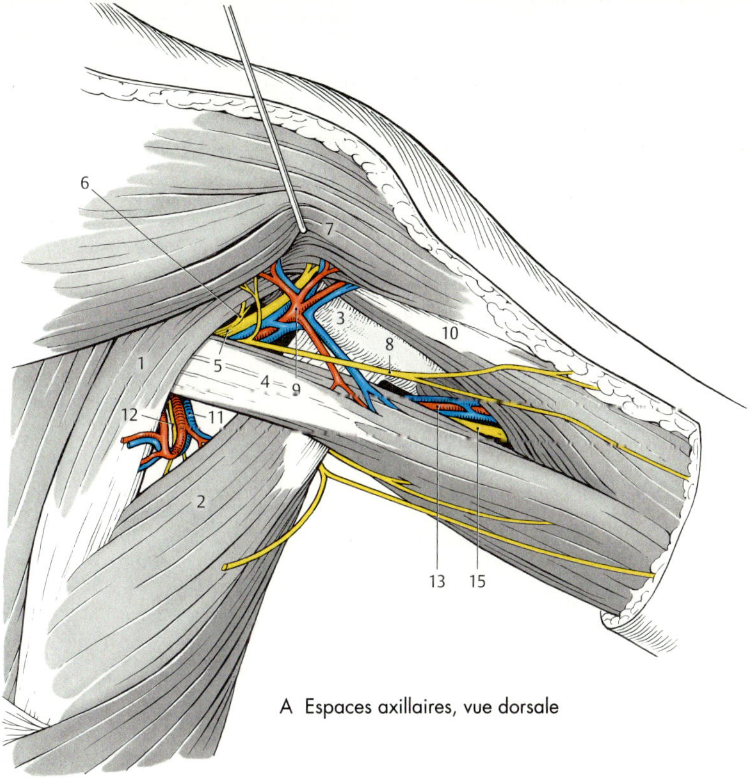

A Espaces axillaires, vue dorsale

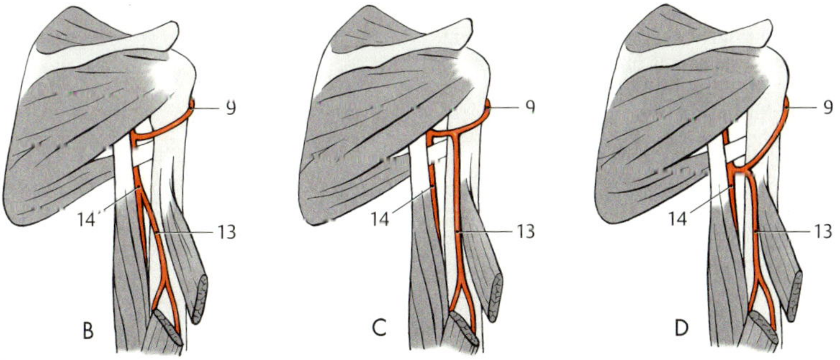

B-D Variations des artères (d'après Lanz-Wachsmuth)

Région brachiale antérieure

Plan sous-cutané (A)

Le fascia brachial (*fascia brachii*) (**1**), solide et épais, enveloppe les muscles du bras. Un septum intermusculaire unit l'humérus au fascia brachial, respectivement en médial et en latéral (*voir* p. 180). Ainsi sont constituées deux loges, les compartiments brachiaux antérieur et postérieur. En superficie par rapport au fascia brachial se trouvent les veines et les nerfs sous-cutanés ainsi que les conduits lymphatiques. Ces derniers peuvent apparaître lors d'inflammations comme de fines lignes rouges, visibles à travers la peau.

Au bord latéral du M. biceps brachial monte la V. céphalique (*V. cephalica*) (**2**). La V. céphalique draine le sang du côté radial de la main et de l'avant-bras, et rejoint le trigone clavi-pectoral à travers le sillon delto-pectoral (*voir* p. 370). Cette veine est accompagnée par les vaisseaux lymphatiques superficiels latéraux (non représentés), qui transportent la lymphe des deux doigts radiaux et du côté radial de la main et de l'avant-bras (*voir* p. 370).

Au bord médial du M. biceps brachial se moule le sillon bicipital médial à travers le fascia brachial. Dans la moitié distale de ce sillon se trouve en sous-cutané la V. basilique (*V. basilica*) (**3**), le plus souvent bien formée. Elle traverse le fascia brachial au *hiatus basilicus* (**4**), pour se jeter en profondeur dans l'une des veines accompagnant l'A. brachiale. Dans son segment sous-cutané à l'avant-bras, la V. basilique est accompagnée par le N. cutané antébrachial médial et ses branches. Le R. antérieur (*R. anterior*) (**5**) est latéral par rapport à la veine, très proche d'elle ; le R. postérieur (*R. posterior*) (**6**) est médial et un peu plus éloigné.

Près du hiatus basilicus se trouvent, chez à peu près un tiers des individus, des nœuds lymphatiques cubitaux (*nodi lymphoidei cubitales*) (**7**) qui représentent le premier étage de filtration pour les trois doigts ulnaires et du côté ulnaire de la main et de l'avant-bras. Les vaisseaux lymphatiques superficiels médiaux le long du sillon bicipital médial accompagnent d'un côté la V. basilique et, de l'autre, peuvent rejoindre l'aisselle en restant sous-cutanés. Ils sont en règle plus nombreux et plus gros que les conduits lymphatiques qui accompagnent la V. céphalique.

Parmi les nerfs cutanés, les branches du N. cutané brachial médial (*N. cutaneus brachii medialis*) (**8**) descendent de l'aisselle vers le bas. En plus s'ajoutent des N. intercosto-brachiaux (*N. intercostobrachiales*) (**9**), issus de T2 et T3, qui innervent une petite partie de la peau de la face interne du bras.

■ **Variations.** La situation du hiatus basilicus est très variable. Il peut siéger immédiatement au passage de la région cubitale. La V. céphalique peut parfois manquer.

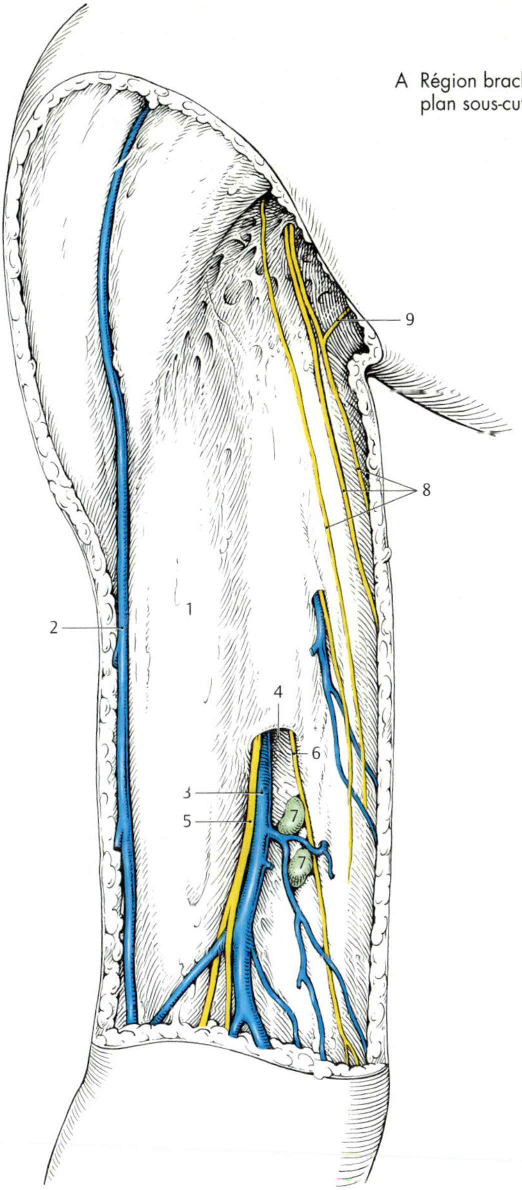

A Région brachiale antérieure, plan sous-cutané

Région brachiale antérieure (suite)

Sillon bicipital médial (A, B)

Le sillon bicipital médial (*sulcus bicipitalis medialis*) est limité, d'un côté, par le M. biceps brachial (*M. biceps brachii*) (**1**) et, de l'autre, par le septum intermusculaire brachial médial (non représenté) et le M. triceps brachial (*M. triceps brachii*) (**2**). Il contient le pédicule vasculo-nerveux du bras. En superficie passe le N. cutané antébrachial médial (*N. cutaneus antebrachii medialis*) (**3**), dont le rameau antérieur glisse sur la V. basilique (*V. basilica*) (**4**). Tous deux quittent le sillon bicipital médial au hiatus basilicus, situé à un niveau variable. La V. basilique peut se terminer dans les V. brachiales (*V. brachiales*) (**5**) ou gagner, dans l'aisselle, la V. axillaire.

À la partie la plus médiale descend le N. ulnaire (*N. ulnaris*) (**6**), longeant le septum intermusculaire médial du bras. À la jonction entre le tiers moyen et le tiers distal du bras, le N. ulnaire traverse le septum intermusculaire médial du bras et rejoint, en arrière de ce septum, la face dorsale de l'épicondyle médial de l'humérus.

Latéralement par rapport à la V. basilique passe le N. médian (*N. medianus*) (**7**) qui surcroise l'A. brachiale (*A. brachialis*) (**8**) de latéral en médial. L'A. brachiale siège en profondeur tout le long du sillon bicipital médial et donne une série de branches.

Outre des rameaux musculaires (**9**), l'A. brachiale donne l'A. profonde du bras (*A. profunda brachii*) (**10**) à la partie proximale du sillon bicipital médial. Celle-ci s'unit au N. radial (*N. radialis*) (**11**) et quitte avec lui le sillon bicipital médial à la hauteur de la jonction entre le tiers proximal et le tiers moyen du bras. L'A. profonde du bras rejoint alors, accompagnée du N. radial, le sillon du N. radial, dorsal par rapport à l'humérus, et se termine comme A. collatérale radiale (*A. collateralis radialis*), après avoir donné l'A. collatérale moyenne (*A. collateralis media*). Les autres branches de l'A. brachiale sont l'A. collatérale ulnaire supérieure (*A. collateralis ulnaris superior*) (**12**), qui suit le N. ulnaire (dorsalement par rapport à lui), et l'A. collatérale ulnaire inférieure (*A. collateralis ulnaris inferior*) (non visible).

■ **Variations (C-E).** Les rapports du N. médian (**7**) avec l'A. brachiale (**8**) et ses branches peuvent être très différents. Si le N. médian peut, selon *Lanz*, avoir une disposition typique dans 74 p. 100 des cas, une A. brachiale superficielle (**13**), née de l'A. brachiale, peut descendre superficiellement sur le N. médian. Ainsi l'A. brachiale peut-elle être soit entièrement reconstituée (12 p. 100 selon *Lanz*), soit rester divisée en deux artères, séparées sur une hauteur variable (14 p. 100). L'A. profonde du bras peut naître par un tronc commun avec l'A. circonflexe humérale postérieure (*voir* p. 374).

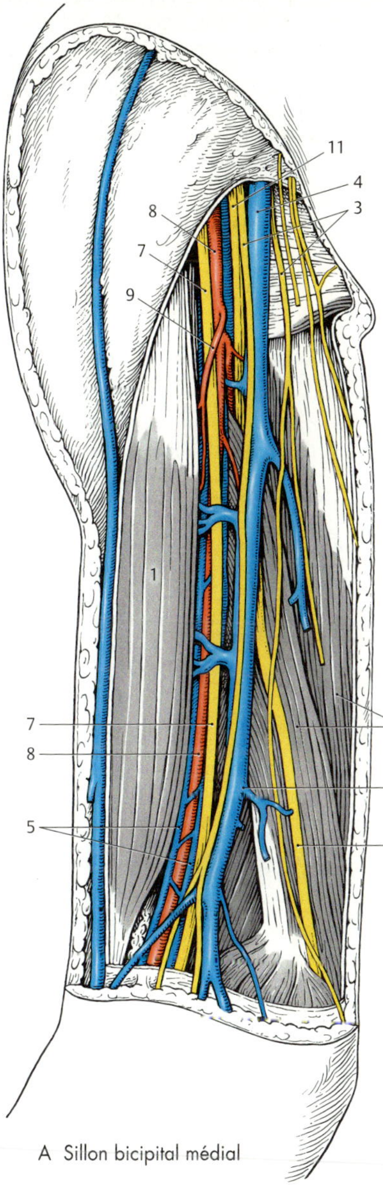

A Sillon bicipital médial

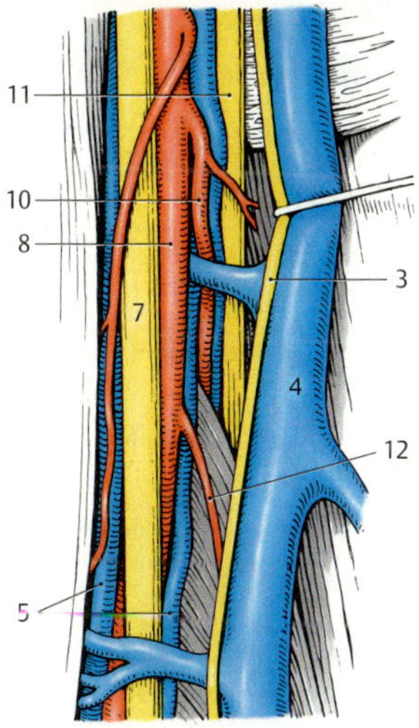

B Vue détaillée : la V. basilique est réclinée en dedans

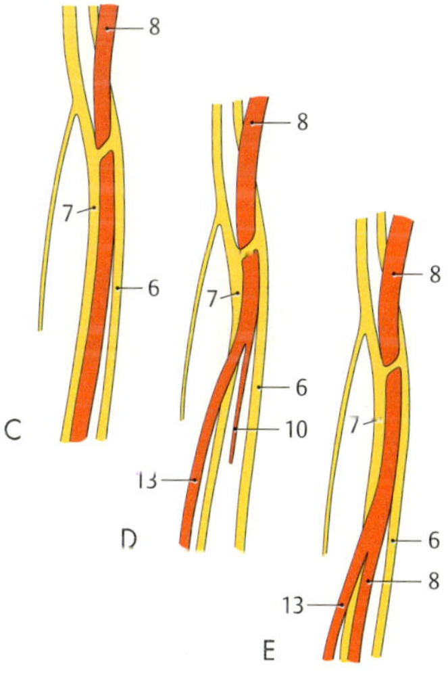

C-E Artères et nerfs dans le sillon bicipital médial (d'après Lanz-Wachsmuth)

Région brachiale postérieure (A, B)

Plan sous-cutané (A)

Le fascia deltoïdien (*fascia deltoidea*) (**1**) et le fascia brachial (*fascia brachii*) (**2**) enveloppent la musculature. En sous-cutané se trouvent essentiellement les nerfs cutanés, à côté de branches artérielles plus petites et de fines veines. Les branches du N. cutané brachial latéral supérieur (*N. cutaneus brachii lateralis superior*) (**3**), qui provient du N. axillaire, traversent le fascia au bord inférieur du M. deltoïde. Ces branches innervent avant tout la peau recouvrant le M. deltoïde. Mais la séparation avec le territoire cutané innervé par le N. cutané brachial latéral inférieur (*N. cutaneus brachii lateralis inferior*) (**4**) est variable.

Le N. cutané brachial latéral inférieur (**4**), une branche du N. radial (*N. radialis*) (**B** ; **5**), est souvent accompagné de petites artères et veines à sa traversée fasciale. Il innerve le territoire cutané distal de la face latérale jusqu'au coude. Les *branches* (**6**) du N. cutané brachial postérieur (**B** ; **7**), qui naît assez haut du N. radial (**B** ; **5**), proviennent du côté médial et rejoignent la face dorsale du bras qu'ils innervent.

Plan sous-fascial (B)

Après avoir récliné le fascia brachial, on peut séparer le chef long (*caput longum*) (**8**) et le chef latéral (*caput laterale*) (**9**) du M. triceps brachial (*M. triceps brachii*) (**10**). Ainsi peut-on retrouver le sillon du N. radial avec son pédicule vasculo-nerveux. Le N. radial (**5**) descend de dedans en dehors.

La première branche qu'il donne en proximal est le N. cutané brachial postérieur (**7**). Au niveau du sillon du N. radial, celui-ci donne des rameaux musculaires (*R. musculares*) (**11**) et, plus distalement, le N. cutané brachial latéral inférieur (**4**).

L'A. profonde du bras (*A. profunda brachii*) (**12**), en règle accompagnée de deux veines satellites, descend avec le N. radial. Cette artère donne souvent, aussitôt après son origine de l'A. brachiale (*voir* p. 378), une petite branche destinée au M. deltoïde, de même que des A. nourricières de l'humérus. Dans le sillon du N. radial naît l'A. collatérale moyenne (*A. collateralis media*) (**13**), qui est accompagnée par un R. musculaire du N. radial (**11**). Cette artère rejoint le réseau péri-articulaire cubital (*rete articulare cubiti*), de même que la branche terminale de l'A. profonde du bras, l'A. collatérale radiale (*A. collateralis radialis*) (**14**). Une branche de l'A. collatérale radiale est visible avec le N. radial, sur la face antérieure entre le M. brachial et le M. brachio-radial ; elle s'anastomose avec l'A. récurrente radiale (*A. recurrens radialis*) (*voir* p. 384).

Remarques cliniques. Lors de fractures de la diaphyse humérale, le N. radial peut être blessé. Il faut particulièrement prendre garde à ce nerf lors du réalignement des fragments osseux (*voir* p. 148).

15 R. antérieur et R. postérieur du N. cutané antébrachial médial.
16 V. basilique.
17 Chef médial du M. triceps.

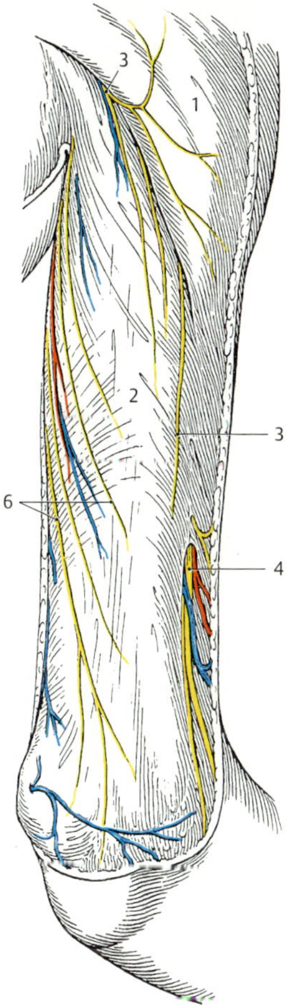

A Plan sous-cutané, vue dorso-latérale

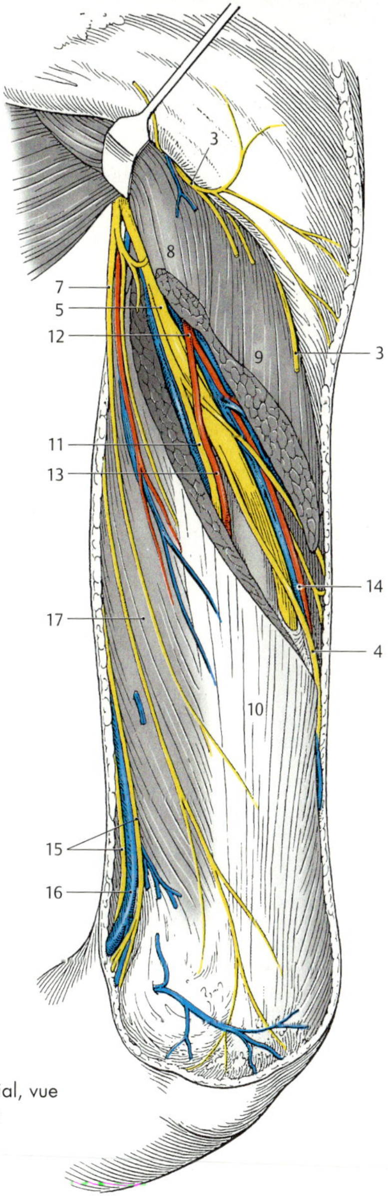

B Plan sous-fascial, vue dorso-médiale

Pli du coude (A-G)

Plan sous-cutané (A)

La région cubitale antérieure, ou pli du coude (*fossa cubitalis*), représente la prolongation de la région brachiale antérieure, sans limite précise, et se continue également de façon douce avec l'avant-bras. Le plus souvent, on décrit comme pli du coude la région comprise entre 2 à 3 travers de doigt en proximal et en distal par rapport à l'interligne articulaire.

En sous-cutané se trouve un tissu graisseux plus ou moins bien différencié avec des veines, des nerfs, des conduits lymphatiques et des nœuds lymphatiques. Les veines superficielles sous-cutanées sont d'une importance particulière pour le médecin, car le pli du coude est la région où sont réalisés les injections intraveineuses et les prélèvements sanguins. Sur le plan du développement du système veineux, le pli du coude est le siège de grandes variations dans le trajet et le calibre de chaque veine.

Du côté médial se trouve la V. basilique (*V. basilica*) (**1**), habituellement bien formée et visible sous la peau; elle provient le plus souvent directement d'une V. basilique antébrachiale (*V. basilica antebrachii*) (**2**), mais parfois aussi d'une V. médiane antébrachiale (*V. mediana antebrachii*). De nombreuses autres variations sont cependant possibles (**B-G**).

La V. basilique devient sous-fasciale au niveau du *hiatus basilicus* (**3**). Elle est accompagnée par des branches du N. cutané antébrachial médial (*N. cutaneus antebrachii medialis*) (**4**). Souvent (environ 33 p. 100 des cas), on trouve, près du hiatus basilicus, des nœuds lymphatiques (*voir* p. 376). Sur le bord latéral du pli du coude passe la V. céphalique (*V. cephalica*) (**5**), pas toujours visible, mais palpable; elle est souvent plus fine que la V. basilique. La V. céphalique est adossée à la partie distale de la région au N. cutané antébrachial latéral (**6**), la branche terminale du N. musculocutané.

Une V. médiane cubitale (*V. mediana cubiti*) (**7**) relie le plus souvent la V. basilique et la V. céphalique. Presque régulièrement, il existe une liaison entre la superficie et la profondeur grâce à une V. médiane cubitale profonde (*V. mediana cubiti profunda*) (**8**).

Variations (B-G). Les variations des veines sous-cutanées sont très nombreuses. Ainsi les V. céphalique (**5**) et basilique (**1**) peuvent-elles provenir d'une V. médiane antébrachiale. De plus, les variations de calibre entre ces deux grosses veines sous-cutanées sont très grandes. Une V. médiane cubitale manque parfois (**E**).

Remarques cliniques. Les injections intraveineuses sont sans douleur quand elles intéressent la V. céphalique, car il n'y a près d'elle aucun rapport étroit avec un nerf. La V. basilique a d'étroits rapports avec les ramifications du M. cutané antébrachial médial. Pour permettre les mouvements du coude, les dispositifs d'injection de longue durée sont le plus souvent placés à des V. du dos de la main.

Chez certains patients, en particulier ceux qui ont un tissu graisseux sous-cutané fin, les veines sont très mobiles; le clinicien parle de veines « qui roulent »; elles seront fixées lors des injections.

9 Nœuds lymphatiques cubitaux.

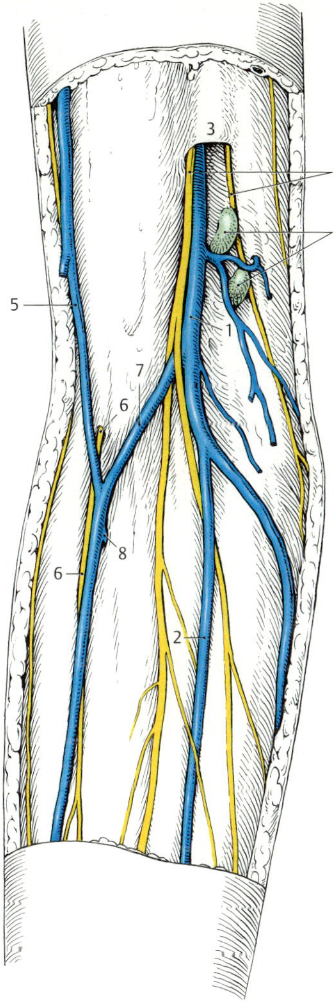

A Pli du coude,
plan sous-cutané

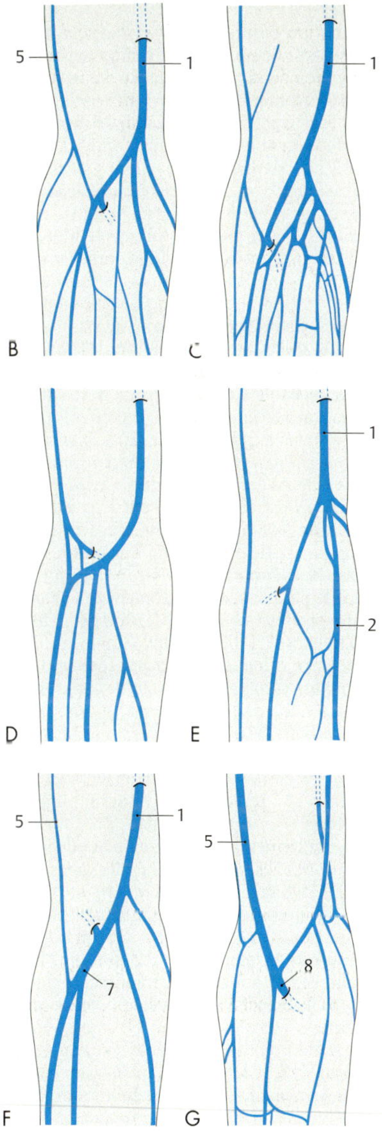

B-G Pli du coude,
variations des veines sous-cutanées
(d'après Lanz-Wachsmuth)

Pli du coude (suite)

Plan profond 1 (A)

Après avoir réséqué l'aponévrose, les muscles limitant le pli du coude apparaissent. Venant de la racine du membre, le M. biceps brachial (*M. biceps brachii*) (**1**) descend vers la tubérosité radiale avec son tendon et rejoint le fascia antébrachial par l'aponévrose du M. biceps brachial (*aponeurosis m. bicipitis brachii*) (**2**). Il recouvre en partie le M. brachial (*M. brachialis*) (**3**) qui gagne la tubérosité ulnaire. Du côté médial descend le M. rond pronateur (*M. pronator teres*) (**4**), né de l'épicondyle médial, accompagné des fléchisseurs superficiels de la main, alors que, du côté latéral, la région est limitée par le M. brachio-radial (*M. brachioradialis*) (**5**).

Le pédicule vasculo-nerveux descendant du sillon bicipital médial (*voir* p. 378) se divise dans le pli du coude. L'A. brachiale (*A. brachialis*) (**6**), recouverte par l'aponévrose du M. biceps brachial (= *lacertus fibrosus*) (**2**), se continue par l'A. radiale (*A. radialis*) (**7**) qui descend en surface par rapport aux fléchisseurs de l'avant-bras.

Le N. médian (*N. medianus*) (**8**) quitte, dans le pli du coude, l'A. brachiale et passe entre les deux chefs du M. rond pronateur qu'il innerve. Le N. ulnaire (*N. ulnaris*) (**9**) a quitté le sillon bicipital médial avant le pli du coude et apparaît dorsalement par rapport à l'épicondyle médial. Le N. radial (*N. radialis*) (**10**) apparaît entre le M. brachial (**3**) et le M. brachio-radial (**5**), et se divise en un rameau superficiel (*R. superficialis*) (**11**), petit et sensitif, et un rameau profond (*R. profundus*) (**12**), plus fort et essentiellement moteur. Le R. superficiel envoie des branches cutanées destinées à la moitié radiale du dos de la main, au pouce et à la face dorsale des phalanges proximales des 2e et 3e doigts. Le R. profond traverse le M. supinateur (*M. supinator*) (**13**), s'enroule autour du col du radius, innerve les muscles radiaux et dorsaux de l'avant-bras et se termine par un N. interosseux postérieur. Ce nerf apporte l'innervation sensitive du poignet, de la membrane interosseuse ainsi que du périoste du radius et de l'ulna.

Plan profond 2 (B)

La division de l'A. brachiale (**6**) apparaît après section de l'aponévrose du M. biceps (**2**). La première branche qu'elle donne est l'A. radiale (**7**). L'A. récurrente radiale (*A. recurrens radialis*) (**14**), née soit de l'A. radiale soit directement de l'A. brachiale, remonte le long du N. radial (**10**). Elle s'anastomose avec la branche antérieure de l'A. collatérale radiale. À hauteur du bord proximal du M. supinateur (**13**), l'A. brachiale donne l'A. récurrente ulnaire (*A. recurrens ulnaris*) (**15**). Enfin, l'A. brachiale se divise en une A. interosseuse commune (*A. interossea communis*) (**16**) et l'A. ulnaire (*A. ulnaris*) (**17**). Cette dernière sous-croise le N. médian (**8**) et le M. rond pronateur (**4**). Les artères uniques sont accompagnées de veines, le plus souvent par deux.

Variations (C-E). Le N. médian passe en règle (presque 95 p. 100 des cas) entre les deux chefs du M. rond pronateur (**C**). Rarement, il traverse le chef huméral (*caput humerale*) (**18**) du M. rond pronateur (à peine 2 p. 100; **D**). Dans environ 3 p. 100 des cas, le N. médian est directement au contact de l'os et passe sous les deux chefs du M. rond pronateur (**E**). Dans ce cas, le nerf peut être blessé lors de fractures avoisinantes du radius et de l'ulna.

Des variations de l'A. brachiale et de ses branches dans ce territoire sont connues, bien que rares (par exemple, l'A. brachiale peut passer dorsalement par rapport à un éventuel processus supracondylaire).

La nomenclature actuellement le plus souvent utilisée fait état d'une division de l'A. brachiale en une A. radiale et une A. ulnaire, d'où naît l'A. interosseuse commune. Cette division n'est pas en accord avec le développement embryonnaire des artères du bras et ne doit pas être retenue, étant donné certaines variations comme la naissance plus haute de l'A. radiale. Pour cette raison, c'est la division fondée sur le développement embryonnaire qui sera ici décrite (*voir* p. 390)

Remarques cliniques. Le R. profond du N. radial est blessé lors de luxations, de lésions capsulo-ligamentaires et de fractures dans la région du col du radius.

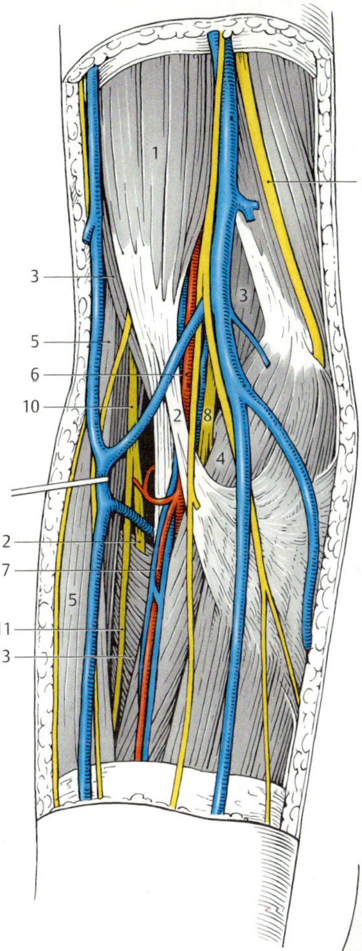

A Pli du coude, plan profond

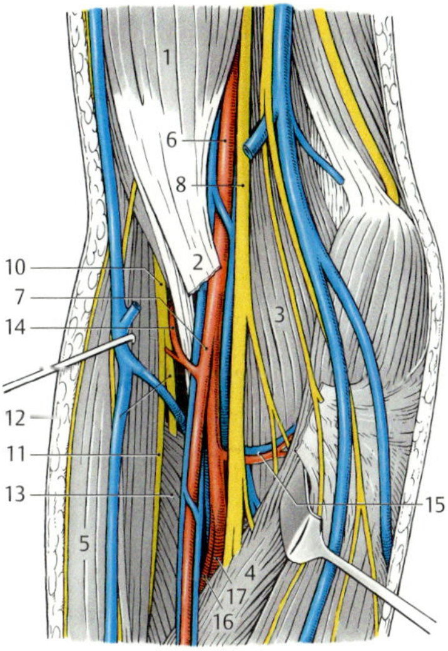

B Pli du coude, plan profond

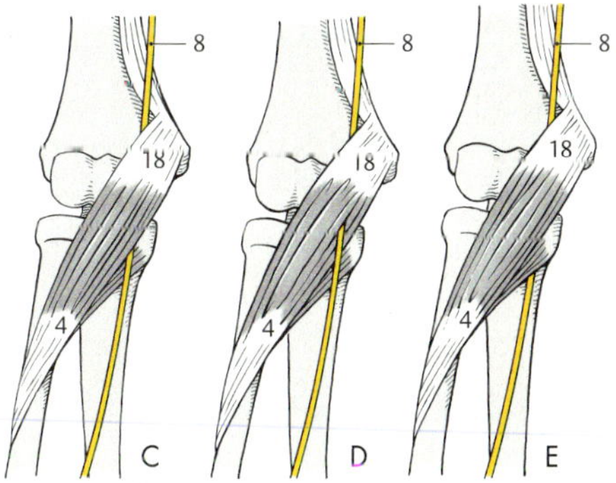

C-E Variations de situation du N. médian par rapport au M. rond pronateur (d'après Lanz-Wachsmuth)

Région antébrachiale antérieure (A, B)

Plan sous-cutané (A)

Dans le tissu cellulo-graisseux sous-cutané se trouvent les volumineuses veines cutanées, dont le trajet est soumis à de grandes variations. Les artères cutanées sont petites et insignifiantes. Les nerfs cutanés sont indépendants des veines et assez constants dans leur situation et leur calibre.

Du côté radial monte la V. céphalique antébrachiale (*V. cephalica antebrachii*) (**1**) qui, dans son segment distal, est souvent en relation avec les autres veines de l'avant-bras par des *anastomoses* (**2**). En proximal, elle donne souvent la V. médiane cubitale (*V. mediana cubiti*) (**3**) qui peut, dans certains cas, naître d'une V. médiane antébrachiale. Le N. cutané antébrachial latéral (*N. cutaneus antebrachii lateralis*) (**4**), une branche terminale du N. musculo-cutané, sous-croise encore dans le pli du coude la V. céphalique. Dans le segment distal de l'avant-bras, le R. superficiel du N. radial (*R. superficialis n. radialis*) (**5**) sous-cutané est très voisin de la V. céphalique antébrachiale.

Du côté médial de la région antébrachiale antérieure passe la V. basilique antébrachiale (*V. basilica antebrachii*) (**6**), qui est accompagnée, des côtés médial et latéral, par les branches (**7**) du N. cutané antébrachial médial.

Au tiers distal de l'avant-bras, le R. palmaire (*R. palmaris*) (**8**) du N. ulnaire devient sous-cutané. Du côté radial, juste au-dessus de la région carpienne antérieure, le R. palmaire (*R. palmaris*) (**9**) du N. médian perfore l'aponévrose.

Plan sous-fascial (B)

Les vaisseaux et les nerfs profonds apparaissent après avoir sectionné l'épais fascia antébrachial qui est encore renforcé, en proximal médial, par l'aponévrose du M. biceps brachial. Ces vaisseaux et ces nerfs sont essentiellement groupés en trois pédicules ou trois voies : un pédicule radial, un pédicule médian et un pédicule ulnaire.

Le **pédicule radial**, composé d'une A. radiale (*A. radialis*) (**10**) et de V. radiales (*V. radiales*) (**11**), descend entre le M. brachio-radial (*M. brachioradialis*) (**12**) et le M. fléchisseur radial du carpe (*M. flexor carpi radialis*) (**13**). Le R. superficiel du N. radial (*R. superficialis n. radialis*) (**14**) s'y associe dans le segment proximal du pédicule. Le R. profond du N. radial (*R. profundus n. radialis*) (**15**) pénètre dans le M. supinateur (*M. supinator*) (**16**) au pli du coude et donne, dans l'avant-bras, le N. interosseux postérieur.

Le **pédicule vasculo-nerveux médian**, qui passe entre les fléchisseurs profonds et superficiels, comprend le N. médian (*N. medianus*) (**17**), accompagné tout au plus par une A. médiane (variation). Le N. médian, passant le plus souvent entre les deux chefs du M. rond pronateur (*M. pronator teres*) (**18**), est au niveau du poignet du côté radial par rapport aux tendons du M. fléchisseur superficiel des doigts (*M. flexor digitorum superficialis*) (**19**). À un niveau plus profond de cette voie médiane entre les fléchisseurs profonds et la membrane interosseuse, on trouve l'A. interosseuse antérieure (*A. interossea anterior*) et le N. interosseux antérieur (*N. interosseus anterior*), branche du N. médian.

Le **pédicule vasculo-nerveux ulnaire** est compris au tiers moyen et distal de l'avant-bras, entre le M. fléchisseur superficiel des doigts (**19**) et le M. fléchisseur ulnaire du carpe (*M. flexor carpi ulnaris*) (**20**). Il se compose du N. ulnaire (*N. ulnaris*) (**21**), de l'A. ulnaire (*A. ulnaris*) (**22**) et des V. ulnaires (*V. ulnares*) (**23**). En proximal, l'A. ulnaire, après sa naissance de l'A. brachiale, sous-croise le N. médian (**17**), le M. rond pronateur (**18**) et le chef commun des fléchisseurs superficiels. Le M. fléchisseur ulnaire du carpe (**20**) sert de tuteur au N. ulnaire (**21**).

Remarques cliniques. Le **pouls** est palpable à l'endroit typique de la région distale de l'avant-bras (*voir* p. 164). L'A. radiale passe en médial du tendon du M. brachioradial, directement devant le processus styloïde radial.

Attention ! En cas de suspicion de processus vasculaires sténosants, il est indispensable de vérifier le pouls à d'autres sites, par exemple à l'A. dorsale du pied (*voir* p. 438), l'A. temporale superficielle, l'A. faciale (*voir* p. 340) et l'A. carotide commune (*voir* p. 364).

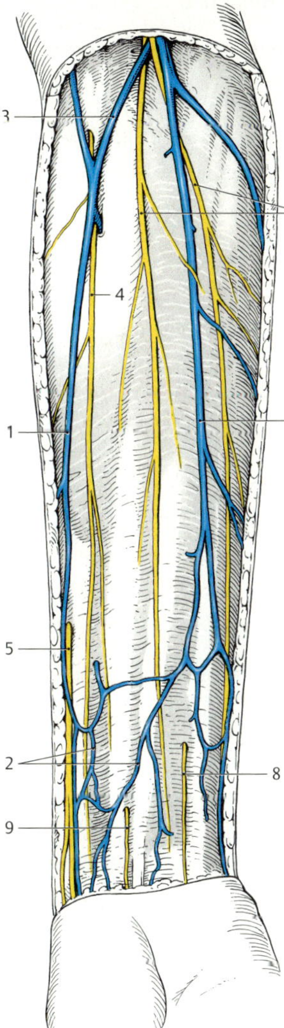

A Région antébrachiale antérieure, plan sous-cutané

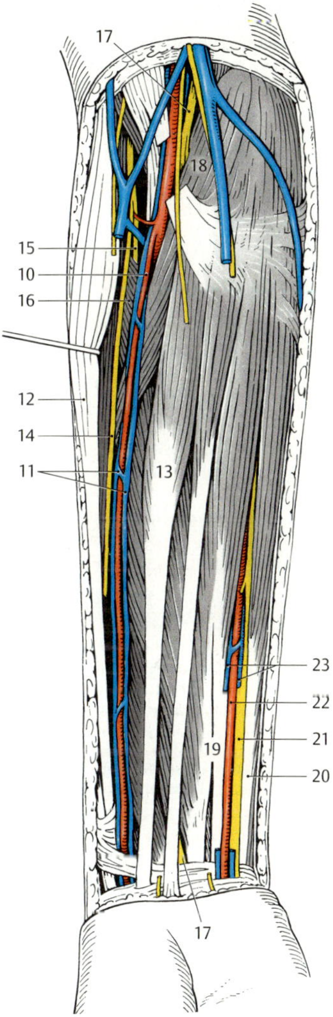

B Région antébrachiale antérieure, plan sous-fascial

Région antérieure du carpe (A)

La limite distale est constituée par le rétinaculum des fléchisseurs, alors que la limite proximale doit être trouvée sur la peau par le sillon carpien proximal.

En proximal par rapport au rétinaculum des M. fléchisseurs se trouvent des faisceaux fibreux renforcés du fascia antébrachial (*fascia antebrachii*) (**1**) qui forment un plan profond (**2**) en relation avec les os de l'avant-bras. En superficie passent les veines et les nerfs décrits p. 386 ainsi que le tendon du M. long palmaire (*M. palmaris longus*) (**3**). En profondeur du côté très radial, l'A. radiale (*A. radialis*) (**5**), accompagnée de ses veines satellites, passe devant le M. carré pronateur (*M. pronator quadratus*) (**4**).

Plus en dedans, le tendon du M. fléchisseur radial du carpe (*M. flexor carpi radialis*) (**6**) est entouré de sa gaine synoviale propre, suivi par la gaine tendineuse du M. long fléchisseur du pouce (*M. flexor pollicis longus*) (**7**). Entre ce muscle et la gaine tendineuse commune (**8**) du M. fléchisseur superficiel des doigts et du M. fléchisseur profond des doigts passe le N. médian (*N. medianus*) (**9**). Les structures décrites gagnent, à travers le **canal carpien** (*voir* p. 124), la paume de la main.

Remarques cliniques. Le **syndrome du canal carpien** résulte souvent de la sortie transligamentaire (23 p. 100) du R. thénarien du N. médian. En tout cas, la discordance entre le canal carpien et son contenu est la cause des fortes douleurs au niveau de l'éminence thénar ainsi que des hypo- et paresthésies.

L'A. ulnaire (*A. ulnaris*) (**10**), et ses veines satellites, et le N. ulnaire (*N. ulnaris*) (**11**) sont en situation radiale par rapport au M. fléchisseur ulnaire du carpe (*M. flexor carpi ulnaris*) (**12**) et gagnent la paume de la main en superficie par rapport au rétinaculum des fléchisseurs. En fait, ils sont situés entre le plan profond (**2**) et le plan superficiel du fascia antébrachial. Le plan superficiel est renforcé par des fibres tendineuses du M. fléchisseur ulnaire du carpe (*voir* p. 160), de sorte que l'artère et le nerf ulnaires atteignent la paume de la main dans leur propre loge fibreuse (**loge de Guyon**).

Paume de la main

Plan superficiel (B)

La paume de la main doit être divisée en trois loges : la loge thénar, la loge hypothénar et la loge moyenne. L'aponévrose enveloppe les deux territoires latéraux, alors que la loge moyenne est recouverte par l'épaisse et solide aponévrose palmaire (*aponeurosis palmaris*) (**13**). Elle constitue le prolongement du M. long palmaire (*M. palmaris longus*) (**A**; **3**), et sur son bord ulnaire s'étend le M. court palmaire (*M. palmaris brevis*) (**14**), très variable.

L'aponévrose palmaire se divise en faisceaux longitudinaux (*fasciculi longitudinales*) (**15**) et faisceaux transversaux (*fasciculi transversi*) (**16**; *voir* p. 178). Sur les bords radial, ulnaire et distal de l'aponévrose palmaire, les A. digitales palmaires communes (A. *digitales palmares communes*) (**17**) et les nerfs du même nom deviennent sous-cutanés. Les artères se divisent en A. digitales palmaires propres (*A. digitales palmares propriae*) (**18**), qui gagnent les phalanges distales accompagnées par les N. digitaux palmaires propres (*N. digitales palmares proprii*) (**18**). Les V. digitales palmaires propres rejoignent l'arcade veineuse palmaire superficielle, située en superficie à la racine des doigts.

À l'avant-bras (*voir* p. 386), le N. ulnaire donne son R. palmaire qui innerve la peau de l'éminence hypothénar.

Remarques cliniques. Les nerfs situés sur les côtés des doigts peuvent être anesthésiés par une **anesthésie locale annulaire** (Oberst). Il faut alors se souvenir que la pulpe du pouce, la peau des phalanges moyennes et distales de l'index et du majeur, également sur leur face dorsale, sont innervées par les N. digitaux palmaires propres (provenant du N. médian).

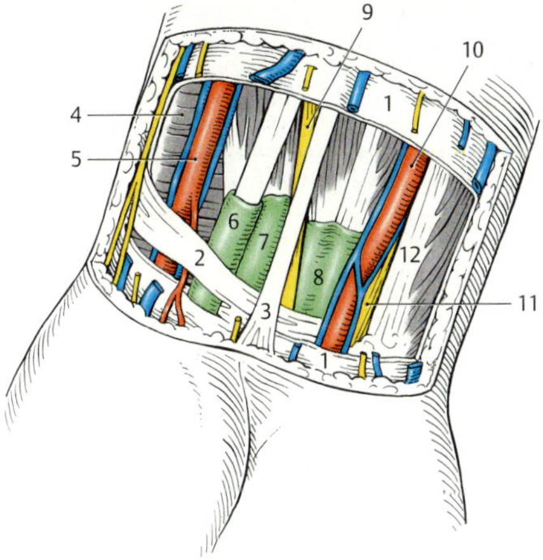

A Région antérieure du carpe, segment distal

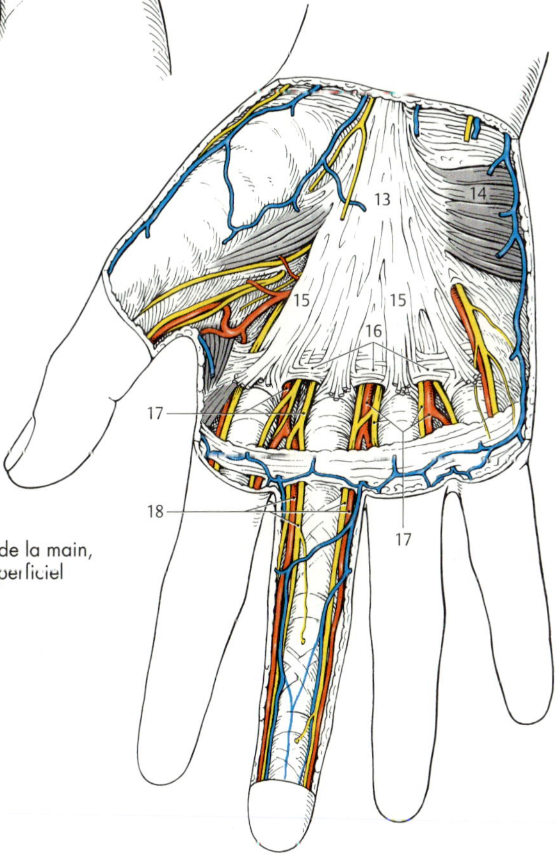

B Paume de la main, plan superficiel

Paume de la main (A-H)

Arcade palmaire superficielle (A)

Après avoir récliné le fascia et l'aponévrose palmaire apparaissent l'arcade palmaire superficielle (**1**) et les muscles des éminences thénar et hypothénar. L'arcade palmaire superficielle (*arcus palmaris superficialis*) (**1**) est essentiellement constituée par l'A. ulnaire (*A. ulnaris*) (**2**) qui passe en superficie par rapport au rétinaculum des fléchisseurs (*retinaculum m. flexorum*) (**3**). Elle est reliée au R. palmaire superficiel de l'A. radiale (*R. palmaris superficialis a. radialis*) (**4**). Cette arcade palmaire superficielle donne les A. digitales palmaires communes (*A. digitales palmares communes*) (**5**) qui sont d'abord superficielles par rapport aux tendons des longs fléchisseurs (**6**) puis entre ces tendons à la racine des doigts.

Le N. ulnaire (*N. ulnaris*) (**8**) accompagne l'A. ulnaire qui donne un R. palmaire profond (*R. palmaris profundus*) (**7**). Il rejoint la paume de la main par son R. superficiel (*R. superficialis*) (**9**), médial par rapport à l'artère. Le R. superficiel du N. ulnaire innerve la peau des deux doigts ulnaires. Souvent il est relié aux branches du N. médian (*N. medianus*) (**11**) par un R. anastomotique (*R. anastomoticus*) (**10**). Au niveau du rétinaculum des fléchisseurs (**3**), le R. profond (*R. profondus*) (**12**) se sépare du N. ulnaire et s'enfonce en profondeur entre le M. abducteur du 5e doigt (*M. abductor digiti minimi*) (**13**) et le M. court fléchisseur du 5e doigt (*M. flexor digiti minimi brevis*) (**14**).

Le N. médian se divise souvent dans le canal carpien (*voir* p. 124) en N. digitaux palmaires communs (**15**) et donne des branches pour les muscles thénariens (excepté le chef profond du M. court fléchisseur du pouce et le M. adducteur du pouce).

Arcade palmaire profonde (B)

Si l'on récline les tendons des fléchisseurs des doigts (**6**), on trouve l'arcade palmaire profonde (*arcus palmaris profundus*) (**18**), reposant sur les M. interosseux (*M. interossei*) (**16**) et le plus souvent proximal par rapport au chef transverse (*caput transversum*) (**17**) du M. adducteur du pouce. Cette arcade est formée par le R. palmaire profond de l'A. ulnaire (**7**) et l'A. radiale, et donne les A. métacarpiennes palmaires (*A. metacarpales palmares*) (**19**). Elle est accompagnée par le R. profond du N. ulnaire (*R. profundus ulnaris*) (**12**).

Variations de l'arcade palmaire superficielle (C-H)

L'arcade palmaire superficielle peut être formée de façon très variable. L'arcade typique (**C**) ne se retrouve, d'après Lanz-Wachsmuth, que dans 27 p. 100 des cas. Avec la même fréquence (27 p. 100), l'arcade est formée seulement par l'A. ulnaire (**D**).

Dans certains cas, l'A. médiane satellite du N. médian peut rester et soit s'anastomoser avec l'A. ulnaire, soit donner les artères des doigts avec l'A. ulnaire mais sans constituer une arcade (**E**). L'A. médiane assure, pendant la période de développement, l'irrigation de la main à partir de l'A. interosseuse commune préalablement formée. Ce stade de développement persiste plus longtemps chez les mammifères inférieurs alors que, chez les primates, l'A. radiale et l'A. ulnaire remplacent l'A. médiane. Phylogénétiquement, la persistance d'une A. médiane s'explique comme un atavisme.

Parfois (6 p. 100), toutes les artères des doigts ne sont pas données par l'arcade palmaire superficielle formée à partir de l'A. ulnaire (**F**). L'arcade palmaire superficielle peut également totalement manquer et les artères des doigts proviennent alors de l'A. radiale et de l'A. ulnaire (4.5 p. 100 ; **G**), ou les artères des doigts peuvent venir de l'arcade palmaire profonde et de l'A. ulnaire (**H** ; 12 p. 100)

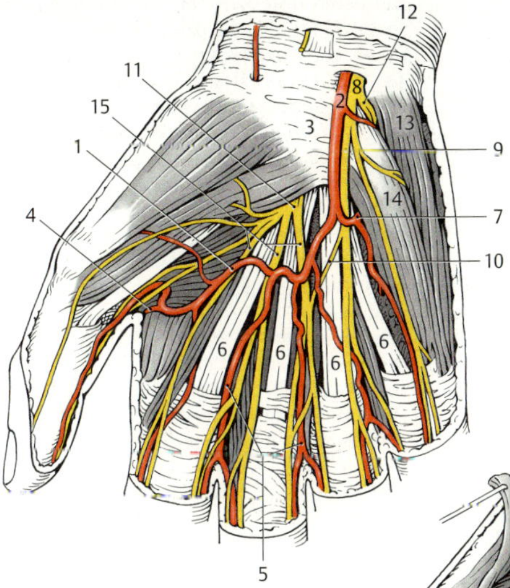

A Paume de la main, arcade palmaire superficielle

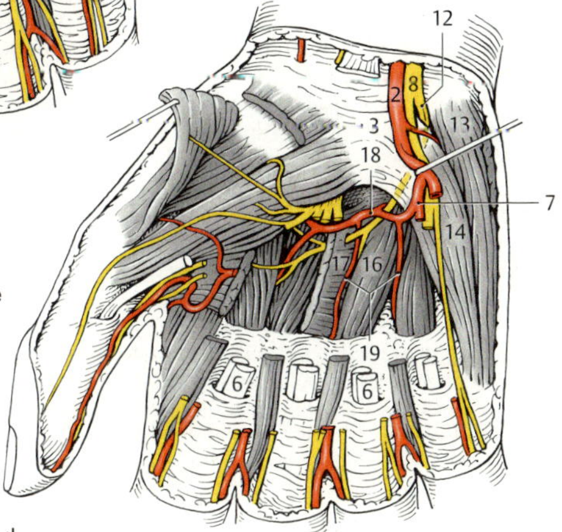

B Paume de la main, arcade palmaire profonde

C-H Variations de l'arcade palmaire superficielle (C, D, G et H d'après Lanz-Wachsmuth ; E et F, observations personnelles)

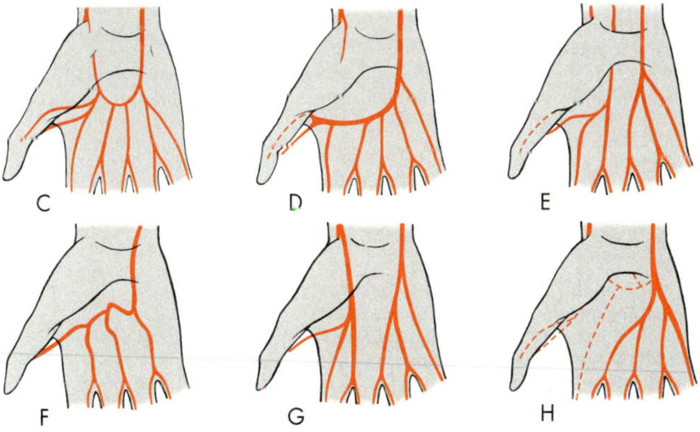

Dos de la main (A, B)

Plan sous-cutané (A)

Le dos de la main est limité en proximal par le rétinaculum des M. extenseurs (*retinaculum m. extensorum*) (**1**), une partie du fascia renforcée par de nombreuses fibres transversales.

En sous-cutané, les veines venant des doigts (le plus souvent deux, unies par des anastomoses) se continuent par des V. métacarpiennes dorsales (*V. metacarpales dorsales*) (**2**), parmi lesquelles généralement trois sont particulièrement nettes. Les V. métacarpiennes dorsales les plus grosses sont à la racine du quatrième doigt qui deviennent, après leur réunion, la V. céphalique accessoire (*V. cephalica accessoria*) (= V. salvatelle ; **3**) à l'avant-bras. La V. métacarpienne dorsale du cinquième doigt (**4**) constitue le début de la V. basilique, alors que la V. métacarpienne dorsale du pouce devient la V. céphalique du pouce (*V. cephalica pollicis*) (**5**). Réunies par de nombreuses anastomoses, toutes les veines forment le réseau veineux du dos de la main (*rete venosum dorsale manus*) (**6**). Du côté ulnaire passe le R. dorsal du N. ulnaire (*R. dorsalis n. ulnaris*) (**7**), recouvert par les veines, alors que du côté radial on trouve les ramifications du R. superficiel du N. radial (*R. superficialis n. radialis*) (**8**).

Plan sous-fascial (B)

Après avoir récliné le fascia apparaissent les tendons des extenseurs et les ramifications de l'A. radiale (*A. radialis*) (**9**). L'A. radiale donne, au niveau de la fossette radiale (tabatière anatomique), le R. carpien dorsal (*R. carpalis dorsalis*) (**10**) et gagne la paume de la main entre les chefs du M. interosseux dorsal (*M. interosseus dorsalis*) (**11**). Le R. carpien dorsal donne les A. métacarpiennes dorsales (*A. metacarpales dorsales*) (**12**) qui, à leur tour, se divisent en A. digitales dorsales (*A. digitales dorsales*) (**13**).

Fossette radiale (C)

La fossette radiale triangulaire est limitée du côté dorsal par le tendon du M. long extenseur du pouce (*M. extensor pollicis longus*) (**14**), du côté palmaire par le tendon du M. court extenseur du pouce (*M. extensor pollicis brevis*) (**15**) et le tendon du M. long abducteur du pouce (*M. abductor pollicis longus*) (**16**). Les os scaphoïde et trapèze en forment le plancher. Du côté proximal, la fossette est fermée par le rétinaculum des M. extenseurs (**1**). Il comprend les tendons du M. long extenseur radial du carpe (*M. extensor carpi radialis longus*) (**17**) et du M. court extenseur radial du carpe (*M. extensor carpi radialis brevis*) (**18**) ainsi que l'A. radiale (**9**). L'A. radiale donne le R. dorsal du carpe (**10**) dans la fossette radiale. Les branches du R. superficiel du N. radial (**8**) surcroisent superficiellement la fossette radiale.

Remarques cliniques. La fossette radiale est très fréquemment tout à fait faussement qualifiée de « tabatière anatomique ».

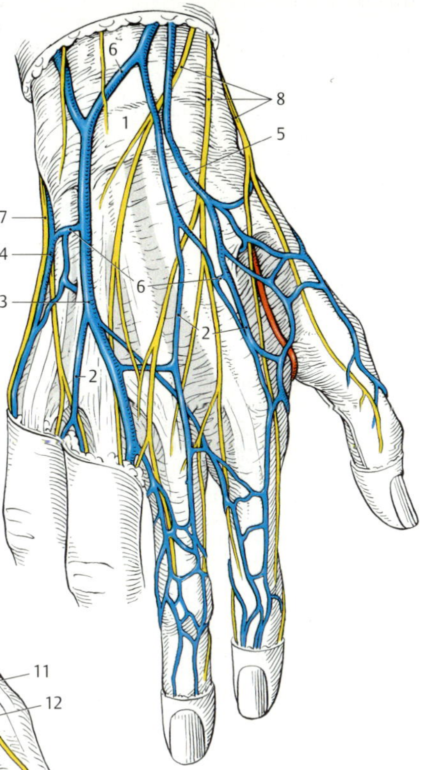

A Dos de la main, plan sous-cutané

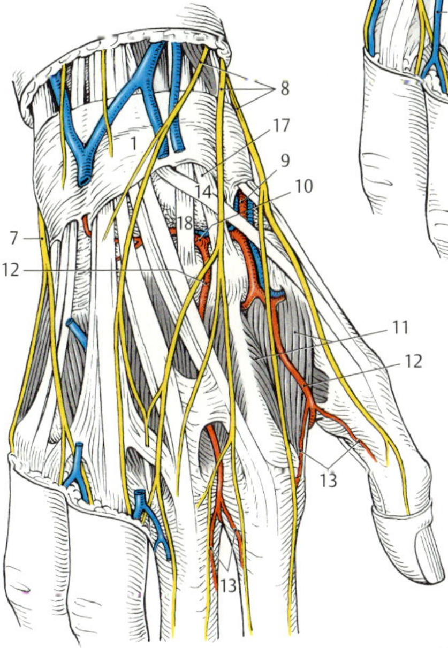

B Dos de la main, plan sous-fascial

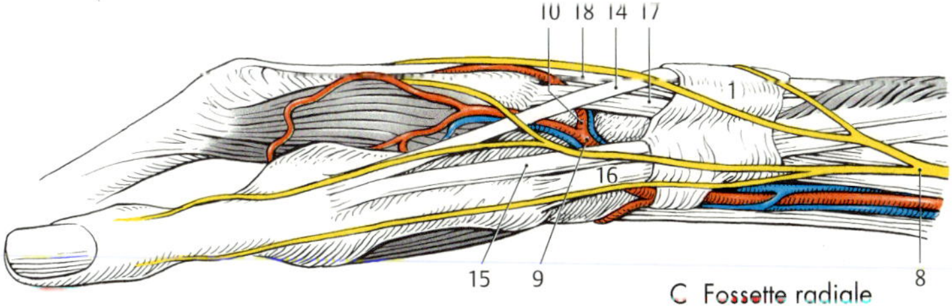

C Fossette radiale

Tronc

Régions (A, B)

En surface, il n'y a pas de limite précise ni à la racine du membre supérieur ni à la racine du membre inférieur. La division en régions présente des intérêts pratiques mais ne repose sur aucun fondement phylogénétique. Dans la mesure où il n'existe pas de franche limite, il existe des chevauchements entre les régions frontières. Les régions du tronc se divisent en thorax et abdomen.

Régions du thorax

La région deltoïdienne (*regio deltoidea*) (**1**), la fosse infraclaviculaire (*fossa infraclavicularis*) (**2**) avec le trigone clavi-pectoral (*trigonum clavipectorale*) (**3**) ainsi que la région axillaire (*regio axillaris*) (**4**) sont décrites p. 368 comme des régions de transit vers l'extrémité libre.

La **région mammaire** (*regio mammaria*) (**5**) englobe le territoire de la glande mammaire. S'y associent, du côté caudal, la **région inframammaire** (*regio inframammaria*) (**6**) et, du côté latéral, la **région pectorale latérale** (*regio pectoralis lateralis*) (**7**). Ces trois régions sont rassemblées sous le nom de **région pectorale** (*regio pectoralis*). La région pectorale latérale constitue la liaison avec la région axillaire. La **région présternale** (*regio praesternalis*) (**8**) unit les régions mammaires et inframammaires droites et gauches.

Dorsalement, on trouve sur la ligne médiane la **région vertébrale** (*regio vertebralis*) (**9**), à laquelle sont accollées latéralement les **régions suprascapulaire** (*regio suprascapularis*) (**10**), **interscapulaire** (*interscapularis*) (**11**), **scapulaire** (*scapularis*) (**12**) et **infrascapulaire** (*infrascapularis*) (**13**).

Régions de l'abdomen

La région frontière entre le thorax et l'abdomen est latéralement la **région de l'hypocondre** (*regio hypochondriaca*) (**14**). Entre les deux hypocondres, au niveau de l'angle infrasternal se trouve, la **région épigastrique** (*regio epigastrica*) (**15**). Ces trois régions sont limitées du côté caudal par le *plan transpylorique*, qui constitue un plan transversal passant à mi-distance entre l'incisure jugulaire du sternum et la symphyse pubienne. La **région ombilicale** (*regio umbilicalis*) (**16**) comprend le territoire entre les deux lignes médio-claviculaires, le plan transpylorique et le plan qui unit les deux épines iliaques antérieure et supérieure. Sur ce dernier plan, le *plan interépineux*, se trouve la *distance interépineuse* (*voir* p. 190).

Latéralement à la région ombilicale se trouve, de chaque côté, la **région abdominale latérale** (*regio abdominalis lateralis*) (**17**). Du côté caudal, on trouve latéralement les **régions inguinales** (*regiones inguinales*) (**18**), jusqu'au sillon inguinal, et en médial la **région pubienne** (*regio pubica*) (**19**) vers la symphyse pubienne et la crête pubienne.

Du côté dorsal, la région vertébrale est suivie sur la ligne médiane par la **région sacrée** (*regio sacralis*) (**20**) qui occupe le territoire du sacrum. De chaque côté, les **régions lombaires** (*regiones lumbales*) (**21**) se continuent à hauteur des crêtes iliaques par les régions glutéales (*voir* p. 418).

Près de la région pubienne se trouve la région uro-génitale et la région anale (non représentées). C'est par ces régions, qui forment ensemble la **région du périnée**, que l'abdomen se prolonge vers le dos.

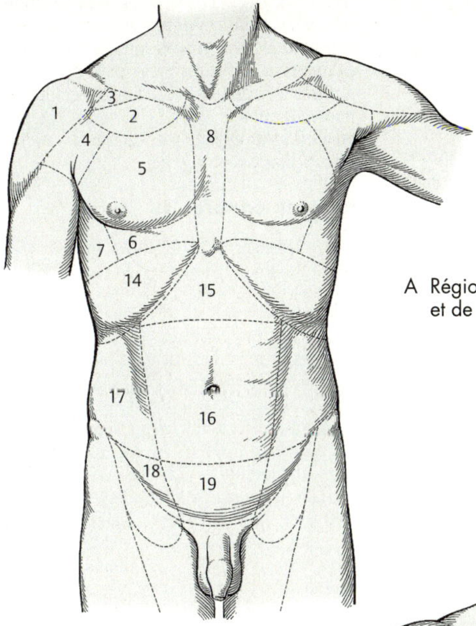

A Régions du thorax et de l'abdomen

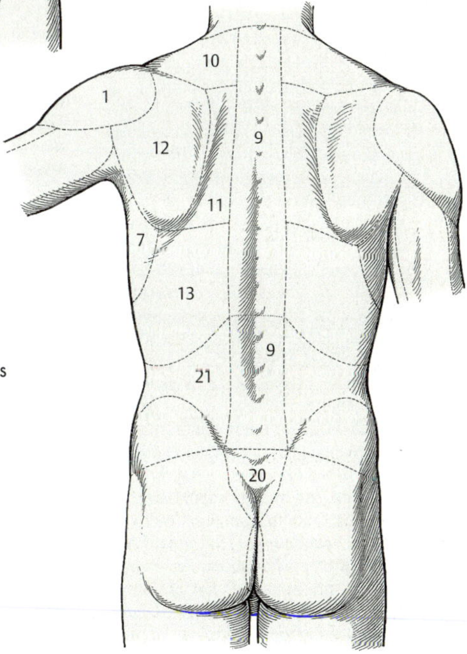

B Régions du dos et du siège

Régions du thorax (A, B)

Régions antérieures du thorax (A)

Dans le plan sous-cutané, chez la femme, c'est surtout la région mammaire qui importe. Le sein repose sur le fascia pectoral (*fascia pectoralis*) (**1**) et comprend la glande mammaire, les cordons de tissu conjonctif et les lobules graisseux. Ils sont également décrits comme corps mammaire (*corpus mammae*) (**2**). Un prolongement glandulaire volumineux par sa taille, le processus axillaire (*processus axillaris*) (**3**), peut rejoindre la région axillaire. Les cordons de tissu conjonctif (*lig. suspensoria mammaria*) unissent le fascia pectoral avec la peau et passent entre les lobes glandulaires.

Autour du mamelon, l'aréole mammaire (*areola mammae*) (**4**), se trouve un réseau veineux fin, le plexus veineux aréolaire (*plexus venosus areolaris*) (**5**). Depuis ce réseau, le sang est drainé, d'un côté, par les R. cutanés antérieurs (*R. cutanei anteriores*) (**6**) vers les V. intercostales antérieures et, de l'autre, latéralement vers la V. thoraco-épigastrique (*V. thoracoepigastrica*) (**7**) et vers la V. thoracique latérale (*V. thoracica lateralis*) (**8**). Le flux sanguin se fait aussi bien latéralement que médialement. Latéralement, ce sont des branches de l'A. thoracique latérale, les R. mammaires latéraux (R. *mammari laterales*) (**9**), qui traversent le fascia axillaire (*fascia axillaris*) (**10**), vers le corps mammaire. L'A. thoracique interne donne des R. perforants, qui rejoignent le plan sous-cutané près du sternum à travers les espaces intercostaux 1 à 6. Des R. perforants plus épais gagnent le sein médialement par des R. mammaires médiaux (*R. mammarii mediales*) (**11**).

Latéralement par rapport au sein se trouvent des nœuds lymphatiques paramammaires et des nœuds axillaires (*nodi lymphoidei axillares*) (**12**).

Du côté cranial, précroisant la clavicule, les N. supraclaviculaires médiaux (*N. supraclaviculares mediales*) (**13**) et intermédiaires (*intermedii*) (**14**) venant du plexus cervical rejoignent le trigone clavi-pectoral, c'est-à-dire la fosse infraclaviculaire. La région mammaire est innervée par les R. mammaires médiaux (*R. mammarii mediales*) (**15**) venant des R. cutanés antérieurs (*R. cutanei anteriores*) (**16**) des nerfs intercostaux 2 à 4 et par les R. mammaires latéraux (*R. mammarii laterales*) (**17**) provenant des R. cutanés latéraux (*R. cutanei laterales*) (**18**) des nerfs intercostaux 2 à 4. Un à deux N. intercosto-brachiaux (*N. intercostobrachiales*) (**19**), provenant en règle des 2e (et 3e) nerfs intercostaux, rejoignent le bras par la région axillaire.

Dans le plan sous-fascial, le M. grand pectoral apparaît avec ses trois portions. Latéralement, la V. céphalique gagne le trigone clavi-pectoral (*voir* p. 370).

Régions dorsales du thorax (B)

Dans le plan sous-cutané, on trouve sur le fascia thoracique des branches cutanées des artères, des veines et des nerfs. Notons que la ligne scapulaire représente la frontière entre les territoires drainés par les R. dorsaux et les R. ventraux.

Dans le plan sous-fascial, on retrouve le M. trapèze (*M. trapezius*) (**20**), le M. grand dorsal (*M. latissimus dorsi*) (**21**) et le M. grand rhomboïde (*M. rhomboideus major*) (**22**). Sur la scapula s'insèrent le M. infra-épineux (*M. infraspinatus*) (**23**), le M. petit rond (*M. teres minor*) (**24**) qui se détache du bord latéral de la scapula avec, caudalement, le M. grand rond (*M. teres major*) (**25**). Entre les deux derniers muscles sus-nommés et le long chef du M. triceps (*caput longum m. tricipitis*) (**26**) se trouve l'espace axillaire médial (*voir* p. 374) avec les A. et V. circonflexes scapulaires (*A.* et *V. circumflexa scapulae*) (**27**). La partie spinale du M. deltoïde (*pars spinalis m. deltoidei*) (**29**) part de l'épine de la scapula (*spina scapulae*) (**28**) pour gagner le bras.

Remarques cliniques. Le drainage lymphatique du sein a une grande importance en raison de la **fréquence du cancer du sein**. La lymphe passe à travers plusieurs relais, le plus souvent quatre vers l'angle veineux. Une voie lymphatique passe soit par les nœuds lymphatiques paramammaires, soit directement vers les conduits lymphatiques axillaires. À partir de là, ils montent à travers les nœuds lymphatiques infra- et supraclaviculaires vers l'angle veineux.

La seconde voie lymphatique part des nœuds paramammaires directement vers les nœuds infraclaviculaires, puis par les nœuds supraclaviculaires vers l'angle veineux.

La troisième voie lymphatique, passant le plus souvent par des nœuds interpectoraux, gagne les nœuds infraclaviculaires puis les nœuds supraclaviculaires.

La quatrième voie lymphatique concerne la partie médiale de la glande; elle passe par les nœuds parasternaux, longe l'A. et la V. thoraciques internes pour rejoindre l'angle veineux.

A Plan sous-cutané des régions ventrales du thorax

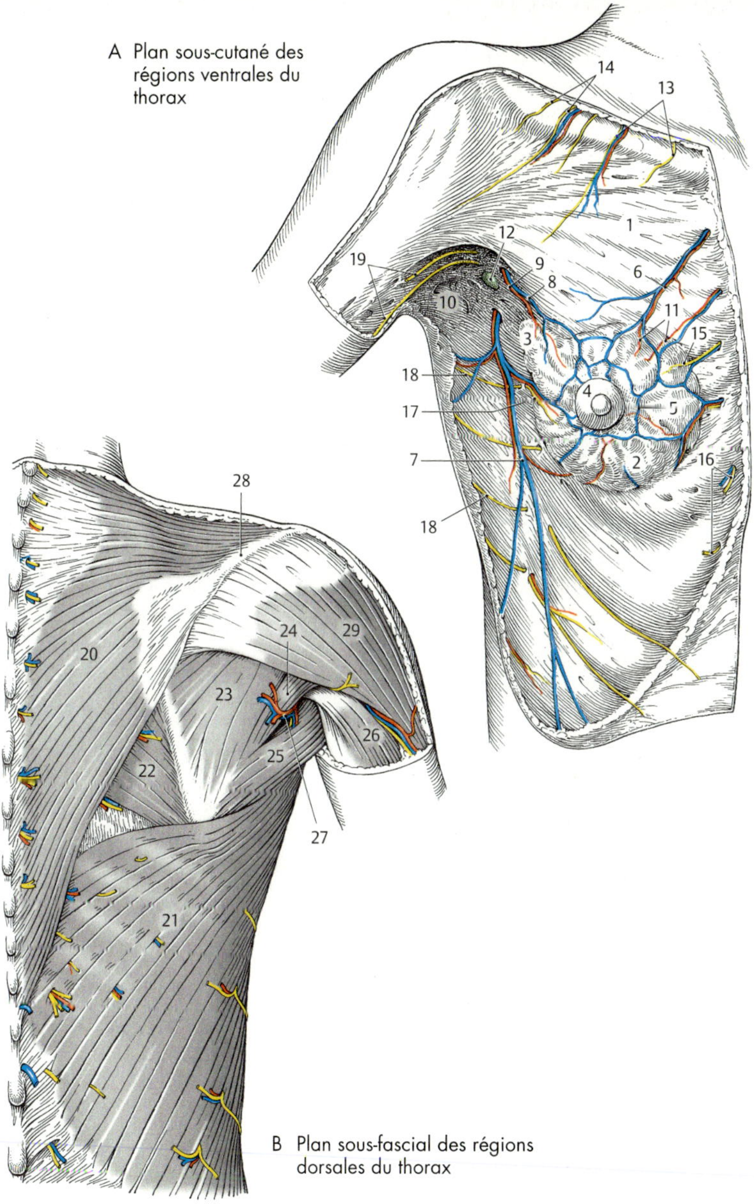

B Plan sous-fascial des régions dorsales du thorax

Régions abdominales (A)

Après avoir récliné le plan sous-cutané abdominal (*voir* p. 92), les vaisseaux et les nerfs sous-cutanés apparaissent sur le fin fascia abdominal superficiel. Ils faut en particulier insister sur les V. para-ombilicales (*V. paraumbilicales*), entourant l'ombilic, qui s'anastomosent, d'un côté, avec les V. épigastriques superficielles (*V. epigastricae superficiales*) (**1**) et, de l'autre, avec les V. thoraco-épigastriques. La V. épigastrique superficielle, accompagnée d'une petite artère portant le même nom, surcroise le ligament inguinal et rejoint la V. fémorale dans le hiatus saphène (*voir* p. 416). La V. thoraco-épigastrique monte depuis l'ombilic en latéro-cranial, pour gagner la V. axillaire. L'A. et la V. circonflexes iliaques superficielles (*A.* et *V. circumflexa ilium superficialis*) (**2**) montent à la partie latérale du ligament inguinal.

En paramédian, les R. cutanés antérieurs (*R. cutanei anteriores*) (**3**) des N. intercostaux VIII-XII (**4**) perforent la gaine des droits et le fascia. Latéralement, les R. cutanés latéraux IX-XII (**5**) apparaissent.

Immédiatement cranial par rapport à l'annneau inguinal superficiel, le R. antérieur du N. ilio-hypogastrique (*R. anterior n. iliohypogastrici*) (*voir* p. 400) devient sous-cutané. Le R. latéral du N. ilio-hypogastrique (*R. lateralis n. iliohypogastrici*) (**6**) traverse le fascia au niveau de l'épine iliaque antérieure et supérieure.

Après avoir récliné le fascia et ouvert le feuillet antérieur de la gaine du droit (*voir* p. 88), le M. droit de l'abdomen (*M. rectus abdominis*) (**7**) apparaît. Dorsalement par rapport au M. droit de l'abdomen, mais dans la gaine, passent l'A. et la V. épigastriques inférieures (*A.* et *V. epigastrica inferior*) (**8**) qui s'anastomosent au-dessus de l'ombilic avec l'A. et la V. épigastriques supérieures (**9**).

La gaine du droit contient le muscle droit qui adhère à son feuillet antérieur par des intersections tendineuses (*intersectiones tendineae*) (**10**). En outre, dans la gaine du droit, on trouve les artères et veines épigastriques inférieures et supérieures, ainsi que les nerfs intercostaux VIII-XII, qui pénètrent à travers le feuillet postérieur de la gaine du droit (*lamina posterior vaginae m. recti*) (**11**).

Remarques cliniques. Les V. para-ombilicales, qui rejoignent la branche gauche de la V. porte le long du lig. rond du foie (*lig. teres hepatis*) (*voir* Tome 2), s'unissent avec les V. épigastriques superficielles et les V. thoraco-épigastriques. Ainsi est constituée une anastomose portocave sous-cutanée. Lors de certaines affections du foie, le reflux du sang peut conduire à une dilatation de ces veines, qui deviennent visibles à travers la peau. On parle alors en clinique d'une « **tête de méduse** ».

D'autres anastomoses portocaves importantes en clinique sont constituées par le plexus sous-muqueux de l'œsophage au tiers caudal de l'œsophage et le plexus sous-muqueux au niveau du rectum.

De plus, il faut évoquer les anastomoses rétropérinéales. Il est particulièrement significatif que l'anastomose sous-cutanée décrite ici est la seule directement en rapport avec la branche gauche de la V. porte, alors que toutes les autres atteignent le tronc de la V. porte. Une tête de méduse signifie en premier lieu une stase dans le lobe hépatique gauche.

12 Ligne blanche.
13 M. pyramidal.
14 M. oblique externe de l'abdomen.
15 Fascia transversal.
16 Ligne arquée.
17 Feuillet antérieur de la gaine du droit.

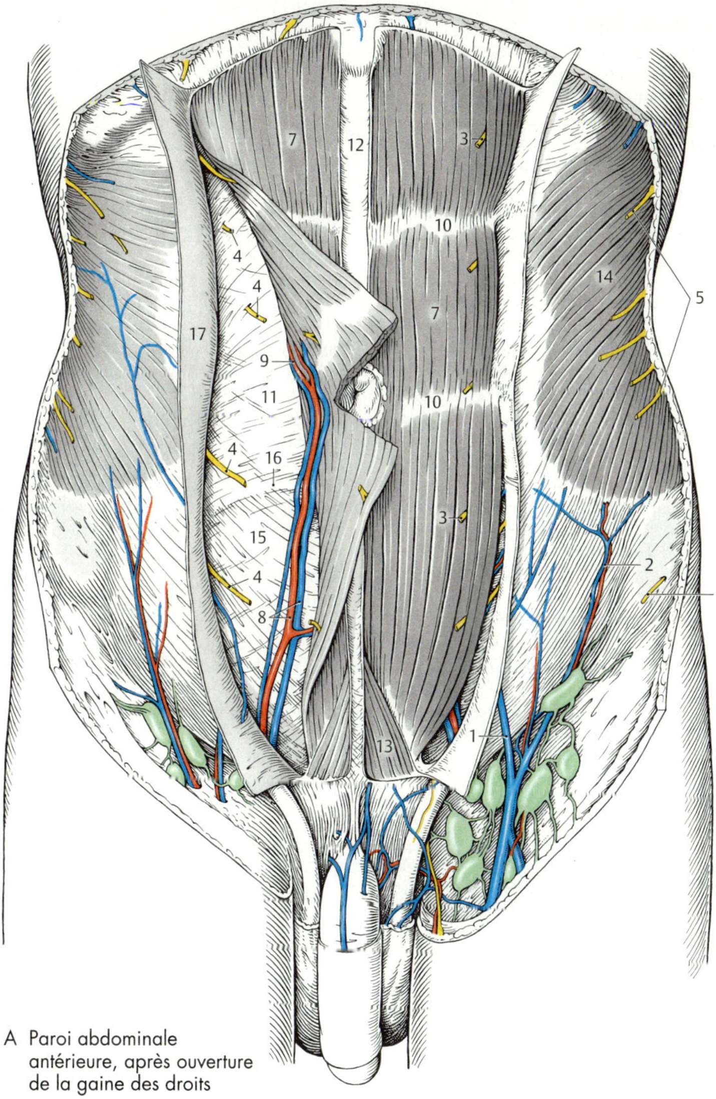

A Paroi abdominale antérieure, après ouverture de la gaine des droits

Région inguinale

Canal inguinal (A-C)

1er plan (A)

La région inguinale et la région pubienne sont recouvertes en superficie par le plan sous-cutané abdominal (*voir* p. 92). Dès qu'on a récliné la couche membraneuse apparaissent les vaisseaux et les nerfs sous-cutanés. Sur le fascia superficiel abdominal (*fascia abdominis superficialis*) (**1**) passent les A. et V. épigastriques superficielles (*A.* et *V. epigastrica superficialis*) (**2**) et latéralement les A. et V. circonflexes iliaques superficielles (*A.* et *V. circumflexa ilium superficialis*) (**3**) ; elles précroisent le canal inguinal.

Les deux pédicules vasculaires rejoignent le hiatus saphène (*voir* p. 416) dans la région sous-inguinale. Les A. et V. pudendales externes (*A.* et *V. pudenda externa*) (**4**), qui sont souvent dédoublées, gagnent également le hiatus saphène. Elles rejoignent la région pudendale, le plus souvent en précroisant le cordon spermatique (*funiculus spermaticus*) (**5**).

Cranialement par rapport à l'anneau inguinal superficiel (*anulus inguinalis superficialis*) (**6**) apparaît le R. cutané antérieur du N. ilio-hypogastrique (*R. cutaneus anterior n. iliohypogastrici*) (**7**), alors que le N. ilio-inguinal (N. *ilioinguinalis*) (**8**) rejoint le cordon spermatique ou le ligament rond de l'utérus (*lig. teres uteri*), afin d'apporter des branches sensitives pour la partie proximale de la face interne de la cuisse, le mont du pubis, chez l'homme une partie de la peau du scrotum et chez la femme la grande lèvre.

Remarques cliniques. Notons la présence des nœuds lymphatiques inguinaux superficiels (*nodi lymphoidei inguinales superficiales*) (**9**) qui, chez la femme, sont rejoints par le canal inguinal par des conduits lymphatiques venant du fundus et du corps de l'utérus. Ils jouent un rôle important dans la dissémination lymphatique de cellules cancéreuses d'un carcinome du corps utérin. D'autres voies de drainage vont aux nœuds lymphatiques interiliaques et directement aux nœuds lymphatiques aortiques. Le drainage lymphatique du col ne se fait jamais vers le nœuds inguinaux, mais vers les nœuds iliaques, interiliaques, glutéaux, sacraux, rectaux et directement aortiques.

2e plan (B, C)

À la limite précise de l'anneau inguinal superficiel (**6**), il faut fendre chez l'homme l'enveloppe externe du cordon spermatique (**5**), le fascia spermatique externe (*fascia spermatica externa*) (**10**). Ainsi apparaît l'anneau inguinal superficiel comportant un pilier latéral (*crus laterale*) (**11**), un pilier médial (*crus mediale*) (**12**), les fibres intercrurales (*fibrae intercrurales*) (**13**) et le ligament réfléchi (*ligament reflexum)* (**14**).

Après section de l'aponévrose du M. oblique externe abdominal (*M. obliquus externus abdominis*) (**15**) apparaît le M. oblique interne de l'abdomen (*M. obliquus internus abdominis*) (**16**). Ses fibres caudales se continuent sur le cordon spermatique en tant que M. crémaster (*M. cremaster*) (**17**) et constituent son enveloppe moyenne, le fascia crémastérique du M. crémaster (**18**). Il est accompagné par le R. génital (*R. genitalis*) (**19**) du N. génito-fémoral qui, d'une part, innerve le M. crémaster et, d'autre part, participe au territoire d'innervation sensitive du N. ilio-inguinal. Les A. et V. crémastériques, fines, sont enfoncées dans le muscle et donc difficiles à voir.

Le N. ilio-hypogastrique (*N. iliohypogastricus*) (**20**) glisse médialement à la surface du M. oblique interne de l'abdomen, pour percer l'aponévrose externe et le fascia au-dessus de l'anneau inguinal superficiel avec le R. cutané antérieur (**7**). Parfois, il est déjà divisé en deux branches. Il apporte l'innervation sensitive de la peau de la région inguinale.

Chez la femme, à la limite précise de l'anneau inguinal superficiel apparaît le ligament rond de l'utérus (*lig teres uteri*). Il diffuse dans le tissu conjonctif de la grande lèvre. Le long de ce ligament se trouvent les fines A. et V. du ligament rond, ainsi que le R. génital du N. génito-fémoral. Le ligament rond est accompagné du N. ilio-inguinal.

L'ouverture du canal inguinal montre des fibres du M. oblique interne de l'abdomen glissant sur le ligament rond. On les décrit comme partie du ligament rond appartenant au M. oblique interne (*pars lig. teretis m. obliqui interni*) et elles correspondent au M. crémaster chez l'homme.

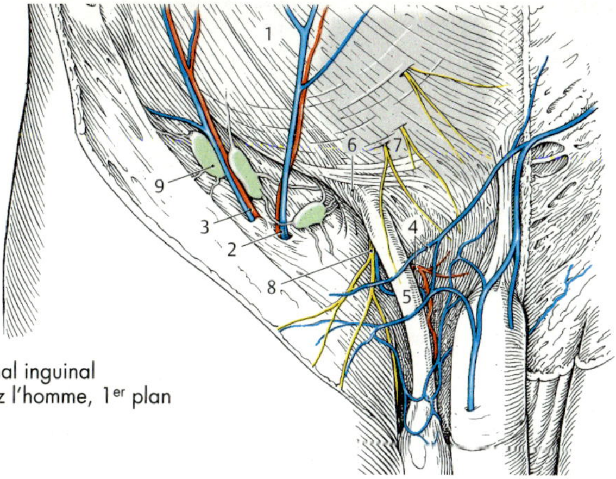

A Canal inguinal
chez l'homme, 1er plan

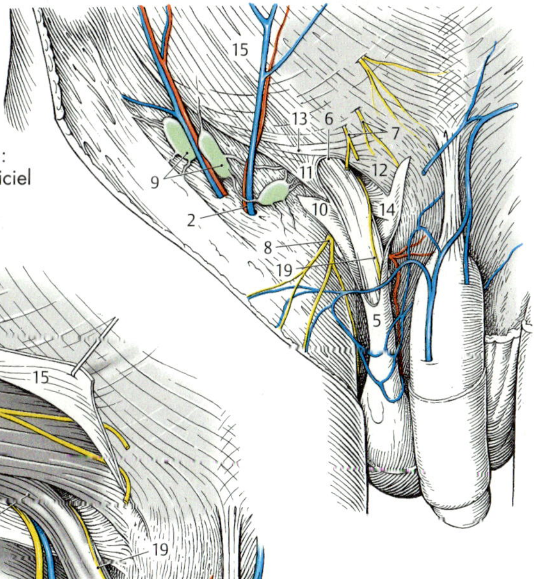

B Canal inguinal
chez l'homme, 2e plan :
anneau inguinal superficiel

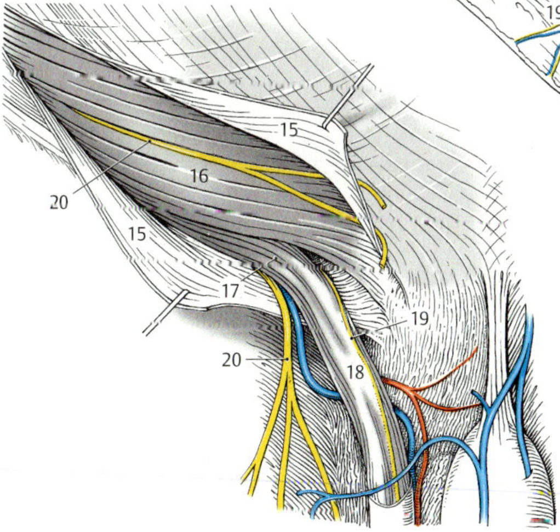

C
Canal inguinal chez
l'homme, 2e plan :
section de l'aponévrose
du M. oblique externe

Région inguinale

Canal inguinal (A-C) (suite)

3e plan (A, B)

Après section du fascia crémastérique (**1**) apparaît la dernière enveloppe du cordon, la plus fine, le fascia spermatique interne (*fascia spermatica interna*) (**2**). La section suivante du M. oblique interne de l'abdomen (*M. obliquus internus abdominis*) (**3**) fait apparaître le toit du canal inguinal, le M. transverse de l'abdomen (*M. transversus abdominis*) (**4**). Au même niveau, on peut voir le mur postérieur, le fascia transversalis (**5**). Le fascia spermatique interne (**2**) se prolonge par le fascia transversalis qui permet de préciser la situation de l'anneau inguinal profond (*anulus inguinalis profundus*) (**6**). Médialement par rapport à cet anneau inguinal profond se trouve le lig. interfovéolaire (**7** ; *voir aussi* p. 98), variable dans sa constitution.

4e plan (C)

L'ouverture du fascia spermatique interne (**2**) conduit, d'une part, à montrer le contenu du cordon spermatique et, d'autre part, à ouvrir l'anneau inguinal profond. Le cordon spermatique contient le conduit déférent (*ductus deferens*) (**8**), blanchâtre, en tuyau, l'A. testiculaire (*A. testicularis*) (**9**) et le plexus pampiniforme (*plexus pampiniformis*) (**10**).

Le conduit déférent (**8**) constitue la prolongation du conduit épididymaire et rejoint le petit bassin à travers le canal inguinal. Il s'y dilate en ampoule et s'unit avec le conduit excréteur de la vésicule séminale pour former le conduit éjaculateur. L'A. testiculaire (**9**) naît directement de l'aorte abdominale. Le plexus pampiniforme (**10**) se continue dans la V. testiculaire qui, à gauche, rejoint la V. cave inférieure à travers la V. rénale gauche. La V. testiculaire droite se jette directement dans la V. cave inférieure.

Si, lors de la section du fascia spermatique interne, on récline également une partie du fascia transversalis, on expose alors les vaisseaux prépéritoneaux, l'A. et la V. épigastriques inférieures (*A.* et *V. epigastrica inferior*) (**11**) et le ligament de l'A. ombilicale (*chorda a. umbilicalis*) (**12**). En outre, les zones de faiblesse de la paroi abdominale deviennent alors visibles. Il s'agit latéralement, par rapport à l'A. et la V. épigastriques inférieures, de la fosse inguinale latérale (*fossa inguinalis lateralis*) (**13**), dans laquelle se projette l'anneau inguinal profond. Entre les A. et V. épigastriques inférieures et le ligament de l'A. ombilicale se trouve la fosse inguinale médiale (*fossa inguinalis medialis*) (**14**). Médialement par rapport au ligament de l'A. ombilicale apparaît la fosse supravésicale (*fossa supravesicalis*) (**15**). Les deux dernières fosses correspondent à la projection de l'anneau inguinal superficiel.

Remarques cliniques. Les trois fosses en tant que zones de faiblesse de la paroi abdominale constituent des zones de prédilection pour les hernies inguinales (*voir* p. 100). Par leur situation dans les trois fosses, donc les orifices herniaires internes, on peut distinguer les hernies inguinales comme suit :

a) la hernie inguinale indirecte (latérale) : pulsations de l'A. épigastrique inférieure médialement à la hernie ;
b) la hernie inguinale directe (médiale) : pulsations de l'A. épigastrique inférieure latéralement ;
c) la hernie supravésicale : pas de pulsations, car l'orifice herniaire est situé médialement par rapport au ligament de l'A. ombilicale.

Lors d'une intervention endoscopique mini-invasive, les orifices herniaires sont aussitôt visibles, et la nature des hernies facile à identifier.

16 Aponévrose du M. oblique externe abdominal.
17 Lig. inguinal.
18 N. ilio-hypogastrique.
19 Lig. lacunaire.
20 N. ilio-inguinal.

A Canal inguinal chez l'homme, 3e plan : section du M. crémaster

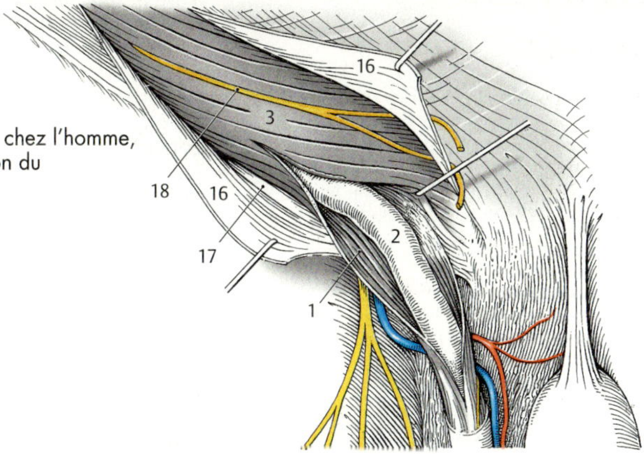

B Canal inguinal chez l'homme, 3e plan : fascia transversal, anneau inguinal profond

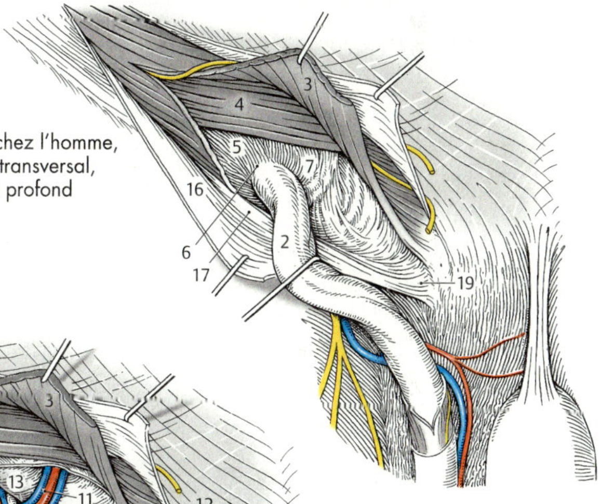

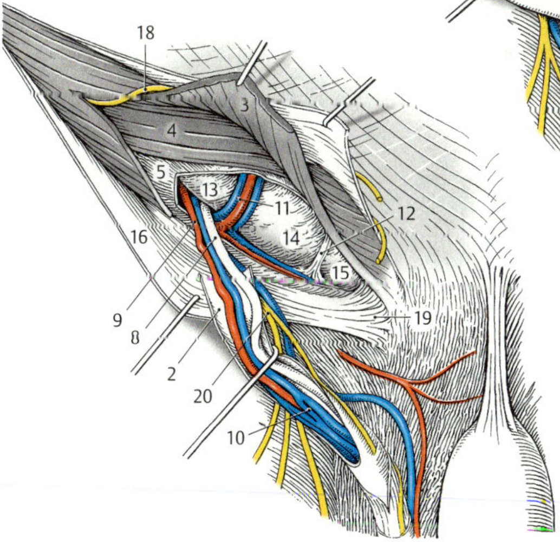

C
Canal inguinal chez l'homme, 4e plan : contenu du cordon spermatique

Région lombaire (A, B)

1er plan (A)

Après éviscération, le fascia pariétal abdominal est dégagé. On peut alors voir apparaître des branches du plexus lombaire.

Cranialement, le bord inférieur de la 12e côte (**1**) est longé par le N. subcostal (*N. subcostalis*) (**2**), dernière branche des R. antérieurs des N. thoraciques. Il est ainsi recouvert de façon plus ou moins complète par la portion de la partie lombaire du diaphragme (*pars lumbalis diaphragmatis*) (**4**) qui naît du lig. arqué latéral (*lig. arcuatum laterale*) (**3**). Sous le lig. arqué latéral apparaît le M. carré des lombes (*M. quadratus lumborum*) (**5**), alors que, sous le lig. arqué médial (**6**), passe la partie du M. grand psoas (*M. psoas major*) (**7**) née du corps de la 12e vertèbre thoracique.

Au bord latéral du M. grand psoas, reposant sur le M. carré des lombes, apparaît la première branche du plexus lombaire, le N. ilio-hypogastrique (*N. iliohypogastricus*) (**8**). Celui-ci traverse les muscles abdominaux cranialement par rapport à la crête iliaque. Il est suivi par le N. ilio-inguinal (*N. ilioinguinalis*) (**9**) qui, le plus souvent, traverse le M. grand psoas et passe parallèlement à proximité, avant de rejoindre l'anneau inguinal profond. Le suivant est le N. génito-fémoral (*N. genitofemoralis*) (**10**) qui traverse le M. grand psoas et se divise à une hauteur variable en un R. génital (*R. genitalis*) (**11**) et un R. fémoral (*R. femoralis*) (**12**). Le premier gagne le canal inguinal, alors que le dernier rejoint la région subinguinale par la lacune vasculaire.

La branche suivante du plexus lombaire, près de la fosse iliaque au bord latéral du M. grand psoas, est le N. cutané fémoral latéral (*N. cutaneus femoralis lateralis*) (**13**), qui gagne la lacune musculaire très latéralement au contact de l'épine iliaque antéro-supérieure. La branche la plus épaisse, le N. fémoral (*N. femoralis*) (**14**), suit le sillon qui sépare le M. iliaque (*M. iliacus*) (**15**) du M. grand psoas et rejoint la cuisse à travers la lacune musculaire. La dernière branche, le N. obturateur (*N. obturatorius*) (**16**), est la seule à descendre médialement par rapport au M. grand psoas et, après avoir été croisée par les A. et V. iliaques externes (*A. et V. iliaca externa*) (**17**), elle rejoint le canal obturateur.

2e plan (B)

Lorsqu'on récline la partie superficielle du M. grand psoas apparaissent les R. ventraux (*R. ventrales*) (**18**) des quatre premiers nerfs lombaires. Ceux-ci reposent sur la partie profonde (*pars profunda*) (**19**) du M. grand psoas et forment le plexus lombaire. La branche du 4e nerf lombaire se divise en un *rameau cranial* et un *rameau caudal* (**20**). Celui-ci s'unit avec le R. ventral du 5e nerf lombaire pour former le tronc lombo-sacral qui participe à la constitution du plexus sacral.

Médialement à la sortie de ces R. ventraux passent le tronc sympathique (*truncus sympaticus*) (**21**) et, à droite, également la V. cave inférieure (*V. cava inferior*) (**22**). Les artères et veines lombaires (*A. et V. lumbales*) (**23**) longent la colonne vertébrale. Elles sous-croisent les R. ventraux et la partie profonde du M. grand psoas.

24 A. iliaque interne.
25 A. épigastrique inférieure.
26 A. et V. circonflexes iliaques profondes.

Le plexus sacral et le plexus lombaire sont aussi désignés en commun comme **plexus lombo-sacral**.

Plexus lombaire
Racines : R. ventraux (L1-L4)
Branches : N. iliohypogastrique
N. ilio-inguinal
N. génitofémoral
N. cutané fémoral latéral
N. obturateur
N. fémoral

Plexus sacral
Racines : R. ventraux (L4-S3)
Branches : Nn. glutéaux
R. musculaires
Nn. cluniaux inférieurs
N. cutané fémoral postérieur
N. pudendal
N. coccygien
N. ischiatique

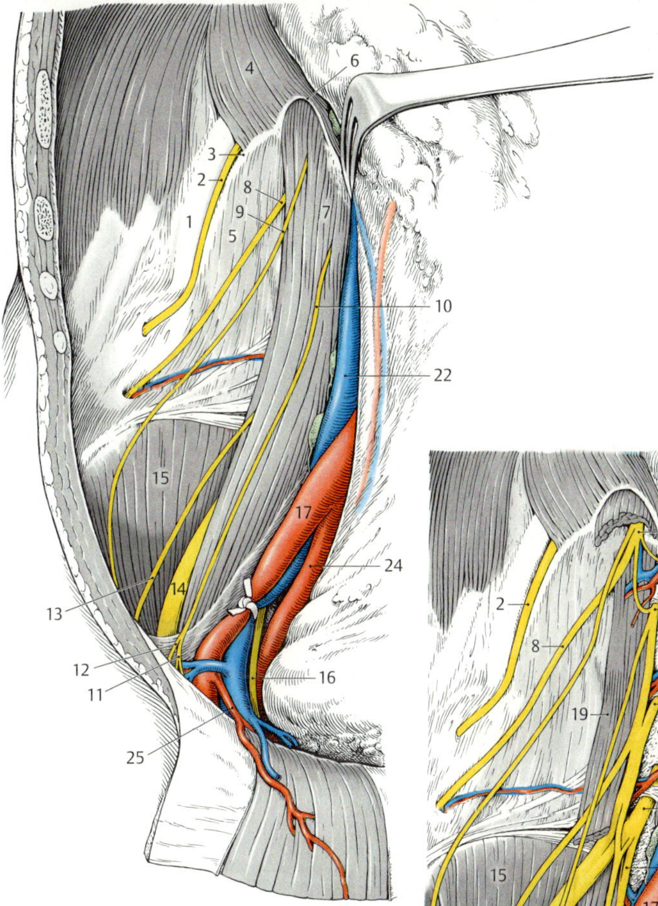

A 1er plan, description des branches du plexus lombaire

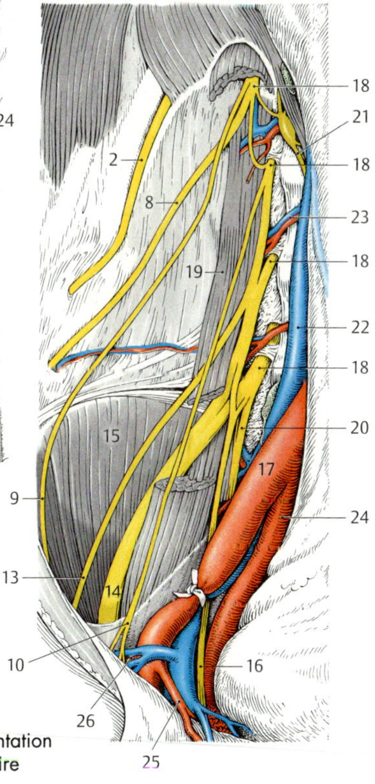

B 2e plan, représentation du plexus lombaire

Région du périnée chez la femme (A, B)

La région du périnée se divise en une région antérieure uro-génitale et une région postérieure anale. Plusieurs plans doivent être distingués par des fascias et des muscles.

Plans superficiel et moyen (A)

Région uro-génitale : le fascia périnéal superficiel (*fascia perinei superficialis*) (**1**) est divisé latéralement, le long de la branche inférieure du pubis et de la branche de l'ischion, en deux feuillets, une lame externe (*lamina externa*) et une lame interne (*lamina interna*) (partie droite de la dissection page suivante). Près du vestibule du vagin (*vestibulum vaginae*) (**2**) se réunissent les deux feuillets. Après avoir récliné le fascia superficiel du périnée s'ouvre l'espace périnéal superficiel (partie gauche de la dissection).

Des R. labiaux postérieurs (*R. labiales posteriores*) (**3**), accompagnés des veines du même nom, provenant de l'A. périnéale (*A. perinealis*) (**4**) qui traverse souvent le fascia périnéal superficiel, gagnent le vestibule du vagin et le centre tendineux du périnée (*centrum tendineum perinei*) (**5**). Les N. périnéaux (*N. perineales*) (**6**) surcroisent le bord postérieur du diaphragme uro-génital et rejoignent le vestibule du vagin et le centre du périnée, accompagnés par les branches artérielles.

Dans l'espace superficiel du périnée se trouve médialement le M. bulbo-spongieux (*M. bulbospongiosus*) (**7**), latéralement le M. ischio-caverneux (*M. ischicavernosus*) (**8**) et dorsalement le M. transverse superficiel du périnée (*M. transversus perinei superficialis*) (**9**).

Région anale : le fascia obturateur (*fascia obturatoria*) (**10**) limite latéralement la fosse ischio-anale (ischio-rectale). Cette fosse se poursuit vers l'avant et se trouve alors entre le diaphragme uro-génital et le diaphragme pelvien avec le fascia du diaphragme pelvien inférieur (*fascia diaphragmatis pelvis inferior*) (**11**). Elle contient un épais tisssu graisseux, le corps adipeux de la fosse ischio-anale. Dans un dédoublement du fascia obturateur (**10**) se trouve le canal pudendal (*canalis pudendalis*) (**12**). L'A. rectale inférieure (*A. rectalis inferior*) (**13**) ainsi que le N. rectal inférieur (*N. rectalis inferior*) (**14**) alimentent le M. sphincter externe de l'anus (*M. sphincter ani externus*) (**15**) et la peau de l'anus. Il peut en plus exister des R. périneaux (non représentés) pour la peau des lèvres et un rameau cutané perforant pour la peau anale. Tous deux proviennent du N. cutané fémoral postérieur. De nombreuses veines rectales inférieures (*V. rectales inferiores*) (**16**), qui s'anastomosent avec les V. rectales moyennes, gagnent la V. pudendale interne.

Après avoir récliné le fascia du diaphragme pelvien inférieur (**11**) apparaissent le M. sphincter externe de l'anus (**15**) et le M. élévateur de l'anus (*M. levator ani*) (**17**) (côté gauche de la dissection). Sur la ligne médiane se trouve dorsalement par rapport à l'anus (**18**) le lig. ano-coccygien (*lig. anococcygeum*) (**19**), qui se jette dans une partie du M. élévateur de l'anus. À l'intérieur du canal pudendal (canal d'Alcock) passent l'A. et la V. pudendales internes (*A.* et *V. pudenda interna*) (**20**) et le nerf pudendal (*N. pudendus*) (**21**) qui rejoint le canal d'Alcock par la petite échancrure ischiatique (*foramen ischiadicum minus*).

Plan profond (B)

Région uro-génitale : après avoir récliné les M. bulbo-spongieux et ischio-caverneux (**8**) avec le fascia du diaphragme uro-génital inférieur (membrane du périnée), on pénètre dans l'espace profond du périnée. Dans cet espace se trouvent, à côté des muscles, les piliers du clitoris (*crura clitoridis*) (**22**) qui se réunissent en un corps du clitoris (*corpus clitoridis*) (**23**). Celui-ci se termine par le gland (*glans clitoris*) (**24**).

Sur le côté du vestibule du vagin (**2**) se trouve, de chaque côté, un corps érectile, le bulbe vestibulaire (*bulbus vestibuli*) (**25**), qui sont liés entre eux par une commissure bulbaire (*commisura bulborum*) (**26**) entre les piliers du clitoris. De chaque côté se trouve dans le diaphragme uro-génital, recouvert par un corps érectile, une glande vestibulaire majeure (*glandula vestibularis major*) (**27**), qui s'ouvre dans le vestibule du vagin par un conduit excréteur entre la petite lèvre et l'orifice vaginal (**28**).

Remarques cliniques. La lame interne du fascia périnéal superficiel est aussi souvent décrite comme fascia profond du périnée.

La notion de « diaphragme urogénital » a été malencontreusement abandonnée dans la nomenclature anatomique (pas clinique !) actuelle, bien qu'elle soit tout à fait correcte.

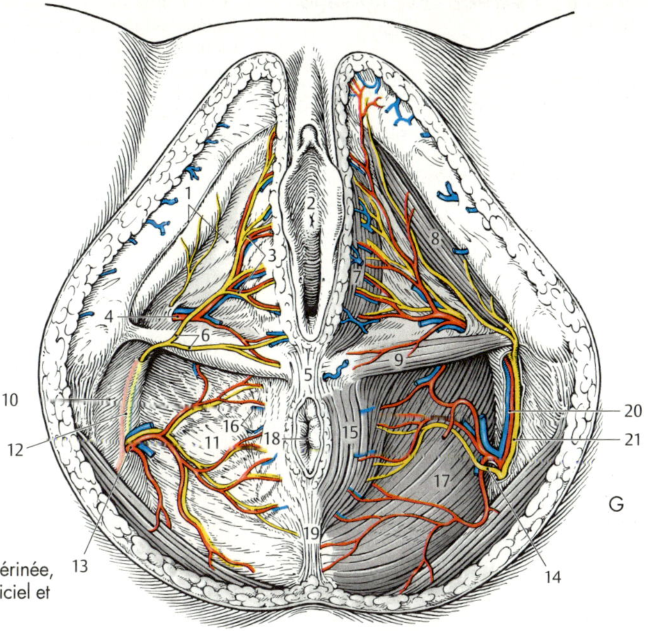

A Région du périnée, plans superficiel et moyen

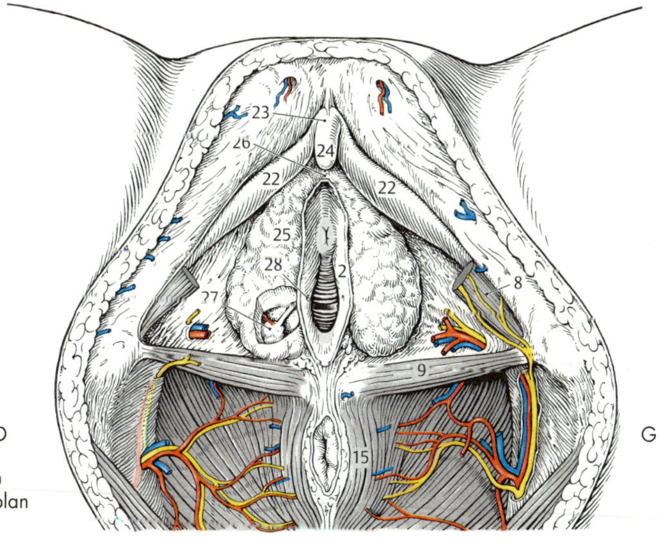

B Région du périnée, plan profond

Région du périnée chez l'homme (A)

Plan superficiel (moitié droite de la dissection)

Région uro-génitale : le fascia périnéal superficiel (**1**), avec sa lame externe et sa lame interne (fascia périnéal profond), se poursuit à la cuisse par le *fascia lata* (**2**) et sur le pénis (**3**) par le fascia superficiel du pénis (*fascia superficialis penis*) (**4**). En outre, la tunique dartos se forme communément avec le fascia superficiel de la paroi abdominale.

L'A. périnéale (*A. perinealis*) (**5**), née de l'A. pudendale interne, traverse souvent le diaphragme uro-génital près de son bord postérieur et envoie des R. scrotaux postérieurs (*A. scrotales posteriores*) (**6**). Ceux-ci sont accompagnés de V. scrotales postérieures (*V. scrotales posteriores*) (**7**). Des R. nerveux scrotaux et musculaires (**8**), issus du N. pudendal, rejoignent le scrotum ainsi que la peau et les muscles de la région uro-génitale. Des R. périnéaux (*R. perineales*) (**9**), issus du N. cutané fémoral postérieur, gagnent également le scrotum, des nerfs cluniaux inférieurs (*N. clunium inferiores*) (**10**) rejoignent la peau de la partie basse de la région glutéale.

Région anale : le fascia obturateur (*fascia obturatoria*) (**11**) limite la région latéralement, le M. grand fessier (*M. glutaeus maximus*) (**12**) avec le fascia glutéal dorsalement, le centre tendineux du périnée (*centrum tendineum perinei*) (**13**), l'anus (**14**) et le lig. ano-coccygien (*lig. anococcygeum*) (**15**) médialement. En profondeur s'enfonce la fosse ischio-anale, qui est comblée par un peloton adipeux, le corps adipeux de la fosse ischio-anale (*corpus adiposum fossae ischio-analis*). Son toit est constitué par le fascia du diaphragme pelvien inférieur (*fascia diaphragmatis pelvis inferior*) (**16**).

Plan moyen (moitié gauche de la dissection)

Région uro-génitale : après avoir récliné le fascia périnéal superficiel, on ouvre l'espace périnéal superficiel. Médialement, le M. bulbo-spongieux (*M. bulbospongiosus*) (**17**) recouvre le corps spongieux du pénis (urétral) et le corps caverneux du pénis. Latéralement se place le M. ischio-caverneux (*M. ischiocavernous*) (**18**), né de la branche de l'ischium. Dorsalement, le M. transverse superficiel du périnée (*M. transversus perinei superficialis*) (**19**) limite l'espace, le toit est formé par la membrane du périnée (= fascia du diaphragme uro-génital inférieur) (**20**).

Les A. et V. pudendales internes (*A. et V. pudenda interna*) (**21**) perforent le diaphragme uro-génital et envoient les branches décrites plus haut. Le N. pudendal (*N. pudendus*) (**22**) gagne l'espace périnéal superficiel (ou espace de Colles) par le bord postérieur du diaphragme uro-génital.

Région anale : après avoir récliné le fascia du diaphragme pelvien inférieur (**16**) apparaissent le M. élévateur de l'anus (*M. levator ani*) (**23**) et le M. coccygien (*M. coccygeum*) (**24**).

À l'intérieur du canal d'Alcock, ou canal pudendal (*canalis pudendalis*) (**25**), l'A. pudendale interne envoie l'A. rectale inférieure (*A. rectalis inferior*) (**26**), qui souvent se divise en deux branches. Elle est accompagnée par les V. rectales inférieures (*V. rectales inferiores*) (**27**) qui rejoignent la V. pudendale. Les N. rectaux inférieurs (*N. rectales inferiores*) (**28**) innervent le M. sphincter externe de l'anus (*M. sphincter ani externus*) (**29**) et la peau de l'anus.

Remarques cliniques. Le périnée représente la voie d'accès élective pour les interventions chirurgicales sur l'urèthre postérieur, en particulier en cas de sténoses. C'est aussi la voie d'accès pour la prostatectomie radicale. Dans tous les cas le centre tendineux du périnée, ou **verrou du périnée**, doit être sectionné.

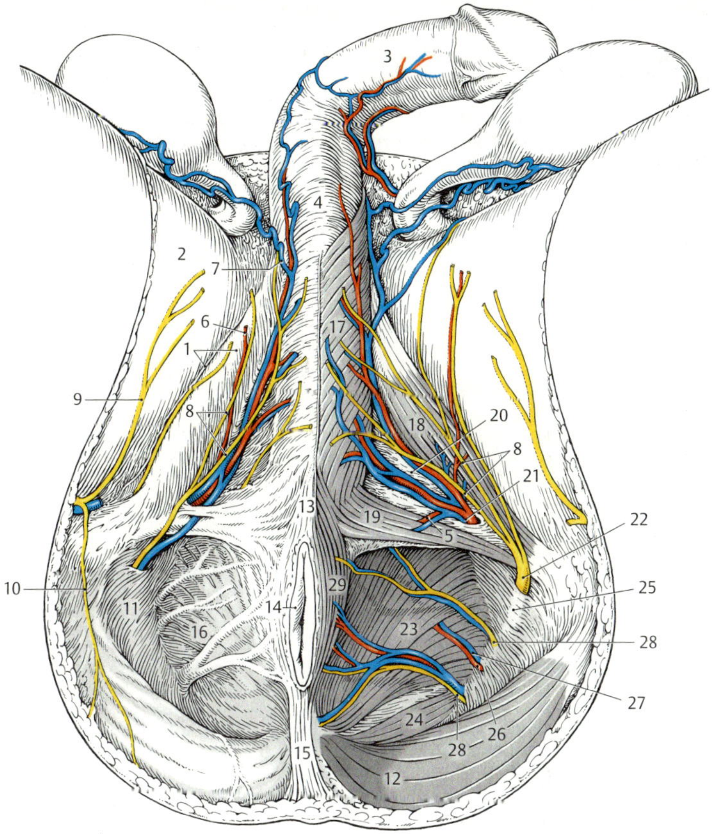

A Région du périnée,
plans superficiel et moyen

Région du périnée chez l'homme (suite)

Plan profond (A, B)

Région uro-génitale : après avoir récliné la membrane du périnée (= fascia du diaphragme pelvien inférieur; moitié droite de la dissection), on ouvre l'espace profond du périnée. Le M. transverse profond du périnée (*M. tranversus perinei profundus*) (**1**) rejoint le hiatus uro-génital et le centre du périnée (*centrum perinei*) (**2**) par ses fibres les plus postérieures. Le M. ischio-caverneux (*M. ischiocavernosus*) (**3**), provenant de la branche de l'ischium, s'étend dans la tunique albuginée du pilier du pénis (*crus penis*) (**4**).

L'A. pudendale interne (*A. pudenda interna*) (**5**) donne, au bord postérieur du diaphragme urogénital, l'A. périnéale (*A. perinealis*) (**6**) et se dirige vers l'avant, recouverte par le pilier du pénis, en donnant à la réunion des deux piliers du pénis l'A. urétrale. L'artère est accompagnée des V. pudendales internes (*V. pudenda interna*) (**7**) qui reçoivent les V. scrotales postérieures (*V. scrotales posteriores*) (**8**).

Le corps spongieux du pénis (*corpus spongiosum penis*) (**10**) apparaît après avoir récliné le M. bulbo-spongieux (*M. bulbospongiosum*) (**9**) (moitié gauche de la dissection). Dorsalement par rapport à l'extrémité postérieure du corps spongieux, le bulbe du pénis (*bulbus penis*) (**11**), se trouvent de chaque côté les glandes bulbourétrales (*glandulae bulbourethrales*) (**12**), de la taille d'un petit pois.

Région anale : après avoir récliné le fascia obturateur (*fascia obturatoria*) (**13**), on ouvre le canal pudendal, et les A. et V. pudendales internes ainsi que le N. pudendal (*N. pudendus*) (**14**) deviennent visibles. Près du M. obturateur interne (*M. obturator internus*) (**15**), l'arc tendineux du M. élévateur de l'anus (**16**) s'étend vers la tubérosité ischiatique (*tuber ischiadicum*) (**17**). De là, le lig. sacro-épineux (*lig. sacrospinale*) (**18**) rejoint l'os sacrum et forme, avec l'épine sciatique, la petite échancrure ischiatique.

Le M. élévateur de l'anus (*M. levator ani*) (**19**) avec le M. pubo-rectal (*M. puborectalis*) (**20**), le M. pubo-coccygien (*M. pubococcygeus*) (**21**) et le M. ilio-coccygien (*M. iliococcygeus*) (**22**) rejoignent le M. sphincter externe de l'anus, c'est-à-dire le lig. ano-coccygien (*lig. anococcygeum*) (**23**). Les fibres les plus antérieures du M. pubo-rectal, les fibres prérectales (= M. pubo-périnéal; **24**), limitent de chaque côté la fente de l'élévateur (*levatortor*) (**25**) et s'étendent dans le centre du périnée (**2**). À l'intérieur de cette fente de l'élévateur, la *prostate* (**26**) est visible. Le M. sphincter externe de l'anus (*M. sphincter ani externus*) (**27**) entoure l'*anus* (**28**) en trois parties. Avec le M. élévateur de l'anus, le M. coccygien (*M. coccygeus*) (**29**) forme le diaphragme pelvien.

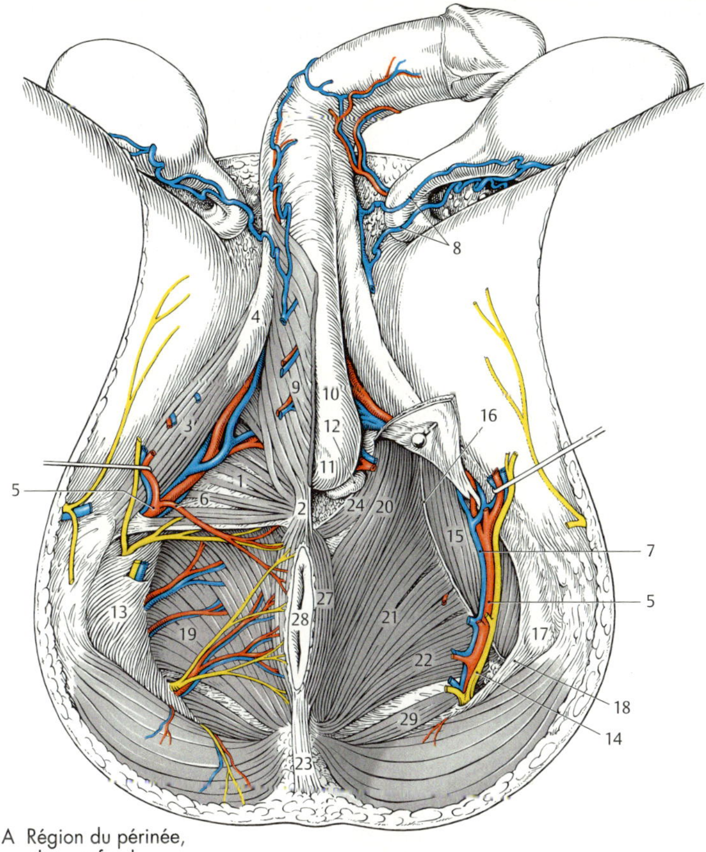

A Région du périnée,
plan profond

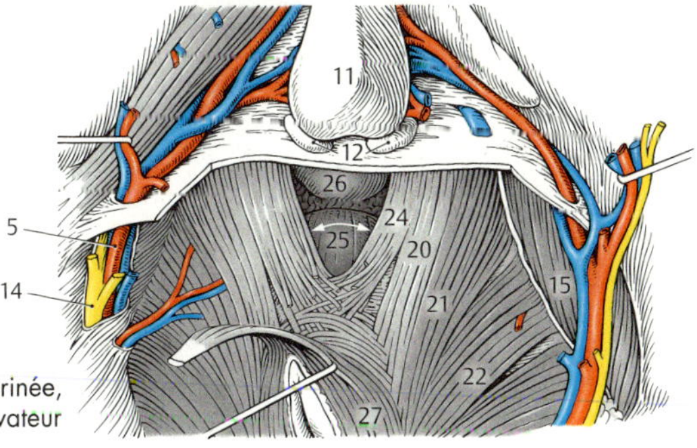

B Région du périnée,
fente de l'élévateur

Membre inférieur

Régions (A, B)

Tout comme pour le membre supérieur, les délimitations des régions dans le membre inférieur sont assez arbitraires et se justifient pour des raisons pratiques.

Régions de la hanche

En avant, les régions de la hanche sont déjà des régions de la cuisse. On distingue ici la région sous-inguinale (*regio subinguinalis*) (**1**) qui est limitée par le ligament inguinal, le M. sartorius et le M. pectiné, et qui appartient au grand **trigone fémoral** (*trigonum femoris*) (**2**). Le trigone fémoral (**2**) s'étend plus bas et est limité par le ligament inguinal, le M. sartorius et le M. long adducteur. Dorsalement, c'est la **région glutéale** (*regio glutaealis*) (**3**) qui correspond à peu près au territoire du M. grand fessier et descend jusqu'au sillon glutéal.

Régions de la cuisse

Le trigone fémoral représente une partie de la **région fémorale antérieure** (*regio femoris anterior*) (**4**), qui s'étend distalement jusqu'au genou et latéralement jusqu'au M. tenseur du fascia lata. Dorsalement, la **région fémorale postérieure** (*regio femoris posterior*) (**5**) fait suite à la région glutéale et se termine au-dessus de la fosse poplitée.

Régions du genou

En avant, la **région antérieure du genou** (*regio genus anterior*) (**6**) s'étend du bord inférieur de la région fémorale antérieure jusqu'à la tubérosité tibiale environ. Dorsalement se trouve la **région postérieure du genou** (*regio genus posterior*) (**7**). La partie moyenne de cette région est aussi décrite comme **fosse poplitée** (*fossa poplitea*).

Régions de la jambe

La **région antérieure de la jambe** (*regio cruris anterior*) (**8**) s'étend de la tubérosité tibiale jusqu'à la pince bimalléolaire. Médialement, cette région passe par le tibia, palpable sous la peau, et rejoint la **région postérieure de la jambe** (*regio cruris posterior*) (**9**), dont les limites proximale et distale en hauteur sont les mêmes que celles de la région antérieure. Derrière la malléole médiale se trouve la **région rétromalléolaire médiale** (*regio retromalleolaris medialis*), et derrière la malléole latérale la **région rétromalléolaire latérale** (*regio retromalleolaris lateralis*) (**10**).

Régions du pied

Dorsalement par rapport aux régions rétromalléolaires se trouve la **région calcanéenne** (*regio calcanea*) (**11**). En avant et en haut se trouve le dos du pied (**région dorsale** [*dorsum pedis*] ; **12**) et, au-dessous, la plante du pied (**région plantaire** [*planta pedis*] ; **13**).

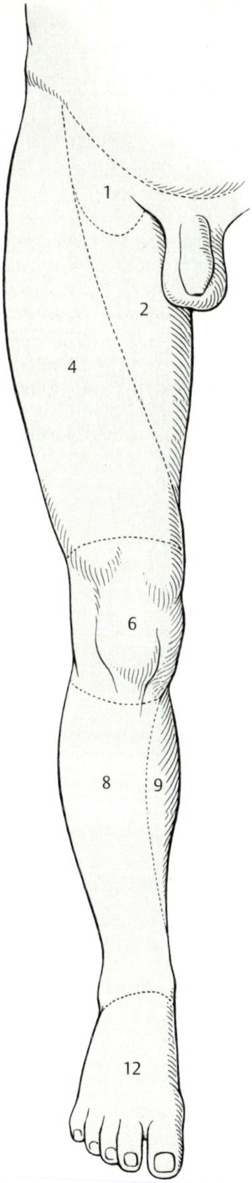

A Régions du membre inférieur, vue antérieure

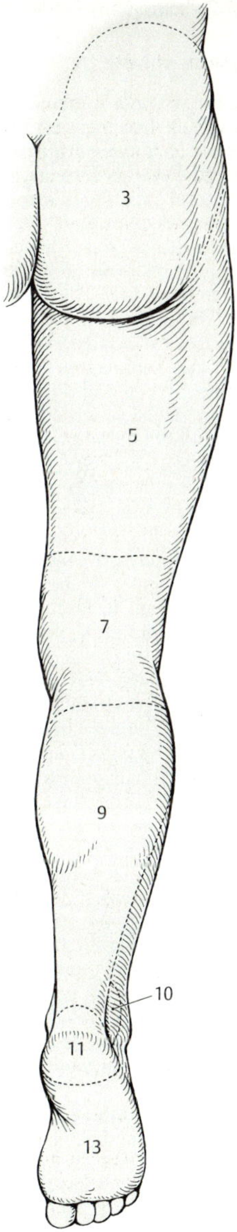

B Régions du membre inférieur, vue postérieure

Région sous-inguinale

Plan sous-cutané (A, B)

L'épais tissu cellulo-graisseux sous-cutané est divisé en deux plans par la couche membraneuse (*stratum membranosum*) (**1**). Ce plan, qui autrefois était décrit comme fascia fémoral superficiel, recouvre en partie les vaisseaux et les nerfs sous-cutanés et se prolonge jusque sous le hiatus saphène. Ce n'est qu'après avoir récliné le tissu graisseux sous-cutané et la couche membraneuse qu'apparaît le *fascia lata* (**2**). Le fascia lata est partout rigide comme une aponévrose, sauf dans le territoire du hiatus saphène. À cet endroit, il présente une structure lâche, en filet, qui est décrite comme fascia criblé (*fascia cribrosa*) (**3** ; *voir* p. 254).

À travers le fascia criblé passent les veines sous-cutanées, qui rejoignent cette région en étoile. Provenant de la cuisse, la V. grande saphène (*V. saphena magna*) (**4**) apparaît en règle comme le plus gros vaisseau rejoignant le fascia criblé (**3**). Elle reçoit souvent une V. saphène accessoire latérale (*V. saphena accessoria lateralis*) (**5**). Les V. pudendales externes (*V. pudendae externae*) (**6**) viennent de la région du pubis ; la V. épigastrique superficielle (*V. epigastrica superficialis*) (**7**) vient de la région ombilicale pour rejoindre le fascia criblé. La V. circonflexe iliaque superficielle (*V. circumflexa ilium superficialis*) (**8**) descend parallèlement au ligament inguinal vers cette même région. La réunion de toutes ces veines est soumise à de nombreuses variations qui seront traitées p. 416. De plus petites artères accompagnent les veines du même nom : A. pudendale externe (*A. pudenda externa*) (**9**), A. épigastrique superficielle (*A. epigastrica superficialis*) (**10**) et A. circonflexe iliaque superficielle (*A. circumflexa ilium superficialis*) (**11**).

Sur le fascia criblé sont situés les nœuds lymphatiques inguinaux superficiels (*nodi lymphoidei inguinales superficiales*), que l'on divise habituellement en deux groupes. Un groupe, le tractus horizontal, est parallèle au ligament inguinal, alors que l'autre groupe, le tractus vertical, est parallèle à la V. grande saphène. Le tractus horizontal se divise en nœuds lymphatiques inguinaux superficiels supéro-médiaux (*nodi lymphoidei inguinales superficiales superomediales*) (**12**) et supéro-latéraux (*superolaterales*) (**13**). Les nœuds lymphatiques du tractus vertical sont décrits comme nœuds lymphatiques inguinaux superficiels inférieurs (*nodi lymphoidei inguinales superficiales inferiores*) (**14**).

Dans cette région, les nerfs cutanés proviennent du R. fémoral (*R. femoralis*) (**15**) du N. génito-fémoral. Au-dessus du ligament inguinal, dans la région inguinale, chez l'homme le *cordon spermatique* (**16**), accompagné du N. ilio-inguinal (*N. ilioinguinalis*) (**17**), gagne le scrotum. Latéralement par rapport au fascia criblé, la peau est innervée par des R. cutanés antérieurs du N. fémoral.

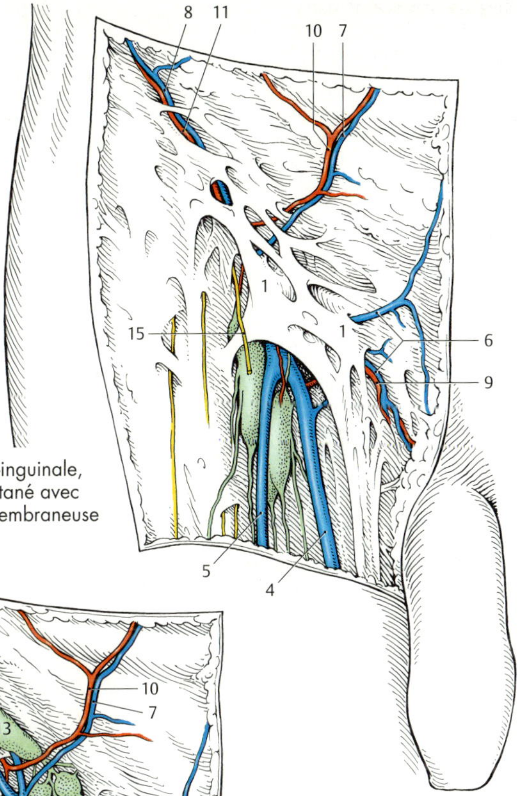

A Région sous-inguinale, plan sous-cutané avec la couche membraneuse

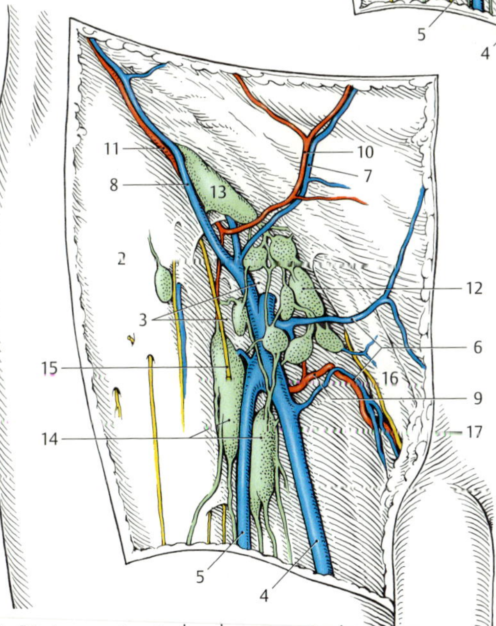

B Région sous-inguinale, plan sous-cutané avec le fascia criblé et le fascia lata

Hiatus saphène (A-R)

Après avoir récliné le fascia criblé apparaît le **hiatus saphène**, limité par le bord falciforme (*margo falciformis*) (**1**), comportant une corne supérieure (*cornu superius*) (**2**) et une corne inférieure (*cornu inferius*) (**3**). À l'intérieur du hiatus se trouvent médialement les nœuds lymphatiques inguinaux profonds (*nodi lymphoidei inguinales profundi*) (**4**), à côté la V. fémorale (*V. femoralis*) (**5**) et plus loin, latéralement, l'A. fémorale (*A. femoralis*) (**6**). Dans le hiatus saphène ou à côté, le R. fémoral (*R. femoralis*) (**7**) du N. génito-fémoral devient sous-cutané. Encore plus loin latéralement, les R. cutanés antérieurs (*R. cutanei anterior*) (**8**) du N. fémoral traversent le fascia lata.

Au niveau du hiatus saphène, d'après *Lanz-Wachsmuth*, les veines qui se jettent le plus souvent dans la V. fémorale (37 p. 100) sont les suivantes (**A**) : V. grande saphène (*V. saphena magna*) (**9**), V. saphène accessoire latérale (*V. saphena accessoria lateralis*) (**10**), V. circonflexe iliaque superficielle (*V. circumflexa ilium superficialis*) (**11**), V. épigastrique superficielle (*V. epigastrica superficialis*) (**12**) et une ou plusieurs V. pudendales externes (*V. pudendae externae*) (**13**). Cette « **étoile veineuse** » ainsi nommée est disposée de façon très variable, comme représentée dans ces différentes vues détaillées.

Variations (B-R) : la **V. saphène accessoire latérale** (**B**-**E**) peut se jeter en proximal par rapport au hiatus (1 p. 100 ; **B**). Dans 9 p. 100 des cas, il existe un abouchement commun avec la V. circonflexe iliaque superficielle (**C**) et, avec la même fréquence, on trouve un abouchement commun entre la V. saphène accessoire latérale et la V. circonflexe iliaque superficielle (**D**). Rarement, on trouve une terminaison commune entre la V. saphène accessoire latérale et la V. épigastrique superficielle (**E**).

La **V. grande saphène** (**F**-**G**) peut recevoir une *V. saphène accessoire médiale* (**14**) et soit traverser (**F**) le fascia en distal par rapport au hiatus saphène (1 p. 100), soit gagner la V. fémorale à l'intérieur du hiatus saphène (**G**).

Les **V. pudendales externes** (**H**-**I**) s'unissent, dans 1 p. 100 des cas, avec une V. saphène accessoire médiale (**H**) ou, dans 2 p. 100, avec la V. épigastrique superficielle (**I**).

Le comportement de la **V. épigastrique superficielle** (**J**-**N**) est particulièrement variable. Elle peut se jeter dans la V. grande saphène avec la V. pudendale externe (**J**). Occasionnellement (1 p. 100), elle se jette dans la V. fémorale en proximal par rapport au hiatus spahène (**K**). Elle peut aussi (9 p. 100) s'unir à la V. circonflexe iliaque superficielle en un tronc qui se jette dans la V. grande saphène au niveau du hiatus. Parfois, les V. épigastrique superficielle et circonflexe iliaque superficielle réunies se jettent, avec la V. pudendale externe et la V. saphène accessoire latérale (**L**), dans un tronc commun qui rejoint la V. grande saphène à l'intérieur du hiatus saphène (**M**). Dans 6 p. 100 des cas, la **V. épigastrique superficielle** s'unit à la V. circonflexe iliaque superficielle, et ce tronc se jette directement dans la V. fémorale (**N**).

La **V. circonflexe iliaque superficielle** (**O**-**R**) peut, comme précédemment décrit, dans 9 p. 100 des cas rejoindre la V. saphène en commun avec la V. épigastrique superficielle et la V. saphène accessoire latérale (**O**). Dans encore 9 p. 100 des cas, la V. saphène accessoire latérale la rejoint (**P**) ; parfois la V. circonflexe iliaque superficielle se jette dans la V. grande saphène (**R**).

Les variations qui viennent d'être décrites donnent une vision fondée sur les travaux de *Lanz-Wachsmuth* et confirmée par nos nombreuses observations personnelles.

Remarques cliniques. Pour l'**injection intra-artérielle** on recherche l'A. fémorale à environ 1 cm sous le lig. inguinal. On recherche le milieu d'une droite entre l'épine iliaque antérieure et supérieure et le tubercule du pubis. L'aiguille de ponction est introduite perpendiculairement à environ 1 cm latéralement à ce point. Au contact de l'A., l'aiguille se mobilise verticalement selon le rythme du pouls. Lorsque la paroi artérielle est franchie, le sang reflue dans la seringue au rythme du pouls.

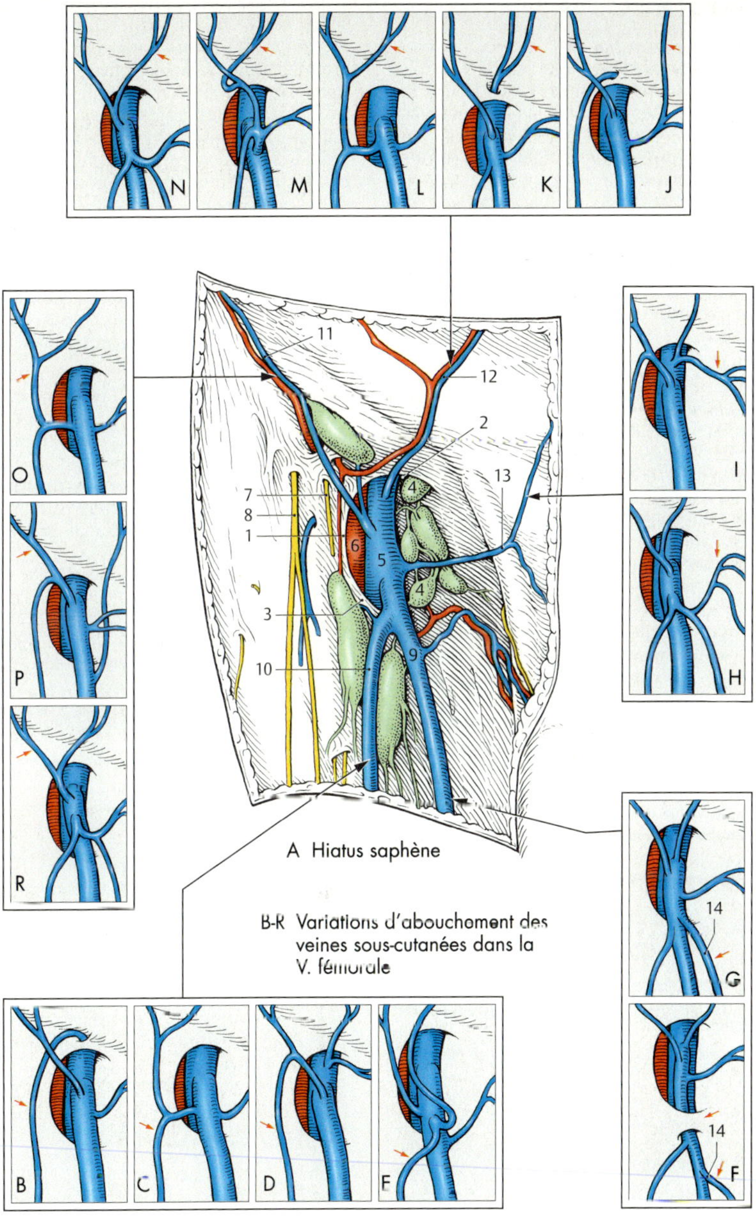

A Hiatus saphène

B-R Variations d'abouchement des veines sous-cutanées dans la V. fémorale

Région glutéale (A, B)

Plan sous-cutané (A)

Après avoir récliné la peau et le tissu sous-cutané riche en graisse apparaît le fascia glutéal (*fascia glutaea*) (**1**). Au bord supérieur du M. grand fessier (*M. gluteus maximus*), ce fascia se prolonge par une solide aponévrose glutéale (*aponeurosis glutaea*) (**2**).

La peau est innervée par les N. cluniaux et par le R. cutané latéral (*R. cutaneus lateralis*) (**3**) du N. ilio-hypogastrique. La partie supérieure est innervée par les R. cluniaux supérieurs (*R. clunium superiores*) (**4**). Les R. cluniaux supérieurs sont les branches dorsales des nerfs rachidiens naissant des trois premières racines lombaires. Le territoire moyen de la peau de la région glutéale est atteint par les R. cluniaux moyens (*R. clunium medii*) (**5**). Ces nerfs sont les branches dorsales nées des nerfs rachidiens provenant des trois premiers trous sacrés. Autour du bord inférieur du M. grand fessier s'enroulent les R. cluniaux inférieurs (*R. clunium inferiores*) (**6**) qui proviennent soit directement, soit indirectement du plexus sacré ; indirectement en fait, car il peut s'agir de branches du N. cutané fémoral postérieur.

La vascularisation de la peau provient essentiellement de branches de l'A. glutéale supérieure et de l'A. glutéale inférieure. Au niveau moyen, il s'agit de branches des A. lombaires ; latéralement au niveau du grand trochanter, les branches artérielles sont issues de la première artère perforante. Cette A. provient de l'A. fémorale profonde.

Plan sous-fascial (B)

Après avoir récliné le fascia glutéal apparaissent le M. grand fessier (*M. glutaeus maximus*) (**7**) et, à son bord inférieur, le groupe des muscles ischio-jambiers. Les muscles appartenant à ce groupe naissent de la tubérosité ischiatique ; il s'agit du M. grand adducteur (*M. adductor magnus*) (**8**), du M. semi-membraneux (*M. semimembranosus*) (**9**), du M. semi-tendineux (*M. semitendinosus*) (**10**) et du chef long du M. biceps (*caput longum m. bicipitis*) (**11**). Latéralement par rapport à ce dernier muscle et le précroisant superficiellement passe le N. cutané fémoral postérieur (*N. cutaneus femoris posterior*) (**12**). En profondeur, le N. ischiatique (grand nerf sciatique ; **13**) descend distalement. Le N. ischiatique est relativement facile à trouver en traçant une ligne reliant la tubérosité ischiatique au grand trochanter et en la divisant en trois. Dans le prolongement de la jonction entre tiers moyen et tiers médial, on trouve le N. ischiatique au bord inférieur du M. grand fessier. Latéralement par rapport au N. ischiatique, la première artère perforante (*A. perforans prima*) (**14**) monte, accompagnée de ses veines, surcroisant obliquement le M. petit adducteur (*M. adductor minimus*) (**15**).

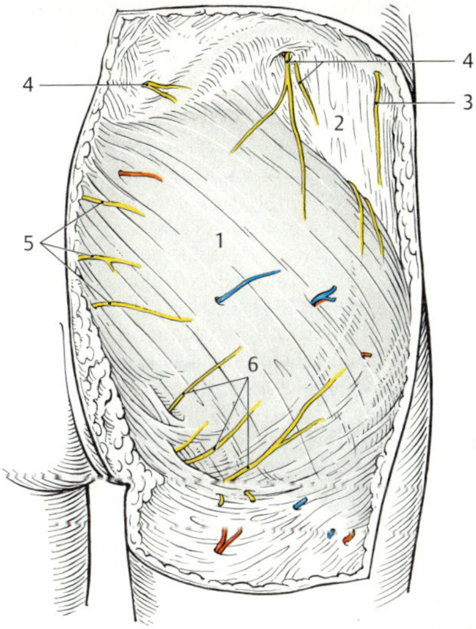

A Région glutéale, plan sous-cutané

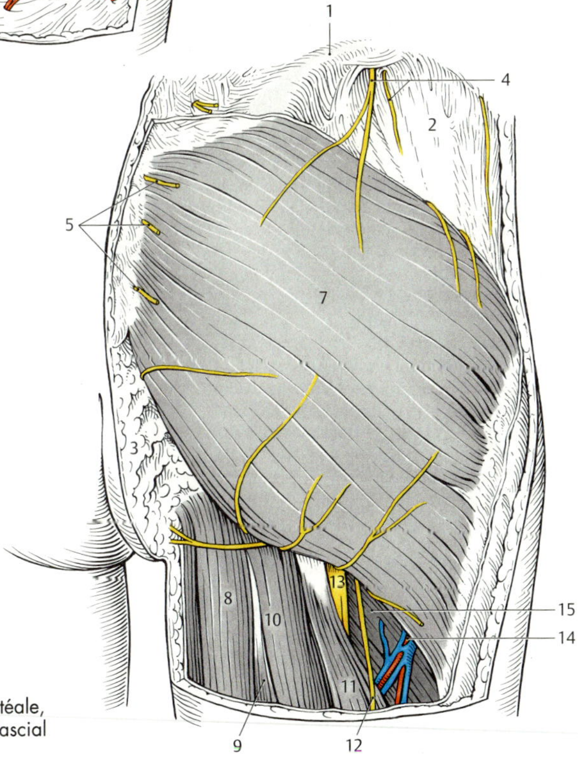

B Région glutéale, plan sous-fascial

Région glutéale (A-C) (suite)

Plan profond (A)

Après avoir sectionné le M. grand fessier (*M. glutaeus maximus*) (**1**) apparaissent les vaisseaux et les nerfs qui traversent les orifices supra- et infrapiriformes (*foramina suprapiriforme* et *infrapiriforme*).

Les deux orifices sont constitués de part et d'autre du M. piriforme (*M. piriformis*) (**2**), qui divise la **grande échancrure sciatique** (*foramen ischiadicum majus*). À travers l'orifice suprapiriforme, l'A. et la V. glutéales supérieures (*A.* et *V. glutaeus superior*) (**3**) et le N. glutéal supérieur (*N. glutaeus superior*) (**4**) se dirigent latéralement. L'artère peut donner une branche (**5**), accompagnée d'une veine pour le M. grand fessier (**1**), pour passer ensuite avec la veine et le nerf entre le M. moyen fessier (*M. glutaeus medius*) (**6**) et M. petit fessier (*M. glutaeus minimus*) (**7**). Le N. glutéal supérieur innerve le M. moyen fessier, le M. petit fessier et le M. tenseur du fascia lata.

À travers l'**orifice infrapiriforme**, l'A. et la V. glutéales inférieures (*A.* et *V. glutaea inferior*) (**8**) et le N. glutéal inférieur (*N. glutaeus inferior*) (**9**) gagnent le M. grand fessier (**1**). L'A et la V. pudendales internes (*A.* et *V. pudenda interna*) (**10**) et le N. pudendal (*N. pudendus*) (**11**) font le tour de l'épine sciatique et rejoignent, par la petite échancrure sciatique, la fosse ischiorectale (ischo-anale). Ils passent donc dorsalement au M. jumeau supérieur (*M. gemellus superior*) (**12**) et le long du M. obturateur interne (*M. obturator internus*) (**13**). En outre, le N. cutané fémoral postérieur (*N. cutaneus femoris posterior*) (**14**) et le N. ischiatique (*N. ischiadicum*) (**15**) quittent le petit bassin par l'orifice infrapiriforme et rejoignent la cuisse dorsalement par rapport au M. jumeau supérieur (**12**), au M. obturateur interne (**13**), au M. jumeau inférieur (*M. gemellus inferior*) (**16**) et au M. carré fémoral (*M. quadratus femoris*) (**17**).

Le N. cutané fémoral postérieur (**14**) donne, juste après sa sortie de l'orifice infrapiriforme, les R. cluniaux inférieurs (*R. clunium inferiores*) (**18**) et, aussitôt après, un R. périnéal (*R. perinealis*) (**19**). Il se dirige alors en superficie par rapport au chef long du M. biceps (*caput longum m. bicipitis*) (**20**), alors que le N. ischiatique (**15**) est placé entre ce muscle et le M. grand adducteur (*M. adductor magnus*) (**21**).

Variations. Le N. ischiatique traverse l'orifice infrapiriforme comme un tronc dans environ 85 p. 100 des cas (**A**). Dans environ 15 p. 100 des cas, le N. ischiatique s'est déjà divisé à l'intérieur du bassin en ses deux branches, le N. tibial et le N. fibulaire commun. Dans environ 12 p. 100, le N. fibulaire commun traverse ainsi le M. piriforme, alors que, dans 3 p. 100, il peut même quitter le bassin par l'orifice suprapiriforme.

Remarques cliniques (B, C). La région glutéale est le principal site pour réaliser des injections intramusculaires. Souvent, l'injection intraglutéale atteint la région glutéale (**B**) par son quadrant supérieur et externe (hachuré en bleu) dans le M. grand fessier (**1**) et éventuellement dans le M. moyen fessier (**6**). Il existe alors deux dangers : soit de piquer trop superficiellement, donc en sous-cutané, soit de piquer trop profond entre les M. grand et moyen fessiers dans l'espace graisseux intermusculaire et donc de blesser éventuellement le N. glutéal supérieur (**4**). Une atteinte de ce nerf provoque des paralysies des M. moyen et petit fessier, et tenseur du fascia lata.

En suivant la méthode de *A. v. Hochstetter*, l'injection aborde la région de côté (**C**) dans un territoire triangulaire (hachuré en rouge) derrière l'épine iliaque antéro-supérieure dans les M. moyen et petit fessiers. Pour effectuer l'injection de façon indolore, la musculature doit être relâchée par une légère antéversion au niveau de la hanche et une discrète flexion du genou.

22 Lig. sacro-tubéral.
23 Bourse trochantérienne du M. grand fessier.

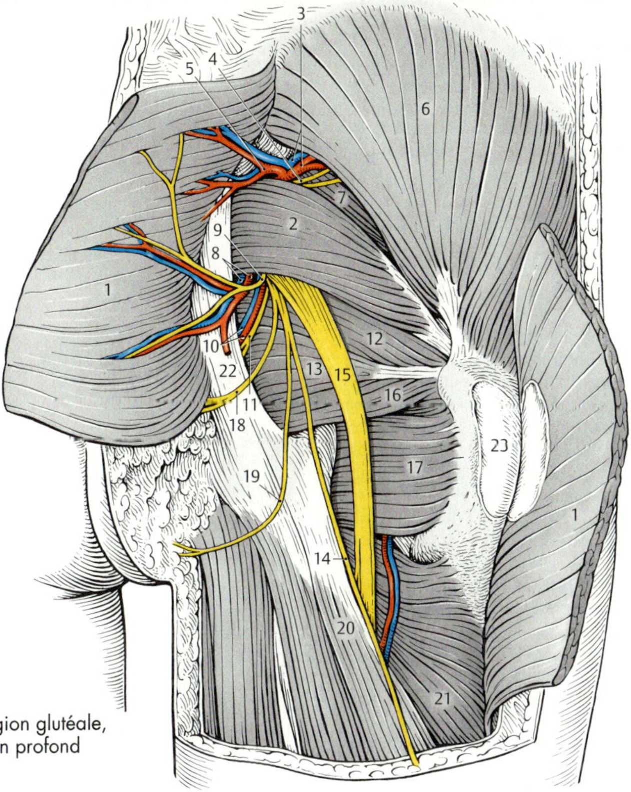

A Région glutéale, plan profond

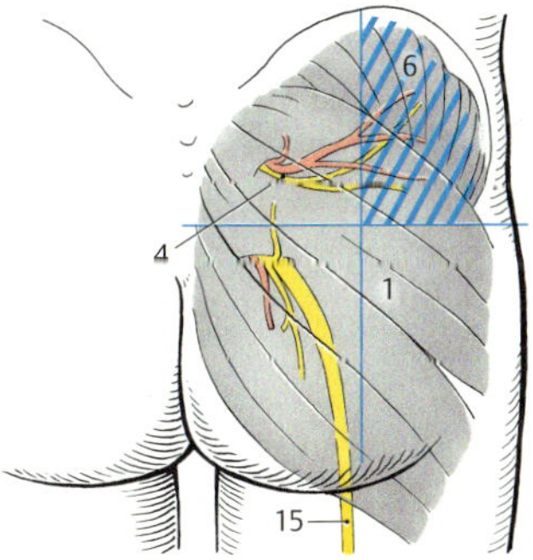

B Schéma des vaisseaux et des nerfs vulnérables en cas d'injections intraglutéales

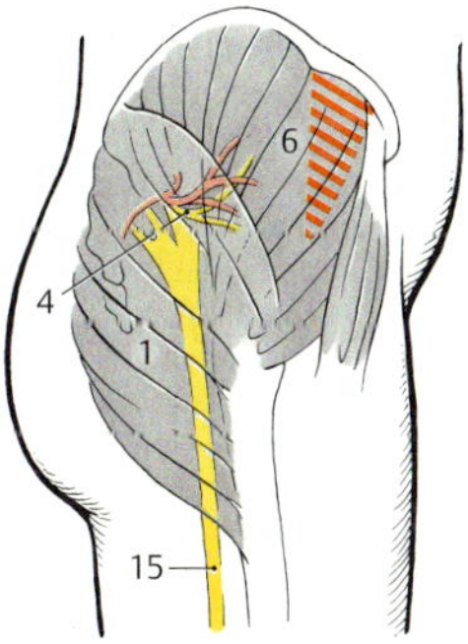

C Injection intraglutéale, selon A. v. Hochstetter

Région fémorale antérieure

Plan sous-cutané (A)

Le plan sous-cutané de la région antérieure de la cuisse a une disposition différente selon les segments considérés. Dans sa partie proximale, au niveau de la région sous-inguinale se trouvent des lamelles de tissu conjonctif dense (*voir* p. 414), qui divisent le tissu cellulo-graisseux sous-cutané en deux couches. En outre, le **hiatus saphène** (*hiatus saphenus*) (**1**) est recouvert par une couche lâche de tissu conjonctif, le fascia criblé.

Après avoir récliné le fascia criblé apparaît le bord tranchant du hiatus saphène, le bord falciforme. Ce bord falciforme se prolonge en une corne supérieure et une corne inférieure (*voir* p. 254), médialement vers le *fascia lata* (**2**). Le fascia lata apparaît lui-même différemment constitué jusqu'au hiatus saphène. À la partie latérale de la cuisse, le fascia lata est épais et tendu par la convergence du M. tenseur du fascia lata. Ce segment du fascia est aussi décrit comme tractus ilio-tibial (*tractus iliotibialis*) (**3**). À la partie médiale de la cuisse, le fascia est plus lâche.

La V. grande saphène (*V. saphena magna*) (**4**) court en sous-cutané ; elle reçoit souvent une V. saphène accessoire latérale (*V. saphena accessoria lateralis*) (**5**), plus rarement une V. saphène accessoire médiale (*V. saphena accessoria medialis*) (**6**). Les autres veines qui pénètrent dans le hiatus saphène ont été précédemment décrites p. 416.

Latéralement, environ à la jonction entre le tiers proximal et le tiers moyen, le N. cutané fémoral latéral (*N. cutaneus femoris lateralis*) (**7**) devient épifascial, alors que les R. cutanés antérieurs du N. fémoral (**8**) traversent le fascia à des hauteurs très variables. Le R. fémoral (*R. femoralis*) (**9**) du N. génito-fémoral traverse soit le hiatus saphène, soit le fascia lata plus latéralement.

Une petite partie de peau du côté supéro-médial de la cuisse est innervée par le N. ilio-inguinal (**10**).

11 Nœuds lymphatiques inguinaux superficiels supéro-latéraux et inférieurs.
12 Nœuds lymphatiques inguinaux profonds.
13 V. fémorale.
14 A. fémorale.
15 A. et V. épigastriques superficielles.
16 A. et V. circonflexes iliaques superficielles.
17 A. et V. pudendales externes.

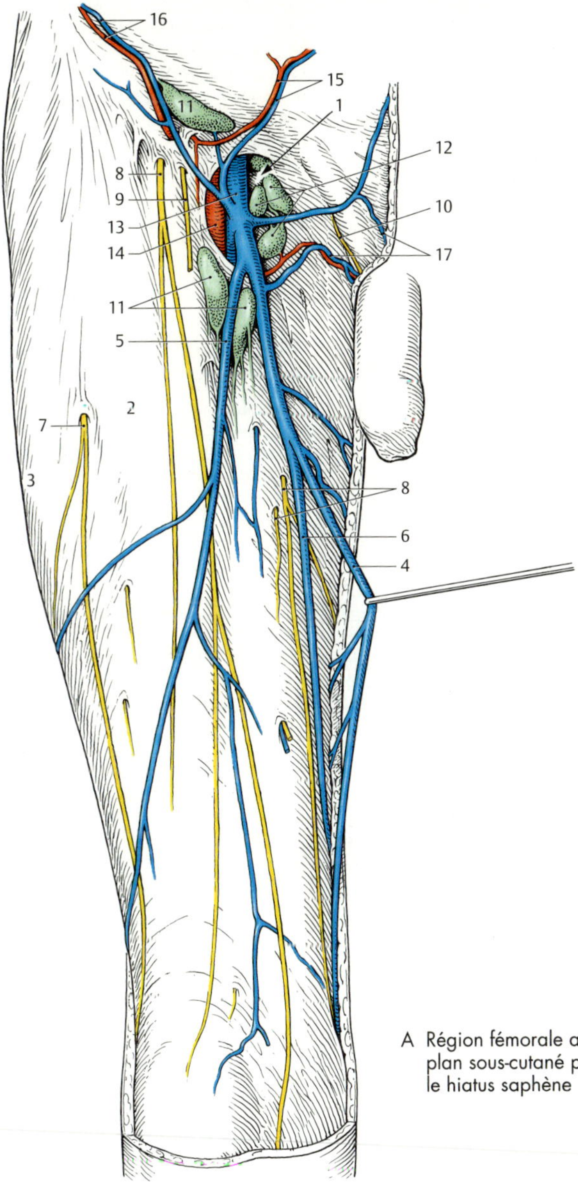

A Région fémorale antérieure, plan sous-cutané présentant le hiatus saphène

Région fémorale antérieure (suite)

Plan profond (A)

Après avoir récliné le fascia lata apparaissent les gros vaisseaux et les nerfs. À l'intérieur du **trigone fémoral**, limité par le ligament inguinal, le M. sartorius (*M. sartorius*) (**1**) et le M. long adducteur (*M. adductor longus*) (**2**), la V. fémorale (*V. femoralis*) (**3**) et l'A. fémorale (*A. femoralis*) (**4**) gagnent la cuisse dans la lacune vasculaire à côté des conduits lymphatiques ; le N. fémoral (*N. femoralis*) (**5**) et le M. ilio-psoas (*M. ilio-psoas*) (**6**) passent quant à eux par la lacune musculaire.

Après avoir donné ses branches superficielles (*voir* p. 414), l'A. fémorale (**4**) envoie des branches musculaires et un rameau plus volumineux en profondeur, l'A. profonde de la cuisse (*A. profunda femoris*) (**7**). Celle-ci donne (dans 58 p. 100 des cas) l'A. circonflexe médiale de la cuisse (*A. circumflexa femoris medialis*) (**8**) pour les adducteurs, et la tête du fémur et l'A. circonflexe latérale de la cuisse (*A. circumflexa femoris medialis*) (**9**), dont un R. ascendant (*R. ascendens*) (**10**) rejoint la tête du fémur et un R. descendant (*R. descendens*) (**11**) gagne le M. quadriceps fémoral (*M. quadriceps femoris*) (**12**). L'A. profonde de la cuisse se termine habituellement en trois *A. perforantes* (**13**), qui rejoignent les adducteurs et les muscles dorsaux de la cuisse. Médialement par rapport à l'A. fémorale, la V. fémorale (*V. femoralis*) (**3**) gagne la lacune vasculaire. Elle rassemble les veines sous-cutanées (*voir* p. 416) qui accompagnent les artères.

À travers la lacune musculaire passe le N. fémoral (*N. femoralis*) (**5**) qui rejoint la cuisse et innerve le M. sartorius (**1**), le M. quadriceps fémoral (**12**) et le M. pectiné (**14**) après avoir donné des rameaux cutanés (R. cutanés fémoraux antérieurs). Sa branche la plus longue, exclusivement sensitive, est le N. saphène (*N. saphenus*) (**15**) qui, latéralement par rapport à l'A. fémorale (**4**), avec celle-ci et la V. fémorale, gagne le **canal des adducteurs** (*canalis adductorius*). C'est ici que se situe cette structure le long du M. long adducteur (**2**) qui constitue en partie le septum intermusculaire vasto-adducteur (= membrane vasto-adductrice) et en partie la cloison postérieure du canal des adducteurs. Participent à la constitution de ce canal, outre le M. long adducteur, le M. vaste médial (*M. vastus medialis*) (**16**), le M. grand adducteur (*M. adductor magnus*) (**17**) et le septum intermusculaire vasto-adducteur (**18**). Le N. saphène traverse ce septum le plus souvent (62 p. 100) avec l'A. descendante du genou (*A. descendens genus*) (**19**) et rejoint la jambe dont il innerve la face médiale. Il donne pour cela un R. infrapatellaire (*R. infrapatellaris*) (**20**).

Variations (B-H)

Le N. saphène (**15**) est extrêmement variable, à la fois dans sa naissance du N. fémoral et dans son trajet dans la cuisse (*Sirang*). Très souvent (**B**), il naît du N. fémoral (**5**) en proximal par rapport à l'A. circonflexe latérale de la cuisse (**9**). Il peut alors entourer l'A. circonflexe latérale de la cuisse avec ses deux racines (**C**). Un peu plus rarement, il quitte le N. fémoral juste après avoir surcroisé l'A. circonflexe latérale de la cuisse (**D**, **E**). Il gagne le canal des adducteurs, perfore le septum intermusculaire vasto-adducteur (= membrane vasto-adductrice) (**18**) et peut donner son R. infrapatellaire médialement (**B**, **C**), latéralement (**D**) ou à travers le M. sartorius (**E**). Plus rarement (**E**), le R. infrapatellaire reçoit des fibres provenant du R. cutané du R. antérieur du N. obturateur (**21**).

L'origine des branches nées de l'A. fémorale (**4**) est également extrêmement variable. Le plus souvent (58 p. 100 selon *Lippert*), l'A. circonflexe médiale de la cuisse (**8**) et l'A. circonflexe latérale de la cuisse (**9**) naissent ensemble de l'A. profonde de la cuisse (**F** ; **7**). L'origine de l'A. circonflexe latérale de la cuisse (**9**) à partir de l'A. profonde de la cuisse (**7**) s'observe, d'après *Lippert*, dans 18 p. 100 des cas (**G**), alors que la naissance de l'A. circonflexe médiale de la cuisse (**8**) de l'A. profonde de la cuisse (**7**) ne se rencontre, d'après le même auteur, que dans 15 p. 100 des cas (**H**). Les 8 p. 100 restant se répartissent en des variétés très rares.

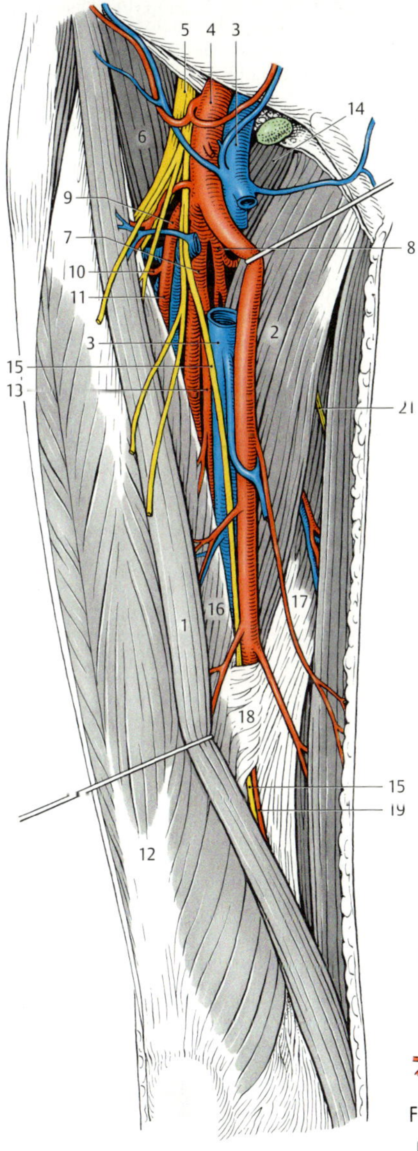

A Région fémorale antérieure, plan sous-fascial ; l'A. fémorale est réclinée médialement

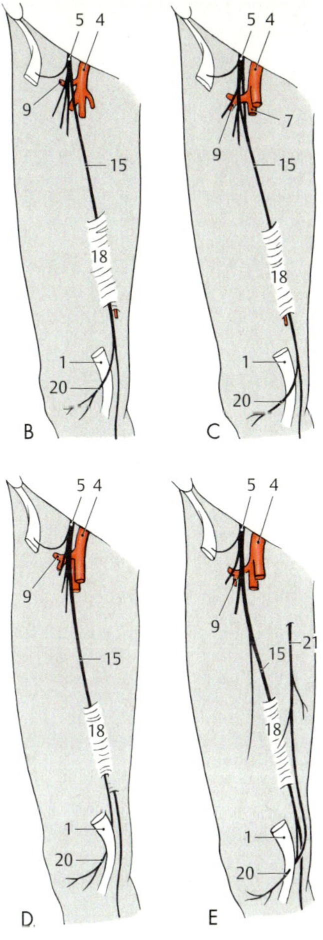

B-E Variations du N. saphène

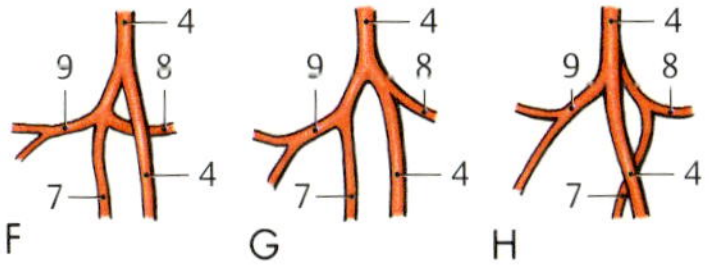

F-H Variations d'origine des branches de l'A. fémorale dans la région sous-inguinale (d'après Lanz-Wachsmuth)

Région fémorale postérieure (A, B)

Après avoir récliné le fascia, ce qui maintient le tractus ilio-tibial (*tractus iliotibialis*) (**1**) bien conservé, la partie sous-fasciale du N. cutané fémoral postérieur (*N. cutaneus femoris posterior*) (**3**), recouverte par le long chef du M. biceps (*caput longum m. bicipitis*) (**4**), apparaît au bord inférieur du M. grand fessier (*M. glutaeus maximus*) (**2**).

Le N. ischiatique (*N. ischiadicus*) (**6**) descend entre le long chef (*caput longum*) (**4**) et le chef court (*caput brevis*) (**5**) du M. biceps fémoral. À une hauteur variable, il se divise en un N. tibial (*N. tibialis*) (**7**) et un N. fibulaire commun (*N. fibularis communis*) (= N. péronier commun ; **8**). Avant cette division, le N. ischiatique donne encore une branche (**9**) pour le M. biceps fémoral. Le N. tibial passe entre les deux chefs du M. gastrocnémien (*M. gastrocnemius*) (**10**) et donne alors différentes branches (*voir* p. 430). Le N. fibulaire commun suit le bord postérieur du M. biceps fémoral (*M. biceps femoris*) (**11**).

L'A. première perforante (*A. perforans prima*) (**12**), une branche de l'A. profonde de la cuisse, gagne la face postérieure de la cuisse, en passant entre le M. pectiné et le M. court adducteur, puis traverse le M. petit adducteur et éventuellement le M. grand adducteur. Accompagnée de ses veines, elle croise ventralement le N. ischiatique (mais dorsalement par rapport aux M. petit et grand adducteurs) et donne des branches pour le long chef du M. biceps (**4**) et pour le M. semi-tendineux (*M. semitendinosus*) (**13**). L'A. première perforante s'anastomose à la face dorsale du M. grand adducteur avec des branches nées de l'A. seconde perforante (*A. perforans secunda*) (**14**), et celle-ci avec des branches de l'A. troisième perforante (*A. perforans tertia*). L'A. troisième perforante est la branche terminale de l'A. profonde de la cuisse et perfore le M. grand adducteur près du hiatus (tendineux) des adducteurs. Elle vascularise le M. semi-membraneux et le chef court du M. biceps.

En profondeur, après avoir récliné le M. semi-membraneux (*M. semimembranosus*) (**15**), le hiatus des adducteurs (*hiatus adductorius*) (**16**) apparaît. Ce hiatus des adducteurs (**B**) est limité par les deux parties du M. grand adducteur (*M. adductor magnus*) (**17**). La première partie s'insère sur la lèvre médiale de la ligne âpre, l'autre sur le tubercule des adducteurs de l'épicondyle médial. L'A. fémorale qui passe dans le canal des adducteurs, devient l'A. poplitée (*A. poplitea*) (**18**) à travers le hiatus des adducteurs à la face dorsale de la cuisse et rejoint alors la fosse poplitée. En plus de rameaux musculaires, elle donne l'A. supérieure médiale du genou et l'A. supérieure latérale du genou. L'A. poplitée est accompagnée par des V. poplitées (*V. popliteae*) (**19**), le plus souvent doubles.

Variations. Très rarement, on trouve une A. ischiatique qui constitue embryologiquement la première branche de vascularisation de la jambe. Il en reste des A. satellites du N. ischiatique (*A. comitans n. ischiadici*).

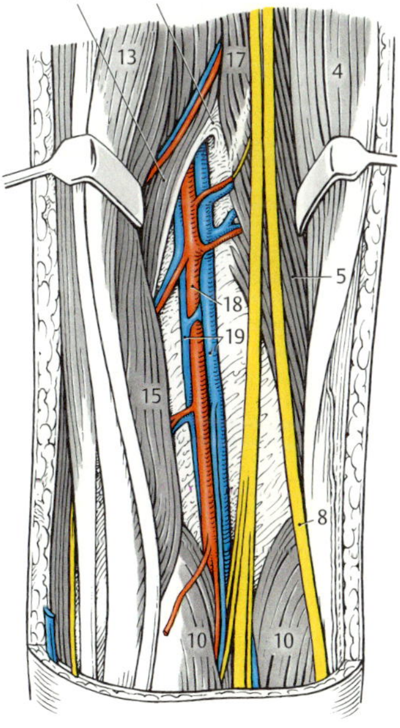

B Hiatus des adducteurs

A Région fémorale postérieure

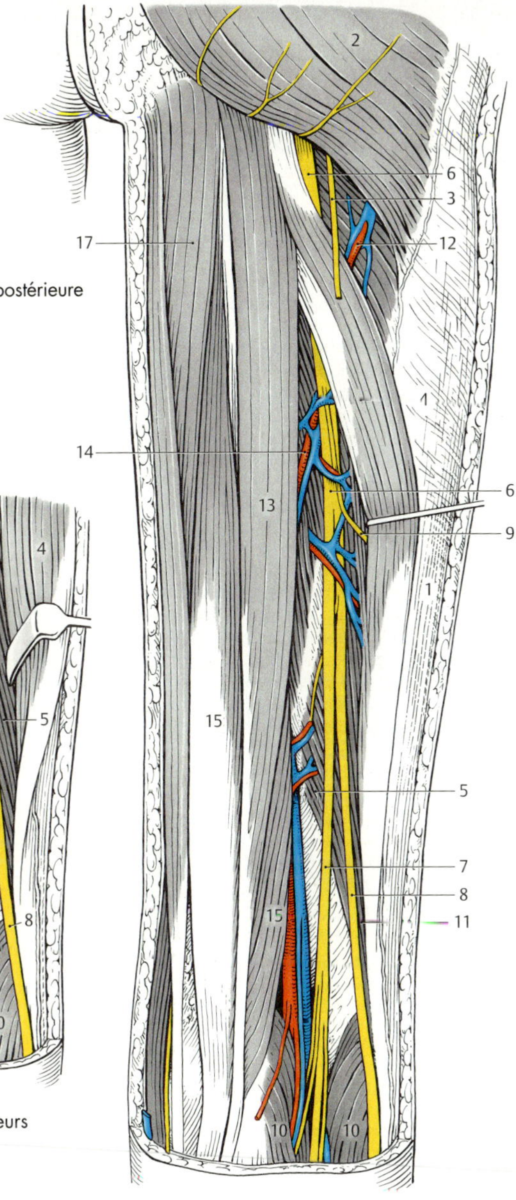

Région postérieure du genou (A-K)

Plan sous-cutané (A)

Dans le plan sous-cutané de la région postérieure du genou se trouve, au bord médial, la V. grande saphène (*V. saphena magna*) (**1**). Cette veine est accompagnée dans la jambe par le N. saphène (*N. saphenus*) (**2**), qui devient sous-cutané à la limite inférieure de la fosse poplitée. Au niveau de ce bord inférieur de la fosse poplitée, la petite veine saphène (*V. saphena parva*) (**3**) perfore parfois (*voir* plus bas) le fascia. Elle est accompagnée par le N. cutané sural médial (*N. cutaneus surae medialis*) (**4**) qui se continue dans le N. sural (*voir* p. 434). Également dans la fosse poplitée se trouve la terminaison du N. cutané fémoral postérieur (*N. cutaneus femoris posterior*) avec ses branches (**5**).

Variations du trajet de la veine petite saphène (B-E)

La V. petite saphène, qui joue un grand rôle en phlébologie, a un comportement très variable par rapport au fascia crural. D'après *Moosmann* et *Hartwell*, la veine petite saphène (**3**) peut traverser le fascia crural déjà au tiers distal de la jambe (**B** ; 7 p. 100), monter en sous-fascial jusqu'à la fosse poplitée pour se jeter à ce niveau dans la V. poplitée (**6**). Le plus souvent (51,5 p. 100) cependant, la V. petite saphène (**3**) traverse le fascia au tiers moyen de la jambe (**C**).

La V. petite saphène traverse le fascia au tiers proximal (**D**) dans 32,5 p. 100 des cas, alors qu'elle ne perfore l'aponévrose de la région postérieure du genou (**E**) que dans 9 p. 100 des cas.

■ Variations de la terminaison de la V. petite saphène (F-K)

D'après *Mercier* et al., la terminaison de la V. petite saphène (**3**) dans des veines plus grandes est aussi le siège de nombreuses variations. En dehors de sa terminaison typique (**F**) dans la V. poplitée (**6**), la V. petite saphène peut, en outre, donner aussi une branche pour la V. grande saphène (**1** ; **G**). Lorsque cette branche existe, la V. petite saphène (**3**) peut également se jeter directement dans la V. fémorale (**7** ; **H**). D'autres variations sont représentées par une terminaison unique soit dans la V. grande saphène (**I**), soit dans la V. fémorale (**J**), où cette dernière terminaison peut être en forme de delta (**K**).

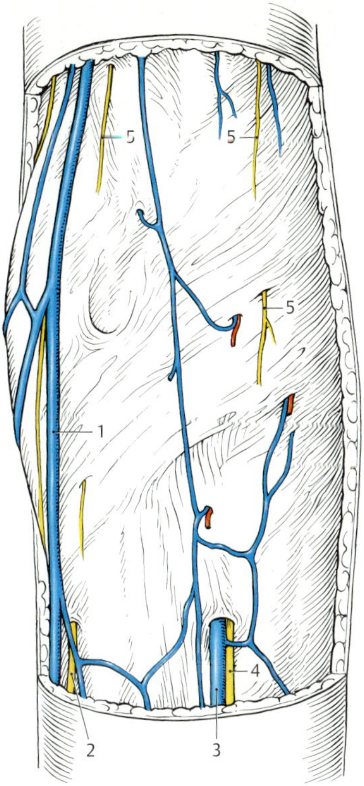

A Région postérieure du genou, plan sous-cutané

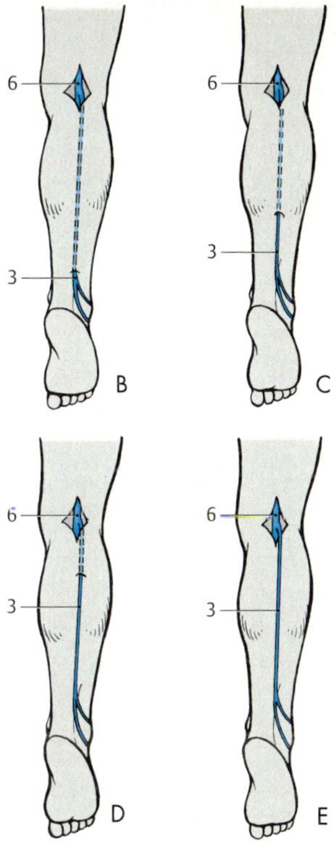

B-E Niveaux différents de traversée du fascia par la V. petite saphène (d'après Moosmann et Hartwell)

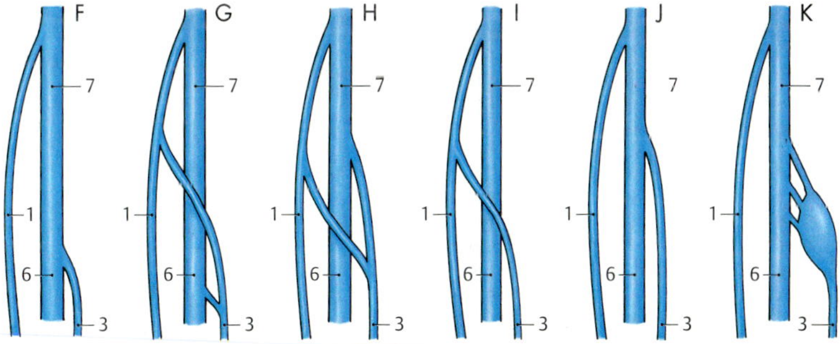

F-K Possibilités de terminaison de la V. petite saphène (d'après Mercier et al.)

Fosse poplitée (A-G)

Plan profond (A)

Après avoir récliné le fascia apparaît la fosse poplitée dont les limites sont musculaires et la forme losangique. Elle est limitée en médial proximal par le M. semi-membraneux (*M. semi-membranosus*) (**1**), en latéral et proximal par le M. biceps fémoral (*M. biceps femoris*) (**2**), en distal par le M. gastrocnémien (*M. gastrocnemius*) avec son chef latéral (**3**) et son chef médial (**4**). En proximal entre le M. semi-membraneux et le M. biceps fémoral apparaissent le N. ischiatique et ses branches.

Le N. fibulaire commun (*N. fibularis communis*) (**5**) longe le bord postérieur du M. biceps fémoral superficiellement vers le dehors, alors que la seconde branche, le N. tibial (*N. tibialis*) (**6**), descend distalement entre les deux chefs du M. gastrocnémien. Le N. tibial donne des R. musculaires (*R. musculares*) (**7**) et un N. cutané sural médial (*N. cutaneus surae medialis*) (**8**), qui s'unit au N. sural (*voir* p. 434) par un R. communicant fibulaire (péronier).

Dans la profondeur de la fosse poplitée se trouve l'A. poplitée (*A. poplitea*) (**10**), accompagnée de V. poplitées (*V. popliteae*) (**9**). Cette A. poplitée donne à un niveau variable (*voir* plus bas) l'A. tibiale antérieure (*A. tibialis anterior*) (**11**). La V. petite saphène rejoint le plus souvent une V. poplitée mais peut, comme dans la dissection présentée ici, rejoindre d'abord une veine plus grosse en proximal par rapport à la fosse poplitée.

■ Variations de la distribution artérielle (B-G). L'A. poplitée (**10**) donne habituellement (**B**), chez 90 p. 100 des sujets, en arrière du M. poplité (*M. popliteus*) (**12**), tout d'abord l'A. tibiale antérieure (**11**) puis se divise un peu plus distalement en A. tibiale postérieure (*A. tibialis posterior*) (**13**) et A. fibulaire (= A. péronière ; **14**). Dans environ 4 p. 100 des cas (**C**), on trouve un trépied commun des artères. Rarement (1 p. 100), on trouve une origine commune à l'A. tibiale antérieure et à l'A. péronière (tronc tibio-péronier antérieur ; **15**) au bord distal du M. poplité (**D**).

Dans 3 p. 100 des cas, l'A. poplitée (**10**) donne l'A. tibiale antérieure immédiatement au-dessus du M. poplité (**E** ; *voir aussi* **A**) ; alors que, dans 1 p. 100 des cas, l'A. tibiale antérieure (**11**) naît au même niveau qu'un tronc tibio-péronier antérieur (**F** ; **15**). Dans d'autres cas, l'A. tibiale antérieure (**11**) peut descendre ventralement (**G**) par rapport au M. poplité (**12**).

Remarques cliniques. La naissance atypique ou supplémentaire de fibres musculaires du M. gastrocnémien depuis le fascia poplité, la lèvre médiale de la ligne âpre ou l'enveloppe conjonctive recouvrant les vaisseaux poplités peut conduire au « **syndrome de compression de l'A. poplitée** ». Ce syndrome peut également apparaître dans les rares cas où l'A. tibiale antérieure passe en avant du M. poplité (**G**).

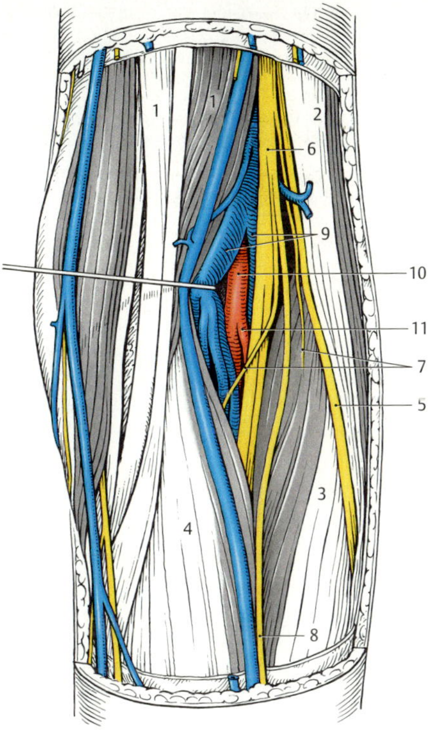

A Fosse poplitée, plan profond

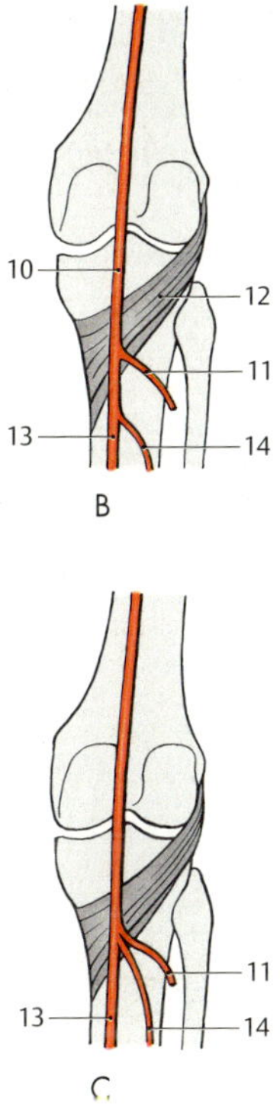

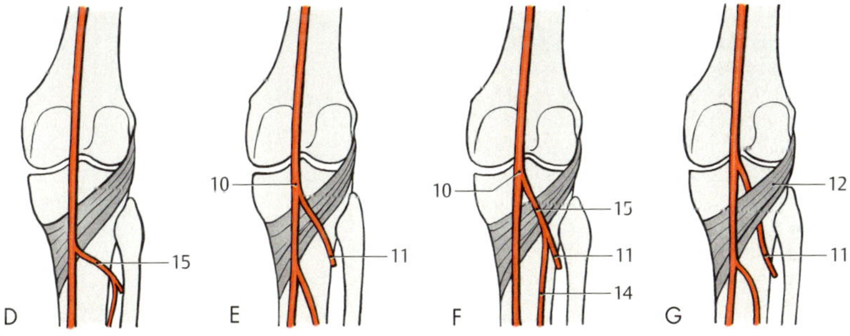

B-G Possibilités de division de l'A. poplitée (d'après Lanz-Wachsmuth)

Région antérieure de la jambe (A, B)

Les voies de circulation sous-cutanées sont essentiellement situées sur le côté médial de la jambe.

La V. grande saphène (*V. saphena magna*) (**1**) reçoit le sang du bord médial du pied et du dos du pied et monte adossée au M. triceps sural. Elle est accompagnée par le N. saphène (*N. saphenus*) (**2**). Le N. saphène innerve la surface médiale de la peau de la jambe jusqu'au bord médial du pied et, grâce à son R. infrapatellaire (*R. infrapatellaris*) (**3**), la peau de la région infrapatellaire. Dans le prolongement, il donne les R. cutanés médiaux de la jambe (*R. cutanei cruris mediales*) (**4**).

Après avoir récliné le fascia crural, on trouve dans la partie latérale le M. tibial antérieur (*M. tibialis anterior*) (**5**) qui est fixé en proximal au *tibia* (**6**). En latéral par rapport au M. tibial antérieur siège le M. long extenseur des orteils (*M. extensor digitorum longus*) (**7**) et, entre les deux, en profondeur, le M. long extenseur de l'hallux (*M. extensor hallucis longus*) (**8**). Latéralement apparaissent encore le M. long fibulaire (= M. long péronier ; **9**) et le M. court fibulaire (= M. court péronier ; **10**).

Entre le M. long extenseur des orteils (**7**) et les M. fibulaires, le N. fibulaire (péronier) superficiel (**11**) descend distalement et se divise au dos du pied. Il perfore le fascia dans la moitié distale de la jambe. En profondeur, entre les tendons du M. tibial antérieur (**5**) et celui du M. long extenseur de l'hallux (**8**) passent l'A. tibiale antérieure (*A. tibialis anterior*) (**12**) accompagnée de ses veines, les V. tibiales antérieures (*V. tibiales anteriores*) (**13**), et le N. fibulaire (péronier) profond (**14**), qui comprend, outre ses rameaux moteurs, des fibres sensitives pour l'aire cutanée comprise entre le premier et le deuxième orteil.

Remarques cliniques. Le « **syndrome tibial antérieur** » fait suite à des charges trop importantes à la marche. Il s'agit de lésions de l'A. tibiale antérieure et du M. tibial antérieur, qui déclenchent de violentes douleurs en latéral par rapport au tibia. Le plus souvent, il existe aussi une lésion du N. fibulaire profond qui évoque à tort une paralysie fibulaire.

15 M. troisième fibulaire (péronier).

A Région antérieure de la jambe

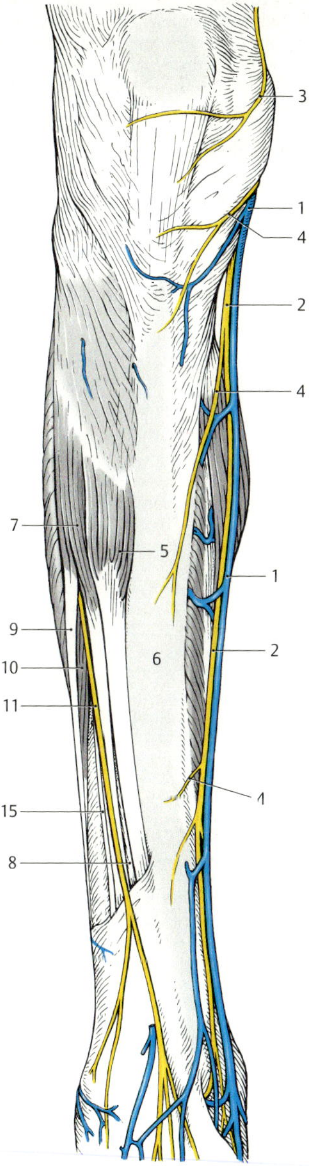

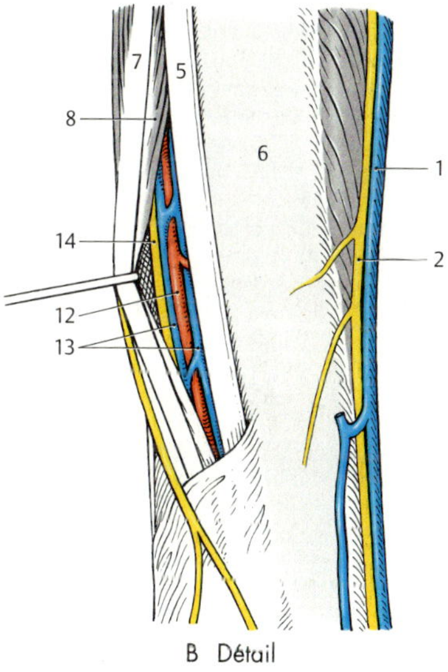

B Détail

Région postérieure de la jambe (A-E)

Sous la peau n'apparaissent que des veines et des nerfs. Le flux sanguin provient de la profondeur des petites branches de l'A. tibiale postérieure. Après avoir récliné le fascia crural, l'aspect ne change pas beaucoup, car apparaît le M. triceps sural (*M. triceps surae*) (**1**) avec les deux chefs du M. gastrocnémien (*M. gastrocnemius*) (**2**) et le M. soléaire (*M. soleus*) (**3**). Le M. triceps sural s'insère par le tendon d'Achille (tendon calcanéen [*tendo calcaneus*] ; **4**) au calcanéus.

En médial, on voit le N. saphène (*N. saphenus*) (**5**) et la V. grande saphène (*V. saphena magna*) (**6**). Le vaisseau le plus gros provenant du bord latéral du pied et remontant vers la fosse poplitée est la V. petite saphène (*V. saphena parva*) (**7**). Son comportement par rapport au fascia est détaillé p. 428. Les V. grande et petite saphènes sont reliées entre elles par de nombreuses anastomoses. Il existe en outre des V. perforantes (*V. perforantes*) (**8**), qui relient les veines sous-cutanées aux veines profondes (V. tibiales antérieure et postérieur et V. fibulaires). En raison des valvules, le sang circule des veines superficielles vers les veines profondes.

Le N. cutané sural médial (*N. cutaneus surae medialis*) (**9**) accompagne la V. petite saphène et traverse le fascia crural, le plus souvent au milieu de la jambe. Il s'unit au R. communicant fibulaire (*R. communicans fibularis*) (**10**) pour former le N. sural (*N. suralis*) (**11**). Celui-ci innerve la peau de la région postérieure de la jambe et, par son prolongement, le N. cutané dorsal latéral (*N. cutaneus dorsalis lateralis*) (**12**), le bord latéral du dos du pied ainsi que la région latérale du talon grâce aux R. calcanéens latéraux (*R. calcanei mediales*) (**13**). Des R. calcanéens médiaux (*R. calcanei mediales*) (**14**) naissent directement du N. tibial et innervent la peau de la région médiale du talon. Immédiatement sous la tête de la fibula, le N. fibulaire (péronier) commun (**15**) se dirige vers le bas ; sa situation, ici superficielle et donc vulnérable, rend compte des risques de lésions du nerf.

Après avoir ôté le chef médial du M. gastrocnémien (*M. caput mediale m. gastrocnemii*) (**16**), on peut voir le M. poplité (*M. popliteus*) (**17**) recouvert par le fascia. On peut alors se représenter l'A. poplitée (*A. poplitea*) (**18**), les V. poplitées (*V. popliteae*) (**19**) et le N. tibial (*N. tibialis*) (**20**) jusqu'à leur traversée de l'arc tendineux du M. soléaire (*arcus tendineus m. solei*) (**21**). Cette arcade peut être cachée par le M. plantaire (*M. plantaris*) (**22**). Dans la profondeur de la région postérieure de la jambe, recouverts par le M. soléaire (**3**) passent l'A. tibiale postérieure (*A. tibialis posterior*) (**23**) et l'A. fibulaire (= A. péronière ; **24**). Elles proviennent de l'A. poplitée (**18**), après que celle-ci a donné l'A. tibiale antérieure (*A. tibialis anterior*) (**25**).

■ **Variations (C-E).** Les artères sont soumises, ici comme ailleurs, à des variations qu'il faut connaître en raison de leurs applications cliniques (artériographie, ligatures vasculaires). En règle (**C**), l'A. tibiale postérieure (**23**) descend sur la face postérieure du tibia, rejoint la région rétromalléolaire médiale (*voir* p. 436) et se divise en A. plantaires. L'A. fibulaire (= A. péronière ; **24**) descend près de la fibula, donne un R. perforant (**26**) qui traverse la membrane interosseuse et se termine au niveau de la malléole latérale. Parfois (**D**), l'A. fibulaire (**24**), plus ancienne phylogénétiquement, peut remplacer une A. tibiale postérieure (**23**) faiblement développée. Plus rarement (**E**), l'A. tibiale postérieure peut totalement manquer, et l'A. fibulaire (**24**) reprend tout le territoire d'irrigation de cette artère.

Remarques cliniques. En pratique, il faut distinguer les **V. communicantes** des **V. perforantes**. Les V. communicantes permettent une communication directe des veines superficielles (épifasciales) avec les veines profondes (subfasciales). Les V. perforantes réalisent une communication indirecte, qui se fait exclusivement par les veines musculaires.

En règle, les valvules de toutes les veines sont disposées de façon à ce que le flux passe des veines superficielles vers les profondes. En cas d'insuffisance valvulaire il se produit une inversion du flux et il en résulte une **varice**. Les **thromboses** se produisent exclusivement dans les veines profondes. Ces thromboses peuvent avoir comme conséquences des varices, des œdèmes ou un ulcère de jambe.

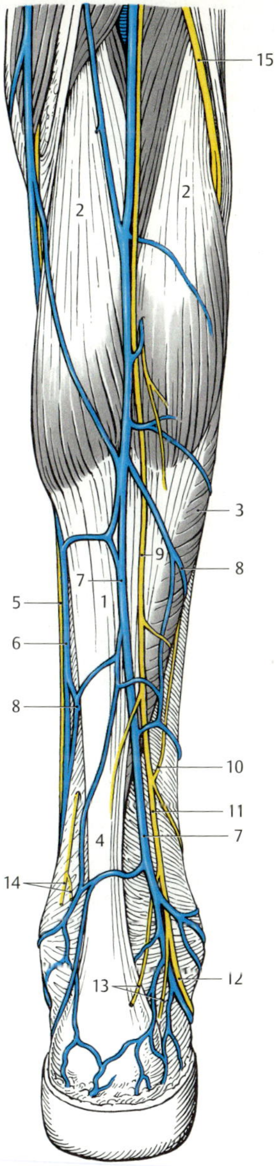

A Région postérieure de la jambe

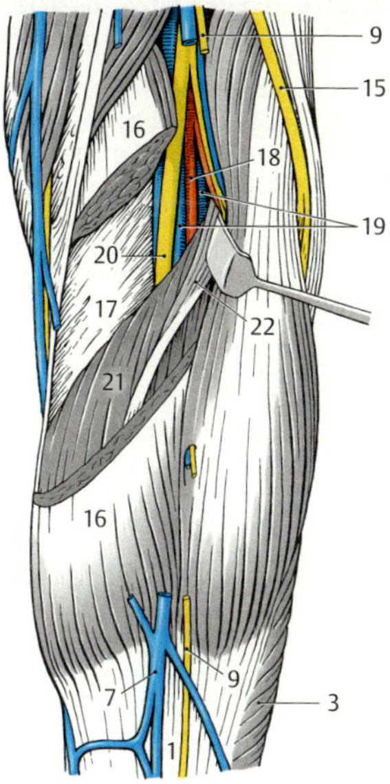

B Détail

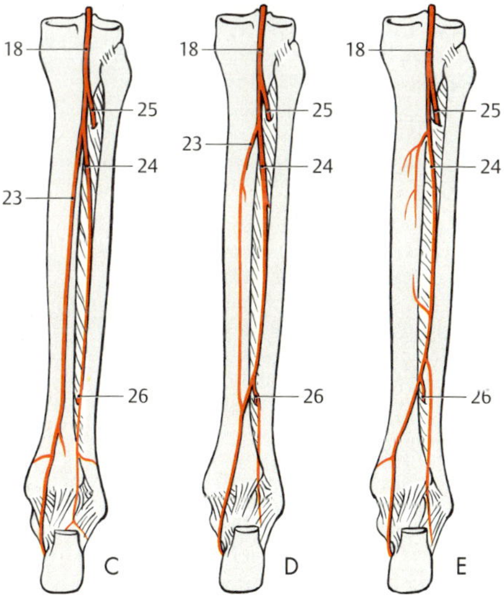

C-E Variations de l'A. tibiale postérieure et de l'A. péronière (d'après Lanz-Wachsmuth)

Région rétromalléolaire médiale (A, B)

La région rétromalléolaire médiale comprend le territoire situé entre la malléole médiale et le tendon d'Achille (tendon calcanéen). Distalement, elle est limitée par le **rétinaculum des M. fléchisseurs** (*lig. laciniatum*), qui comprend une couche superficielle et une couche profonde (*voir* plus bas).

La couche superficielle (*stratum superficiale*) (**1**) représente un épaississement du *fascia crural* (**2**). Elle s'étend depuis la malléole médiale jusqu'à la face dorsale du tendon d'Achille et à la tubérosité calcanéenne. Ni la limite proximale ni la limite distale ne sont bien nettes.

Plan sous-cutané (A)

Dans ce plan se trouvent des veines, des nerfs cutanés et des artérioles cutanées (non représentées). Au niveau de la malléole, la V. grande saphène (*V. saphena magna*) (**3**), bien visible sous la peau (fine à ce niveau), reçoit son flux d'un réseau veineux cutané et de veines issues de la profondeur (**4**). L'innervation sensitive de cette région provient des branches de division du N. saphène (*N. saphenus*) (**5**).

Plan sous-fascial (B)

Après avoir ôté le fascia crural apparaissent, en proximal par rapport au rétinaculum des M. fléchisseurs, le pédicule vasculo-nerveux et les longs muscles de la plante du pied. De même apparaît la couche profonde (*stratum profundum*) (**6**) du rétinaculum des M. fléchisseurs, qui s'étend de la malléole médiale vers le calcanéus et qui forme la partie fibreuse des canaux ostéofibreux des tendons des longs muscles du pied.

Immédiatement derrière la malléole médiale passe le tendon du M. tibial postérieur (*M. tibialis posterior*) (**7**) et, accolé à lui, le tendon du M. long fléchisseur des orteils (*M. flexor digitorum longus*) (**8**). Le tendon du M. long fléchisseur de l'hallux (*M. flexor hallucis longus*) (**9**) est plus profond, repoussé en partie en arrière par le tubercule médial du processus postérieur du talus. Les trois muscles possèdent leurs propres gaines synoviales (*voir* p. 279), non représentées ici.

Entre les couches superficielle (**1**) et profonde (**6**), le pédicule vasculo-nerveux gagne la plante du pied. L'A. tibiale postérieure (*A. tibialis posterior*) (**10**) est adossée au tendon du M. long fléchisseur des orteils (**8**), accompagnée par ses veines, les V. tibiales postérieures (*V. tibiales posteriores*) (**11**). Dorsalement par rapport à ces veines, le N. tibial (*N. tibialis*) (**12**) se divise le plus souvent entre les couches superficielle et profonde en ses branches terminales, les N. plantaires médial (*N. plantaris medialis*) et latéral (*lateralis*).

Parfois, cette division peut se faire en proximal par rapport au rétinaculum des M. fléchisseurs ; le N. plantaire médial est alors immédiatement situé derrière le M. long fléchisseur des orteils.

Remarques cliniques. La peau fine et facilement clivable facilite la collection de liquide interstitiel et donc la survenue d'œdème. La pression d'un doigt laisse ici une dépression qui signifie l'existence, pour diverses raisons, d'une rétention d'eau dans l'organisme. On peut également, dans cette région, palper le pouls de l'A. tibiale postérieure.

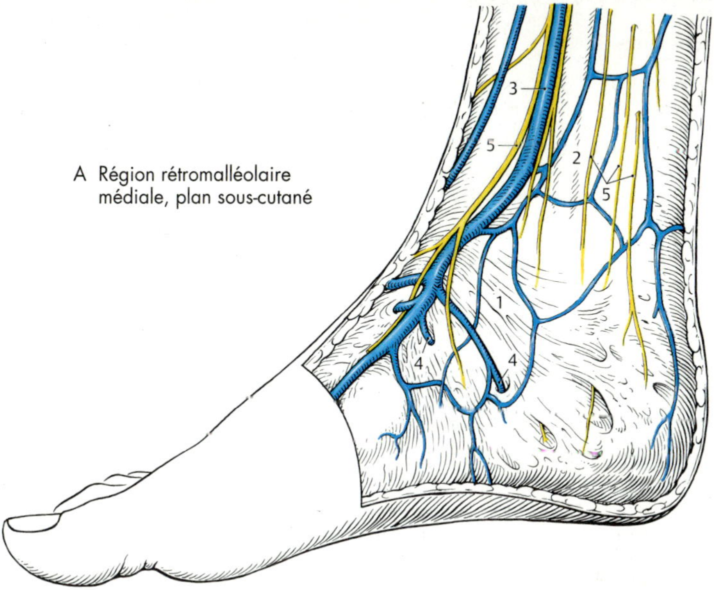

A Région rétromalléolaire médiale, plan sous-cutané

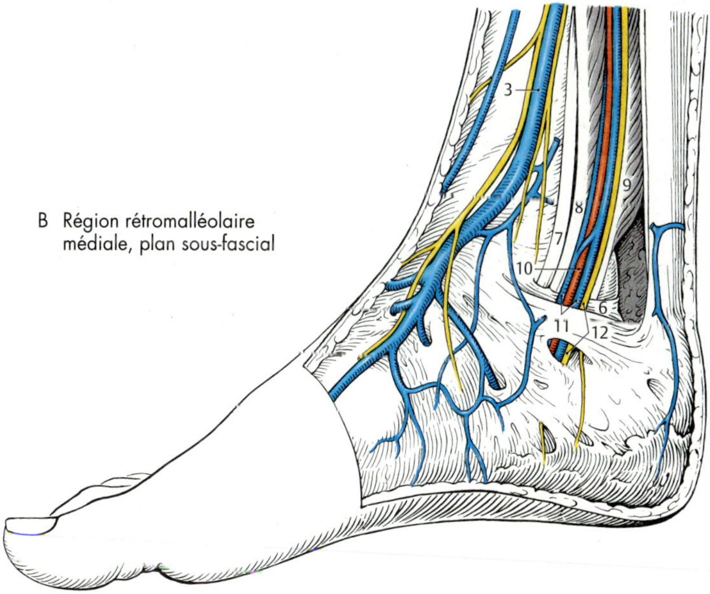

B Région rétromalléolaire médiale, plan sous-fascial

Dos du pied (A-G)

Plan sous-cutané (A)

Un réseau veineux épais, le réseau veineux dorsal du pied (*rete venosum dorsale pedis*) (**1**), forme au niveau des os métatarsiens l'arcade veineuse dorsale (*arcus venosus dorsalis pedis*) (**2**). Dans ces veines superficielles se jettent non seulement les V. métatarsiennes du dos du pied (*V. metatarsales dorsales pedis*) (**3**) superficielles, mais aussi des veines profondes, les V. perforantes (*V. perforantes*) (**4**) et des V. intercapitulaires (*V. intercapiturales*) (**5**). Le sang rejoint alors essentiellement la V. grande saphène (*V. saphena magna*) (**6**), une petite partie seulement passe par le réseau malléolaire latéral (*rete malleolare laterale*) (**7**) vers la V. petite saphène (*V. saphena parva*).

Concernant les artères, seules des artérioles rejoignent le plan sous-cutané à partir d'artères plus profondes, exclusivement l' A. métatarsienne dorsale du I (**8**), dont l'origine est variable (*voir* plus bas).

Le N. cutané dorsal médial (*N. cutaneus dorsalis medialis*) (**9**) innerve la peau de la partie médiale du dos du pied, dans beaucoup de cas secondé par le N. saphène (*N. saphenus*) (**10**), qui innerve le bord médial du pied. Parfois le N. saphène (**10**) peut aussi se terminer au niveau de la malléole médiale. Les territoires cutanés adjacents des premier et deuxième orteils sont exclusivement innervés par le N. fibulaire (péronier) profond (*N. fibularis* [*peronaeus*] *profundus*) (**11**) qui peut être anastomosé à des rameaux du N. cutané dorsal médial (*N. cutaneus dorsalis medialis*) (**12**). La moitié latérale de la peau du dos du pied est innervée par le N. cutané dorsal intermédiaire (*N. cutaneus dorsalis intermedius*) (**13**), aidé au bord latéral du pied par la branche terminale du N. sural, le N. cutané dorsal latéral (*N. cutaneus dorsalis lateralis*) (**14**).

Plan sous-fascial (B)

Après avoir récliné le fascia apparaît l'A. dorsale du pied (*A. dorsalis pedis*) (**15**) maintenue par le rétinaculum inférieur des M. extenseurs. Entre le tendon du M. tibial antérieur (*M. tibialis anterior*) (**16**) et celui du M. long extenseur de l'hallux (*M. extensor hallucis longus*) (**17**), éventuellement entre celui-ci et celui du M. long extenseur des orteils (*M. extensor digitorum longus*) (**18**), l'A. dorsale du pied descend sur le dos du pied accompagnée du N. fibulaire (péronier) profond (**11**). Cette artère donne, au niveau du rétinaculum, l'A. tarsienne latérale et forme une A. arquée (*A. arcuata*) (**19**) qui donne les A. métatarsiennes dorsales (*A. metatarsales dorsales*) (**20**). Celles-ci donnent non seulement les A. digitales dorsales (*A. digitales dorsales*) (**21**) mais aussi les R. perforants dirigés vers la plante du pied, parmi lesquels le R. plantaire profond (*R. plantaris profundis*) (**22**) est particulièrement important pour le premier espace interosseux. L'A. dorsale du pied est accompagnée de veines reliées aux veines superficielles.

Remarques cliniques. On peut palper le pouls de l'A. dorsale du pied latéralement par rapport au tendon du M. long extenseur de l'hallux. Le fin tissu cellulaire sous-cutané du dos du pied peut, à l'occasion de troubles circulatoires, se remplir de liquide interstitiel qui forme alors des œdèmes.

■ **Variations des artères (C-G).** Les A. métatarsiennes dorsales et l'A. arquée peuvent être le siège de nombreuses variations. Ces artères ne naissent de l'A. dorsale du pied que dans 20 p. 100 des cas (**C**), alors que, dans 6 p. 100 (**D**), la quatrième A. métatarsienne est alimentée par un R. perforant à partir de la plante du pied. Dans 40 p. 100 (**E**), la première A. métatarsienne provient de l'A. dorsale du pied, toutes les autres A. métatarsiennes dorsales venant de branches plantaires. Dans 10 p. 100 (**F**), toutes les A. métatarsiennes dorsales viennent de la plante du pied, et dans 5 p. 100 (**G**), seule la première A. métatarsienne dorsale provient d'une artère plantaire.

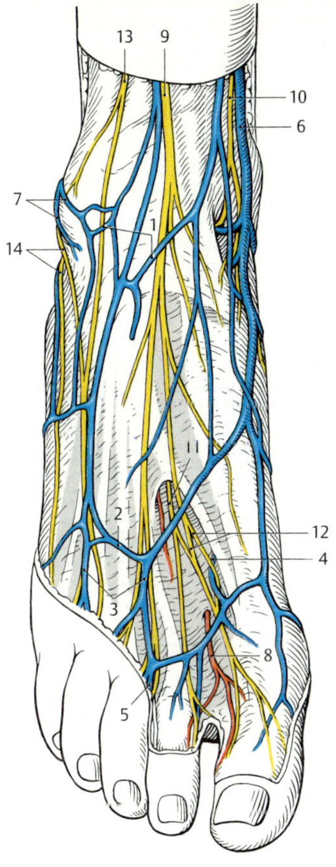

A Dos du pied, plan sous-cutané

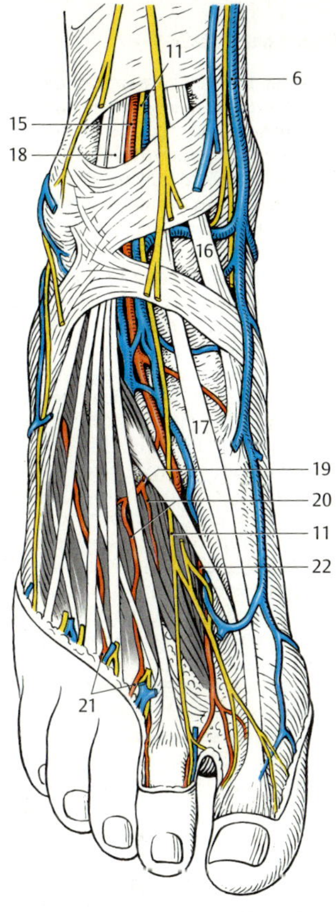

B Dos du pied, plan sous-fascial

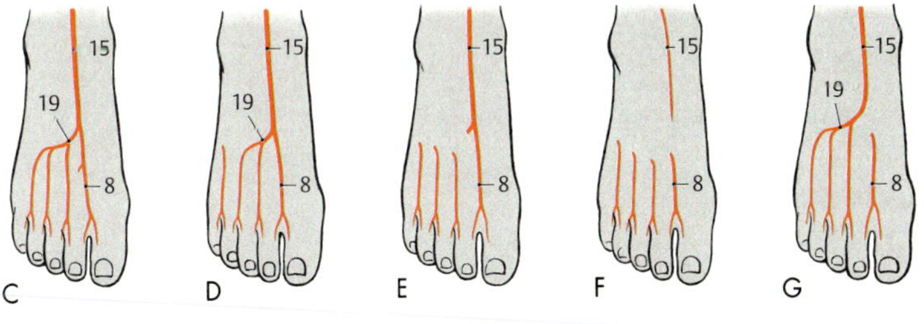

C-G Variations des artères du dos du pied (d'après Lippert)

Plante du pied (A-G)

Plan superficiel (A)

L'aponévrose plantaire (*aponeurosis plantaris*) (**1**) recouvre les éléments profonds de la plante du pied, donc les troncs pédiculaires, à l'exception des bords du pied. Comme la peau de la plante du pied est particulièrement richement vascularisée, on trouve de nombreuses A. cutanées plantaires (*A. cutaneae plantares*) (**2**) et V. cutanées plantaires (*V. cutaneae plantares*) (**3**). Les artères forment, au niveau du calcanéus, un réseau calcanéen (*rete calcaneum*), alimenté par des branches de l'A. tibiale postérieure et de l'A. fibulaire (= péronière). D'autres branches viennent de l'A. plantaire médiale et de l'A. plantaire latérale. L'A. plantaire médiale donne un R. superficiel (*R. superficialis*) (**4**), qui apparaît au bord médial de l'aponévrose plantaire, accompagné par le N. digital plantaire propre du I (**5**). Latéralement par rapport à l'aponévrose, il y a souvent en sous-cutané une branche (**6**) de l'A. plantaire latérale, accompagnée du N. digital plantaire propre (**7**) et destinée au bord latéral du petit orteil.

Entre les faisceaux longitudinaux de l'aponévrose plantaire (**1**), les A. digitales plantaires communes (*A. digitales plantares communes*) (**8**) et les N. digitaux plantaires communs (*N. digitales plantares communes*) (**9**) deviennent sous-cutanés. Les A. digitales plantaires communes, qui se divisent en A. digitales plantaires propres (**10**), représentent le plus souvent le prolongement des A. métatarsiennes plantaires (*voir* p. 442) et peuvent également (très rarement) provenir d'une **arcade plantaire «superficielle»** (*arcus plantaris superficialis*).

Souvent cependant, le R. superficiel (**4**) de l'A. plantaire médiale peut assurer l'irrigation du bord médial du gros orteil, en tant qu'A. digitale plantaire propre du I (**11**). Les N. digitaux plantaires communs (**9**) se divisent, en sous-cutané, en N. digitaux propres (**12**).

Variations de l'arcade plantaire profonde (B-G)

Chez 27 p. 100 des gens (**B**), les quatre A. métatarsiennes plantaires sont alimentées par le R. plantaire profond (*R. plantaris profundus*) (**13**) de l'A. dorsale du pied, alors que, dans 26 p. 100 (**C**), une arcade plantaire profonde (*arcus plantaris profundus*) (**14**) complète est formée à partir du R. plantaire profond. Dans 19 p. 100 des cas (**D**), l'A. métatarsienne plantaire du IV provient du R. profond (**15**) de l'A. plantaire latérale ; dans 13 p. 100 (**E**), également l'A. métatarsienne plantaire du III, alors que les autres naissent du R. plantaire profond de l'A. dorsale (**13**). Dans seulement 7 p. 100 (**F**), toutes les A. métatarsiennes plantaires naissent d'une arcade plantaire profonde provenant exclusivement du R. profond (**15**) de l'A. plantaire latérale. Dans 6 p. 100 (**G**), les A. métatarsiennes plantaires II-IV viennent d'une arcade plantaire profonde (**14**), alors que l'A. métatarsienne plantaire du I prend son origine du R. plantaire profond de l'A. dorsale (**13**).

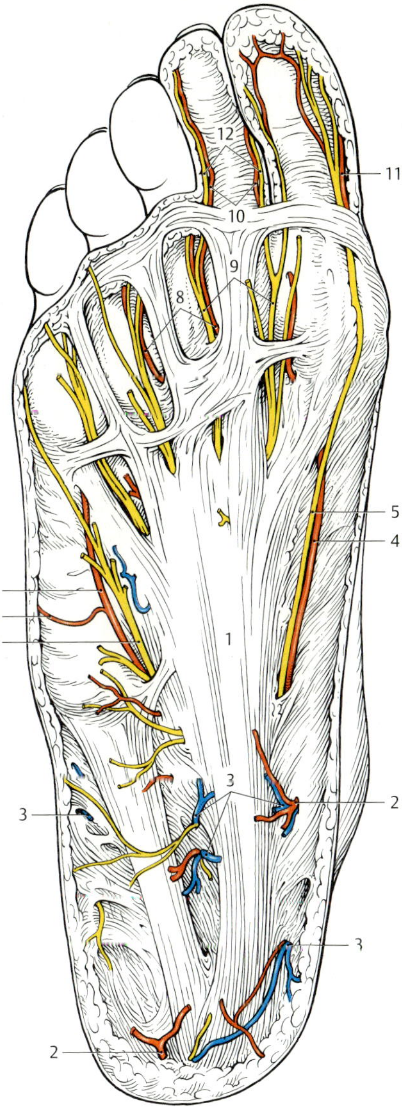

A Plante du pied,
plan superficiel

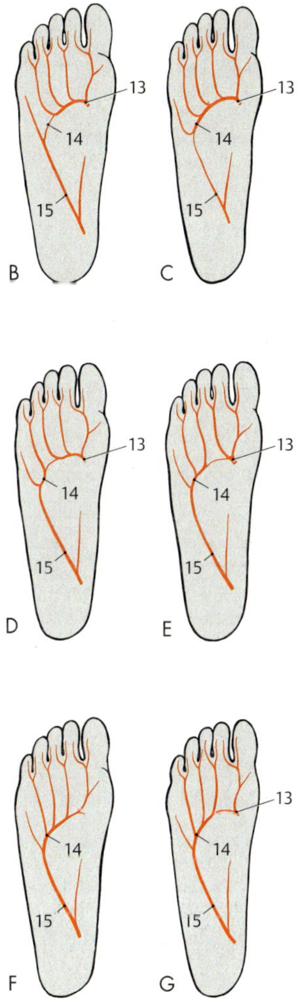

B-G Variations des artères de la
plante du pied (d'après Lippert)

Plante du pied (suite)

Plan profond (A)

Après avoir récliné l'aponévrose plantaire et le M. court fléchisseur des orteils (*M. flexor digitorum brevis*) (**1**) apparaissent les pédicules médial et latéral de la plante du pied. En médial, le long du M. abducteur de l'hallux (*M. abductor hallucis*) (**2**), l'A. plantaire médiale (**3**), accompagnée de ses veines et du N. plantaire médial (*N. plantaris medialis*) (**4**), gagne la plante du pied. L'A. plantaire médiale (**3**), longée par le nerf du côté latéral (plus souvent) ou du côté médial (plus rarement), se divise en un R. superficiel (*R. superficialis*) (**5**), qui passe en superficie par rapport au M. court fléchisseur de l'hallux (*M. flexor hallucis brevis*) (**6**) et un R. profond. Le R. superficiel peut se prolonger, bien qu'assez rarement, dans l'A. digitale plantaire propre du I (**7**), accompagnée par le N. digital plantaire propre du I (**8**), qui peut s'être détaché plus haut du N. plantaire médial (**4**). Le N. plantaire médial se divise successivement en N. digitaux plantaires communs I, II et III (**9**), qui envoient des rameaux (**10**) pour les M. lombricaux. Les N. digitaux plantaires communs I-III se continuent en N. digitaux plantaires propres (**11**). Parfois le N. digital plantaire propre (**12**), destiné à la moitié latérale du quatrième orteil, peut provenir du N. plantaire médial. Le plus habituellement cependant, cette partie est innervée par des branches du N. plantaire latéral (*N. plantaris lateralis*) (**13**).

Le pédicule vasculo-nerveux latéral, qui se dirige vers les orteils médialement par rapport au M. abducteur du petit orteil (*M. abductor digiti minimi*) (**14**), comprend le N. plantaire latéral (**13**) situé médialement, l'A. plantaire latérale (*A. plantaris lateralis*) (**15**) et ses veines (**16**). L'A. plantaire latérale se divise en un R. superficiel (*R. superficialis*) (**17**) et un R. profond (*R. profundus*) (**18**). Le R. superficiel irrigue le bord latéral du pied et du petit orteil, alors que le R. profond contribue à former l'arcade plantaire profonde (*arcus plantaris profundus*) (**19**).

Le N. plantaire latéral (**13**) donne des branches musculaires pour les muscles nés du calcanéus et des branches cutanées pour le bord latéral du pied. Il se divise en un R. superficiel (**20**) et un R. profond (**21**). Le R. superficiel innerve, outre des territoires cutanés, par des branches musculaires le M. court fléchisseur du petit orteil (*M. flexor digiti minimi brevis*) (**22**) et le M. quatrième lombrical (**23**). Le territoire cutané du petit orteil et la moitié latérale du quatrième orteil le plus souvent sont innervés par les N. digitaux plantaires communs (*N. digitales plantares communes*) (**24**) qui se divisent en N. digitaux plantaires propres (**25**). Le R. profond (**24**) accompagne l'arcade plantaire profonde et innerve, outre les M. interosseux, le M. adducteur de l'hallux (*M. adductor hallucis*) et le M. opposant du petit orteil (*M. opponens digiti minimi*).

Arcade plantaire profonde (B)

L'arcade plantaire profonde (**19**) apparaît après avoir ôté le M. carré plantaire (*M. quadratus plantae*) (**26**) et les tendons du M. long fléchisseur des orteils (*M. flexor digitorum longus*) (**27**) ainsi que le chef oblique (*caput obliquum*) (**28**) du M. adducteur de l'hallux. Elle passe en profondeur, adossée étroitement aux M. interosseux, et s'anastomose avec le R. plantaire profond (*R. plantaris profundus*) (**29**) de l'A. dorsale du pied. De cette arcade plantaire profonde naissent trois ou quatre A. métatarsiennes plantaires (*A. metatarsales plantares*) (**30**) qui, le plus souvent, donnent les A. digitales plantaires communes (*A. digitales plantares communes*) (**31**). Celles-ci se divisent en A. digitales plantaires propres (**32**).

Pour les variations de l'arcade plantaire profonde, *voir* p. 440.

33 M. interosseux plantaires.
34 Chef transverse du M. adducteur de l'hallux.

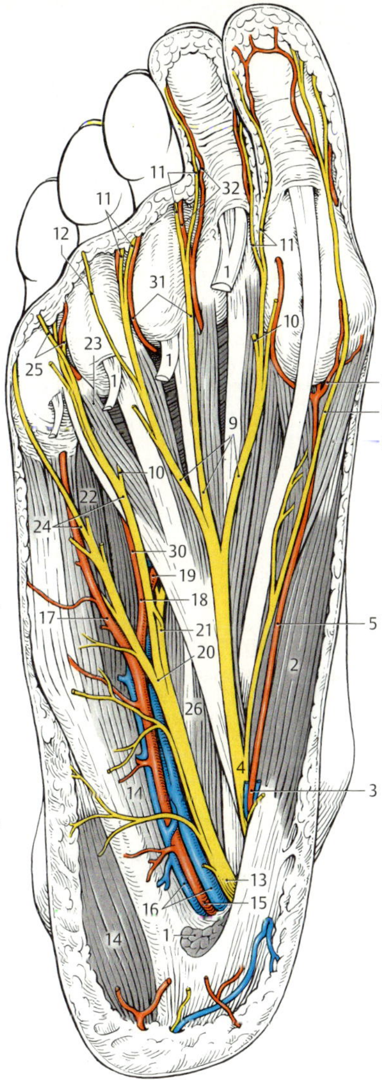

A Plante du pied, plan profond

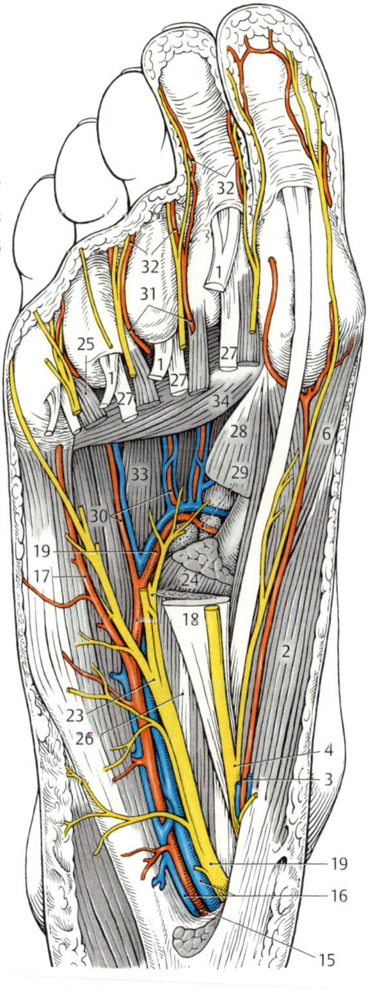

B Arcade plantaire

Bibliographie

Ouvrages généraux

Bardeleben K. Handbuch der Anatomie des Menschen, vol. II. Jena, Fischer, 1908-1912.

Benninghoff. Makroskopische Anatomie, Embryologie und Histologie des Menschen, vol. I, 15e éd. München, Urban & Schwarzenberg, 1994.

Braus H. Anatomie des Menschen, vol. I, 3e éd. Berlin, Springer, 1954.

Bucher O, Wartenberg H. Cytologie, Histologie und mikroskopische Anatomie des Menschen, 11e éd. Bern, Huber, 1989.

Feneis H. Anatomisches Bildwörterbuch, 6e éd. Stuttgart, Thieme, 1988.

Figge FHJ, Hild WJ. Atlas of human anatomy. München, Urban & Schwarzenberg, 1974.

Frick H, Leonhardt H, Starck D. Taschenlehrbuch der gesamten Anatomie, 3 vol. Stuttgart, Thieme, 1987.

Gardner E, Gray JD, O'Rahilly R. anatomy, 4e éd. Philadelphia, W.B. Saunders, 1975.

Grosser O. Grundriß der Entwiklungsgeschichte des Menschen, 7e éd. Berlin, Springer, 1970.

Hafferl A. Lehrbuch der topographischen Anatomie, 3e éd. Berlin, Springer, 1969.

Hollinshead WH. Functional anatomy of the limbs and back, 4e éd. Philadelphia, W.B. Saunders, 1976.

Kremer K, Lierse W, Platzer W et al. Chirugische Operationlehre. Hals und Gefäße. Stuttgart, Thieme, 1989.

Lang J, Wachsmuth W. Praktische Anatomie, Bein und Statik, vol. I/4, 2e éd. Berlin, Springer, 1972.

Langmann J. Medizinische Embryologie, 8e éd. Stuttgart, Thieme, 1989.

von Lanz T, Wachsmuth W. Praktische Anatomie, vol. I/2 : Hals. Berlin, Springer, 1955.

von Lanz T, Wachsmuth W. Praktische Anatomie, vol. I/3 : Arm, 2e éd. Berlin, Springer, 1959.

Leonhardt H. Histologie, Zytologie und Mikroanatomie des Menschen, 8e éd. Stuttgart, Thieme, 1990.

McGregor AL, du Plessis J. A synopsis of surgical anatomy, 3e éd. Bristol, Wright, 1969.

Montgomery RL, Singleton MC. Human anatomy review. London, Pitman Medical, 1975.

Nishi S. Topographical atlas of human anatomy, 4 vol. Tokyo, Kanehara Shuppan, 1974-1975.

Pernkopf. Anatomie, 2 vol. München, Urban & Schwarzenberg, 1987-1989.

Rauber/Kopsch. Lehrbuch und Atlas der Anatomie des Menschen, vol. I. Stuttgart, Thieme, 1987.

Reiffenstuhl G, Platzer W, Knapstein PG. Die vaginalen Operationen, 2e éd. München, Urban & Schwarzenberg, 1994.

Saegesser M. Spezielle chirurgische Therapie, 10e éd. Bern, Huber, 1976.

Sobotta. Atlas der Anatomie, 2 vol., 20e éd. München, Urban & Schwarzenberg, 1994.

Starck D. Embryologie, 3e éd. Stuttgart, Thieme, 1975.

Tischendorf F. Makroskopisch-anatomischer Kurs, 3e éd. Stuttgart, Fischer, 1979.

Tittel K. Beschreibende und funktionnelle Anatomie des Menschen, 8e éd. Stuttgart, Fischer, 1978.

Töndury G. Angewandte und topographische Anatomie, 5e éd. Stuttgart, Thieme, 1981.

Williams PL, Warwick R, Dyson M, Bannister LH. Gray's anatomy, 37e éd. Edinburgh, Churchill Livingstone, 1989.

Anatomie générale

Barnett CH. The structure and functions of synovial joints. *In* : C Rob, R Smith. Clinical surgery. London, Butterworth, 1966 : 328-344.

Barnett CH, Davies DV, Mac Conaill MA. Synovial joints. Their structure and mechanics. London, Longmans, 1961.

Basmajian JV. Muscles alive, 3e éd. Baltimore, Williams & Wilkins, 1974.

Bernstein N. The coordination and regulation of movements. Oxford, Pergamon Press, 1967.

Bourne GH. Biochemistry and physiology of bone, 2e éd. Vol. I : structure and function of muscle. New York, Academic Press, 1972.

Brookes M. The blood supply of bone. London, Butterworth, 1971.

Dowson D, Wright V, Longfield MD. Human joint lubrification. Biomed Engng, 1969, *4* : 8-14, 160-165, 517-522.

Freeman MAR. Adult articular cartilage. London, Pitman, 1973.

Haines RW, Mohiudin A. The sites of early epiphyseal union in the limb girdles and major long bones of man. J Anat (Lond), 1967, *101* : 823-831.

Hancox NM. Biology of bone. London, Cambridge University Press, 1972.

Jonsson B, Reichmann S. Reproducibility in kinesiologic EMG-investigation with intramuscular electrodes. Acta Morphol Neerl-Scand, 1968, *7* : 73-90.

Joseph J. Man's posture : electromyographic studies. Springfield, Thomas, 1960.

Kapandji IA. The physiology of joints, 3 vol., 2e éd. London, Longman, 1970-1974.

Mac Conaill MA, Basmajian JV. Muscles and movements. Baltimore, Wiliams & Wilkins, 1969.

Mysorecar VR. Diaphyseal nutrient foramina in human long bones. J Anat (Lond), 1967, *101* : 813-822.

Rasch PJ, Burke RK. Kinesiology and applied anatomy, 5e éd. Philadelphia, Lea & Febiger, 1974.

Russe OA, Gerhardt JJ, Russe OJ. Taschenbuch der Gelenkmessung mit Darstellung der Neutral-Null-Methode und SFTR-Notierung, 2e éd. Bern, Huber, 1982.

Serratrice G, Eisinger J. Innervation et circulation osseuses diaphysaires. Rev Rhum, 1967, *34* : 505-519.

Smith DS. Muscle. New York, Academic Press, 1972.

Tronc

Beck A, Killus J. Mathematisch statistische Methoden zur Untersuchung der Wirbelsäulenhaltung mittels Computer. Biomed Techn, 1974, *19* : 72-74.

Bowden R, El-Ramli H. The anatomy of the oesophageal hiatus. Br J Surg, 1967, *54* : 983-989.

Cavallotti C. Morfologia del trigoni lombocostali del diaframma umano. Acta Med Rom, 1968, *6* : 21-29.

Condon RE. Surgical anatomy of the transversus abdominis and transversalis fascia. Ann Surg, 1971, *173* : 1-5.

Danburg R. Functional anatomy and kinesiology of the cervical spine. Manu Med, 1971, *9* : 97-101.

Diaconescu N, Veleanu C. Die Wirbelsäule als formbildender Faktor. Acta Anat (Basel), 1969, *73* : 210-241.

Donisch EW, Trapp W. The cartilage enplates of the human vertebral column (some considerations of postnatal development). Anat Rec, 1971, *169* : 705-716.

Doyle JF. The superficial inguinal arch. A reassessment of what has been called the inguinal ligament. J Anat (Lond), 1971, *108* : 297-304.

Drexler L. Röntgenanatomische Untersuchungen über Form und Krümmung der Halswirbelsäule in den verschiedenen Lebensaltern. Stuttgart, Hippokrates, 1962.

Epstein BS. The vertebral column. Chicago, Year Book Medical Publishers, 1974.

François RJ. Ligament insertions into the human lumbar body. Acta Anat (Basel), 1975, *91* : 467-480.

Groeneveld HB. Metrische Erfassung und Definition von Rückenform und Haltung des Menschen. Stuttgart, Hippokrates, 1976.

Helmy ID. Congenital diaphragmatic hernia : a study of the weakest points of the diaphragm by dissection and a report of a case of hernia through the right foramen of Morgagni. Alexandria Med J, 1967, *13* : 121-132.

Hesselbach AK. Die Erkenntnis und Behandlung der Eingeweiderbrüche. Nürenberg, Bauer und Raspe, 1840.

Johnson RM, Crelin ES, White AA et al. Some new observations of the functional anatomy of the lower cervical spine. Clin Orthop, 1975, *111* : 192-200.

Kapandji IA. L'anatomie fonctionnelle du rachis lombosacré. Acta Orthop Belg, 1969, *35* : 543-566.

Krämer J. Biomechanische Veränderungen im lumbalen Bewegungssegment. Stuttgart, Hippokrates, 1973.

Krmpotic-Nematic J, Keros P. Funktionale Bedeutung der Adaption des Dens axis beim Menschen. Vehr Anat Ges (Jena), 1973, *67* : 393-397.

Langenberg W. Morphologie, physiologischer Querschnitt und Kraft des M. erector spinae im Lumbalbereich des Menschen. Z Anat Entwickl-Gesch, 1970, *132* : 158-190.

Liard AR, Latarjet M, Crestanello F. Précisions anatomiques concernant la partie supérieure du muscle grand droit de l'abdomen et de sa gaine. CR Ass Anat, 1970, *148* : 532-542.

Ludwig KS. Die Frühentwicklung des Dens epistrophei und seiner Bänder beim Menschen. Morphol Jb, 1953, *93* : 98-112.

Ludwig KS. Die Frühentwicklung des Atlas und der Occipitalwirbel beim Menschen. Acta Anat (Basel), 1957, *30* : 444-461.

Lytle WJ. The inguinal and lacunar ligaments. J Anat (Lond), 1974, *118* : 241-251.

Mac Vay CB. The normal and pathologic anatomy of the transversus abdominis muscle in inguinal and femoral hernia. Surg Clin North Am, 1971, *51* : 1251-1261.

Mambrini A, Argeme M, Houze JP, Isman A. À propos de l'orifice aortique du diaphragme. CR Ass Anat, 1970, *148* : 433-441.

Nathan H, Arensburgh H. An unusual variation in the fifth lumbar and sacral vertebrae : a possible cause of vertebral canal narrowing. Anat Anz, 1972, *132* : 137-148.

Niethard FU. Die Form-Funktionproblematik des lumbosakralen Überganges. Stuttgart, Hipprokrates, 1981.

Okada M, Kogi K, Ishii M. Endurance capacity of the erectores spinae muscles in static work. J Anthrop Soc Nippon, 1970, *78* : 99-110.

Pierpont RZ, Grigoleit AW, Finegan MK. The transversalis fascia. A practical analysis of an enigma. Am Surg, 1969, *35* : 737-740.

Platzer W. Funktionelle Anatomie der Wirbelsäule. *In* : R Bauer. Erkrankungen der Wirbelsäule. Suttgart, Thieme, 1975 : 1-6.

Platzer W. Die Zervikokraniale Übergangsregion in Kopfschmerzen. Berlin, Springer, 1988.

Prestar FL, Putz R. Das Lig. longitudinale posterius - Morphologie und Funktion. Morphol Med, 1982, *2* : 181-189.

Putz R. Zur Manifestation der hypochordalen Spangen im cranio-vertebralen Grenzgebiet beim Menschen. Anat Anz, 1975, *137* : 65-74.

Putz R. Charakteristische Fortsätze - Processus uncinati - als besondere Merkmale des 1. Brustwirbels. Anat Anz, 1976, *139* : 442-454.

Putz R. Zur Morphologie und Rotationsmechanik der kleinen Gelenke der Lendenwirbel. Z Orthop, 1976, *114* : 902-912.

Putz R. Funktionelle Anatomie der Wirbelgelenke. Stuttgart, Thieme, 1971.

Putz R, Pomaroli A. Form und Funktion der Articulatio atlanto-axialis lateralis. Acta Anat (Basel), 1972, *83* : 333-345.

Radojevic S, Stolic E, Unkovic S. Le muscle crémaster de l'homme (variations morphologiques et importance pratique). CR Ass Anat, 1969, *143* : 1383-1386.

Reichmann S, Berglund E, Lundgren K. Das Bewegungszentrum in der Lendenwirbelsäule bei Flexion und Extension. Z Anat Entwickl-Gesch, 1972, *138* : 283-287.

Schlüter K. Form und Struktur des normalen und des pathologisch veränderten Wirbels. Stuttgart, Hippokrates, 1965.

Shimaguchi S. Tenth rib is floating in Japanese. Anat Anz, 1974, *135* : 72-82.

de Sousa OM, Furlani J. Electromyographic study of the M. rectus abdominis. Acta Anat (Basel), 1974, *88* : 281-298.

Steubl R. Innervation und Morphologie der Mm. levatores costarum. Z Anat Entwickl-Gesch, 1969, *128* : 211-221.

Takebe K, Vitti M, Basmajian JV. The functions of semispinalis capitis and splenius capitis muscles. An electromyographic study. Anat Rec, 1974, *179* : 477-480.

Taylor A. The contribution of the intercostal muscles to the effort of respiration in man. J Physiol (Lond), 1960, *151* : 390-402.

Taylor JR. Growth of human intervetebral discs and vertebral bodies. J Anat (Lond), 1975, *120* : 49-68.

Töndury G. Entwicklungsgeschichte und Fehlbildungen der Wirbelsäule. Stuttgart, Hippokrates, 1958.

v. Torklus D, Gehle W. Die obere Halswirbelsäule, 3e éd. Stuttgart, Thieme, 1987.

Veleanu C, Grun U, Diaconescu M, Cocota E. Structural peculiarities of the thoracic spine. Their functional significance. Acta Anat (Basel), 1972, *82* : 97-107.

Witschel H, Mangelsdorf R. Geschlechtsunterschiede am menschlichen Brustbein. Z Rechtsmed, 1971, *69* : 161-167.

Zaki W. Aspect morphologique et fonctionnel de l'annulus fibrosus du disque intervertébral de la colonne cervicale. Bull Ass Anat, 1973, *57* : 649-654.

Zukschwerdt L, Emminger F, Biedermann E, Zettel H. Wirbelgelenk und Bandscheibe. Stuttgart, Hippokrates, 1960.

Extrémité supérieure

Basmajian JV, Griffin WR Jr. Function of anconeus muscle. An electromyographic study. J Bone Jt Surg, 1972, *54A* : 1712-1714.

Basmajian JV, Travill A. Electromyography of the pronator muscles in the forearm. Anat Rec, 1961, *139* : 45-49.

Bearn JG. An electromyographical study of the trapezius, deltoid, pectoralis major, biceps and triceps, during static loading of the upper limb. Anat Rec, 1961, *140* : 103-108.

Bojsen-Møller F, Schmidt L. The palmar aponeurosis and the central spaces of the hand. J Anat (Lond), 1974, *117* : 55-68.

Christensen JB, Adams JP, Cho KO, Miller L. A study of the interosseous distance between the radius and ulnar during rotation of the forearm. Anat Rec, 1968, *160* : 261-271.

Cihak R. Ontogenesis of the skeleton and the intrinsic muscles of the hand and foot. Berlin, Springer, 1972.

Clarke GR, Willis LA, Fish WW, Nichols PJR. Assessment of the movement at the glenohumeral joint. Orthopaedics (Oxford), 1974, *7* : 55-71.

Dempster WT. Mechanisms of shoulder movement. Arch Phys Med, 1965, *46* : 49-70.

Doody SG, Freedman L, Waterland JC. Shoulder movements during abduction in the scapular plane. Arch Phys Med, 1970, *51* : 595-604.

Dylevsky I. Ontogenesis of the M. palmaris longus in man. Folia Morphol (Prague), 1969, *17* : 23-28.

Franzi AT, Spinelli E, Ficcarelli G. Variazione del musculo palmare lungo : contributio alla casistica. Quad Anat Prat, 1969, *25* : 71-76.

Garn SM, Rohman CG. Variability in the order of ossification of the bony centers of the hand and wrist. Am J Phys Anthropol (NS), 1960, *18* : 219-230.

Glasgow EF. Bilateral extensor digitorum brevis manus. Med J Aust, 1967, *54* : 25.

Hohmann G. Hand und Arm, ihre Erkrankungen und deren Behandlung. München, Bergmann, 1949.

Jonsson B, Olofsson BM, Steffner LC. Function of the teres major, latissimus dorsi and pectoralis major muscles. A preliminary study. Acta Morphol Neerl-Scand, 1972, *9* : 275-280.

Kaneff A. Über die wechselseitigen Beziehungen der progressiven Merkmale des M. extensor pollicis brevis beim Menschen. Anat Anz, 1968, *122* : 31-36.

Kapandji A. La rotation du pouce sur son axe longitudinal lors de l'opposition. Rev Chir Orthop, 1972, *58* : 273-289.

Kauer JMG. The interdependence of carpal articulation chains. Acta Anat (Basel), 1974, *88* : 481-501.

Kauer JMG. The articular disc of the hand. Acta Anat (Basel), 1975, *93* : 590-605.

Kiyosumi M. New liagments at articulationes manus. Kumamoto Med J, 1965, *18* : 214-227.

Krmpotic-Nemanic J. Über einen bisher unbeachteten Mechanismus der Fingergrundgelenke. Gegenseitige Längsverschiebung der Finger bei der Flexion. Z Anat Entwickl-Gesch, 1967, *126* : 127-131.

Kuczynski K. Carpometacarpal joint of the human thumb. J Anat (Lond), 1974, *118* : 119-126.

Landsmeer JMF. Atlas of the hand. Edinburgh, Churchill Livingstone, 1976.

Lewis OJ, Hamshere RJ, Bucknill TM. The anatomy of the wrist joint. J Anat (Lond), 1970, *106* : 539-552.

Long C. Intrinsic-extrinsic muscle control of the fingers. Electromyographic studies. J Bone Jt Surg, 1968, *50A* : 973-984.

McClure JG, Beverly R. Anomalies of the scapula. Clin Orthop, 1975, *110* : 22-31.

Metha HJ, Gardner WU. A study of lumbrical muscles in the human hand. Am J Anat, 1961, *109* : 227-238.

Mrvaljevic D. Sur les insertions et la perforation du muscle coracobrachial. CR Ass Anat, 1968, *139* : 923-933.

Murata K, Abe K, Kawahara G et al. The M. serratus anterior of the Japanese. The aera of its origin and its interdigitation with the M. obliquus externus abdominis. Acta Anat Nippon, 1968, *43* : 395-401.

Neiss A. Sekündare Ossifikationszentren. Anat Anz, 1975, *137* : 342-344.

Pauly JE, Rushing JL, Scheving LE. An electromyographic study of some muscles crossing the elbow joint. Anat Rec, 1967, *159* : 47-54.

Poisel S. Die Anatomie der Palmaraponeurose. Therapiewoche, 1973, *23* : 33-37.

Ravelli A. Die songenannte Rotatorenmanschette. Öst Ärztezg, 1974, *13/14*.

Renard M, Brichet B, Fonder A, Poisson P. Rôle respectif des muscles sous-épineux et petit rond dans la cinématique de l'humérus. CR Ass Anat, 1968, *139* : 1266-1272.

Renard M, Fonder A, Mentre C et al. Contribution à l'étude de la fonction du muscle sous-épineux. Communication accompagnée d'un film. CR Ass Anat, 1967, *136* : 878-883.

Roche AF. The sites of elongation of the human metacarpals and metatarsals. Acta Anat (Basel), 1965, *61* : 193-202.

Schmidt HM. Die Guyon'sche Loge. Ein Beitrag zur klinischen Anatomie der menschlichen Hand. Acta Anat, 1988, *131* : 113-121.

Schmidt HM, Lanz U. Chirurgische Anatomie der Hand. Stuttgart, Hippokrates Verlag, 1992.

Shrewsbury MM, Johnson RK. The fascia of the distal phalanx. J Bone Jt Surg, 1975, *57A* : 784-788.

Shrewsbury MM, Kuczynski MK. Flexor digitorum superficialis tendon in the fingers of the human hand. Hand, 1974, *6* : 121-133.

Shrewsbury MM, Johnson RK, Ousterhout DK. The palmaris brevis. A reconstruction of its anatomy and possible function. J Bone Jt Surg, 1972, *54A* : 344-348.

Soutoul JH, Castaing HJ, Thureau J et al. Les rapports tête humérale-glène scapulaire dans l'abduction du membre supérieur. CR Ass Anat, 1967, *136* : 961-971.

Stack HG. The palmar fascia. London, Churchill Livingstone, 1973.

Strasser H. Lehrbuch der Muskel- und Gelenkmechanik, vol. IV : die obere Extremität. Berlin, Springer, 1917.

Weston WJ. The digital sheaths of the hand. Aust Radiol, 1969, *13* : 360-364.

Extrémité inférieure

Ahmad I. Articular muscle of the knee : articularis genus. Bull Hospit Dis (NY), 1975, *36* : 58-60.

Altieri E. Aplasia bilaterale congenita della rotula. Boll Soc Tosco-Umbra Chir, 1967, *28* : 279-286.

Asang E. Experimentelle und praktische Biomechanik des menschlichen Beins. Med Sport (Berl), 1973, *13* : 245-255.

Aumüller G. Über Bau und Funktion des Musculus adductor minus. Anat Anz, 1970, *126* : 337-342.

Basmajian JV, Harden TP, Regenos EM. Integrated actions of the four heads of quadriceps femoris : an electromyographic. Anat Rec, 1972, *172* : 15-20.

Bojsen-Møller F, Flagstadt VE. Plantar aponeurosis and internal architecture of the ball of the foot. J Anat (Lond), 1976, *121* : 599-611.

Bowden REM. The functional anatomy of the foot. Physiotherapy, 1967, 53 : 120-126.

Bubic I. Sexual signs of the human pelvis. Folia Med (Sarajevo), 1973, *8* : 113-115.

Candiollo L, Gautero G. Morphologie et fonction des ligaments ménisco-fémoraux de l'articulation du genou chez l'homme. Acta Anat (Basel), 1959, *38* : 304-323.

Ching Jen Wang, Walker PS. Rotatory laxity of the human knee joint. J Bone Jt Surg, 1974, *56A*, 161-170.

Cihak R. Ontogenesis of the skeleton and intrinsic muscles of the human hand and foot. Berlin, Springer, 1972.

Dahhan P, Delephine G, Larde D. The femoropatellar joint. Anat Clin, 1981, *3* : 23-39.

Detenbeck LC. Function of the cruciate ligaments in knee stability. J Sports Med, 1974, *2* : 217-221.

Didio LJA, Zappala A, Carney WP. Anatomicofunctional aspects of the musculus articularis genu in man. Acta Anat (Basel), 1967, *67* : 1-23.

Emery KH, Meachim G. Surface morphology and topography of patello-femoral cartilage fibrillation in Liverpool necropsies. J Anat (Lond), 1973, *116* : 103-120.

Emmett J. Measurements of the acetabulum. Clin Orthop, 1967, *53* : 171-174.

Gluhbegovic N, Hadziselimovic H. Beitrag zu den vergleichenden anatomischen Untersuchungen der Bänder des lateralen Meniskus. Anat Anz, 1970, *126* (*Suppl.*) : 565-575.

Goswami N, Deb PR. Patella and patellar facets. Calcutta Med J, 1970, *67* : 123-128.

Heller L, Langman J. The menisco-femoral ligaments of the human knee. J Bone Jt Surg, 1964, *46B* : 307-313.

Hoerr NL, Pyle SJ, Francis CC. Radiographic atlas of skeletal development of foot and ankle. Springfield, Thomas, 1962.

Hohmann G. Fuß und Bein, ihre Erkrankungen und deren Behandlung, 5e éd. München, Bergmann, 1951.

Hooper ACB. The role of the iliopsoas muscle in femoral rotation. Irish J Med Sci, 1977, *146* : 108-112.

Jacobsen K. Area intercondylaris tibiae : osseous surface structure and its relation to soft tissu structures and applications to radiography. J Anat (Lond), 1974, *117* : 605-618.

Janda V, Stara V. The role of thigh adductors in movements patterns of the hip and knee joints. Courrier du centre international de l'enfance, 1965, *15* : 1-3.

Jansen JC. Einige nieuwe functionneelanatomische aspecten von de voet. Ned T Gennesk, 1968, *112* : 147-155.

Johnson CE, Basmajian JV, Dasher W. Electromyography of sartorius muscle. Anat Rec, 1972, *173* : 127-130.

Joseph J. Movements at the hip joint. Ann R Call Surg Engl, 1975, *56* : 192-201.

Kaplan EB, The iliotibial tract, clinical and morphological signifiance. J Bone Jt Surg, 1958, *40A* : 817-831.

Kaufer H. Mechanical function of the patella. J Bone Jt Surg, 1971, *53A* : 1551-1560.

Kennedy JC, Weinberg HW, Wilson AS. The anatomy and function of the anterior cruciate ligament. As determinated by clinical morphological studies. J Bone Jt Surg, 1974, *56A* : 223-235.

Knief J. Materialverteilung und Beanspruchungsverteilung im coxalen Femurende. Densitometrische und spannungsoptische Untersuchungen. Z Anat Entwickl-Gesch, 1967, *126* : 81-116.

Kummer B. Die Biomechanik der aufrechten Haltung. Mitt Naturforsch Ges Bern, 1965, *22* : 239-259.

Kummer B. Funktionelle Anatomie des Vorfußes. Verh Dtsch Arthrop Ges, 1966, *53* : 483-493.

Kummer B. Die Beanspruchung der Gelenke, dargestellt am Beispiel des menschlichen Hüftgenlenks. Verh Dtsch Ges Orthop Traumatol, 1968, *55* : 302-311.

Lesage Y, Le Bars R. Étude électromyographique simultanée des différents chefs du quadriceps. Ann Méd Phys, 1970, *13* : 292-297.

Loetzke HH, Trzenschik K. Beitrag zur Frage der Varianten des M. soleus beim Menschen. Anat Anz, 1969, *124* : 28-36.

Marshall JL, Girgis EG, Zelko RR. The biceps femoris tendon and its functional significance. J Bone Jt Surg, 1972, *54A* : 1444-1450.

Martin BF. The origins of the hamstring muscles. J Anat (Lond), 1968, *102* : 345-352.

Menschik A. Mechanik des Kniegelenkes, I. Z Orthop, 1974, *112* : 481-495.

Menschik A. Mechanik des Kniegelenkes, II. Z Orthop, 1975, *113* : 388-400.

Mörike KD. Werden die Menisken im Kniegelenk geschoben oder gezogen ? Anat Anz, 1973, *133* : 265-275.

Morrisson JB. The mechanic of the knee to normal walking. J Biochem, 1970, *3* : 51-61.

Novozamsky V. Die Form der Fußwölbung unter Belastung in verschiedenen Fußstellungen. Z Orthop, 1974, *112* : 1137-1142.

Novozamsky V, Buchberger J. Die Fußwölbung nach Belastung durch einen 100-km-Marsch. Z Anat Entwickl-Gesch, 1970, *131* : 243-248.

Oberländer W. Die Beanspruchung des menschlichen Hüftgelenks. Z Anat Entwickl-Gesch, 1973, *140* : 367-384.

Ogden SA. The anatomy and function of the proximal tibiofibular joint. Clin Orthop, 1974, *101* : 186-191.
Olbrich E. Patella emarginata - Patella partita. Forschungen und Forscher der Tiroler Ärzteschule, 1948-1950, *2* : 69-105.
Pauwels F. Gesammelte Abhandlungen zur funktionellen Anatomie des Bewegunggsapparates. Berlin, Springer, 1965.
Pheline Y, Chitour S, Issad H et al. La région sous-trochantérienne. CR Ass Anat, 1967, *136* : 782-806.
Platzer W. Zur Anatomie des Femoropatellargelenks. *In* : H Hofer. Fortschritte in der Arthroskopie. Stuttgart, Enke, 1985.
Platzer W. Zur funktionellen und topographischen Anatomie des Vorfußes. *In* : N Blauth. Hallus valgus. Berlin, Springer, 1986.
Raux P, Towsend PR, Miegel R et al. Trabecular architecture of the human patella. S Biomech, 1975, *8* : 1-7.
Ravelli A. Zum Anatomischen und röntgenologischen Bild der Hüftpfanne. Z Orthop, 1975, *113* : 306-315.
Renard M, Brichet B, Cayotte JL. Analyse fonctionnelle du triceps sural. CR Ass Anat, 1969, *143* : 1387-1394.
Rideau Y, Lacert P, Hamonet C. Contribution à l'étude de l'action des muscles de la loge postérieure de la cuisse. CR Ass Anat, 1969, *143* : 1406-1415.
Rideau Y, Hamonet C, Outrequin G, Kamina P. Étude électromyographique de l'activité fonctionnelle des muscles de la loge postérieure de la cuisse. CR Ass Anat, 1971, *146* : 597-603.
Rother P, Luschnitz E, Beau S, Lohmann P. Der Ursprung der ischiokruralen Muskelgruppe des Menschen. Anat Anz, 1974, *135* : 64-71.
Sick H, Ring P, Ribot C, Koritke JG. Structure fonctionnelle des ménisques de l'articulation du genou. CR Ass Anat, 1969, *143* : 1565-1571.
Sirang H. Ein Canalis alae ossis illii und seine Bedeutung. Anat Anz, 1973, *133* : 225-238.
Stern JT Jr. Anatomical and functional specializations of the human gluteus maximus. Am J Phys Anthropol, 1972, *36* : 315-339.
Strasser H. Lehrbuch der Muskel- und Gelenkmechanik, vol. III : die untere Extremität. Berlin, Springer, 1917.
Strauss F. Gedanken zur Fuß-Satik. Acta Anat (Basel), 1971, *78* : 412-424.
Suzuki N. An electromyographic study of the role of muscles in arch support of the normal and flat foot. Nagoya Med J, 1972, *17* : 57-79.
Takebe K, Viti M, Basmajian JV. Electromyography of pectineus muscle. Anat Rec, 1974, *180* : 281-284.
Tittel K. Funktionelle Anatomie und Biomechanik des Kniegelenks. Med Sport (Berl), 1977, *17* : 65-74.
von Volkmann R. Wer trägt den Taluskopf wirklich, und inwiefern ist der plantare Sehnenast des M. tibialis post. als Bandsystem aufzufassen ? Anat Anz, 1972, *131* : 425-432.
von Volkmann R. Zur Anatomie und mechanik des Lig. calcaneoclaviculare plantare sensu strictiori. Anat Anz, 1973, *134* : 460-470.
Zivanovic S. Menisco-meniscal ligaments of the human knee joint. Anat Anz, 1974, *135* : 35-42.

Tête et cou

Bochu M, Crastes G. La selle turcique normale, étude radiographique. Lyon Méd, 1974, *231* : 797-805.
Buntine JA. The omohyoid muscle and fascia : morphology and anomalies. Aust NZ J Surg, 1970, *40* : 86-88.
Burch JG. Activity of the accessory ligaments of the mandibular joint. J Prosth Dent, 1970, *24* : 621-628.
Campell EJM. The role of the scalene and sterno-mastoid muscles in breathing in normal subjects. An electromyographical study. J Anat (Lond), 1955, *89* : 378-386.
Carella A. Apparato stilo ioideo e malformazioni della cerniera occipitale. Acta Neurol (Napoli), 1971, *26* : 466-472.
Couly G, Brochriou C, Vaillant JM. Les ménisques temporo-mandibulaires. Rev Stomat (Paris), 1975, *76* : 303-310.
Fischer C, Ransmayr G. Ansatz und Funktion der infrahyalen Muskulatur. Anat Anz, 1989, *168* : 237-243.
Fortunato V, Bocciarelli StD, Auriti G. Contributo allo studio della morfologia ossea dell'area cribosa dell'etmoide. Clin Otorino laring, 1970, *22* : 3-15.
Hadziselimovic H, Cus M, Tomic V. Appearance of the sigmoid groove and jugular foramen in relation to the configuration of the human skull. Acta Anat (Basel), 1970, *77* : 501-507.
Honee GLJM. The musculus pterygoideus lateralis. Thèse, Amsterdam, 1970 : 1-152.
Ingervall B, Thilander B. The human sphenooccipital synchondrosis. 1 : the time of closure appraised macroscopically. Acta Odont Scand, 1972, *30* : 349-356.
Isley CL, Basmajian JV. Electromyography of human cheeks and lips. Anat Rec, 1973, *176* : 143-148.
Lang J. Structure and postnatal organization of heretofore uninvestigated and infrequent ossifications of the sella turcica region. Acta Anat (Basel), 1977, *99* : 121-139.

Lang J, Niederfeilner S. Über Flächenwerte der Kiefergelenkspalte. Anat Anz, 1977, *141* : 398-400.

Lang J, Tich-Rottensteiner K. Lage und Form der Foramina der Fossa cranii media. Vehr Anat Ges (Jena), 1976, *70* : 557-565.

Melsen B. Time and mode of closure of the spheno-occipital synchondrosis determined on human autopsy material. Acta Anat (Basel), 1972, *83* : 112-118.

Oberg T, Carlsson GE, Fajers CM. The temporomandibular joint. A morphologic study on human autopsy material. Acta Odont Scand, 1971, *29* : 349-384.

Platzer W. Zur Anatomie der « Sellabrücke » und ihrer Beziehung zur A. carotis interna. Fortschr Röntgenstr, 1957, *87* : 613-616.

Pomaroli A. Ramus mandibulae. Bedeutung in Anatomie und Klinik. Heidelberg, Hüthig, 1987.

Porter MR. The attachement of the lateral pterygoid muscle to the meniscus. J Prosth Dent, 1970, *24* : 555-562.

Proctor AD, de Vincenzo JP. Masseter muscle position relative to dentofacial form. Angle Orthodont, 1970, *40* : 37-44.

Putz R. Schädelform und Pyramiden. Anat Anz, 1974, *135* : 252-266.

Shapiro R, Robinson F. The foramina of the middle fossa. A phylogenic, anatomic and pathologic study. Am J Roentgenol, 1967, *101* : 779-794.

Schelling F. Die Emissarien des menschlichen Schädels. Anat Anz, 1978, *143* : 340-382.

Stofft E. Zur Morphometrie der Gelenkflächen des oberen Kopfgelenkes (Beitrag zur Statik der zervoko-okzipitalen Übergangsregion. Vehr Anat Ges (Jena), 1976, *70* : 575-584.

Vitti M, Fujiwara M, Basmajian JV, Lida M. The integrated roles of longus colli and sternocleidomastoid muscles : an electromyographic study. Anat Rec, 1973, *177* : 471-484.

Weisengreen HH. Observation of the articular disc. Oral Surg, 1975, *40* : 113-121.

Wentges RT. Surgical anatomy of the pterygopalatine fossa. J Laryngol, 1975, *89* : 35-45.

Wright DM, Moffett BC Jr. The postnatal development of the human temporomandibular joint. Am J Anat, 1974, *141* : 235-249.

Zenker W. Das retroarticuläre plastiche Polster des Kiefergelenkes und seine mechanische Bedeutung. Z Anat Entwickl-Gesch, 1956, *119* : 375-388.

Anatomie topographique

Beaton LE, Anson BJ. The relation of the sciatic nerve and of its subdivisions to the piriformis muscle. Anat Rec, 1973, *70* : 1.

Fasol P, Munk P, Strickner M. Blutgfäßversorgung des Handkahnbeins. Acta Anat (Basel), 1978, *100* : 27-33.

Hilty H. Die makroskopische Gefäßvariabilität im Mündungsgebiet der V. saphena magna des Menschen. Basel, Schwabe, 1955.

Lahlaidi A. Vascularisation artérielle des ligaments intra-articulaires du genou chez l'homme. Folia Angiol (Pisa), 1975, *23* : 178-181.

Lauritzen J. The arterial supply to the femoral head in children. Acta Orthop Scand, 1974, *45* : 724-736.

Lippert H. Arterienvarietäten, klinische Tabellen. Beilage in Med Klin, 1967-1969 : 18-32.

May R. Chirurgie der Bein- und Beckenvenen. Stuttgart, Thieme, 1974.

May R, Nißl R. Die Phlebographie der unteren Extremität, 2e éd. Stuttgart, Thieme, 1973.

Mercier R, Fouques Ph, Portal N, Vanneuville G. Anatomie chirugicale de la veine saphène externe. J Chir, 1967, *93* : 59.

Miller MR, Ralston HJ, Kasahara M. The pattern of innervation of the human hand. Am J Anat, 1958, *102* : 183-218.

Moosmann, Hartwell W Jr. The surgical significance of the subfascial course of the lesser saphenous vein. Surg Gynecol Obstet, 1964, *118* : 761.

Ogden A Jr. Changing patterns fo proximal femoral vascularity. J Bone Jt Surg, 1974, *56A* : 941-950.

Poisel S, Golth D. Zur Variabilität der großen Arterien im Trigonum caroticum. Wien Med Wschr, 1974, *124* : 229-232.

Schmidt HM. Topographisch-klinische Anatomie der Guyon'schen Loge an der menschlichen Hand. Acta Anat, 1984, *120* : 66.

Sirang H. Ursprung, Verlauf und Äste des N. saphenus. Anat Anz, 1972, *130* : 158-169.

Tillmann B, Gretenkord K. Verlauf des N. medianus im Canalis carpi. Morphol Med, 1971, *1* : 61-69.

Wallace WA, Coupland RE. Variations in the nerves of the thumb and index finger. J Bone Jt Surg, 1975, *57B* : 491-494.

Weber J, May R. Funktionelle Phlebologie. Stuttgart, Thieme, 1989.

Wladimorov B. Über die Blutversorgung des Kniegelenkknorpels beim Menschen. Anat Anz, 1976, *140* : 469-476.

Index

A

B

C

D

E

F

G

H

N

O

P

R

Achevé d'imprimer par Corlet, Imprimeur, S.A. - 14110 Condé-sur-Noireau
N° d'Éditeur : 10883 - N° d'Imprimeur : 96745 - Dépôt légal : décembre 2006 - *Imprimé en France*